JN352774

인수공통
모든 전염병의
열쇠

Spillover: Animal Infections and the Next Human Pandemic
Copyright © 2013 David Quammen
Korean Translation Copyright © 2017 Freedom to Dream Seoul Medical Books & Publishing

Korean edition is published by arrangement
with W. W. Norton & Co.,
through Duran Kim Agency, Seoul.

이 책의 한국어판 저작권은 듀란킴 에이전시를 통한 W. W. Norton & Co.와의 독점계약으로 꿈꿀자유 서울의학서적에 있습니다. 저작권법에 의하여 한국 내에서 보호를 받는 저작물이므로 무단전재와 무단복제를 금합니다.

인수공통 모든 전염병의 열쇠

人獸共通

Spillover: Animal Infections and the Next Human Pandemic

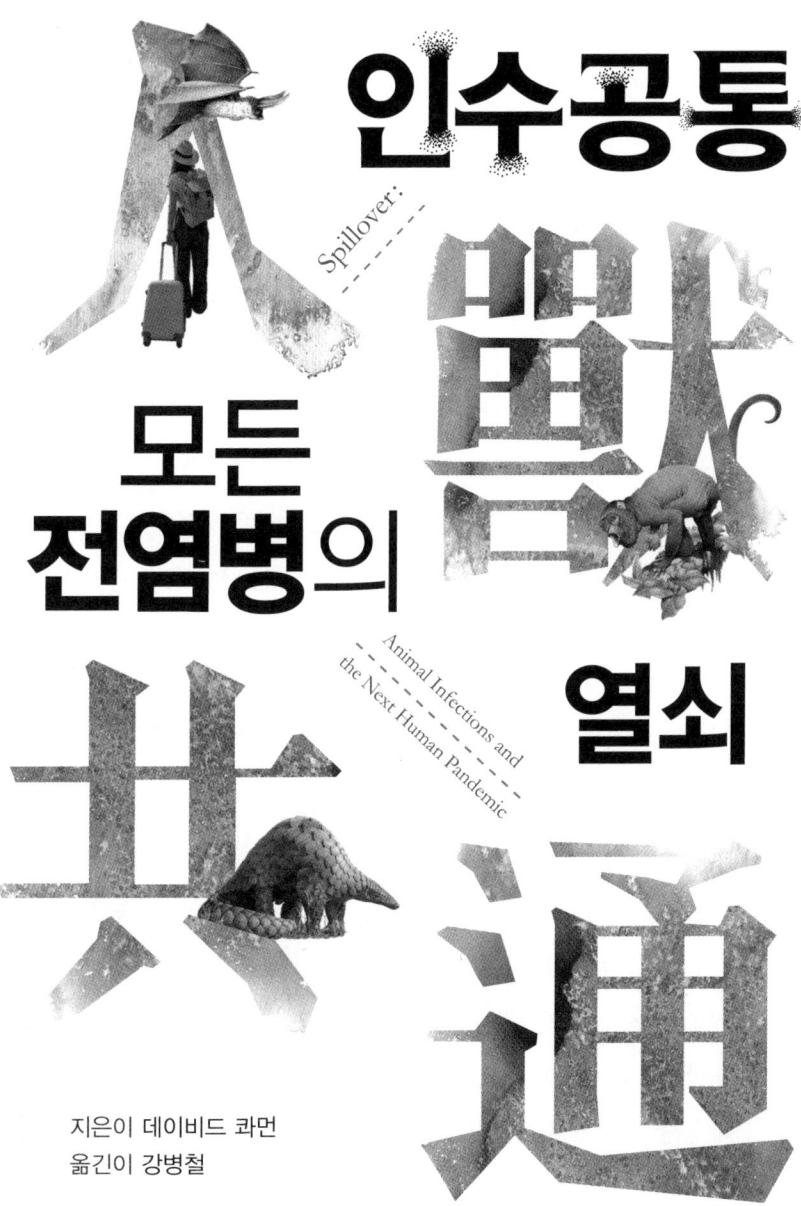

지은이 데이비드 콰먼
옮긴이 강병철

꿈꿀자유

옮긴이의 말

잊을 만하면 찾아와 닭을 몰살시키고 사람의 건강까지 위협하는 조류독감, 전 세계를 공포에 떨게 했던 사스, 아프리카 사람들을 끔찍한 고통과 죽음으로 몰고 가는 에볼라, 말레이시아와 방글라데시를 휩쓴 니파, 2,900만 명의 사망자와 3천만 명이 넘는 환자를 낳은 세기말적 역병 에이즈, 2015년 우리나라 전체를 마비시켰던 메르스, 그리고 소위 '햄버거병'으로 알려진 용혈요독증후군의 공통점은 무엇일까?

모두 동물의 병원체가 인간에게 건너와 생기는 병, 즉 인수공통감염병이다. 인류는 천연두나 소아마비를 완전히 몰아낸 역사를 자랑한다. 그러나 이런 병을 완전히 정복할 수 있었던 것은 그 병원체가 인간만 침범하기 때문이었다. 백신을 통해 거의 모든 사람이 면역을 획득하자 병원체가 더 이상 갈 곳을 잃고 소멸한 것이다. 인수공통감염병은 어떨까? 이들 병원체는 동물의 몸에서 살며 간헐적으로 인간을 공격한다. 유행이 가라앉아도 병원체는 동물의 몸에 숨어 계속 명맥을 이어가므로 모든 동물 숙주를 멸종시키지 않는 한 근절시킬 수 없다. 동물의 몸속에서 계속 변이를 일으키며 진화하기 때문에 효과적인 백신을 만들기도 어렵다.

왜 동물의 병원체가 인간에게 건너올까? 인간과 동물이 접촉하기 때문이다. 인간과 동물의 접촉은 병원체 입장에서는 '기회'다. 물론 이런 기회는 인류 역사상 끊임없이 있었다. 인간은 오랜 옛날부터 숲을 베어 농경지로 개간하고, 도시를 건설하고, 동물을 사냥하여 고기와 가죽을 취하고, 동물을 길들여 함께 살아왔다. 그런데 왜 지금 인수공통감염병인가? 인간의 숫자와 능력이 폭발적으로 늘었기 때문이다. 우리의 분별과 도덕과 지혜가 능력을 쫓아가지 못하기 때문이다. 손에 쥔 것이 수류탄인지 공깃돌인지 모르고 던지며 노는 어린아이 같기 때문이다.

《내셔널 지오그래픽》의 아이콘이자 세계적인 과학저술가 데이비드 쾀먼의 이 책에서 가장 충격적인 통찰은 '인간 자체가 메뚜기나 천막나방 애벌레처럼 걷잡을 수 없을 정도로 개체수가 불어난 동물'이라는 것이다. 인간은 대유행 중이다. 현재 세계 인구는 70억을 넘는다. 13년에 10억명씩 늘어난다. 증가 속도가 갈수록 빨라지므로 어쩌면 1년에 1억명씩 늘어나는 때가 닥칠지도 모른다. 그렇다면 우리는 가장 번성한 생물종, 가장 성공한 진화의 산물로 자부심을 가져도 될까? 쾀먼은 아니라고 얘기한다. 천막나방 애벌레의 주기적 창궐과 자연 소멸을 은유 삼아 우리가 맞닥뜨린 위기를 경고한다. 달이 차면 기울듯, 기나긴 지구의 역사 속에서 지나치게 번성한 생물은 스스로 멸망하는 일이 법칙처럼 되풀이되었다.

인간은 탐욕스럽다. 이윤을 위해서라면 숲을 베고, 흙과 바다를 오염시키고, 심지어 지구 자체의 기온을 올리는 일도 서슴지 않는다. 손가락질 한 번으로 지도에서 산을 지우고, 눈깜짝할 새에 지구 반대편으로 이동하고, 며칠 만에 수백만 마리의 동물을 죽여 땅에 파묻고, 수백년을 한자리에서 왕조의 영고성쇠를 보아온 아름드리 나무를 쓰러뜨리고, 울부짖는 새끼 앞에서 어미를 쏘아 엄니를 뽑고, 뿔을 자르고, 가죽을 벗기는 괴물 앞에서 동물은 갈 곳이 없다. 인간이 만든 기후변화로 살 곳이 줄고, 인간이 지은 집과 공장과 도로에 밀려 보금자리를 빼앗긴다. 인간은 고기를 위해, 실험을 위해, 심지어 즐거움을 위해 동물을 죽인다. 이 과정에서, 또는 굶주린 동물이 먹이를 찾아 인간의 주거지로 들어오면서 접촉 기회가 날로 늘어난다. 인수공통감염병이 늘 수밖에 없는 환경이 마련된 것이다.

숙주가 쓰러지면 병원체도 갈 곳이 없다. 인간이 나무를 자르고 토종 동물을 도살할 때면 마치 건물을 철거할 때 먼지가 날리는 것처럼, 병원체가 주변으로 확산된다. 밀려나고 쫓겨난 미생물은 새로운 숙주를 찾든지 멸종해야 한다. 그 앞에 놓인 수십억 인체는 기막힌 유혹이다. 이들이 특별히 우리를 표적으로 삼거나 선호하는 것이 아니다. 우리가 너무 많이 존재하고, 너무 주제넘게 침범하는 것이다. 과학자들은 이런 추세가 계속된다면 5천만 명의 목숨을 앗아간 스페인 독감이나, 3천만 명의 사망자를 내고도 기세가 꺾일 줄 모르는 에이즈 같은 범세계적 유행병이 나타나는 것은 시간문제라고 입을 모은다. 인수공통감염병을 이해하는 것이 시급한 까닭이다.

콰먼은 노련한 작가답게 이렇듯 묵직한 주제를 놀랍도록 재미있고 생생하게 풀어낸다. 일단 무대를 넓게 쓴다. 중국 남부의 박쥐 동굴과 광둥성의 식용동물시장, 중앙아프리카의 정글, 방글라데시의 오지, 콩고 강변의 외딴 마을들, 말레이시아의 열대우림 등 세계의 오지는 물론 미국과 호주, 네덜란드, 홍콩을 종횡무진 누빈다. 하나 같이 개성이 넘치고 다채로운 경력을 자랑하는 의사와 과학자들은 주연배우답게 과학적 진실을 밝히고 사람들을 보호하기 위해 몸을 던진다. 그러나 좋은 작품에는 성격파 조연이 빠지지 않는 법. 박쥐, 침팬지, 고릴라, 사향고양이, 대나무쥐, 사슴과 말과 염소, 앵무새, 제비갈매기 등 개성 넘치는 동물들이 조연으로 등장한다. 배경은 무시무시한 병원체들이 사는 세계다. 콰먼은 인디아나 존스처럼 이들이 펼치는 모험의 한복판으로 뛰어들어 단서를 찾고, 수많은 이야기를 서로 연결하고, 숨겨진 역사를 발굴하면서 생물학, 의학, 진화론, 생태학, 그리고 수학(!)을 버무린 짜릿한 지적 곡예를 선보인다. 각 장마다 모험소설이나 추리소설을 읽는 듯 손에 땀을 쥐는 이야기를 펼쳐낸다.

지적인 놀라움도 수시로 펑펑 터진다. 말라리아는 인수공통감염병일까? 에이즈는 동성애자들의 병일까? 숲 속에서 진드기에게 물려 끔찍한 병을 앓지 않으려면 어떻게 해야 할까? 왜 박쥐가 그토록 많은 병원체의 공통숙주일까? 호주의 앵무새와 네덜란드의 염소는 어떤 관계가 있을까? 사스 같은 무서운 전염병이 급속도로 퍼질 때 집단적인 방역과 보건이 더 중요한가, 몇몇 환자를 집중 관리하는 것이 더 중요한가? 이 책을 옮기면서 생태와 진화적인 관점의 중요성을 새삼 깨닫는 한편, 소위 '햄버거병'이나 살충제 달걀, 구제역과 조류독감, 메르스, 동성애 등 우리 사회가 마주한 문제들을 깊게 생각할 수 있는 기회를 얻었다. 독자들도 그러기를 바란다.

무엇보다 중요한 질문은 이것이다. 우리는 살아남을 수 있는가? 그렇다면 어떻게 해야 하는가? 콰먼의 대답은 이렇다. '모든 것은 우리에게 달려 있다.' 선문답 같은 이 대답을 설명하기 위해 그는 이토록 기나긴 책을 썼지만, 이 책을 읽고 옮기면서 나는 내내 마음을 졸였고, 짜릿한 흥분을 느꼈고, 눈이 번쩍 뜨였고, 무릎을 쳤고, 뒤통수를 얻어 맞은 듯 멍해졌고, 마침내 깊은 깨달음을 얻었다. 실로 '모든 것은 우리에게 달려 있다.'

2017년 가을 강병철

목차

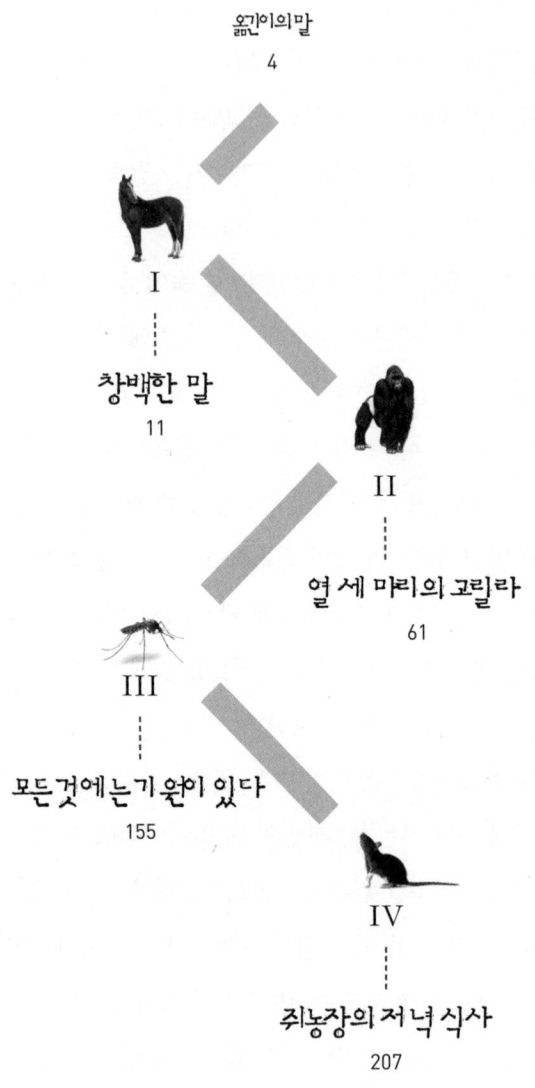

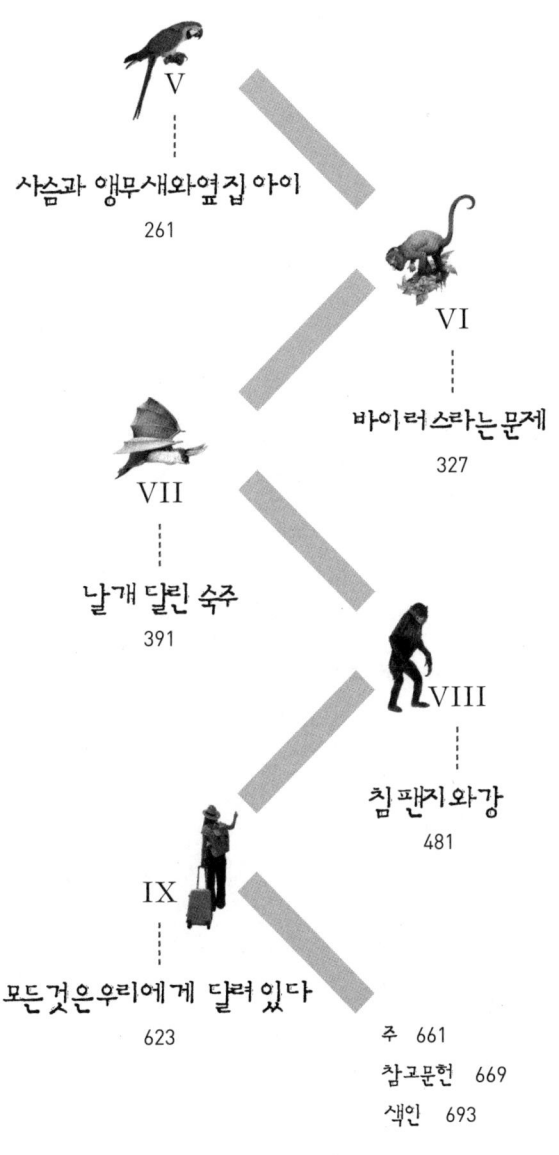

인수공통

내가 또 보니, 창백한 말 한 마리가 있는데
위에 탄 이의 이름은 죽음이며, 지옥이 그 뒤를 따랐다.
그들에게 땅의 사분의 일에 대한 권능이 주어졌으니,
곧 칼과 굶주림과 흑사병과 들짐승으로
사람들을 죽이는 권능이었다.

- 묵시록 6장 8절 -

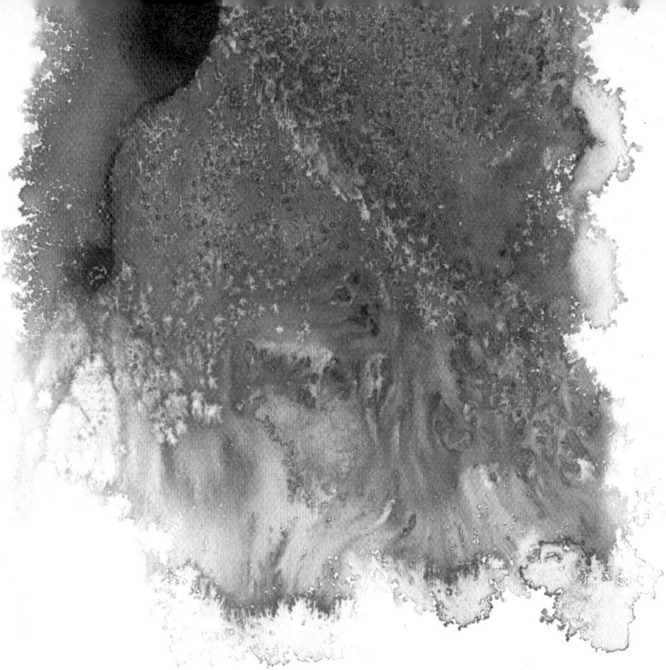

I

창백한 말

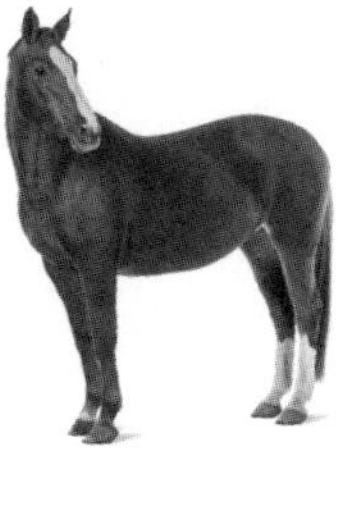

1

이제는 헨드라Hendra라는 이름으로 알려진 그 바이러스가 무시무시한 신종 병원체 가운데 처음으로 발견된 것은 아니다. 가장 두려운 존재도 아니다. 다른 병원체와 비교할 때 오히려 사소해 보일 정도다. 숫자로 본다면 이 바이러스의 사망률은 처음에도 낮았고, 지금도 여전히 낮은 수준이다. 지리적 분포 또한 좁은 지역에 국한되었고, 나중에 발생한 증례들도 넓은 지역으로 확산되지는 않았다. 처음 등장한 곳은 1994년 오스트레일리아 브리즈번Brisbane이었다. 증례는 2건이었고 그중 1건만 치명적이었다. 잠깐만, 좀 더 정확히 말하자면 2건의 인간 증례와 1건의 인간 사망자가 발생했다. 병을 앓다 죽은 증례가 10건을 훌쩍 넘지만 희생된 것은 모두 말馬이었다. 물론 말에 대해서도 알아볼 것이다. 차차 얘기하겠지만 동물의 질병이라는 주제와 인간의 질병이라는 주제는 서로 꼬여 하나의 실로 얽힌 두 가닥의 섬유라고 할 수 있기 때문이다.

헨드라 바이러스의 최초 유행은 오스트레일리아 동부에 살지 않는 한 그다지 절박하거나 화제가 될 만한 것이 아니었다. 지진이나 전쟁, 쓰나미, 또는 어린 학생이 총기를 난사한 사건 등에 비하면 사소한 것이었다. 하지만 특이한 점이 있었다. 어딘지 모르게 으스스한 기운이 감돌았다. 지금은 질병을 연구하는 과학자들이나 오스트레일리아 사람들에게는 조금 알려졌기 때문에 으스스한 느낌은 좀 덜하지만 헨드라 바이러스는 여전히 매우 특이한 존재다. 드물고 사소하지만 역설적으로 더 큰 의미에서 대표성을 갖는 것이다. 정확히 그런 이유로 우리가 사는 이 행성에 새롭고도 치명적인 존재, 1981년 이후 2,900만 명 이상을 죽음으로 몰고간 존재들이 출현했다는 사실을 이해하기 위한 출발점으로 삼아도 좋을 것이다. 이들은 인수공통감염병zoonosis이라는 현상과 연관되어 있다.

인수공통감염병이란 사람에게 전염되는 동물의 감염병을 가리키는 말이다. 이런 병은 생각보다 많다. 우선 에이즈AIDS가 있다. 독감은 또 하나의 큰 범주다. 이런 질병들을 하나로 묶어 생각해보면 인류도 동물종의 하나에 불과하다는 다윈주의의 오래된 진실(그가 말한 진실 가운데 가장 어둡고 가장 잘 알려졌지만 끊임없이 망각되는), 즉 인류의 기원과 혈통과 질병과 건강은 다른 동물종과 떼려야 뗄 수 없을 정도로 밀접하게 연관되어 있다는 진실을 다시 한번 마주하게 된다. 한편 이런 질병들을 따로따로 생각해보면(비교적 덜 알려진 오스트레일리아의 이 병이 좋은 예가 될 것이다) 모든 것이, 심지어 전염병조차 생겨난 근원이 있다는 건전한 상식을 되새기게 된다.

2

1994년 9월, 브리즈번 북쪽 변두리 지역의 말들 사이에 갑자기 혹독하고 고통스런 질병이 돌기 시작했다. 경주마로 극진한 보살핌을 받는 매끈한 순종 서러브레드들이었다. 지역의 이름은 헨드라로 경마장과 경마업계 사람들, 뒷마당을 마구간으로 개조한 비막이 판자를 댄 주택들, 예상표를 파는 가판대, 그리고 피드빈(The Feed Bin, 사료 저장통이라는 뜻-역주) 같은 이름의 길모퉁이 카페가 빼곡히 들어선 조용하고 오래된 마을이었다. 최초로 발병한 것은 '연속극Drama Series'이라는 이름의 암갈색 암말로, 이제는 경주에서 은퇴하고 새끼를 생산할 목적으로 사육 중이었다. 발병 당시까지도 새끼를 밴 상태로 건강하게 지냈다. 처음 증상이 나타난 곳은 임시 방목장이었다. 헨드라 남동쪽으로 수 킬로미터 떨어진 목초지로 보통은 경주를 끝낸 경주마들이 휴식을 취하는 곳이었다. '연속극'은 이곳에서 번식용 암말로 사육되었으며 별일이 없었다면 새끼를 낳기 직전까지 그곳에 있었을 것이었다. 처음에는 크게 잘못된 곳이 없는 것 같았다. 조금 컨디션이 좋지 않아 보였기에 조련사는 말을 마구간 안으로 들여보내기로 했다. 매력적인 갈색 머리를 뒤로 빗어넘긴 조련사 빅 레일Vic Rail은 체구가 작았지만 상당히 능력이 있는 사람으로 지역 경마업계에서 일을 빈틈없이 처리한다는 평판을 들었다. 어떤 사람은 '강철같이 강인하지만 사랑스러운 녀석'이라고 했다. 물론 싫어하는 사람도 있었지만 그가 말을 제대로 안다는 사실만은 누구도 부정하지 않았다.

말 운반용 트레일러를 끌고 나가 '연속극'을 잡아오는 임무를 맡은 것은 레일의 여자친구인 리사 사이먼스Lisa Symons였다. 말은 움직이려고 하지 않았다. 발이 아픈 것도 같았다. 입술과 눈꺼풀, 턱 주변이 군데군데 부어올라 있었다. 헨드라에 있는 레일의 수수한 마구간으로 돌아온 '연속극'은 땀을 비오듯 흘렸고 여전히 굶떴다. 양분을 공급하고 망아지를 건져보려는 기대로 잘게 간 당근과 당밀을 억지로 먹이려고 했지만 도무지 먹지 않았다. 레일은 포기하고 손과 팔을 씻었다. 하지만 결과를 놓고 볼 때 완벽하게 씻지는 않았던 것 같다.

1994년 9월 7일 수요일이었다. 레일은 담당의에게 전화를 걸었다. 키가 크고 소심해 보이지만 사실은 솜씨가 좋은 수의사 피터 레이드Peter Reid가 말을 진료했다. '연속극'은 마구간에 있었다. 콘크리트 블록으로 지은 후 바닥에 모래를 깐 마구간은 그리 넓지 않아 다른 말과의 거리는 얼마 되지 않았다. 코와 눈에는 분비물이 없었고 통증을 느끼는 것 같지도 않았지만 말은 강건했던 풍모를 잃은 채 창백한 허깨비처럼 보였다. "풀이 죽었네." 수의사는 말했다. 체온과 심박수는 모두 높았다. 안면이 부어있었다. 레이드는 말의 입속으로 손을 넣어 삼키는 데 방해가 되지 않도록 당근 조각들을 제거하고 항생제와 진통제를 주사했다. 집으로 돌아간 수의사는 다음날 새벽 4시가 조금 지나 '연속극'이 죽었다는 전화를 받았다.

죽음은 빠르고 참혹했다. 상태가 나빠지면서 안절부절못하던 말은 문이 열린 틈을 타서 마구간을 뛰쳐나갔지만 몇 차례 쓰러지면서 다리가 찢어져 뼈가 드러났고, 가까스로 일어났다가 결국 앞마당에 주저앉았다. 마부 한 사람이 말을 보호하려고 말뚝에 매어 두었지만 말은 절박하게 날뛰다 스스로 고삐를 풀고 한 구석에 쌓여있던 벽돌 무더기를 들이받았다. 레일은 마부와 힘을 합쳐 다시 말을 붙잡아 매고 죽기 직전까지 콧구멍에서 흘러나오는 거품을 닦아주며 어떻게든 숨쉬기 편하게 해주려고 안간힘을 썼다. 현장에 도착한 피터 레이드는 사체를 검사하면서 말의 콧구멍에 약간의 거품이 남아있다는 사실을 발견했다. 빅 레일은 호기심이 일었지만 형편이 넉넉지 못했고, 당시로서는 나중에 전염병이 생겨 아주 작은 사실조차 중요한 자료가 되리라는 것을 아무도 예상하지 못했으므로 부검은 이루어지지 않았다. 말의 사체는 별다른 절차를 거치지 않고 수거업자의 평범한 화물차에 실려 브리즈번에서 말이 죽으면 으레 보내지는 매립지에 버려졌다.

사인은 불분명한 채로 남았다. 뱀에게 물렸을까? 아무도 돌보지 않는 목초지의 덤불 속에서 독초를 먹었을까? 이런 가설들은 일주일 후 같은 마구간에 있던 말들이 발병하면서 여지없이 무너졌다. 말들은 도미노처럼 쓰러졌다. 뱀에게 물리거나 독초를 먹은 것이 아니었다. 뭔지 모를 전염병이 돌고 있었다.

말들은 안면이 붓고, 눈이 충혈되며, 열과 호흡곤란에 시달리다 결국 경련을 일으켰으며 제대로 걷지 못했다. 코와 입에서 피섞인 거품이 흘러나오는 놈도 있었다. 레이드는 한 마리가 물통 속에 주둥이를 넣고 미친듯이 입속을 씻어내는 장면을 목격했다. 어떤 녀석은 성난 듯 콘크리트 벽을 머리로 들이받기도 했다. 레이드와 다른 사람들은 영웅적이라고 할 만큼 노력을 기울였지만 이후 며칠 사이에 열두 마리의 말이 처참한 몰골로 죽거나 안락사되었다. 나중에 레이드는 "병이 번지는 속도는 믿을 수 없을 정도였다"고 말했지만, 초기에는 아무도 그 병의 '실체'를 알지 못했다. 그저 **뭔가** 말들 사이에서 퍼지고 있다고 생각할 뿐이었다. 사건이 절정에 달했을 때는 불과 12시간 사이에 7마리의 말이 고통에 찬 죽음을 맞거나 안락사당했다. 12시간에 7마리라…산전수전 다 겪은 수의사에게도 대학살이었다. '천상의 아름다움Celestial Charm'이라는 암말은 어찌나 고통스럽게 숨을 헐떡거리며 몸부림쳤던지 레이드가 안락사용 주사기를 들고 다가갈 수도 없을 정도였다. 5년생 거세마 한 마리는 병을 피해 레일의 마구간에서 훨씬 북쪽에 있는 임시 방목지로 보내졌지만 도착하자마자 발병하여 결국 죽고 말았다. 거세마를 부검한 수의사는 모든 중요 장기에 출혈이 일어난 것을 발견했다. 때를 같이 하여 레일의 마구간 옆에 있던 다른 마구간에서도 거세마 한 마리가 비슷한 증상을 보여 결국 안락사시켜야 했다.

이런 아수라장의 정체가 무엇일까? 어떻게 말들 사이에서 전염되었을까, 또는 모든 말을 한꺼번에 감염시켰을까? 먹이를 통한 감염 가능성이 제기되었다. 한편 레이드는 사하라 이남에서 각다귀가 옮기는 아프리카말병African horse sickness, AHS 등의 외래종 바이러스를 의심하기 시작했다. AHS 바이러스는 말은 물론 노새나 당나귀, 얼룩말까지 감염시키지만 오스트레일리아에서는 보고된 바 없었고, 말끼리 직접적인 접촉에 의해 전염되지는 않는다. 더욱이 퀸즐랜드의 각다귀들은 날씨가 서늘해지는 9월에는 사람이나 동물을 거의 물지 않는다. 그러니 AHS는 배제해도 좋을 것이다. 그렇다면 뭔가 희한한 병원체일까? "그런 바이러스는 한번도 본 적이 없었어요." 절제된 표현을 쓰는 레이드는 당시를 "상당히 충격적인 시기"라고 회상했다. 어쨌든 그는 고통받는 동물들을 자신이 할 수 있는 소박하고 일반적인 방법, 즉 항생제, 수액, 쇼크 방지제 등으로 치료했다.

그 사이에 빅 레일이 발병했다. 그를 도왔던 마부도 쓰러졌다. 처음에 증상은 독감, 그것도 아주 지독한 독감처럼 보였다. 레일은 병원에 입원했지만 증상이 악화되어 1주일간 집중치료를 받은 끝에 숨졌다. 장기들이 부전 상태에 빠지고 숨을 쉬지 못했다. 부검 결과 폐 속에는 혈액과 체액, 그리고 전자현미경 검사상 모종의 바이러스가 가득 차 있었다. 한편 성격이 상냥한 마부 레이 언윈Ray Unwin은 집에 틀어박혀 혼자 열과 싸운 끝에 살아남았다. 피터 레이드는 말들의 기도를 유지하느라 몇 번이고 피섞인 점액으로 범벅이 되었지만 병에 걸리지 않았다. 수년 후 나는 헨드라 주변을 돌아다니며 사람들에게 묻고 몇 번 통화를 한 끝에 레이드와 언윈을 만나 이야기를 들을 수 있었다.

피드빈 카페에서 만난 사람이 가르쳐주었다. "레이 언윈 말이요? 알지. 아마 밥 브래드포드네 집에 있을 걸." 그가 일러준 대로 브래드포드의 마구간으로 갔더니 진입로에서 한 사람이 통에 곡물을 옮겨 담고 있었다. 언윈이었다. 옅은 적갈색 꽁지 머리를 하고 눈에는 지친 듯 슬픔이 깃든 중년의 노동자였다. 낯선 사람의 주목을 받는 것이 약간 쑥스러운 것 같았지만 이미 의사들, 보건 공무원들, 지방 신문 기자들로부터 비슷한 질문을 많이 받았던 터였다. 마주앉자 그는 자기가 "엄살쟁이"는 아니지만 그 일 이후 건강이 "예전 같지 않다"고 했다.

점점 많은 말들이 죽어가자 퀸즐랜드 주정부는 주 전역에 걸쳐 가축, 야생동물 및 농업 행정을 담당하는 일차산업부 소속 수의사들과 관련 공무원들, 그리고 주 보건부 소속 현장요원들을 파견했다. 수의사들은 빅 레일의 집 작은 마당에서 부검을 시작했다. 죽은 말들의 몸을 이리저리 갈라 단서를 찾는 작업이었다. 오래지 않아 말 대가리와 잘려진 다리가 여기저기 나뒹굴고 피와 체액이 하수구로 흘러드는 가운데 의심스러운 장기와 조직들이 비닐 주머니에 담겼다. 레일의 옆집에 사는 동료 조련사 피터 헐버트Peter Hurlbert는 부엌에서 인스턴트 커피를 대접하며 그 끔찍한 장면을 회상했다. 주전자에 물이 끓을 때쯤 헐버트는 수의사들이 사용하는 바퀴 달린 쓰레기통에 대해 한참 떠드는 중이었다. "그 도로에 내놓는 바퀴 달린 쓰레기통들이 여기 쭉 늘어서 있고, 그 안에 말 대가리와 다리들이 들어 있는 거에요…설탕 넣으세요?"

아니요, 나는 말했다. *그냥 블랙으로 마십니다.*

"말 다리며 대가리며 창자며 몽땅 그 바퀴 쓰레기통 안으로 던져넣었다구요. 아유, 정말 눈 뜨고는 볼 수 없더라니까요." 그는 첫째 날 오후가 되자 소문이 퍼져 TV 방송국에서 뉴스 카메라를 들고 모여들기 시작했다고 덧붙였다. "아유, 정말 난리도 아니었다니까요, 글쎄." 뒤이어 경찰이 나타나 범죄 현장이라도 되는 양 레일의 집 주위로 테이프를 둘러 저지선을 쳤다. 레일의 적들 중 누가 저지른 짓일까? 다른 사업과 마찬가지로 경마업계에도 어둡고 은밀한 부분이 있다. 어쩌면 다른 어떤 분야보다도 심할지 모른다. 심지어 피터 헐버트는 콕집어서 빅이 말들에게 독을 먹이고 자기도 독을 먹었을 가능성은 없겠느냐는 질문을 받기도 했다.

경찰이 사보타주나 보험금을 노린 사기극을 의심하는 동안, 보건 공무원들은 심히 걱정스러운 다른 가설들을 검토했다. 그중 하나는 한타바이러스였다. 한타바이러스는 사실 단일한 바이러스가 아니라 몇 가지 비슷한 바이러스를 한데 묶어 이르는 말이다. 바이러스학자들에게는 오래 전부터 알려졌지만, 바로 전 해인 1993년 미국 남서부 포 코너스Four Corners 지역에서 갑작스런 유행이 일어나 10명이 사망한 사건으로 다시 전 세계적으로 주목받고 있었다. 오스트레일리아는 당연히 외래 전염병이 유입되지 않도록 항상 신경을 썼는데 한타바이러스가 유행한다면(말들은 어떨지 모르지만) 아프리카말병보다 훨씬 나쁜 소식이 될 터였다. 일차산업부 소속 수의사들은 죽은 말들에게서 채취한 혈액과 조직 검체를 밀봉한 후 얼음과 함께 포장하여 멜버른 남쪽 질롱Geelong에 위치한 동물보건연구소Australia Animal Health Laboratory로 보냈다. AAHL('aahl'로 발음)이라는 약자로 알려진 이곳은 고도로 보안이 유지되는 기관이다. AAHL에서는 미생물 학자와 수의사로 팀을 구성하여 다양한 검사를 시행하고, 미생물을 배양하고 동정한 후 실제로 말에서 병을 일으키는지 확인했다.

그들이 발견한 것은 바이러스였다. 한타바이러스는 아니었다. AHS도 아니었다. AAHL의 현미경 전문가들조차 한 번도 본 적이 없는 전혀 새로운 바이러스였지만 크기와 형태로 보아 파라믹소바이러스 과에 속하는 것으로 생각되었다. 새로운 바이러스는 외피를 따라 두 종류의 가시가 돋아 있다는 점에서 알려진 파라믹소바이러스들과 달랐다. AAHL연구원들은 바이러스 게놈의 일부를 염기분석하여 방대한 데이터베이스와 대조한 결과 파라믹소바이러스 과에 속하는 한 그룹과 미약하게 일치한다는 사실을 밝혀냈다. 이런 소견은 현미경 전문가들의 형태학적 판단을 확인해주는 것으로 생각되었다. 일치하는 그룹은 모빌리바이러스 속으로 우역 바이러스, 개홍역 바이러스, 홍역 바이러스가 여기에 속한다. 이런 소견들을 근거로 헨드라 지역에서 발견된 바이러스에는 말 모빌리바이러스equine morbillivirus, EMV라는 이름이 붙었다. 대략 말홍역인 셈이다.

비슷한 시기에 AAHL 연구원들은 부검 중 얻은 빅 레일의 콩팥 조직을 검사했다. 이 검체에서도 동일한 바이러스가 검출되어 말 모빌리바이러스가 말만 침범하지는 않는다는 사실이 밝혀졌다. 이런 특징이 밝혀지자 이 바이러스는 발견 지역에서 유래한 새로운 이름을 갖게 되었다. 바로 헨드라다.

신종 바이러스를 찾는 일은 질병을 보다 넓은 맥락에서 이해하는 데는 물론, 헨드라에서 벌어진 수수께끼 같은 사건을 해결하는 데도 첫 단추를 꿴 것에 불과했다. 두 번째 단추는 바이러스의 기원을 추적하는 일이었다. 세상을 활보하며 말과 사람들을 죽이기 전에 바이러스는 어디에 있었을까? 세 번째 단추는 몇 가지 질문에 대한 답을 찾는 것이었다. 바이러스는 어떻게 해서 은밀한 서식처로부터 세상에 나왔을까? 왜 하필 헨드라였을까? 왜 지금인가?

헨드라에 있는 카페에서 처음 만나 이야기를 나눈 후, 피터 레이드는 브리즈번 강을 건너 남동쪽으로 몇 마일 떨어진 곳으로 나를 데려갔다. 가엾은 '연속극'이 처음 발병했던 장소였다. 캐논 힐Cannon Hill이라는 그 지역은 전에 도시 속의 목초지였으나 이제는 바로 옆으로 M1 고속도로가 지나가는 활발한 변두리 지역이었다. 방목장이 있던 곳에는 똑같은 모양의 규격형 주택들이 일렬로 늘어서 있었다. 옛 풍경은 거의 남지 않았다. 하지만 어떤 도로 끝에 칼리오페 순환로Calliope Circuit

라는 공터가 있고, 그 가운데 늙은 큰잎고무나무 한 그루가 서 있었다. 불쌍한 암말은 이 나무 아래서 아열대 지방인 동부 오스트레일리아의 강렬한 태양빛을 피하곤 했으리라.

"바로 저겁니다." 레이드가 말했다. "저게 그 빌어먹을 나무예요." 박쥐들이 모여드는 곳이란 뜻이었다.

감염병은 우리 주변 어디든 도사리고 있다. 감염병은 생태계라는 정교한 생물리학적 시스템 속에서 개체와 생물종 사이를 이어주는 자연적 모르타르(돌이나 벽돌 등을 이어붙이는 데 쓰는 회반죽-역주)다. 감염병은 포식, 경쟁, 부패, 광합성 등과 함께 생태학자들이 연구하는 기본적인 과정 중 하나다. 포식자란 외부로부터 먹잇감을 찾아 잡아먹는 비교적 큰 맹수들이다. 반면 병원체(바이러스 등 질병을 일으키는 매개체)는 내부로부터 먹잇감을 찾아 잡아먹는 비교적 작은 맹수들이다. 감염병이라고 하면 처참하고 무서운 것으로 생각할 수도 있지만 일상적인 조건에서 그것은 사자가 영양이나 임팔라를 잡아먹거나, 올빼미가 쥐를 잡아먹는 것과 한치도 다를 바 없다.

하지만 상황이 항상 일상적인 것은 아니다.

포식자가 익숙한 먹잇감, 즉 특별히 선호하는 표적이 있듯이 병원체도 마찬가지다. 또한 사자가 때로는 정상적인 행동에서 벗어나 영양 대신 소를, 임팔라 대신 사람을 공격하는 일이 있듯이 병원체 또한 새로운 표적으로 옮겨가는 일이 있다. 사고는 생기게 마련이다. 일탈은 항상 일어난다. 상황은 늘 변하며 상황이 바뀌면 위기와 기회도 변한다. 병원체가 공격 목표를 동물에서 사람으로 바꾸고, 사람의 몸속에 자리잡는 데 성공하는 경우 때로는 질병이나 죽음이 우리를 찾아온다. 이런 과정을 인수공통감염병이라고 한다.

약간 전문적이라 대부분 익숙하지 않겠지만, 인수공통감염병이라는 용어는 신문의 헤드라인을 장식하는 돼지독감, 조류독감, 사스SARS 등의 불길한 질병들, 신종 전염병, 그리고 전 세계적 유행병의 이면에 숨은 생물학적 복잡성을 명확하게 이해하는 데 도움이 된다. 또한 의학과 공중보건사업이 왜 천연두나 소아마비 등 무서운 질병을 정복하고도 뎅기열이나 황열, 말라리아 등 다른 질병 앞에서는 실패를 거듭하는지 이해하는 데도 도움이 된다. 에이즈 바이러스에 대해서도 가장 중요한 사실을 알려준다. 이 용어는 미래에 속한 단어로 21세기에 수없이 사용될 운명을 지니고 있다. 인수공통감염병이란 앞서 말했듯이 사람을 공격하는 동물의 질병이다.

에볼라는 인수공통감염병이다. 선페스트도 그렇다. 야생 물새에서 시작되어 몇몇 가축을 거친 후(중국 남부의 오리, 미국 아이오와 주의 암돼지?) 대유행을 일으켜 1918~1920년 사이에 전 세계적으로 5,000만 명을 죽음으로 몰아넣은 소위 스페인 독감도 마찬가지다. 모든 독감은 인수공통감염병이다. 원숭이 두창, 소결핵, 라임병, 웨스트나일열West Nile fever, 마르부르크병Marburg, 광견병, 한타바이러스 폐증후군, 탄저병, 라사열, 리프트밸리열Rift Valley fever, 안구 유충이행증, 푸말라열Puumala, 쓰쓰가무시병, 마추포열Machupo, 키아사누르 삼림병Kyasanur forest disease, 그리고 말레이시아에서 돼지와 농장 인부들을 죽음으로 몰아넣었던 니파Nipah라는 희한한 신종 질병 또한 모두 인수공통감염병이다. 다른 동물종으로부터 건너와 사람을 감염시키는 병원체들에 의해 생긴다는 뜻이다. 에이즈는 원래 아프리카 서부 및 중부에서 몇 번의 우발적인 사건이 겹친 끝에 마침내 바이러스가 인간을 침범하여 발생한 인수공통감염병이지만 이제 인간끼리 수백만 건에 이르는 감염을 일으키고 있다. 이렇게 동물종 사이를 건너뛰는 감염 형태는 드물다기보다 일상적인 것이다. 현재 알려진 모든 감염병 중 약 60퍼센트가 동물과 인간 사이를 일상적으로 왕래하거나, 최근 들어 그런 감염 경로가 확립된 질병들이다. 그중 일부(특히 광견병)는 수세기 동안 질병에 대처하려는 노력이 계속되었고, 완전히 근절하거나 통제하려는 국제적 공조가 이루어졌으며, 과학적으로도 명확히 이해하고 있지만 아직도 세계 각지에서 흔히 발생하며 끔찍할 정도로 치명적이다. 또 다른 병들은 새로 등장한 것으로 발병 패턴을 설명할 수 없을 정도로 산발적으로 발생하는데, 여기서 몇 명(헨드라), 저기서 몇백 명(에볼라) 규모의 사망자를 낸 후 몇 년간 잠잠해지기도 한다.

반면, 천연두는 인수공통감염병이 아니다. 천연두 바이러스는 자연적인 조건에서 오직 인간에게만 감염을 일으킨다. (실험실적 조건은 또 다른 문제다. 백신을 연구하는 실험실에서는 때때로 영장류나 다른 동물종을 의도적으로 감염시키기도 한다.) 바로 이 점이야말로 국제보건기구WHO에서 전 세계적으로 전개한 천연두 퇴치 운동이 1979년에 성공을 거둔 이유다. 천연두 바이러스는 인간의 몸(또는 세심하게 관찰 중인 실험동물) 외에는 어디서도 살거나 번식할 수 없으므로 숨을 곳이 없었던 것이다. 수천 년간 인간을 괴롭히며 특히 20세기 전반에 유럽과 북미에서 무시무시한 유행을 일으켰던 소아마비도 마찬가지다(위생이 개선되어 어린이들이 바이러스에 노출되는 시기가 늦어졌다는 사실과 모순된다). 미국에서 소아마비 유행은 1952년 정점에 달해 3,000명이 사망하고(대부분 어린이들이었다), 21,000명 이상이 영구적으로 사지가 마비되는 후유증을 겪었다. 그 후 얼마 안 있어 조너스 소크Jonas Salk, 알버트 새빈Albert Sabine, 그리고 힐러리 코프로우스키Hilary Koprowski라는 바이러스학자(논란이 많은 그의 행적에 대해서는 나중에 자세히 얘기한다)가 개발한 백신이 널리 사용되면서 결국 소아마비는 전 세계적으로 자취를 감춘다. 1988년 WHO는 몇몇 협력기구와 손잡고 국제적인 박멸운동을 시작하여 현재까지 소아마비 환자 수를 99퍼센트 감소시키는 성공을 거두었다. 북미와 남미 대륙은 소아마비 완전 퇴치를 선언했으며 유럽과 중국, 오스트레일리아도 마찬가지다. 2006년도에 발표된 가장 최근 보고에 따르면 소아마비는 나이지리아, 인도, 파키스탄, 아프가니스탄 등 오직 4개국에서만 소규모의 산발적인 발생을 보일 뿐이다. 선의에서 비롯되었으나 한없이 돈을 잡아먹는 다른 전 세계적 보건운동과는 달리 소아마비 박멸운동은 아마 성공을 거둘 것이다. 그 이유는 무엇일까? 수백만 명에게 백신을 접종하는 것이 쉽고, 비용도 많이 들지 않을 뿐 아니라 영구적인 효과를 거둘 수 있기 때문이기도 하고, 바이러스가 인간 외에는 달리 숨을 곳이 없기 때문이기도 하다. 인수공통감염병이 아니란 뜻이다. 인수공통감염병의 병원체는 어디론가 숨을 수 있다. 이들이 그토록 흥미롭고, 복잡하며, 큰 문제가 되는 것은 바로 이런 특성 때문이다.

아프리카 중부 및 서부 주민들을 끊임없이 위협하는 원숭이 두창은 천연두 비슷한 병이다. 원인 바이러스도 천연두 바이러스와 밀접하게 연관되어 있다. 하지만 한 가지 중요한 차이가 있다. 병원체가(이름이 말해주듯) 인간이 아닌 영장류는 물론 집쥐, 생쥐, 청설모, 토끼, 북미 프레리도그 등 다른 포유류까지 감염시킨다는 점이다. 역시 원숭이와 사람을 모두 감염시키는 황열의 원인 바이러스는 이집트숲모기Aedes aegypti라는 특정한 종의 모기에 의해 개체에서 개체로, 종에서 종으로 옮겨간다. 이렇게 되면 상황이 훨씬 복잡해진다. 복잡성에 의해 초래된 한 가지 결과는 우리 인간에게서 황열을 결코 완전히 퇴치할 수 없다는 것이다. WHO가 이집트숲모기는 물론 아프리카와 남미 열대지방에 사는 원숭이까지 한 마리도 남김없이 죽일 수 없다면 말이다. 라임병을 일으키는 병원체는 일종의 세균인데 흰발생쥐와 다른 작은 포유류 속에 효과적으로 숨을 수 있다. 물론 병원체가 **의도적으로** 어디 들어가 숨는 것은 아니다. 이들이 특정 동물의 몸에 서식하고 전염되는 것은 과거에 어떤 조건이 우연히 맞아떨어져 생존과 번식 기회를 제공했기 때문이다. 진화과정 속에서 자연선택이라는 냉정한 다윈주의적 논리에 의해 '우연'히 '전략'으로 각인된 것이다.

가장 눈에 덜 띄는 전략은 소위 보유숙주 안에 숨는 것이다. 보유숙주(어떤 과학자들은 '자연숙주'라는 용어를 선호한다)란 병원체를 몸 속에 장기적으로 보유하면서도 거의, 또는 전혀 증상을 나타내지 않는 동물종을 말한다. 어떤 질병이 유행과 유행 사이 기간 중 사라졌다고 해도(헨드라는 1994년 이후 발병례가 없다), 원인 병원체는 어디엔가 살아남아 있을 것이다. 그렇지 않은가? 지구 위에서 완전히 없어졌다고 생각할 수도 있지만 그런 일은 거의 일어나지 않는다. 어떤 지역에서 완전히 사멸한 것처럼 보이는 병원체도 조건만 맞으면 어디선가 다시 나타나곤 한다. 또는 아주 가까운 곳에서 보유숙주의 몸속에 숨어 도처에 도사리고 있는 수도 많다. 설치류? 새? 나비? 박쥐? 생물학적 다양성이 아주 높고 생태계가 비교적 안정적이라면 보유숙주의 몸속에 숨어 들키지 않고 조용히 살아가는 것은 쉬운 일이다. 반대의 경우도 성립한다. 생태학적으로 큰 변화가 생기면 숨어있던 질병들이 하나둘씩 나타난다. 나무를 흔들면 뭔가 떨어지게 되어 있는 것이다.

거의 모든 인수공통감염병은 바이러스, 세균, 곰팡이, 원생생물(아메바처럼 작고 복잡한 생명체를 통칭하는 말로, 예전에 썼던 원생동물이라는 말은 잘못된 용어다), 프리온, 기생충 등 여섯 가지 병원체 중 한 가지에 의한 감염이다. 프리온에 의한 질병으로는 광우병을 들 수 있다. 프리온이란 기묘하게 꼬인 단백질 분자로 커트 보네거트Kurt Vonnegut의 초기 걸작 《실뜨기 놀이Cat's Cradle》에 나오는 감염성을 띤 물 아이스나인ice-nine처럼 접촉하는 다른 분자들을 역시 기묘한 형태로 꼬이게 한다. 원생생물 감염으로는 아프리카 사바나 지역에서 체체파리에 의해 포유동물, 가축, 사람들 사이를 옮겨다니는 트리파노소마 브루세이Trypanosoma brucei가 있다. 탄저균은 흙 속에서 아주 오랫동안 휴면 상태로 지내다 일단 외부에 노출되면 소를 통해 인간을 감염시킨다. 톡소카라증Toxocariasis은 회충에 의한 가벼운 인수공통감염병으로 보통 애완견에게서 옮는다. 다행인 것은 개와 마찬가지로 사람도 구충제를 복용할 수 있다는 점이다.

가장 큰 문제는 바이러스다. 바이러스는 다른 생물이나 유사 생물체에 비해 엄청나게 단순하여 빨리 진화하고, 항생제에 듣지 않으며, 찾아내기도 힘들고, 온갖 증상을 일으키면서 때에 따라 엄청난 사망률을 나타낸다. 에볼라, 웨스트나일, 마르부르크병, 사스, 원숭이 두창, 광견병, 마추포열, 뎅기열, 황열, 니파, 헨드라, 한탄(한타바이러스의 정식 명칭으로 한국에서 처음 발견되었다), 보르나Borna, 치쿤구니야Chikungunya, 후닌Junin, 각종 독감, 에이즈 등이 모두 바이러스다. 모든 바이러스의 이름을 다 적는다면 훨씬 길어질 것이다. 아시아에서 원숭이와 사람 사이에 교차감염을 일으키는 원숭이거품 바이러스simian foamy virus, SFV라는 재미있는 이름의 바이러스도 있다. 이놈들은 반쯤 길들여진 마카크원숭이들이 인간과 친밀하게 접촉하는 장소(불교나 힌두교 사원 등)에서 인간과 원숭이 사이의 종간장벽을 뛰어넘는다. 사원을 방문한 사람들이 원숭이에게 먹이를 줄 때 SFV에 노출되는데 그중에는 여행객도 많다. 자기 나라로 돌아갈 때 좋은 추억과 사진들만 가져가는 것이 아니라는 뜻이다. 유명한 바이러스학자 스티븐 모르스Stephen Morse는 이렇게 말한다. "바이러스들은 운동기관이 없어요. 하지만 전 세계를 돌아다닙니다." 바이러스들은 뛰지도 못하고, 걷지도 못하고, 헤엄치지도 못하고, 기어다니지도 못한다. 하지만 다른 것을 타고 다닌다.

4

보안이 철저한 AAHL의 연구시설에서 분자생물학자들은 헨드라 바이러스를 분리하는 일에 매달려 있었다. '분리'라는 말은 바이러스를 인공적으로 증식시킨다는 뜻이다. 분리한 바이러스는 살아 있기 때문에 어떤 식으로든 실험실 밖으로 유출되면 위험할 수 있지만 연구 목적으로는 매우 유용하다. 바이러스 입자는 너무나 작아 전자현미경으로만 볼 수 있다. 전자현미경으로 관찰하기 위해 처리하는 과정에서 죽기 때문에 분리 과정에서 바이러스의 존재는 간접적으로만 입증되는 셈이다. 우선 감염된 희생자로부터 작은 조직 한 조각, 혈액 한 방울, 또는 다른 체액을 얻어야 한다. 바이러스가 들어 있기를 바라면서 말이다. 술이나 요구르트를 만들 때 약간의 효모를 가하듯, 한천처럼 영양소가 풍부한 배지에서 배양한 살아 있는 세포 위에 이 검체를 떨어뜨린다. 그리고 조건에 맞춰 배양하면서 기다리고 관찰한다. 대부분 아무 일도 일어나지 않는다. 하지만 운이 좋다면 뭔가 변화가 생긴다. 지글지글 끓고, 알 수 없는 소리를 지껄이고, 낮은 소리로 웅웅거리듯 서서히 반점이 나타나는 것이다. 반점이 나타나면 바이러스의 대량 증식에 성공한 것이며 배양세포가 손상되는 모습을 볼 수 있다면 더욱 확실해진다. 이상적으로는 배양물 속에 커다란 반점이 형성되는데 이 반점은 바이러스에 의해 세포가 큰 손상을 입고 사멸한 부위다. 말은 쉽지만 이 과정에는 인내와 정교한 손재주, 고가의 정밀 실험장비, 분자생물학과 유전학에 대한 깊은 지식, 오염(잘못된 결과를 얻게 될)이나 우발적 유출(자신을 감염시키고, 동료들을 위험에 빠뜨리고, 어쩌면 도시 전체에 공포를 몰고 올)을 방지하기 위한 세심한 주의가 필요하다. 실험실에서 일하는 바이러스학자들은 왁자지껄 떠들고 다니는 타입이 아니다. 술집에서 과장된 손짓을 해가며 얼마나 위험한 일을 하는지 자랑삼아 떠벌이는 바이러스학자는 없다. 이들은 대개 핵엔지니어처럼 집중력이 뛰어나고 말쑥하며 조용하다.

하지만 야생에서 바이러스가 어디 사는지 찾아내는 일은 전혀 다르다. 그것은 예를 들어 그리즐리 곰을 잡아 서식지를 옮겨놓는 일처럼 위험수준을 통제하기 어려운 현장업무다. 물론 야생에서 바이러스를 추적하는 사람들 또한 실험실의 전문가들처럼 소란스럽고 부주의한 것과는 거리가 멀다. 그럴 여유도 없다. 그러나 그들의 일은 훨씬 시끄럽고 어수선하며 예측할 수 없는 환경 속에서 이루어진다. 이 세계가 곧 그들의 일터다. 새로운 바이러스가 인수공통감염을 일으킨다고 의심되는 경우(대부분의 새로운 바이러스가 그렇다) 그들은 숲 속, 늪 속, 논밭이나 오래된 건물, 하수구, 동굴, 때로는 마구간을 수색해야 한다. 바이러스 사냥꾼들은 현장 생물학자들로서 수의학이나 생태학(또는 둘다) 분야에서 높은 수준의 훈련을 거친 사람이 많고, 무엇보다 동물을 포획하여 적절히 다루어야 답을 얻을 수 있는 문제에 매혹당하는 사람들이다. 30대 중반의 나이로 헨드라 바이러스를 추적하는 일에 뛰어든 흄 필드Hume Field 또한 정확히 그런 사람이었다.

키가 크고 팔다리를 흐느적거리듯 움직이며 항상 작은 목소리로 말하는 필드는 케언즈Cairns에서 록햄프턴Rockhampton에 이르는 퀸즐랜드 해안지방의 소도시를 돌아다니며 자랐다. 자연을 사랑하는 소년은 방학 때면 삼촌의 목장에서 나무에 오르고 덤불 속을 헤치고 다니며 시간을 보냈다. 아버지는 경찰 수사관이었다. 그는 아버지를 롤 모델로 삼아 바이러스 사냥꾼이 되었을지도 모른다. 브리즈번의 퀸즐랜드 대학에서 수의학을 공부할 때는 동물보호소에서 자원봉사를 하며 상처입은 야생동물들의 재활과정을 돕기도 했다. 1976년 대학을 졸업한 그는 몇 년간 브리즈번에서 수의학 관련 직업을 전전하다 나중에는 임시직 수의사로 주 전역을 돌아다녔다. 이때 많은 말들을 진료했다고 한다. 하지만 가축이나 애완동물보다는 점점 야생동물에 관심을 갖게 되어 1990년대 초반 다시 퀸즐랜드 대학으로 돌아가 생태학 박사과정을 시작했다.

그는 야생동물 보전에 특히 관심이 있어 학위논문으로 길고양이(집고양이가 야생화된 것) 집단이 환경에 미치는 영향을 연구하기로 했다. 길고양이들이 작은 유대류나 조류 등 오스트레일리아 고유의 야생동물 생태계를 크게 손상시키며 질병의 원인이 되고 있었기 때문이다. 빅 레일의 마구간에서 전염병이 발생했을 때 그는 고양이들을 붙잡아 목에 무선신호 발신기를 부착한 후 생활양상을 추적하는 연구에 몰두해 있었다. 당시 박사과정 지도 교수 중 한 명이 일차산업부에서 일하고 있었는데 혹시 연구 주제를 바꿔보지 않겠느냐고 연락해왔다. 새로운 질병의 생태학적 측면을 조사할 사람이 필요했던 것이다. 오랜 세월이 지나 브리즈번에 있는 일차산업부 산하 동물연구소로 필드를 찾아갔을 때 그는 이렇게 말했다. "그래서 길고양이들은 잊어버리고 헨드라 바이러스 보유숙주를 찾는 일을 시작한 겁니다."

그는 지표증례, 즉 최초로 희생된 말의 병력과 사육지역을 조사하는 데서 추적을 시작했다. 지표증례는 캐논 힐의 마구간에서 새끼를 밴 채 병들어 쓰러진 암말 '연속극'이었다. 유일한 단서는 병원체가 파라믹소바이러스에 속하며 몇 년 전 다른 퀸즐랜드 연구자 한 명이 설치류에서 신종 파라믹소바이러스를 발견했다는 것뿐이었다. 필드는 마구간에 덫을 설치하여 작은 것들로부터 중간 정도 크기에 이르는 모든 척추동물을 잡기 시작했다. 설치류, 주머니쥐, 반디쿠트bandicoot, 파충류, 양서류, 조류, 그리고 가끔 길고양이들도 걸려들었다. 동물들은 혈액을 채취한 후 놓아주었는데 특히 설치류를 자세히 관찰했다. 혈액 검체는 일차산업부 실험실로 보내 헨드라 바이러스 항체가 있는지 검사했다.

바이러스를 분리할 때 항체를 검사하는 것은 눈 위에 찍힌 발자국을 찾는 것과 같다. 항체란 생물학적 침입자가 몸속에 들어왔을 때 숙주의 면역계가 만들어내는 물질이다. 항체는 바이러스나 세균 등의 병원체와 마치 맞춘 것처럼 정확히 들어맞아 병원체의 기능을 무력화시킨다. 이런 특이성과 함께 침입자가 사라진 후에도 오랫동안 피 속에 존재하므로 현재의 감염은 물론 과거의 감염을 밝히는 데 중요한 증거가 된다. 흄 필드가 찾고 싶었던 것은 바로 그런 증거였다. 하지만 캐논 힐에서 포획한 설치류는 하나같이 헨드라 항체 음성이었다. 나머지 동물도 마찬가지였다. 거대한 물음표와 함께 남겨진 기분이 들었다. 잘못된 장소를 뒤지고 있거나, 장소는 맞는데 잘못된 방법을 사용했거나, 시점을 잘못 잡은 것이다. 그는 시점이 문제라고 생각했다. 연구는 3, 4, 5월에 걸쳐 진행되었는데 '연속극'이 쓰러진 것은 지난 9월로 이미 반년 전이었다. 그는 캐논 힐의 마구간이란 조건에서 '바이러스나 숙주가 계절적으로 존재하는 양상이 있을 수 있'으며 연구가 그 계절과 맞지 않은 것이라고 가정했다. 레일의 마구간 주변을 돌아다니는 고양이나 개, 쥐도 검사해보았지만 역시 모두 음성이었다. 필드의 팀은 1995년 10월까지 갈피를 잡지 못했다. 그러나 이때 생긴 불행한 사건이 새로운 단서가 되었다.

브리즈번에서 북쪽으로 약 1천 킬로미터 떨어진 맥케이Mackay란 마을에서 사탕수수를 재배하는 마크 프레스턴Mark Preston이라는 젊은 농부가 연달아 몇 번에 걸친 발작을 일으켰던 것이다. 부인이 그를 병원으로 데려갔다. 프레스턴의 증상이 특히 걱정스러웠던 것은 일년 만에 두 번째로 생긴 문제였기 때문이다. 1994년 8월 그는 정체불명의 질병에 시달렸다. 머리가 아프고 구토를 했으며 목이 뻣뻣한 증상이 나타나 뇌수막염이라는 진단을 받았지만 원인은 밝혀지지 않았다. 뇌수막염이란 뇌와 척수를 둘러싼 막에 염증이 생기는 병으로 세균이나 바이러스는 물론 약물에 대한 반응으로도 생길 수 있으며 때로는 전혀 원인을 모른 채 생겼다가 저절로 낫기도 한다. 어쨌든 그는 회복되었다. 아니, 회복된 것처럼 보였다. 그 후 한동안 건강하게 아내와 함께 농장일을 계속했으니 말이다. 아내인 마가렛 프레스턴은 수의사로 사탕수수를 재배하고 종마들을 키우는 자신의 농장에서 동물들을 진료했다.

두 번째로 나타난 발작은 정확하게 진단하지 못하고 지나갔던 뇌수막염이 재발한 것일까? 병원에 입원하자마자 그는 심한 뇌염 상태로 빠져들었다. 뇌 자체에 염증이 생겼다는 뜻이다. 여전히 원인은 알 수 없었다. 약을 써서 발작은 가라앉았지만 의사들은 뇌파를 통해 뇌 속에서 폭풍처럼 휘몰아치는 질병의 징후를 읽어냈다. 차트에는 이렇게 기록되어 있다. '깊은 혼수상태에서 깨어나지 못한 채 계속 열에 시달리다 입원한 지 25일 만에 사망했다.'

입원 후반기에 채취한 프레스턴의 혈청은 헨드라 바이러스 항체에 양성반응을 나타냈다. 1년 전 처음 발병했을 때 채취하여 보관해 두었던 혈청을 다시 꺼내 검사했을 때도 마찬가지였다. 그때 이미 그의 면역계는 헨드라 바이러스와 싸우기 시작했던 것이다. 사후 뇌조직 검사와 기타 검사에서도 헨드라의 존재가 확인되었다. 바이러스가 1차 공격 후 1년간 어디엔가 잠복해 있다가 다시 세력을 키워 그를 죽였다는 사실이 명백했다. 전혀 새로운 형태의 공포였다.

어디서 바이러스에 감염되었을까? 병력을 추적하던 연구자들은 1994년 8월 프레스턴 목장에서 두 마리의 말이 죽었다는 사실을 밝혀냈다. 마크 프레스턴은 아내가 치명적인 급성 질병에 시달리는 말들을 보살필 때 옆에서 도왔으며, 적극적으로 참여한 것은 아니지만 사후 부검 시에도 아내를 보조했다. 당시 두 마리의 말에서 채취하여 보관해 두었던 검체 역시 헨드라 양성반응을 나타냈다. 하지만 정작 직접 노출된 마가렛 프레스턴은 건강했다. 몇 주 뒤 빅 레일의 마구간에서 바이러스에 노출되었던 피터 레이드도 병에 걸리지 않았다. 두 명의 수의사가 무사했다는 사실로부터 신종 바이러스의 전염력에 관한 의문이 제기되었다. 또한 전문가들은 프레스턴이 첫 번째 유행지에서 아주 먼 곳에 살았다는 사실을 두고 바이러스가 얼마나 멀리까지 퍼졌을지 걱정하기 시작했다. 헨드라에서 맥케이까지를 잠재적 전염 반경으로 각 발병 위치에서 원을 그리면 오스트레일리아 전체 인구의 절반인 1,100만 명이 그 속에 살고 있었다.

도대체 문제는 얼마나 큰 것일까? 바이러스는 얼마나 멀리까지 퍼졌을까? 빅 레일이 사망했던 브리즈번 병원에서는 조셉 맥코맥Joseph McCormack이라는 감염병 전문가가 연구팀을 조직하여 광범위한 조사를 시작했다. 퀸즐랜드 내에 있는 5천 마리의 말과(실질적으로 모든 말을 조사한 셈이다) 헨드라 바이러스에 조금이라도 접촉했으리라 의심되는 298명의 사람에게서 혈액을 채취하여 혈청 검사를 시행했다. 말들은 모두 헨드라 음성이었다. 사람도 마찬가지였다. 보건당국은 안도의 한숨을 내쉬었지만 과학자들은 깊어가는 당혹감을 감추지 못했다. 맥코맥의 팀은 이런 결론을 내놓았다. '말에서 인간으로 감염되려면 매우 밀접한 접촉이 필요한 것 같다.' 석연치 않았다. '매우 밀접한 접촉이 필요하다'는 말로는 왜 마가렛 프레스턴은 살아남고 남편은 죽었는지 설명할 수 없었다. 솔직히 말해 매우 밀접한 접촉에 불운이 더해지고 거기에 다시 한두 가지 요인이 더해져야 감염이 일어나지만, 그 요인이 무엇인지는 모른다고 해야 할 것이었다.

하지만 마크 프레스턴의 죽음은 흄 필드에게 귀중한 단서를 제공했다. 공간적으로 두 번째 지점과 시간적으로 두 번째 시점이 나타난 것이다. 헨드라 바이러스는 1994년 8월 맥케이에 출현했고, 1994년 9월 캐논 힐의 방목장과 빅 레일의 마구간에 나타났다. 필드는 맥케이로 건너가 동물들을 붙잡아 피를 뽑고 혈청을 분리한 후 항체가 있는지 검사하는 일을 다시 시작했다. 이번에도 실패였다. 그는 포기하지 않았다. 다치거나 움직이지 못하는 야생동물을 보호하고 돌보아 다시 야생으로 돌려보내는 야생동물보호소를 찾아 다양한 동물종의 검체를 채취했다. 이런 일을 하는 사람들은 대부분 선한 의도를 지닌 아마추어들로 느슨한 네트워크를 형성하는데, 오스트레일리아에서는 이들을 '야생동물 돌보미'라고 한다. 대부분 동물학 분야 전공자들이어서 전공에 따라 캥거루 돌보미, 조류 돌보미, 주머니쥐 돌보미, 박쥐 돌보미 등으로 특화되어 있다. 흄 필드는 수의사로 일할 때부터 이들과 알고 지냈다. 사실 동물보호소에서 일하던 학창시절에는 그 자신이 이들 중 한 명이었다. 이제 보호를 받는 동물들의 검체를 채취하기 위해 다시 찾아온 것이었다. 하지만 제기랄! 역시 헨드라는 흔적도 찾을 수 없었다.

1996년 1월 보유숙주 찾기가 교착상태에 빠지자 필드는 공무원, 연구자들과 함께 일차산업부에서 마련한 브레인스토밍에 참가했다. 뭘 잘못하고 있을까? 어디에 노력을 집중해야 할까? 헨드라는 또 어디서 나타날까? 퀸즐랜드의 경마산업은 수백만 달러의 손실을 입을 위기에 처했고, 사람들의 생명도 위험했다. 의학적인 수수께끼일뿐더러 주 정부의 관리 능력과 대민홍보 측면에서도 시급한 문제였다. 회의 중 한 가지 아이디어가 나왔다. 생물지리학을 고려하자는 것이었다. 보유숙주(또는 숙주)가 어떤 동물(들)이든 반드시 맥케이와 캐논 힐 양쪽에 존재해야 했다. 일년 내내는 아니더라도 최소한 8월과 9월을 포함하는 기간 중에는 존재해야 했다. 그렇다면 그 동물은 퀸즐랜드 내 넓은 지역에 분포하거나, 넓은 지역을 돌아다니며 살 터였다. 브레인스토밍에 참여한 사람들은 두 번째 가능성 쪽으로 기울었다(지역별로 특정 바이러스 균주가 분포하지 않는다는, 즉 바이러스가 이동하면서 서로 섞인다는 유전학적 증거도 한몫했다). 보유숙주는 이동성이 뛰어나 퀸즐랜드 해안을 따라 수백 킬로미터를 돌아다닐 수 있는 동물이라야 했다. 이렇게 생각하고 보니 용의자는 조류와…… 박쥐로 좁혀졌다.

필드와 동료들은 두 가지 이유로 일단 조류 가설을 기각했다. 첫째, 조류에서 종간장벽을 뛰어넘어 인간을 감염시키는 파라믹소바이러스는 알려진 바 없었다. 둘째, 바이러스가 인간과 말을 감염시킨 것으로 보아 포유동물이 보유숙주일 가능성이 훨씬 높다고 생각했다. 숙주가 유사한 동물종일수록 병원체가 종간장벽을 뛰어넘기가 쉽기 때문이다. 물론 박쥐는 포유동물이다. 넓은 지역을 돌아다닌다. 더욱이 이미 적어도 한 가지의 무시무시한 바이러스를 옮기는 것으로 유명하다. 바로 광견병 바이러스다. 당시 오스트레일리아는 광견병이 없는 지역으로 간주되긴 했지만 말이다(이후 많은 박쥐–바이러스–인간 연결관계가 밝혀졌고, 그중 일부는 오스트레일리아에서도 발견되었다. 하지만 1996년 당시에는 이런 연결고리가 뚜렷하지 않았다). 회의가 끝난 후 필드는 새로운 임무를 지니고 돌아갔다. 박쥐를 주목하라!

말은 쉽지만 날개 달린 동물을 잡는 것은, 심지어 매달려 자는 곳을 발견한다고 해도, 풀밭에 덫을 놓아 설치류나 주머니쥐를 잡는 것과는 차원이 다른 일이었다. 퀸즐랜드에서 가장 널리 분포하고, 눈에 잘 띄는 종류는 과일박쥐과에 속하는 날여우박쥐flying fox들이다. 날여우박쥐에는 네 가지 종이 있는데 모두 과일을 주식으로 하는 대형 박쥐로 날개를 펼친 길이가 1미터 내외에 달한다. 날여우박쥐들은 보통 맹그로브 숲, 도금양 습지, 열대우림 지대의 높은 나뭇가지 등에 거꾸로 매달려 지낸다. 따라서 이들을 잡으려면 특수한 도구와 방법이 필요하다. 당장은 장비가 부족했기 때문에 필드는 다시 '돌보미' 네트워크를 찾았다. 보호 중인 박쥐들이 많았다. 헨드라와 맥케이 중간 지점에 있는 보호소에서 필드는 상처를 입고 보호 중인 검은날여우박쥐 몇 마리를 발견했다. 빙고! 그중 한 마리의 혈액에서 드디어 헨드라 바이러스 양성 반응이 나왔다.

하지만 흄 필드처럼 깐깐한 과학자가 한 마리의 짐승을 찾아내고 만족할 수는 없었다. 그것은 검은날여우박쥐가 헨드라에 감염될 수 있다는 증거였지만 그렇다고 보유숙주라는 뜻은 아니며, 말들을 감염시킨 **바로 그** 보유숙주라고는 더욱 확신할 수 없었다. 팀은 수색을 계속했다. 몇 주 안에 날여우박쥐과에 속하는 다른 세 가지 종, 즉 회색머리날여우박쥐, 안경날여우박쥐, 작은붉은날여우박쥐에서도 모두 헨드라 항체가 발견되었다. 일차산업부에서는 수십 년간 보관하고 있던 날여우박쥐들의 해묵은 검체까지 모두 꺼내어 검사에 들어갔다. 여기에도 헨드라에 특징적인 분자생물학적 흔적들이 있었다. 야생박쥐 집단이 빅 레일의 말들을 감염시키기 훨씬 전부터 헨드라 바이러스에 노출되어 왔다는 증거였다. 그리고 레일의 마구간에서 유행이 시작된 지 2년 후인 1996년 9월, 새끼를 밴 회색머리날여우박쥐 한 마리가 철조망에 걸려들었다.

박쥐는 두 마리의 태아를 유산한 끝에 안락사되었다. 모체는 항체 양성이었을 뿐 아니라 박쥐에서 헨드라가 분리된 첫 번째 증례로 기록되었다. 양수에서 살아 있는 바이러스가 분리되었는데, 말과 인간에서 발견된 헨드라와 구분할 수 없었다. 이제 과학적으로 충분히 신중한 태도를 유지한다고 해도 날여우박쥐가 헨드라의 보유숙주일 '가능성이 매우 높다'고 할 수 있었다.

조사를 계속할수록 더 많은 증거가 발견되었다. 초기 조사에서 약 15퍼센트의 날여우박쥐가 헨드라 항체 양성으로 밝혀졌다. 이 항목은 검체를 채취한 개체의 몇 퍼센트가 과거에 감염되었거나, 현재 감염되어 있는지 나타낸 것으로 전문용어로는 혈청유병률seroprevalence이라고 한다. 유한한 표본 검사를 근거로 전체 집단의 상태를 추정하는 것이다. 연구를 계속할수록 혈청유병률은 점점 올라갔다. 2년 후 1,043마리의 날여우박쥐를 검사한 결과 보고된 헨드라 혈청유병률은 무려 47퍼센트였다. 간단히 말해서 오스트레일리아 동부를 날아다니는 대형 박쥐 중 약 절반이 현재 또는 과거에 보균 상태였다는 뜻이다. 헨드라 바이러스가 하늘에서 비처럼 떨어지고 있었던 것이다.

연구 결과는 《일반 바이러스학 저널Journal of General Virology》과 《란셋Lancet》 등 유명 학술지에 발표되었는데 일부가 신문에까지 보도되었다. '**박쥐 바이러스 공포, 경마 산업에 적색 경보등 켜지다**BAT VIRUS FEAR, RACING INDUSTRY ON ALERT' 같은 제목이 헤드라인을 장식했다. 텔레비전은 범죄 현장처럼 노란색 테이프가 둘러진 채 산산조각 난 말들의 사체가 널려 있는 레일의 마구간을 지치지도 않고 보도했다. 물론 정확하고 상식적인 보도도 있었지만 모두 그런 것은 아니었으며, 하나같이 자극적이었다. 사람들은 걱정에 휩싸였다. 날여우박쥐가 보유숙주일 뿐 아니라 혈청유병률이 그토록 높다는 사실은 그렇지 않아도 좋지 않은 대중적 이미지를 더욱 악화시켰다. 박쥐를 좋아하는 사람은 별로 없지만 이제는 박쥐에 대한 혐오가 들끓기 시작했다.

화창한 토요일 오후 헨드라의 경마장을 찾았을 때, 경주 사이 휴식 시간에 만난 유명한 조련사 중 한 사람으로부터 이 사건에 대한 관점을 들을 수 있었다. ***헨드라 바이러스**라고요!* 분노에 찬 외침이 터져 나왔다. *그 사람들이 그런 걸* ***허용하면*** *안 되는 거에요.* '그 사람들'이란 불특정 정부당국을 가리키는 말이었다. *아예* ***없애버려야*** *해요. 박쥐들은* ***질병****을 일으키지 않습니까?* ***거꾸로 매달려 자기 몸에 똥을 싸잖아요***(그런데 이게 사실일까? 그렇지는 않을 것이다. 생물학적으로 거의 가능성이 없다). *게다가* ***사람들****한테도 똥을 싸잖아. 뭔가* ***거꾸로 된 것*** *아니에요? 사람들이* ***그놈들한테*** *똥을 싸야지! 박쥐가 무슨* ***쓸모****가 있습니까?* ***싸그리 없애****버려야 돼. 왜 그렇게 하지* ***않는지*** *알아요?* ***싸구려 감상에 젖은 환경보호론자 놈들****이 절대 반대하거든.* 그는 점점 어조를 높였다. 멤버스 바Members Bar 안이었다. 경마업 종사자만 드나드는 일종의 사교적 성소였다. 나는 피터 레이드의 손님으로 입장했다. *정부라는 게 사람들을* ***보호하라고*** *있는 거지!* ***수의사****들도 보호해야 하고! 여기 우리 친구 피터도 있지만 말이요.* 주절주절, 주절주절, 또 한 번 주먹으로 탁상을 내리치는 소리… 조련사는 땅딸막한 키에 백발을 멋지게 뒤로 빗어 넘기고 싸움닭처럼 자만심에 가득 찬 팔순 노인으로 오스트레일리아 경마계의 전설적 존재였다. 그의 클럽하우스에 손님으로 초대받은 처지였으므로 나는 약간의 존경이랄까, 최소한 방임적인 태도를 보일 필요가 있었다. 책에 그대로 인용해도 되겠느냐고 공손하게 묻자 그는 어조를 약간 누그러뜨렸지만 요지는 변함이 없었다.

"싸구려 감상에 젖은 환경보호론자 놈들" 중에는 당연히 박쥐 돌보미들도 포함될 것이었다. 하지만 마음 여린 활동가들인 돌보미들조차 계속 쌓여가는 증거 앞에 점점 근심이 깊어졌다. 근심거리는 두 가지였는데 공교롭게도 서로 상반되는 것들이었다. 첫째는 바이러스 때문에 박쥐들이 점점 더 심한 혐오의 대상이 되어 결국 조련사의 주장처럼 대대적인 박멸 운동이 벌어지면 어쩌나 하는 것이었고, 둘째는 선한 의도로 박쥐를 돌보는 과정에서 감염이 되면 어쩌나 하는 우려였다. 두 번째는 새로운 불안이었다. 자신들의 헌신적인 노력을 다시 생각해볼 필요가 생긴 것이다. 어쨌든 그들은 **박쥐**를 사랑하는 것이지 **바이러스**를 사랑하는 것은 아니었다. 바이러스도 **야생동물**일까? 대부분 그렇게 생각하지 않는다. 돌보미 중 일부는 항체 선별검사를 요구했는데 이로 인해 더 큰 규모의 조사가 시작되었다. 조사팀이 신속히 꾸려졌고 퀸즐랜드 대학 소속 젊은 역학자인 린다 셀비Linda Selvey가 팀을 이끌기로 했다.

셀비는 오스트레일리아 남동부의 야생동물 돌보미 네트워크와 접촉했고 최종적으로 128명의 박쥐 돌보미들이 항체 검사에 자원했다. 연구팀은 이들의 혈액을 채취하고 설문지를 돌렸다. 설문지를 분석한 결과 많은 이들이 장기간에 걸쳐 먹이를 주고, 만지고, 드물지 않게 긁히거나 물리는 등 날여우박쥐와 밀접한 접촉을 했다는 사실이 밝혀졌다. 헨드라 양성인 박쥐에게 한쪽 손을 깊게 물린 사람도 있었다. 그러나 셀비의 조사에서 가장 놀라운 발견은 128명의 돌보미 중 항체 양성인 사람의 숫자였다. 0이었던 것이다. 수개월에서 수년간 박쥐를 돌보며 긁히고, 물리고, 껴안고, 침이나 혈액에 접촉했지만 단 한 명도 면역학적으로 헨드라 바이러스 감염 증거를 나타내지 않았다.

셀비의 보고서는 1996년 10월에 발표되었다. 당시 그녀는 대학원생이었지만 나중에 퀸즐랜드 보건국 전염병 관리국장이 된다. 그보다 훨씬 뒤, 시끌벅적한 브리즈번의 한 카페에서 커피를 앞에 두고 마주 앉아 나는 그녀에게 이렇게 물었다. *도대체 박쥐 돌보미들이 어떤 사람들입니까?*

"정확히 어떻게 설명해야 할지 모르겠군요." 셀비가 대답했다. "동물에 대한 열정이 대단한 사람들이라고 해야겠지요." *남자도 있고 여자도 있나요?* "대부분 여자에요." 그녀는 아이가 없는 여성들이 시간도 더 많고, 일종의 대리모 역할을 하고 싶다는 욕구를 더 느끼는지도 모르겠다고 부드럽게 덧붙였다. 보통 그들은 직접 돌볼 때가 아니라면 박쥐가 편안하게 쉴 수 있는 커다란 우리를 들여놓고 집에서 박쥐를 돌본다고 했다. 혈청유병률이 그토록 높은데도 어떻게 인간과 박쥐 사이에 그토록 친밀한 관계가 형성될 수 있는지, 어떻게 단 한 건의 인간 감염 증례조차 밝혀지지 않았는지 어리둥절할 뿐이었다. 128명의 돌보미 중 항체 양성자가 한 명도 없었다. *이 사실이 바이러스의 특성과 어떤 관계가 있을까요?* "일종의 증폭장치가 필요하단 얘기겠죠." 그녀는 말에게 열쇠가 있을 거라고 암시하고 있었다.

5

여기서 잠깐 구제역이라는 병을 생각해보자. 누구나 한번쯤 들어보았을 것이다. 〈허드Hud*〉라는 영화를 본 사람도 많을 것이다. 하지만 어렴풋하게나마 구제역이 인수공통감염병이라는 사실을 아는 사람은 거의 없다. 구제역을 일으키는 바이러스는 피코르나바이러스 과에 속한다. 소아마비 바이러스나 감기를 일으키는 몇몇 바이러스와 사촌격이다. 그야말로 흔한 병원체들 아닌가? 하지만 사람이 구제역 바이러스에 감염되는 경우는 매우 드물며 감염되더라도 손발이나 입속에 발진이 돋는 것 외에는 별 증상이 없다. 훨씬 흔하고, 훨씬 중요한 감염은 소나 양, 염소, 돼지 등 발굽이 갈라진 가축을 침범하는 것이다(사슴, 엘크, 영양 등 발굽이 갈라진 야생동물도 구제역에 걸린다). 주 증상은 열이 나고, 다리를 절며, 입속과 주둥이, 그리고 발에 많은 수포가 생기는 것이다. 새끼에게 젖을 먹이는 암컷은 젖꼭지에도 수포가 생기는데, 터지고 난 자리에는 깊게 파인 궤양이 남는다. 어미도 고통스럽지만 새끼도 젖을 먹지 못하므로 고생스럽긴 매한가지다. 구제역은 폐사율은 낮지만 이환율(집단 내에서 질병 발생률)이 높다. 전염성이 높다는 뜻이다. 구제역에 걸린 가축은 먹이를 잘 먹지 않고 새끼를 낳지 못하기 때문에 그렇지 않아도 수익성이 낮은 현대적 기업형 축산에 엄청난 재앙이 된다. 급속히 감염되는 데다 병에 걸리면 살이 찌지 않고 새끼도 낳지 못하므로 상업적인 측면에서는 살처분밖에 방법이 없다. 한 마리라도 감염되면 무리 전체를 죽여 바이러스의 전파를 막는 것이다. 보균 상태인 가축이 한 마리라도 섞였을 가능성이 있다면 아무도 사지 않으므로 국가간 교역도 못 한다. 큰 재산이었던 소나 양, 돼지가 하루아침에 전혀 가치없는 존재, 아니 가치없는 정도가 아니라 엄청난 경제적 부담으로 전락해 버리는 것이다. "경제적으로 볼 때 전 세계에서 가장 중요한 가축 질병입니다. 미국에 구제역이 돈다

* 폴 뉴먼 주연의 1960년대 영화, 구제역이 발생한 목장이 배경이다.-역주

면 국내 산업과 교역 분야에 270억 달러의 손실이 발생할 수 있습니다." 한 권위자의 말이다. 구제역 바이러스는 직접 접촉, 또는 분변이나 젖을 통해서도 옮을 수 있지만 주된 전파경로는 동물이 숨쉬거나 재채기를 할 때 비말飛沫, 에어로졸 상태로 바이러스가 튀어나오는 것이다. 비말은 습기를 머금은 바람을 타고 농장에서 농장으로 이동한다.

구제역의 영향은 동물종에 따라 다르다. 양은 아무런 증상도 없이 보균 상태로 지내는 수가 많다. 소는 증상이 뚜렷하며, 직접 접촉(주둥이끼리 부딪히는 등) 또는 수유에 의한 수직감염(암소에서 송아지로)에 의해 바이러스가 전파된다. 돼지는 특별하다. 다른 가축보다 훨씬 많은 바이러스를, 훨씬 오랫동안 내뿜는다. 숨을 내쉴 때마다 엄청난 양의 바이러스가 공기 중에 방출된다. 재채기를 하거나, 구정물을 쩝쩝거리거나, 꿀꿀거리거나, 씩씩거리거나, 트림을 하거나, 기침을 할 때마다 바이러스가 쏟아져 나온다. 한 연구에 따르면 돼지가 숨을 내쉴 때는 감염된 소나 양에 비해 30배나 많은 구제역 바이러스가 나오며, 일단 공기 중에 방출된 후에는 수십 킬로미터까지 퍼질 수 있다. 돼지를 구제역의 증식숙주라고 하는 이유가 바로 여기에 있다.

증식숙주란 몸속에서 바이러스나 기타 병원체가 대량 증식한 후 엄청난 양으로 외부에 방출되는 동물종을 말한다. 이렇게 병원체에게 우호적인 역할을 하는 것은 숙주의 생리적 기능, 면역계, 오랜 진화과정 속에서 특정 병원체와 상호작용해 온 역사, 기타 많은 인자들이 작용한 결과다. 증식숙주는 보유숙주와 불운한 희생자 사이에 연결고리 역할을 한다. 최종적으로 다른 동물종을 감염시키려면 훨씬 많은 병원체나 훨씬 밀접한 접촉이 필요하기 때문이다. 이 사실은 문턱값(역치)이라는 개념으로 이해할 수 있다. 증식숙주는 감염에 대한 문턱값이 상대적으로 낮지만 몸속에서 어마어마한 양의 바이러스를 만들어 쏟아낸다. 그 양이 너무나 엄청나기 때문에 문턱값이 훨씬 높은 다른 동물 종을 감염시킬 수 있는 것이다.

인수공통감염 병원체가 인간을 감염시키기 위해 반드시 증식숙주가 필요한 것은 아니다. 하지만 어떤 병원체는 증식숙주가 절대적으로 중요하다. 어떤 병원체가 그렇고, 어떤 과정을 통해 그렇게 될까? 질병과학자들이 도전하는 수많은 질문 중에서도 매우 중요한 질문이다. 물론 이 개념은 아직 가설적 도구에 불과하다. 린다 셀비는 헨드라 바이러스에 대해 이야기하는 중에 '증폭장치'라는 단어를 쓰면서도 구제역 패러다임을 언급하지는 않았지만 나는 그녀의 말뜻을 분명히 알아들었다.

그건 그렇다 치고 왜 하필 말이었을까? 왜 캥거루나, 웜뱃이나 코알라나 포토루potoroo*가 아니었을까? 말이 증식숙주 역할을 했다면 분명한 사실 하나를 짚고 넘어가야 한다. 말은 오스트레일리아 토종 동물이 아니다. 외부에서 들어온 동물이다. 겨우 두 세기 전 유럽인들이 정착하면서 데리고 들어온 외래종이다. 분자진화학자들이 게놈을 분석하여 얻은 진화상의 흔적에 의하면 헨드라는 오래된 바이러스일 가능성이 높다. 먼 옛날 사촌 격인 모빌리바이러스에서 갈라져나와 장구한 세월 동안 오스트레일리아 대륙에서 그저 조용히 살았을 것이다. 박쥐 또한 오래 전부터 그 땅에서 살았다. 퀸즐랜드에서 발견된 화석 기록에 따르면 작은 박쥐들은 이천만 년 전에도 거기 있었으며, 대형 과일박쥐도 대략 비슷한 시점에 나타났을 것으로 추정된다. 인간이 나타난 것은 훨씬 최근의 일로 기껏해야 수만 년 전이다. 정확히 말하면 호모 사피엔스가 오스트레일리아에 서식한 것은 모험심 넘치는 조상

---

* 오스트레일리아 토종으로 작은 쥐를 닮은 캥거루류의 동물-역주

들이 조잡한 목선을 타고 동남아시아를 출발하여 섬에서 섬으로 대담한 항해를 감행한 끝에 남중국해와 소순다열도Lesser Sunda Islands를 거쳐 대륙의 북서쪽 해안에 도착한 때부터다. 최소한 4만 년, 어쩌면 그보다 훨씬 전일 것이다. 따라서 복잡한 상호관계의 주역인 네 가지 동물 중 세 가지, 즉 날여우박쥐, 헨드라 바이러스, 그리고 인간은 홍적세Pleistocene era 이래 오스트레일리아에서 공존해왔다. 하지만, 말이 등장한 것은 1788년 1월이었다.

그 뒤에 일어난 창대한 일에 비해 시작은 매우 미미했다. 가장 먼저 대륙에 발굽을 디딘 말들은 아서 필립스Arthur Phillip 선장이 이끄는 최초의 수인선단囚人船團과 함께 영국을 출발하여 뉴사우스웨일스New South Wales에 유형수 식민지를 건설하는 데 동참했다. 5개월간 대서양을 항해한 끝에 필립스 선장은 희망봉 근처 네덜란드 정착촌에 정박하여 물자와 가축을 조달한 후, 아프리카를 떠나 동쪽으로 항해를 계속했다. 반 디멘즈 랜드(Van Diemen's Land, 현재의 태즈메이니아)를 돈 후에는 대륙의 동해안을 타고 북상했다. 제임스 쿡James Cook 선장이 이 항로를 개척하여 오스트레일리아를 '발견'한 뒤였지만 유럽인이 정착한 것은 이때였다. 오늘날의 시드니 해안 부근에 적당한 곳을 발견한 그는 수인선들을 정박시키고 736명의 유형수와 74마리의 돼지, 29마리의 양, 19마리의 염소, 5마리의 토끼, 그리고 9마리의 말을 내려놓았다. 종마 두 마리, 암말 네 마리, 수망아지가 세 마리였다. 그날 이전에는 화석으로든, 기록으로든 에쿠스 속屬의 동물이 존재했다는 증거는 없다. 또 원주민 사이에 전해오는 어떤 구전 사설 속에도(적어도 세상에 알려진 것 중에는) 헨드라와 비슷한 사건은 없었다.

하지만 1788년 1월 27일을 기점으로 필요한 모든 요소가 갖추어졌다. 바이러스, 보유숙주, 증식숙주, 그리고 바이러스의 희생자가 될 인간이 한 자리에 모인 것이다. 이렇게 조건이 갖추어지고 보니 또 한 가지 의문이 생긴다. 아서 필립스 선장의 말과 빅 레일의 말 사이에는 206년이라는 세월이 가로놓여 있다. 바이러스가 모습을 드러내는 데 왜 이렇게 긴 세월이 필요했을까?

과학자들의 대답은 간단하다. 우리도 모른다. 하지만 밝혀내려고 노력하고 있다.

6

1994년 헨드라 바이러스 사건은 나쁜 소식을 전하는 첫 번째 북소리에 불과했다. 지난 50년간 그 북소리는 점점 크고, 점점 빠르게, 한시도 쉬지 않고 울려퍼지고 있다. 이런 인수공통감염병의 전성 시대는 언제, 어디서 시작된 것일까?

한 가지 사건을 집어낸다면 너무 인위적인 느낌이 들지만, 1959년에서 1963년 사이에 볼리비아의 시골 지역에서 유행했던 마추포열 바이러스부터 이야기를 시작해볼 수 있을 것이다. 이 병이 처음부터 마추포열이라고 불린 것은 아니었다. 사실 처음에는 바이러스인지도 불분명했다. 마추포는 볼리비아 북동부 저지대를 흐르는 작은 강 이름이다. 첫 번째 증례는 한 시골 농부에서 꽤 심각하지만 생명에 지장이 없는 열병으로 나타났기에 거의 주목받지 못했다. 1959년 우기 중에 생긴 일이었다. 하지만 이후 3년간 같은 지역에서 양상은 비슷하지만 훨씬 심한 열병이 계속 나타났다. 환자들은 열이 나면서 오한이 심하고, 구토가 동반되며, 온몸이 아프고, 코와 잇몸에 출혈이 생겼다. 현지인들은 이 병을 엘 티푸 네그로(El Tifu Negro, '검은 티푸스'라는 뜻으로 토사물과 대변이 검게 보인 데서 유래한 말이다)라고 불렀는데, 1961년 말까지 245명의 환자가 발생했으며 사망률은 40퍼센트를 기록했다. 사망 행렬은 바이러스가 분리되고, 보유숙주가 밝혀지고, 전염경로가 완전히 파악되어 예방조치가 취해질 때까지 계속 이어졌다. 쥐를 박멸하려는 노력이 큰 도움이 되었다. 미국과 볼리비아 합작 연구팀이 현장의 열악한 상황 속에서도 대부분의 과학적 연구를 수행했는데, 팀원 중에는 칼 존슨Karl Johnson이라는 젊고 열정적인 과학자가 있었다. 그는 신랄할 정도로 자기 의견을 밝히는 데 거침이 없었고, 바이러스의 치명적인 아름다움에 깊이 매료된 나머지 스스로 마추포열에 걸려 거의 죽을 뻔도 했다. 애틀랜타의 미국 질병관리본부Centers for Disease Control and Prevention, CDC에서 장비를 갖춘 연구팀을 파견하기 전이었으므로, 존슨과 동료들은 그때그때 필요한 방법과 도구를 찾고 만들어가며 상황에 대처했다. 파나마에 있는 한 병원에서 열병을 이겨낸 후, 칼 존슨은 신종 병원체들이 등장하는 기나긴 대하소설 속에서 중요하고 영향력 있는 배역을 맡게 된다.

최근 수십 년 사이에 이 대하소설 속에서 중요한 순간과 큰 걱정거리로 기록되었던 질병 목록은 마추포열에서 그치지 않는다. 마르부르크병(1967), 라사열(1969), 에볼라(1976, 여기서도 칼 존슨이 두드러진 활약을 보인다), 에이즈 바이러스(1981), 에이즈 바이러스-2(1986), 신 놈브레(1993, Sin Nombre, 스페인어로 '이름없는'이란 뜻-역주) 바이러스, 헨드라(1994), 조류독감(1997), 니파(1998), 웨스트나일(1999), 사스(2003), 그리고 2009년에 무시무시한 공포를 불러일으켰다 용두사미로 끝난 돼지독감 등이 있다. 빅 레일의 불쌍한 암말보다도 훨씬 파란만장하고 극적인 연속극이었던 셈이다.

이런 목록을 끔찍하지만 무관한 사건들로 보는 사람도 있을 것이다. 저마다 불가사의한 원인으로 우리 종, 즉 호모 사피엔스에게 일어난 독립적인 불운이라고 말이다. 그렇다면 마추포열과 에이즈와 사스와 기타 병원체들은 비유적인(또는 문자 그대로의) 의미에서 '불가항력'이라 할 것이다. 지진이나 화산 폭발이나 운석이 충돌하는 것처럼 수습할 수 있을 뿐, 피할 수는 없는 가슴 아픈 사건이다. 수동적이며 거의 금욕적인 관점이다. 틀린 관점이기도 하다.

분명히 말하건대 이런 질병들이 번갈아 계속 찾아오는 현상은 서로 밀접하게 연관되어 있다. 각각의 질병은 **저절로 생긴** 것이 아니다. 우리가 **저지른** 일들의 의도하지 않은 결과일 뿐이다. 질병들은 우리가 사는 행성에서 진행 중인 두 가지 위험이 한 점에서 만난 결과 생겨났다. 첫 번째 위험은 생태학적인 것이고, 두 번째는 의학적인 것이다. 두 가지 위험이 서로 만나는 순간, 전혀 예기치 못했던 것들이 원인이 되어 과학자들 사이에서 오래 전부터 깊은 걱정과 불길한 예감으로 존재했던 섬뜩하고 무시무시한 신종 질병이 출현하는 양상이 반복되고 있다. 도대체 이 질병들은 어떻게 동물과 인간 사이의 장벽을 뛰어넘었으며, 왜 최근 들어 점점 빈번하게 발생하는 것일까? 문제를 있는 그대로 묘사하면 이렇다. 인간이 초래한 생태학적 압력과 혼란 때문에 동물의 병원체가 인간과 접촉하는 일이 어느 때보다도 많아졌으며, 동시에 인간의 기술과 행동 때문에 병원체가 유례없이 넓고 빠르게 퍼진다. 여기에는 중요한 세 가지 요소가 작용한다.

첫째, 인류의 활동이 대재앙을 초래할 만큼 빠른 속도로 자연 생태계를 붕괴(주의깊게 고른 단어다)시키고 있다. 누구나 이 문제를 대강은 안다. 벌목, 도로 건설, 화전농법, 야생동물 사냥과 섭식(아프리카인들이 이런 행동을 하면 '야생동물 고기를 먹는다'고 비난하며 자연파괴의 책임을 돌리지만, 미국인들이 이런 짓을 하면 고상한 '게임'을 즐긴다고 한다), 목초지를 확보하기 위한 숲의 개간, 광물 채취, 도시 확장, 교외 개발, 화학적 오염, 바다의 부영양화, 해양 식량 자원의 남획, 기후변화, 모든 경향을 부채질하는 물품의 과잉생산과 국제교역, 자연을 훼손하는 모든 '문명화' 계획…이런 활동을 통해 우리는 생태계를 산산조각 내고 있다. 물론 인간의 생태계 파괴는 새삼스러운 일이 아니다. 인류는 까마득한 옛날부터 간단한 도구들을 가지고 이런 활동을 계속해왔다. 하지만 현재는 70억 명에 달하는 인간이 현대적 기술을 언제라도 이용할 수 있으므로 그 축적 효과가 위험수준에 도달했다. 유일하게 위기에 처한 생태계는 아니지만 열대우림 지역은 가장 풍요롭고 섬세한 구조를 지니고 있다. 그 속에 사는 수백만 종의 생물은 대부분 존재가 알려지지 않았거나, 특성이 완전히 밝혀지지 않았다.

둘째, 바이러스, 세균, 곰팡이, 원생생물 및 기타 미생물을 포함하여 수백만 종의 병원체가 있는데 많은 수가 다른 동물의 몸에 기생한다. 바이러스학자들은 '바이러스 생태계'라는 말을 쓰기 시작했는데, 그 속에 포함되는 미생물이 얼마나 많던지 다른 동물계를 갖다 대면 초라해 보일 정도다. 예를 들어 중앙 아프리카의 숲속에는 수많은 바이러스가 각자 세균이나 곰팡이나 원생생물이나 동물이나 식물에 기생하면서 증식과 지리적 분포를 규정하는 생태학적 관계를 맺고 있다. 에볼라, 마르부르크병, 라사열, 원숭이 두창, 에이즈 바이러스 등은 극히 일부일 뿐이다. 아직 발견되지 않은 바이러스가 엄청나며, 이들이 기생하는 숙주조차 아직 발견되지 않은 것들이 많을 것이다. 바이러스는 다른 생물의 살아 있는 세포 속에서만 증식한다. 보통 특정한 동물이나 식물종에 기생하는데, 이때 양자간의 관계는 매우 밀접하며 오랜 세월에 걸쳐 확립된 것으로 항상 그런 것은 아니지만 공생 관계인 경우가 많다. 상호의존적이며 우호적이라는 뜻이다. 이들은 독립적으로 살아가지 않는다. 함께 살지만 큰 문제를 일으키지 않는다. 어쩌다 숙주인 원숭이나 새가 죽는 경우도 있지만 사체는 숲에 의해 이내 말끔히 흡수되어 버린다. 인간의 눈에 띄는 경우는 거의 없다.

셋째, 그러나 이제 자연 생태계가 너무나 많이 파괴되어 이런 미생물이 점점 많이, 점점 널리 퍼지고 있다. 나무들이 벌목되고 토종 동물들이 도살될 때마다, 마치 건물을 철거할 때 먼지가 날리는 것처럼, 그들의 몸에 깃들어 살던 미생물들이 주변으로 확산된다. 밀려나고 쫓겨나 서식지를 빼앗긴 기생적 미생물 앞에는 두 가지 길이 놓여 있다. 새로운 숙주(또는 새로운 종류의 숙주)를 찾든지, 멸종하는 것이다. 이들이 특별히 우리를 표적으로 삼는 것이 아니다. 우리가 너무 많이 존재하고, 너무 주제넘게 침범하는 것이다. 질병의 역사를 연구하는 윌리엄 맥닐William H. McNeill은 이렇게 말한다. "굶주린 바이러스, 또는 심지어 세균의 관점으로 세상을 보더라도 수십억 인체는 기가 막힌 서식지입니다. 인구는 최근까지도 지금의 절반에 불과했지요. 약 25~27년 사이에 인류는 두 배로 증가했습니다. 그러니 인체에 침입하여 적응할 수만 있다면 기가 막힌 표적이죠." 바이러스, 특히 게놈이 DNA가 아니라 RNA로 되어 있는 바이러스는 돌연변이가 쉽게 일어나 매우 빨리 새로운 환경에 적응한다.

이런 모든 요인이 함께 작용하여 새로운 감염과 소규모의 극적인 유행은 물론, 신종 전염병과 전 세계적인 유행병(판데믹)으로 이어진다. 가장 유명하고 섬뜩하며 파국적인 예는 과학자들 사이에 HIV-1 M군으로 알려진 바이러스 균주의 유행일 것이다. HIV, 즉 에이즈 바이러스에는 12가지 균주가 있는데 그중 전 세계적인 에이즈 유행의 주범은 M군 바이러스다. 30년 전 이 병이 처음 알려진 후 이미 2,900만 명이 사망했고, 현재 감염된 사람은 3,300만 명에 이른다. 그 엄청난 영향에도 불구하고 사람들은 아프리카의 외딴 숲속에서 침팬지의 몸속에 무해한 감염처럼 잠복해 있던 HIV-1 M군이 인간 역사 속으로 뛰어든 배경에 다양한 상황의 운명적 결합이 있었다는 사실을 전혀 모른다. 에이즈는 1981년 미국의 동성애자 사이에서 시작된 것이 아니며, 1960년대 초반 아프리카의 몇몇 대도시에서 시작된 것도 아니고, 사실은 그보다 반세기 전에 카메룬 남동부의 정글 속을 흐르는 생하Sangha 강 상류에서 시작되었다는 사실을 아는 사람도 거의 없다. 불과 몇 년 사이에 에이즈의 역사에 대해 훨씬 생생하고 결정적인 통찰을 불러일으킨 놀랄 만한 발견들을 풍문으로라도 들어본 사람은 더욱 적다. 이런 발견들에 대해서는 책의 뒷부분에 기록했다. 지금은 우선 인수공통감염이라는 개념이 에이즈라는 우연한 사건만 설명할 수 있다고 해도 진지하게 주목할 필요가 있다는 점만 지적하고자 한다. 그러나 이 개념을 이용하면 훨씬 많은 것들, 즉 과거(흑사병, 독감), 현재(말라리아, 독감), 그리고 미래에 전 세계적 유행과 파국적인 결과를 초래할 질병들을 설명하고 대비할 수 있다.

미래에 어떤 질병이 유행할 것인지는 두말할 것도 없이 공중보건 담당자들과 과학자들에게 초미의 관심사다. 우리 시대에 다른 생물종으로부터 유래한 듣도 보도 못했던 미생물이 전 세계적인 재앙을 불러일으키는 일이 비단 에이즈뿐일 거라고 생각할 이유는 없다. 음울하지만 세계적인 석학 중에도 다음번 대유행Next Big One이 불가피하다고 예측하는 사람들이 있다. 바이러스일까? 열대우림에서 시작될까? 아니면 중국 남부의 한 시장에서? 3천만 내지 4천만 명이 죽을 수도 있을까? 에이즈와 다음번 대유행의 가장 큰 차이는 에이즈 바이러스에 의한 죽음이 천천히 다가온다는 점일지도 모른다. 신종 바이러스에 의한 질병들은 대부분 매우 빨리 진행한다.

나는 '새로운 출현' 또는 '신종'이란 말을 일상적으로 사용하는데 어쩌면 그런 일이 실제로 일상적으로 벌어지는지도 모른다. 전문가들 사이에 이런 용어가 일상적으로 쓰인다는 것은 확실하다. 심지어 이 주제만 다루는 학술저널이 따로 있을 정도다. 미국 질병관리본부에서 매월 발간하는 《신종 전염병Emerging Infectious Diseases》이다. 하지만 우선 '새로운 출현'이란 말부터 정확하게 정의해보자. 과학 문헌을 뒤져보면 몇 가지 정의를 찾을 수 있다. 나는 단순한 정의가 좋다. 즉, 신종 전염병이란 '새로운 숙주 집단이 처음 노출된 후 발생률이 계속 증가하는 감염병'이라고 정의하는 것이다. 여기서 핵심 단어는 물론 '감염', '증가', 그리고 '새로운 숙주'다. 그렇다면 재유행 질병이란 '장기간에 걸친 역학疫學적 변화에 따라 기존 숙주 집단에서 발생률이 증가하는 질병'이라고 할 수 있을 것이다. 결핵은 재유행 질병으로 특히 아프리카에서 심각한 문제를 일으키고 있다. 결핵균이 새로운 기회를 맞았기 때문이다. 새로운 기회란 에이즈에 감염되어 면역기능이 완전히 없어진 환자들이다. 황열 역시 감염된 원숭이와 감염되지 않은 사람 사이에 이집트숲모기가 바이러스를 옮기는 환경이 다시 조성되는 곳이라면 어디서든 재유행한다. 야생 원숭이를 보유숙주로 모기가 옮기는 또 다른 질병인 뎅기열은 2차대전 이후 동남아시아에서 재유행했다. 적어도 부분적으로는 도시화의 진행, 여행객의 증가, 부적절한 하수 관리, 비효율적인 모기 방제, 기타 다른 요인들이 작용한 결과다.

새로운 병원체의 출현과 종간전파spillover는 서로 다른 개념이지만 연결되어 있다. 종간전파란 질병생태학에서 어떤 생물종을 숙주로 삼았던 병원체가 다른 생물종으로 전파되는 순간을 지칭하는 용어다(경제학에서는 전혀 다른 뜻으로 쓰인다). 종간전파는 단기간 내에 집중적으로 나타나는 사건이다. 1994년 9월 헨드라는 박쥐로부터 '연속극'

이라는 암말로, 다시 말들로부터 빅 레일에게로 종간장벽을 뛰어넘어 전파되었다. 새로운 병원체의 출현은 하나의 과정, 또는 경향이다. 에이즈는 20세기 후반에 새로 출현한 바이러스다(20세기 전반일지도 모른다). 새로운 병원체가 종간전파라는 사건을 통해 새로운 생물종을 숙주로 삼아 널리 퍼진다면 신종 전염병이라는 경향이 나타난다. 엄밀한 의미로 헨드라는 아직까지 인간 집단에서 나타난 신종 전염병이라고는 할 수 없다. 그런 병의 후보일 뿐이다.

신종 전염병이 모두 인수공통감염은 아니지만 대부분은 그렇다. 다른 생물종이 아니라면 어디서 병원체가 새로 나타날 수 있을까? 글쎄, 당연한 말이지만 어떤 병원체는 보유숙주라는 보호소 없이 환경 자체에서 새로 출현한 것처럼 보이기도 한다. 1976년 필라델피아에서는 역사상 최초로 재향군인병(중증 폐렴의 일종-역주)이 유행하여 34명이 사망했다. 레지오넬라Legionella로 명명된 원인균은 한 호텔의 냉각탑(냉방 시스템의 일부)에서 발견되었다. 하지만 이런 시나리오는 인수공통감염병보다 훨씬 드물다. 어떤 생물을 감염시킨 미생물은 또 다른 생물을 감염시킬 가능성이 매우 높다. 이 사실은 최근 몇 건의 문헌연구에서 통계학적으로 입증되었다. 2005년 에딘버러 대학 소속 두 명의 과학자가 1,407종의 인간 병원체를 조사했는데 58퍼센트가 인수공통감염병이었다. 총 1,407종 중 177종만이 새로 출현했거나 재출현한 것이었다. 그중 3/4은 인수공통감염 병원체였다. 간단히 말해서 희한한 신종 질병이 있다면 인수공통감염병일 가능성이 매우 높다는 뜻이다.

런던동물학회의 케이트 존스Kate E. Jones 팀이 수행한 평행연구 결과는 2008년 유명 저널 《네이처Nature》에 발표되었다. 이들은 1940년에서 2004년에 발생한 300건 이상의 신종 전염병 '사건들'을 조사했다. 뚜렷이 드러나는 양상은 물론 유행 경향의 변화도 살펴보았다.

이 사건들은 에딘버러 대학과 독립적으로 수집했지만 인수공통감염 비율은 60.3퍼센트로 거의 동일했다. 더욱이 '신종 인수공통감염병의 71.8퍼센트는 야생동물에서 유래한 것이었다.' 가축은 중요한 역할을 하지 않았다. 그들은 말레이시아의 니파와 중국 남부에서 발생한 사스를 예로 들었다. 더욱 주목할 것은 가축에 의한 질병과 달리 야생동물과 관련된 발병 건수의 증가 속도가 갈수록 빨라진다는 점이다. 저자들은 이렇게 결론지었다. '야생동물에 의한 인수공통감염병은 모든 신종 전염병 중 전 세계인들의 보건에 가장 중요하고 점점 더 큰 위협이 되고 있다. 본 연구에서 밝혀진 사실로 볼 때, 신종 전염병의 예측 수단으로 야생동물 집단의 건강을 모니터링하고 인수공통감염을 일으킬 수 있는 새로운 병원체를 발견하는 것이 무엇보다 중요하다.' 합리적인 결론이다. 야생동물들을 눈여겨보자. 이들을 포위하고, 구석으로 몰고, 몰살시키고, 잡아먹기 때문에 우리는 그들의 질병에 걸리는 것이다. 연구의 결론은 확실히 실천할 수 있을 것 같다. 그러나 달리 생각하면 모니터링과 예측의 필요성을 강조한다는 것은 문제가 매우 절박하며, 우리가 아는 것이 얼마나 적은가라는 불편한 진실을 강조하는 것이기도 하다.

우리가 알지 못하는 것들의 예를 들어보자. 처음 발병했던 암말 '연속극'은 왜 그 방목장에서 쓰러졌을까? 그늘을 찾아 무화과나무 아래로 갔다가 바이러스가 섞인 박쥐 오줌이 묻은 풀을 뜯어먹었을까? 감염은 어떻게 '연속극'으로부터 빅 레일의 마구간에 있던 다른 말들에게 옮겨갔을까? 레일과 레이 언윈은 감염되었는데, 헌신적으로 일한 수의사 피터 레이드는 왜 감염되지 않았을까? 마크 프레스턴은 감염되었는데 마가렛 프레스턴은 왜 감염되지 않았을까? 헨드라와 맥케이 지역은 그렇게 멀리 떨어져 있는데 왜 유행은 비슷한 시기에 일어났을까? 수개월에서 수년간 날여우박쥐를 애지중지 돌본 박쥐 돌보미들은 왜 한 명도 감염되지 않았을까?

헨드라에 관한 국지적 수수께끼들은 케이트 존스 연구팀, 에딘버러 대학 연구팀, 흄 필드를 비롯하여 전 세계 과학자들이 끊임없이 추구하는 거대한 질문을 축소한 것에 불과하다. 왜 듣도 보도 못한 새로운 질병들이 특정한 시점에, 특정한 장소에서, 특정한 방식으로 나타날까? 왜 다른 곳에서, 다른 방식으로, 다른 시점에 나타나지 않을까? 이런 병들은 과거보다 더 자주 나타나는가? 우리는 어쩌다 이런 병들을 끌어낸 것일까? 또 다른 무시무시한 전 세계적 유행병을 겪기 전에 이런 경향을 바꾸거나 최소화할 수 있을까? 이 행성에서 함께 살아가는 다른 모든 감염된 동물종에게 무서운 해악을 끼치지 않고 그렇게 할 수 있을까? 동물이 없다면 인수공통감염병도 없다. 그러나 다시 강조하건대 동물이 없다면 지구는 더 이상 살아 있는 별이 아니다. 이런 역학은 복잡하고, 가능성은 무한하며, 과학자들은 꾸준히 연구를 계속하고 있지만 우리는 가장 큰 질문에 대해 빠른 답변이 필요하다. 다음에는 어떤 무서운 병원체가, 어떤 예측할 수 없는 동물로부터 퍼져나가, 얼마나 큰 문제를 일으킬까?

7

한 번은 오스트레일리아 여행길에 케언즈에 들렀다. 브리즈번에서 북쪽으로 약 1,600킬로미터 떨어진 아늑한 휴양도시에 간 이유는 한 젊은 수의사와 이야기를 나누는 것이었다. 그녀는 자신이 드러나지 않도록 조심했고, 이름이 보도되는 것도 꺼렸기 때문에 어떻게 찾아냈는지 잘 기억이 나지 않는다. 어쨌든 그녀는 헨드라 바이러스에 관해 직접 겪은 일을 들려주기로 했다. 그녀는 짧은 시간 동안 두 가지 역할을 동시에 수행했다. 즉 수의사로서, 그리고 환자로서 헨드라를 겪었던 것이다. 당시 오스트레일리아에서 바이러스에 감염되고도 살아남은 사람은 마구간 인부 레이 언윈을 제외하고 그녀가 유일했다. 우리는 그녀가 일하는 작은 동물병원의 진료실에서 이야기를 나누었다.

옅푸른 눈동자에 붉게 물들인 검은 머리를 뒤로 단단히 틀어올린 26세의 패기만만한 여성이었다. 은제 귀걸이를 하고 반바지에 클리닉 로고가 새겨진 반팔 차림이었다. 놀고 싶어 안달이 난 보더 콜리 한 마리가 관심을 끌려고 메모하는 내 손을 계속 쿡쿡 찌르는 와중에 그녀는 병에 걸린 말을 돌보러 갔던 2004년 10월의 어느 밤에 대해 설명했다. 10살 된 거세마의 주인들은 말의 '색깔이 이상해' 보인다고 걱정했다.

*말 이름은 브라우니*Brownie*였어요.* 그녀는 회상했다. 케언즈 남쪽으로 약 30킬로미터 떨어진 리틀 멀그라이드Little Mulgride의 한 가족농장에서 사육 중이었다. 그날 밤은 생생한 인상들로 가득했기 때문에 그녀는 아주 세세한 것까지 기억했다. 브라우니는 단거리 경주마와 서러브레드의 잡종이었다. *경주마였나요? 아니요, 그냥 애완용이었어요.* 가족 중 10대인 딸은 브라우니를 애지중지했다. 그전까지 멀쩡했던 말은 8시경부터 어딘지 이상했다. 가족들은 단단히 배탈이 났다고 생각했다. *어쩌면 독풀을 먹었을지도 모르지.* 하지만 11시경 그들은 젊은 당직 수의사에게 전화를 걸어 도움을 요청했다. 차를 몰고 도착했을 때 상태는 절박했다. 말은 땅에 쓰러진 채 열에 시달리며 가쁜 숨을 몰아쉬었다. "심박동이 엄청나게 빨랐어요. 열도 엄청났구요. 코에서 피로 범벅이 된 거품이 흘러나왔죠." 재빠르게 상태를 살피고 활력

징후를 측정한 후 가까이 다가서는 순간 말이 코를 힝힝거렸다. "양쪽 팔에 피섞인 점액성 거품이 많이 튀었어요." 10대인 딸과 엄마는 말을 진정시키려고 애쓰느라 온몸이 피투성이였다. 말은 고개도 가누지 못했다. "죽일 수밖에 없겠어요. 안락사시켜야 해요." 사람과 동물을 보호해야 한다는 직업정신이 투철한 수의사는 차로 뛰어가 안락사에 필요한 주사액과 기구들을 챙겼지만 돌아왔을 때 이미 브라우니는 숨을 거둔 뒤였다. 마지막 단말마의 숨을 몰아쉬는 동안 흘러 나온 피섞인 거품이 콧구멍과 입에 범벅이 되어 있었다.

장갑을 끼고 있었나요?

아니요. 죽은 동물을 다룰 때는 장갑을 끼는 것이 원칙이지만 살아 있는 동물은 그렇지 않았다. 게다가 상황이 너무 급박했다. "지금과 똑같은 복장이었어요. 신발을 신고 짧은 양말에 반바지, 그리고 반팔 차림이었지요."

마스크는?

아니요, 쓰지 않았어요. "실험실에서라면 그런 주의사항들을 지킬 수 있겠죠. 하지만 자정이 다 된 시간에 억수같이 비가 쏟아지는 곳에서 조명이라고는 자동차 헤드라이트밖에 없고, 뒤에서는 가족들이 히스테리 반응을 일으키고 있다면 적절한 보호 조치를 취한다는 게 항상 쉽지는 않죠. 무엇보다 저는 몰랐어요." 병원체가 무엇인지 몰랐다는 뜻이었다. "감염병이라고는 생각도 못했지요." 나중에 비판과 조사를 받으면서 부주의한 점은 없었는지 밝히려는 질문에 시달렸기에 그녀는 모든 면에서 방어적이었다. 혐의는 벗었지만(사실 이런 상황을 미리 충분히 경고받지 못한 데 대해 나름대로 불만도 있었다) 어쨌든 경력에 도움이 될 일은 없었다. 그 때문에 익명성을 원했으리라. 하고 싶은 이야기가 많았지만 한편으로는 그 이야기들을 감추고도 싶어했다.

브라우니가 죽은 지 몇 분 후, 그녀는 부츠로 갈아신었지만 여전히 맨손인 채 사후 부검을 시작했다. 주인들은 혹시 독초 때문에 다른 말에게도 문제가 생기지 않을까 걱정했다. 수의사는 말의 배를 갈라 열고 소화관이 정상적으로 보이는지 확인했다. 장이 꼬이거나 막혀 복통을 일으켰다는 증거는 없었다. 그 과정에서 "복강 내의 체액이 다리에 몇 번 튀었어요." 그녀는 말의 체액을 몸에 묻히지 않고 사후 부검을 하기란 불가능하다고 설명했다. 이어 4번과 5번 늑골 사이를 적당히 절개하여 흉강을 검사했다. 복통이 아니었다면 필시 심장에 문제가 있을 거라고 생각했던 것이다. 예감은 적중했다. "심장이 엄청나게 커져 있었어요. 양쪽 폐에는 혈액성 체액이 가득 차고, 흉강 전체에도 체액이 고여 있었지요. 울혈성 심부전으로 죽은 거죠. 그게 제가 내릴 수 있는 결론의 전부였어요. 근본 원인이 감염인지 아닌지는 알 수 없었죠." 검체를 채취하여 검사해볼 것을 제안했지만 주인들은 거부했다. 충분한 정보를 얻었고, 이미 손해가 막심했으며, 아끼던 말이 죽어 상심한 그들은 빨리 불도저로 말의 사체를 묻어버리고 싶어했다.

"근처에 박쥐들이 사나요?"

"박쥐들은 어디나 있지요." 리틀 멀그라이드뿐 아니라 퀸즐랜드 북부에서는 어디서든 쉽게 볼 수 있다는 뜻이었다. "이 뒤쪽으로 나가서 조금만 걸으면 백 마리쯤은 볼 수 있을 걸요." 케언즈 주변은 어디든 날씨가 따뜻하고 과일 나무가 많아 과일박쥐도 쉽게 볼 수 있다. 몇 가지 더 물어보았지만 브라우니가 박쥐와 밀접하게 접촉했을 거라고 의심할 만한 상황은 드러나지 않았다. "우연이라면 모를까 왜 특별히 그 말이 감염됐는지는 알 수 없어요." 혈액이나 조직 검체를 채취하지 않은 채 3미터 깊이로 땅을 파서 사체를 묻어 버렸기 때문에 사실 '감염'이라는 진단도 사후 추론에 불과한 것이었다.

부검 직후 수의사는 손과 팔을 꼼꼼하게 씻고, 다리도 깨끗한 수건으로 닦아낸 후 집으로 돌아가 베타딘(요오드로 만든 소독약-역주)으로 샤워를 했다. 이런 때를 대비하여 전문가들이 선호하는 베타딘을 많이 갖고 있었다. 온몸을 꼼꼼하게 소독한 후, 힘들었지만 그리 특별할 것도 없는 밤을 회상하며 잠자리에 들었다. 두통과 함께 몸이 안 좋다고 느낀 것은 열흘쯤 후였다. 의사는 독감이나 감기, 또는 편도염을 의심하며 항생제를 처방했다. "저는 편도염에 잘 걸리거든요."

하지만 증상이 계속 나빠져 다음 주 내내 일을 할 수 없었다. 독감이나 기관지염, 아니면 가벼운 폐렴이 분명했다. 목이 아프고, 기침이 심했으며 팔다리에 힘이 하나도 없고 피곤하기만 했다. 그러던 중 나이 많은 동료 하나가 죽은 말로부터 헨드라 바이러스에 감염되었을 가능성을 생각해 보았는지 물었다. 젊은 수의사는 멜버른(훨씬 남쪽에 있으며 온대기후대에 속한다)에서 공부한 후 열대지방인 케언즈로 왔기에 대학에서 헨드라를 거의 배우지 못했다. 헨드라는 새로 발견된 바이러스로 베일에 싸인 존재였으며, 멜버른에서는 문제가 되지 않았던 것이다. (멜버른처럼 남쪽 지방에 서식하는 박쥐들은 네 가지 중 한 가지 종만 보유숙주로 생각된다.) 그녀는 혈액 검사를 받고, 얼마 후 반복 검사를 받았다. 아니나 다를까, 헨드라 항체 양성반응이 나왔다. 그때쯤 그녀는 이미 회복하여 다시 일을 하고 있었다. 헨드라에 감염되었지만 이겨낸 것이다.

내가 찾아 간 것은 사건이 있은 지 1년 넘게 경과한 때로, 그녀는 여전히 불안감이 남아 있고 약간 피곤했지만 거의 완전히 건강을 회복한 상태였다. 말을 부검하는 중에 감염되어 회복한 후, 한동안 건강하게 지내다 재발했던 마크 프레스턴의 증례를 알기에 바이러스가 사라졌다고 안심하지는 않았다. 주 보건국에서도 상태를 주시했다. 다시 두통이 생기지 않는지, 어지럽거나 발작을 일으키지 않는지, 신경을 따라 얼얼한 느낌이 들지는 않는지, 기침이나 재채기를 하지 않는지 등을 체크했다. "아직도 감염 전문가들을 만나 진찰을 받아요. 일차산업부에서 정기적으로 저를 평가하죠." 혈액 검사를 통해 추적 중인 항체 수치는 이상할 정도로 상승과 하강을 반복한다. 최근에는 수치가 떨어지고 있다. 재발을 예고하는 불길한 전조일까, 아니면 강력한 면역을 획득했다는 뜻일까?

"가장 두려운 건 불확실성이에요. 우리가 이 질병을 안 게 얼마 안 되기 때문에 앞으로 건강에 문제가 있을지 어쩔지 알 수 없다는 거죠." 7년 후, 또는 10년 후 그녀는 어떻게 될까? 재발할 가능성은 얼마나 될까? 마크 프레스턴은 1년 후 갑자기 사망했다. 레이 언윈은 건강이 아직도 '좋지 않다'고 했다. 케언즈의 젊은 수의사는 우리 모두 알고 싶어 하는 바로 그 질문을 자기 자신에게 던지고 있다. 이제 어떤 일이 일어날까?

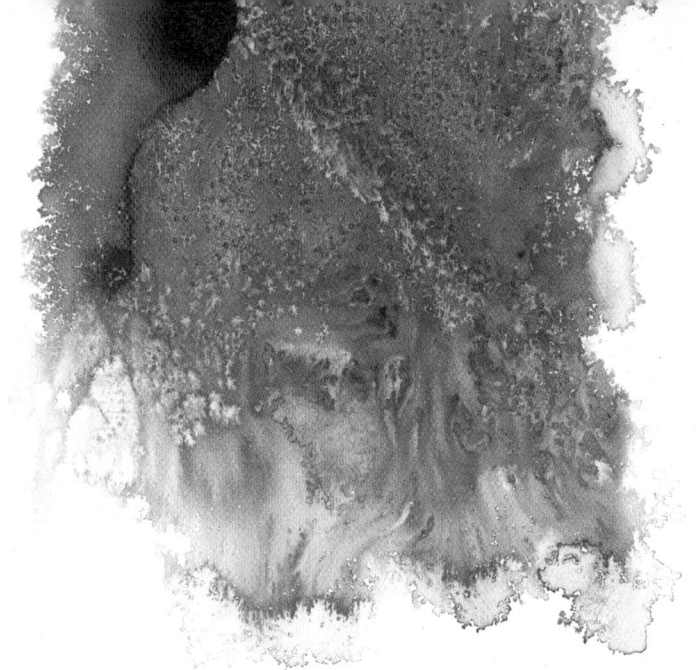

II

열세 마리의 고릴라

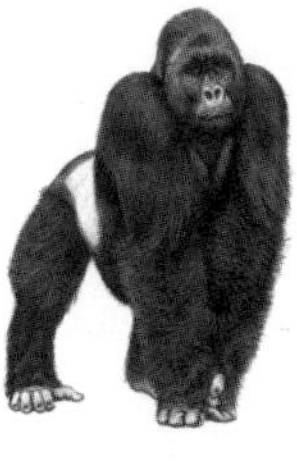

8

빅 레일의 마구간에서 헨드라가 발병한 지 얼마 지나지 않아 또 다른 종간감염 사건이 일어났다. 이번에는 중앙아프리카였다. 가봉 동북부를 가로지르는 이빈도 강Ivindo River 상류를 따라 콩고 공화국 접경 지역에 메이바우트Mayibout 2라는 작은 마을이 있다. 상류로 약 1.5킬로미터 떨어진 메이바우트 마을에서 갈라져 나온 일종의 위성부락이다. 1996년 2월 초, 메이바우트 2에서 침팬지를 도살하여 나누어 먹은 후 18명이 갑자기 앓아눕는 사건이 발생했다.

환자들은 열이 나고 머리가 아프며 토하고 눈이 충혈되었으며, 잇몸에서 피가 나고, 딸꾹질을 하고, 근육통과 인후통을 호소하며 피섞인 설사를 했다. 부락 족장의 결정에 따라 18명 모두 강 하류에 위치한 지역 수도인 마코쿠Makokou라는 소도시의 병원으로 이송되었다. 메이바우트 2에서 마코쿠까지는 직선 거리로 80킬로미터도 안 되지만 이빈도 강의 구불구불한 물길을 따라 통나무배로 가려면 일곱 시간이 걸린다. 배는 강둑을 따라 울창한 나뭇가지들이 커튼처럼 드리워진 사이를 헤치며 여러 차례 방향을 틀었다. 도착했을 때는 네 명이 빈사 상태였다. 이들은 결국 이틀 내에 사망했다. 네 구의 시신은 다시 메이바우트 2로 돌려보내져 전통적인 장례식을 치른 후 매장되었다. 치명적인 병원체의 전파를 막기 위해 특별한 조치를 취하지는 않았다. 다섯 번째 희생자는 병원에서 탈출하여 마을로 돌아가려고 숲속을 헤매다 죽었다. 곧이어 첫 번째 희생자를 돌보았던 가족이나 친구들, 시신을 수

습했던 사람들이 감염되어 이차 증례들이 발생했다. 최종적으로 31명이 병에 걸려 21명이 사망했다. 사망률은 거의 68퍼센트에 이르렀다.

이런 사실과 숫자는 질병의 유행 중 메이바우트 2에 파견된 가봉과 프랑스 합동 의학연구팀이 보고한 것이다. 팀원 중에는 파리에서 교육받은 바이러스학자로 가봉 동남부의 수수한 도시 프랑스빌Franceville에 위치한 프랑스빌 국제의학연구소Centre Internationale de Recherches Médicales de Franceville, CIRMF에서 근무하던 에릭 르로이Eric M. Leroy라는 프랑스인이 있었다. 르로이의 팀은 이 병을 에볼라 출혈열로 판단하고 그들이 도살하여 나눠 먹은 침팬지가 에볼라 바이러스에 감염됐을 것이라고 추정했다. 그들은 썼다. "그 침팬지가 18명의 초기 인간 증례를 감염시킨 지표증례였던 것 같다." 조사 결과 그 침팬지는 마을 사냥꾼들이 잡은 것이 아니라 숲 속에서 죽은 상태로 발견되었다는 사실이 드러났다.

4년 후 나는 이빈도 강 상류 지역의 기나긴 육상 수송로를 따라 옮겨다니며 정글 속에서 일하는 10명 남짓한 현지인들과 캠프파이어를 둘러싸고 마주앉았다. 대부분 반투족이고 간간이 피그미족이 섞여 있는 그들은 내가 합류하기 전에 이미 수주간 걸어서 이동 중이었다. 그들의 일은 무거운 배낭을 지고 정글을 걸으며, 매일 밤 한 생물학자를 위해 간단한 숙소를 마련해주는 것이었다. 마이크 페이Mike Fay는 강박적일 정도로 강한 책임감에 사로잡혀 이 모든 일을 밀고 나갔다. 그는 열대 현장 생물학자의 기준으로 볼 때도 평범한 사람이 아니었다. 신체적으로도 강인한 데다 고집도 세고, 생각에 거침이 없었으며, 자연환경을 보호하는 데 놀랄 정도로 헌신적이었다. 그가 메가트랜섹트Megatransect라고 명명한 대장정은 중앙아프리카에 아직까지 남아 있는 가장 험한 밀림을 뚫고 3천 킬로미터가 넘는 길을 도보로 이동하며 생물학적 조사를 수행하는 것이었다. 그는 한 발짝 내딛을 때마다 코끼리 똥무더기와 표범이 지나간 흔적, 침팬지를 목격한 일, 온갖 식물의 종류 등 모든 데이터를 수집했다. 노란색 방수 노트에 왼손으로 휘갈긴 대문자로 수천 수만 가지 데이터를 시시콜콜 기록하는 동안, 컴퓨터와 위성전화, 특수장비와 여분의 배터리, 모든 사람이 사용하기에 충분한 텐트와 식량과 의료용품을 짊어진 짐꾼들이 한줄로 길게 늘어서 뒤를 따랐다.

가봉 동북부에 도착했을 때 페이는 이미 290일째 여행 중이었다. 그 전까지는 밀림에서 특히 잘 견디는 콩고 피그미족들을 짐꾼으로 고용하여 콩고 땅을 가로질렀지만, 이들은 가봉 국경 통과가 허용되지 않았다. 가봉 내에서 새로운 팀을 꾸려야 했다. 그는 주로 이빈도 강 상류에 있는 채금採金 캠프에서 대원들을 모집했다. 무거운 짐을 진 채 나무를 쳐서 길을 내가며 느릿느릿 걷는 고되고 지루한 일도 적도의 진흙 속에서 금을 캐는 일보다는 훨씬 쉬웠던 것이다. 매일 저녁 캠프파이어를 피우면 짐꾼과 요리사를 겸한 사람이 엄청난 양의 밥이나 푸푸fufu*를 만든 후 정확히 이름붙이기 어려운 갈색 소스를 부어 나누어 주었다. 소스의 재료는 토마토 소스와 말린 생선, 정어리 통조림, 땅콩버터, 냉동 건조 소고기, 필리필리(pili-pili, 매운 고추의 일종) 등으로 요리사가 그때그때 마음 내키는 대로 어울린다고 생각되는 것들을 마구 섞어 만들었다. 불평하는 사람은 없었다. 모두 항상 배가 고팠기 때문이다. 하루 종일 뭔가에 발이 걸려 넘어져가며 정글을 헤치고 다니느라 진이 빠진 날 저녁, 그런 음식을 엄청나게 많이 먹어야 하는 것보다 더 나쁜 일이 있다면 그나마 조금밖에 먹지 못한다는 것일 터였다. 당

* 카사바 나무 뿌리를 가루로 빻아 만든 녹말죽으로 도배용 풀처럼 생겼다.

시 나는 《내셔널 지오그래픽National Geographic》의 의뢰를 받아 팀에 합류했는데 임무는 페이와 함께 이동하며 그의 작업과 여행에 관한 이야기를 연재하는 것이었다. 여기서 10일, 저기서 2주 하는 식으로 그와 함께 지낸 후 미국으로 돌아가 상처난 발을 치료하며(우리는 모두 강에서 신는 샌들을 신었다) 일회분 원고를 쓰고 다시 합류하곤 했다.

만날 약속은 팀에 합류할 때마다 달라졌다. 얼마나 외딴 곳에 있는지, 재보급이 얼마나 절박한지 등 물류적인 면을 고려해야 했기 때문이다. 그는 처음에 정한 대로 지그재그로 움직이는 경로를 절대 바꾸지 않았다. 따라잡는 것은 전적으로 내 책임이었다. 때로는 페이가 신뢰하는 물류담당자이자 병참장교 격인 일본 영장류 학자 니시하라 도모와 함께 부시 플레인bush plane* 과 모터가 달린 통나무배를 타고 쫓아가기도 했다. 도모와 나는 다음번 보급 때까지 사용할 물품, 즉 신선한 푸푸와 쌀, 말린 생선, 정어리 통조림 상자, 식용유와 땅콩버터와 필리필리와 AA사이즈 건전지 상자 사이에 아무렇게나 몸을 구겨 넣곤 했다. 하지만 모터 달린 카누로도 페이와 팀원들이 굶주리고 흙탕물을 뒤집어쓴 채 애타게 기다리는 장소에 항상 닿을 수 있는 것은 아니었다. 그럴 때면 도모와 나는 민케베Minkebe라는 광대한 밀림 지역을 가로지르는 여행객들과 함께 비싼 돈을 내고 가봉 육군으로부터 빌린 커다란 11인승 벨Bell 412 헬리콥터를 타고 요란한 굉음과 함께 공중에서 접근했다. 빈틈없이 울창한 숲의 꼭대기를 뚫고 수백 미터에 이르는 거대한 화강암이 다른 모든 것을 압도하듯 우뚝 솟아 있는 곳들

---

* 정글이나 극지 등 오지 비행용으로 제작된 경량 프로펠러 비행기. 날개가 높아 초지나 거친 지면에서도 이착륙이 가능하다.

** 미국 캘리포니아 요세미티 협곡에 있는 높이 2,307미터의 바위산으로 세계에서 가장 큰 단일 암석.

이 있었다. 땅에 깔린 초록색 안개 위로 엘 카피탄El Capitan** 이 우뚝 서 있는 것 같았다. 이런 도상구릉(島狀丘陵, 평원 위에 섬처럼 솟은 언덕-역주) 중 하나의 꼭대기가 페이가 지시한 착륙지점이었다. 메이바우트 2 마을에서 정확히 서쪽으로 65킬로미터 지점이었다.

그날은 비교적 쉬운 하루였다. 늪도 건너지 않았고, 아차하는 순간 피부를 갈라놓는 덤불도 만나지 않았으며, 페이가 좀 더 가까이서 동영상을 촬영하려다 화가 난 코끼리에게 쫓기는 일도 없었다. 그들은 야영할 준비를 완전히 갖추고 헬리콥터를 기다렸다. 마침내 보급품이 도착했다. 심지어 맥주도 있었다! 약간의 알코올 덕분에 캠프파이어 주변은 삽시간에 느긋하고 다정한 분위기가 흘러넘쳤다. 나는 이내 두 명의 팀원들과 친해졌다. 소니 음보스Thony M'Both 와 소피아노 에툭Sophiano Etouck은 모두 메이바우트 2 출신이었다. 에볼라 바이러스가 돌았을 때도 그 마을에 살았다.

호리호리한 체구에 활달한 성격의 소니는 소피아노보다 훨씬 입심이 좋았고 무엇이든 말하기 좋아했다. 프랑스어도 할 줄 알았다. 반면 소피아노는 보디빌더 같은 체격에 염소 수염을 길렀지만 수줍은 성격으로, 심각하게 얼굴을 찌푸린 채 침묵을 지키다 입을 열면 신경질적으로 더듬거렸다. 소니의 설명에 의하면 그는 동생과 동생의 가족 대부분이 죽는 모습을 지켜보았다고 했다. 바로 그날 만난 사이였으므로 당장 더 자세한 정보를 채근할 수는 없었다. 이틀 뒤 우리는 다음 번 여정을 시작했다. 도상구릉에서 남쪽으로 민케베 숲을 가로지르는 여정이었다. 길도 없는 정글을 걸어서 통과하기란 신체적으로 고될 뿐 아니라 정신적으로도 분주하고 신경 쓸 일이 많기에 해질녘이 되면 모두 지쳐 나가떨어졌다(나보다 훨씬 힘든 노동을 한 그들은 더 했다). 일주일간 힘들게 걸어 예정된 여정의 반 정도를 통과하자 한

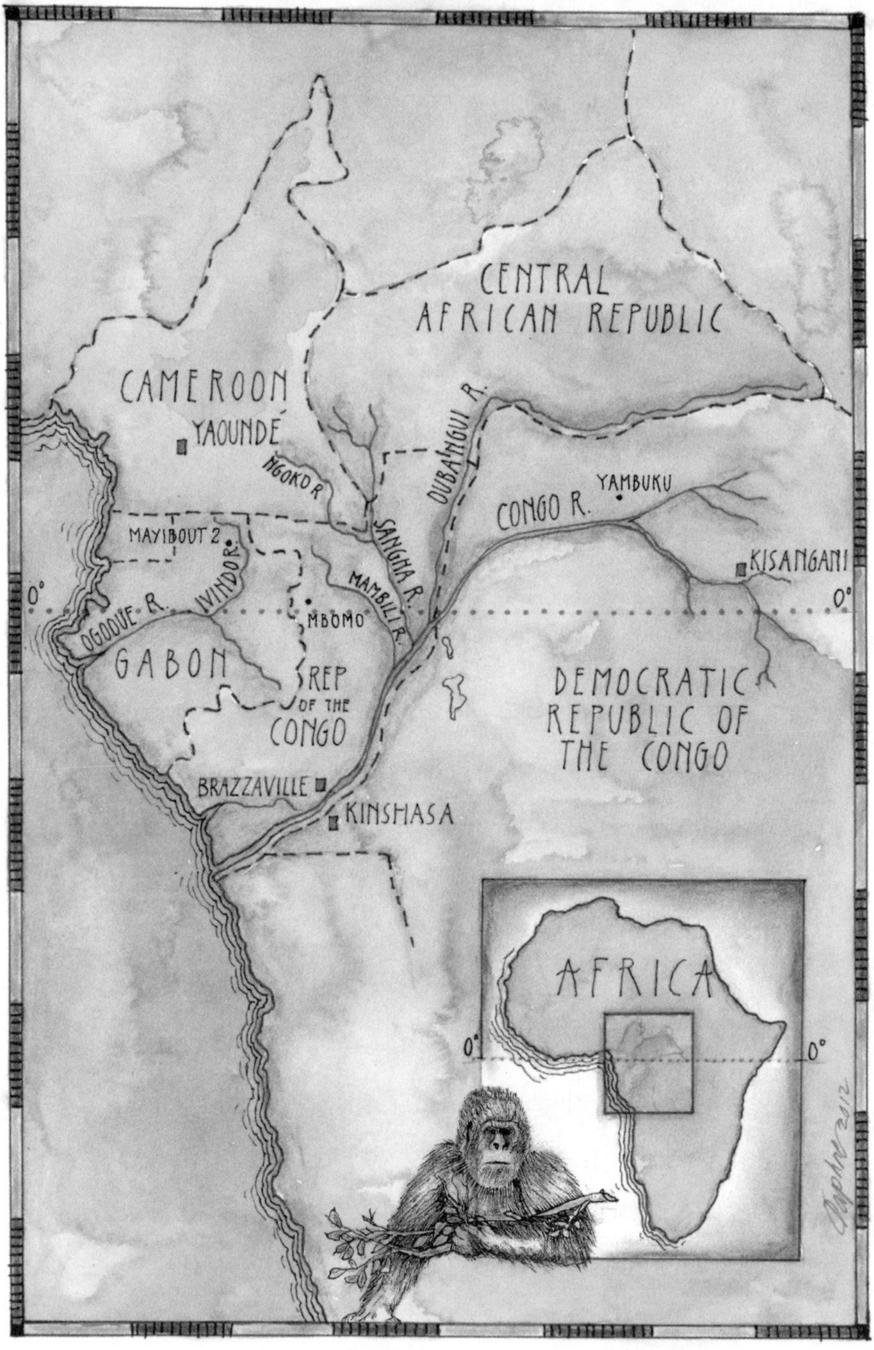

CENTRAL AFRICAN REPUBLIC 중앙아프리카공화국 • CAMEROON 카메룬 • YAOUNDÉ 야운데 • MAYIBOUT 2 메이바우트 2
GABON 가봉 • BRAZZAVILLE 브라자빌 • DEMOCRATIC REPUBLIC OF THE CONGO 콩고민주공화국 • KISANGANI 키산가니
REP OF THE CONGO 콩고 공화국 • KINSHASA 킨샤사 • AFRICA 아프리카 • YAMBUKU 얌부쿠 • OGOOUE R. 오고웨 강
MBOMO 음보모 • NGOKO R. 은고코 강 • SANGHA R. 생하 강 • OUBANGUI R. 우방기 강 • MAMBILI R. 맘빌리 강
CONGO R. 콩고 강

솥밥을 먹으며 동고동락한 덕에 마침내 소니는 경계심을 풀고 자세한 이야기를 들려주었다. 몇몇 숫자와 사소한 세부사항을 빼고는 프랑스빌의 국제의학연구소팀 보고서와 대체로 일치했다. 하지만 관점은 훨씬 개인적이었다.

소니는 레피데미l'épidémie, 즉 '유행병'이라고 불렀다. "1996년이었어요. 프랑스 군인들이 모터 달린 고무보트를 타고 와서 메이바우트 2 주위에서 야영을 했죠. 어떤 진지한 목적으로 왔는지(낡은 활주로를 재건설하려고 했을까요?), 그냥 놀러왔는지는 분명하지 않았어요. 어쨌든 총을 쏴댔지요. 어쩌면…" 소니는 추측했다. "화학무기 같은 걸 갖고 있었는지도 몰라요." 이런 일들이 유행병과 관련이 있을지도 모른다고 생각해서 시시콜콜 얘기하는 것이었다. "하루는 마을 소년들이 개를 데리고 사냥을 나갔어요. 원래는 호저를 잡으려고 했죠. 하지만 호저 대신 침팬지를 가져왔어요." *개가 잡은 건 아니고?* "아니에요. 죽은 침팬지를 발견한 거죠. 그걸 마을로 가져왔어요. 썩어 있었어요. 배쪽이 부풀어 있고 악취가 났지요. 그게 뭔 상관이람. 사람들은 고기를 보자 아랑곳하지 않고 좋아라 했지요. 그러고는 침팬지의 살을 발라내어 먹었어요. 얼마 안 있어, 이틀도 안 되어 고기에 손을 댔던 사람은 죄다 병에 걸리기 시작했어요. 토하고 설사를 해댔지요. 몇 사람은 모터보트를 타고 마코쿠에 있는 병원으로 갔어요. 하지만 아픈 사람들을 모두 옮기기에는 연료가 모자랐어요. 아픈 사람은 너무 많은데 보트는 부족했지요. 마코쿠에서 11명이 죽었어요. 마을에서 18명이 더 죽었구요." *프랑스빌에서 의사들이 들이닥쳤겠군.* "그렇죠, 하얀 가운과 헬멧을 쓰고 우르르 몰려왔지만 한 명도 살리지 못했어요. 소피아노의 가족 중에도 6명이 죽었지요. 다행히 소피아노는 병에 걸리지 않았어요. 나요? 나도 안 걸렸죠." 소니는 말을 마쳤다. 원인은 불확실했고 어두운 소문들이 돌았다. 소니는 프랑스 군인들이 화학무기로 침팬지를 죽인 후 부주의하게 방치한 바람에 주민들이 중독되었다고 생각했다. 어쨌든 살아남은 사람들은 뼈아픈 교훈을 얻었다. "지금까지도 메이바우트 2에서는 아무도 침팬지를 먹지 않아요."

나는 사냥을 나갔던 소년들에 대해 물어보았다. "애들이요? 다 죽었죠. 개들은 안 죽었어요." *그럼 혹시 자네는 이전에도 그런 병, 그런 유행병을 본 적이 있나?* "아니요, 그때가 처음이었어요." 소니의 대답이었다. 한 번도 본 적이 없다…

침팬지는 어떻게 요리해서 먹었지? 나는 캐물었다. "그냥 아프리카 소스로 요리했죠." 소니는 별 바보 같은 질문도 다 있다는 듯이 대답했다. 속에 땅콩이 잔뜩 들어간 소스를 바른 침팬지 대가리와 필리필리와 함께 푸푸 위에 놓인 침팬지 다리가 떠올랐다. 침팬지 스튜와는 별개로 또 하나의 끔찍한 세밀화가 마음 속을 떠돌았다. 전에 대화할 때 소니가 언급했던 것이었다. 그와 소피아노는 마을이 온통 공포와 혼란에 사로잡혀 있을 때 괴상한 장면을 목격했다고 했다. 근처 숲 속에 13마리의 죽은 고릴라들이 한 무더기로 쌓여 있었던 것이다.

고릴라가 13마리나? 내가 먼저 물어본 것이 아니었다. 소니가 스스로 제공한 정보였다. 물론 개인적 경험을 근거로 한 일화逸話는 믿기 어렵고 부정확하며, 완전히 잘못된 정보일 수도 있다. 직접 보았다고 해도 마찬가지다. 13마리라고 하지만 알고보면 12마리나 15마리일 수도 있고, 절박한 심정으로 제대로 헤아리기에는 너무 많은 숫자를 그렇게 기억하는 것일 수도 있다. 사람들이 죽어갔다. 기억이란 희미해지기 마련이다. '내가 직접 봤어요'라는 말은 정말 그랬을 수도 있고, 어쩌면 더 적었을 수도 있다고 받아들여야 한다. *내 친구가 봤다고 했는데, 나랑 아주 친한 친구에요. 친구의 말이라면 내 눈으로 본 것이*

나 다름없어요. 또는 어쩌면, *상당히 믿을 만한 사람에게서 들은 말이에요*라는 뜻일 수도 있다. 소니의 증언은 첫 번째 인식론적 범주에 들어가는 것 같았다. 즉, 완전히 정확하지는 않더라도 믿을 만한 것이었다. 나는 그가 직접 숫자를 세어보지는 않았을지도 모르지만 13마리쯤 되는 죽은 고릴라들이, 차곡차곡 쌓여 있지는 않더라도 한곳에 모여 있는 광경을 보았다고 믿었다. 13구의 고릴라 사체가 숲 속의 마른 잎들 위에 여기저기 널브러져 있는 광경은 상상만 해도 끔찍했지만 그럴듯하기도 했다. 그 뒤로 연구를 통해 밝혀진 바에 따르면 고릴라는 에볼라에 매우 취약하다.

과학적 데이터는 또 다른 문제다. 일화적 증언과는 전혀 다르다. 과학적 데이터는 시詩적인 과장이나 양가감정의 영향을 받지 않는다. 구체적이고, 정량 가능하며 확실하다. 꼼꼼하게 수집되어 철저하게 분류된 과학적 데이터는 새로운 의미를 드러낼 수 있다. 마이크 페이가 노란색 노트를 손에 들고 중앙아프리카를 걸어서 횡단하는 이유도 바로 그것이다. 엄청나게 많은 사소한 데이터를 수집한 끝에 그것으로부터 거대한 몇 가지 양상이 드러나기를 기대하는 것이다.

다음날도 우리는 숲 속을 걸었다. 여전히 가장 가까운 도로까지는 족히 일주일 이상 떨어져 있었다. 고릴라가 살기 좋은 환경이었다. 그들이 좋아하는 모든 것이 갖춰져 있고, 식물성 먹이가 풍부했으며, 인간의 손길이 거의 닿지 않았다. 길도, 야영지도, 사냥꾼의 흔적도 없었다. 고릴라가 득시글거려야 마땅했다. 얼마 전만 해도 실제로 그랬다. 16년 전 두 명의 국제의학연구소 과학자가 가봉 내 유인원 개체수를 조사했을 때, 민케베 정글에는 약 4,171마리의 고릴라가 살았다. 하지만 숲 속을 헤매고 돌아다닌 몇 주간 우리는 단 한 마리의 고릴라도 보지 못했다. 고릴라나 그들의 흔적이 없다는 것은 이상한 일이었다. 아니, 페이에게는 충격적인 일이었다. 두말할 것도 없이 그것은, 긍정적이든 부정적이든 그가 그토록 고된 방법을 통해 밝혀내려는 '양상'에 해당하는 것이었다. 메가트랜섹트 프로젝트를 진행하는 동안 그는 직접 목격한 모든 고릴라의 보금자리와, 고릴라 똥무더기와, 고릴라 이빨 자국이 남아 있는 나무 줄기를 노트에 기록했다. 코끼리 똥과 표범이 지나간 흔적과 다른 모든 동물종의 비슷한 흔적들과 함께 말이다. 민케베 탐사가 끝난 후 그는 데이터를 중간 집계했다. 텐트 속에 처박혀 노트북 컴퓨터로 가장 최근에 관찰한 사항들을 분석하는 일이었다. 그는 몇 시간 후에야 다시 모습을 드러냈다.

페이가 알려준 바에 따르면 지난 14일간 우리는 997개의 코끼리 똥무더기를 지나쳤지만, 고릴라 똥은 한 번도 보지 못했다. 마란타과(고릴라들이 샐러리처럼 먹어치우는 몇 가지 식물종을 포함하는 외떡잎식물류)에 속하는 식물 줄기들 수백만 개를 헤치며 걷는 동안 단 한 개의 고릴라 이빨 자국도 발견하지 못했다. 가슴을 두드리는 소리를 듣거나 서식처를 본 적도 없었다. 셜록 홈스는 밤에 개 짖는 소리가 한 번도 들리지 않았다는 흥미로운 사건을 설득력있는 반증으로 받아들이지 않았던가. 한때 번성했던 민케베의 고릴라들은 사라져 버렸다. 필연적인 결론은 뭔가가 고릴라들을 한 마리도 남김 없이 죽여 버렸다는 것이었다.

9

메이바우트 2에서 일어난 종간전파는 고립된 사건이 아니다. 중앙아프리카 전체를 휩쓸고 있는 에볼라 유행의 특징적인 양상일 뿐이다.

그 의미는 아직도 당혹과 논란의 대상이다. 이런 양상은 1976년(당시 자이르 공화국에서 에볼라가 처음 출현한 시점)부터 현재까지, 대륙의 한쪽 끝(코트디부아르)에서 반대쪽(수단과 우간다)에 이르기까지, 모든 시간과 공간에 걸쳐 있다. 가봉 내에서도 에볼라 유행은 규모는 더 작지만 매우 집중적으로 나타났다. 세 건의 유행이 2년도 안 되는 동안에 나타났고, 모두 공간적으로 상당히 좁은 지역에 국한되었다. 메이바우트 2는 세 번의 유행 중 두 번째였다.

그전 유행은 1994년 12월 이빈도 강 상류의 채금 캠프에서 발생했다. 훗날 마이크 페이가 가봉에서 짐꾼들을 모집했던 지역이다. 이 캠프들은 메이바우트 2에서 상류 쪽으로 약 40킬로미터 떨어져 있었다. 당시에는 32명이 병에 걸렸는데, 발열, 두통, 구토, 설사, 출혈 등 전형적인 에볼라 출혈열 증상을 보였다. 유행 원인은 정확히 짚어내기 어려웠지만 한 환자가 이상한 행동을 하며 캠프 안을 돌아다니던 침팬지를 죽인 적이 있다고 했다. 어쩌면 그 침팬지가 감염된 상태에서 우발적으로 굶주린 인간들에게 병원체를 전파시켰는지도 모른다. 다른 기록에 따르면 최초로 발병한 환자는 우연히 죽은 고릴라를 발견하고 그 일부를 잘라 캠프로 가져와 다른 사람들과 나누어 먹은 한 남성이었다고도 한다. 그는 물론 고릴라 고기에 접촉한 다른 사람도 모두 사망했다. 이때 전후로 숲속에서 고릴라뿐만 아니라 침팬지들의 사체를 목격했다는 몇 건의 보고가 있다. 좀 더 넓게 말한다면 광부들과 그들의 가족(캠프들은 사실상 마을이었다)이 생계를 유지하기 위해 음식, 주거지, 연료 등을 구하려고 숲의 생태계와 그 안에 살던 생물들을 교란시킨 것이 원인이라고 할 수 있다.

1994년에도 희생자들은 채금 캠프에서 강을 따라 내려가 마코쿠 종합병원으로 이송되었다(메이바우트 2 주민들이 입원했던 그 병원이다). 얼마 후 병원 주변과 인근 마을에서 이차감염자들이 발생했다. 한 마을에서는 경로가 분명치 않지만 전통 주술사인 응강가nganga의 집이 감염원이 되어, 대수롭지 않은 병으로 민간요법을 처방받으러 찾아온 사람에게 병이 옮기도 했다. 다름 아닌 주술사의 손을 통해 바이러스가 옮겨졌을 가능성도 제기되었다. 어쨌든 사태가 가라앉을 즈음에는 49명이 이 병으로 진단되었으며, 그중 29명이 사망하여 사망률이 거의 60퍼센트에 달했다.

1년 후 메이바우트 2에서 두 번째 유행이 발생했다. 다시 8개월 후, 국제의학연구소 과학자들을 비롯한 관계자들에게 세 번째 유행 소식이 들려왔다. 이번에는 중부 가봉에 위치한 보우에Booué라는 도시 근처였다.

보우에 사태는 거의 틀림없이 그보다 3개월 전인 1996년 7월, 북쪽으로 약 65킬로미터 떨어진 SHM이라는 벌목 캠프에서 사냥꾼 한 사람이 죽은 것으로 시작되었다. 돌이켜보면 치명적인 증상이 에볼라 출혈열과 일치했지만 당시에는 아무도 이 점에 주목하지 않았다. 6주 후 같은 벌목 캠프에서 다른 사냥꾼이 원인도 모른 채 또 죽었다. 곧 세 번째 희생자가 나타났다. 캠프에서는 어떤 고기를 먹었을까? 두말할 것도 없이 원숭이, 다이커 영양, 덤불멧돼지, 호저, 그리고 불법이지만 심지어 유인원 등 다양한 야생동물을 잡아먹었을 것이다. 또 다시 정글 속에서 침팬지 사체를 목격했다는 보고가 들어왔다. 총에 맞아 죽은 것이 아니라, 죽어서 나무에서 떨어진 사체였다. 초기에 발생한 세 명의 인간 희생자들은 각기 독립적으로 야생환경에서 바이러스에 감염된 것 같았다. 하지만 세 번째 사냥꾼이 희생자인 동시에 감염원으로 작용하여 문제가 확대되었다.

그는 보우에에서 잠깐 입원했다가 병원 당국의 눈을 피해 인근 마을로 탈출하여 다른 응강가의 도움을 청했다. 그러나 주술사의 도움에도 불구하고 사망했으며, 응강가와 응강가의 조카 또한 같은 운명을 맞았다. 그 후 전염병은 연쇄반응을 일으키듯 퍼지기 시작했다. 인간에서 인간으로 전염되는 단계에 접어든 것이다. 10월에서 11월 사이에 보우에와 주변에서 훨씬 많은 환자들이 발생했다. 몇몇 환자는 수도인 리브르빌Libreville에 있는 병원들로 이송되었으나 결국 사망했다. 의사 한 사람은 환자에게 시술하다가 병에 걸렸는데 자국 의료를 전혀 신뢰하지 않아 비행기를 타고 요하네스버그로 가서 치료받기도 했다. 그는 생명을 건졌지만 그를 돌보았던 남아프리카 공화국의 한 간호사가 전염되어 사망했다. 이렇게 중앙아프리카의 에볼라는 대륙 전체에 퍼져갔다. 보우에, 리브르빌, 요하네스버그에 걸쳐 나타난 세 번째 유행의 희생자는 모두 60명이었으며 이 중 45명이 사망했다. 75퍼센트의 사망률을 기록한 것이다.

이렇게 사람들이 죽고 온갖 어수선한 일이 생기는 와중에 몇 가지 공통 인자들이 드러났다. 모든 유행 지역에서 정글 생태계가 교란되었으며, 사람은 물론 병에 걸려 죽은 유인원들이 발견되었고, 병원 또는 전통적 치료자를 통해 2차 감염이 발생했으며, 60~75퍼센트에 이르는 높은 사망률이 기록되었다. 60퍼센트만 해도 감염병의 사망률로 엄청나게 높은 것이다. 광견병을 제외하면 이 정도 사망률은 흑사병 유행이 최고조에 달했던 중세시대 프랑스의 선페스트 환자들에서나 볼 수 있었던 정도다.

1996년 이래 메이바우트 2 주변 지역에는 사람과 고릴라를 모두 침범하는 에볼라 유행이 간헐적으로 지속되었다. 특히 심했던 지역은 콩고 북서부 가봉 접경지역의 맘빌리Mambili 강 유역이다. 울창한 숲 속에 몇몇 마을이 흩어져 있고, 한 개의 국립공원과 최근 조성된 로시 고릴라 보호구역이 있는 곳이다. 나는 마이크 페이를 따라 2000년 3월 그 지역을 걸어서 통과했다. 민케베 도상구릉에서 그와 다시 만나기 4개월 전이었다. 민케베가 텅 비어 있던 데 반해 당시 맘빌리 하류에는 고릴라가 아주 많았다. 그러나 2년 후인 2002년 로시 보호구역에서 한 연구팀이 고릴라 사체들을 발견하기 시작했다. 일부는 에볼라 양성반응을 나타냈다. 그리고 불과 몇 개월 만에 추적 중이던 고릴라 중 90퍼센트(143마리중 130마리)가 사라져 버렸다. 대부분 죽은 것으로 추정되었다. 사망이 확인된 숫자와 사라진 숫자로부터 그들은 지역 전체에 걸쳐 사실상 고릴라 집단이 없어진 것으로 판단했으며, 이를 《사이언스Science》 지에 논문으로 발표했다. 제목은 이랬다. 〈에볼라 유행으로 5천 마리의 고릴라가 몰살하다EBOLA OUTBREAK KILLED 5000 GORILLAS〉

10

2006년 나는 다시 맘빌리 강을 찾았다. 이번에는 당시 뉴욕 야생동물 보전협회Wildlife Conservation Society 현장 수의학 프로그램의 책임자이자 인수공통감염병의 권위자인 윌리엄(빌리) 커레쉬William Karesh가 이끄는 팀과 함께였다. 빌리 커레쉬는 사우스캐롤라이나 주 찰스턴Charleston 출신 현장 과학자로 한시도 쉬지 않고 옮겨다녔다. 그는 유니폼이라도 되는 듯 항상 파란색 수술용 셔츠 차림에 선전용으로 나누어주는 기업 로고가 새겨진 모자를 쓰고 턱수염을 기른 모습이었던 말린 퍼킨스Marlin Perkins의 제자였다. 천성적으로 경험주의자인 그는 거의 입을 움직이지 않고 조용히 말하면서, 그런 말을 하면 이빨이 상하기라도 할 듯 절대 단정적인 표현을 하지 않는 사람이었다. 세상의 경이로운 모습이나 인간들이 저지르는 갖가지 어리석음을 목격할 때면 종종 음흉한 미소를 지으며 즐기는 듯 했다. 하지만 맘빌리에서 그가 맡은 임무는 도무지 즐거움이라고는 찾을 수 없는 것이었다. 고릴라들을 총으로 쏴야 했던 것이다. 물론 그 속에는 총알이 아니라 마취용 다트가 들어 있었다. 그 후 혈액 검체를 채취하여 에볼라 항체를 검사하려는 것이었다.

목적지는 로시 보호구역에서 멀지 않은 맘빌리 강 상류 동쪽 기슭 근처에 자연적으로 조성된 몇 개의 빈터가 몰려 있는 모바 바이 단지Moba Bai complex라는 곳이었다. 바이bai라는 단어는 프랑스어권 아프리카에서 풀이 무성한 늪지대 주변을 숲이 둘러싸 비밀 정원처럼 보이며, 종종 동물들이 소금을 핥으러 가는 장소를 이르는 말이다. 단지라는 말에서 알 수 있듯 모바 바이 말고도 주변으로 이런 지역이 서너 군데 더 있었다. 고릴라(및 다른 야생동물)들은 햇빛이 잘 들고 항상 물에 잠겨 있는 바이 지역을 즐겨 찾았다. 탁 트인 하늘 아래 소금기를 가득 머금은 골풀과 과꽃들이 자라고 있기 때문이다. 우리는 40마력의 선외船外 모터로 추진되는 통나무배에 짐을 잔뜩 싣고 맘빌리 강을 거슬러 올라가 모바에 도착했다.

보트에는 11명의 대원 외에도 어마어마한 장비가 실려 있었다. 가솔린으로 작동하는 냉장고, 두 개의 액체질소 냉동탱크(검체 보관용), 세심하게 포장된 주사기와 바늘과 바이알과 기구들, 고무장갑, 방호복, 텐트와 방수천막, 쌀, 푸푸, 참치캔, 콩 통조림, 질 낮은 레드와인 몇 박스, 수많은 생수병, 접이식 테이블 두 개, 위로 올려 쌓을 수 있는 흰색 플라스틱 의자가 일곱 개 있었다. 모든 장비와 풍부한 식량을 내린 후 모바에서 강 건너편에 현장 캠프를 설치했다. 팀에는 프로스퍼 발로Prosper Balo라는 전문 추적자와 야생동물 수의사들, 길 안내자들,

그리고 요리사 한 명이 있었다. 프로스퍼는 유행 전은 물론, 유행 기간 중에도 로시 지역에서 일했다. 그의 안내로 우리는 바이들을 돌아다녔다. 하나같이 초목이 무성하여 이전에는 열 마리가 넘는 고릴라들이 매일 먹이를 먹고 느긋한 시간을 보내는 것으로 유명한 곳이었다.

빌리 커레쉬는 에볼라 유행 전에도 고릴라 건강에 대한 기초 데이터를 수집하기 위해 두 번 이곳에 와본 적이 있었다. 1999년에는 하루에도 62마리의 고릴라를 보았다고 했다. 2000년에 그는 더 많은 데이터를 위해 마취총을 들고 다시 이곳을 찾았다. "어떤 바이에 가더라도 매일, 하나 이상의 가족 집단을 볼 수 있었죠." 고릴라들을 방해하지 않으려고 마취총으로 네 마리만 포획하여 체중을 측정하고 겉으로 드러나는 질병(세균성 피부감염인 매종[梅腫] 등)이 없는지 검사한 후 혈액을 채취했다. 네 마리 모두 에볼라 음성이었다. 하지만 이번에는 사정이 달랐다. 그는 2002년 자연적인 격감 후 살아남은 고릴라들의 혈청을 얻고 싶었다. 일을 시작할 때만 해도 우리는 한껏 높은 기대감에 마음이 설렜다. 하지만 아무런 소득없이 시간만 흘렀다. 열심히 돌아다녔지만 어디에서도 살아남은 고릴라를 단 한 마리도 볼 수 없었다.

어쨌거나 고릴라 자체가 그토록 귀한 존재가 되고 보니 데이터를 얻기 위해 고릴라를 쏘는 일(쏘는 사람과 표적이 된 고릴라에게 항상 어느 정도 위험이 따르는 불확실한 모험이다)도 기대하기 힘들었다. 잠복 근무가 1주일 넘게 이어졌다. 매일 아침 일찍 강을 건너 바이에서 바이로 소리를 죽여가며 조심스럽게 이동한 후 가장자리의 무성한 초목 사이에 몸을 숨기고 고릴라들이 나타나기를 끈기 있게 기다렸다. 한 마리도 나타나지 않았다. 비 속에서 웅크리는 일도 종종 있었다. 맑은 날이면 나는 두꺼운 책을 가져가 읽거나 땅위에 누운 채 선잠이 들었다. 커레쉬는 공기총을 들고 선 채 항상 준비 상태였다. 총 속에는 고릴라를 마취시킬 때 가장 흔히 쓰는 케타민과 졸라제팜이 가득 든 주사침이 장전되어 있었다. 때때로 고릴라의 흔적을 조심스럽게 살피는 프로스퍼 발로의 뒤에 바짝 붙어 숲 속을 헤매고 다니기도 했지만 번번이 허탕이었다.

이틀째 아침에는 바이 사이를 오가는 진창길을 따라 표범의 흔적과 코끼리가 지나간 자국, 들소 발자국, 침팬지가 남긴 흔적이 있었지만 고릴라는 자취도 없었다. 사흘째에도 고릴라의 흔적이 눈에 띄지 않자 커레쉬는 말했다. "다 죽었나 봐. 에볼라가 쓸고 지나간 게지." 그는 운이 좋아 병에 걸리지 않았거나, 저항력을 갖고 살아남은 극소수만 어디엔가 남았을 거라고 추측했다. "그놈들을 찾아야 해." 그런 고릴라들이 남아 있다면 혈액에서 항체가 검출될 거란 뜻이었다. 나흘째 커레쉬와 발로는 단둘이 수색을 나갔다가 가슴을 두드리며 비명 지르듯 짖는 소리를 듣고 간신히 수컷 고릴라 한 마리를 찾아냈다. 녀석은 제정신이 아닐 정도로 흥분해 있었다. 그들은 무성한 덤불에 몸을 숨긴 채 기어서 약 10미터 거리까지 접근했다. 갑자기 눈앞에 고릴라 머리가 불쑥 솟아올랐다. 동물이 벌떡 일어선 것이었다. "하마터면 죽일 뻔했지 뭐야. 상처만 입히고 말았다네." 나중에 커레쉬는 이렇게 회상했다. 안전하게 옆구리를 쏘아 마취시키지 못하고 엉겁결에 눈 사이를 맞춘 것이었다. 어쨌든 총을 쏠 필요는 없었다. 고릴라는 또 한 번 포효하더니 도망쳐 버렸다.

엿새째 노트에 이렇게 적었다. '없다, 없어. 고릴라 씨가 말랐네. 어디에도 없다.' 마지막 기회는 이레째 찾아왔다. 발로와 커레쉬가 몇 군데서 동물의 흔적을 발견한 것이었다. 그러나 늪지 근처의 정글을 헤치며 몇 시간 동안 추적했지만 단 한 마리도 제대로 볼 수 없었다. 모바 바이 주변에서 고릴라는 거의 씨가 말랐고, 어쩌다 살아남은 놈들도 극도로 신경이 날카로웠다. 와중에 비는 계속 내렸고 텐트는 진흙투성이였다. 강물의 수위가 계속 올라갔다.

정글을 벗어난 후에도 나는 캠프에 며칠 더 머물며 커레쉬는 물론 아프리카에 상주하며 그의 팀에 합류한 세 명의 야생동물 보전협회 소속 수의사들과 이야기를 나누었다. 그중 한 명인 알랭 온드지Alain Ondzie는 긴 팔다리를 흐느적거리듯 움직이며 수줍음을 많이 타는 콩고인으로 쿠바에서 교육받은 덕분에 프랑스어와 몇 가지 중부아프리카 언어는 물론 스페인어도 유창하게 구사했다. 귀찮거나 즐거운 일이 있으면 머리를 아래로 떨어뜨린 채 재미있다는 듯이 킥킥거리는 버릇이 호감을 주었다. 그의 임무는 나라 어디서든 침팬지나 고릴라가 죽었다는 보고가 들어오면 되도록 빨리 현장으로 가서 조직 검체를 채취한 후 에볼라 양성 여부를 검사하는 것이었다. 그는 필요한 도구와 절차, 그리고 도착할 때쯤이면 항상 썩어 있는 사체와, 그렇지 않다고 입증될 때까지 그 사체에 에볼라가 우글거리고 있다고 가정하는 것이 중요하다는 점 등을 자세히 설명해주었다. 그의 작업복은 후드에 환기 장치가 달린 방호복, 고무장화, 뭔가 몸에 튀는 것을 막기 위한 앞치마, 손목 부위를 강력 접착테이프로 봉하게 되어 있는 장갑 세 켤레 등이었다. 검체를 채취하려고 처음 칼을 댈 때가 가장 위험했다. 부패 시 생긴 가스로 부풀어 있는 사체에 칼을 대면 그 안에 있는 것들이 폭발하듯 터져나오기 때문이다. 죽은 유인원 위에는 언제나 사체를 파먹는 개미, 작은 파리, 심지어 벌 등 벌레가 우글거렸다. 한 번은 사체에 붙어 있던 벌 세 마리가 팔을 타고 기어올라와 머리에 뒤집어쓴 후드 밑을 파고든 후, 검체를 채취하는 동안 그의 맨살을 타고 내려가 쏜 적도 있다고 했다. 벌의 침을 통해서도 에볼라 바이러스가 옮을까? 아무도 모르는 일이다.

무섭지는 않나? 내가 물었다. "이젠 괜찮아요." *그런데 왜 그 일을 계속하는 거지? 그 일이 어디가 그렇게 좋아?* (그는 분명 자기 일을 아주 좋아했다.) "에, 좋은 질문이네요." 그는 언제나처럼 고개를 숙이고 낄낄거리더니 진지하게 말을 이었다. "배운 걸 써먹을 수 있고, 계속 뭔가를 배울 수 있고, 어쩌면 사람들의 생명을 구할 수 있을지도 모르잖아요."

팀원 중에는 15년 전 생물학자로서 처음으로 아프리카에 발을 디딘 파트리시아 리드(Patricia Reed, 트리쉬[Trish]라고 불렀다)도 있었다. 그녀는 라사열과 에이즈 바이러스를 연구하다 프랑스빌의 국제의학연구소에 자리를 얻었다. 이후 에티오피아에서 현장 경험을 쌓은 후, 보스턴에 있는 터프츠대학Tufts University 수의학과에서 수의학 박사학위를 받았다. 다시 국제의학연구소로 돌아와 원숭이 바이러스를 연구하던 중 야생동물 보전협회 소속 현장 수의사가 콩고 오지의 활주로에 착륙하다 비행기 사고로 사망하는 사건이 일어났다. 커레쉬는 후임으로 리드를 고용했다.

그녀의 임무는 고릴라들의 건강을 위협하는 다양한 감염병을 관리하는 것이었다. 그중에서 에볼라는 가장 희한하고 흥미로운 병이었다. 나머지는 결핵, 소아마비, 홍역, 폐렴, 수두 등 많이 들어본 것들로 대부분 인간에게도 생기는 질병들이었다. 고릴라는 우리와 유전학적으로 매우 유사하기 때문에 질병도 비슷하다. 병에 걸린 사람이 숲 속을 돌아다니거나, 기침을 하거나, 재채기를 하거나, 대변을 본다면 고릴라 또한 그 병에 걸릴 수 있다는 뜻이다. 이렇게 보통 생각하는 것과 반대 방향으로 일어나는 종간전파, 즉 인간에서 동물로 감염병이 전파되는 현상을 인간유래 인수공통감염증anthroponosis이라고 한다. 예를 들어, 마운틴고릴라들은 이들에게 홀딱 빠져 극성스럽게 찾아오는 소위 에코 투어족들이 홍역을 옮기는 바람에 위험한 지경에 처해 있다.* 마운틴고릴라는 벌목으로 서식지가 파괴되고, 식용 또는 판매용으로 남획이 이어지는 데다, 감염병에 의한 개체수 감소까지 겹쳐 대부분의 지역에서 사실상 멸종한 채 소규모 고립된 집단만이 힘겹게 생존을 이어가고 있다. 상대적으로 개체수가 많은(약 10만 마리로 추산) 서부고릴라 또한 언제 같은 신세가 될지 모른다.

하지만 중앙아프리카의 밀림은 아직 비교적 광대하며, 마운틴고릴라가 서식하는 비룽가 화산의 협소한 산기슭에 비해 사람들이 다니기가 거의 불가능할 정도로 불편하기 때문에 서부고릴라는 에코 투어리스트들과 자주 접촉하지 않는다. 홍역과 결핵이 가장 중요한 문제가 아니라는 뜻이다. 서부고릴라들에게는 "의심할 바 없이 에볼라가 가장 큰 위협이지요." 리드가 말했다.

에볼라 바이러스가 고릴라에게 어려운 문제인 이유는 병원성이 높기도 하지만 데이터가 별로 없는 것도 이유라고 그녀는 설명했다. "우리는 에볼라 바이러스가 이전에도 이 지역에 있었는지 알지 못해요. 고릴라들이 에볼라 바이러스를 이겨낸 경험이 있는지도 알지 못하죠. 집단 내에서 에볼라가 어떻게 퍼지는지 알아내야 합니다. 그리고 에볼라가 어디에 있는지도 알아내야 해요." 어디라는 질문은 두 가지 측면을 지닌다. 에볼라 바이러스는 중앙아프리카에 얼마나 널리 퍼져 있는가? 어떤 동물을 보유숙주로 삼아 그 몸속에 웅크리고 있을까?

8일째 되는 날, 우리는 짐을 싸서 다시 보트에 싣고 맘빌리 강 하류

---

* 마운틴고릴라는 동부고릴라에 속하는 아종으로 심각한 멸종 위기에 처해 있다. 이들은 르완다에 있는 비룽가(Virunga) 화산의 가파른 산기슭과 그 주변 지역에만 서식한다. 반면, 중앙아프리카의 서부고릴라는 저지대에만 서식하며 개체수가 훨씬 많지만 결코 안심할 수는 없다.

로 내려갔다. 소중한 데이터가 될 혈액 검체는 하나도 채취하지 못했다. 우리의 임무는 애초에 그런 임무가 필요했던 바로 그 이유로 인해 좌절되었다. 고릴라 개체수가 크게 줄어들었다는 것이다. 밤에 개가 짖지 않는 것 자체가 흥미로운 증거라는 말이 다시 떠올랐다. 빌리 커레쉬는 고릴라 한 마리를 발견하고 가까운 곳까지 접근했지만 마취총으로 맞추지 못했으며, 프로스퍼 발로의 예리한 눈길 덕에 두 마리의 자취를 추적했다. 하지만 나머지는 어떻게 되었을까? 매일 늪을 찾아왔던 수십 마리의 고릴라들은 어디론가 흩어져 버렸을까? 아니면…모두 죽었을까? 어쨌든 이 근처에는 한때 고릴라가 많이 살았지만 이제 없어져 버렸다는 사실만은 틀림없었다.

바이러스도 사라져 버린 것처럼 보였다. 하지만 우리는 그것들이 어디엔가 숨어 있을 뿐이라는 사실을 알고 있다.

11

어디에 숨었을까? 거의 40년간 에볼라의 보유숙주가 무엇인가라는 질문은 감염병 분야에서 가장 어려운 작은 수수께끼였다. 그 수수께끼와 답을 알아내기 위한 노력은 에볼라 출혈열이라는 질병이 처음 알려지기 시작한 1976년으로 거슬러 올라간다.

그해 아프리카에서 두 건의 유행이 서로 독립적으로, 그러나 거의 동시에 발생했다. 한 건은 자이르 북부, 한 건은 수단 남서부였으니 공간적 거리는 약 500킬로미터에 이른다. 수단의 유행이 약간 먼저 시작되었지만, 자이르의 유행이 더 유명하다. 어느 정도는 유행 지역 옆을 흐르는 에볼라 강의 이름을 따서 바이러스 이름을 명명한 덕일 것이다.

자이르 유행의 진원지는 붐바Bumba 지구라는 지역 내 얌부쿠Yambuku라는 마을에 위치한 작은 가톨릭 선교병원이었다. 9월 중순 병원에 근무하는 자이르인 의사가 극적인 경과를 보이는 신종 질병 환자 약 20명을 보고했다. 환자들은 흔히 보는 말라리아보다 훨씬 발열이 심한 데다, 피를 토하고 코로도 피를 흘리며, 피섞인 설사를 하는 등 심한 출혈 소견을 나타냈다. 자이르의 수도인 킨샤사Kinshasa 보건당국에 이 소식이 전보로 알려졌을 때는 이미 14명이 사망하고 나머지 환자들도 생명이 위태로운 상태였다. 10월 초 얌부쿠 선교병원은 폐쇄되었다. 놀랍게도 대부분의 직원이 사망했던 것이다. 수주 후 자이르 보건부의 지휘 아래 과학자와 의사들로 구성된 국제질병대응팀이 이 수수께끼의 질병을 집중 연구하고 통제 방법을 모색하기 위해 이 지역에 파견되었다. 이 팀은 국제위원회International Commission라고 불렸는데 팀원들은 프랑스, 벨기에, 캐나다, 자이르, 남아프리카공화국, 미국 등지에서 모인 사람들로 애틀랜타에 있는 미국 질병관리본부에서도 9명을 파견했다. 리더는 칼 존슨이었다. 1963년 볼리비아에서 마추포열을 연구하다가 자신도 질병에 걸려 죽을 뻔했던 미국 출신 의사이자 바이러스학자, 바로 그 사람이다. 죽을 뻔한 고비를 넘기고 13년이 지나 높은 지위에 올랐음에도 불같고 헌신적인 성격은 여전했다. 이제 그는 미국 질병관리본부 특수병원체부서장이었다.

존슨은 환경적인 차원을 주목함으로써 마추포열 위기를 해결하는 데 큰 공헌을 했다. 사람들을 죽이고 있지 않는 동안 바이러스는 어디 있을지 생각했던 것이다. 다행히 보유숙주에 대한 질문은 금방 답이 나왔다. 가정과 곡물 창고에 마추포열 바이러스를 옮기는 주범은 볼리비아 토종 생쥐인 큰저녁쥐Calomys callosus였다. 대대적으로 쥐를 잡자 유행은 금방 잠잠해졌다. 절박하고도 당혹스런 1976년 10월과 11월, 자이르 북부에서 존슨은 정체불명의 또 다른 적을 눈앞에 두고 마추포열과 맞섰을 때와 같은 질문을 다시 한 번 던졌다. 사망자 수는 이미 수백 명을 헤아렸다. 도대체 이 끔찍한 녀석은 어디에서 왔을까?

병원체가 바이러스라는 사실은 알았다. 미국 질병관리본부를 비롯한 해외 연구소에서 황급히 임상적 검체들을 연구한 끝에 모종의 바이러스가 분리되었던 것이다. 자이르로 오기 전에 존슨은 미국 질병관리본부에서 이 바이러스를 분리하는 연구를 직접 이끌었다. 또한 이 바이러스가 9년 전에 발견된 또 다른 치명적 병원체인 마르부르크병 바이러스와 비슷하다는 사실도 알았다. 전자현미경으로 보면 두 가지 바이러스 모두 고통에 몸부림치는 촌충처럼 복잡하게 꼬인 실 모양이었다. 하지만 여러 가지 검사 결과 에볼라는 마르부르크병과 다른 새로운 바이러스라는 사실이 밝혀졌다. 벌레처럼 생긴 두 가지 바이러스, 즉 에볼라와 마르부르크병 바이러스는 필로바이러스Filoviridae라는 새로운 과科로 분류되었다.

존슨의 팀은 새로운 병원체인 에볼라 바이러스가 반드시 인간이 아닌 다른 동물의 몸을 필요로 한다는 사실도 알았다. 그 동물의 몸속에서 바이러스는 숙주의 건강에 큰 영향을 미치지 않으면서 계속 존재를 이어나가는 것이다. 하지만 보유숙주를 밝히는 것보다 훨씬 시급한 문제가 있었다. 인간 사이의 전염을 어떻게 막을 것인지, 환자들을 어떻게 살릴 것인지, 유행을 어떻게 종식시킬 것인지 하는 문제였다. 연구팀은 나중에 '생태학적 조사는 매우 제한적으로 수행되었다'라고 보고했으며 조사 결과는 모두 음성이었다. 인간의 몸 말고는 어디서도 에볼라 바이러스의 흔적을 발견할 수 없었던 것이다. 돌이켜 생각하면 이런 결과야말로 더욱 흥미롭다. 초기 연구자들이 무엇을 조사했는지에 관한 기록으로서는 더욱 그렇다. 그들은 에볼라가 유행한 마을에서 818마리의 빈대를 잡아 조사했지만 바이러스의 증거는 전혀 없었다. 모기도 조사했다. 역시 허탕이었다. 열 마리의 돼지와 한 마리의 소에서 혈액을 채취했지만 모두 음성이었다. 69마리의 토종 쥐, 30마리의 흑쥐, 8마리의 청설모 등 123마리의 설치류를 검사했지만 바이러스 보균 상태인 동물은 없었다. 여섯 마리의 원숭이, 두 마리의 다이커 영양, 그리고 종이 불분명한 일곱 마리의 박쥐를 잡아 내장을 모두 조사하기도 했다. 하나같이 깨끗했다.

국제위원회 멤버들은 눈앞에 펼쳐진 광경에 충격을 받았다. 그들은 보고서를 통해 이렇게 경고했다. '지난 30년간 세계 어디서도 이렇게 급작스럽고 폭발적인 유행을 일으킨 신종 급성 바이러스 질병은 없었다.' 보고된 치사율은 88퍼센트로 광견병을 제외하고는 기록된 어떤 질병보다도 높았다(광견병은 가장 치명적인 질병으로 증상이 나타나기 전에 치료받지 않은 환자는 사실상 100퍼센트 사망한다). 위원회는 자이르 정부에 여섯 가지 긴급 권고안을 전달했는데 그중에는 각 지역 및 전국 규모의 감시체계를 통한 보건조치들이 포함되었다. 그러나 에볼라의 보유숙주를 파악하는 일은 포함시키지 않았다. 그것은 과학적인 문제로 모부투Mobutu 정권에게 권고할 행동지침으로서는 다소 추상적인 일이었던 것이다. 이 문제는 조금 더 시간이 필요할 터였다. 하지만 그 시간은 점점 길어졌다.

얌부쿠에서 3년이 지나도록 칼 존슨과 몇몇 멤버들은 여전히 보유숙주 문제를 붙들고 있었다. 그들은 다시 한번 대대적인 조사를 하기로 했다. 에볼라의 보유숙주를 찾는다는 목적만으로 원정을 나서기에는 예산이 부족했으므로, 당시 세계보건기구에서 진행 중이던 자이르의 원숭이 두창 연구 프로그램에 편입하는 길을 택했다. 원숭이 두창은 에볼라만큼은 아니지만 심한 질병이고, 에볼라와 마찬가지로(아직 어떤 동물인지 밝혀지지 않았지만) 보유숙주를 통해 전파되는 병이었다. 따라서 검체를 한 번만 채취하여 두 가지 검사를 하는 방식의 합동 연구가 자연스럽고 경제적인 방법으로 생각되었다. 연구팀은 다시 붐바 지구의 마을들과 인근 숲을 돌아다니며 동물들을 포획하는 한편, 자이르 북부의 다른 지역도 탐색했다. 이번에는 자체적으로 동물을 사로잡거나 사냥하는 외에도 마을 사람들이 산 채로 동물을 잡아오면 보상금을 주는 방법으로 117종에 걸쳐 1,500마리가 넘는 동물을 검사했다. 원숭이, 쥐, 생쥐, 박쥐, 몽구스, 청설모, 천산갑, 뾰족뒤쥐, 호저, 다이커 영양, 다양한 조류, 거북, 온갖 뱀들이 검사 대상이 되었다. 한 마리도 빠짐없이 혈액을 채취하고, 간과 콩팥과 비장을 떼어 냈다. 모든 검체를 따로따로 바이알에 담아 급속냉동시킨 후 미국 질병관리본부로 보내 분석했다. 채취한 조직에서 살아 있는 바이러스가 배양될까? 혈청에서 에볼라 항체가 검출될까? 결론부터 말하자면 존슨과 공동저자들은 《감염병 저널Journal of Infectious Diseases》에 실린 논문에서 솔직하게 허탕이라고 보고했다. '에볼라 바이러스 감염의 증거를 전혀 찾을 수 없었다.' *제기랄, 또 빈손이라니!* 탄식과 절망이 이어졌다.

에볼라 보유숙주를 찾는 일이 그토록 어렵고 종잡을 수 없는 이유는 이 질병이 인간 집단에서 나타났다 사라지기를 반복하기 때문이다. 에볼라는 유행이 지나가면 몇 년 동안 환자가 한 명도 없다. 보건당국으로서는 고마운 일이지만 과학적 연구에는 걸림돌이다. 물론 바이러스 생태학자들은 아프리카 어느 숲에든 들어가 어떤 동물이든 잡아서 에볼라 검사를 할 수 있지만, 이런 방법은 건초더미에서 바늘 찾는 격이다. 시간적, 공간적으로 가장 가능성이 높은 것은 뭐니뭐니해도 에볼라 출혈열로 사람이 죽어갈 때 그 지역을 조사하는 것이다. 하지만 상당히 오랫동안 에볼라로 사망하는 사람은 아무도 없었다. 적어도 보건당국의 주의를 끌 만한 사건은 일어나지 않았다.

1976년 얌부쿠 유행에 이어 1977년에서 1979년 사이 자이르와 수단에서 몇 건의 소규모 유행이 있었지만 그 뒤로 15년간 에볼라 바이러스는 아프리카 어디에서도 모습을 드러내지 않았다. 1980년대 초 산발적으로 환자들이 발생했지만 모두 시간이 지나서야 밝혀진 것이었으며 긴급 대응이 필요할 정도로 두드러진 유행은 없었다. 질병은 환자들의 몸속에서 스스로 소진되어 버리는 것처럼 보였다. 세계보건기구, 미국 질병관리본부, 기타 전문적인 기관에서 특공대를 소집하기도 전에 저절로 없어져 버렸던 것이다. 소진이란 이렇게 치사율이 높고 중간 정도의 전염력을 지닌 감염병에서 특별히 중요한 개념이다. 처음 몇 명이 사망하고 다시 몇 명이 감염되었을 때, 일부는 사망하더라도 다른 사람들이 회복된다면 병원체가 계속 퍼져나가지 못한다. 이런 현상을 가리켜 소진이라고 한다. 하지만 15년이 지나자 에볼라는 다시 날뛰기 시작했다. 메이바우트 2와 가봉의 다른 지역에서 모습을 드러낸 후, 키크위트라는 지역에 이르러 한층 맹위를 떨쳤다.

키크위트는 자이르의 수도인 킨샤사에서 동쪽으로 약 500킬로미터 떨어진 도시다. 이곳은 얌부쿠나 메이바우트 2, 또는 보우에 외곽의 벌목 캠프와 결정적으로 다른 점이 있었다. 그곳은 20만 명이 몰려 사는 도시였다. 병원도 몇 군데 있었다. 이전 유행 지역들과 달리 넓은 바깥 세상과 연결된 곳이었다. 하지만 숲으로 둘러싸여 있다는 점은 비슷했다.

키크위트에서 첫 번째 희생자는 숲 속이나 그 주변에서 일하는 42세 남성으로 숲의 생태계를 다소나마 교란시킨 것이 확실했다. 그는 몇 군데의 개간지에서 옥수수와 카사바를 재배하고, 나무를 잘라 숯을 굽기도 했는데 그 장소는 도시에서 남동쪽으로 약 10킬로미터 떨어진 곳이었다. 어디서 나무를 얻었으며 어떻게 자신의 밭에 햇빛이 들도록 했을까? 당연히 나무를 잘랐을 것이다. 그는 1995년 1월 6일 발병하여 1주일 후 출혈열로 사망했다.

그가 세 명 이상의 가족을 직접 감염시키고(모두 사망했다), 사회적으로 접촉한 많은 사람들에게도 바이러스를 전염시키면서 이후 몇 주간 열 명이 더 사망했다. 사망자 중 일부는 의심의 여지없이 바이러스에 감염된 채 키크위트 종합병원과 주로 산모들이 입원하는 병원에 입원했는데, 그곳 검사실 직원 한 명이 바이러스에 감염되었다. 그 직원은 키크위트 종합병원에 입원했는데 장티푸스에 의한 장파열을 의심하여 그를 수술했던 의사와 간호사 몇 명, 병실에서 그를 돌보았던 이탈리아인 수녀 두 명이 다시 바이러스에 감염되었다. 검사실 기사와 수녀들이 사망하자, 지역 보건당국에서는 이 병을 전염성 이질('혈성설사')로 생각했다. 오진을 한 탓에 결국 바이러스는 키크위트 지역의 다른 병원을 통해 환자와 의료진들에게 훨씬 광범위하게 확산되었다.

모든 사람이 이질이라고 생각하지는 않았다. 보건성 소속 의사 한 명은 이질이 아니라 바이러스 출혈열처럼 보인다고 했으며, 그 추측은 5월 9일 미국 질병관리본부에 접수된 혈액 검체를 통해 이내 확인되었다. 틀림없는 출혈열이었다. 원인은 다름 아닌 에볼라였다. 7월에 이르러 유행이 가라앉을 즈음 사망자는 200명이 넘었으며, 그중 60명이 의료인이었다. 다른 병으로 생각하고(궤양으로 인한 위장관 출혈 등) 환자를 수술한 경우가 특히 위험했다.

그 사이에 보유숙주를 찾기 위한 또 다른 국제협력팀이 결성되어 6월 초에 키크위트로 들어갔다. 이 팀은 미국 질병관리본부 직원들, 자이르대학 연구진, 메릴랜드 주의 미육군 감염병연구소United States Army

Medical Research Institute for Infectious Diseases* 직원들, 그리고 덴마크 유해동물연구소에서 파견된 설치류 전문가 한 명으로 구성되었다. 그들은 종간전파의 흔적을 추적할 수 있으리라고 생각되는 장소에서 일을 시작했다. 바로 첫 번째 희생자인 42세의 불운한 남성이 살았던 숯가마와 밭이었다. 이곳을 시작으로 여러 곳을 옮겨다니며 3개월간 수천 마리의 동물들을 덫이나 그물로 포획했다. 대부분 작은 포유동물과 조류였지만 파충류나 양서류도 있었다. 모든 덫은 도시 경계 바깥의 숲과 사바나에 설치했다. 키크위트 시내에서는 가톨릭 선교회에 그물을 설치하여 박쥐를 잡았다. 포획된 동물은 안락사시킨 후 혈액을 채취하고 비장(때에 따라 간이나 콩팥 등 다른 장기도)을 적출하여 냉동보관했다. 그 밖에 개나 소, 애완용 원숭이들도 혈액을 채취했다. 모두 3,066개의 혈액 검체와 2,730개의 비장이 채취되어 미국 질병관리본부로 보내졌다. 그곳에서는 혈액 검체에 방사선을 쬐어 모든 바이러스를 죽인 후 당시 가장 민감한 분자생물학적 방법을 이용하여 에볼라 항체를 검사했다. 비장 검체들은 BSL-4등급 연구시설로 보냈다. 이 시설은 칼 존슨의 초기 작업 이후 새로 고안된 것으로(그는 이런 시설을 설계한 선구자 중 한 명이다), 몇 겹의 밀폐장치와 음압발생기, 정교한 필터를 갖추고 그 안에서 일하는 사람 또한 우주복을 입었다. 이론적으로는 에볼라 바이러스 누출 위험이 없는 봉쇄지역인 셈이다. 자이르에서 채취해온 비장들 중에 바이러스가 있을지 없을지는 아무도 모르지만 모든 검체는 감염된 것으로 가정하고 취급했다. 비장 검체들은 일부를 떼어 곱게 간 후 세포 배양물에 가해 바이러스가 자라

* 원래 생물학적 무기 연구소였지만 당시에는 질병 연구 및 생물학적 공격에 대한 방어 업무를 담당했다.

는지도 확인했다.

아무것도 자라지 않았다. 세포 배양물은 전혀 바이러스의 흔적 없이 건강하게 자라났다. 항체 검사에서도 양성 결과가 한 건도 나오지 않았다. 에볼라 바이러스는 다시 한 번 종간장벽을 뛰어넘어 엄청난 피해를 입힌 후, 병들고 죽은 희생자들만 남긴 채 자취도 없이 사라져 버린 것이다. 위험하고, 눈에 보이지도 않으며, 신출귀몰하는 녀석이었다.

그러나 많은 전문가들이 팀을 이루어 3개월간 노력한 결과를 완전한 실패로 단정해서는 안 된다. 잘 계획된 연구는 음성 결과가 나오더라도 가능성을 보다 좁혀주는 효과가 있다. 그렇다고 해도 회심의 노력이 수포로 돌아갔다는 사실은 절망감을 불러일으켰다. 너무 늦게 키크위트에 들어간 것은 아닐까? 어쨌든 숯 굽는 사람이 쓰러진 지 6개월이나 지났으니 말이다. 우기가 건기로 넘어가는 시기라 보유숙주가 이동하거나, 숨거나, 숫자가 줄어든 건 아닐까? 유행하지 않을 때는 바이러스 숫자가 크게 감소하여, 심지어 보유숙주의 몸속에서도 거의 검출할 수 없을 정도로 적은 수만 남는 것은 아닐까? 연구팀도 알 수 없는 일이었다. 최종 보고서에서 에볼라 바이러스가 검출되지 않은 기나긴 동물종의 목록 외에 가장 눈에 띄는 것은 앞으로 연구 방향을 제시하는 세 가지 중요한 가정을 분명히 한 것이었다.

첫째, 그들은 초기 연구를 근거로 보유숙주가 포유동물이라고 생각했다. 둘째, 아프리카에서 에볼라 유행은 항상 울창한 숲과 관련이 있었다. 심지어 키크위트처럼 도시 지역의 유행도 숲 속에서 살았던 사람으로부터 시작되었다. 따라서 보유숙주는 숲 속에 사는 동물이라고 생각해도 좋을 것이다. 셋째, 에볼라 유행은 시간적으로 분산되어 나타났다. 한 번 유행하면 몇 년씩 잠잠하기도 했다. 이런 시간적 패턴은 보유숙주로부터 인간이 감염되는 일이 드물게 일어난다는 의미다. 이렇게 종간전파가 드물다는 사실로부터 다시 두 가지 가능성을 생각할 수 있다. 즉, 보유숙주 자체가 드문 동물종이거나, 사람과의 접촉이 드물게 일어난다는 것이다.

키크위트 팀이 아는 것은 이것뿐이었다. 아무것도 발견하지 못했다는 결론을 권위있게 서술한 그들의 논문은 1999년 《감염병 저널》 특집 증보판에 여러 편의 에볼라 관련 논문들과 함께 발표되었다. 23년이 지난 지금도 보유숙주는 여전히 오리무중이다.

12

"우리는 그게 어디있는지 알아야 해요." 트리쉬 리드가 에볼라의 행방에 관한 두 가지 수수께끼를 가리켜 했던 말이다. 첫 번째는 보유숙주, 즉 생태학적 문제였다. 도대체 바이러스는 어떤 생물 속에 숨어 있을까? 두 번째는 지리학적 문제였다. 에볼라 바이러스는 드넓은 아프리카 대륙의 어디에서 어디까지 분포하고 있을까? 두 번째 질문은 보유숙주를 알아내고 분포를 추적할 수 있을 때까지는 풀리지 않을 수도 있었다. 그때까지 에볼라의 행방을 나타내는 유일한 데이터는 인간 유행 지역을 점으로 표시한 지도뿐이었다.

그 지도를 참고할 수는 없을까? 에볼라는 1976년 얌부쿠에서 대유행을, 수단 남서부에서 그보다 약간 작은 규모의 유행을 일으키며 처음 모습을 드러냈다. 약간 작다고는 하지만 수단에서도 151명이 사망했다. 유행이 일어난 곳은 얌부쿠에서 북동쪽으로 약 800킬로미터 떨어진 자이르 국경 부근의 마을이었다. 유행은 면직공장 직공들 사이에서 시작되었다. 서까래에 박쥐들이 매달려 있고, 바닥에는 쥐들이 지나다니는 열악한 환경이었다. 사망률은 자이르보다 낮아 '겨우' 53퍼센트를 기록했다. 분석 결과 수단에서 분리된 바이러스는 유전학적으로 자이르의 바이러스와 다르다는 사실이 밝혀졌다. 이 바이러스는 '에볼라-수단'으로 명명되었다. 한편 칼 존슨이 얌부쿠에서 분리한 바이러스는 '에볼라-자이르'라고 불렸다. 학술지에서는 정확성과 편의를 위해 ZEBOV(자이르-에볼라-바이러스), SEBOV(수단-에볼라-바이러스)라는 약자도 간혹 사용되었다. 어떤 과학자들은 두 가지 바이러스에 대해 '균주' 또는 '아형'이라는 용어를 쓰지만, 다른 과학자들은 동식물의 분류와 비슷하게 그냥 에볼라 속屬에 속하는 바이러스 종이라고 부르기도 했다. 시간이 흐르면서 더 많은 바이러스 종들이 추가되었다.

1977년 자이르 북서부의 탄달라Tandala라는 마을에 있는 한 선교병원에서 어린 소녀가 출혈열로 사망했다. 사후에 채취하여 냉장되지 않은 상태로 미국 질병관리본부에 보낸 혈액 검체에서는 에볼라-자이르가 분리되었다. 세포 배양 검사를 하지 않고 살아 있는 기니피그에게 접종한 후 장기에서 복제 중인 바이러스를 발견한 것이었다. (당시만 해도 신종 바이러스에 대한 현대적 현지조사라는 분야는 아직 초기에 불과했으며 열대의 열악한 환경에서 살아 있는 바이러스를 냉동 상태로 유지하는 등의 어려움을 극복하기 위해 즉흥적인 방법들을 많이 사용했다.) 칼 존슨은 이 연구팀의 일원이기도 했다. 불과 1년 전에 서쪽으로 약 300킬로미터 떨어진 곳에서 발생한 첫 번째 유행의 조사단을 이끌었으므로 당연했다. 하지만 탄달라에서 사망한 9세 소녀는 고립된 증례였다. 가족과 친구 중에는 감염된 사람이 아무도 없었다. 어쩌다 감염되었는지 가설조차 세우기 어려웠다. 존슨이 공동저자로 참여한 증례 보고는 소녀의 생활 환경을 묘사하면서 감염 경로를 암시하는 데 그쳤다. '마을들이 울창한 열대우림을 개간한 곳 또는 사바나를 흐르는 강 주변에 자리잡고 있으므로 자연과 밀접하게 접촉하는 환경이다.' 혹시 죽은 침팬지를 만졌거나, 먼지가 풀썩이는 오두막에서 공기 중에 섞인 설치류의 오줌을 들이마셨거나, 숲 속에 피어난 꽃에 입을 잘못 맞췄을까?

2년 후 같은 종의 에볼라-수단 바이러스가 처음 나타났던 면직공장에서 직공 한 사람을 감염시키며 다시 모습을 드러냈다. 그는 입원했지만 병원에서 다른 환자를 감염시켰고, 이런 식으로 전염이 병원을 한바탕 쓸고 지나가자 무려 22명이 사망했다. 치사율은 65퍼센트로 에볼라-자이르만큼은 아니었지만 역시 매우 높았다. 어쨌든 수단 바이러스는 치사율이 약간 낮은 종인 것 같았다.

다시 10년 후 새로운 종의 에볼라 바이러스가 전혀 예상치 못한 곳에서 모습을 드러냈다. 바로 버지니아 주 레스턴Reston이었다. 워싱턴 D.C.에서 포토맥 강 바로 건너에 위치한 레스턴 시 근교의 실험동물 검역시설에 수용 중이던 아시아 원숭이 사이에서 발생한 1989년의 에볼라 유행은 리처드 프레스턴의 《핫존: 에볼라 바이러스 전쟁의 시작The Hot Zone》에 잘 기술되어 있다. 이 책에 대한 에볼라 전문가들의 의견은 엇갈린다. 파급효과는 인정하면서도 정확성에 대해서는 의문을 제기하는 것이다. 그러나 일반 대중에게 에볼라라는 이름과 그 무서움을 알리는 데는 어떤 논문이나 기사보다도 효과적이었다는 점은 부정할 수 없다. 바이러스가 버지니아 주의 사무실 단지에서 별 특징없는 건물 속의 우리에 갇혀 있던 영장류들을 대량살상했다면 어디 있는 누구든 그렇게 하지 못할까?

문제의 검역시설은 레스턴 영장류 검역소Reston Primate Quarantine Unit

라는 곳으로 코닝Corning의 계열사인 헤이즐턴 연구용품Hazelton Research Products이라는 회사 소유였다. 불운한 원숭이들은 의학 연구에 많이 이용되는 긴꼬리마카크원숭이Macaca fascicularis였다. 필리핀에서 항공으로 들여온 녀석들이었다. 천연두가 뱃사람들을 통해 전파되었듯이 에볼라 바이러스가 죽음의 밀항자처럼 원숭이의 몸에 숨어 들어온 것이 확실했다. 두 마리의 마카크원숭이는 도착하자마자 죽었는데 사실 이런 일은 여행 중 받은 스트레스로 인해 흔히 일어났다. 그러나 이후 몇 주간 검역소 안에서 많은 원숭이들이 죽은 것은 보통 일이 아니었다. 조사가 시작되었고 병원체는 에볼라로 밝혀졌다. 에볼라의 일종이라고 알려졌을 뿐 정확한 균주는 밝혀지지 않았다. 〈고스트버스터즈〉처럼 차려입은 미육군 감염병연구소 팀이 나머지 마카크원숭이를 모두 살처분했다. 검역소도 폐쇄한 후 포름알데히드 가스로 멸균했다. 이 으스스한 장면은 프레스턴의 책에 자세히 묘사되어 있다. 전문가들은 에볼라가 원숭이들 사이에서 공기전염된 것 같다는 데 큰 불안감을 느꼈다. 바이러스가 건물 밖으로 누출되었다면 공기를 타고 워싱턴 일대로 퍼질 수도 있지 않을까? 인간에게도 치명적일까? 사실 이때 검역소 직원 몇 명은 이미 감염되어 있었다. 혈액 검사 결과 항체가 발견되었던 것이다. 천만다행히도 이들은 아무런 증상도 나타내지 않았다. 검사 결과 바이러스는 에볼라-자이르와 비슷한 점도 있었지만, 같은 종으로 간주할 수는 없을 정도로 달랐다. 이 균주는 '에볼라-레스턴'이라고 명명되었다.

사실 바이러스가 버지니아 주 교외가 아니라 필리핀에서 유래되었다는 점을 생각한다면 에볼라-레스턴이라는 명칭은 잘못된 것이다. 이후 마닐라 인근 루손Luzon 섬의 원숭이 수출업체들을 조사한 결과 상당히 많은 원숭이가 죽은 것으로 밝혀졌는데, 대부분 에볼라-레스턴에 감염되었으며 사람들 중에도 12명이 바이러스 항체를 갖고 있었다. 그러니 바이러스는 에볼라-레스턴이기 전에 에볼라-필리핀이었던 셈이다. 어쨌든 감염된 필리핀 사람 중에도 병을 앓은 사람은 없었다. 따라서 1989년 미국과 루손 섬에서 발견된 에볼라-레스턴 바이러스는 사람에게는 병을 일으키지 않고 오직 원숭이에서만 병을 일으키는 것으로 생각되었다. 좋은 뉴스였다. 나쁜 뉴스는 아무도 그 이유를 모른다는 점이다.

지리적으로 멀리 떨어진 필리핀 균주를 제외하고 야생에서 발생하는 에볼라는 그때까지 아프리카에 국한된 현상으로 남아 있었다. 그러나 다음번 유행은 새로운 지점을 추가시켰다. 1992년 11월 서아프리카 코트디부아르(Côte d'Ivoire, 전에는 아이보리 코스트라고 불렸음)의 야생동물 보호구역에서 침팬지들이 죽기 시작했다. 타이 국립공원Taï National Park이라는 이 보호구역은 코트디부아르와 리베리아Liberia 국경에 위치한 곳으로 이 지역에서 마지막으로 남은 일차열대우림을 포함한다. 수천 마리의 침팬지를 비롯하여 다양한 동물종이 서식하고 있다.

크리스토프 보쉬Christophe Boesch라는 스위스 생물학자는 이 침팬지 중 한 집단을 15년간 추적 연구했다. 1992년 유행 시 보쉬 팀은 침팬지들이 죽거나 갑자기 사라져 개체수가 급감했다는 사실을 깨달았지만 원인은 찾지 못했다. 그 후 1994년 말 짧은 기간 동안 8구의 사체가 발견되면서 다시 동물들이 사라지기 시작했다. 타이 국립공원 연구원들은 약간 부패된 침팬지 사체 2구를 부검했다. 검사 시에는 분명하지 않았지만, 아니 상상도 못했지만, 그중 1구의 사체에는 에볼라가 들끓었다. 부검에 참여한 스위스 출신의 34세 여성 수의사는 장갑만 끼고 가운과 마스크를 하지 않았는데 결국 바이러스에 감염되었다. 어떻게 감염되었을까? 메스를 떨어뜨리거나 바늘에 찔리는 등 정확히 이거라고 할 만한 노출은 없었다. 조그맣게 긁혀 피부가 벌어진 곳에 침팬지 혈액이 튀었거나, 모르는 사이 얼굴에 미세한 체액이 튀었을지도 모른다. 8일 후 그녀는 오한을 느끼기 시작했다.

말라리아 치료제는 아무 소용이 없었다. 그녀는 코트디부아르의 수도인 아비장Abidjan의 한 병원으로 이송되어 다시 말라리아 치료를 받았다. 열은 계속되었다. 5일째 되던 날 구토와 설사가 시작되면서 전신에 발진이 나타났다. 7일째에는 앰뷸런스 수송기에 실려 스위스로 이송되었다. 이제 그녀는 마스크를 썼고, 진찰하는 의사와 간호사도 마찬가지였다. 아무도 원인을 밝히지 못했다. 뎅기열, 한타바이러스, 장티푸스의 가능성이 제기되었고, 말라리아도 완전히 배제되지는 않았다. 에볼라는 고려 대상이 아니었다. 코트디부아르에서 한 번도 보고된 적이 없기 때문이다. 음압이 작용하는 이중문이 달린 격리실에 입원한 상태로 그녀는 라사, 콩고-크림 출혈열, 치쿤구니야, 황열, 마르부르크병, 그리고 드디어 에볼라 등 온갖 드물고 끔찍한 병들에 대해 검사받았다. 에볼라는 에볼라-자이르, 에볼라-수단, 에볼라-레스턴을 특이적으로 검출하는 방법을 사용했다. 모두 음성이었다. 검사에 사용된 항체로는 혈청에서 어떤 바이러스도 검출되지 않았다.

검사는 계속되었다. 네 번째 검사에서는 범위를 넓혀 모든 에볼라 균주를 포함시켰다. 혈청을 가하자 그중 한 가지에서 양성반응이 나타났다. 에볼라가 그녀의 몸속에 숨어 있었던 것이다. 이 스위스 여성은 세계 최초의 에볼라-코트디부아르 감염자로 기록되었다. 두 번째 희생자는 그녀가 부검했던 침팬지로 사후에 조직 검사 결과 확인되었다.

침팬지와는 달리 그녀는 다행히 살아남았다. 한 주 더 입원한 끝에 집에 돌아갈 수 있었다. 체중이 6킬로그램 줄었고, 나중에 머리카락이 빠지기도 했지만 그 밖에는 별 문제가 없었다. 에볼라-코트디부아르의 첫 번째 증례라는 것 외에도 이 여성은 또 다른 기록 보유자가 되었다. 에볼라에 감염된 채 아프리카 대륙을 떠난 첫 번째 인간이 된 것이다. 그녀가 마지막이라고 믿을 이유는 전혀 없다.

13

에볼라의 종간전파는 1990년대는 물론 21세기 들어서도 계속되고 있다. 현지 연구가 어려울 정도로 이곳저곳에서 산발적으로 나타나지만, 일부 과학자들이 주목하고 각국 보건당국이 걱정할 정도의 빈도는 꾸준히 유지된다. 1995년 코트디부아르 사건이 벌어진 지 얼마 안 되어 앞서 언급했던 키크위트에서 에볼라-자이르가 유행했다. 6개월 후에는 메이바우트 2에서 새로운 유행이 시작됐다. 메이바우트 2 유행에서 한 가지 더 지적할 것은 마을 자체는 가봉에 속하지만 발견된 바이러스는 가장 널리 퍼져 있으며 가장 치명적인 에볼라-자이르였다는 점이다. 가봉의 보우에 인근 벌목 캠프에서 유행한 바이러스도 에볼라-자이르였다.

같은 해인 1996년 또 다른 필리핀마카크원숭이들을 통해 에볼라-레스턴 바이러스가 미국에 다시 들어왔다. 처음 레스턴에 감염되었던 원숭이들과 동일한 마닐라 인근 수출업체를 통해 수입된 이 원숭이들은 텍사스 주 코퍼스 크리스티Corpus Christi 인근 앨리스Alice라는 곳에 있는 상업용 검역시설로 보내졌다. 그중 한 마리가 죽었고 검사에서 에볼라-레스턴 양성이 나오자 같은 방에 수용되었던 49마리는 예방조치로 모두 안락사되었다. (사후 검사 결과 대부분 에볼라 음성이었다.) 원숭이들의 하역 및 운송에 참여한 열 명의 인부들도 검사에서 모두 음성이 나왔다. (아무도 안락사되지는 않았다.)

아프리카에서 바이러스의 다음번 표적이 된 것은 우간다였다. 2000년 8월 북부의 작은 도시 굴루Gulu 부근에서 에볼라-수단 바이러스가 유행했던 것이다. 우간다 북부는 수단 남부와 국경을 맞대고 있으므로 에볼라-수단이 국경을 넘어간 것은 놀랄 일이 아니었다. 하지만 어떻게 넘어갔을까? 밝혀지지 않은 보유숙주 한 마리가 개별적으로 국경을 넘어 이동했거나, 동물 집단이 국경 양쪽에 걸쳐 분포했을 것이다. 이런 추론을 통해 왜 보유숙주 수수께끼를 푸는 것이 중요한지 알 수 있다. 에볼라 바이러스가 어떤 동물종의 몸속에 숨어 있고, 그 동물종이 어디에 사는지 안다면(다시 말해 어디에는 **살지 않는지** 안다면) 다음번에 바이러스가 어디서 종간장벽을 뛰어넘어 유행을 일으킬지, 어디서는 유행이 일어나지 않을지 알 수 있는 것이다. 어느 지역을 집중적으로 감시할지 판단할 근거가 생긴다는 뜻이다. 보유숙주가 수단 남서부의 숲 속에는 살지만 니제르Niger의 사막에는 살지 않는 설치류라면 니제르에서 염소 치는 사람들은 긴장을 풀어도 된다. 그 밖에도 걱정해야 할 일은 얼마든지 있을 테니까.

불행하게도 2000년에 우간다에서 일어난 종간전파 때는 에볼라-수단 바이러스가 마을에서 마을로, 병원에서 병원으로, 북부에서 남서부까지 전국을 휩쓸며 224명의 사망자를 냈다. 치사율은 다시 한번 '겨우' 53퍼센트를 기록하여 1976년 수단에서 일어난 첫 번째 유행 때와 정확히 일치했다. 이런 일치는 에볼라-수단과 에볼라-자이르의 독성이 크게 다르다는 사실을 반영한다고 생각되었다. 이런 차이는 다시 진화 과정 속에서 2차 숙주인 인간에 대한 적응도가 달랐다는 사실을 반영하는 것일 수도 있다(물론 단순한 우연일 수도 있다). 병원체의 치사율에는 식습관, 경제적 상태, 전반적인 공중보건, 의료 수준

등 다양한 인자들이 작용한다. 어디까지가 이런 조건 때문이고, 어디까지가 바이러스 자체의 독성 때문인지 구별하기는 어렵다. 그렇다고는 하지만 적어도 인간에 미치는 영향으로 본다면 네 가지 균주 중 에볼라-자이르가 가장 독성이 강한 것으로 보인다. 가장 독성이 약한 것은 에볼라-코트디부아르다. 딱 한 건의 인간 감염이 보고되었고(확진되지 않은 증례까지 합하면 두 건일 수도 있지만) 사망자는 없었던 에볼라-코트디부아르는 종간전파도 덜 일으키고 치사율도 더 낮을 가능성이 높다. 물론 종간전파를 더 자주 일으키지만 문제가 되지 않는지도 모른다. 사람들이 감염되어도 별 증상이 없을 수 있다는 뜻이다. 이런 가능성을 배제하기 위해 코트디부아르에서 많은 사람들을 대상으로 선별검사를 해본 사람은 아무도 없으니 말이다.

에볼라-코트디부아르(또는 다른 어떤 바이러스든)가 인간에서 낮은 독성을 나타내는 데 진화가 어떤 역할을 했을까? 복잡한 문제다. 단순히 치사율만 비교해서는 결론 내릴 수 없다. 치사율 자체는 진화의 적합성을 판단하는 기준인 바이러스의 증식력이나 장기 생존력과는 무관할 수도 있다. 인체는 에볼라의 주 서식지가 아니라는 점을 기억해야 한다. 에볼라의 주 서식지는 보유숙주다.

다른 인수공통감염 바이러스와 마찬가지로 에볼라도 보유숙주 내에서 평화롭게 살면서 꾸준히 증식하지만, 지나치게 숫자를 불려 숙주에게 문제를 일으키지는 않는 방향으로 적응해왔을 것이다. 하지만 종간장벽을 넘어 인간의 몸속으로 들어가면 전혀 새로운 환경과 조건들을 맞아 치명적인 결과를 빚는 것이다. 어떤 전문가들은 에볼라 바이러스의 삶과 모험에서 인간의 역할을 설명하기 위해 보유숙주와 구분되는 개념으로 종말숙주dead-end host라는 용어를 쓰기도 한다. 그 의미는 이렇다. 유행이 통제되어 막바지에 이르면 바이러스는 막다른 골목에 몰려 후손을 남기지 못한다. 물론 그 바이러스가 모두 그렇다는 것이 아니라 종간전파라는 도박에 모든 것을 걸고 인간의 몸속으로 뛰어든 바이러스의 혈통이 그렇다는 것이다. 게임은 끝났다. 더 이상 갈 곳이 없다. 이들의 혈통은 진화적 패배자다. 인간 집단에서 토착병이 되어 계속 살아갈 기회를 잡지 못했다. 그렇다고 거대한 유행을 일으키지도 못했다. 지금까지 우리가 경험한 바로는 에볼라가 딱 이런 경우다.

세심한 의학적 절차에 따르면 대부분의 감염을 막을 수 있다(격리 병동, 라텍스 장갑, 가운과 마스크, 일회용 바늘과 주사기 등을 이용한 격리 간병). 때로는 더 간단한 방법으로도 한 지역에서 종간전파를 막다른 골목으로 몰 수 있다. 과거에 그런 일은 우리가 아는 것보다 훨씬 자주 일어났을 것이다. 충고하건대 남편이 에볼라에 감염됐다면 음식과 물과 사랑을 주고 기도도 해줄 수 있지만 접근하지는 말라. 좋은 결과를 바라며 끈기 있게 기다려라. 죽는다 해도 직접 몸을 씻기지는 말라. 빨리 물러나서 키스를 날린 후 오두막째로 태워버려라.

이렇게 숙주 자체를 막다른 골목으로 만들어버리는 방법은 오랜 세월 전해오는 지혜다. 전염병이 돌면 으레 이렇게 했다. 하지만 또 하나 생각해볼 점이 있다. 인수공통감염병은 정의상 통상적인 상황을 넘어서는 사건이며, 그 결과도 통상적인 범위를 훨씬 뛰어넘을 수 있다. 모든 종간전파는 병원체 입장에서 목숨을 걸고 구입하는 복권과 같다. 당첨된다면 병원체는 일약 새롭고 대단한 존재로 뛰어오른다. 물론 막다른 골목을 초월한다는 것은 거의 승산없는 도박이다. 그러나 도박에서 이긴다면 지금까지 한 번도 이르지 못한 차원에서, 지금까지와는 전혀 다른 존재로 살아갈 수 있다. 그리고 누구나 알듯이 때로는 복권에 당첨되는 경우가 생긴다. HIV를 보라.

14

앞에서 에볼라 바이러스의 균주가 네 가지라고 했던가? 한때는 그랬지만 2007년 말에 이르면 우간다 서부에서 다섯 번째 종이 등장한다.

2007년 11월 5일 우간다 보건성에 수수께끼같은 병으로 20명이 사망했다는 보고가 접수되었다. 콩고민주공화국(1997년 자이르는 국호를 이렇게 바꿨다) 국경 산악지역에 위치한 분디부교Bundibugyo 주라는 외딴 곳에서 벌어진 일이었다. 20명 모두 정체불명의 급성 감염으로 갑자기 사망했으며 다른 사람들 또한 위험에 처해 있다는 소식이었다. 발진티푸스 같은 리케차성 질병일까? 에볼라도 언급되었지만 출혈을 일으킨 환자가 거의 없어 가능성이 낮다고 생각되었다. 신속하게 혈액 검체가 채취되어 미국 질병관리본부로 보내졌다. 모든 형태의 에볼라를 검출할 수 있는 일반적 분석과 알려진 네 가지 균주에 대한 특이적 검사가 시행되었다. 특이적 검사는 모두 음성이었지만 일반적 검사에서 몇 건의 양성 결과가 나왔다. 11월 28일 미국 질병관리본부는 우간다 당국에 에볼라는 맞지만 지금까지 본 적이 없는 새로운 종류라는 결과를 보고했다. 추가적인 검사 결과 새로운 에볼라 바이러스는 유전학적으로 그때까지 알려진 네 가지 바이러스 중 어느 것과도 32퍼센트 이상 달랐다. 이 바이러스는 에볼라-분디부교로 명명되었다. 곧 미국 질병관리본부 현장대응팀이 전염을 통제하기 위해 우간다에 도착했다. 흔히 그렇듯 이들은 현지 보건당국과 협력하여 세 가지 임무를 수행했다. 환자를 돌보고, 전염의 확산을 막고, 질병의 특징을 조사하는 것이었다. 최종적으로 감염자는 116명, 사망자는 39명으로 집계되었다.

관례대로 현장대응팀은 관찰한 바를 정리하여 새로운 에볼라 바이러스의 발견을 알리는 논문을 발표했다. 제1저자는 미국 질병관리본부 소속 분자바이러스학자로 보유숙주 현장조사 경험이 있는 조너던 타우너Jonathan S. Towner였다. 그는 검사 과정을 지휘하는 한편 직접 우간다로 가서 대응팀에 참여하기도 했다. 타우너의 논문에는 정교한 분자생물학적 기법에 대한 설명과 분디부교를 휩쓴 유행의 자세한 묘사 외에도 다섯 가지 에볼라 바이러스에 관한 흥미로운 관찰이 실려 있다. '각 바이러스 균주의 게놈은 서로 30~40% 이상 다른데, 이런 수준의 다양성은 이들이 차지한 생태적 지위와 진화 과정의 차이를 반영한다고 생각된다.' 저자들은 치사율의 차이를 비롯한 에볼라 바이러스 간의 뚜렷한 차이 중 일부는 보유숙주 내에서 현재 어떻게 사는지, 그리고 어디서 어떻게 살아왔는지를 반영할지도 모른다고 얘기하고 싶었던 것이다.

분디부교 유행은 많은 우간다 사람들의 심기를 불편하게 했다. 그도 그럴 것이 이제 지구 상에서 두 가지 에볼라 균주의 유행(2000년 굴루에서 에볼라-자이르, 2007년 에볼라-분디부교)을 겪은 유일한 나라라는 불명예를 안게 되었던 것이다. 뿐만 아니라 불과 1년 새에 에볼라와 마르부르크병(에볼라와 밀접하게 연관된 병원체가 일으키는)의 유행을 겪은 유일한 나라이기도 했다(2007년 6월 키타카[Kitaka]라는 금광에서 발생한 마르부르크병 종간전파의 무시무시한 이야기는 뒤에 자세히 설명할 것이다). 이런 국가적 불운을 겪었으니 2007년 말 우간다에서 온갖 소문과 근거없는 이야기와 불안한 예측이 판을 친 것도 당연한 일이었지만 그 때문에 바이러스를 추적하기가 더 힘들어진 것 또한 사실이었다.

어떤 임산부가 출혈열 증상이 있었는데 아기를 낳고 나서 사망했대. 아기는 할머니의 손에 맡겨졌지만 머지않아 죽고 말았지. 슬프지만 별난 이야기는 아니지. 사정이 열악한 마을에서 엄마 없는 갓난아이가 죽는 건 늘 있는 일이잖아. 희한한 건 말이야, 할머니도 죽었다는 거야. 집에서 키우던 염소가 유인원(침팬지인지 고릴라인지)에게 물린 후 감염이 되었대. 당연히 도살해서 13살 먹은 남자 아이가 가죽을 벗겼는데 그 뒤로 소년의 가족들이 하나둘씩 병에 걸렸다는 거야. 아니야, 그 사람들은 죽은 원숭이를 먹었대. 그게 아니고, 박쥐를 먹었다던대?

이런 소문들은 대부분 근거 없는 것이었지만 널리 퍼져 있는 인수공통감염병에 대한 직관적인 이해를 반영했다. 즉, 유행병의 근본 원인이 야생동물이든 가축이든 동물과 인간의 상호관계 속에 있다는 것이다. 12월 초와 이듬해인 2008년 1월 우간다의 외딴 지역에서 미심쩍은 원숭이 사체 목격 보고가 이어졌다. 빈사 상태에 빠진 원숭이에게 물린 개가 죽었다는 보고도 있었다. 광견병일까? 에볼라일까? 보건성에서 조사에 나섰다.

한 달 후 캄팔라(Kampala, 우간다의 수도)로 찾아갔을 때 보건성 장관 샘 오크와레Sam Okware 박사는 이렇게 말했다. "새로운 유행병이 돌고 있습니다. 공포라는 병이죠." 오크와레 박사는 에볼라 국가대책위원회 위원장이기도 했다. "대처하기 가장 힘든 전염병은 사람들이 패닉 상태에 빠지는 것입니다." 그는 외딴곳에서 이런 현상이 심하다고 설명했다. 온통 숲으로 둘러싸인 작은 도시나 마을, 소규모 주거지 같은 곳들이다. 이런 곳에는 야생동물을 주식으로 삼는 사람들이 있다. 에볼라가 유행하자 이들은 지탄의 대상이 되었다. 지역경제는 얼어붙었다. 다른 지역에서 병이 옮을까 봐 분디부교 사람들의 돈을 거부했던 것이다. 조금 큰 마을에서는 사람들이 썰물처럼 빠져나갔다. 은행도 문을 닫았다. 운좋게 회복한 후 병원에서 퇴원해도 "따돌림 당하긴 마찬가지였지요. 사람들이 아예 집을 태워 버렸으니까요." 오크와레 박사는 콧수염을 단정하게 깎은 호리호리한 체구의 중년 남성으로 길다란 손으로 여러 가지 제스처를 섞어가며 우간다가 어려움에 처했던 시기를 설명했다. 그의 말에 따르면 분디부교의 유행은 극적이라기보다는 '잠행성' 질병처럼 보건당국에서 그 실체를 파악하려고 안간힘을 쓰는 동안 부지불식간에 천천히 진행되었다. 그는 아직도 해결되지 않은 다섯 가지 의문을 하나하나 열거했다. (1) 왜 한 가정의 가족 중 절반만 병에 걸렸을까? (2) 다른 에볼라 유행 때와는 달리 왜 병원 근무자들 중에 감염된 사람이 거의 없을까? (3) 왜 분디부교 주 내에서도 특정한 마을 몇 군데에서만 병이 돌고 다른 마을들은 무사했을까? (4) 이 병은 성적접촉에 의해서 전염될까? 그는 잠시 말을 끊었다. 다섯 번째 의문을 깜빡 잊어 버린 듯 했다. "보유숙주 말씀인가요?" 내가 거들었다. *예, 바로 그겁니다.* ***보유숙주는 무엇일까?***

2007년 우간다에서 발견된 에볼라-분디부교를 끝으로 현재 알려진 에볼라의 분류체계와 분포지역이 대략 정해졌다. 에볼라 바이러스는 네 종류가 있는데 중앙아프리카 전역에 걸쳐 다양하게 분포한다. 현재까지 수단, 가봉, 우간다, 코트디부아르, 콩고, 콩고민주공화국 등 6개국에서 보유숙주로부터 인간에게 전염되어 질병을 일으켰다(헤아릴 수 없이 많은 고릴라와 침팬지의 죽음과 함께). 다섯 번째 바이러스는 필리핀 토착종으로 생각되는데 감염된 마카크원숭이를 통해 수차례 미국에 유입되었다. 하지만 에볼라가 아프리카 적도지방에서 기원했다면 어떻게 필리핀까지 건너갔을까? 단 한 번의 도약으로 아무런 흔적도 남기지 않고 그 사이를 건너뛰었을까? 수단 서남부에서 마닐라까지는 직선 거리로 1만 킬로미터가 넘는다. 철새도 이 정도 거리를 쉬지 않고 날아가기란 불가능하다. 그렇다면 에볼라 바이러스는 생각보다 훨씬 넓은 범위에 분포하는 것일까? 인도나 태국, 베트남 등지를 뒤져봐야 할까? 아니면 스위스나 요하네스버그에 간 것과 마찬가지로 비행기에 실려 필리핀까지 갔을까?

이런 모든 의문을 생물지리학(생물종이 어디 사는지 연구하는 학문)과 계통발생학(각 계통의 진화를 연구하는 학문)의 시각에서 생각해보면 한 가지 사실이 분명해진다. 현재 에볼라 바이러스에 대해 과학이 이해하는 바는 온통 깜깜한 밤에 아주 작은 불빛이 희미하게 반짝이는 정도에 불과하다는 것이다.

15

에볼라가 휩쓸고 지나간 마을 사람들, 즉 생존자들과 사랑하는 가족을 잃고 크게 상심했지만 다행히 직접 병을 겪지 않은 사람들은 나름대로 이 현상을 이해하려고 노력했는데, 그중 하나가 악령의 마법이라는 관점이었다. 인종적, 언어적 배경이 다양한 모든 집단에서 관찰되는 수많은 믿음과 관습을 거칠게 한 단어로 표현한다면 바로 '마법'일 것이다.

한 예로 가봉 동북부 이빈도 강 상류에 있는 메쿠카Mékouka라는 마을을 들 수 있다. 메쿠카는 1994년의 유행이 시작되었던 채금 캠프 중 한 곳이다. 3년 후 그곳을 방문한 미국의 의학인류학자 배리 휼렛Barry Hewlett은 사람들로부터 에볼라 유행을 어떻게 생각하고, 어떤 반응을 보였는지 직접 들을 수 있었다. 많은 현지인들은 에볼라란 에장가ezanga라고 했다. 현지 바콜라Bakola 어로 흡혈귀나 악령이 부리는 마법이란 뜻이다. 정확히 무슨 뜻이냐고 물었더니 한 사람이 나서 에장가란 재산을 모으기만 할 뿐 다른 사람과 나누지 않는 데 대한 응징으로 '사람들에게 병을 일으키는 인간 모습을 한 악령'이라고 설명했다. (이런 설명은 1994년 사람들에게 고릴라 고기를 나눠주어 유행을 유발하고 자신은 사망한 이빈도 강 상류의 사냥꾼 같은 사람에게는 맞지 않는 말이다. 하지만 누가 아는가. 그가 인심 좋게 고기를 나눠줬다는 사실에 대해 사람들의 진술이 엇갈리니 말이다.) 심지어 에장가는 마법을 걸듯이 희생자를 지정하여 소환할 수도 있었다. 이웃이나 친지들이 부나 권력을 시기한 나머지 어떤 사람의 내장을 뜯어 먹으라고 에장가를 보내 병에 걸리거나 죽을 수도 있었다. *그래서 금을 채취하는 사람이나 목재회사 인부들이 에볼라에 잘 걸린다는 겁니다.* 휼렛의 설명이었다. 사람들은 그들을 부러워하고 시기했던 것이다.

배리 휼렛은 사건이 발생한 지 몇 개월 후 메쿠카 유행을 소급 조사했다. 이 문제에 흥미를 느끼고 연구와 대응이 임상적인 면에 치우친 나머지 중요한 점을 놓치고 있을지 모른다고 걱정하다가, 2000년 말에는 유행이 한창이던 우간다 굴루 현장에 뛰어들기도 했다. 거기서 다수 종족인 아촐리Acholi 족도 에볼라가 초자연적인 힘 때문이라고 생각하는 경향이 있다는 사실을 알게 되었다. 그들은 사람 사이를 바람처럼 휩쓸고 지나가며 불가사의한 유행병과 죽음을 몰고 다니는 게모gemo라는 악령을 믿었다. 에볼라가 그들이 겪은 첫 번째 게모는 아니었다. 아촐리 족은 전에도 홍역과 천연두 유행을 겪었다. 대부분의 사람들은 역병이란 애초에 설명할 수 없는 현상이라고 생각했지만 몇몇 늙은이들은 휼렛에게 자연의 신들에게 무례하게 굴면 게모를 불러들일 수 있다고 했다.

공동체에서 으레 발생하는 크고 작은 질병들 말고 정말로 큰 게모가 찾아왔다고 생각하는 경우, 아촐리 족은 특정한 행동들로 이루어진 일종의 프로그램을 시행하는 전통이 있다. 그중 어떤 것은 질병이 악령 탓이든, 바이러스 때문이든 감염병을 통제하는 데 매우 적절했다. 환자들을 다른 집에서 따로 떨어져 있는 집에 격리시킨다거나, 유행병에서 살아남은 생존자들만 환자를 돌본다거나, 유행병이 도는 마을과 다른 마을 사이에 왕래를 제한한다거나, 성관계를 삼간다거나, 썩거나 그을린 고기를 먹지 않는다거나, 관을 열어놓고 망자를 애도하면서 마지막으로 '사랑의 손길'을 허용하는 전통적인 장례식을 보류하는 것을 예로 들 수 있다. 춤도 금지되었다. 아촐리 족의 이런 전통적 금기는 (우간다 보건성의 개입이나 미국 질병관리본부, 국경없는 의사회, 세계보건기구의 지원과 함께) 굴루 유행이 널리 퍼지는 것을 막는 데 도움이 되었을지도 모른다.

"우리는 이 사람들한테 배워야 해요. 장기간에 걸친 유행병에 대처하는 모습을 보면 배울 점이 많지요." 가봉에서 지내던 어느 날 배리 휼렛은 내게 말했다. 현대사회는 고통스런 대가를 치르고 얻은 오랜 문화적 적응 능력을 잃어 버렸다는 것이다. 그 대신 질병을 연구하는 과학자들에게 의존한다. 물론 분자생물학과 역학은 유용하지만, 전통적인 지식 또한 유용하다고 그는 주장했다. "사람들이 하는 말을 들어보세요. 여기서 벌어지는 일들을 잘 관찰해보세요. 이 사람들은 오랜 세월 동안 전염병과 함께 살아왔으니까요."

휼렛은 성격이 온화한 사람으로 워싱턴 주립대학 교수 자격을 갖고 있으며, 20년간 중앙아프리카에서 현장 경험을 쌓았다. 리브르빌에서 열린 국제 에볼라학회에서 그를 만났을 때, 우리는 각자 따로 에볼라 유행지로 유명세를 치른 한 마을에 가 본 적이 있었다. 콩고의 오드잘라 국립공원Odzala National Park 서쪽 기슭에 있는 음보모Mbomo라는 곳이었다. 음보모는 빌리 커레쉬가 고릴라를 마취총으로 쏘았던 맘빌리 강과 모바 바이에서 멀지 않았다. 음보모의 유행은 2002년 12월 시작되었는데 아마 감염된 고릴라나 다이커 영양에 손을 댔던 사냥꾼들 사이에서 발생하여 주변에 있는 두 개의 마을로 퍼져나갔다. 휼렛과 내가 음보모에서 경험한 것이 크게 다른 이유는 그가 유행이 한창일 때 마을에 들어갔기 때문이다. 프라이팬 위에서 불붙은 기름이 활활 타오르고 있던 때 조사를 시작했던 것이다.

휼렛은 초기 환자 한 명이 마을 병원에서 강제 퇴원하는 모습을 보았다. 가족들이 에볼라 진단을 믿지 않고 전통 치료사에게 의지하려고 억지로 끌어냈던 것이다. 전통 치료는 듣지 않았고, 환자가 현대의료의 도움을 받지 못한 채 집에서 죽은 후 상황은 묘하게 꼬였다. 전통 치료사가 환자는 마법에 걸렸으며 저주를 내린 사람은 크게 성공한 환자의 형이라고 주장했던 것이다. 환자의 형은 이웃 마을에 살며 교사로 '자수성가'하여 장학사까지 된 사람이었다. 아촐리 족의 에장가와 마찬가지로 마법이라는 비난 속에는 질투의 감정이 깔려 있었다. 하지만 또 다른 형제가 죽고 조카 중에도 한 명이 사망하자 가족들은 음보모에 있던 형의 집을 불사르고 사람들을 보내 그를 죽이려고 했다. 경찰이 제지한 덕에 환자의 형은 사악한 마법사라는 누명을 쓰기는 했지만 복수를 피할 수 있었다. 인심은 극도로 나빠져 보이지 않는 테러로 죽는 사람이 늘어났다. 치료할 수도 없고, 설명할 수도 없는 잘못된 믿음은 점점 커져 누구든 평소와 조금이라도 달라 보이거나 조금이라도 눈에 띄는 행동을 하면 의심받기에 이르렀다.

음보모 주변에서 서서히 세력을 키워간 또 다른 위험은 신비주의 비밀결사인 장미십자회La Rose Croix*였다. 장미십자회는 수백 년간 이어져 온 국제적인 조직으로 대부분 비밀리에 전해오는 지식을 탐구하는 데 관심이 있었지만 이 지역에서는 흑마술과 다름없다는 나쁜 평판을 들었다. 한 마을에서는 교사 중 네 명이 회원이었는데(또는 그렇게 추정되었는데), 학생들에게 수수께끼의 질병이 바이러스 때문이라고 말했다. 물질적이고 현대적인 설명이었다. 그것은 곧 이단을 의미했다. *뭔가 조치를 취해야 하지 않겠어? 아무렴!* 배리 휼렛이 부인과 함께 음보모에 도착하던 날 네 명의 교사는 밭에서 일하던 중 마체테**로 살해되었다.

얼마 후 유행이 확산되어 너무나 많은 사람들이 병에 걸리자 마법이라는 설명은 타당성을 잃게 되었다. 대안적 설명으로 등장한 것은 오페페opepe였다. 현지어인 코타어Kota로 '유행병'이라는 뜻으로 아촐리 족의 게모와 비슷한 개념이었다. 현지인 한 사람은 휼렛에게 "이 병 때문에 모든 사람이 죽어가고 있어요."라고 했다. 특정한 희생자나 그 가족을 표적으로 하는 마법이 아니라는 뜻이었다. 2003년 5월 말에 이르자 음보모와 주변 지역에서 발생한 환자 수는 143명을 헤아렸고 그중 128명이 사망했다. 치사율이 무려 90퍼센트로 에볼라-자이르 중에서도 가장 높은 수준이었다.

지역별 신앙 체계에 깊은 관심을 가진 데다 남의 말에 끈기 있게 귀를 기울이는 휼렛 부부는 역학 설문지의 선다형 질문 속에는 절대로 나오지 않을 이야기도 들었다. 그들의 정보원 중 한 명인 음보모 현지 여성이 이렇게 말했던 것이다. "마법은 아무 이유없이 사람을 죽이지 않고, 모든 사람을 무차별적으로 죽이지도 않아요. 게다가 고릴라나

* 1484년 독일에서 생겨난 연금술을 신봉하는 비밀결사. -역주

** 날이 넓고 무거운 칼로 도끼 대용으로 쓰이며 전투용으로도 사용됨. -역주

동물들은 절대로 죽이지 않죠." *아, 맞다! 고릴라가 있었지.* 이것은 음보모 유행의 또 다른 측면이었다. 숲 속에 들어가면 사방에 유인원 사체가 널려 있었다. 로시 보호구역에서도 유인원들이 죽었었다. 모바바이에서도 마찬가지였다. 음보모 주변 지역에서도 사체들이 목격되었다. 여인의 말대로 마법은 고릴라에게 통하지 않는다.

16

실버백 고릴라 한 마리가 에볼라로 죽는 일은 과학과 의학의 관찰 범위 밖에서 일어난다. 숲속에는 고통을 겪는 과정을 지켜볼 사람이 아무도 없다(동료 고릴라들은 볼지도 모르지만). 아무도 체온을 재지 않고 목안을 들여다 보지 않는다. 암컷 고릴라가 에볼라로 쓰러질 때도 아무도 호흡수를 측정하거나 특징적인 발진이 나타나는지 살펴보지 않는다. 수천 마리의 고릴라가 바이러스로 죽어갔겠지만 곁에서 지켜본 사람은 단 한 명도 없다. 빌리 커레쉬나 알랭 온드지도 그런 경험은 없다. 적은 수의 사체가 발견되었고 일부는 바이러스 검사에서 양성이 나오기도 했다. 에볼라가 유행할 때는 더 많은 사체가 사람들의 눈에 띄어 보고되기도 했지만 본디 숲이란 굶주림으로 가득한 장소라 대개 사체는 과학적 검사와 검체 채취의 대상이 되지 못한다. 따라서 에볼라 바이러스가 고릴라라는 동물종에 미치는 영향은 대부분 추론이다. 많은 고릴라들이 사라졌다. 로시, 오드잘라, 민케베에 살던 집단 중에서는 개체수가 엄청나게 줄어든 경우도 많다. 그러나 에볼라 바이러스가 고릴라의 신체에 어떤 영향을 미치는지 정확히 아는 사람은 아무도 없다.

인간은 사정이 다르다. 숫자들이 그 차이를 입증한다. 키크위트에서는 유행 중 245명이 사망했고, 굴루에서는 224명, 음보모 인근에서는 129명이 사망했다. 1976년 질병이 처음 알려진 뒤로 에볼라 출혈열로 인한 사망자 수는 약 1,500명이다. 넓은 지역에 걸쳐 끊임없이 문제를 일으키는 말라리아나 결핵 등 범세계적인 질병 또는 전 세계를 휩쓸었던 몇몇 독감에 의한 사망자 수에 비할 바는 아니지만 의미 있는 데이터를 산출하기에는 충분한 숫자다. 게다가 많은 경우 전문적인 의료진이 사망에 이르는 과정을 지켜보았다. 에볼라에 의해 사망에 이르기까지 인간의 몸에 나타나는 다양한 증상과 병적 영향은 소상히 알려져 있다. 그것은 우리의 생각과는 많이 다르다.

나처럼 《핫존: 에볼라 바이러스 전쟁의 시작》이란 책이 출간되었을 때 푹 빠져 읽은 사람이라면, 또는 그 책이 에볼라에 관한 대중의 인상에 미친 광범위한 영향에 간접적으로 노출된 사람이라면 매우 끔찍할 것으로 생각할지도 모르겠다. 리처드 프레스턴은 사건을 성실하게 조사한 후 생생한 묘사를 통해 노련하게 풀어내는 작가다. 책에서 그는 실로 무서운 질병을 거의 초자연적일 정도로 섬뜩하게 그려냈다. 수단의 한 병원에서 바이러스가 '침상에서 침상으로 뛰어다니며 사정없이 환자들을 죽이고', 사람들이 혼란에 빠져 어찌할 바를 모르고, 환자들이 엄청난 출혈을 일으키고, 장기들이 흐물흐물 녹아내려 '사람들이 침대 속에서 녹아 없어졌다'고 표현한 구절들을 떠올리는 사람도 있을 것이다. 침대에서 녹아 없어졌다고? 특히 에볼라-자이르는 '사실상 신체의 모든 부분을 바이러스가 집어삼켜 소화된 점액처럼 만들어 버린다'고 했던 프레스턴의 묘사에 몸서리를 친 사람들도 있을 것이다. *아이쿠!* 어쩌면 에볼라에 감염된 시체는 죽은 후에 '갑자기 변형되고' 내부 장기들은 '감전되어 녹아내린 것처럼' 썩어 흐물흐물해진다는 대목에서 너무 끔찍해서 책을 덮어 버린 사람도 있을지 모른다. 독자들은 녹아내린다는 말이 실제로 녹는다는 뜻이 아니라 기능 이상을 의미하는 일종의 은유라는 사실을 알아차리지 못할 수 있다. 하긴 은유가 아닐지도 모른다. 에볼라 바이러스와 밀접한 연관이 있는 마르부르크병 이야기를 하는 대목에서 프레스턴은 아프리카에 살던 프랑스 사람이 '비행기 여행 중 마르부르크병 바이러스로 인해 사실상 녹아내렸다'고 썼다. *승무원, 빨리 와봐요!* 빛을 가린 수단의 한 오두막에서 혼수상태에 빠져 미동도 하지 않은 채 죽어간 희생자를 묘사하며 '출혈로 온몸의 피가 모두 빠져나갔다'고 표현한 구절도 있다. 어쨌든 이 말은 그냥 '출혈'이라고 하는 것과는 전혀 다르다. 종이봉지 속에 죽을 잔뜩 퍼넣었을 때 봉지가 터지듯 인간의 몸에서 피가 솟구쳐 나와 껍데기만 남은 것 같은 상태를 암시하는 것이다. 적어도 프레스턴의 묘사를 읽다보면 〈신체 강탈자의 침입Invasion of the Body-Snatchers〉이라는 영화처럼 사람이 녹아 없어진다고 생각하게 된다. 그걸로도 모자랐는지 에볼라 희생자들은 안구 속에 혈액이 가득 차 눈이 멀고, '핏방울이 눈꺼풀 위로 송글송글 솟아난다. 그야말로 피눈물이다. 눈에서 흘러내린 피가 굳지도 않고 뺨을 타고 하염없이 흘러내린다.'고 썼다. 피칠갑이 된 죽음의 마스크는 의학논문이 에드거 앨런 포를 만난 것 같은 느낌을 불러일으킨다.

동료 작가를 비난하기는 싫지만 이런 묘사를 액면 그대로 받아들일 필요는 없다고 충고하는 것이 나의 의무일 것이다. 적어도 에볼라 희생자들의 전형적인 경과는 아니다. 출간된 기록이나 인터뷰를 통해 전문가들이 진술한 내용을 보면 실제로 환자들이 겪은 고통과 죽음이라는 면에서 무시무시한 바이러스임은 틀림없지만 프레스턴이 묘사한 충격적인 증상 중 몇 가지는 사실과 다르다. 현재 미국 질병관리본부 특수병원체부 차장인 피에르 롤린Pierre Rollin은 전 세계에서 가장 경험이 풍부한 에볼라 전문가 중 한 사람이다. 애틀랜타로 오기 전에 파리의 파스퇴르 연구소에서 일했으며 지난 15년간 키크위트와 굴루의 유행을 포함하여 수많은 에볼라와 마르부르크병 유행 때 대응팀에서 활약했다. 인터뷰 중에 내가 이 병들이 극심한 출혈을 일으킨다는 대중의 인식에 대해 묻자 그는 쾌활한 태도로 말을 잘랐다. "그거 순 헛소리예요." 프레스턴의 책에 씌어진 내용을 언급하자 그는 그런 소리에 지쳤다는 듯 어깨를 으쓱하며 그 구절을 암송했다. "사람들이 줄줄 녹아 흘러내렸다…이런 거죠? 프레스턴 씨야 쓰고 싶은 대로 쓰면 되겠죠. 나중에 픽션이라는 딱지만 붙이면 되니까." 롤린은 덧붙였다. "하지만 실화라면 진짜 있었던 이야기만 써야 하는데 그 사람은 그러지 않았더군요. 사방에 피가 튀고 사람들이 공포에 질려 우왕좌왕하면 훨씬 짜릿하긴 하겠죠." 롤린은 출혈로 죽는 환자들이 있는 건 사실이지만 "사람이 터지거나 녹아내리는 건 아니"라고 했다. 그러면서 반 이상이 전혀 출혈이 없기 때문에 '에볼라 출혈열'이라는 용어 자체가 잘못된 것이라고 덧붙였다. 호흡장애나 주요 장기의 기능 부전(녹아내리는 것은 아니고) 등 다른 원인으로 죽는 사람이 더 많다는 것이었다.

에볼라 유행 대응팀의 선구자 중 한 사람으로 《핫존: 에볼라 바이러스 전쟁의 시작》에서도 주요 인물로 등장하는 칼 존슨 역시 비슷한 반응을 보이며, 특유의 솔직한 태도로 몇 가지를 특별히 지적했다. 그는 플라이 낚시를 하러 몬태나Montana 주를 자주 찾는데 한 번은 내 사무실에서 만나 이야기를 나눌 기회가 있었다. 우리는 전부터 친했고 그는 인수공통감염 바이러스에 대해 비공식적으로 내게 몇 가지 방향을 제시해주기도 했다. 하지만 정식 인터뷰를 한 것은 그때가 처음이었다. 당연히 《핫존: 에볼라 바이러스 전쟁의 시작》도 화제에 올랐다. 그는 점점 진지해지더니 이렇게 말했다. "피눈물을 흘린다는 건 순전 뻥이에요. 피눈물 흘리는 사람은 본 적도 없어요. 정확히 말하면 프레스턴이 헷갈린 거죠." 칼은 우선 리처드 프레스턴을 전혀 싫어하지 않는다고 전제한 후, 공정하게 얘기하자면 그 젊은 저널리스트가 아무 근거없이 지어낸 것이 아니라 1976년 자이르(얌부쿠가 아니라) 유행 중에 있었던 일과 헷갈린 거라고 설명했다. "그래도 제대로 알고 써야지. 죽은 사람이 무슨 자루처럼 형체없이 녹아내린 건 아니었다오." 또한 존슨은 출혈이 그토록 심하다는 건 과장이라는 피에르 롤린의 말에 동의했다. *진짜 출혈이 심한 병이 뭔지 알아요? 크림-콩고 출혈열을 한번 보셔야 해. 물론 에볼라는 무시무시하고 치명적이지만 정확히 그런 식으로 무시무시하고 치명적인 것은 아니죠.*

문헌에 따르면 에볼라의 주 증상은 복통, 발열, 두통, 인후통, 메슥거림과 구토, 식욕감소, 관절통, 근육통, 무력증, 빈호흡, 결막충혈, 설사 등이다. 결막충혈은 눈이 빨개진다는 뜻이지만 피눈물을 흘리는 것과는 다르다. 치명적인 환자는 모든 증상들을 한꺼번에 나타내는 수도 많다. 경우에 따라 흉통, 토혈, 잇몸 출혈, 혈변, 코피, 주사 부위 출혈, 무뇨증, 발진, 딸꾹질, 이명 등이 나타나기도 한다. 키크위트 유행 중, 환자의 59퍼센트는 전혀 출혈이 없었고, 출혈 여부는 향후 생존과도 별 관련이 없었다. 반면 호흡이 빨라지거나, 소변이 나오지 않거나, 딸꾹질이 시작되는 것은 조만간 사망할 가능성이 높은 불길한 징후다. 출혈이 있다고 해도 임신한 여성에서 태아가 자연 유산된 예를 제외하고는 피를 너무 많이 흘려 문제가 된 경우는 전혀 없었다. 대부분 혼수와 쇼크로 사망했다. 간단히 말해서 에볼라는 시름시름 앓다 죽는 병이지 갑작스럽게 터지거나 녹아내려 죽는 병은 아닌 것이다.

이 모든 데이터는 과학 연구가 아니라 생명을 구하는 것이 임무인 사람들이 비참하고 위험한 상황에서 가까스로 수집한 것이다. 따라서 전문가들조차 통상 바이러스가 어떤 식으로 사망을 초래하는지 정확히 알지 못한다. "병리기전은 몰라요." 피에르 롤린이 말했다. 간부전, 신부전, 호흡곤란, 설사 등을 지적했지만 결국 최후에는 다양한 원인이 하나로 수렴하여 멈출 수 없는 연쇄반응을 일으키는 것 같았다. 칼 존슨도 불확실하다는 데 의견을 같이 했지만 바이러스가 '면역계를 완전히 파괴시켜' 면역반응에 필수 단백질인 인터페론 생산을 완전히 차단하여 '바이러스의 증식을 막을 것이 하나도 없는' 상태가 된다고 설명했다.

에볼라가 이렇게 면역을 억제시킨다는 생각은 바이러스 자체가 아무런 방해를 받지 않고 무한 복제되면서 동시에 장을 비롯하여 신체 곳곳에 정상적으로 살고 있는 세균들을 파국적으로 과다 증식시킬지도 모른다는 추측과 함께 최근 문헌에 발표된 바 있다. 한 논문에 따르면 세균이 이 정도로 걷잡을 수 없이 증식하는 경우 혈액이 소변과 대변으로 새어나가고 심지어 '위장관 파괴'가 일어날 수도 있다고 한다. 흐물흐물해진 장기와 침대에 누운 채 녹아내리는 사람들에 관해 썼을 때 프레스턴은 바로 이 논문을 염두에 두었을지도 모른다. 그렇다 해도 그는 건강한 면역계의 통제를 벗어났을 때 에볼라 바이러스가 일으키는 현상과 흔해 빠진 세균들이 일으키는 증상을 혼동한 셈이다. 하지만 솔직히 말해서, 누구나 복잡한 이야기보다는 극적인 것을 좋아하는 게 사실 아닌가?

에볼라가 일으키는 병리적 현상 중에는 파종성 혈관내 응고라는 것도 있다(의사들은 보통 DIC라고 한다). 혈액 속에 존재하는 응고인자들이 엉뚱한 곳에 몽땅 소모되어 버리기 때문에 소모성 응고장애라고도 한다. DIC에 관해서는 빌리 커레쉬도 고릴라를 찾아 잠복 근무를 나갔다 맘빌리 강을 타고 돌아오는 보트에서 언급한 적이 있다. 말하자면 병적으로 혈관 속에서 혈전이 생기는 현상이다. 전신에 걸쳐 혈액응고인자(단백질과 혈소판)를 닥치는 대로 끌어모아 혈관 내에서 작은 혈전들이 만들어지는 바람에 정작 출혈이 생긴 곳에서는 혈액을 응고시킬 여력이 남지 않는 병이라고 설명했었다. 혈액이 모세혈관에서 피부로 새어나와 검붉은 멍이 생기고(혈종), 주사를 맞은 부위에서도 피가 멈추지 않고 흘러나오며, 심하면 위장관이나 소변으로도 피가 나온다. 더 나쁜 것은 혈관 내에 생긴 작은 혈전들이 점점 커져 콩팥이나 간으로 가는 혈류를 막아버리면 에볼라에서 종종 나타나는 장기부전이 생긴다는 점이다.

이 개념은 적어도 커레쉬가 알려주었을 당시 에볼라라는 질병에 있어 DIC의 역할에 대해 사람들이 아는 내용이었다. 하지만 최근 칼 존슨을 비롯한 과학자들은 DIC에 의해 일어난다고 생각했던 신체 손상 중 일부는, 정확한 이유는 모르지만 바이러스가 면역기능을 완전히 차단시킨 결과 세균들이 걷잡을 수 없이 늘어나기 때문이라고 생각하는 것이 더 타당하지 않은지 묻기 시작했다. "처음에는 DIC가 출혈열의 모든 것을 설명하는 핵심이라고 생각했죠." 존슨은 또 한 번 전통적인 개념을 쾌활하게 부정하며 말했다. *요즘은 논문에서 DIC에 대해 떠드는 사람들이 훨씬 적어졌어요.*

에볼라는 아직도 여러 가지로 알 수 없는 바이러스이며 에볼라 출혈열 역시 DIC가 있든 없든, 장기가 녹아내리고 피눈물이 흘러내리는 일이 있든 없든, 무시무시하고 치료 불가능한 수수께끼같은 질병이다. "확실한 건 정말 끔찍한 병이라는 겁니다." 존슨은 힘주어 말했다. "정말 정말 끔찍하죠." 그는 이 바이러스에 아직 이름조차 붙여지지 않았던 1976년 자이르에서 수수께끼 같은 상황이 잇달아 벌어졌을 때 어느 누구보다 먼저 환자들을 눈으로 확인한 사람이다. 그는 상황이 하나도 달라지지 않았다고 했다. "솔직히 말해 전 세계 의학회들을 포함해서 모든 사람이 이 병을 너무나 두려워하기 때문에 뛰어들어 연구하려고 하질 않죠." 바이러스가 살아 있는 사람, 어떻게든 살아남으려고 몸부림치는 사람의 몸에 어떤 영향을 미치는지 연구한다는 뜻이었다. 그런 연구를 하려면 병원 설비, BSL-4 검사실, 헌신적인 전문가들 및 기타 환경이 정확히 맞아 떨어져야 한다. 유행이 다시 시작되더라도 아프리카의 한 마을에 있는 선교병원에서 그런 연구를 할 수는 없다. 모든 것이 통제되는 연구 환경 속으로 에볼라 바이러스를 체포해와야 한다. 냉동 바이러스나 혈액 검체만으로는 부족하다. 사람의 몸속에서 흉포하게 날뛰는 감염 자체를 연구해야 한다. 결코 쉽지 않은 일이다. 그는 "아직 미국에서는 에볼라 환자가 한 명도 없었죠"라고 덧붙였다. 하지만 모든 일에는 첫 번째가 있는 법이다.

17

영국에서 첫 번째 에볼라 환자가 발생한 것은 1976년이었다. 러시아에서 첫 번째 환자가 발생한 것은 1996년이었다. 코트디부아르에서 침팬지를 부검했던 스위스 수의사와 달리 두 명의 불운한 환자들은 아프리카에서 조사 업무를 수행하다 감염되어 앰뷸런스 제트기를 타고 고국으로 송환된 것이 아니었다. 이들은 실험실에서 발생한 사고로 인해 에볼라에 노출되었다. 사소하지만 운명적인 실수를 저질러 스스로 부상을 자초한 것이었다.

영국의 사건은 대영 미생물연구소Britain's Microbiological Research Establishment에서 일어났다. 런던 남서부의 완만한 구릉으로 이루어진 푸른 초원에 우뚝 솟아 있는 스톤헨지Stonehenge에서 멀리 떨어지지 않은 곳에 위치한 포튼다운Porton Down은 고도의 보안이 유지되는 정부 소유 복합 시설물이다. 미생물연구소 같은 전문 연구기관이 그 안에 위치한 것은 사려 깊은 결정이었다. 로스 앨러모스Los Alamos 연구소 같은 기관이 뉴멕시코 주 산간지방이 아니라 영국 시골의 전원 속에 자리잡고 전략물자로서 우라늄과 플루토늄 대신 세균과 바이러스를 연구한다고 생각하면 대충 비슷할 것이다. 1916년 문을 연 후 초기의 포튼다운은 머스터드 가스 등 화학무기를 개발하기 위한 실험시설이었다. 2차대전 중 이곳 과학자들은 탄저병과 보툴리눔 균을 이용한 생물학적 무기들을 연구하기도 했다. 그러나 정치적 상황과 정부 정책이 변하면서 미육군 감염병연구소와 마찬가지로 포튼다운의 임무 역시 방어와 잠재적 생물학적 무기에 대한 대응책을 연구하는 쪽으로 바뀌었다. 위험천만한 신종 바이러스들을 연구하기 위한 고도의 격리 설비와 기술을 갖추었고, 덕분에 1976년 세계보건기구에서 수단 남서부에 유행 중인 수수께끼의 질병을 조사하기 위한 현장대응팀을 조직했을 때 지원기관으로 선정되었다. 생명이 경각에 달린 환자들에게서 채취한 급속냉동 혈액 검체가 밀려들었다. 비슷한 시기에 얌부쿠에서 채취한 혈액 검체는 미국 질병관리본부로 보내졌다. 조마조마하기 짝이 없는 가을이었다. 현장에서는 하루가 멀다 하고 실험실 직원들을 닦달해댔다. 도대체 이게 뭘까? 아직 에볼라라는 이름조차 없던 때였다.

제프리 플랫Geoffrey S. Platt은 포튼다운의 연구원이었다. 1976년 11월 5일 실험 중에 플랫은 수단 바이러스에 감염된 기니피그의 간을 균질화한 후 주사기에 가득 채웠다. 실험동물에게 주사할 생각이었다. 그러나 아차 하는 순간 자신의 엄지 손가락을 찌르고 말았다.

플랫은 자신이 방금 노출된 병원체가 무엇인지 정확히 알지는 못했지만 좋지 않다는 사실만은 알았다. 정체불명의 바이러스로 치사율이 53퍼센트에 이른다는 것도 알았다. 즉시 고무장갑을 벗고 엄지손가락을 차아염소산염 용액(표백제 비슷한 액체로 바이러스를 죽이는 효과가 있다) 속에 담근 후 상처에서 피를 짜내려고 안간힘을 썼다. 피는 한 방울도 나지 않았다. 찔린 자국조차 보이지 않았다. 피부가 뚫리지 않았다면 천만다행이지만 작은 구멍이 난 후 그새 막혀 버렸다면 끔찍한 일이 될 터였다. 뒤에 벌어진 일들을 생각해볼 때 상처가 이토록 작았다는 사실은 극소량의 에볼라 바이러스도 인간의 혈액 속으로 직접 들어갈 수만 있다면 감염을 일으키는 데 충분하다는 증거가 된다. 모든 병원체가 이렇게 강력한 것은 아니다. 훨씬 넓은 기반이 있어야만 인간을 감염시킬 수 있는 병원체들도 있다. 에볼라는 강력하지만 널리 퍼지는 힘은 약하다. 공기 중으로 전염되지 않으며(십중팔구), 단순한 신체 접촉 또는 혈액이 피부에 묻는 정도로는 감염되지 않는다(아마도). 그러나 극소량의 바이러스라도 피부의 열린 틈으로 들어갔다면 신에게 기도하는 수밖에 없다. 과학자들이 쓰는 용어를 빌리자면 전염성은 그저 그렇지만 감염력은 매우 높은 것이다. 바늘에 찔린 지 5일 후 제프리 플랫은 앓아누웠다.

처음에는 복통과 함께 속이 메슥거리고 피로한 정도였다. 하지만 상황을 생각했을 때 몸이 좋지 않다는 것은 매우 심각한 징후였다. 그는 런던 근교 한 병원의 특수 감염병동에 입원했는데 병동 안에서도 음압이 걸린 플라스틱제 격리 텐트 안에서 지냈다. 기록에는 없지만 그를 돌본 의사와 간호사들이 마스크를 썼으리라는 점은 의심의 여지가 없다. 면역계를 자극하기 위해 인터페론 주사를 맞고, 항체를 공급하기 위해 회복된 에볼라 환자에게서 추출한 후 아프리카에서 공수해

온 혈청을 투여받았다. 4일째, 갑자기 고열이 치솟더니 구토가 시작되었다. 몸속에서 바이러스가 활발히 증식하고 있다는 신호였다. 이후 3일간 구토와 설사가 더 심해졌고 발진이 번져갔다. 소변량이 감소하면서 몸속에 곰팡이가 자랐다. 면역기능이 떨어진 것이다. 하나같이 좋지 않은 징후였다. 더 많은 혈청이 투여되었다. 어쩌면 이것이 도움이 되었는지도 모른다.

8일째 되는 날 구토와 설사가 멎었다. 이틀 후 발진이 줄어들면서 곰팡이도 조절되기 시작했다. 이토록 운이 좋았던 데는 유전적인 요소도 있고 좋은 치료를 받았다는 점도 작용했을 것이다. 혈액과 소변과 대변에서도 바이러스가 사라졌다. (정액에서는 오래도록 바이러스가 검출되었다. 의사들은 어느 누구에게도 해로운 행동을 하지 않겠노라고 다짐을 받았을 것이다.) 그는 격리 텐트 밖으로 나왔다. 결국 퇴원할 수 있었다. 체중이 많이 줄었고, 오랜 기간에 걸쳐 천천히 회복되는 동안 머리도 많이 빠졌지만 스위스 수의사처럼 살아남았다.

1996년 발병한 러시아 연구원은 그렇게까지 운이 좋지 못했다. 국방부 산하 바이러스 연구소에서 근무하던 그녀는 말의 혈청을 이용하여 실험적인 에볼라 치료법을 개발하는 연구에 참여 중이었다. 치료의 효능을 시험하려면 감염된 말이 더 필요했다. "에볼라에 감염시킨 말로 어떤 실험을 했는지는 밝히기 어렵습니다." 당시 국방부에서 러시아의 생물학전 프로그램을 이끌었던 육군 중장 발렌틴 예프스티그네예프Valentin Yevstigneyev는 신중하고도 건조한 어투로 이렇게 발표했다. *그야 그렇겠지.* 에볼라에 감염된 말도 헨드라에 시달렸던 종마처럼 피섞인 거품을 물고 마구간 안에서 날뛰었을까? 그랬다면 누가 감히 바늘을 든 채 접근했을까? "정상적인 상황에서도 이 동물은 다루기 힘들기 때문에 우리는 특수 보호장구를 착용한 채 일했습니다." 여기서 '우리'가 누구인지는 다양한 해석이 가능할 것이다. 고위 장교이자 관료인 그가 직접 라텍스 장갑을 꼈을 리는 없다. "한발짝만 잘못 딛거나 장갑이 조금만 찢어져도 심각한 결과를 초래할 수 있습니다." 이름이 밝혀지지 않은 여성 연구원은 깜빡 실수를 한 것이었다. 어쩌면 신경이 예민해진 말이 날뛰었을지도 모른다. 동정심이 느껴지지 않는 발표는 이렇게 이어진다. "보호장갑이 찢어졌지만 다음날부터 신년 연휴였기 때문에 그녀는 상부에 보고하지 않았습니다." 명절을 격리된 상태로 보내고 싶지 않았다는 뜻일까? 그는 바늘로 찔렸다거나, 긁혔다거나, 베었다고는 언급하지 않았지만 그런 종류의 불운이 있었던 것은 틀림없다. "결국 그녀가 의사를 찾은 것은 이미 늦은 뒤였습니다." 증상과 사망에 관한 자세한 사항은 지금까지도 밝혀지지 않았다.

2004년 5월, 다른 러시아 여성이 에볼라에 감염되었다. 이 사건은 좀 더 알려져 있다. 안토니나 프레스니야코바Antonina Presnyakova는 시베리아 남서부에 위치한 벡터(Vector, 이언 플레밍[Ian Fleming]의 소설에 나올 법한 이름이다)라는 극비 바이러스 연구소에서 일하던 46세의 연구원이었다. 그녀는 두 개의 고무장갑을 겹쳐 끼고 에볼라-자이르에 감염된 기니피그의 혈액이 든 주사기를 다루던 중, 바늘에 왼쪽 손바닥을 찔렸다. 즉시 격리병동에 입원했지만 며칠 지나지 않아 증상이 나타났고 2주 후 사망했다. 한 소식통에 따르면 벡터에 근무하던 그녀의 상사들은 세계보건기구는 물론 연구소의 고위 관리자들에게도 이 사실을 알리지 않아 당시 외국에서 실험 단계에 있던 에볼라 치료를 제때 받지 못했다고 한다.

이 세 건의 증례는 치명적인 감염성 바이러스 실험 연구에 내재된 위험을 잘 보여준다. 또한 이 사건들을 통해 자국 내에서 에볼라-자이르 유행이 일어날 뻔했던 사건을 둘러싸고 미국이 보였던 깊은 우려와 공포의 맥락을 짐작할 수 있다. 이 사건 역시 2004년에 일어났다. 안토니나 프레스니야코바가 사망하기 불과 몇 개월 전이었다.

18

켈리 워필드Kelly L. Warfield는 메릴랜드 주 프레더릭Frederick에서 자랐다. 집은 의학 연구와 생물학전 방어 임무를 수행하는 포트 데트릭Fort Detrick 미군 기지에서 멀지 않았다. 미육군 감염병연구소도 이 기지 안에 있다. 그녀는 똑똑하고 매사에 호기심이 많은 도시 소녀였다. 어머니는 포트 데트릭 기지 정문 바로 앞에서 편의점을 운영했다. 중학교 때부터 어머니를 거들었던 켈리는 질병연구소 직원들이 가게에 들러 다이어트 코크, 우유, 니코틴 검, 타이레놀, 그 밖에 군 소속 엘리트 바이러스학자들이 필요로 하는 것들을 사는 동안 처음으로 과학자들을 보고 대화를 나누었다. 흔히 편의점에서 아르바이트를 하는 학생들과 달리 켈리는 일찍부터 과학에 대단한 소질을 보였다. 고등학교 때는 여름방학 중에 정부 산하 도량형 검사소에서 일했다. 대학에 들어간 후에는 매년 여름마다 포트 데트릭 기지에 있는 국립암연구소 분원에서 연구보조원으로 일하기도 했다. 그녀는 분자생물학 학사 과정을 마치고 대학원에 갈 생각이었다. 이때쯤 당시 출간되었던 《핫존: 에볼라 바이러스 전쟁의 시작》을 읽었다. "《핫존》 세대죠." 워필드는 한참 뒤에 나를 만나 이렇게 말했다. 과학적으로 검증할 능력은 없었지만 엄청난 충격을 받았다고 덧붙였다. 그녀는 미육군 감염병연구소에서 과학자로 일하고 싶었으며 가능하다면 에볼라를 연구할 생각이었다.

그녀는 휴스턴에 있는 베일러 의과대학Baylor Medical College에서 알맞은 바이러스학 박사과정을 찾았다. 베일러 대학에는 바이러스만 연구하는 과가 따로 있었는데 에볼라처럼 위험성이 높은 병원체를 연구하는 사람은 없지만 20명이 넘는 바이러스학자 중 일부는 상당히 유명했다. 워필드는 한 교수의 연구실에서 인간에서 설사를 일으키는 위장관 바이러스인 로타바이러스를 연구했다. 마우스에서 로타바이러스 감염에 대한 면역반응을 주제로 학위 논문을 썼다. 극적인 것은 아니었지만 섬세하고 중요한 연구였다(전 세계에서 매년 50만 명의 어린이들이 로타바이러스 감염으로 목숨을 잃는다). 바이러스 감염에 대한 인간 면역반응 모델로서 실험동물(특히 마우스)을 다룰 줄 알았고 백신 제조에 대해서도 약간의 지식을 쌓았다. 특히 생바이러스를 실험실에서 진화시켜 약독화시키는 전통적 방법과 달리 바이러스 유사입자 virus-like particle, VLP를 이용하여 백신을 개발하는 과정에 대한 전문지식을 습득했다. VLP란 다름아닌 바이러스의 외피外皮를 가리키는 말로, 항체 생성(면역)을 유도할 수는 있으나 증식에 관여하는 내부 기관이 없기 때문에 증식하거나 질병을 일으키지 않는다. 따라서 에볼라처럼 생바이러스 예방접종이 매우 위험할 수 있는 바이러스에 대한 백신을 개발하는 데 매우 유망하다.

꿈을 실현하는 데는 약간 시간이 걸렸지만 그녀는 기회를 놓치지 않았다. 2002년 6월, 박사과정을 마치자마자 26세의 워필드 박사는 미육군 감염병연구소에서 일하기 시작했던 것이다. 졸업한 지 불과 며칠 뒤였다. 육군연구소에서는 적어도 부분적으로는 VLP에 대한 전문기술 때문에 이미 졸업 전부터 그녀를 채용했다. 그녀는 즉시 특수 예방접종 프로그램을 시작했다. BSL-3인 연구소에서 근무하는 데도 수없이 많은 예방접종을 받는데, BSL-4 연구시설이었으니 더 말할 필요도 없었다. BSL-3는 일반적으로 위험하지만 치료 가능한 병원체를 다루는 연구시설에 적용된다. 병원체는 탄저병이나 흑사병 등 대개 세균이다. BSL-4는 에볼라, 마르부르크병, 사스 바이러스, 마추포열, 헨드라 등 백신도 없고 치료 방법도 없는 병원체를 취급하는 시설에 적용된다. 그녀는 리프트밸리열, 베네수엘라 말馬뇌염, 그리고 당연히 천연두나 탄저병 등 앞으로 접할 수도 있고 접하지 않을 수도 있는 온갖 고약한 질병에 대한 예방접종을 받아야 했다. 더욱이 모든 접종을 1년 안에 마쳐야 했다.

어떤 백신은 맞고 나면 신체적으로 상당히 시달렸다. 워필드는 특히 탄저병 백신이 힘들었다. "아휴, 정말 끔찍해요!" 그녀는 프레더릭 근교에 새로 조성된 주거지역에 있는 자신의 집에서 긴 대화를 나누는 동안 이렇게 회상했다. "정말 끔찍한 백신이죠." 이렇게 면역계를 들들 볶은 뒤에, 어쩌면 그 결과로, 발작적으로 류마티스 관절염을 앓았다. 집안에서 대대로 이어져온 병이었다. 류마티스 관절염은 면역기능이상으로 생기는 병으로 치료제 또한 정상적인 면역반응을 억제할 가능성이 있다. "그래서 더 이상 백신을 맞을 수 없었죠." 하지만 그녀는 BSL-3 시설에서 일할 자격을 얻었으며 오래지 않아 BSL-4 자격도 통과했다. 마침내 그녀는 살아 있는 에볼라를 연구하기 시작했다.

가끔 상사의 연구 프로젝트를 돕기도 했지만 그녀의 일은 주로 VLP 연구였다. 그중 하나가 잠재적 에볼라 치료제로서 실험실에서 만들어낸 항체를 시험하는 것이었다. 항체는 미육군 감염병연구소와 협력관계인 민간기업에서 개발한 것으로 바이러스 자체가 아니라 결합단백을 차단하여 바이러스 복제를 방해했다. 참신한 아이디어였다. 실험동물로는 마우스를 선택했다. 녀석들을 다루고 주사를 놓는 일이라면 수년간의 경험을 통해 너무도 익숙했다. 50~60마리의 마우스를 에볼라 바이러스로 감염시킨 후 수일간 항체로 치료했다. 쥐들은 살았을까, 죽었을까? 실험실에서는 마우스들을 깊은 금속 상자 속에서 키운다. 한 상자에는 10마리씩의 마우스가 들어간다. 워필드도 잘 알고 있듯 BSL-4 연구를 할 때는 체계적인 절차와 끊임없는 주의가 필수다. 그녀가 고안한 방법은 주사기 하나에 다섯 마리분의 항체 용액을 채운 후, 주사기와 바늘을 바꾸지 않고 다섯 마리의 마우스에게 주사하는 방식이었다. 이미 동일한 에볼라 바이러스에 감염된 상태였으므로 교차감염은 문제가 되지 않는다고 생각했다. 주사기 하나로 다섯 마리에게 주사하면 시간을 절약할 수 있다. BSL-4 연구시설은 물리적 환경이 매우 혹독하기 때문에 시간을 끌면 스트레스뿐 아니라 위험도 커진다.

켈리 워필드의 상황을 머리 속에 그려보자. 관례에 따라 그녀는 AA-5라고 불리는 BSL-4 연구시설에서 일했다. 미육군 감염병연구소에서도 가장 보안이 철저한 지역으로 통하는 콘크리트 블록으로 지어진 복도를 따라 들어가 음압밀폐된 문을 세 개 통과한 후에 플렉시유리로 분리된 공간이었다. 일할 때는 파란색 비닐 보호복을 입었다. 그녀와 동료들은 그냥 '파란옷'이라고 했는데 흔히 생각하듯 우주복이나 방사선 방호복처럼 생긴 것은 아니지만, 머리에 덮어쓰는 후드 부위는 완전 밀폐되어 환기 장치에 연결되고 얼굴쪽 보호막은 투명하다. 환기구에는 천장에서 내려온 노란색 나선형 튜브가 연결되어 청정 필터를 거친 공기가 공급된다. 또한 그녀는 고무장화를 신고 라텍스 장갑을 낀 후 그 위에 더 두꺼운 목장갑을 끼고 손목 부위에 전선용 절연테이프를 감아 단단히 밀봉했다. 라텍스 장갑 위에 두꺼운 목장갑을 끼었다고 해도 가장 다치기 쉬운 부위는 역시 손이었다. 섬세한 손놀림을 위해 플라스틱 등을 더하여 보호하는 것이 불가능하기 때문이다. 작업공간은 병원에서 쓰는 카트처럼 생긴 스테인리스 스틸 카트로, 세

척하거나 이리저리 옮기기에 용이했다. 자기 일을 어지간히 좋아하지 않고서는 이런 환경에서 일하고 싶은 사람은 없을 것이다.

2004년 2월 11일 저녁 5시 30분, 그녀는 정확히 이런 상태로 AA-5에서 혼자 일하고 있었다. 그날따라 할 일이 많아 에볼라 실험이 예상보다 늦었던 것이다. 카트 위에는 마우스들이 담긴 상자와 플라스틱 비커, 클립보드, 몇 가지 실험 재료와 기구들이 놓여 있었다. 그날의 마지막 마우스들이었다. 그녀는 주사기를 채운 후 다섯 마리의 마우스에게 조심스럽게 주사했다. 한 마리씩 목 뒤의 피부를 잡고 배를 위로 향하도록 돌린 후 조만간 에볼라 바이러스 때문에 죽게 될 생명들에게 불필요한 고통을 주지 않도록 빠르고 능숙하게 복강에 바늘을 찔러 넣었다. 주사가 끝난 마우스는 비커에 넣어 아직 주사하지 않은 마우스와 구분했다. 이제 마지막 다섯 마리가 남았다. 그녀는 다시 주사기에 실험 용액을 채워넣었다. 어쩌면 약간 피곤했을지도 모른다. 그렇지 않더라도 사고란 일어나게 마련이다. 마지막 마우스가 문제였다. 녀석이 갑자기 발길질을 하는 바람에 바늘이 빗나가 워필드는 왼손 엄지손가락 아랫부분을 찔리고 말았다.

상처라고 하기도 뭣할 정도였다. 그저 살짝 스쳤을 뿐이었다. "처음에는 바늘이 장갑을 뚫고 들어온지도 몰랐어요. 아프지도 않았죠. 전혀 아프지 않았어요." 절제력을 발휘하여 침착함을 유지하면서 일단 마우스를 비커 속에 넣고 주사기를 치운 후 상처 부위를 쥐어짰다. 장갑 밑으로 피가 배어나왔다. "그제야 찔린 줄 알았죠." 우리는 그녀 집에서 식탁을 사이에 두고 앉아 있었다. 기분 좋은 9월의 오후였다. 그녀는 지난 2월 바로 그날 있었던 일들을 들려주었다. 군의관인 남편, 어린 아들과 함께 사는 그 집은 밝고 쾌활한 가족의 온기가 느껴졌다. 냉장고에는 아이가 그린 그림들이 붙어 있고 바닥에는 장난감들이 흩어져 있었다. 널찍한 뒤뜰 잔디 위에 푸들 잡종 두 마리가 뛰어놀고, 부엌 벽에는 〈산소 탱크를 짊어진 사람만 들어올 것〉이라는 표지판이 걸려 있었다. 그녀는 파란색 비닐 방호복이 아니라 빨간색 자켓을 입고 진주 귀걸이를 하고 있었다.

그녀는 수만 가지 생각이 일어났다 가라앉으며 '이런 젠장, 이렇게 바보같은 짓을 하다니!'하는 즉각적인 반응을 시작으로 어떤 일이 벌어졌는지 냉정하게 따져보는 단계로 나아갔던 과정을 생생하게 기억했다. 적어도 살아 있는 에볼라를 몸속에 주입한 것은 아니었다. 그랬다고 해도 아주 소량일 터였다. 주사기 안에는 에볼라가 아니라 항체가 들어 있었다. 항체는 해가 되지 않는다. 문제는 그전에 에볼라에 감염된 마우스 네 마리를 바늘로 찔렀다는 점이었다. 바늘 끝에 에볼라 입자가 조금이라도 묻어 있었다면 몸속에 극소량의 바이러스가 들어왔을지도 모른다. 그리고 극소량이라도 위험할 수 있다! 그녀는 잽싸게 노란색 호스를 분리하고 BSL-4 연구시설에서 벗어나기 시작했다. 감압 밀폐된 첫 번째 문을 지나고 화학적 샤워시설이 갖춰진 기밀氣密 공간에 들어섰다. 샤워기를 틀어 파란색 방호복 외부를 바이러스 살균 용액으로 씻어냈다.

그 후 두 번째 문을 열고 회색지대Gray Side라고 불리는 락커룸에 들어섰다. 고무장화를 벗고 파란 옷과 장갑도 최대한 빨리 벗어던진 후, 수술복 차림으로 자신의 휴대폰을 사용하여 두 명의 가까운 친구에게 전화를 걸었다. 한 사람은 BSL-4 연구시설 관리책임자인 다이앤 네글리Diane Negley였다. 이미 저녁 식사 시간이 지나서인지 집에서는 아무도 전화를 받지 않았다. 자동응답기에 무시무시하고 절박한 메시지를 남겼다. *사고를 당했다, 바늘에 찔렸다, 빨리 와서 도와줘!* 또 한 사람은 동료인 리사 헨슬리Lisa Hensley였다. 아직 퇴근하지 않았던 그녀는 전화를 받고 이렇게 말했다. "스크럽scrub*을 시작해. 바로 내려갈게." 워필드는 베타딘으로 손을 스크럽하고 물과 식염수로 헹군 후 한 번 더 스크럽했다. 얼마나 열심히 씻었는지 바닥에 온통 물이 튈 정도였다. 베타딘 스크럽을 계속하는 동안 부리나케 회색지대로 달려온 헨슬리는 사고를 처리하는 의료팀을 비롯하여 사람들에게 전화를 걸어 소식을 알렸다. 10~15분 뒤 상처 부위에 할 수 있는 일은 다 했다고 생각한 워필드는 수술복을 벗고 비누와 물로 샤워한 후 옷을 갈아 입었다. 헨슬리도 똑같이 했다. 하지만 두 사람이 회색지대에서 나가려고 하자 감압밀폐도어가 열리지 않았다. 어찌된 셈인지 전자식 잠금장치가 그들의 배지를 인식하지 못했던 것이다. 몹시 흥분한 데다 공포에 사로잡힌 워필드는 참을성 따위의 사치를 부릴 여유가 없었다. 수동모드로 바꾼 후 억지로 문을 밀고 나오자 건물 전체에 비상경보가 울렸다.

이제 복도에는 상당히 많은 사람들이 웅성거렸다. 워필드는 의혹에 찬 눈길과 쏟아지는 질문을 뒤로 하고 의료팀으로 향했다. 조그만 방으로 안내된 후 민간인 신분인 당직 의사가 몇 가지 질문을 한 후 '전신 진찰'을 했다. 의사는 그녀의 몸에 손도 대지 않았다. "내가 이미 에볼라에 감염되었다고 생각하고 두려워하는 것 같았어요." 에볼라의 잠복기는 몇 분이나 몇 시간이 아니라 며칠되는 것으로 알려져 있다. 바이러스가 인체에 완전히 정착한 후 왕성하게 복제를 시작하여 증상이 나타나고 다른 사람을 전염시키려면 최소한 이틀은 걸리며, 대개 일주일 정도 소요된다. 의사는 그런 사실을 모르거나 개의치 않는 듯했다. "내가 문둥이라도 되는 양 대하더라니까요." 의사가 사람들과 상의하기 위해 자리를 뜨자 의료팀장이 워필드를 사무실로 불러 자리

---

* 보통 수술 전에 몸에 병원균이 남아 있지 않도록 구석구석을 꼼꼼하게 세정하는 일. -역주

를 권한 후 부드러운 목소리로 이후 취해질 조치들을 설명해주었다. 그녀를 큰집THE SLAMMER*에 수용할 생각이었다.

미육군 감염병연구소의 '큰집'은 격리치료시설로 위험한 병원체에 감염된 사람을 치료하는 동시에 다른 사람에게 전염시키지 않도록 격리하려는 목적으로 설계되었다. 병실처럼 생긴 두 개의 방으로 되어 있는데 여기 들어가려면 더 많은 음압밀폐도어와 화학샤워시설을 거쳐야 했다. 그날 대화를 나누기 전에 워필드는 견학 허가를 얻어 내게 시설들을 보여주며, '큰집' 안으로도 데리고 들어가 신랄하면서도 자랑스럽다는 태도로 특징들을 설명해주었다. 주 출입구의 널찍한 문에는 〈격리실-허가자 외 출입금지〉라고 씌인 표지판이 붙어 있었다. 미로 같은 복도에서 그 문의 번호는 537번이었다. 새로운 환자가 격리시설로 들어갈 때, 그리고 운이 좋아 다시 밖으로 나올 때 이 문을 통과할 터였다. 운이 나쁘다면 이 문이 아닌 다른 경로로 나올 것이고… 다른 모든 사람, 즉 의료진과 충실하고 용감무쌍한 친구들은 탈의실로 통하는 작은 문으로 드나들었다. 탈의실 선반에 차곡차곡 개어 놓아둔 수술복 중 몸에 맞는 것을 골라 입은 방문객은 기밀 구조로 된 강철문을 열고 에어로크airlock 샤워실로 들어선다. 샤워실 맞은편에는 또 다른 강철문이 있다. 방문객들은 들어갈 때 수술복을 입고 그 위에 가운을 걸친 후 마스크를 쓰고 장갑을 낀다. 나갈 때는 철저히 공기샤워를 하고 옷은 모두 벗어놓고 가야 한다. 옷은 따로 가압멸균시킨다. 두 개의 기밀 강철문은 절대로 동시에 열리지 않도록 되어 있다.

워필드가 나를 안내했다. 격리시설에 입원한 환자가 아무도 없었기에 우리는 평상복을 입은 채 샤워실로 들어갔다. 등 뒤로 첫 번째 강

---

* 원래 장남의 집이라는 뜻이지만 교도소를 뜻하는 은어로도 쓰임. -역주

철문이 쿵 소리를 내며 닫히자 기밀장치가 저절로 작동했다. 슉 소리가 들리며 귀가 먹먹해졌다. "강철문이 닫히는 소리 때문에 여기를 '큰집'이라고 부르지요.*"

그녀는 사고가 난 다음날인 2004년 2월 12일 정오경에 격리시설에 들어갔다. 그 전에 군대 변호사의 도움을 받아 유언장과 사전 의료지시서(죽음이 임박하여 의학적 판단을 내려야 할 때 자기 의사를 미리 밝혀둔 문서)를 작성했다. 남편은 군 훈련차 텍사스에 가 있었으므로 전화로 상황을 알렸다. 사실 전날 밤 그녀는 남편과 오랫동안 전화를 하며 불안과 두려움을 이겨내려고 노력했다. "내가 만일 발병한다면 제발, 제발 모르핀을 많이 줘. 나는 이 병이 어떤지 많이 봤기 때문에 정말 아프다는 걸 알거든." 사실 원숭이들이 에볼라로 죽어가는 모습은 여러 번 봤지만 사람이 어떤지는 한 번도 본 적이 없었다. 첫 주말에 남편은 가까스로 휴가를 냈고 부부는 격리병실에서 라텍스 장갑을 낀 손을 서로 꼭 붙잡은 채 발렌타인데이를 보냈다. 마스크를 쓰고 있어 입을 맞출 수도 없었다.

앞서 말했듯 에볼라의 잠복기는 짧게는 이틀, 길게는 3주에 이른다. 사람마다 다르지만 대략 21일을 상한선으로 본다. 전문가들의 의견은 바이러스에 노출된 사람이 이 기간 내에 발병하지 않는다면 안전하다는 것이다. 따라서 워필드는 '큰집'에서 21일간 복역 선고를 받은 셈이었다. "정말 감옥 같았어요." 그녀는 이렇게 말하더니 바로 말을 고쳤다. "정말 감옥 같고 그 안에서 죽을 것만 같았죠."

또 하나 감옥과 다른 점은 혈액 검사를 많이 받는다는 것이었다. 채혈사採血士 자격을 갖고 있던 친구 다이앤 네글리는 위험에 처할 수

---

* 큰집을 뜻하는 slammer란 단어 중 slam은 문이 쿵 닫힌다는 뜻이다. -역주

있다는 사실을 알면서도 매일 아침 워필드의 혈액을 채취해주었다. 게다가 올 때마다 도넛과 라떼를 사다 주었다. 네글리의 아침 방문은 지루한 일과 중 가장 즐거운 시간이었다. 첫 주는 매일 50밀리리터씩 혈액을 채취했다. 다양한 검사는 물론 냉동 보관용 혈액이 필요했던 것이다. 에볼라 RNA(에볼라 바이러스의 유전물질로 인간의 DNA에 해당) 검사에는 분자생물학적 기법인 중합효소연쇄반응polymerase chain reaction, PCR을 이용한다. 매우 민감하지만 가끔 위양성僞陽性 결과가 나와 완전히 믿을 수 없기 때문에 검체마다 두 번씩 검사를 시행한다. 인터페론 수치도 체크했다. 바이러스 감염 시 인터페론 수치가 상승할 수 있기 때문이다. 심한 출혈을 일으키는 파종성 혈관내 응고를 조기 진단하기 위해 혈액응고검사도 매일 시행했다. 워필드는 의료진에게 필요한 검사는 뭐든지 해보라고 격려했다. "내가 죽는다면, 나에 관해 모든 것을 알았으면 좋겠어요." 에볼라 출혈열에 관한 모든 것을 알아내야 한다는 뜻이었다. "모든 검체를 보관하세요. 할 수 있는 것은 다 검사하세요. 내가 죽는다면 제발 뭔가 찾아내주세요. 이 기회에 알아내야죠." 가족에게도 똑같이 말했다. 최악의 결과가 빚어진다면 자신을 부검하라고 했다. 얻을 수 있는 모든 정보를 얻어내야 한다는 뜻이었다. 워필드는 자신이 사망한다면 537번 문을 통해 '큰집'을 빠져나가지 못한다는 것을 알았다. 부검이 끝나면 그녀의 몸은 활송장치에 실려 가압멸균기 안으로 들어가 흔적도 없이 사라질 것이었다. 관 뚜껑을 열어놓고 마지막 작별인사를 하는 호사 따위는 기대할 수도 없었다.

첫 주의 검사 결과는 모두 정상이었지만 단 한 가지 소견이 마음에 걸렸다. 어느날 채취한 검체에서 두 번째 PCR 검사 결과가 양성이었던 것이다. 혈액 속에 에볼라 바이러스가 존재한다는 의미였다. 다행히 이 결과는 오류로 판명되었다. 워필드는 예비결과를 보고 너무나 놀랐지만 재검사를 실시한 결과 이내 실수라는 것이 드러났다. *아이쿠 이런, 미안해요. 신경쓰지 마세요.*

연구소 고위층에서 워필드가 류마티스 관절염을 앓고 있다는 사실을 알았을 때 또 한 번 소동이 일어났다. 관절염 약 때문에 면역계가 억제될 수 있기 때문이다. "엄청난 논란이 벌어졌죠." 이 사실은 의료기록 파일에 분명히 적혀 있었는데도 고위층 가운데 몇 명은 깜짝 놀라 심하게 화를 냈다. "그들은 온갖 전문가들과 끝도 없이 원격회의를 했어요. 면역기능에 이상이 있는 사람이 어떻게 BSL-4 연구시설에서 일했느냐고 호들갑을 떨었죠." 사실 면역기능에 문제가 있다는 증거는 전혀 없었다. 연구소장은 한 번도 '큰집'으로(유리벽 뒤로도) 그녀를 보러 오지 않고 이메일로만 BSL-4 연구시설에 접근할 수 없도록 조치했으며 배지를 몰수한다고 알려왔다. 절망과 걱정 속에서 또 한 번 '뺨을 맞은 것 같았다'.

1주일간 흡혈귀에게 피를 빨리듯 혈액 검사를 받은 후 워필드는 에볼라로 죽지는 않겠다는 조심스러운 확신이 들었다. 쇠약하고 피곤한 느낌이 드는 데다 피 뽑을 곳도 점점 없어져 그녀는 채혈을 최소한으로 해달라고 요청했다. 어느날 저녁, 옷을 갈아입다가 그녀는 가슴이 철렁 내려앉았다. 팔에 붉은 반점들이 생겨 있었다. 에볼라의 특징인 발진이 시작된 것일까? 실험적으로 감염시킨 원숭이에서 비슷한 반점을 보았었다. 그날 밤은 한 잠도 이루지 못했다. 결국 반점들은 별것 아닌 것으로 판명되었다. 그녀는 수면제를 복용했다. 운동을 하고 싶으면 운동용 자전거를 이용했다. TV나 인터넷, 전화는 마음대로 쓸 수 있었다. 시간이 흐르자 끔찍한 느낌은 지루함과 가끔씩 들려오는 좋은 소식에 밀려 점차 사라졌다.

어머니와 친한 친구 몇 명(자주 찾아왔다), 남편(자주 오지는 못했다), 아버지(모든 사람이 감염되어 격리되거나 죽는 경우에 대비하여 한번도 오지 않고 집에서 손주를 보살폈다), 그리고 신경이 날카로운 중에도 가끔씩 웃음을 터뜨리는 순간들 덕분에 그녀는 그럭저럭 제정신을 유지했다. 당시 세 살이었던 아들 크리스천은 연령 제한으로 연구소에 출입할 수 없었다. 무슨 일인지 알려주기에는 너무 어렸기에 남편과 상의하여 엄마는 3주간 '특수임무'를 수행하느라 집을 비운다고만 설명했다. '큰집'에 장치된 비디오 카메라를 통해 남편과 크리스천, 다른 가족들의 얼굴을 보면서 이야기를 나눌 수 있었다. *안녕, 에볼라 마을에 사는 켈리야. 오늘은 어때?* 다이앤 네글리는 아침마다 도넛과 커피를 갖다주었을 뿐 아니라, 금요일 밤마다 몰래 맥주 캔을 하나씩 들여오는 영웅적인 임무를 수행했다. 구내식당이 없었기 때문에 처음에는 음식도 문제였다. 하지만 육군 관계자들은 곧 '큰집'에 입원한 환자에게 음식을 제공하기 위한 예산이 책정되어 있다는 사실을 알아냈다. 그 뒤로는 매일 저녁 프레더릭 시의 유명한 음식점을 골라 중국 음식, 멕시코 음식, 피자를 배달시켜 먹었다. 네글리 등 친구가 찾아오면 보안 카메라에 잡히지 않는 곳으로 가서 마스크를 벗고 음식을 나눠 먹었다. 고탄수화물식을 마음껏 먹으며 위안을 얻는 순간이 반복되자 워필드와 친구들은 '에볼라는 당신을 …으로(하게) 만든다'라는 게임을 생각해냈다. 에볼라는 당신을 뚱뚱하게 만든다. 에볼라는 당신을 멍청하게 만든다. 에볼라는 당신이 너무 많은 초콜릿 아이스크림을 먹어 당뇨병에 걸리게 만든다. 에볼라는 당신이 작은 기쁨에 감사하고 미소짓게 만든다.

2004년 3월 3일 아침, 마침내 537번 문이 열리고 켈리 워필드가 '큰집'에서 걸어나왔다. 복도 끝 면회실에는 어머니와 특별 출입허가를 얻은 크리스천이 기다리고 있었다. 그녀는 아들과 함께 집으로 왔다가 오후에는 친구와 동료들이 기다리는 연구소로 돌아가 온갖 음식과 선물과 풍선에 둘러싸여 기념 파티를 열었다. 3개월간 연구시설에 접근이 제한되었는데 그간 면역 관련 검사들을 받고, 약간 모욕적이지만 윗사람의 감독하에 재교육을 받았다. 그 후에도 따지고 고집을 부린 후에야 다시 BSL-4 연구시설로 복귀했다. 마침내 자신을 삼켜버릴 뻔했던 용龍의 꼬리에 다시 올라탄 것이다.

에볼라 연구로 돌아가지 ***않겠다****는 생각은 해본 적이 없나요?* 내가 물었다.

"그런 생각은 한 번도 안 해 봤어요."

이 일이 뭐가 그렇게 좋아요?

"잘 모르겠어요." 그녀는 말을 끊고 잠시 생각에 잠겼다. "그러니까 왜 에볼라를 연구하느냐는 거지요? 1년에도 몇 백명씩 그 병으로 죽으니까요." 사실, 에볼라는 한 번도 전 세계적으로 중요한 질병이었던 적은 없고, 일부에서 주장하는 섬뜩한 시나리오에도 불구하고 중요한 질병이 될 가능성도 희박하다. 하지만 그녀는 과학적인 차원에서 왜 이 질병이 그토록 마음을 끌어당기는지 몇 가지 이유를 댈 수 있을 것이다. 예를 들어, 그녀는 그토록 단순한 미생물이 그토록 치명적이라는 사실에 깊은 흥미를 느꼈다. 에볼라의 게놈은 초라할 정도로 작아 겨우 여덟 개의 단백질을 만들 뿐이다. 여덟 개의 단백질이 에볼라의 모든 구조와 기능, 자기복제 능력을 규정한다. (대조적으로 헤르페스 바이러스의 유전학적 복잡성은 10~100배에 이른다.) 작은 게놈에도 불구하고 에볼라는 흉포하기 짝이 없다. 일주일이면 사람을 죽일 수 있다. "어떻게 그렇게 작고 단순한 존재가 그토록 위험할 수 있을까요?" 워필드는 질문을 던졌다. 나는 대답을 기다렸다. "그 사실이 너무나 마음을 끌어당겨요."

그때, 이제 잘생긴 1학년생이 된 크리스천이 학교에서 돌아왔다. 켈리 워필드는 그날 대부분의 시간을 나에게 할애해준 것이었다. 마지막 한 가지 질문이 남아 있었다. 그녀는 생태학자가 아니라 분자생물학자였지만 나는 야생 상태의 에볼라에 관해 두 가지 풀리지 않은 수수께끼를 물어보았다. 보유숙주와 종간전파 과정에 관한 의문이었다.

예, 정말 흥미롭죠. 그녀는 동의했다. "에볼라는 갑자기 나타나 사람들을 죽이기 시작해요. 그리고 우리가 현장으로 달려가 뭔가 알아내기 전에 사라져버리죠."

또 다시 콩고의 숲 속으로 사라져 버렸어요. 내가 말했다.

"사라져 버렸죠." 그녀도 동의했다. "그래요. 도대체 어디서 나타나 어디로 가 버린 걸까요?" 그 질문은 그녀의 영역이 아니었다.

19

BSL-4 연구시설에 관해 생각해보자. 꼭 미육군 감염병연구소 안에 있는 AA-5가 아니고 세계 각지에서 이 바이러스를 연구하는 곳 어디라도 좋다. 그들이 얼마나 가까이 있는지, 얼마나 흐트러짐 없이 운영되는지, 얼마나 확신에 차 있는지 생각해보자. 에볼라는 마우스의 몸속에 주입되어 증식하고 마침내 혈류 속에서 들끓기 시작한다. 에볼라는 튜브 속에서 딱딱하게 얼어붙어 있다. 에볼라는 페트리 접시 위의 인간 세포 사이에 플라크를 형성한다. 에볼라는 주사기 안에도 있다. 바늘을 조심해야 한다.

이제 가봉 동북부, 이빈도 강 상류 서쪽 기슭의 숲을 떠올려보자. 에볼라는 어디에나 있으며 아무 데도 없다. 에볼라는 분명 존재하지만 설명할 도리가 없다. 에볼라는 틀림없이 가까운 곳에 있지만 어떤 곤충이나 포유동물, 어떤 새나 식물 속에 숨어 있는지는 아무도 알 수 없다. 에볼라는 우리의 서식지 안에 있는 것이 아니다. 우리가 에볼라의 서식지 안에 있다.

2000년 7월, 민케베의 숲 속을 행군하면서 마이크 페이와 나도 정확히 똑같은 감정을 느꼈다. 헬리콥터로 도착한 지 6일 후 우리는 도상구릉 지대를 떠나 페이의 나침반이 가리키는 대로 남서쪽을 향해 터벅터벅 걷기 시작했다. 어마어마한 나무들 사이로 가시넝쿨이 얽히고설켜 무성하고, 작은 개울과 연못들이 곳곳에 흩어져 있고, 시냇물 사이로 낮은 언덕들이 솟아 있고, 진흙으로 둘러싸인 늪지마다 가시 돋힌 식물들이 빽빽하게 자라나고, 당구공만 한 열매들이 떨어져 있고, 군대개미가 일렬로 길을 가로지르고, 머리 위에는 원숭이들이 어지럽게 뛰어다니고, 아프리카 코끼리와 표범들이 우글거리고, 엄청나게 많은 개구리들이 울어대는, 사람의 흔적이 거의 없는 땅이었다. 에볼라의 보유숙주도 그 속에 섞여 있을 테지만 눈앞에서 마주친다고 해도 알아볼 수는 없을 터였다. 그저 합리적인 수준에서 조심할 뿐이었다.

11일째 되던 날, 페이의 대원 중 하나가 땅바닥에 누운 보닛원숭이 한 마리를 발견했다. 어린 녀석인데 숨이 붙어 있었지만 죽은 것이나 다름없었다. 양쪽 코에서 피가 뚝뚝 떨어졌다. 높은 나뭇가지를 제대로 붙잡지 못해 추락했을까? 아니면… 에볼라 같은 병원체에 감염되어 땅에 누워 죽음을 기다리는 것일까? 페이의 지시에 따라 아무도 원숭이를 건드리지 않았다. 대원들은 하루 종일 고된 일을 하는 반투족과 피그미족들로 저녁 식탁에 올릴 야생동물 고기라면 항상 대환영이었지만 페이는 보호구역 내에서 사냥을 금지했다. 민케베 숲을 통과할 때는 요리사에게 다시 한 번 엄명을 내렸다. *죽은 동물의 고기는* ***절대***

로 요리에 사용해서는 안 돼! 그날 밤 우리는 평소와 다름없이 으깬 인스턴트 감자 위에 냉동 건조시킨 고기와 통조림 소스를 섞어 만든 누리끼리한 스튜를 부어 먹었다. 나도 원숭이 고기 생각이 간절했지만 죽어가는 원숭이에게는 손도 대지 않았다.

다음날 저녁 식사 후 캠프파이어 옆에 앉아 두 명의 메이바우트 2 생존자 중 수줍은 성격인 소피아노 에툭에게 경험담을 들려 달라고 조르고 있을 때 페이가 옆에 다가와 거들었다. 입담 좋은 소니 음보스를 통해 소피아노가 가족들을 잃은 사연을 비롯하여 자초지종을 들었지만 건장한 몸집에도 불구하고 소심한 성격인 소피아노 자신은 정작 그 일에 관해 한 마디도 하지 않았다. 하지만 그날은 드디어 입을 열었다. 때때로 다시 말을 시작할 때까지 조용히 기다려야 할 정도로 심하게 말을 더듬는 통에 문장들이 뚝뚝 끊기는 와중에도 소피아노는 끝까지 말을 이어갔다. 한참동안 입을 다물었다가 쏟아내듯 많은 말을 하기도 했다.

그는 채금 캠프 중 한곳에서 일했다. 훨씬 더 상류 쪽이었다. 어느 날 가족들을 찾아 메이바우트 2에 들렀다. 그날 밤 조카딸 중 하나가 몸이 좋지 않다고 했다. 모두 말라리아라고 생각했다. 늘 있는 일이었다. 하지만 다음날 아침 상황이 나빠졌다. 여러 사람이 증상을 나타낸 것이다. 토하고 설사하는 사람이 늘더니, 죽는 사람이 나왔다. *우리 가족만 여섯 명이 죽었어요.* 삼촌 한 명, 형제 한 명, 이미 홀로된 처형과 그녀의 딸 셋. 소니는 숫자는 올바로 기억했지만 구체적으로 누군지는 조금 헛갈렸던 것 같다. 흰 옷 입은 사람들이 마을에 들어왔다. 그중 하나는 자이르인이었는데 이 병을 전에도 본 적이 있다고 했다. 키크위트였다. *거기서는 의사만 스무 명이 죽었다오.* 자이르인은 말했다. "이 병은 아주 전염성이 높다고 하더군요." *시체 위에 내려*

앉았던 파리 한 마리가 날아와 당신 위에 내려앉으면 당신도 죽는 거요. “하지만 나는 조카딸을 안고 있기도 했는 걸요. 아이 손목에 연결된 튜브로 수액을 투여했어요. 그런데 그만 튜브가 막힌 거예요. 손이 퉁퉁 부어올랐죠. 그러다 그 애의 피가 내 가슴 전체에 튀었어요.” 소피아노는 말을 이어갔다. “그래도 나는 병에 걸리지 않았어요. 의사는 나도 약을 먹어야 한다고 했어요. 21일간 격리해야 한다고도 했지요. 속으로 생각했어요. 엿이나 먹으라지. 약은 먹지 않았어요. 가족들을 땅에 묻고 나는 메이바우트 2를 떠났어요. 리브르빌로 가 여동생 집에 숨어지냈죠.” 소피아노는 의사들이 자기를 귀찮게 할까 봐서 그랬노라고 털어놓았다.

그날은 숲에서 보낸 마지막 밤이었다. 다음날 페이가 짜놓은 경로를 따라 7, 8킬로를 더 걸으면 도로가 나오고, 거기서 사람을 만나 재보급을 받을 예정이었다. 도로를 따라가면 동쪽으로 마코쿠에 이르렀다. 페이의 대원 중 몇 명은 거기서 팀을 떠날 참이었다. 지치거나, 쇠약해지거나, 지겹다는 사람들이었다. 물론 다들 지쳐 있었지만 절박하게 일자리가 필요한 사람은 남았다. 금을 캐는 것보다는 이쪽이 나았다. 순수한 열정과 도전정신으로 가득한 일을 한다는 데 매력을 느껴 남는 사람도 있었다. 숲과 늪지대를 가로질러 반년만 더 힘겹게 걸으면 마침내 페이가 정한 종착점에 도달할 것이었다. 바로 대서양이었다. 소피아노는 남았다. 이보다 더한 일도 수없이 겪었으니까.

20

이 글을 쓰는 순간에도 의심되는 동물들이 있지만 에볼라의 보유숙주

(또는 숙주들)는 아직 밝혀지지 않았다. 몇몇 연구팀에서 계속 추적 중이다. 지리적으로 가장 유리하고, 가장 끈질기게 문제를 붙잡고 늘어진 덕에 가장 두드러진 활약을 보이는 팀은 가봉 프랑스빌에서 에릭 르로이가 이끄는 국제의학연구소다. 소피아노의 얘기 중에 느닷없이 메이바우트 2에 들이닥쳤던 흰옷 입은 의사들 중 한 명이 르로이였다. 그의 팀은 메이바우트에서 많은 사람을 구하지 못했지만(소니 음보스는 **한 명도** 구하지 못했다고 했다), 그 유행은 르로이의 삶을 완전히 바꿔놓았다. 그는 바이러스학자이자 면역학자로 1996년까지는 다른 바이러스(SIV, 뒤에 언급한다)가 맨드릴의 면역계에 미치는 영향을 연구했다. 맨드릴은 몸집이 큰 개코원숭이의 일종으로, 코가 빨갛고 얼굴이 파랗게 부어오른 것처럼 생긴 데다 항상 일그러진 표정을 짓고 있어 하나같이 침울하고 잔뜩 화가 난 광대처럼 보인다. 르로이는 박쥐의 면역생리학에도 관심이 많았다. 그러던 차에 메이바우트 2에서 에볼라가 유행했던 것이다.

"그건 운명 같은 거였어요." 내가 프랑스빌로 찾아갔을 때 그는 이렇게 말했다. 메이바우트 2에서 돌아온 그는 에볼라 연구에 매달렸다. 역시 면역학자인 동료와 함께 유행 중 채취한 혈액 검체에서 분자적 신호들을 조사했다. 그들은 특정 환자의 예후(회복되어 살아남을지 또는 사망할지)가 몸속에 얼마나 많은 바이러스가 침입했느냐가 아니라, 혈구들이 항체를 얼마나 빨리 만들어내느냐와 관련된다는 증거를 찾아냈다. 왜 항체를 빨리 만들지 못할까? 바이러스 자체가 면역계를 무력화시켜 항체 생성에 관련된 분자 사이의 상호작용을 방해하는 것일까? 바이러스는 일단 면역기능을 떨어뜨린 후 대규모 자가복제를 일으켜 사람들을 죽음으로 몰고 가는 것일까? (현재 많은 사람들이 이렇게 생각한다) 1999년, 르로이는 이 연구를 발표한 후 또 다른 측면에 관심을 갖게 되었다. 바로 에볼라의 생태학과 진화의 역사다.

에볼라의 생태학에는 당연히 보유숙주에 대한 의문이 포함된다. 유행을 일으키지 않을 때 바이러스는 어디에 숨어 있을까? 또 한가지 생태학적으로 중요한 문제는 종간전파다. 바이러스는 어떤 경로를 통해, 어떤 상황에서 보유숙주로부터 유인원이나 인간으로 전파될까? 의문을 제기하기는 쉽지만 해결에 도움이 될 데이터를 수집하는 것은 훨씬 어렵다. 도대체 왜 과학자가 그토록 종잡을 수 없는 병원체의 생태학을 연구해야 하나? 르로이의 팀은 최근에 에볼라에 감염된 고릴라나 침팬지의 사체가 발견된 부근의 숲을 돌아다니며 동물들을 잡아들였다. 그들 속에 에볼라가 숨어 있을 거라는 가설을 세웠던 것이다. 하지만 도대체 어떤 동물일까? 건초더미에서 바늘찾기였다. 하지만 그 바늘을 찾아야 했다.

2001년에서 2003년 사이에 르로이 연구팀은 가봉과 콩고에서 몇 차례에 걸쳐 에볼라 유행지에 뛰어들어 수천 마리의 동물을 포획한 후 혈액과 내장 검체를 채취했다. 222마리의 조류와 129마리의 작은 육상 포유류(뾰족뒤쥐와 설치류), 679마리의 박쥐 등 다양한 동물종이 포함되었다. 프랑스빌의 연구소로 돌아간 그들은 두 가지 방법으로 에볼라의 흔적을 추적했다. 한 가지는 감염에 대한 반응으로 동물의 체내에 생성되는 에볼라 특이항체를 검출하는 것이었으며, 또 한 가지는 PCR을 이용하여 유전물질의 조각들을 찾아내는 것이었다. 수집한 검체의 2/3에 달하는 박쥐를 체계적으로 조사한 결과 르로이는 흥미로운 사실을 발견했다. 세 가지 종의 박쥐에서 에볼라 감염의 증거가 발견되었던 것이다.

모두 과일박쥐로 헨드라 바이러스의 숙주인 날여우박쥐처럼 덩치가 크고 육중한 종들이었다. 그중 망치머리박쥐Hypsignathus monstrosus는 아프리카에서 가장 큰 박쥐종으로 몸집이 까마귀만 하다. 현지에서는 식용으로 이 박쥐를 사냥한다. 박쥐와 바이러스를 연결하는 증거는 유의한 수준이긴 했지만 결정적인 것은 아니었다. 16마리(네 마리가 망치머리박쥐였다)에서 항체가 검출되었다. 13마리(일부가 망치머리박쥐였다)에서는 PCR 검사상 에볼라-자이르 바이러스 게놈의 절편이 검출되었다. 총 29마리였다. 전체 검체 수에 비하면 극소수에 불과했다. 게다가 29마리의 결과도 애매했다. 두 가지 검사가 모두 양성인 박쥐는 한 마리도 없었다. 항체가 검출된 16마리의 박쥐에서는 에볼라 RNA가 검출되지 않았다. 그 반대도 마찬가지였다. 박쥐는 물론 다른 어떤 동물에서도 살아 있는 에볼라 바이러스는 검출할 수 없었다.

다소 모호하긴 했지만 2005년 후반 르로이와 동료들이 발표한 논문에 이 결과가 실렸을 때는 매우 극적인 것으로 생각되었다. 한 페이지가 조금 넘는 짧은 내용이었지만 세계에서 가장 권위있는 과학저널 《네이처》에 실렸던 것이다. 〈에볼라 바이러스의 보유숙주로서 과일박쥐FRUIT BATS AS RESERVOIRS OF EBOLA VIRUS〉라는 제목도 눈길을 끌기에 충분했다. 하지만 본문은 훨씬 신중하게 세 가지 종의 박쥐가 바이러스의 '보유숙주 역할을 하고 있을지도 모른다'고 되어 있었다. 일부 전문가들은 이 문제는 실질적으로 결론이 났다고 생각했지만 판단을 유보하는 사람들도 있었다. 그로부터 10개월 후 나와 대화를 나누면서 르로이는 이렇게 말했다. "박쥐가 보유숙주라고 확신하는 데 유일하게 빠진 것이 있다면 바이러스를 분리하는 겁니다. 박쥐에서 살아 있는 바이러스가 나와야 해요." 그때가 2006년이었는데 적어도 발표된 바로는 아직도 살아 있는 바이러스는 분리되지 않았다. 노력이 부족한 것은 분명 아니다. "우리는 계속 박쥐를 잡아 장기에서 바이러스를 분리하려고 노력하고 있습니다."

르로이는 보유숙주 문제가 에볼라에 관해 흥미로운 것 중 한 가지일 뿐이라고 강조했다. 그는 분자유전학적 방법으로 다양한 에볼라 바이러스와 마르부르크병을 비롯한 필로바이러스 전체의 혈통과 진화의 역사를 조사하는 계통발생학적 연구를 병행하고 있다. 바이러스의 자연 생활주기, 즉 보유숙주 내에서 어떻게 증식하며 명맥을 유지하는지도 연구한다. 생활주기를 이해할 수 있다면 바이러스가 어떻게 인간에게 전파되는지 즉, 종간전파의 문제를 해결할 단서가 될 것이다. 전파는 어떤 식으로든 직접적으로 일어날까(사람이 박쥐를 잡아먹는다든지), 아니면 중간숙주를 통해 일어날까? "박쥐에서 인간으로 직접 전파되는지는 아직 몰라요. 하지만 몸집이 큰 유인원들의 사체에서 인간으로 직접전파는 분명 일어납니다." 계절적 요인, 유행의 지리적 패턴, 유인원이나 인간이 어떻게 보유숙주나 그들의 배설물과 접촉하는지 등 전파의 역동적 과정을 알아낸다면 유행을 예측하고, 심지어 예방할 수도 있을지 모른다. 하지만 한 가지 암울한 전제가 있다. 더 많은 데이터를 얻으려면 더 많은 유행이 발생해야 한다.

르로이는 바이러스의 특징 때문에 에볼라를 연구하기가 쉽지 않다고 설명했다. 유행 자체가 드문 데다, 감염 과정 또한 빠르게 진행된다. 불과 며칠 사이에 많은 사람들이 죽기도 하지만 전혀 죽지 않는 경우도 있으며, 한 번 유행 시 불과 수십 명에서 수백 명 정도만 감염되며, 그마나 연구시설을 갖춘 병원이나 의료기관이 드문 외딴 지역에서 생기는 경향이 있다는 것이었다. 심지어 유행 지역들은 그가 근무하는 국제의학연구소에서도 멀리 떨어진 경우가 많았다. 예를 들어, 프랑스빌에서 메이바우트 2까지 가려면 자동차와 보트를 갈아타가며 꼬박 이틀이 걸린다. 유행이 일어나도 좁은 지역에 국한되었다 저절로 사라지거나, 방역 조치에 의해 금방 수습되었다. 바이러스들은 마치 정글에서 암약하는 게릴라처럼 흔적도 없이 사라져 버렸다. "가보면 할 일이 아무것도 없어요." 인내심이 대단한 르로이조차 이 말을 하면서 잠깐 당혹감을 내비쳤다. 계속 노력하고 끊임없이 숲속에서 검체를 채취하면서 유행이 일어나는 대로 대응하는 수밖에 뾰족한 수가 없다는 뜻이었다. 다음번에는 언제 어디서 에볼라가 유행할지 아무도 모른다. "그런 건 마치 바이러스가 스스로 결정하는 것처럼 생각될 정도랍니다."

21

에볼라 유행의 지리적 패턴은 논란거리다. 어떤 패턴으로 발생하는지는 누구나 알지만 그 의미가 무엇인지에 대해서는 전문가들도 의견이 엇갈린다. 논쟁은 특히 다섯 가지 종 가운데 유일하게 의미를 따져봐야 할 만큼 여러 지역에서 자주 나타나고 매번 상당한 희생자와 절망을 안겨주었던 에볼라-자이르를 둘러싸고 벌어졌다. 얌부쿠(1976), 탄달라(1977), 이빈도 강 상류의 채금 캠프(1994), 키크위트(1995), 메이바우트 2(1996), 보우에(1996년 말), 가봉과 콩고 접경지역 북부(2001~2002), 음보모 일대(2002~2003), 음보모 재유행(2005), 그리고 지금은 콩고민주공화국에 속하는 카사이Kasai 강 유역에서 비교적 최근에 발생한 두 번의 유행(2007~2009) 등 처음 나타난 때부터 지금까지 에볼라-자이르는 중앙아프리카를 빙빙 도는 것처럼 보인다. 이건 도대체 무슨 뜻일까? 이런 패턴은 우연히 나타난 것일까, 아니면 뭔가 이유가 있는 것일까? 이유가 있다면 그것은 무엇일까?

두 가지 가설이 제기되었다. 빛이 파동이냐 입자냐를 둘러싼 고전적인 난제를 잠깐 빌려와 가설들을 파동학파와 입자학파라고 해보자. 잠시 고교 물리시간으로 돌아가보면 17세기에 크리스티안 하위헌스 Christiaan Huygens는 파동으로 이루어져 있다고 주장한 반면, 아이작 뉴턴은 빛이 입자라고 주장했다. 각자 그렇게 믿을 만한 실험적 근거가 있었다. 이 논쟁이 이분법적으로 딱 잘라 말할 수 있는 것이 아니라 빛 자체가 설명하기 어려운 이중성을 지닌다는 것, 또는 적어도 관찰 방식의 차이에 따른 인공적 한계가 있을 수밖에 없다는 사실은 200년도 더 지나 양자역학이 등장한 후에야 제대로 이해할 수 있었다.

입자학파는 에볼라-자이르가 중앙아프리카의 숲 속에서 비교적 오래 전부터 아주 흔히 볼 수 있었던 바이러스이며, 각각의 유행은 직접적인 원인으로 설명할 수 있는 독립적인 사건이라고 생각한다. 예를 든다면 이렇다. 누군가 감염된 침팬지의 사체를 먹는다. 그 침팬지가 감염된 이유는 그 전에 보유숙주가 입을 댔던 과일을 먹었기 때문이다. 이렇게 하여 발생한 인간 유행은 결국 국지적이고 우연한 사건에 의해 생긴 것이므로 다른 사건과 뚜렷하게 구분되는 일종의 '입자'라고 본다. 에릭 르로이는 이런 관점을 지지하는 대표적인 학자다. "저는 이 바이러스가 보유숙주의 몸속에서 항상 존재한다고 생각해요. 그리고 때때로 보유숙주에서 다른 동물로 전파되는 거죠."

파동가설은 에볼라-자이르가 중앙아프리카에 퍼진 지 오래되지 않았다고 생각한다. 조상격인 어떤 바이러스로부터 비교적 최근에 갈라져 나온 새로운 바이러스로, 어쩌면 얌부쿠 지역에서 이런 과정을 거쳐 최근에 다른 지역으로 퍼져나가 유행을 일으켰다고 보는 것이다. 따라서 국지적인 유행은 독립적인 사건이 아니라 하나의 파동 속에서 연결되어 있다는 것이다. 이 바이러스는 최근 몇십 년 사이에 새로운 장소에서 새로운 보유숙주들을 감염시키면서 서식 범위를 넓히고 있다. 이런 관점에서 각각의 유행은 훨씬 큰 차원에서 벌어지는 일의 일부로 생각할 수 있다. 즉, 거대한 파동이 어떤 지역에 도달했을 때 국지적으로 일어나는 사건에 불과하다. 파동이론을 지지하는 인물로는 미국의 생태학자인 피터 월쉬Peter Walsh가 있다. 그는 생태학적 사건에 관한 수학적 이론을 전공한 학자로 중앙아프리카에서 자주 연구를 수행했다.

바이러스가 어디를, 어떤 방식으로 퍼져나가는지 묻자 월쉬는 이렇게 대답했다. "보유숙주의 몸을 통해 숙주에서 숙주로 퍼져나간다고 생각합니다." 당시 나는 모든 에볼라 연구자들이 언젠가 한 번은 거쳐가는 리브르빌에서 그를 만났다. 가봉의 이 도시는 항상 사람들로 북적거리지만 군데군데 조용히 대화를 나눌 곳을 찾기는 어렵지 않다. "틀림없이 보유숙주는 상당히 개체수가 많고, 넓은 지역을 돌아다니지는 않을 겁니다. 적어도 멀리까지 바이러스를 옮기지는 않죠." 월쉬는 보유숙주가 무엇인지 정확히 안다고는 주장하지 않았지만 상당히 흔하고 상대적으로 멀리 돌아다니지 않는 동물이라고 했다. 설치류일까? 작은 조류? 멀리까지 날아다니지 않는 박쥐?

두 가지 이론을 뒷받침하는 증거들은 다양하고 흥미롭지만, 결정적인 것은 없다. 그런 증거로 각기 다른 시점, 다른 장소에서 바이러스에 희생된 인간이나 고릴라, 또는 다른 동물의 검체에서 흔적이 나타났거나 분리된 에볼라-자이르 균주들 사이의 유전학적 변이를 들 수 있다. 일반적으로 에볼라는 다른 RNA 바이러스에 비해 돌연변이 속도가 비교적 느리지만 에볼라-자이르 균주에서 검출되는 사소한 변이조차 시간적, 공간적으로 기원을 추적하는 데 중요한 단서가 될 수 있다. 2005년 발표된 한 논문에서 피터 월쉬와 두 명의 공동저자는 이런 유전학적 데이터와 지리학적 분석을 결합하여 현재까지 알려진 모든 에볼라-자이르 균주가 1976년 유행했던 얌부쿠 바이러스와 매우 유사한 조상으로부터 유래되었을 가능성이 있다고 주장했다.

월쉬의 공동연구자는 유명한 질병생태학자이자 이론가인 에모리 대학의 레슬리 리얼Leslie Real과 젊고 똑똑한 로만 비크Roman Biek였다. 이들은 세 가지 요인 사이의 강력한 상관관계를 보여주는 지도와 그래프와 가계도家系圖들을 발표했다. 세 가지 요인이란 얌부쿠에서의 거리, 1976년 유행으로부터의 시간, 그리고 얌부쿠 바이러스와 유사한 공통 조상과의 유전학적 차이다. '이 요인들을 모두 고려했을 때, 우리의 결과는 ZEBOV가 1970년대 중반 얌부쿠 부근에서 기원하여 중앙아프리카 전역으로 서서히 퍼졌다는 결론을 뚜렷하게 보여준다.' 논문 제목은 그들의 이론을 평이하게 서술한 〈에볼라 자이르의 파동형 전파WAVE-LIKE SPREAD OF EBOLA ZAIRE〉였다. 결국 이 바이러스가 새로운 병원체, 또는 적어도 이 지역에 새로운 병원체라는 뜻이다. 아주 오래전부터 어디서나 볼 수 있었던 병원체는 아니다. 어떤 사건, 그것도 비교적 최근에 발생한 사건으로 인해 바이러스의 형태가 크게 바뀌었고, 그 결과 인간과 유인원을 침범하게 된 것이다. '이런 시나리오에 따르면 뚜렷한 계통유전학적 나무(계통수) 구조, 유행 데이터와 얌부쿠로부터의 거리 사이의 강력한 상관관계, 그리고 유전학적 차이와 지리적 거리 사이의 상관관계 등을 모두 ZEBOV 감염이 지속적으로 파동을 이루며 전파된 결과로 해석할 수 있다.' 그들은 유인원에서 엄청난 사망률이 나타난 것 또한 파동형 전파의 결과라고 주장했다. 에볼라가 쓰나미처럼 밀어닥친 결과, 민케베 숲, 로시 보호구역, 모바 바이 인근 지역에 서식했던 고릴라들처럼 특정 지역에 살던 모든 개체가 사실상 멸종하는 결과가 빚어졌다는 것이다.

이만하면 파동이론에 대해서는 충분히 쓴 것 같다. 입자이론은 상당 부분 동일한 데이터에서 출발하지만 이를 달리 해석하여 종간전파가 파동처럼 진행되는 것이 아니라 독립적인 사건이라는 결론에 이른다. 에릭 르로이의 연구팀은 유행지 인근에서 죽은 채로 발견된 고릴라나 침팬지, 다이커 영양의 근육과 뼈 등 다양한 검체를 통해 보다 많은 데이터를 축적했다. 일부 사체에서(특히 고릴라) 그들은 에볼라 감염의 증거는 물론, 바이러스가 동물 개체들 사이에서 작지만 중요한 유전학적 차이를 보인다는 사실을 발견했다. 또한 2001~2003년 사이에 가봉과 콩고에서 발생한 유행 중 채취한 수많은 인간 검체들을 비슷한 방식으로 분석하여 여덟 가지 바이러스 균주를 분리했다. (물론 균주 간의 차이는 다섯 가지 에볼라 종간의 차이에 비하면 훨씬 적다.) 그들은 이렇게 뚜렷한 균주가 존재한다는 사실은 에볼라의 유전학적 특징이 비교적 안정적이라는 뜻이라고 주장했다. 균주 간의 차이는 균일한 바이러스가 끊임없는 파동을 타고 밀어닥친 결과가 아니라, 서로 독립적인 장소에서 오랜 세월 동안 고립된 결과라는 것이다. 르로이 팀은 보고서에서 월쉬의 이론이 지닌 문제를 넌지시 지적했다. '따라서 에볼라 유행은 다른 연구자들이 주장하듯 단 한 번의 유행으로 콩고 분지 전역에 퍼지지 않고, 수차례에 걸쳐 보유숙주로부터 몸집이 큰 유인원들이 감염되는 독립적인 사건으로 일어나는 것이다.'

내 생각에 르로이의 입자이론과 월쉬의 파동이론 사이의 뚜렷한 차이는 오해에서 비롯된 것이다. 혼란이 빚어진 까닭은 양쪽 논문에 모호한 점이 있을 뿐 아니라 비공식 루트를 통한 의사소통과 약간의 경쟁심이 작용했기 때문일 것이다. 월쉬의 주장을 간단히 요약하면 에볼라-자이르가 어떤 보유숙주 또는 숙주들을 감염시켜 가며 마치 파동처럼 중앙아프리카 전역으로 퍼진다는 것이다. 월쉬에 따르면 숙주의 몸속에 완전히 자리잡은 바이러스는 머지않아 종간전파를 일으켜 여기저기서 유인원과 인간들을 감염시킨다. 그 결과 침팬지와 고릴라의 사체들이 발견되는 것과 동시에 인간 집단에서 유행이 발생하기 때문에 마치 바이러스가 중앙아프리카 전역에 걸쳐 유인원 집단을 휩쓸고 지나가는 것처럼 보인다. 리브르빌에서의 대화 중 월쉬는 어떤 고릴라 집단이 다른 집단을 감염시키면서 전 대륙에 걸쳐 파도가 밀려오듯 고릴라들이 죽어간다는 뜻은 아니라고 주장했다. 에볼라의 파동은 유인원이 아니라 주로 보유숙주 집단을 통해 퍼져나간다는 것이었다. 광범위한 지역에서 많은 유인원들이 죽었고, 어느 정도는 유인원끼리 감염되어 이런 현상이 증폭되었을 수도 있지만, 보다 큰 차원에서 이 현상은 아직 밝혀지지 않았지만 유인원들이 자주 접촉하는 다른 동물 내에서 바이러스가 퍼져가는 양상을 반영한다는 것이다. 르로이는 월쉬의 생각에 반대한다기보다는 유인원 사이에서 지속적으로 퍼져나가는 파동이라는 개념을 반박하며, 대안으로 '여러 차례의 독립적인 감염'이 일어난다는 입자이론을 주장한 것이다.

달리 말하면, 누군가 *사과다!*라고 외쳤는데 다른 사람은 *오렌지가 아니다!*라고 대답하는 격이다. 두 사람 다 옳을 수도 있고 그렇지 않을 수도 있지만, 어쨌거나 그들의 주장을 동일선상에서 비교할 수는 없다는 뜻이다.

그렇다면…빛은 파동일까, 입자일까? 섹시하고 현대적인 양자역학은 양쪽 모두라고 대답한다. 그렇다면 에볼라-자이르에 대해 피터 월쉬가 옳을까, 에릭 르로이가 옳을까? 이때도 가장 적절한 대답은 둘 다 옳다일 것이다. 결국 월쉬와 르로이는 로만 비크와 레슬리 리얼의 능수능란한 조정에 힘입어 공동으로 논문을 발표하여 에볼라-자이르 균주의 계통수(모두 얌부쿠에서 유래하여 진화된)와 보유숙주로서 망치머리박쥐 및 다른 두 종의 박쥐(비교적 최근에 발견된)에 대한 각자의 생각을 논리적으로 결합시켰다. 하지만 그 논문에서도 해결되지 않은 문제는 남아 있다. 예를 들어, 박쥐들이 최근에야 에볼라-자이르에 감염되었다면 왜 심한 증상이 나타나지 않을까?

네 명의 공동저자들은 몇 가지 기본적인 점에 동의했다. 첫 번째, 과일박쥐류가 에볼라의 보유숙주일 가능성은 있지만 반드시 **유일한** 보유숙주라는 뜻은 아니다. 다른 동물, 훨씬 오래 전부터 바이러스에 적응해 온 보유숙주가 있을지도 모른다. (그렇다면 도대체 어디에 숨어 있을까?) 두 번째, 많은 사람이 에볼라-자이르로 사망한 것은 사실이지만 그 숫자는 고릴라에 비하면 너무나 적은 것이다.

22

콩고 북서부 모바 바이에서 아무런 소득없이 잠복 근무를 마친 후, 빌리 커레쉬와 나, 그리고 고릴라 전문 가이드인 프로스퍼 발로는 팀원들과 함께 통나무배를 타고 세 시간 동안 맘빌리 강을 따라 내려가 숙소로 돌아갔다. 냉동 혈액 검체는 한 개도 얻지 못했지만 나는 직접 볼 기회를 얻었다는 데 만족했다. 우리는 맘빌리 강 하류에서 다른 지류를 타고 상류로 거슬러 올라간 후, 자동차로 진흙길을 달려 음보모로 갔다. 2002~2003년 에볼라가 유행하여 128명의 사상자를 낸 지역의 중심지였다.

또한 음보모는 네 명의 교사들이 살해당한 직후에 도착한 배리 휼렛이 에볼라로 인한 죽음이 마법 때문이라는 믿음으로 주민 사이에 불신이 팽배한 모습을 직접 목격했던 곳이기도 하다. 우리는 작은 병원에 들렀다. 지저분한 중정中庭을 둘러싸고 낮은 콘크리트 건물들이 U

자 형태로 들어서 초라한 모텔 같았다. 흡사 조그만 감방처럼 생긴 병실들은 하나같이 창살로 된 문을 통해 바로 중정으로 통했다. 뜨거운 햇볕 아래 서 있는데 알랭 온드지가 음보모의 병원장인 캐서린 아상안다코Catherine Atsangandako에 대한 유명한 이야기를 들려주었다. 불과 1년 전, 에볼라 환자 한 명을 병실에 가두어 놓고 창살 틈으로 물과 음식을 주었다는 것이었다. 환자는 원래 사냥꾼이었는데 야생동물의 고기를 취급하다가 감염된 것으로 생각되었다. 그는 끝내 창살 뒤에서 외로운 죽음을 맞았지만 사람들은 전반적으로 가혹한 격리 조치 덕에 더 큰 유행을 막았다고 인정하는 분위기였다.

당시 캐서린 박사는 음보모를 떠난 뒤였다. 그녀의 결단성 있는 통제를 나타내주는 유일한 증거는 삭막할 정도로 빨간 글씨로 씌어진 안내판이었다.

ATTENTION EBOLA
NE TOUCHONS JAMAIS
NE MANIPULONS JAMAIS
LES ANIMAUX TROUVES
MORTS EN FORET

에볼라 주의
숲에서 죽은 짐승에게 손대지 마시오.

음보모는 또 한 가지 특이한 점이 있었다. 프로스퍼 발로의 고향이었던 것이다. 우리는 좁은 샛길을 따라가다 풀밭을 가로질러 그의 집을 찾아갔다. 아내 에스텔Estelle과 많은 자식 중 몇 명이 흙으로 된 마당을 깨끗하게 쓸고, 야자수 아래 나무 의자들을 놓아 자리를 마련해 놓고 있었다. 그의 어머니가 야자 열매로 만든 위스키를 권했다. 아이들은 아버지의 주의를 끌려고 서로 밀치며 법석을 떨었다. 낯선 방문객들을 구경하려고 친척들이 모여들었다. 다 같이 사진도 찍었다. 쾌활하게 어울리는 와중에도 조심스럽게 질문을 하며 2003년 에볼라가 유행했을 때 에스텔과 가족들이 어떤 일을 겪었는지 몇 가지 세부적인 사항을 알아낼 수 있었다. 당시 프로스퍼는 집을 떠나 있었다.

언니와 두 명의 남자 형제, 그리고 자식 중 하나가 에볼라로 죽는 바람에 에스텔 자신도 따돌림을 당했다. 아무도 음식을 팔지 않았다. 그녀의 돈을 만지려고 하지 않았던 것이다. 감염병을 두려워하는지, 흑마술을 두려워하는지는 분명치 않았다. 그녀는 숲에 숨어지내야 했다. 프로스퍼는 당시 감염된 동물들을 찾아나선 르로이 박사와 다른 과학자들에게서 배운 주의사항을 알려주지 않았다면 그녀도 병에 걸려 죽었을지도 모른다고 했다. 모든 것을 표백제로 멸균하고, 손을 잘 씻고, 죽은 동물의 사체를 만지지 말라는 것이었다. 힘든 날이 지나고 이제 남편의 품에 안긴 그녀는 미소 짓고 있었다. 젊고 건강한 여인이었다.

프로스퍼는 에스텔의 죽은 가족들과 다른 몇 가지 일을 애도하면서도 에볼라 유행을 자신만의 방식으로 기억했다. 그는 가문에서 대대로 전해오는 성경처럼 애지중지하는 책을 우리에게 보여주었다. 성경이 아니라 일종의 식물도감 같은 책의 맨 뒷장에 그는 직접 망자들의 이름을 적어두었다. 아폴로Apollo, 카산드라Cassandra, 아프로디타Afrodita, 율리시스Ulises, 오르페오Orfeo 등 스무 명이 넘었다. 사람이 아니라 고릴라들의 이름이었다. 로시에서 그가 애정을 갖고 매일 따라다니며 관찰했던 고릴라들을 전부 적어둔 것이었다. 프로스퍼가 가장 좋아한 고릴라는 카산드라였다. 아폴로는 실버백이었다. "한 마리도 남김없이

2003년 유행 때 죽었지요." 사실 죽었다기보다 한 마리도 남김없이 사라져 버린 것이었다. 그와 다른 추적자들은 고릴라 무리의 마지막 흔적을 따라가다 여섯 마리의 사체를 발견했다. 정확히 누구였는지는 말하지 않았다. 파리떼가 새카맣게 내려앉은 사체 중에 카산드라도 있었을까? 정말 힘들었습니다. 그가 말했다. 그는 '그의' 고릴라 가족들을 모두 잃었고, 몇 명의 인간 가족도 떠나보내야 했다.

프로스퍼는 오래도록 그 책을 들고 서서 이름들을 보여주었다. 그는 인수공통감염병을 연구하는 과학자들이 주의 깊은 관찰과 모델 연구와 데이터 분석을 통해 아는 것을 정서적으로 이해했다. 인간과 고릴라, 말과 다이커 영양과 돼지, 원숭이와 침팬지와 박쥐와 바이러스…우리는 모두 하나라는 것이다.

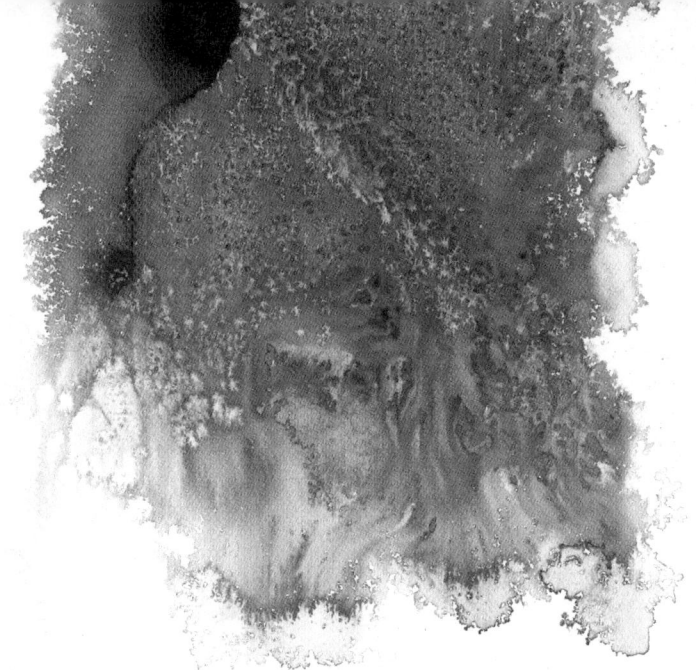

III

모든 것에는 기원이 있다

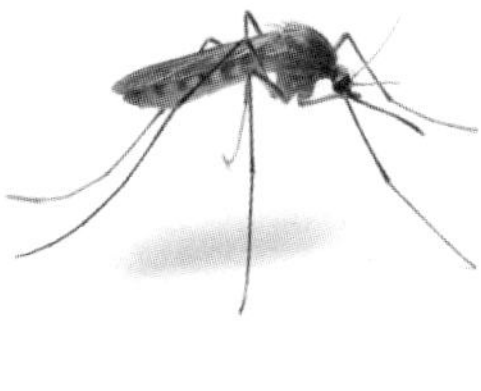

23

1874년 로널드 로스Ronald Ross는 17세의 나이로 의학을 공부하기 위해 인도에서 런던의 세인트 바르톨로뮤병원St. Bartholomew's Hospital을 찾아갔다. 얼마 후 그는 말라리아를 연구하게 되었다.

로스는 진정한 제국의 후손이었다. 아버지 캠벨 로스Campbell Ross 장군은 하이랜드Highlands 지역에 뿌리를 둔 스코틀랜드 출신 장교로 세포이 항쟁 중 인도 주둔 영국군에 복무하며 고산족에 맞서 치열한 전투를 치렀다. 할아버지 또한 육군 중령으로 인도 국경 분쟁에 여러 차례 참전했다. 로널드는 이전에도 영국에 '귀향'하여 사우샘프턴Southampton 인근 기숙학교에서 힘든 교육을 견뎌냈다. 그는 시인이나 화가, 또는 수학자가 되고 싶었지만 열 명의 형제자녀 중 맏이로서 주변의 기대를 한몸에 받았기 때문에, 아버지는 그를 인도의무대Indian Medical Service, IMS에 보내기로 결정했다. 세인트 바르톨로뮤병원에서 지루한 5년을 보낸 후 로스는 인도의무대 자격 시험에 낙방하고 말았는데, 이것이 장차 노벨의학상을 위한 상서로운 출발이 될 줄은 자신도 몰랐을 것이다. 그의 젊은 시절을 돌아볼 때 좋은 조짐이라고 생각할 수 있고, 실제로 그렇게 된 두 가지 사건이 있었다. 첫째는 수학에서 우등상을 받은 것이고, 둘째는 의학 수련 중 말라리아를 앓는 여성을 옳게 진단한 일이다. 당시 영국에서 말라리아는, 심지어 환자가 살던 에섹스Essex의 습지에서조차 거의 전혀 알려지지 않은 병이었으므로 그의 진단은 매우 이례적인 것이었다. 그는 치명적인 질병이라고 말해주면 환자가 퇴원하여 에섹스로 돌아가 버리지나 않을까 염려했기 때문에 로스의 진단이 옳았는지는 기록에 나와 있지 않다. 어쨌든 로스는 일 년 뒤 인도의무대 시험에 가까스로 통과하여 마드라스(Madras, 인도 동남부에 있는 주-역주)에서 근무하게 되었다. 그가 모기에 주목하기 시작한 것은 바로 이곳에서였다. 숙소에 모기가 들끓어 몹시 성가셨던 것이다.

로스는 의학자로서 일찍 성공한 타입이 아니었다. 너무 많은 것에 관심이 있어 오랜 세월 이곳저곳을 기웃거리며 시간을 보냈던 것이다. 시와 희곡과 형편없는 소설들을 써대고, 작곡을 했으며, 그 와중에도 언젠가 세상을 뒤흔들어 놓을 수학공식을 발견하려고 했다. 마드라스 병원에서 그는 말라리아에 걸린 병사들을 키니네로 치료하는 것을 비롯하여 잡다한 일을 처리했지만, 임무라야 하루에 겨우 두 시간 정도면 모두 끝났으므로 사방으로 돌아다니며 무엇이든 직접 해보고 궁리할 시간은 얼마든지 있었다. 그는 골프를 시작하고 폴로 경기용 조랑말을 키우기도 했다. 그러다 결국 말라리아에 대한 궁금증에 사로잡혔다. 도대체 말라리아의 원인은 무엇일까? 오래 전부터 생각해온 대로 나쁜 공기 때문일까, 아니면 감염병을 옮기는 해충 때문일까? 곤충이 옮긴다면 어떤 식으로 옮기는 것일까? 질병의 전염을 막을 수는 없을까?

7년간 별일 없이 복무한 후 그는 휴가차 영국으로 돌아와 공중보건 강의를 듣고, 현미경 사용법을 배우고, 아내를 얻어 함께 인도로 돌아갔다. 이번 부임지는 방갈로르Bangalore에 있는 작은 병원이었다. 그는 열로 시달리는 병사들의 혈액 도말표본을 현미경으로 들여다보기 시작했다. 학회나 동료 연구자들과 따로 떨어져 지적으로 고립된 삶을 살았지만, 1892년 그는 뒤늦게 알제리를 거쳐 로마에서 일하던 프랑스 출신 의사이자 현미경 전문가인 알퐁스 라브랑Alphonse Laveran이 말라리아 환자의 혈액에서 작은 기생 생명체(현재는 원생생물이라고 함)를 발견했다는 사실을 알게 되었다. 라브랑은 이 기생충이 말라리아를 일으킨다고 주장했다. 로스는 그 후로도 2년간 이 발견에 회의적이었는데, 부분적으로 그의 현미경과 기술이 너무 조잡하여 라브랑이 본 것을 확인할 수 없었기 때문이었다. 그러다 다시 한 번 런던에 들렀을 때 유명한 스승의 도움으로 말라리아 환자의 혈액에서 '라브랑 소체'를 확인한 후 라브랑의 이론을 열렬히 지지하게 되었다.

라브랑은 말라리아가 나쁜 공기 때문이 아니라 미생물에 의해 생긴다는 중요한 사실을 발견했다. 그러나 이 미생물이 인간의 몸속에서 어떻게 증식하는지, 하나의 숙주에서 다른 숙주로 어떻게 전파되는지 등 많은 문제가 아직도 의문에 싸여 있었다. 콜레라 균처럼 마시는 물을 통해 감염되는 것일까? 혹시 곤충에 의해 전염될 가능성은 없을까?

결국 로널드 로스는 모기에 의해 매개되는 말라리아 원충의 생활주기를 밝혀낸 공로로 1902년 노벨상을 수상하지만, 이 이야기는 질병 연구사에서 너무나 유명하기 때문에 굳이 다시 말할 필요는 없을 것이다. 상당히 복잡한 이야기이기도 하다. 말라리아 기생원충의 생활주기 자체가 놀랍도록 복잡하기 때문이기도 하고, 로스 자신이 워낙 복잡한 인간이기 때문이기도 하다. 그는 옳은 생각만큼 틀린 생각도 많이 발표했고, 걸핏하면 불만을 쏟아내는 바람에 여러 방면에 지대한 영향을 미치면서도 경쟁자나 적이 많았다. 어쨌든 여기서는 로스의 업적과 이 책의 주제인 인수공통감염병을 연결하는 두 가지 중요한 점을 지적하는 것으로 충분할 것이다. 첫째, 로스가 말라리아 원충의 생활주기를 알아낸 것은 이 병원체가 사람을 감염시킨다는 사실을 발견했기 때문이 아니라, 새들을 감염시킨다는 사실을 발견했기 때문이다. 조류 말라리아는 인간의 말라리아와 크게 다르지만 로스는 그 유사점을 발견하여 인간에서 이 질병을 이해하는 길을 찾아냈다. 둘째, 그는 일찍이 품었던 폭넓은 관심을 완전히 버리지 않고 말라리아에 관해 격정적인 시를 썼다. ('나는 그대의 교활한 씨앗들을 발견했도다. 오, 수백만을 잔혹하게 살해하는 죽음이여') 하지만 시보다 더욱 생산적이었던 것은 이 주제를 응용수학적으로 바라보았다는 점이다.

24

감염병을 이해하는 데는 숫자가 중요하다. 홍역을 생각해보자. 언뜻 보면 홍역은 수학과 아무런 관계가 없을 것 같다. 홍역은 파라믹소바이러스가 일으키는 병으로 호흡기 감염으로 나타나며 보통 발진이 동반된다. 홍역 유행은 그저 나타났다 사라지는 것처럼 보인다. 그러나 역학자들은 홍역은 물론 다른 병원체로 인한 감염병에도 숙주 개체수의 최소 임계점이 있다는 사실을 밝혀냈다. 개체수가 그 임계점 아래로 떨어지면 그 지역에서 계속 감염을 이어가지 못하고 사라져 버린다는 것이다. 이런 임계집단크기critical community size, CCS는 질병동력학에서 중요한 파라미터다. 홍역의 임계집단크기는 25~40만 명으로 추정된다. 이런 범위는 바이러스의 전파 효율, 바이러스의 독성(치사율로 측정), 노출된 후 면역이 평생 유지되는지 등 질병의 고유한 특성에 의해 결정된다. 25만 명 미만의 고립된 집단에서는 때때로 홍역 유행이 발생하더라도 비교적 단기간 내에 바이러스가 저절로 없어져 버린다. 왜 그럴까? 취약한 숙주들을 감염시킬 기회가 금방 소진되기 때문이다. 이런 집단에서는 성인은 물론 어느 정도 나이가 든 어린이도 거의 모두 이전에 홍역 바이러스에 노출되어 면역을 가지고 있다. 매년 새로 태어나는 아기들만으로는 바이러스가 계속 전파될 수 없는 것이다. 반면 인구수가 40만을 넘으면 새로 태어나는 아기들만으로 취약한 숙주가 계속 공급되기 때문에 바이러스가 사라지지 않고 명맥을 이어나갈 수 있다.

홍역에 관해 또 하나 중요한 사실은 인수공통감염 바이러스가 아니라는 점이다. 인간 집단 내 또는 근처에 사는 동물들을 감염시킬 수 있다면 임계집단크기라는 개념은 중요성을 잃고 만다. 인간 집단이 아무리 작다고 해도 바이러스는 항상 다른 서식처를 찾아 집단 내, 또는 아주 가까운 곳에서 생명을 이어갈 수 있기 때문이다. 하지만 안심하기엔 이르다. 홍역 바이러스는 인간만 감염시키지만 매우 유사한 다른 바이러스들이 동물을 감염시키기 때문이다. 홍역 바이러스가 속한 모빌리바이러스 속屬에는 개홍역과 우역 바이러스가 들어간다. 또한 파라믹소바이러스 과科에는 헨드라, 메낭글Menangle, 티오만Tioman 등의 바이러스가 포함된다. 현재 홍역이 인간과 동물 사이의 경계를 뛰어넘지 못한다 해도 진화 계통을 살펴보면 과거에는 그런 전파가 일어났던 것이다.

백일해도 마찬가지다. 백일해의 임계집단크기는 홍역과 약간 다르다. 다른 특징을 지닌 미생물이 일으키는 다른 질병이므로 당연하다. 백일해균은 전파 효율, 독성, 감염력 유지 기간 등이 홍역 바이러스와 다르며 임계집단크기는 약 20만 명으로 생각된다. 이런 추정에는 환상적인 생태학적 수학이 필요하다.

대대로 유명한 수학자 집안에서 태어난 네덜란드의 다니엘 베르누이Daniel Bernoulli는 질병에 대한 세균이론(한 가지가 아니라 여러 가지가 있다)이 널리 받아들여지기 훨씬 전부터 질병동력학에 수학적 분석을 응용한 첫 번째 수학자일 것이다. 1760년 스위스 바젤 대학 교수로 있을 때 발표한 천연두에 관한 논문에서 그는 이 병에 대한 보편적 예방접종의 비용 대비 이익을 분석했다. 베르누이의 경력은 길고 화려하다. 그는 유체의 운동과 현의 진동으로부터 위험 평가 및 보험에 관한 여러 가지 아이디어에 이르기까지 물리학, 천문학, 정치경제학 분야의 다양한 주제를 수학적으로 분석했다. 위험 계산이라는 개념만 빼면 천연두 연구는 그가 흥미를 가졌던 다른 분야에 비해 거의 비정상적으로 느껴질 정도다. 그가 입증한 것은 모든 시민에게 천연두 환자에게서 얻은 물질(당시는 그 속에 바이러스가 들어 있다는 사실조차 모르고 다만 감염성을 띤 물질의 일종이라고 생각했다)을 소량 접종하는 데는 이익도 있고 위험도 따르지만, 이익이 위험을 상회한다는 것이었다. 위험 측면에서는 인공적으로 감염물질을 접종하면 드물지만 때때로 치명적인 질병이 생긴다는 사실이 알려져 있었다. 하지만 대부분은 이런 접종을 통해 면역을 얻었다. 물론 이것은 한 번의 행동에 의한 개별적 이익이다. 집단적 행동에 의한 집단적 이익을 산출하기 위해 베르누이는 천연두가 완전히 박멸되었을 때 연간 생명을 구할 수 있는 사람들의 숫자를 계산했다. 계산 결과 집단 접종은 최종 효과로서 인간의 수명을 평균 3년 2개월 연장시킨다는 사실이 입증되었다.

18세기 후반에는 평균수명이 그리 길지 않았으므로 3년 2개월이라면 상당한 수치였다. 하지만 병에 걸린 사람과 걸리지 않은 사람 사이에 천연두가 실제 삶에 미치는 영향을 평균적으로 생각한다는 것은 어려운 일이었으므로, 베르누이는 결과를 보다 대담하고 개인적인 방식으로 표현했다. 즉, 1,300명의 신생아를 대상으로 얻을 수 있는 모든 사망 원인을 망라하여 계산한 수명 통계를 표로 나타낸 것이다. 천연두가 존재하지 않는 사회라면 신생아 중 644명이 25세까지 생존한다는 결과가 나왔다. 그러나 천연두가 토착화된 사회에서는 565명만이

25세 생일을 맞았다. 보건당국과 시민들은 예방 가능한 병으로 조기에 사망한 79명 중 자기 자신이 들어갈 수도 있었다는 사실을 떠올려 보고는 베르누이의 수학적 주장이 지닌 강력한 힘에 감사했다.

질병을 이해하는 데 수학을 응용한 베르누이의 업적은 선구적인 것이었지만 그렇다고 이런 경향이 즉시 현실에 반영된 것은 아니었다. 반쯤 잊혀진 채 세월이 흘렀다. 거의 100년이 지난 1854년, 런던에서 콜레라가 유행하여 대부분의 시민이 감염되었을 때 존 스노우John Snow라는 의사가 여러 장의 지도와 통계표를 이용하여 감염된 급수원을 밝혀냈다(악명 높은 브로드가의 펌프다). 베르누이와 마찬가지로 스노우 또한 자신이 이해하고 통제하려는 질병을 어떤 물질이나 병원체가 일으키는지 몰랐다(비브리오 콜레라라는 세균이다). 그렇다고 해도 그의 업적은 놀라운 것이다.

1906년 루이 파스퇴르Louis Pasteur과 로베르트 코흐Robert Koch, 조지프 리스터Joseph Lister를 비롯한 과학자들의 연구에 힘입어 미생물이 감염병을 일으킨다는 사실이 확실히 입증된 후, 해머W. H. Hamer라는 영국 의사가 런던의 왕립의사협회에서 몇 차례 연속 강연을 통해 '서서히 불붙는' 유행병에 대해 몇 가지 흥미로운 사실을 지적했다. 특히 해머는 독감이나 디프테리아, 홍역 등의 질병이 왜 주기적인 양상으로 대유행하는지, 즉 왜 수많은 환자가 발생했다가, 완전히 없어진 것처럼 보였다가, 일정한 시간이 지나면 다시 유행하는지에 관심이 있었다. 흥미로운 것은 질병마다 유행 간격이 상당히 일정하다는 점이었다. 해머는 런던에서 홍역이 약 18개월 간격으로 유행한다는 사실을 알아냈다(당시 런던의 인구는 500만 명이었다). 그리고 인구집단 내에서 취약한(면역이 없는) 사람의 숫자가 충분하지 않으면 유행이 가라앉고, 새로운 아기들이 태어나 예비 희생자의 숫자가 충분해지면 또 다른 유행이 시작된다고 추정했다. 또한 취약한 사람의 숫자 자체보다 취약한 사람의 밀도에 감염된 사람의 밀도를 곱한 숫자가 훨씬 중요하다고 생각했다. 다시 말해 두 집단 사이의 접촉이 중요하다는 뜻이었다. 이전에 병을 앓았거나 면역이 있는 사람은 고려할 필요없다. 질병의 전파에 있어 이들은 전혀 중요하지 않다. 질병의 지속을 결정하는 것은 전염력이 있는 사람과 감염될 수 있는 사람이 접촉할 가능성이 얼마나 되는가에 달려 있다. 이를 '집단작용원리'라고 한다. 기본적으로 수학이다.

같은 해인 1906년, 존 브라운리John Brownlee라는 스코틀랜드 의사가 해머의 시각과 반대되는 관점을 제안했다. 브라운리는 글래스고Glasgow의 임상의사이자 병원 행정가였다. 에딘버러 왕립학회에 기고한 논문에서 그는 런던의 흑사병(1665), 글래스고의 홍역(1808), 런던의 콜레라(1832), 핼리팩스의 성홍열(1880), 런던의 독감(1891) 등 몇몇 유행병의 실제 기록으로부터 알아낸 환자 수를 주별, 또는 월별로 분류하여 변동이 심한 그래프를 그린 후, 수학적 공식으로 유도한 롤러코스터처럼 부드러운 곡선 그래프와 비교했다. 그 공식은 유행의 확산과 쇠퇴의 원인에 관한 추론을 수식화한 것이었는데 실증적 데이터와 잘 들어맞아(어쨌든 그의 생각으로는) 추론이 옳다는 사실을 보여주었다. 그는 유행병이 '전염력이 높은 병원체의 획득'으로 시작되어, 병원체의 전염력 또는 독성이 갑자기 증가했다가, 일정 시간이 지나면 다시 큰 폭으로 감소한다고 주장했다. 전염병은 병원체가 이런 '전염력을 상실'하는 순간 쇠퇴하기 시작하며, 그 과정은 일반적으로 유행 시작 시에 비해 느리게 진행된다는 것이었다. 흑사병은 사라졌다. 홍역 바이러스는 느리고 약해졌다. 독감은 순해졌다. 아무리 독한 기운도 언젠가는 풍선에서 공기가 빠져나가듯 병원체를 떠난다. 결국 브라운리의 생각은 전염병에 취약한 사람의 숫자나 밀도를 생각할 필요가 없다는 것이었다. 전염의 경과를 결정하는 것은 인간 집단의 특성이 아니라 '병원체의 조건'이었다.

브라운리의 멋진 설명에는 한 가지 문제가 있었다. 그가 '전염력'이라고 표현한 것이 정확히 무엇인지 알기 어려웠던 것이다. 환자 한 명으로부터 전염된 사람 수, 즉 '전파효율'을 말하는 것인가? 아니면 '독성'을 뜻하는 것인가? 두 가지 다일까? 또 한 가지 문제는 전염력이 무엇이든 결국 감소할 수밖에 없고, 이로 인해 전염병이 쇠퇴한다는 생각이 틀렸다는 점이었다.

위대한 말라리아 연구자 로널드 로스도 전염병에 대한 수학적 접근 방법을 밝힌 1916년 논문에서 비슷한 말을 했다. 당시 로스는 노벨상과 기사 작위를 받고 필생의 역작인 《말라리아의 예방The Prevention of Malaria》을 출간한 뒤였다. 이 책은 예방은 물론 과학적, 역사적 측면에서 말라리아라는 질병 자체에 대한 깊은 이해를 담고 있다. 로스는 기생충의 복잡성과 매개체들의 집요함으로 인해 적어도 인류 문명이 '훨씬 높은 수준'에 이를 때까지는 말라리아를 '완전히 박멸'할 수 없으리라 생각했다. 따라서 말라리아 감소가 영구적인 공중보건 활동의 일부가 되어야 했다. (로스처럼 투지가 넘치고 심지가 굳은 사람이 이렇게 신중한 경고를 했음에도 불구하고 사람들은 말라리아도 천연두처럼 '완전히' 박멸할 수 있으리란 꿈을 버리지 않았다. 1956년 세계보건기구로부터 2007년 빌 앤 멜린다 게이츠 재단Bill and Melinda Gates Foundation에 이르기까지 수많은 단체에서 말라리아의 완전 박멸이라는 목표를 천명한 바 있다.) 한편 로스는 수학적 관심을 점점 다른 쪽으로 돌려 말라리아 연구보다 더욱 보편적인 질병이론, 더 나아가 질병이론보다 더욱 보편적인, '사건 발생의 이론'으로까지 확장시켰다. 여기서 '사건

발생'이란 가십, 공포, 미생물 감염 등 인간 집단에서 발생하여 개개인에게 영향을 미치는 모든 종류의 사건을 가리킨다. 그는 또한 소설과 시를 썼으며 미육군 소속 의사인 윌리엄 고거스William Gorgas가 파나마에서 황열병을 근절하는 일을 돕기도 했다. 로스는 천재가 아니었을지도 모르지만 스스로 자신이 거의 천재에 가깝다고 생각했다.

1916년 논문의 서두에서 그는 '유행병이라는 주제에 관해 수학적 연구가 이루어진 적이 거의 없다'는 사실에 놀라움을 표명하며, 겸손의 기색이라고는 눈꼽만큼도 없이 자신이야말로 연역적인(즉, 실제 통계가 아니라 자신이 창안한 공식들을 시작점으로 삼아) 수학적 사고를 역학에 적용시킨 최초의 인물이라고 적었다. 그는 존 브라운리의 '탁월한' 연구에 예의 바르게 경의를 표한 후, 감염력 감소에 관한 브라운리의 생각을 반박하며 대신 자신의 이론을 제시하고 이를 수학적 분석으로 뒷받침했다. 로스의 이론은 어떤 집단에서 감염에 취약한 인구의 밀도가 어떤 역치 아래로 떨어지는 순간, 바로 그 이유로 인해 유행병이 쇠퇴한다는 것이었다. 마치 '브라운리가 제시한 유행병 데이터에 나의 미분 방정식이 얼마나 아름답게 들어맞는지 와서 보라!'고 말하는 듯 했다. 브라운리의 '감염력 감소'라는 가설은 콜레라든 흑사병이든 독감이든 또는 다른 어떤 병이든 유행병의 급격한 감소를 설명하는 데 불필요한 것이었다. 오직 감염에 취약한 인구가 어떤 임계점 아래로 떨어지는지만 보면 된다. 그러면 짜잔! 환자 수가 급격히 감소하면서 최악의 고비를 넘어가는 것이다.

로스의 연역적 방법은 말라리아 연구 초기 단계였던 당시로서는 위험할 수 있었고, 태도 또한 약간 건방졌지만 어쨌든 유용한 결과를 제시했다. 감염에 취약한 인구 수라는 통찰은 감염병에 대한 이론적 연구 분야에서 수십 년에 걸친 시간의 검증을 견뎌내고 결국 현대 수학적 모델링의 초석이 되었다. 그는 또 한 가지 점에서 옳았다. 말라리아를 '완전히' 근절하기가 어렵다는 점이다. 그가 주장한 방역 조치는 지역에 따라 말라리아를 감소시키는 데 효과를 나타내기도 했지만(파나마, 모리셔스), 다른 지역에서는 별로 효과를 거두지 못했거나(시에라리온, 인도) 일시적인 효과만 나타냈을 뿐이다. 모든 영광과, 모든 수학적 기법과, 모든 전투적인 야망과 강박적인 노력에도 불구하고 로널드 로스는 말라리아를 정복하기는커녕 절대적인 승리를 거둘 수 있는 전략조차 제시하지 못했다. 아마 그는 이유를 알았을 것이다. 그토록 복잡한 질병이 생태학적 측면뿐 아니라 인간의 사회적, 경제적 측면과 깊은 관계를 맺고 있을 때는 미분 방정식으로도 표현할 수 없을 정도로 문제가 복잡해진다는 사실을 말이다.

25

2007년 《내셔널 지오그래픽》에 인수공통감염병에 대한 첫 번째 기사를 썼을 때 나는 말라리아가 인수공통감염병이 아니라는 사실을 알게 되었다. 누군가 내게 말해주었다. 말라리아는 **매개체 감염병**이다. 곤충에 의해 한 가지 숙주에서 다른 숙주로 전염되는 병이라는 뜻이다. 매개체는 숙주가 아니다. 이들은, 예를 들어 보유숙주와는 생태적으로 다른 범주에 속하며 자신의 체내에 존재하는 병원체를 다른 방식으로 경험한다. 모기에서 인간으로 말라리아 원충이 전파되는 현상을 종간 전파라고 하지는 않는다. 그것은 훨씬 목적이 뚜렷하고, 훨씬 일상적으로 일어나는 일이다. 매개체는 숙주를 찾아다닌다. 숙주가 가진 자원을 필요로 하기 때문이다(대부분 숙주의 혈액이다). 보유숙주는 종간전파를 추구하지 않는다. 그것은 우연히 일어나는 현상이며 보유숙주에게는 아무런 이익이 되지 않는다. 따라서 말라리아는 인간을 감염시키는 네 가지 말라리아 원충이 오직 인간만 감염시키기 때문에 인수공통감염병이 아니다. 원숭이를 감염시키는 다양한 말라리아 원충은 인간의 그것과 전혀 다르다. 새들의 기생충은 또 전혀 다르다. 인간의 말라리아는 오직 인간만 감염시킨다. 당시 나는 이런 말을 들었고 그때는 그 말이 옳은 것 같았다.

인간을 감염시키는 네 가지 원충은 삼일열원충Plasmodium vivax, 열대열원충Plasmodium falciparum, 난형열원충Plasmodium ovale, 사일열원충Plasmodium malariae으로 모두 원생생물인데, 이들이 포함된 속屬에는 약 200종의 원충이 포함된다. 다른 원충들은 대부분 조류, 파충류, 또는 인간 외 포유동물을 감염시킨다. 인간을 표적으로 하는 4종의 원충은 아노펠레스Anopheles 모기에 의해 인간에서 인간으로 전염된다. 이 원충들은 수차례의 변태를 통해 전혀 다른 모습으로 변해가면서 놀라울 정도로 복잡한 생활사를 영위한다. 모기가 사람을 물었을 때 피부를 뚫고 인간의 몸속으로 들어가는 것은 종충種蟲, sporozoite이라는 형태로 암수 구별이 없는 무성세대에 속한다. 종충은 인간의 간으로 가서 역시 암수 구별이 없는 낭충娘蟲, merozoite으로 변한다. 간을 빠져나온 후에는 적혈구를 침투한 후 그 속에서 분열하여 영양체營養體, trophozoite가 된다. 영양체는 적혈구 내부를 갉아먹으며 점점 성장하여 분열체分裂體, schizont로 변한다. 분열체는 적혈구를 찢고 쏟아져나와 다시 낭충이 되어 혈액 속에서 증식하는 데 이때 특징적인 발열이 일어난다. 이렇게 적혈구를 감염시킨 후 혈액 속으로 쏟아져 나오는 일이 반복되다 나중에는 암수로 분화하여 유성세대가 시작되는데, 이때의 원충을 생식모세포生殖母細胞, gametocyte라고 한다. 이 상태에서 모기가 다시 피를 빨면 원충은 모기의 몸속으로 들어간다. 생식모세포는 모기의 장 속에서 유성생식을 거쳐 운동접합체運動接合體, ookinete가 되며 이들은 장벽에 달라붙어 종충으로 가득 찬 일종의 알주머니로 변한다. 종충들은 때가 되면 알주머니를 찢고 나와 모기의 침샘으로 가서 모기가 다른 숙주의 피를 빨 때까지 기다린다. 지금까지 요약한 말라리아 원충의 생활사를 한 번 읽고 이해했다면 생물학에 소질이 있다고 생각해도 좋을 것이다.

이렇듯 연속적으로 정교하게 형태를 바꿔가며 순차적인 감염 전략을 구사하는 것은 오랜 적응의 결과로 적어도 모기와 숙주 입장에서는 벗어나기가 매우 어렵다. 사실 이렇게 정교하게 구조와 전략과 변형이 일어나는 모습은 장구한 세월에 걸쳐 이루어진 진화의 강력한 힘을 생생하게 보여준다. (진화론 대신 지적 설계론을 선호한다면 잠시 책장을 덮고 왜 하나님이 말라리아 원충이라는 존재를 설계할 때 전지전능한 능력을 이토록 많이 쏟아부었는지 곰곰이 생각해볼 일이다.) 하지만 위에서 말한 것은 이들의 생활주기를 간단히 요약한 것에 불과하다. 개별적인 말라리아 원충을 들여다보면 또 다른 변형과 훨씬 복잡한 생활사가 더해진다.

4가지 원충 가운데 인류 보건 측면에서 가장 문제가 되는 것은 열대열원충이다. 열대열원충은 전 세계에서 보고되는 말라리아 중 약 85퍼센트의 원인 병원체다. 사망률을 따진다면 이 비율은 훨씬 높아진다. 열대형 말라리아, 또는 악성 말라리아라고 하는 이 병으로 사망하는 사람만 연간 백만 명이 넘는다. 대부분 사하라 사막 이남 아프리카 지역의 어린이들이다. 일부 과학자들은 열대열원충의 독성이 이토록 높은 것은 우리에게 비교적 새로운 존재이기 때문이라고 주장한다. 비교적 최근에야 다른 동물숙주로부터 넘어와 인간을 숙주로 삼았다는 것이다. 이런 주장에 따라 연구자들은 말라리아 원충의 조상들을 조사하기 시작했다.

물론 모든 것은 그 기원이 있게 마련이다. 인간 자체가 비교적 새로 출현한 동물종이므로 우리가 앓는 가장 오래된 감염병이라도 다른 동물, 즉 훨씬 오래된 숙주로부터 유래했을 것이라고 가정하는 것이 논리적이다(진화에 의해 약간 변형되었을 가능성은 있지만). 인수공통감염병과 여기 속하지 않는 질병을 구분하는 일 또한 다분히 작위적이다. 그 구분에는 시간적 요소가 중요하다. 엄밀하게 정의한다면 인수공통감염 병원체(앞에서 언급했듯이 우리가 겪는 감염병의 약 60퍼센트)란 **현재 반복적으로** 인간과 다른 동물종 사이에서 종간전파를 일으키는 병원체이며, 여기 속하지 않는 감염(천연두, 콜레라, 홍역, 소아마비 등 나머지 40퍼센트)은 과거 언젠가 우리 조상들에게 완전히 넘어온 병원체에 의해 발생한다. 우리가 앓는 모든 병이 궁극적으로 인수공통감염병이라고 한다면 지나친 말이 되겠지만, 인수공통감염병은 우리와 다른 동물숙주들 사이에 장구한 세월에 걸쳐 끈질기게 이어지는 연관관계를 나타내는 엄연한 증거다.

말라리아는 좋은 예다. 지난 20년간 분자계통유전학에 의해 밝혀진 플라스모듐Plasmodium 속, 즉 말라리아 원충의 가계도를 보면 인간을 침범하는 4가지 종은 단일한 가지branch에 속하지 않는다. 각기 인간이 아닌 숙주에게 질병을 일으키는 다른 종의 말라리아 원충들과 더 밀접하게 관련되어 있다. 분류학적 용어로 다계통성*을 갖는 것이다. 이 말은 말라리아 원충이 매우 다양하며 각자 독립적으로 종간전파를 일으켜 호모 사피엔스라는 종을 감염시키기 시작했다는 뜻이다. 말

---

* 여러 종의 다른 조상으로부터 유래된 생물군. -역주

라리아 연구자들의 마음을 끊임없이 사로잡는 한 가지 의문이 있다. **이 원충들은 어떤 동물종들로부터, 언제 인간의 몸속으로 뛰어든 것일까?**

열대형 말라리아는 전 세계적으로 수많은 사망자를 내고 끔찍한 비극을 초래하고 있으므로 가장 큰 주목을 받아왔다. 초기 분자생물적 연구 결과 열대열원충은 두 가지 조류 말라리아 원충과 공통 조상에서 유래된 것으로 나타났으므로 조류에서 인간으로 종간전파를 한 것이 틀림없다. 확실한 증거가 있는 것은 아니지만 합리적인 추론을 해본다면 이런 종간전파는 불과 8천~1만 년 전 농업의 발명과 때를 같이 했으리란 것이 필연적 귀결일 것이다. 경작지가 생기고 마을이 형성되면서 정착생활이 시작되어 최초로 상당히 많은 인구가 한곳에 모여살기 시작했던 때다. 말라리아는(홍역과 비슷하지만 다른 이유로) 임계집단크기가 정해져 있으며 숙주의 수가 너무 적으면 국지적으로는 사라져버리는 질병이기 때문에 이런 인구집단은 새로운 감염이 꾸준히 일어나는 데 필수조건이었을 것이다. 배수로와 저수지 등 간단한 관개사업을 하게 되면서 아노펠레스 모기가 자라기 쉬운 환경이 마련된 것도 질병의 전파에 한몫했을 것이다. 또 한 가지 중요한 요인은 8천 년 전쯤 동남아시아에서 닭을 가축으로 키우기 시작했다는 것이다. 앞서 얘기한 두 가지 조류 말라리아 원충 가운데 플라스모듐 갈리나세움Plasmodium gallinaceum은 가금류를 감염시킨다.

열대형 말라리아가 조류에서 유래되었다는 학설은 1991년에 제기되었다. 이 분야에서는 상당히 긴 시간이 지난 것으로 최근 들어 설득력을 잃고 있는 것이 사실이다. 보다 최근 연구에서는 열대열원충과 가장 가까운 종은 침팬지를 감염시키는 플라스모듐 라이케노위 Plasmodium reichenowi라고 생각한다. 카메룬과 코트디부아르의 야생 침팬지에서 모두 발견된 것으로 보아 플라스모듐 라이케노위는 중서부

아프리카의 침팬지 서식지에 널리 퍼져 있는 것으로 생각된다. 이 원충은 유전학적 변이가 상당하여 전 세계적으로 열대열원충에서 관찰되는 변이보다 더 심하다. 따라서 상당히 오래된 종으로 생각되며 어쨌든 열대열원충보다는 더 오래 전부터 존재했을 것이다. 더욱이 현재까지 알려진 모든 열대열원충의 변이체들은 말라리아 원충 가계도에서 플라스모듐 라이케노위 가지에 속하는 잔가지들로 생각된다. 이런 사실들은 스티븐 리치Stephen M. Rich가 이끄는 매사추세츠 대학 연구팀에서 수집한 데이터에서 밝혀진 것이다. 리치는 플라스모듐 라이케노위가 침팬지에서 인간으로 종간전파를 일으킨 후 열대열원충으로 진화했다고 주장한다. 리치에 의하면 이런 종간전파는 빠르면 3백만 년 전, 늦으면 약 1만 년 전쯤 딱 한 번 일어났을 가능성이 높다. 즉, 어떤 모기 한 마리가 침팬지의 피를 빨고(이로 인해 플라스모듐 라이케노위 생식모세포에 감염된 후), 다시 사람의 피를 빨았다는(종충을 인간의 몸속에 전달했다는) 뜻이다. 인간의 몸속에 들어간 라이케노위 원충은 사뭇 낯선 숙주를 만나게 되었지만 가까스로 살아남아 증식에 성공했다. 종충은 낭충으로, 다시 생식모세포로 변형되어 첫 번째 인간 희생자의 몸속을 가득 채운 후 다른 모기가 그의 피를 빨았을 때 모기의 몸속으로 들어갔을 것이다. 이 모기가 먹이를 찾아 숲 속을 헤매는 다른 인간들을 물 때마다 말라리아 원충은 그들의 몸속으로 들어가 결국 매개체 감염병이 널리 퍼졌을 것이다. 이런 과정이 지속되는 동안 돌연변이와 환경적응이 일어나 결국 라이케노위는 열대열원충으로 변해갔을 것이다.

이런 시나리오는 이 질병이 인간들 사이에 퍼져나가는 데 상당히 큰 농업형 정착지가 반드시 필요하지는 않았으리라는 점을 암시한다. 1만 년 전(3백만 년 전은 말할 것도 없고) 아프리카의 이 지역에는 그런 정착지가 존재하지 않았기 때문이다. 리치의 연구팀은 분명히 농업 요인이 불필요하다고 생각한다. 이들이 제시한 유전학적 증거는 매우 강력하다. 리치가 발표한 논문의 공동저자 중에는 인류학, 진화, 질병 분야의 권위자들이 포함되어 있다. 이 논문은 2009년에 발표되었지만 그것으로 모든 논란이 종식된 것은 아니었다.

2010년, 프랑스의 인류학자인 사브리나 크리에프Sabrina Krief와 말라리아 유전학자인 아나니아스 에스칼란테Ananias A. Escalante가 이끄는 연구팀에서 다른 견해를 발표했던 것이다. 열대열원충이 다른 어떤 말라리아 원충보다 플라스모듐 라이케노위와 밀접하게 연관되어 있다는 사실에는 그들도 동의했다. 비교적 가까운 과거에 인간으로 종간전파를 일으킨 것 같다는 데도 동의했다. 하지만 그들은 열대열원충의 또 다른 숙주, 인간으로 종간전파를 일으키기 전에 이미 이 동물의 몸속에서 진화를 거듭하고 있었던 것으로 생각되는 숙주를 찾아냈다고 주장했던 것이다. 그 동물은 바로 보노보bonobo였다.

보노보는 유인원 과에 속하는 동물종Pan paniscus으로 난쟁이 침팬지라는 이름으로도 불린다. 인간과 매우 가까운 종으로 개체수와 서식지가 점점 줄어 자연 상태에서 찾기 힘들며 동물원에서도 좀처럼 보기 어렵다(안타깝게도 콩고 분지 남부에 사는 몽고족은 보노보를 진귀한 요리 재료로 사용한다). 이들의 자연 서식지는 콩고 강 왼쪽 기슭을 따라 펼쳐진 숲인 반면, 몸이 더 건장하고 우리와 친근한 보통 침팬지Pan troglodytes는 강의 오른쪽 기슭에만 산다. 킨샤사 인근 보호구역에 사는 42마리의 보노보에서 채취한 혈액 검체를 검사한 결과, 크리에프 연구팀은 네 마리에서 유전학적으로 열대열원충과 구분할 수 없는 원충을 발견했다. 이들은 논문을 통해 가장 타당한 설명은 열대형 말라리아가 보노보에서 인간으로 종간전파를 일으켰다는 것이며, 그 시기는

130만 년 이내일 가능성이 높다고 주장했다. (크리에프의 논문을 비판한 다른 연구자들은 킨샤사에서 얼마 떨어지지 않은 작은 보호구역에 사는 보노보들이 최근 수년 내지 수십년 사이에 모기를 통해 인간으로부터 열대열원충에 감염되었을 가능성을 제기했다.) 열대열원충이 발견된 보노보들은 뚜렷한 증상이 없었으며 혈액 중 원충 숫자도 낮은 편으로 아주 오랜 세월에 걸쳐 기생-숙주 관계였다는 설명과 일치하는 것으로 생각되었다. 데이터를 근거로 한 이런 기술적記述的 결과에 대해 크리에프 연구팀은 한 가지 가설과 한 가지 경고를 덧붙였다.

가설 — 보노보의 열대열원충이 인간의 그것과 매우 유사하다면 이 원충들은 보노보와 인간 사이를 오갈 수 있을 것이다. 즉, 열대형 말라리아는 넓은 의미가 아니라 엄밀한 의미에서 말하더라도 인수공통 감염병일 가능성이 있다. 콩고민주공화국의 숲 지대에 사는 사람들은 보노보의 혈액에서 유래한 열대열원충에 일상적으로 감염되고 있을 가능성이 있으며 보노보 또한 인간으로부터 감염되고 있을 가능성이 있다.

경고 — 이것이 사실이라면 말라리아를 근절시킨다는 거대한 꿈은 훨씬 더 달성하기 힘들 것이다. 크리에프 연구팀에서 이렇게 말한 것은 아니지만 이 말은 결국 보노보를 최후의 한 마리까지 죽이거나 완치시키지 않는 한 절대로 말라리아를 근절시킬 수 없다는 뜻이 된다.

잠깐! 열대열원충의 기원에 관해 2010년 말 또 한 편의 논문이 발표되면서 인간을 감염시키기 전 숙주 역할을 했을 가능성이 있는 또 한 가지 동물종이 등장한다. 바로 웨스턴 고릴라다. 웨이민 류Weimin Liu를 제1저자로 하여 당시 버밍엄의 앨라배마 대학에 재직 중이던 비어트리스 한Beatrice H. Hahn의 연구실에서 대대적으로 지원한 이 연구는 《네이처》 지 커버를 장식했다. 한은 침팬지에서 에이즈 바이러스의 기원을 추적하고, 영장류를 포획하지 않고도 바이러스 검체를 채취하는 '비침습적' 기법을 개발한 것으로 에이즈 연구 분야에서 잘 알려진 인물이다. 그녀의 기법은 간단히 말해 주사기로 혈액을 채취할 필요가 없고, 약간의 분변 검체만으로 바이러스를 검출한다. 이 기법을 이용하면 바이러스뿐 아니라 원생생물도 분변 검체를 통해 유전학적 증거를 얻을 수 있다. 류와 한은 이 기법으로 말라리아 원충의 DNA를 추적하여 이전 연구자들보다 훨씬 많은 데이터를 수집했다. 크리예프 연구팀이 포획했거나 보호구역에 갇혀 있는 동물을 대상으로 고작 49마리의 침팬지와 42마리의 보노보의 혈액 검체를 연구했던 반면, 류의 연구팀은 고릴라, 보노보, 침팬지 등 거의 3천 마리에 달하는 야생 유인원의 분변 검체를 검사했다.

웨스턴 고릴라는 말라리아 원충 감염률이 매우 높으며(약 37퍼센트가 감염되어 있다), 고릴라에서 분리된 원충의 일부는 열대열원충과 거의 동일했다. 그들은 확신에 차 이렇게 썼다. '이런 소견은 인간의 열대열원충이 침팬지나 보노보나 인류의 원시적 기원이었던 존재가 아니라 고릴라에서 유래했다는 사실을 보여준다.'

또한 그들은 인간의 열대열원충에서 나타나는 유전학적 범위 전체가 '고릴라 열대열원충 계통에 속하는 단일 계통monophyletic lineage*을 구성한다'고 덧붙였다. 쉬운 말로 하면 인간의 원충은 고릴라의 원충이라는 큰 가지에 속한 잔가지이며, 이 사실은 인간의 원충이 딱 한 번의 종간전파에서 유래했다는 점을 시사한다는 뜻이다. 즉, 한 마리의 모기가 한 마리의 감염된 고릴라의 피를 빤 후, 매개체가 되어 한 사람의 인간을 물어 감염시켰다는 말이다. 먼 옛날 한 마리의 모기가 한

* 동일 조상에서 진화한 생물군. -역주

명의 사람을 물었던 사소한 사건에 의해 새로운 종의 몸속으로 들어간 원충이 현재 연간 100만 명의 사망자를 내는 인수공통감염병의 시초가 되었다는 것이다.

26

내게 수학이란 직접 구사하지는 못하지만 번역된 문학작품을 통해 존경심을 갖고 있는 언어와 비슷하다. 도스토예프스키의 러시아 문학이나 카프카, 무질, 토마스 만 등의 독일 문학과 같달까. 학창시절에는 라틴어만큼이나 대수학도 열심히 공부했지만 타고난 재주가 신통치 않았던지 아이네이스Aeneid의 비밀스런 음율만큼이나 미분방정식의 오묘한 음악도 도통 내 귀엔 들리지 않았다. 수학에 관해서라면 일자무식이요, 문외한인 셈이다. 그러니 내가 20세기 초에 말라리아와 다른 감염병의 유행을 둘러싼 연구에서 비롯된 다른 두 가지 수학적 질병이론이 중요할 뿐 아니라 흥미롭다고 말한다면 독자들은 믿어도 좋을 것이다. 나같은 사람조차 무슨 말인지 이해했다면 틀림없이 누구나 이해할 수 있을 테니 말이다. 첫 번째 이론은 에딘버러에서 나왔고, 두 번째 이론은 뿌리를 실론Ceylon 섬에 두고 있다.

첫 번째 이론은 1927년 윌리엄 오길비 커맥William Ogilvy Kermack과 앤더슨 맥켄드릭Anderson. G. McKendrick이 발표한 〈유행병에서 수학적 이론의 역할A Contribution to the Mathematical Theory of Epidemics〉이라는 제목의 논문 속에서 발표되었다. 저자 중 커맥의 경력은 주목할 만하다. 그는 로스와 브라운리처럼 스코틀랜드 출신으로 수학과 화학을 공부한 후, 젖소의 우유 생산량을 통계적으로 분석하는 일로 경력을 시작했다. 모든 시인은 어디선가 첫 번째 나이팅게일의 울음 소리를 듣게 마련이다. 커맥은 민간인 신분으로 영국 공군에 공업화학 관련 서비스를 잠시 제공했다가, 1921년 무렵 에딘버러에 있는 왕립의사협회 의학연구소에 합류하여 실험 중 일어난 폭발 사고로 얼굴이 날아가버릴 때까지 화학 연구에 종사했다. 수사법적인 표현이 아니라 문자 그대로 얼굴이 날아가 버렸다. 부식성이 강한 알칼리성 물질을 뒤집어쓰고 실명하고 말았던 것이다. 26세 때였다. 그러나 그는 실의에 빠져 지내지 않고 이론과학자로 변신했다. 마음을 다잡고 제자와 동료들이 큰 소리로 읽어주는 내용을 들으며 머리 속에서 복잡한 계산을 해내는 비범한 능력을 발휘하여 연구를 계속했다. 화학 쪽으로는 새로운 말라리아 치료제를 찾기 시작했으며, 수학 쪽으로는 전염병이라는 주제를 연구했다.

한편 맥켄드릭은 로스와 마찬가지로 인도의무대에 복무했던 의사로 나중에 왕립의사협회 의학연구소 소장이 되었으니 어떤 의미로 커맥의 상사였던 셈이다. 그러나 지위를 초월하여 둘은 딱 맞는 파트너였다. 앞을 보지 못했지만 끝없는 호기심을 지녔던 커맥은 영국에서 시골과 도시 지역의 상대사망률, 스코틀랜드 여성의 가임률 등 다양한 연구를 수행했지만, 맥켄드릭과 함께 발표한 1927년 논문이야말로 그가 과학에 이바지한 것 중 가장 영향력 있는 일이었다.

이 논문의 업적은 두 가지다. 첫 번째, 질병의 전형적인 유행 중 감염률, 회복률, 사망률이라는 세 가지 요인의 상호작용을 밝혔다. 그들은 질병에서 회복하면 일생 동안 면역이 유지된다고(홍역 같은 병은 실제로 그렇다) 가정하여 세 가지 요인의 역동적 관계를 효율적인 산문으로 요약했다.

> 지역사회 내에서 한 명(또는 그 이상)의 감염자가 발생한다. 한편 그

> 사회에는 그 병에 취약한 사람들이 일정 수 존재한다. 질병은 접촉을 통해 환자로부터 아직 감염되지 않은 사람들에게 전파된다. 감염된 사람 각각은 질병의 자연적인 경과를 거쳐 결국 회복되거나 사망하는데, 이때마다 환자 수는 줄어든다. 회복 또는 사망 가능성은 병을 앓는 동안 매일 변한다. 마찬가지로 환자가 건강한 사람에게 질병을 전파시킬 가능성 또한 그가 질병의 어느 단계에 있는지에 따라 변한다. 전염병이 확산되는 동안 한 사회에서 감염되지 않은 사람들의 숫자는 계속 감소한다.

이 부분은 언어 속에 감추어진 수학처럼 들리며 실제로 그렇다. 복잡한 수학적 계산이 끊임없이 이어지는 과정을 통해 그들은 취약한 사람, 감염된 사람, 회복된 사람이라는, 살아 움직이는 인구집단의 세 가지 범주를 기술하는 세 가지 미분방정식을 유도했다. 사망자는 인구역동에 관련되지 않으므로 제외한다면, 전염병이 유행할 때 한 가지 범주에 속하는 사람은 취약한 사람S, susceptible → 감염된 사람I, infected → 회복된 사람R, recovered이라는 단순한 공식에 따라 다른 범주로 흘러간다. 취약한 사람이 질병에 노출되어 감염될 때, 다른 쪽에서는 감염되었던 사람들이 회복되거나(면역을 획득하거나) 사라지기 때문에 각 범주에 속하는 숫자는 시시각각 달라진다. 바로 이것이 미분을 이용한 이유다. 고등학교 다닐 때 공부를 더 열심히 했다면 좋았겠지만 나같은 사람조차 $dR/dt = \gamma I$라는 공식을 보고 특정한 시점에 한 집단에서 회복된 사람의 숫자는 감염된 사람의 숫자에 평균 회복률을 곱한 것이라는 사실 정도는 이해할 수 있다(그러니 독자들도 이해할 것이라 믿는다). R, 즉 '회복된 사람'에 대한 공식을 이해했다면, S(취약한 사람)와 I(감염된 사람)에 관한 공식 또한 그럭저럭 이해할 수 있을 것이다. 이런 이론을 SIR 모델이라고 한다. 이 모델은 전염병에 대해 생각할 때 질병이론가들 사이에서 아직도 널리 사용되는 편리한 도구다.

전염병은 언젠가는 수그러든다. 그런데 왜 수그러드는 것일까? 커맥과 맥켄드릭의 말을 들어보자.

> 역학에서 가장 중요한 문제 중 하나는 전염병의 유행이 끝나는 것이 더 이상 취약한 사람이 없기 때문인지, 아니면 질병에 걸리지 않은 사람들 중에 취약한 사람이 많이 남아 있는데도 불구하고 감염력, 회복 및 사망률 등 다양한 요인들이 상호작용한 결과인지 확인하는 것이다.

그들은 두 번째 가능성을 지지했다. 즉, 질병의 유행은 감염력, 사망률, 회복(면역 획득) 사이의 미묘한 상호작용에 의해 수그러들 가능성이 높다는 것이다.

그들의 또 다른 업적으로 네 번째 요인, 즉 취약한 사람의 숫자에 어떤 '문턱값 밀도'가 존재한다는 사실을 밝혀낸 것도 빼놓을 수 없다. 문턱값 밀도란 특정 감염률, 회복률 및 사망률이라는 조건하에서 유행병의 발생이 가능해지는 취약한 사람들의 밀집된 정도를 뜻한다. 결국 인구밀도, 감염률, 사망률, 회복률 등 네 가지 요인이 열과 불쏘시개와 불꽃과 연료처럼 가장 기본적인 요소로서 서로 영향을 주고받는 것이다. 어떤 결정적인 조화가 이루어질 때, 즉 요소들이 가장 알맞은 정도로 만나면 불이 붙는다. 유행병이 시작되는 것이다. 커맥과 맥켄드릭의 공식은 불이 점화되고, 계속 타오르다가, 마침내 꺼지는 조건들을 설명한 것이다.

논문의 말미에 쓰인 문장을 통해 우리는 이 연구가 지닌 중요한 의미를 깨닫는다. '감염률이 조금만 늘어나도 엄청나게 큰 유행으로 이어질 수 있다.' 이 조용한 경고는 세월이 지날수록 점점 더 큰 울림으로 다가온다. 이 말은 매년 독감이 유행할 때마다 보건 관계자들이 뼈저리게 느끼는 진실이다. 또 한 가지 음미해 볼 사실이 있다. 취약한 사람이 모두 죽거나 회복돼야만 전염병이 끝나는 것이 아니라는 점이다. 한 집단 내에서 취약한 사람들이 충분히 밀집되어 있지 않으면 전염병은 사라진다. 이미 1906년에 해머가 했던 말이다. (기억하는가?) 로스도 1916년에 같은 말을 했다. 하지만 이 말을 수리역학數理疫學 분야의 기본적인 원칙으로 확립한 것은 커맥과 맥켄드릭의 논문이었다.

27

질병에 관한 두 번째 기념비적인 이론을 제시한 사람은 조지 맥도널드George MacDonald다. 역시 수학적 마인드를 지닌 말라리아 연구자였다. (이런 사람들이 하나같이 스코틀랜드 출신인 이유가 있을까?) 그는 오래도록 열대지방에서 연구하다가 나중에 런던의 로스 열대위생연구소Ross Institute of Tropical Hygiene 소장이 되었다. 수십 년 전 바로 로널드 로스가 세운 기관이다. 맥도널드는 1930년대 후반 실론 섬(현재의 스리랑카)에서 현장 경험을 쌓기도 했다. 1934~1935년에 걸쳐 엄청난 말라리아 유행이 발생하여 실론 섬 전체 인구의 1/3이 감염되고 8만 명이 사망한 직후였다. 말라리아는 적어도 실론 섬 일부 지역에서는 상당히 친숙한 질병으로 매년 작은 유행이 일어났고, 대부분 어린이들이 감염되었기 때문에 이때의 유행은 놀라운 사건이 아닐 수 없었다. 이토록 큰 유행이 생긴 것은 몇 년간 거의 말라리아가 발생하지 않았던 데다, 가뭄으로 인해 번식지가 늘어나 모기 개체수가 크게 증가했기 때문이었다(강들이 유량이 줄어 군데군데 물 고인 곳이 생겼다). 이 모기들이 오래도록 말라리아가 돌지 않아 면역을 갖추지 못한 사람들, 특히 어린이들에게 병을 옮긴 것이다. 15~20년 후, 다시 런던으로 돌아온 조지 맥도널드는 실론 섬을 연구 대상으로 삼아 왜, 그리고 어떻게 말라리아가 간헐적으로 폭발적인 유행을 반복하는지를 수학적인 방법으로 이해하고자 했다.

1950년대 중반은 세계보건기구가 국가별로 말라리아를 통제하거나 감소시키는 대신 전 세계적 박멸 쪽으로 방향을 선회한 때였으므로 시간적으로 딱 맞아떨어진 셈이었다. 세계보건기구가 자랑스럽게 내세운 야심, 즉 말라리아와 타협하지 않고 완전한 승리를 거두겠다는 발상은 부분적으로 새로운 무기가 등장한 데서 비롯되었다. 바로 살충제인 DDT였다. 뿌릴 때만 효과가 있는 다른 살충제와는 달리, DDT는 오랫동안 치사량 이상의 농도로 환경에 잔존하기 때문에 모기를 박멸할뿐더러 장기적으로 효과를 유지할 수 있다. 세계보건기구의 또 한 가지 전략은 인간 숙주 내에서 말라리아 원충을 완전히 제거하여 인간-모기-인간으로 이어지는 감염 고리를 끊는 것이었다. 이를 위해 지구 상에 마지막으로 남은 원충이 인간의 혈액 속에서 사라질 때까지 모든 환자를 말라리아 약으로 치료하고, 새로운 감염이 발생하거나 재발하는 경우 즉시 발견하여 치료할 수 있도록 세심한 감시체계를 유지한다는 계획을 세웠다. 어쨌거나 아이디어이긴 했다. 맥도널드의 연구는 이런 노력을 명확히하고 뒷받침하려는 것이었다. 1956년 《세계보건기구 회보Bulletin of the World Health Organization》에 실린 논문 제목도 〈말라리아 근절의 이론Theory of the Eradication of Malaria〉이었다.

이보다 먼저 발표한 논문에서 맥도널드는 특정 지역에서 '필수적인 전파 요인에 아주 작은 변화'만 있어도 말라리아 유행이 일어날 수 있다고 주장했다. '감염률'이 조금만 증가해도 대유행이 일어날 수 있다는 커맥과 맥켄드릭의 주장과 맥을 같이한 것이다. 그렇다면 필수적인 전파 요인이란 무엇일까? 그는 인구밀도 대비 모기 개체수의 밀도, 모기가 사람을 무는 빈도, 모기의 생존 기간, 말라리아 원충이 생활주기를 완전히 마치는 데 걸리는 시간, 감염된 사람이 다시 모기를 감염시키는 데 필요한 시간 등 고려할 수 있는 모든 요소를 열거했다. 이런 요인 중 일부는 상수였고(열대열원충의 생활주기는 약 36일이며, 감염된 환자는 약 80일간 감염 상태를 유지한다), 일부는 변수였다(매개체가 아노펠레스 말라리아 모기 중 어떤 종인지, 인근에 돼지들이 많아 모기들이 사람 대신 돼지를 공격하는지). 맥도널드는 모든 요인들이 상호작용하는 양상을 합리적으로 예측하는 공식을 만들었다. 그리고 공식들을 실론 섬 유행에 적용한 결과 잘 들어맞는다는 사실을 확인했다.

가정이 정확하다는 사실이 확인된 셈이었다. 그는 실론 섬에서 상대적으로 말라리아가 드문 지역이라도 아노펠레스 말라리아 모기의 밀도가 5배 증가하고, 각각의 모기가 상대적으로 오래 생존할 수 있는 조건만 갖추어진다면(사람을 물고, 감염되고, 다시 사람을 무는 데 충분한 시간) 대유행이 시작되기에 충분하다고 결론내렸다. 수많은 변수 가운데 한 가지만 5배 증가해도 대란이 일어난다는 것이다.

다양한 공식들을 이용하여 맥도널드가 최종적으로 도달한 결론은 기초재감염률basic reproduction rate이라고 명명한 단 하나의 숫자였다. 그의 설명에 따르면 이 비율은 '집단 내에 면역을 갖지 못한 단 한 명의 일차증례가 발생했을 때 그 직접적인 결과로 생긴 감염자 수'를 나타낸다. 더 정확하게 표현한다면 유행병이 시작될 때 면역을 갖지 못한 사람들, 즉 취약한 사람들로만 이루어진 집단에 한 명의 감염자가 발생했을 때 이로 인해 생긴 평균 이차감염자 수를 뜻한다. 운명을 좌우할 결정적인 지표를 발견한 것이다. 기초재감염률이 1미만일 경우 질병은 차츰 사라진다. 수치가 1을 넘으면(정확하게는 1.0을 넘으면) 유행은 점점 퍼진다. 수치가 1보다 훨씬 크다면 대유행이 생긴다. 보고된 데이터를 근거로 추정한 결과 실론 섬의 기초재감염률은 10 정도였다. 질병 파라미터로서는 엄청나게 높은 숫자다. 대유행을 일으키기 충분했던 것이다. 하지만 실론 섬 같은 상황에서 이 수치는 상당히 낮춰 잡은 것이었다. 맥도널드는 높혀 잡을 경우를 이렇게 추정했다. 한 명의 감염자를 치료하지 않은 채 80일간 감염을 전파시킬 수 있는 상태로 내버려두고, 하루 평균 10마리의 모기가 이 사람을 물고, 그 모기들의 생존 기간과 다른 사람을 물 기회를 합리적으로 가정한다면 540명을 감염시킬 수 있다. 기초재감염률이 540에 이르는 것이다.

세계보건기구의 말라리아 박멸 운동은 실패로 돌아갔다. 한 역사학자는 이렇게 평가했다. '이로 인해 말라리아 연구 분야는 거의 초토화되었다. 모기, 말라리아 원충, 인간이라는 복잡한 자연계를 이해하고 통제하기 위해 혼신의 노력을 다한 중요하고도 섬세한 과학이 한낱 물총싸움으로 전락했다.' 오랫동안 전력을 다해 살충제를 뿌리고 환자들을 치료했지만 그토록 엄청난 돈과 노력을 쏟아부었던 인도, 스리랑카(이때는 공식명칭이 이렇게 바뀌었다), 동남아 지역에서 말라리아는 맹렬한 기세로 다시 유행했다. 아노펠레스 말라리아 모기가 DDT에 저항성을 획득했다는 문제 말고도(이 자체도 큰 문제였다), 세계보건기구의 기획자들과 보건공학자들은 또 한 가지 중요한 요소에 충분한 주의를 기울이지 않은 것 같다. 작은 변화들이 큰 효과를 일으킨다는 점이다. 인간은 수많은 모기에게 말라리아를 전파시킬 수 있다. 인간 숙주의 몸속에서 말라리아 원충을 완전히 제거한다는 감시-치료 프로그램 수행 중 감염자를 한 사람만 놓쳐도, 이 사람이 아직 감염되지 않은 모기에게 한 번이라도 물린다면 모든 일이 원점으로 돌아간다. 감염은 다시 퍼지고 기초재감염률이 1.0보다 크다면 빠른 속도로 확산된다.

최근 발표된 질병생태학 논문들을 보면(대부분 수학공식으로 가득 차 있기 때문에 특별히 관심이 있거나 심한 불면증에 시달리지 않는다면 권하지는 않는다.) 어디서나 기초재감염률이라는 용어를 볼 수 있다. 이 개념은 이 분야의 알파이자 오메가이며, 모든 감염병 분석의 시작이자 끝이다. 공식에서 기초재감염률은 R_0라는 변수로 표시된다.(솔직히 R_0라는 기호를 보면 나같은 사람은 기초재감염률을 가리키는 것인지, SIR 모델에서 회복된 사람을 가리키는 기호 R인지 헷갈릴 때가 많다. 영어로 비율을 나타내는 rate와 회복된 사람을 가리키는 recovered라는 단어가 모두 r로 시작하여 생긴 성가신 우연이다.) R_0는 모든 것을 설명하고 모든 것을 예측한다. 열대의 이름없는 마을에서 발생한 소규모의 기이한 감염과 이들이 점점 확산되고 들불처럼 번져 전 세계적 유행병이 되는 현상의 차이를 규정한다. 이 개념을 만든 사람이 바로 조지 맥도널드다.

28

열대열원충이 전 세계적으로 문제가 되는 유일한 말라리아 원충은 아니다. 아프리카의 사하라 이남 지방을 빼고 생각한다면, 대부분의 인간 감염은 삼일열원충에 의해 일어난다. 네 가지 말라리아 원충 가운데 두 번째로 고약한 이놈은 특히 인체 감염에 잘 적응되어 있다. (나머지 두 가지, 즉 난형열원충과 사일열원충은 훨씬 드물고 독성도 약해 감염되더라도 별다른 치료를 받지 않고 낫는 경우가 많다.) 삼일열원충은 열대열원충보다 치사율이 낮지만 매년 약 8천만 건의 말라리아를 일으키므로(대개 치명적이지는 않다) 고통과 생산성 감소와 불편함을 초래하기는 마찬가지다. 삼일열원충의 기원은 최근 아나니아스 에스칼란테가 분자계통유전학적 방법으로 규명한 바 있다. 전에 미국 질병관리본부에 있다가 현재 애리조나 주립대학으로 적을 옮긴 바로 그 사람이다. 에스칼란테의 연구팀은 삼일열원충이 열대열원충처럼 인류와 함께 아프리카에서 기원한 것이 아니라, 인류의 먼 조상들이 동남아시아에 도착하여 사회를 이루기 시작했을 때 이미 그곳에 있었을 가능성이 높다는 점을 밝혀냈다. 아시아마카크원숭이를 감염시키는 말라리아 원충과 밀접하게 연관되어 있다는 증거를 발견한 것이다.

여기서 에스칼란테의 작업을 요약할 생각은 없다. 이미 이론적인 부분을 너무 깊게 다룬 것 같다. 다만 아주 사소한 단서가 필연적으로 놀라운 발견으로 이어진 일을 짚고 넘어가려고 한다. 2005년, 에스칼란테 연구팀은 삼일열원충과 마카크원숭이에서 말라리아를 일으키는 세 가지 원충이 비교적 최근에 공통의 조상으로부터 갈라져 나왔다고 보고했다. 이 원충 가운데 하나가 원숭이열 말라리아 원충, 즉 플라스모듐 놀레시Plasmodium knowlesi다. 보르네오와 말레이 반도에서 적어도 두 가지 토종 영장류, 즉 긴꼬리마카크원숭이와 돼지꼬리마카크원숭이를 흔히 감염시키는 것으로 알려져 있다. 특이하게도 플라스모듐 놀레시는 신경매독(중추신경계를 침범한 매독)의 치료라는 주제로 의학 논문에 자주 등장한다. 20세기 초 한때 신경매독 환자를 말라리아에 감염시켜 발열을 유도하는 방법으로 치료한 적이 있었기 때문이다.

사연인즉 이렇다. 로버트 놀스Robert Knowles 박사는 인도의무대 소속 중령으로 1930년대에 캘커타로 배속되어 말라리아 연구에 종사했다. 1931년 7월, 그는 수입된 원숭이에서 새로 발견된 원충을 연구하는 일에 완전히 빠져 버렸다. 말라리아 원충은 틀림없었지만 그때까지 알려진 어떤 원충과도 달랐던 것이다. 놀스와 조수였던 보조외과의assistant surgeon 다스 굽타Das Gupta는 수수께끼의 원충을 서로 다른 종의 원숭이들에게 주사한 후 경과를 관찰했다. 붉은털마카크원숭이에게 주사한 결과는 끔찍했다. 원숭이들은 고열에 시달리다 금방 죽어 버렸다. 혈액 속에는 엄청나게 많은 원충이 들끓고 있었다. 하지만 보넷마카크원숭이에게 주사했을 때는 아무 일도 일어나지 않았다. 놀스와 굽타는 세 명의 환자들에게도 이 원충을 주사해보았다. (확실한 결론을 얻으려고 '임의로' 주사한 것이었다.) 그중 한 명은 쥐에게 발을 물려 병원을 찾은 현지인이었다. 이 불쌍한 환자는 쥐에게 물려서가 아니라 주사로 투여한 말라리아 원충 때문에 심한 병을 앓았다. 간헐적인 발열에 시달린 피험자들(원숭이와 인간)을 관찰한 결과 발열 주기가 하루에 불과하여 인간 말라리아의 발열 주기가 2일 또는 3일인 것과 뚜렷이 달랐다. 놀스와 굽타는 이 특이한 원충에 대한 논문을 발표했지만 명명하지는 않았는데, 얼마 뒤 또 다른 연구팀에서 발견자를 기려 플라스모듐 놀레시라는 이름을 붙여주었다.

이제 무대를 동유럽으로 옮겨보자. 의학 문헌을 읽다 보면 미하이 추카Mihai Ciuca라는 루마니아 출신 말라리아 연구자가 나온다. 마당발이었던 그는 플라스모듐 놀레시의 특성과 잠재적 유용성에 주목하여 인도에 있는 놀스의 연구원 중 한 명에게 편지를 보내 검체를 요청했다. 원숭이 혈액이 도착하자 추카 교수는 신경매독 환자들에게 말라리아 원충을 주사하기 시작했다. 루마니아가 약간 외딴 곳이라고 할 수 있을지는 몰라도 이런 치료는 우리가 생각하는 것처럼 아주 황당한 일은 아니었다. 그때만 해도 플라스모듐 놀레시가 인간의 몸속에서 어떤 작용을 할지에 대해 거의 알려진 바가 없었던 것이다. 어쨌든 추카는 효과가 입증되었을 뿐만 아니라 과학적으로 거의 신성시되고 있던 치료를 따라했을 뿐이었다. 이미 1917년 율리우스 바그너 폰 유아레그Julius Wagner von Juaregg라는 비엔나의 신경과 의사가 말기 매독 환자들에게 다른 종류의 말라리아 원충을 주사하기 시작했던 것이다. 그는 의료 과실로 기소되거나 고발되기는커녕 노벨의학상까지 수상했다. 폰 유아레그는 니체처럼 콧수염을 기른 고루하고 구역질나는 반유대주의자로 소위 '민족위생학'을 지지하며 정신질환자의 강제 불임술을 주장한 것으로 악명 높지만, 말라리아 원충을 이용한 그의 '발열요법'은 정신병원에서 비참하게 삶을 마감했을 수많은 신경매독 환자들에게 실제로 도움이 되었던 것 같다. 그의 치료법에는 냉정한 논리(뜨거운 논리라고 해야 할까)가 있었다. 매독균이 온도에 매우 민감하다는 것이다.

매독은 나선 모양의 세균(나선균)이 일으키는 병이다. 보통 성적접촉 시 감염되는 이 세균은 마치 와인 스크류처럼 점막을 뚫고 들어가 혈액과 림프절 속에서 증식한다. 운이 없는 경우, 매독균이 뇌를 비롯한 중추신경계를 침범하여 성격 변화, 정신병, 우울증, 치매 등을 일으키며 사망에 이를 수도 있다. 물론 어디까지나 항생제가 없었던 시절의 얘기다. 현재는 항생제를 사용하여 쉽게 완치시킬 수 있다. 하지만 1917년 당시에는 현대적 항생제가 없었으며, 살바르산(Salvarsan, 비소가 포함된 화학물질)을 이용한 초기 화학적 치료는 신경계를 침범한 말기 매독에 별로 효과가 없었다. 폰 유아레그는 시험관 안에서 매독균이 섭씨 37도보다 훨씬 높은 온도에서는 생존하지 못한다는 사실을 발견하여 이 문제를 해결했다. 감염된 환자의 체온을 몇 도만 높일 수 있다면 세균을 죽일 수 있었다. 그는 환자들에게 삼일열원충을 주사하기 시작했다.

일단 발열 주기가 3, 4번 진행되도록 내버려두어 완전히 죽이지는 못하더라도 매독균에게 상당히 큰 타격을 입힌 후, 키니네를 투여하여 말라리아를 치료했다. 유명한 기생충학자이자 활발한 저술가였던 고故 로버트 데소비츠Robert S. Desowitz는 이렇게 썼다. '효과는 놀라웠다. 끊임없이 악화되던 말기 매독이 진행을 멈췄던 것이다. 유럽 전체에 말라리아로 매독을 치료하는 병원들이 속속 생겨났고 미국에서도 몇몇 센터에서 이 방법을 받아들였다. 이리하여 수많은 매독 환자들이 확실하고 고통스러운 죽음의 대열에서 구제되었다.'

부쿠레슈티Bucharest에도 이런 병원이 있었다. 추카 교수는 그 병원의 부원장이었다. 루마니아는 오랫동안 말라리아와 싸운 역사가 있고, 매독에 관해서도 마찬가지였다. 하지만 추카는 플라스모듐 놀레시가 다른 말라리아 원충보다 신경매독 치료에 더 좋은 방법이라고 생각한 것이 확실하다. 수백 명의 환자를 이 원충으로 치료했으며, 1937년에는 상당히 좋은 성적을 보고했다. 치료 프로그램은 약 20년간 계속되었는데 마침내 문제가 생겼다. 감염된 사람의 혈액을 주사하여 낭충이 새로운 환자의 몸속에서 증식하면 다시 그 환자의 피를 뽑아 다른 환자에게 주사하는 방식으로 여러 명의 인간 숙주를 거치면서 플라스모듐 놀레시 균주의 독성이 증가한 것이다. 증가한 정도가 아니라 통제가 불가능했다. 170번 정도 숙주 감염을 반복한 후, 연구팀은 강력한 독성을 우려하여 플라스모듐 놀레시 사용을 중단했다. 첫 번째 경고 신호였지만 아직까지는 실험실에서 관찰된 효과에 불과했다. (말라리아 원충은 실험접시나 시험관 안에서 배양할 수 없었기 때문에 원충을 계속 얻으려면 인공적으로 숙주를 감염시키는 과정이 반드시 필요했다. 하지만 이 과정은 모기의 몸속을 거치는 생활주기가 생략되어 전혀 다른 진화 압력을 받은 원충을 사람의 몸속에 직접 풀어놓는 셈이었다. 비유하자면 타격에는 매우 능하지만 수비수로서의 책임은 전혀 지지 않는 원생생물계의 지명타자인 셈이다.) 플라스모듐 놀레시는 야생 상태에서도 인간에게 매우 위험할지 모른다는 증거도 발견되었다.

1965년 3월, 37세의 미육군 지도제작소US Army Map Service 소속 측량사가 말레이시아에 한 달간 체류했다. 그중 5일 동안 그는 수도인 쿠알라룸푸르 북동쪽 삼림지대에서 임무를 수행했다. 사생활 보호를 위해(아마 다른 이유도 있었겠지만) 측량사의 실명은 문헌에 등장하지 않지만 이니셜이 BW라는 사실은 알려져 있다. 한 보고서에 따르면 BW는 낮에는 자고 밤에 일했다. 측량사치고는 좀 이상하지 않은가? 사하라 사막 같으면 낮에는 너무 덥고 밤에는 달빛이 비치니 일하기 편할 수도 있겠지만, 말레이시아는 열대우림 지역이다. 측량사가 왜 이런 식으로 일했으며, 무엇을 측량했는지는 밝혀지지 않았지만(발광성 쐐기벌레? 야생 박쥐 집단? 천연자원? 무선전파?), 그가 스파이였을 거라고 추측하는 사람도 있다. 당시 말레이시아는 독립 초기였는데 이웃 인도네시아에는 수카르노Sukarno가 이끄는 공산정권이 들어섰으므로 미국의 전략적 요주의 지역이었을 것이다. 중국에서 들어오는 무선 신호들을 모니터링했다는 소문도 있다. 실제로 측량을 했든, 정치적인 목적이 있었든 외로운 측량사는 정글 속에서 밤을 지새며 수많은 모기에게 피를 빨렸다. 캘리포니아의 트레비스Travis 공군기지로 돌아왔을 때는 심하게 앓고 있었다. 열이 나고 오한이 심하며 땀을 비오듯 흘렸다. 이런 젠장! 3일 만에 BW는 메릴랜드 주 베데스다Bethesda에 있는 미 국립보건원National Institutes of Health, NIH 임상센터에 입원하여 말라리아 치료를 시작했다. 의사들은 혈액 도말표본을 현미경으로 들여다 보고 사일열원충 말라리아로 진단했다. 하지만 뭔가 맞지 않았다. 발열 주기가 하루에 불과했던 것이다. 그리고 놀라운 일이 벌어졌다. 검사 결과 플라스모듐 놀레시, 즉 원숭이 말라리아 감염이 밝혀진 것이다. 불가능한 일이었다. 그를 진찰한 네 명의 의사들은 이렇게 썼다. '이 증례는 원숭이 말라리아가 진정한 인수공통감염병이라는 첫 번째 증거이다.' 즉, 이 병은 마카크원숭이의 질병이자 인간의 다섯 번째 말라리아가 된 것이다.

하지만 BW의 병은 비정상적인 것으로 생각된다. 여러 가지 특수한 상황에서 일어난 일회성 사건이란 뜻이다. 측량을 했든, 염탐을 했든 5일 밤을 말레이시아의 정글 속에서 지새울 멍청이가 과연 몇 명이나 있을까? 미생물학자 부부인 발비어 싱Balbir Singh과 제닛 콕스-싱Janet Cox-Singh이 말레이시아 보르네오 내륙 지방의 한 지역사회에서 특이한 패턴으로 유행하는 말라리아에 대한 연구를 시작하기 전 35년간 플라스모듐 놀레시에 관해 밝혀진 것은 대략 이 정도였다.

29

싱과 콕스-싱 부부는 먼 길을 돌아 보르네오에 이르렀다. 우선 싱은 펀자브Punjab* 지방에 뿌리를 둔 시크교 집안 출신으로, 말레이 반도에서 태어나 영국에서 대학 교육을 받고 리버풀에서 박사학위를 받았다. 제닛 콕스는 벨파스트Belfast 출신으로 역시 박사과정을 위해 리버풀로 갔다. 두 사람은 1984년 리버풀 열대의학교에서 만났는데, 얼

* 인도의 옛 주(州)로 현재는 인도와 파키스탄에 나뉘어 속해 있음.-역주

마 안 있어 서로 말라리아에 관심을 갖고 있다는 사실을 알게 되었다. (리버풀 열대의학교는 고색창연한 위엄을 갖춘 기관으로 그런 관심을 키워가기에 알맞은 장소다. 로널드 로스도 인도의무대를 떠나 런던에 로스 연구소를 설립하기 전까지 이곳 교수로 있었다.) 결혼하여 두 딸을 얻은 후 그들은 남편의 고향인 동남아시아로 돌아가기로 했다. 말레이 반도 동해안의 켈란탄Kelantan 주였다. 그 후 1999년 신설 의과대학에서 후원하는 연구 기회를 제안받고 부부는 말레이시아 보르네오에 속하는 두 개의 주 중 하나인 사라와크Sarawak 주로 자리를 옮겨 말레이시아 사라와크 대학 내에 연구실을 꾸몄다. 대학은 사라와크 강을 따라 세워진 이국적인 고대도시 쿠칭Kuching에 있었다. 19세기 중반 사라와크 왕국의 초대 국왕Rajah인 제임스 브룩James Brooke이 이곳에 궁전을 지었다. 앨프리드 러셀 윌리스Alfred Russel Wallace도 이곳에 머물렀다. 뒷골목에는 작은 호텔들이 늘어서 있고, 강에는 보트에서 물건을 파는 수상 상점들이 즐비하며, 필리핀 레스토랑이 많고, 조금만 나가면 보르네오의 정글이 펼쳐지는 매력적인 곳이다. 쿠칭은 '고양이'라는 뜻이니 '고양이 도시'인 셈이다. 이름에 걸맞게 차이나타운 입구에는 콘크리트로 거대한 고양이 상을 세워놓았다. 하지만 지역적 정취에 끌려 이곳을 선택한 것은 아니다. 그들은 말라리아를 추적하고 있었다. 주변이 정리되자마자 사라와크 지방의 라장Rajang 강 상류에 있는 카핏Kapit 지역에서 이상한 데이터가 보고되었다.

카핏은 카핏 주의 중심지로 주로 이반Iban 족들이 살았다. 이들은 롱하우스longhouse*에 살면서 통나무배를 타고 강을 오르내리고, 숲 속에서 사냥을 하고, 숲의 기슭을 따라 조성된 경작지에서 벼와 옥수수를

* 한 동의 커다란 가옥에 칸막이를 하여 많은 가구가 공동 주거하는 전통적 연립 주거 방식.

길렀다. 사라와크 지역에서 가장 흔히 보고되는 말라리아 원충은 삼일열원충과 열대열원충이었으며, 사일열원충은 순위로는 세 번째였지만 매우 적었다. 세 가지 원충이 혈액 속에서 증식할 때 환자의 혈액을 슬라이드에 밀어 도말표본을 만든 후 현미경으로 들여다보면 빠르고 쉽게 진단할 수 있었다. 수십 년간 말라리아를 진단해 온 방법이었다. 하지만 보고된 통계는 뭔가 잘못된 것 같았다. 사라와크 주에서 발생하는 사일열원충 환자의 대부분이 카핏 지역에 밀집되었던 것이다. 사일열원충의 발생률이 지나치게 높았다. 왜 그럴까? 게다가 대부분의 환자가 입원해야 할 정도로 증상이 심했다. 사일열원충 말라리아는 대개 증상이 가벼워 병에 걸렸는지도 모르고 지나가는 경우가 많았다. 이건 또 무슨 일일까? 이상한 점은 또 있었다. 사일열원충은 대부분 면역력이 낮은 어린이들을 침범했는데 카핏 지역 환자들은 대부분 성인이었던 것이다.

발비어 싱은 보트를 타고 카핏으로 가서 8명의 환자로부터 검체를 채취했다. 손가락 끝을 찔러 떨어지는 핏방울을 여과지에 흡수시키는 방법을 이용했다. 쿠칭으로 돌아온 그는 아난드 라다크리슈난Anand Radhakrishnan이라는 젊은 연구보조원과 함께 PCR을 이용한 분자생물학적 방법으로 검체를 분석했다. PCR은 현미경으로 혈액 검체를 들여다보는 것보다 훨씬 정밀한 방법으로 다른 분야와 마찬가지로 말라리아 진단 분야에서도 새로운 표준으로 인정받는다.

DNA 조각들을 PCR로 증폭한 후 염기서열을 분석(유전학적으로 씌어진 글자를 읽는 것과 같다)하면 현미경으로 보는 것보다 훨씬 많은 것을 알아낼 수 있다. 세포 수준보다 훨씬 더 깊게 들어가 유전학적 암호문을 글자 하나까지 읽어낼 수 있는 것이다. 암호문은 DNA와 RNA를 구성하는 뉴클레오티드로 씌어 있다. 각 뉴클레오티드는 질소

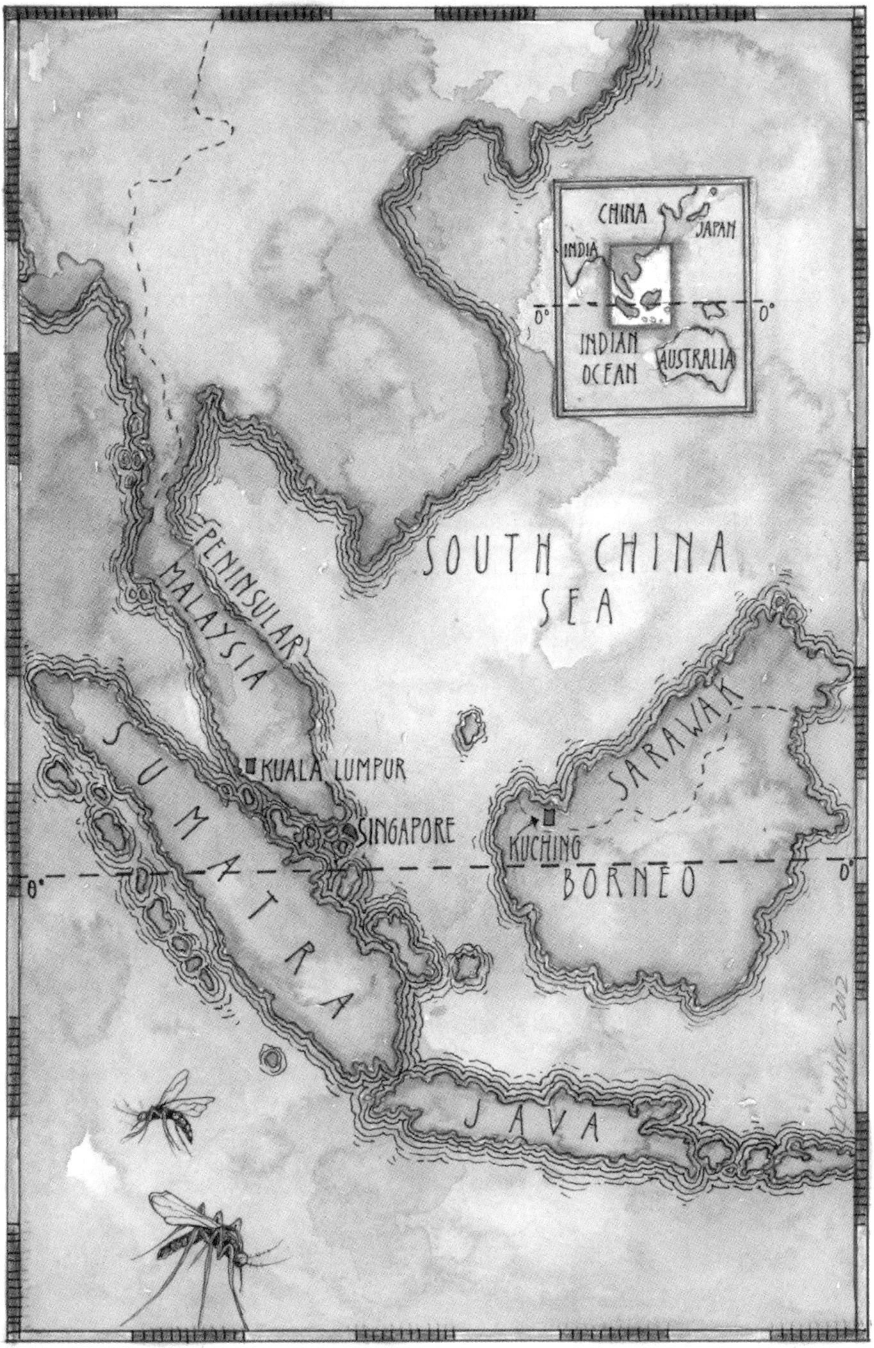

CHINA 중국 • JAPAN 일본 • INDIA 인도 • INDIAN OCEAN 인도양 • AUSTRALIA 오스트레일리아 • BORNEO 보르네오

SOUTH CHINA SEA 남중국해 • PENINSULAR MALAYSIA 말레이 반도 • KUALA LUMPUR 쿠알라룸푸르 • JAVA 자바

SINGAPORE 싱가포르 • SUMATRA 수마트라 • SARAWAK 사라와크 주 • KUCHING 쿠칭

성 염기 한 개와 당 분자 한 개, 그리고 한 개 이상의 인산염으로 구성되어 있다. DNA가 두 개의 나선형 가닥을 뼈대로 이루어진 사다리라면 질소성 염기는 양쪽 뼈대를 연결하는 발판이다. DNA 분자를 구성하는 염기는 아데닌, 시토신, 구아닌, 티민 등 네 종류로 보통 A, C, G, T라는 약자로 적는다. 이 작은 조각들로 유전학적 글자맞추기라는 거대한 게임이 진행되는 것이다. 누구나 생물학 시간에 한두 번은 들어봤을 기본적인 지식을 굳이 반복 설명하는 이유는 유전학적 암호야말로 현재 질병과학자들이 병원체를 찾아내는 가장 결정적인 증거이기 때문이다. DNA를 해독하여 단백질을 합성하는 과정에 관여하는 RNA 분자(나중에 보겠지만 다른 역할도 한다)에는 티민 대신 우라실이라는 물질이 있어 글자판은 A, C, G, U가 된다.

싱과 콕스-싱은 라다크리슈난과 함께 말라리아 원충의 특징적인 DNA와 RNA 조각들을 찾다가 뭔가를 발견했다. 하지만 그 조각들은 삼일열원충이나 열대열원충이 아니라 사일열원충의 것이었다. 뭔가 새로운, 익숙하지 않고 예상치 못한 일이 벌어진 것이다. 자세한 검사 결과 카핏 환자 8명 중 5명이 플라스모듐 놀레시에 감염된 것으로 밝혀졌다. 또 한 가지 예상치 못했던 단서는 환자들이 한 동의 롱하우스 내에서 집단 발병하지 않았다는 점이었다. 원충이 모기를 통해 사람에서 사람으로 전파되지 않았다는 뜻이었다. 그렇다면 환자들은 마카크 원숭이의 피를 빨았던 모기로부터 전염되었을 것이었다.

30

말레이시아 사라와크 대학 산하 의학보건과학대학은 새로 들어선 호텔들과 오래 된 시장 건물들이 뒤섞여 있는 쿠칭 강변에서 택시로 불과 10분 떨어진 매끈한 고층 빌딩에 자리잡고 있다. 나는 8층에 있는 연구실에서 발비어 싱을 만났다. 책과 논문과 골프 트로피로 둘러싸인 방에 50대로 보이는 잘생기고 상냥한 남성이 나를 기다리고 있었다. 검은 턱수염이 허옇게 새어가는 그는 짙은 자주색 터번을 두르고 목에는 돋보기 안경이 달랑거렸다. 그들 부부는 다음날 열리는 보건당국과의 회의를 위해 보르네오의 다른 지역으로 가야 했지만 내게 시간을 내주었다. 카핏 주민들에게서 플라스모듐 놀레시를 발견한 사건은 그때까지도 희한한 일로 생각되었으며, 말레이시아는 물론 다른 지역의 말라리아 치료에도 상당한 의미를 지닌 사건이었으므로 기꺼이 인터뷰에 응했던 것이다.

발비어 싱은 길 건너편에 있는 수수한 인도 남부 음식점(단골집이라 했다)으로 나를 데려가 비리아니*로 점심을 사며 펀자브 지방의 시크교도였던 할아버지가 말레이시아로 건너온 일이며, 리버풀의 인맥에 관한 말로 이야기를 시작했다. 플라스모듐 놀레시는 숲꼭대기林冠에 사는 긴꼬리마카크원숭이의 몸속에서 아무런 증상을 일으키지 않고 잘 살아간다는 이야기며, 말레이시아 숲 속 어딘가에서 스파이 노릇을 하던 측량사 이야기가 이어졌다. 워낙 많은 정보가 두서없이 쏟아져나온 데다 음식이 아주 훌륭했기 때문에 그 부분이 갖는 의미는 한참 지난 후에야 깨달았다. 다시 연구실로 돌아와 싱은 율리우스 바

---

* 쌀을 고기나 생선 또는 야채와 함께 요리한 남아시아 요리. –역주

그너 폰 유아레그와 말라리아 발열요법을 이용한 매독 치료, 추카 교수가 루마니아에서 같은 목적으로 플라스모듐 놀레시를 이용한 일, 숲 속에서 원숭이의 질병에 감염된 미군 측량사를 둘러싼 수수께끼를 다시 한 번 끄집어내는 등 매우 빠른 속도로 이야기를 쏟아냈다. 컴퓨터로 라장 강 상류를 따라 늘어선 이반 족의 롱하우스 사진을 여러 장 보여주기도 했다. *8개의 민족이 섞여 사는데, 대부분 이반 족이죠. 이게 롱하우스에요. 다섯 가족이 사는 곳도 있지만 50가구가 모여 사는 곳도 있죠. 혈액 검사하기는 쉬워요. 이집 저집 돌아다닐 필요가 없으니까요. 또 한 가지 흔히 볼 수 있는 건…여기 녹색이 보이세요? 풀인 것 같죠? 하지만 풀이 아니라 다랭이 논이라는 겁니다. 쌀을 재배하는 거죠. 옥수수도 키워요. 수확철이 되면 사람들은 곡식을 훔쳐 먹으러 내려오는 마카크원숭이를 쫓느라 경작지 옆에 오두막을 세워 놓고 밤을 샙니다. 총으로 쏘지는 않아요. 총알이 워낙 비싼 데다 긴꼬리마카크원숭이는 잡아도 먹을 게 별로 없거든요. 롱하우스 중에는 원숭이 죽이는 걸 터부시하는 곳도 있고요. 원숭이를 죽이면 원혼이 임신한 아내의 자궁 속으로 들어가 아기를 해친다는 겁니다. 원숭이들은 대담하고 끈질기기 때문에 애초에 논에 발을 못 들여놓게 해야 하는데, 팔을 흔들고 소리를 지르고 냄비를 두드리고 뭐 그런 방법을 쓰지요. 이틀이고 사흘이고 계속 그렇게 밤을 새는 겁니다. 당연히 숲모기가 달려들겠지요? 그중에 플라스모듐 놀레시를 전파시키는 아노펠레스 라텐스Anopheles latens 모기도 있죠.* "그래서 통제가 어려운 겁니다. 사정이 이러니 어떻게 통제를 하겠어요." 감염자는 남녀구별이 없다. 생계가 숲에 달려 있는데, 숲 속에는 마카크원숭이도 많고 모기도 들끓는다.

그는 현미경으로 말라리아에 감염된 인간 세포의 확대된 모습을 보여주었다. 내 눈에는 그저 동그라미와 점들로 보였다. 하지만 그에게는 영양체, 분열체, 생식모세포들이었다. 그는 말이 빨랐다. *예, 놀레시는 꼭 지금 보시는 사일열원충처럼 생겼어요. 저도 압니다. 분자유전학적 방법이 녀석들을 구별하는 데 새로운 전기를 마련해준 것도 놀랄 일이 아니죠. 이 인수공통감염 말라리아 원충이 그토록 오랫동안 잘못 진단된 것도 당연하고요.* 그리고 우리는 아래층 연구실에 있는 그의 아내를 찾아갔다.

제닛 콕스-싱은 적갈색과 검은색이 섞인 머리에 이목구비가 섬세하고 몸집이 작았다. 억양으로는 벨파스트 출신인지 거의 알 수 없었다. 그녀는 PCR 기계 옆에 있는 실험대에 앉아 있었다. 앞에는 커다란 모니터가 놓여 있고, 실험대 밑 선반에는 혈액 검체를 흡수시킨 여과지들을 잘 말려 차곡차곡 정리해 둔 박스들이 있었다. 남편과 함께 그토록 많은 데이터를 추출해 낸 소중한 원재료들이었다. DNA를 가득 담은 육포가 연상되었다. "이 PCR 기법은 우리가 개발한 겁니다. 덕분에 외딴 곳에서도 환자들의 혈액을 여과지에 흡수시킨 채 가지고 와서 말라리아 역학 연구를 훌륭하게 해낼 수 있었죠." 콕스-싱이 말했다. 사라와크 주 카핏은 어느 모로 보나 외딴 곳이 틀림없다.

냉동 검체를 수송할 때 사용하는 커다란 액체질소 탱크도 몇 개 있었다. 혈액 검체를 실험실까지 가져오는 데 사용했던 이 장비는 여과지에 비해 훨씬 번거롭기 때문에 이제 꼭 필요한 경우가 아니라면 거의 사용하지 않았다. 강 상류 마을을 처음 방문하여 8명의 손가락을 찔러 채취한 검체에서 플라스모듐 놀레시가 검출된 이래, 싱은 아내와 함께 카핏 병원과 주변 롱하우스들을 꾸준히 방문하여 계속 데이터를 모았다. 또한 그들은 여과지 검체 채취법을 교육시켜 연구 지역을 크게 확장시켰다. 여과지 키트를 사라와크 주 구석구석으로 보내고 각 지역 보건의료인들을 교육시켜 귀중한 혈액 검체들을 수집한 것이다. 오염을 방지하기 위해 세심하게 멸균 처리한 구식 종이 천공기로 혈액이 흡수된 부분을 잘라내면 두 개의 작고 동그란 종이조각이 나온다. 바싹 말린 두 개의 종이조각에서 약 20마이크로리터의 혈액을 얻을 수 있는데, 이 정도면 DNA를 추출하기에 충분하다. 이렇게 얻은 DNA를 PCR 기계로 처리하여 선택적으로 증폭시키면 원하는 대로 연구할 수 있는 것이다. 콕스-싱은 논문 뒷면에 간단한 그림을 그려 그들이 개발한 '중복 PCRnested PCR'이라는 방법을 설명하기 시작했다. 작은 아단위亞單位, 1,500개의 뉴클레오티드, 리보좀 RNA. 나는 구불구불한 선들을 뚫어지게 바라보았다. 일단 원하는 부분이 증폭되면 본토에 있는 연구소로 보내 유전학적 염기서열분석을 시행한다. 서열분석 결과는 네 개의 유전학적 부호로 씌어진 일종의 길다란 암호문인 셈인데 모르는 사람이 보면 무슨 욕설처럼 보일 것이다(ACCGCAG-GAGCGCT…!). 이 암호문을 방대한 온라인 데이터 베이스에 입력하여 이미 알려진 염기서열과 일치하는 결과를 찾는다. *이런 방법으로 첫 번째 검체에서 플라스모듐 놀레시를 발견한 거죠. 그 뒤로도 마찬가지였고요.* 그녀가 말을 마쳤다.

싱 박사는 선반에서 상자 하나를 내려 덮개를 열었다. "이게 혈액 검체들입니다." 조용한 자부심이 넘치는 말투였다. '보르네오는 과학 기자들이 자꾸 찾아와 귀찮게 굴지 않는 곳이로군.' 나는 속으로 생각했다. 상자 안에는 비닐 봉지들이 차곡차곡 정리되어 있었다. 봉지마다 구멍이 뚫린 명함 크기의 종이가 한 장씩 들어 있고, 종이마다 적갈색으로 말라붙은 점이 찍혀 있었다. 자세히 들여다보니 적갈색 점의 중심부에는 완벽한 원형으로 구멍이 뚫려 있었다. 그 구멍 속에 존재했던 것들은 이미 과학 앞에 무릎을 꿇고 자신들의 비밀을 털어놓았다. 과학의 성취를 축하하는 행렬에 DNA로 된 색종이들이 흩날리는 장면이 떠올랐다.

여과지 검체 채취법과 PCR을 이용해서 2년간 카핏 주민들을 연구한 결과, 이들 부부는(물론 모든 과학자들이 그렇듯 수많은 동료들의 도움을 받아) 120명의 플라스모듐 놀레시 감염자를 찾아냈다. 기존 진단 절차와 방법으로는 별로 심하지 않은 사일열원충 감염으로 진단되어 거의 치료도 받지 못했을 사람들이었다. 그랬더라면 끔찍한 고통은 물론 더 나쁜 상황이 벌어질 수도 있었다. 적절한 진단과 클로로퀸 등의 약물로 공격적인 치료를 한 덕분에 환자들은 회복되었다. 이 결과를 담은 논문은 영국의 유명 의학저널 《란셋Lancet》에 실려 BW라는 측량사의 수수께끼 같은 질병이 암시한 사실을 확고하게 입증했다. 플라스모듐 놀레시에 의한 말라리아는 인수공통감염병이다.

2001~2006년 사이에 더 넓은 지역을 탐색한 결과 연구팀은 수백 건의 플라스모듐 놀레시 감염 환자를 추가적으로 밝혀냈다. 사라와크 주에서 266명, 사바 주(역시 보르네오 섬에 속하는 주)에서 41명, 그리고 말레이 반도의 쿠알라룸푸르 바로 북동쪽(1965년 BW가 감염된 곳이 이 부근일 것이다)에서도 5명의 환자가 발견되었다. 또한 혈액 검사를 시행한 대부분의 긴꼬리마카크원숭이에서 플라스모듐 놀레시가 발견되어 이 원숭이들이 주요 보유숙주라는 사실도 확인되었다.

더 극적인 사건은 이들이 네 명의 사망자, 즉 전통적인 현미경 소견에 의해 사일열원충으로 오진되었지만 심한 증상으로 병원에서 사망한 네 명의 말라리아 환자를 발견한 것이었다. 사후에 혈액 검체를 PCR로 분석한 결과 네 명 모두 플라스모듐 놀레시에 감염되었다는 사실이 밝혀졌다. 이 사건은 플라스모듐 놀레시가 단순한 인수공통감염병이 아니라는 사실을 일깨워주었다. 의사와 현미경 전문가들이 제대로 알지 못하는 사이에 사람들이 죽어갔던 것이다. 콕스-싱은 네 명의 사망자를 밝힌 논문이 처음에는 거절당했다고 말했다. "왜냐하면 우리가…" 남편이 말을 받아 마무리했다. "사람들이 죽었다고 말했기 때문이죠. 이 병으로 사람이 죽는다는 건 사실이에요. 그리고 그들은 이런 사실이 밝혀지는 걸 좋아하지 않았어요." 그녀가 동의했다. 여기서 '그들'이란 《란셋》의 논문 검토자들을 가리키는 말이었다. 첫 번째 논문을 좋아했던 《란셋》의 편집진은 검토자들의 충고를 받아들여 게재를 거절했다. 부분적으로는 환자들의 사인이 확진되지 않았다는 이유에서였다. 이미 오래 전에 장례를 치른 환자들의 병을 밝혀내기 위해 보관된 혈액 검체를 검사한 후, 차트에 기록된 내용을 바탕으로 사건을 재구성했기 때문에 완벽한 입증이란 있을 수 없었다. "그래서 어려움을 겪었죠." 그러나 결국 논문은 다른 유명 저널에 채택되어 2008년 초에 게재되었으며 상당한 반응을 불러일으켰다. 논문 제목은 〈인간의 플라스모듐 놀레시 말라리아는 널리 퍼져 있으며 잠재적으로 생명을 위협한다Plasmodium knowlesi Malaria in Humans Is Widely Distributed and Potentially Life Threatening〉였다. 드물거나 가벼운 질병이 아니라는 요점을 전달한 것이다.

과학은 실험실과 현장에서 수행되는 과정이자 학술논문을 통해 주고받는 대화이기도 하다. 이메일을 주고받는 시대라고 하지만, 대부분의 동료들로부터 거리상으로 멀리 떨어져 있는 과학자에게는 이런 대화에 참여하는 것이 특히 중요하다. 이런 맥락에서 이들 부부는 두 번째 논문 이후 또 한 편의 논문을 발표하여 자신들의 발견을 요약하고 기존 지식을 정리하면서 몇 가지 구체적인 권고안을 제안했다. 비록 편집진의 조심스러운 책임회피 정책에 따라 '의견'란에 게재되기는 했지만 그 정도로 치부될 것은 아니었다. 그것은 광범위한 정보의 요약이자 사려깊은 에세이인 동시에 경고였다. 콕스-싱과 싱 부부가 제

1저자였으며 공동저자는 없었다. 이 논문은 내가 그들을 만나기 조금 전에 발표된 것으로 나는 그 사본을 가지고 갔다.

그들은 플라스모듐 놀레시가 새로 출현한 인간 감염체라고 썼다. 인간의 몸을 침범한 지는 꽤 되었지만 그간 간과되었다. 보유숙주는 긴꼬리마카크원숭이, 돼지꼬리마카크원숭이, 띠잎원숭이 등 아시아에 사는 3종의 영장류다. 아직 파악되지 않은 다른 동물의 몸속에도 존재할 가능성이 있다. 원숭이에서 원숭이로(또한 인간으로) 감염을 전파시키는 것은 서로 밀접하게 연관된 종들로 구성된 아노펠레스 류코스피루스Anopheles leucosphyrus라는 모기군群과 그 사촌 격인 아노펠레스 라텐스 모기다. 아노펠레스 라텐스는 숲 속에 살며 마카크원숭이를 주로 공격하지만 필요에 따라, 또는 기회가 주어진다면 사람의 피를 빨기도 한다. 사람들이 나무를 자르고 화전을 일구며, 야자유를 얻기 위한 거대한 농장이나 소규모 가족농장을 만드느라 보르네오의 숲 속을 점점 자주 드나들면서, 동시에 마카크원숭이를 죽이거나 쫓아 버렸기 때문에, 이 모기는 점점 자주 사람을 물게 되었다. 필요와 기회가 모두 증가한 것이다. (보르네오는 최근 들어 빠른 속도로 삼림이 없어져 이제 숲의 면적이 50퍼센트도 안 된다. 그 사이에 섬의 인구는 급격히 늘어 1,600만에 달한다. 싱 부부가 이런 사실을 명확히 말하지는 않았지만 잘 알고 있다는 것은 분명하다.) 이런 상황을 그들은 이렇게 썼다. '현재 우리는 삼일열원충에 대한 가설처럼 플라스모듐 놀레시에게도 숙주전환이 일어날 수 있는 환경을 마련해주고 있을지 모른다.' 숙주전환이란 두말할 것도 없이 마카크원숭이로부터 호모 사피엔스로 전환된다는 뜻이다.

그들은 내게도 똑같은 우려를 표명했다. "우리는 놀레시에게 멋진 초대장을 보내준 것 아닐까요?" 콕스-싱의 말이었다. '초대장'이란 생태학적 기회를 뜻하는 말이다. "모기들이 어떻게 나올까요? 우리가 그토록 많은 서식지를 빼앗고 있으니 모기들은 숲이 줄어드는 환경에 적응하지 않겠어요?"

그녀는 잠시 생각에 잠겼다가 다시 말을 이었다. "저는 솔직히 일종의 임계점에 도달했다고 생각해요. 우리는 정말 조심해야 합니다. 우리가 처한 상황을 아주, 아주 주의 깊게 들여다봐야 해요. 그저 아무 일도 생기지 않기만을 바랄 뿐입니다." 하지만 그녀 자신도 잘 알고 있듯이 항상 새로운 사건은 벌어지게 마련이다. 단지 어떤 사건이, 언제 벌어지는가의 문제일 뿐이다.

31

발비어 싱과 제닛 콕스-싱 부부를 방문하고 몇 년 뒤까지도 나는 플라스모듐 놀레시에 관한 생각에 사로잡혀 있었다. 두 명의 과학자가 제기한 흥미로운 문제가 계속 떠올랐다. 다른 말라리아 원충과 달리 플라스모듐 놀레시는 다양한 영장류의 몸속에서 증식할 수 있다는 점이었다. 항온동물숙주에 관한 녀석들의 입맛은 다양하기도 했다. 긴꼬리마카크원숭이, 돼지꼬리마카크원숭이, 띠잎원숭이를 가리지 않는다. 인간의 몸속에서도 아무런 문제 없이 증식하면서 때로 심한 말라리아를 일으킨다. 실험적으로 붉은털마카크원숭이에 감염시켜도 왕성하게 증식하여 너무나 빨리, 그리고 확실히 숙주를 죽여 버린다. 실험 결과 남미의 마모셋(marmoset, 중남미에 서식하는 작은 원숭이), 아프리카개코원숭이, 아시아마카크원숭이의 다른 종 등 다양한 영장류의 몸속에서도 살 수 있었다. 포유동물의 혈액과 간에서 진행되는 무성無性 생활주기, 즉 종충에서 생식모세포에 이르는 과정 중 숙주에 관한 한 전혀 까다롭지 않은 셈이다. 이런 생물은 생태학적 상황이 급변해도 문제없이 살아남는다.

나는 리뷰 논문에 실린 생생한 그림도 기억했다. 인도, 동남아시아, 보르네오를 중심으로 하는 도서지방을 그린 지도였다. 언뜻 보아도 아노펠레스 류코스피루스 모기와 긴꼬리마카크원숭이가 얼마나 넓게 분포하는지 알 수 있었다. 모기의 서식 지역을 표시한 실선은 인도 남서부와 스리랑카를 포함하는 작은 지역과 그보다 훨씬 넓은 지역을 포함하는 불규칙한 폐곡선을 그렸다. 대륙 크기의 괴물 아메바를 보는 것 같았다. 아메바 속에는 부탄과 미얀마와 방글라데시의 반쪽, 아삼 지방을 포함하는 인도 북동부, 윈난성과 하이난 섬, 대만을 포함한 중국 남부, 태국과 캄보디아와 베트남과 라오스, 말레이시아와 필리핀 전역, 인도네시아 대부분, 멀리 동쪽으로 발리와 술라웨시(Sulawesi, 인도네시아 중앙부에 있는 섬) 너머가 들어갔다. 이 지역에는 약 8억 1,800만 명이 산다. 세계 인구의 1/8이 아노펠레스 류코스피루스 모기의 거대한 서식지 속에 사는 셈이다. 지도에는 긴꼬리마카크원숭이의 분포 지역도 점선으로 표시되어 있는데 모기의 서식지만큼 크지는 않았지만 거의 같은 지역에 걸쳐 있다.

이들 8억 1,800만 명이 모두 플라스모듐 놀레시 말라리아에 걸릴 위험이 있다고 한다면 지나친 말일까? 현재로서는 그럴 것이다. 그런 위험은 모기와 원숭이의 지리적 분포 외에도 많은 요인의 영향을 받는다. 모기가 숲에서 나와 사람을 무는지, 또는 사람들이 빈번하게 숲으로 들어가 모기에게 물리는지도 중요할 것이다. 어떤 지역에 상당한 면적의 숲이 남아 있는지, 그렇지 않다면 모기는 그런 변화에 어떻게 반응하는지도 중요할 것이다. 삼림 파괴가 진행된다면 숲에 사는 모기는 멸종할까, 적응할까? 원충이 원숭이 숙주가 필요없을 만큼 인간 집단에 잘 적응할 것인지도 중요할 것이다. 기생충이 새로운 매개체의 몸속에서 증식할 수 있는지, 그래서 다른 종의 모기, 예컨대 롱하우스나 마을이나 도시에 사는 인간을 끈질기게 찾아다니는 모기를 통해 전파될 수 있는지도 중요할 것이다. 모든 것은 확률과 생태학과 진화에 달린 문제다.

싱과 콕스-싱이 크게 기여한 플라스모듐 놀레시 말라리아에 대한 인식은 이미 널리 퍼지고 있다. 알아내기 어려운 부분은 기생충 자체도 널리 퍼지고 있는지이다. 문헌에는 보다 넓은 지역에 걸쳐 발생한 증례들이 몇 건 보고되어 있다. 방콕에 사는 한 남성이 태국 남부의 숲이 울창한 지역에서 몇 주를 보내던 중 주로 해질녁과 새벽에 모기에게 물려 발병한 증례가 있다. 마카크원숭이와 모기가 많이 사는 숲속에서 훈련을 받던 젊은 싱가포르 군인도 있다. 숲이 울창한 필리핀의 팔라완 섬에서는 5명의 환자가 발생했다. 칼리만탄(인도네시아 보르네오에 속하는 지역)의 삼림에서 일했다가 나중에 발병하여 시드니 병원에 입원했던 오스트레일리아 남성도 있다. 핀란드 관광객 하나는 한 달간 말레이 반도에 머물던 중, 5일간 모기장을 치지 않고 정글에서 지냈는데 나중에 헬싱키로 돌아가 발병했다. 중국과 미얀마에서도 환자들이 나왔다. 모두 플라스모듐 놀레시 양성이었다. 그러나 보고되지 않은, 심지어 이 병인지도 모르고 지나간 사람이 얼마나 되는지는 아무도 모른다.

호모 사피엔스는 비교적 최근에 나타난 동물종이므로 우리의 질병 또한 새로운 것들이다. 우리는 다른 동물로부터 질병을 빌려왔다. 헨드라나 에볼라 등 일부 감염병은 가끔씩 찾아오며 유행이 발생해도 곧 막다른 골목에 이른다. 독감이나 에이즈 같은 질병은 일단 뿌리를 내린 후 인간에서 인간으로 전파되며 인간이라는 서식 환경 내에서 광범위하고 장기적인 성공을 거두었다. 인간이 아닌 영장류에서 유래한 열대열원충과 삼일열원충 또한 비슷한 성공을 거두었다.

플라스모듐 놀레시는 어쩌면 갈림길에 있을지도 모른다. 현재로서는 양다리를 걸치고 있으며 장차 어떻게 될지는 아무도 모른다. 어쨌든 놈들은 원생생물이므로 계획 같은 건 없을 것이다. 그저 상황에 맞춰 반응할 뿐이다. 다른 말라리아 원충 사촌들이 기나긴 세월에 걸쳐 매우 효과적으로 적응했듯이 놈들도 적응할 것이다. 그 과정에서 우리에게 인수공통감염병에서 가장 중요한 사실을 끊임없이 상기시킬 것이다. 질병이 어디에서 왔는지뿐만 아니라 얼마나 멀리 갈 수 있는지를 말이다.

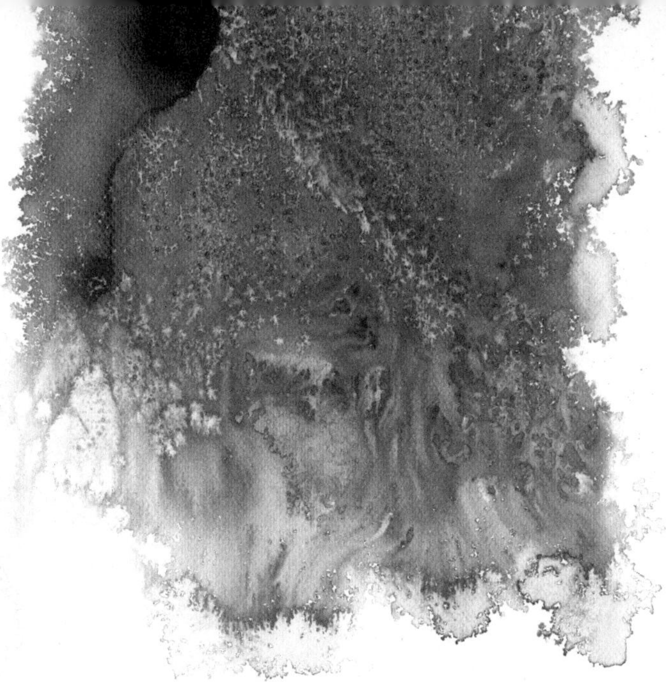

IV

쥐농장의 저녁 식사

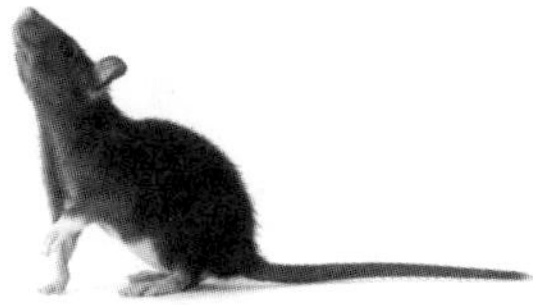

32

2003년 2월 말, 사스 바이러스는 홍콩발 토론토행 비행기에 몸을 실었다. 아무 예고 없이 캐나다에 도착했지만 바이러스는 며칠 만에 자신의 존재를 전 세계에 알렸다. 우선 자신을 캐나다로 데리고 온 78세 노파를 살해했다. 일주일 후에는 그녀의 아들을 죽이고, 그가 치료받았던 병원을 통해 사방으로 퍼져나갔다. 얼마 안 있어 수백 명의 토론토 시민이 바이러스에 감염되어 그중 31명이 사망했다. 감염자 중에는 온타리오 주에서 가정 간병사로 일하던 46세의 필리핀 여성이 있었다. 그녀는 부활절 휴가차 필리핀의 고향을 찾았는데, 도착한 다음 날부터 몸이 좋지 않았지만 쇼핑을 다니고 친지들을 방문하며 루손 섬에 새로운 감염을 퍼뜨렸다. 사스 바이러스가 6주간에 걸쳐 비행기를 환승해가며 지구 반대편까지 갔다가 돌아온 것이다. 토론토에서 그렇게 오랫동안 지체하지 않고, 감염된 사람이 보다 일찍 루손 섬이나 싱가포르나 시드니를 방문했다면 바이러스는 훨씬 빨리 세계일주를 마쳤을 것이다.

'사스가 비행기에 몸을 실었다'는 건 물론 비유와 의인화를 이용한 표현으로 과학 논문에서는 쓸 수 없는 말이지만 나 같은 사람이 쓴다고 뭐라 할 사람은 없다. 그 의미는 누구나 쉽게 알 수 있을 것이다. 실제로 비행기에 몸을 실은 것은 병원체에 감염된 불운한 여성이었다. 공식 보고서 속에서 78세의 토론토 할머니와 그보다 젊은 가정 간병사는 개인정보 보호를 위해 익명 처리된 채 연령과 성별과 직업과 이니설로만 표기된다(말라리아에 걸렸던 측량사 BW처럼). 병원체는 어떨까? 유행이 시작된 지 수주 후까지도 정체가 파악되지 않았다. 초기에는 바이러스인지 세균인지, 또는 다른 미생물인지조차 알 수 없었다.

그 와중에 바이러스는 싱가포르, 베트남, 태국, 타이완, 베이징으로 퍼져갔다. 싱가포르는 또 다른 감염 진원지가 되었다. 하노이에서는 홍콩에서 감염된 중국계 미국인 사업가 한 명이 발병하여 거기서 일하던 세계보건기구 소속 이탈리아 출신 기생충학자이자 전염병 전문가인 카를로 우르바니Carlo Urbani의 진료를 받았다. 사업가는 열흘도 안 되어 사망했다. 한 달 내에 우르바니 박사도 같은 운명을 맞았다. 우르바니는 참석하지도 못할 기생충학회를 위해 방콕에 갔다가 그곳 병원에서 죽었다. 세계보건기구 내에 많은 업적을 남기고 사람들의 존경을 받았던 학자의 죽음은 이후 보다 큰 유행이 닥쳐올 것을 알리는 신호 증례가 되었다. 감염률과 사망률이 매우 높은 신종 병원체가 병원 내에서 의료인들을 감염시키고 주변으로 퍼질 것이었다.

바이러스는 최소한 두 가지 운송 수단을 이용해 베이징에 도착했다. 첫 번째는 3월 15일 홍콩을 출발하여 베이징에 도착한 중국항공 112편이었다. 또 한 가지 경로는 자동차였다. 산시성山西省에서 발병한 여성이 보다 좋은 치료를 받고자 직접 차를 몰고 수도로 들어왔던 것이다. 그녀가 어떻게 감염되었는지, 누구를 감염시켰는지는 또 다른 이야기의 주제다. 중국항공 112편은 그날 120명의 승객을 싣고 홍콩을 출발했는데 그중 한 남성이 약간 열이 나면서 기침이 점점 심해지는 상태였다. 3시간 후 비행기가 베이징에 착륙했을 때는 다른 승객 22명과 승무원 두 명이 이 환자의 기침을 통해 바이러스에 감염되어 있었다. 이들에 의해 바이러스는 베이징에서만 70개 병원으로 퍼졌다. (맞는 숫자다. 7개가 아니라 70개다.) 다른 환자들과 문병객은 물론 거의 400명의 의료인이 감염되었다.

거의 같은 때, 제네바의 세계보건기구 본부에서는 베트남과 중국에서 발생한 특이한 호흡기 질병에 관해 전 세계에 경보를 발령했다. 상당히 드문 조치였다. (당시 캐나다와 필리핀은 연관성이 밝혀지기 직전이었으므로 언급되지 않았다.) 경고에 의하면 유행은 베트남에서 '원인을 알 수 없는 중증, 급성 호흡증후군을 치료하기 위해 입원한' 단 한 명의 환자(카를로 우르바니가 진찰한)로부터 시작되었다. '중증' 뒤에 찍힌 쉼표는 세 개의 형용사와 한 개의 명사가 아직 공식 명칭이 아니었다는 사실을 반영한 것이다. 며칠 후, 유행이 사방으로 퍼지는 양상이 계속되자 세계보건기구는 또 한 차례 경고문을 발표했다. 비상여행주의보 형식으로 발표된 경고문에는 앞서 등장했던 서술적 단어구가 하나의 공식 용어로 모습을 드러냈다. '지난 주 세계보건기구는 아직 원인이 밝혀지지 않은 비전형적 폐렴인 중증급성호흡증후군severe acute respiratory syndrom, SARS이 의심되는 환자 증례를 150회 이상 보고받았습니다.' 주의보는 당시 세계보건기구 총재였던 그로 할렘 브룬틀란Gro Harlem Brundtland 박사의 엄중한 선언을 인용했다. '이 증후군, 즉 사스는 이제 전 세계적으로 보건상의 위협이 되었습니다.' 그녀는 원인 병원체를 찾고 전파를 막기 위해 힘을 합쳐야 한다고 덧붙였다(동시에 그런 조치가 시급하다고 암시했다).

사스가 그토록 무서운 병이었던 이유는 전염력(특히 보건의료의 맥락에서)이 높은 데다, 치사율 또한 기존에 알려진 폐렴보다 훨씬 높았기 때문이다. 하지만 또 한 가지 불길한 특징이 있었는데 녀석이 비행기를 타기 좋아한다는 점이었다.

33

홍콩은 사스의 발원지가 아니라 전 세계로 퍼진 관문이었을 뿐이다. 하지만 사실 발원지에서 매우 가깝기도 했다. 사스라는 무시무시한 질병은 수개월 전 중국 본토의 가장 남쪽 지방으로 상업 중심지이자 산해진미의 고장으로 유명한 광둥성에서 조용히 시작되었다. 홍콩은 고래의 배에 붙어 있는 따개비처럼 광둥성에 붙어 있는 작은 지역이다.

한때 영국 식민지였던 홍콩은 1997년 독립적인 사법체계와 자본주의 경제구조, 일정한 정치적 자율성을 유지한다는 조건으로 중화인민공화국에 반환되었다. 주룽반도Kowloon와 본토에 속한 행정구역, 홍콩섬과 부속도서들을 포함하는 홍콩특별행정구는 광둥성과 경계를 맞대고 있어 수많은 사람과 교역품이 드나든다. 육로로 드나드는 사람만 하루 25만 명이 넘는다. 이렇게 교역과 인적 교류가 편리한데도 홍콩의 관료 집단과 육로로 3시간 거리에 있는 광둥성의 수도이자 인구 9백만의 대도시 광저우 사이에는 직접적인 접촉이 많지 않았다. 정치적인 연락은 모두 베이징을 통해 이루어졌다. 불행히도 과학과 의학 연구기관, 예컨대 뛰어난 의과대학을 지닌 홍콩 대학과 광저우 호흡기질환연구소Guangzhou Institute of Respiratory Diseases 사이에도 이런 제약이 존재했다. 합동연구나 검체의 공유는 물론 기본적인 의사소통조차 원활하지 않았기 때문에 사스에 대한 대응이 어렵고 느릴 수밖에 없었던 것이다. 많은 문제들이 해결된 후에도 시간 지연은 여전했다. 첫 번째 감염자가 광둥성의 경계를 넘어 홍콩으로 들어갔을 때도 정보는 전혀 교류되지 않았다.

광둥성은 주Zhu 강(영국인들은 Pearl River, 즉 진주 강이라고 한다)이라는 큰 강이 가로지르며, 해안에는 홍콩, 마카오, 광저우, 새로운 대도시인 선전Shenzhen, 포산Foshan, 중산Zhongshan, 그 밖에도 많은 도시가 주 강 삼각주를 둘러싸고 발달해 있다. 2002년 11월 16일 포산에서 46세의 남성이 발열과 호흡곤란으로 쓰러졌다. 역학 조사상 이 신종질병의 첫 번째 발병자였다. 혈액이나 다른 체액을 검사해 보지는 않았지만 그를 중심으로 환자들이 계속 발생한 것으로 보아(부인과 병문안을 왔던 고모, 고모부와 그 딸), 사스였을 가능성이 매우 높다고 보는 것이다. 그는 이름도 밝혀지지 않았다. '지방정부 공무원'으로 알려졌을 뿐이다. 돌이켜볼 때 가장 두드러진 점은 그가 식사 준비를 도운 적이 있고, 식재료 중에 닭과 집고양이, 뱀이 있었다는 것이다. 광둥성에서 뱀 요리는 특이한 것이 아니다. 광둥성은 어떤 음식이든 전혀 비위 상하지 않고 게걸스럽게 먹어대는 미식가들의 천국이다. 산해진미라는 음식들의 목록을 보면 애완동물 가게나 동물원의 전시 목록을 보는 것 같은 착각이 일어날 지경이다.

3주 후인 12월 초 선전에서 한 요리사가 비슷한 증상으로 쓰러졌다. 그는 음식점에서 볶음요리를 담당했는데, 야생동물을 죽이거나 내장을 손질하지는 않았지만 고기를 자르거나 다지는 일을 했다. 몸이 안 좋다는 것을 느끼고 선전 주변 위성도시인 허위안에 있는 집으로 퇴근한 후 허위안 시 인민병원을 찾았다. 거기서 남서쪽으로 약 200킬로미터 떨어진 광저우의 병원으로 전원되기 전에 6명의 의료인을 감염시켰다. 광저우까지 전원시키느라 함께 앰뷸런스에 탔던 젊은 의사도 감염되었다.

이어 12월 말과 1월에 걸쳐 중산에서 비슷한 환자들이 나타났다. 중산은 광저우 남쪽으로 약 100킬로미터 떨어져 있으며, 주 강 삼각주를 건너면 바로 홍콩이다. 그곳에서는 수 주간 28명의 환자가 발생했다. 증상은 두통, 고열, 오한, 근육통, 심한 지속성 기침, 피섞인 가래 등이었다. 환자들은 폐가 계속 손상되어 뻣뻣해지고 속에는 체액이 가득 차 산소 부족 상태에 빠졌으며, 일부는 장기 부전으로 사망했다. 13명이 보건의료 종사자였으며, 최소한 한 명은 요리사로 평소 뱀, 여우, 사향고양이(몽구스 비슷한 작은 포유동물), 쥐를 요리했다.

광둥성 보건국에서는 중산에 유행병이 발생한 것을 알고 치료와 예방을 위해 '전문가' 팀을 파견했지만, 사실 아직 실체가 밝혀지지 않은 수수께끼의 질병에 전문가라고 할 만한 사람은 없었다. 그중 한 팀은 신종 질병 주의보를 작성하면서 이 병을 '비정형 폐렴(광둥어로 feidian[非典])'으로 규정했다. 명료하지는 않지만 흔히 쓰이는 말로 몇 주 후 세계보건기구 역시 전 세계적 경보를 발령하면서 같은 용어를 사용했다. 사실 비정형 폐렴이란 폐렴구균 등 친숙한 병원체에 의해 생기지 않은 모든 폐감염에 쓸 수 있는 말이다. 이렇게 친근한 용어를 쓴 결과 중산에서 발생한 감염증의 독특하고 심각한 측면이 강조되기보다 오히려 약화된 측면이 있다. 사실상 이 '폐렴'은 정형적이지 않은 정도가 아니라 대단히 이례적이고 맹렬하며 무서운 병이었던 것이다.

광둥성 전역의 보건소와 병원에 전달된(하지만 일반인들에게는 비밀에 부쳐진) 주의보에는 특징적인 증상과 확산을 막기 위한 권장 조치도 언급되어 있었다. 하지만 권고안은 너무나 소극적이고 늦은 것이었다. 1월 말에는 최근 중산을 방문했던 해산물 도매상이 광저우 병원에 입원했는데 그로부터 다시 전 세계를 한 바퀴 도는 감염의 고리가 시작되었다.

상인의 이름은 조우 주오펭Zhou Zhuofeng이었다. 그는 사스 유행의 첫 번째 '슈퍼전파자superspreader'로 이름을 남겼다. 슈퍼전파자란 전형적인 감염자보다 훨씬 많은 사람을 직접 감염시킨 환자를 가리킨다. 보통 유행병이 시작될 때 각각의 일차감염자에 의해 감염되는 이차감염자의 평균 숫자를 R_0(조지 맥도널드가 수리역학에 도입했던 중요한 변수)라 하는데 슈퍼전파자는 이런 평균치를 훨씬 넘어서는 일차감염자다. 어떤 집단에 슈퍼전파자가 존재하면 일상적인 계산으로는 드러나지 않지만, 실제로는 대유행으로 이어지는 결정적인 요인이 된다. 로이드-스미스J. O. Lloyd-Smith와 공저자들은《네이처》에 이렇게 썼다. '어떤 집단에서 R_0를 예측하면 감염력의 개인차가 상당하다는 사실이 가려질 수 있다. 중증급성호흡증후군(사스)의 전 세계적 유행 시 수많은 '슈퍼전파사건'을 통해 어떤 환자들은 이례적으로 많은 이차감염자를 냈다.' '장티푸스 메리'는 전설적인 슈퍼전파자였다. 로이드-스미스와 공동저자들은 이 개념의 중요성을 설명하면서 질병이 유행할 때 슈퍼전파자가 발견된다면 전 인구를 대상으로 한 폭넓은 통제 조치보다도 슈퍼전파자를 격리시키는 데 초점을 맞춰야 한다고 강조했다. 49명의 감염 환자를 격리시킨다고 해도 단 한 명의 슈퍼전파자를 놓치면 통제 노력이 수포로 돌아가고 유행병이 확산된다는 것이다. 하지만 이렇게 유용한 조언은 2005년 사태를 돌이켜본 후에야 나온 것으로, 물론 2003년 초에 생선장수 조우 주오펭에게 적용되지는 않았다.

조우 씨가 어디서 감염되었는지는 아무도 모른다. 해산물에서 감염되었으려니 짐작할 뿐이다. 하지만 생선과 해양 갑각류가 사스 병원체의 보유숙주로 의심된 적은 한 번도 없다. 조우는 커다란 생선시장 안에서 가게를 운영했으므로 가축이든 야생동물이든 조류와 포유류를 취급하는 다른 시장도 드나들었을 가능성이 있다. 어디서 왔든 병원체는 그의 몸을 침입한 후 폐로 가서 심한 기침과 발열을 일으켰다. 그는 2003년 1월 30일 광저우의 한 병원을 찾아 그곳에 단 이틀간 머물렀다. 그 사이에 최소한 30명의 의료인을 감염시켰다. 상태가 악화되자 그는 비정형 폐렴 전문 병원으로 이송되었다. 이송 중에 앰뷸런스 안에서 가쁜 숨을 몰아쉬고 토하고, 사방에 기침을 해대며 가래를 흩뿌리는 통에 다시 두 명의 의사와 두 명의 간호사, 앰뷸런스 기사가 감염되었다. 두 번째 병원에서는 질식을 막기 위해 '기도삽관'을 시행했다. 후두를 지나 기관지가 양쪽 폐로 갈라지는 부분 바로 위까지 유연성 튜브를 삽입하여 호흡을 도와주는 조치다. 이것은 사스가 전 세계 병원에서 어떻게 그토록 효과적으로 확산되었는지 설명하는 또 한 가지 중요한 단서다.

기도삽관은 이론적으로는 간단한 시술이지만 환자가 구역질을 해대고 가쁜 숨을 몰아쉬고 쉴 새 없이 가래를 배출하는 와중에 시행하기는 결코 쉽지 않다. 특히 조우의 기도삽관이 어려웠던 이유는 약간 뚱뚱한 데다 열도 나고 진정제를 맞았기 때문이기도 했지만, 질병의 정체가 아직 밝혀지지 않은 상태에서 담당 의사와 간호사들이 모종의 위험에 노출되어 있다고 생각했기 때문이기도 했다. 이미 그들은 정체불명의 비정형 폐렴이 일반적인 폐렴에 비해 훨씬 전염력이 강하고 치명적이라는 사실을 알고 있었다. 피섞인 점액이 '튜브를 삽입하려고 시도할 때마다 터지듯 뿜어져 나왔다.' 홍콩에 주재하는 베테랑 해외특파원 토머스 에이브러햄Thomas Abraham의 기록이다. 기사는 이렇게 이어진다.

> 바닥과 장비와 의료진의 얼굴과 가운에 온통 점액이 튀었다. 그들은 점액이 전염력이 매우 높다는 것을 알고 있었으므로 다른 때라면 최대한 빨리 씻어냈을 것이다. 하지만 환자가 중한 상태인데도 사방에 발길질을 해대고, 몸부림을 치는 바람에 기관지 속으로 반쯤 들어갔던 튜브가 밀려나오며 점액과 혈액이 사방으로 튀는 상황에서는 어느 누구도 자리를 뜨지 못했다.

이 병원에서도 23명의 의사와 간호사, 그리고 18명의 환자와 가족들이 감염되었다. 조우의 친척 중에도 19명이 감염되었다. 조우는 광저우 의료인들 사이에서 포이즌 킹Poison King이란 별명을 얻게 되었다. 그는 병을 이기고 살아남았지만, 그로부터 직접 또는 간접적으로 감염된 사람 중 많은 수는 그러지 못했다.

이차감염자 중에는 류 지안룬Liu Jianlun이라는 64세의 의사도 있었다. 그는 조우가 처음으로 치료받았던 대학병원의 신장학 교수였다. 류 교수가 처음 독감 비슷한 증상을 나타낸 것은 조우에게 노출된 지 2주 후인 2월 15일이었다. 증상은 이내 좋아지는 듯했다. *그럼 그렇지.* 그는 생각했다. 조카의 결혼식이 있어 홍콩에 갈 예정이었던 것이다. 2월 21일 그는 아내와 함께 3시간 동안 버스를 타고 홍콩으로 가 저녁을 친지들과 보낸 후 메트로폴Metropole이라는 큰 규모의 중급 호텔에 투숙했다. 주룽반도 지역을 찾는 사업가나 여행객들이 선호하는 숙소였다. 그들 부부는 911호에 묵었다. 긴 복도 중앙, 엘리베이터 바로 맞은편 방이었다. 이 사실은 훗날 역학조사 시 매우 중요하게 생각되었다.

그날 밤 메트로폴 호텔에서는 두 가지 운명적인 사건이 벌어졌다. 우선 류 교수의 상태가 나빠졌다. 어떤 시점에 그는 9층 복도에서 재채기나 기침을 했거나 토했던 것 같다(목격자들의 진술이 엇갈린다). 어쨌든 상당량의 병원체를 퍼뜨린 것만은 확실하다. 16명의 투숙객과 한 명의 방문객을 감염시키는 데 충분한 양이었다. 이렇게 하여 류 교수는 사스 유행의 두 번째 슈퍼전파자로 기록되었다.

당시 9층에 투숙한 손님 중에 캐나다에서 온 78세의 할머니가 있었다. 앞서 언급한 사람이다. 그녀는 남편과 함께 가족들을 방문하려고 항공-호텔 패키지 상품을 이용하여 홍콩으로 와 며칠간 메트로폴 호텔에 묵고 있었다. 그녀의 방은 904호로 류 교수의 방에서 건너편으로 멀지 않았다. 2003년 2월 21일이었다. 그들은 어쩌면 엘리베이터를 함께 탔을지도 모른다. 어쩌면 그저 복도에서 스쳐지나갔을지도 모른다. 서로 눈길 정도는 마주쳤을 것이다. 아무도, 역학자들도 알 수 없는 일이다. 우리가 아는 것은 다음날 류 교수의 상태가 나빠져 결혼식에 참석하지 못하고 가장 가까운 병원으로 갔다는 것이다. 그는 3월 4일에 사망했다.

류 교수가 메트로폴 호텔을 떠난 다음날 캐나다 할머니도 집으로 돌아갔다. 감염되었지만 아직 증상이 나타나지 않았으므로 기분 좋게 토론토행 비행기에 올랐을 것이다. 자신이 사스를 전 세계에 퍼뜨리게 될 줄도 모른 채.

34

에스터 목Esther Mok이라는 젊은 여성이 홍콩 쇼핑 여행에서 돌아와 열이 났을 때, 메트로폴 호텔에서 싱가포르에 이르는 또 하나의 국제적 전파 경로가 모습을 드러냈다. 2월 25일이었다. 전날까지 4일간 그녀는 친구와 함께 메트로폴 호텔 938호에 투숙했다. 류 교수의 방에서 약 스무 걸음 떨어진 방이다.

싱가포르로 돌아온 후 목은 열에 시달리다 기침을 하기 시작했다. 3월 1일 그녀는 탄톡셍Tan Tock Seng 병원을 찾았다. 도심 바로 북쪽에 신축되어 번쩍거리는 대형 종합병원이었다. 흉부 X선에 오른쪽 폐에 허연 자국들이 군데군데 나타났다. 그녀는 비정형 폐렴 진단하에 입원했다. 주치의는 감염병 분과장인 브렌다 앙Brenda Ang이었다. 탄톡셍 병원

감염 관리 책임자이기도 했다. 하지만 에스터 목이 병원을 찾았을 당시에는 특별한 감염 통제 경보가 내려지지 않았다. 브렌다 앙은 나중에 내게 이렇게 말했다. "그때만 해도 아무것도 몰랐어요."

앙은 6년 전에 있었던 일을 기억나는 대로 들려주기로 했다. 부정확한 점이 많을 거라고 얘기했지만 내가 볼 때 그녀의 기억은 많은 점에서 정확했다. 우리는 조경이 잘 된 탄톡셍 병원 구내에서 다른 건물과 약간 떨어진 작은 건물 안 회의실에서 만났다. 의사들끼리 회의를 하거나, 회진 중 의대생들의 강의 용도로 간간이 사용되는 방이었지만 그날은 한 시간밖에 쓸 수 없었다. 앙은 라일락 무늬가 새겨진 드레스를 입은 작은 체구의 솔직한 여성이었다. 환자의 비밀을 지키려는 의료인 특유의 조심성으로 에스터 목의 이름 대신 '첫 번째 지표증례였던 젊은 여성'이라고 지칭했다. 감염병 전문의로서 앙 박사는 첫 번째 지표증례를 직접 진찰했다. 레지던트 한 명이 그녀를 도와 환자의 목에서 점액 검체를 채취하여 배양 검사실로 보냈다. *레지던트는 마스크를 쓰지 않았어요.* 탄톡셍 병원에서 처음 이 환자를 봤던 사람들은 아무도 마스크를 쓰지 않았다. 앙은 무사했고 레지던트는 병에 걸렸다. 몇 가지 복잡한 후유증을 나타냈던 그의 질병에 관해서는 나중에 자세히 쓸 것이다. 우선 에스터 목이라는 여성이 또 한 명의 슈퍼전파자가 될 것이라는 사실을 알지 못한 채 앙과 다른 의료인들이 계속 상태가 나빠지는 폐렴을 치료하려고 노력했다는 점을 짚고 넘어가자.

처음에 목은 개방병동에 입원했다. 병상들이 밀집되어 환자 사이의 거리가 얼마 안 되고 수시로 의료인들이 드나드는 곳이었다. 며칠 후 호흡곤란이 심해져 중환자실로 전동되었다. *그렇게 젊은 사람이 그렇게 심한 폐렴을 앓는 것은 흔치 않은 일이지요.* 앙은 말했다. 그래서 싱가포르의 여러 병원에 근무하는 의사들이 금요일마다 탄톡셍 병원에 모여 흥미로운 증례들을 토론하는 모임에서 이 증례를 발표했다. 싱가포르 종합병원에 근무하는 의사가 병력과 증상을 듣더니 입을 열었다. *그것 참 이상하군요. 우리도 비정형 폐렴 환자가 있는데, 마찬가지로 젊은 여성이고 최근에 홍콩에 갔다 왔거든요.* 잠깐 말을 맞춰보자 싱가포르 종합병원에 입원한 환자가 메트로폴 호텔 938호에 함께 묵었던 에스터 목의 친구라는 사실을 알 수 있었다. 공포스러운 사실이 확인되는 순간이었다.

이후 며칠간 점점 많은 비정형 폐렴 환자가 탄톡셍 병원을 찾았다. 대부분 에스터 목 주변 사람이었다. 첫 번째는 그녀의 어머니였다. 3일 후에는 쾌유를 비는 기도를 해주려고 병문안을 왔던 교회 목사가 입원했다. 다음 차례는 그녀의 아버지였다. 기침이 심하고 피섞인 가래가 나왔다. 그리고 그녀의 외할머니와 삼촌이 입원했다. 3월 중순이 되자 이들은 모두 탄톡셍 병원에 입원한 신세가 되었다. 목 씨 가족이 차례로 입원하는 데 신경이 곤두서 있던 브렌다 앙에게 또 한 가지 불길한 사건이 닥쳤다. 3월 13일 목요일, 에스터 목이 처음 입원했던 병동에서 네 명의 간호사가 병으로 결근했던 것이다. 하루에 네 명의 간호사가 결근한다는 것은 어느 모로 보나 정상이 아니었다. “그제야 무슨 일인지 감이 오더군요.” 열심히 받아적는 나에게 앙 박사는 건조하게 말했다. “갑자기 모든 것이 정신없이 돌아가기 시작했어요.”

앙과 동료들은 몰랐지만 정신없이 돌아가는 곳은 탄톡셍 병원만이 아니었다. 전 세계가 마찬가지였다. 거의 정확히 같은 시간에 제네바에서는 세계보건기구가 ‘원인 불명의 중증, 급성 호흡증후군’에 관한 전 세계적 경보를 발령했다. 얼마 안 있어 싱가포르 보건부는 세 건의 비정형 폐렴이 한꺼번에 발생했으며(에스터 목과 그녀의 친구 외에 또 한 명이 있었다), 모두 홍콩의 메트로폴 호텔에 묵었다는 사실을 밝혀내면서 사태의 핵심에 서게 되었다. 이제 목의 증례를 훨씬 넓은 범위에서 바라보게 된 것이다. 아마 보건부장관이 탄톡셍 병원장에게 전화를 하여 병원 고위급 간부들이 참석하는 회의를 소집했을 것이다. 병원장, 의료위원장, 간호부장, 감염통제 책임자인 앙 박사, 그리고 몇몇 사람이 바로 이 방에 모여 현 사태와 대책을 논의했다.

"바로 이 방이었다고요?"

"지금 우리가 앉아 있는 바로 이 방이죠." 그녀는 병원장이 했던 말도 정확히 기억했다. "우리 병원에서 유행병이 발생한 것 같습니다. 이 문제를 해결해야 합니다."

니파 바이러스 유행에 대처해 본 적이 있는 레오 이 신Leo Yee Sin이라는 의사가 특별대응전담반의 운영을 맡았다. 보건성은 탄톡셍 병원의 리더들에게 이렇게 조언했다. '더 많은 환자를 받을 준비를 하시오. 첫 번째 발병한 사람들의 친구와 친척들이 이제야 증상을 나타내는 일이 늘고 있습니다.' 레오 이 신은 우선 병실 밖에 큰 텐트를 치고 X선 촬영기를 설치하여 환자들을 진찰하고, 폐 손상이 의심되는 경우 바로 입원시켰다. 중환자실 병상이 부족했으므로 두 개의 병동을 중환자실로 전환하여 추가적으로 발생하는 환자들을 맡게 했다. 격리 및 차단 간호는 전염병 통제에 중요했지만 앙과 동료들은 무엇을 격리해야 할지 아직 감을 잡지 못했다. "병을 진단할 수 있는 검사가 없었거든요." 검사를 해봐도 원인 병원체가 있는지 없는지조차 알 수 없었다. 아직 아무도 원인 병원체가 무엇인지 알지 못했던 것이다. "오로지 역학적인 사실에 의존할 수밖에 없었어요. 환자와 접촉한 적이 있는지 물어보는 게 고작이었죠." 그야말로 장님 코끼리 만지기였다.

금요일인 3월 14일 웨스틴호텔에서 병원의 연례 디너댄스파티가 있었다. 오래 전부터 계획된 행사였다. 행사는 그럭저럭 진행됐지만

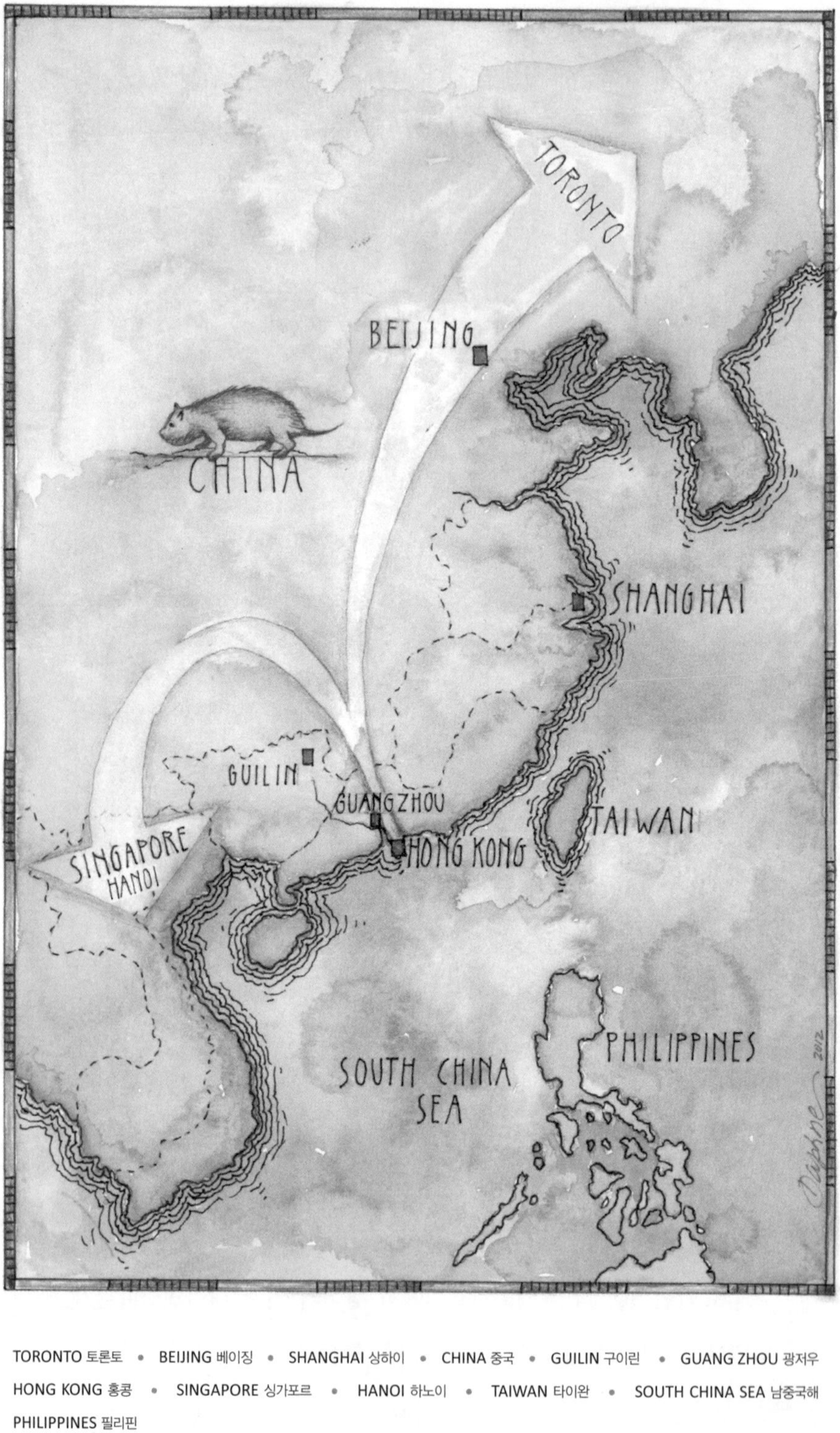

TORONTO 토론토 • BEIJING 베이징 • SHANGHAI 상하이 • CHINA 중국 • GUILIN 구이린 • GUANG ZHOU 광저우
HONG KONG 홍콩 • SINGAPORE 싱가포르 • HANOI 하노이 • TAIWAN 타이완 • SOUTH CHINA SEA 남중국해
PHILIPPINES 필리핀

브렌다 앙과 동료들은 반쯤 빈 테이블들을 바라보며 레오 이 신은 어디에 있는지, 이 사람은 왜 안 나왔고 저 사람은 또 어디에 있는지 생각하느라 시간을 보냈다. 대부분 병원으로 돌아가 침대와 다른 장비들을 이리저리 옮기며 응급상황에 대처하고 있었다. 앙 박사도 다음 날 아침에는 이 소란 속에 끼어들었다.

감염통제 책임자로서 앙 박사는 모든 직원에게 가운과 장갑은 물론 보통 수술용 마스크보다 밀착성이 훨씬 뛰어난 고성능 N95 마스크를 착용시켰다. 물품은 곧 바닥났고 암시장 가격마저 치솟았다. 원래 2달러 선이었던 N95 마스크 가격은 8달러까지 올라갔다. 그들은 어쨌든 일이 되게 하려고 최선을 다했다. 전 세계적으로 질병의 이름이 알려질 즈음인 3월 22일, 탄톡셍 병원은 싱가포르에서 사스진료 지정병원이 되어 다른 병원에 있던 환자들까지 모두 모이게 되었다. 병문안은 제한되었다. 모든 직원은 가운과 장갑과 마스크를 착용했다.

그러나 격리 및 보호조치가 완전히 실행에 옮겨지기 전에 또 다른 슈퍼전파자가 나타났다. 다른 곳도 아닌 탄톡셍 병원 관상동맥 집중치료실이었다. 이 중년 여성은 당뇨와 심장병을 비롯한 다양한 문제로 처음에는 개방병동에 입원했다. 그곳에서 의료진을 통해 사스에 감염되었다. 의료인은 에스터 목에게서 감염된 사람이었다. 어쨌든 이 여성은 심장발작을 일으켜 관상동맥 집중치료실로 옮겨졌다. 이때만 해도 비정형 폐렴 증상은 아직 나타나지 않았다. 나타났지만 관상동맥 문제에 가려 충분히 주의를 끌지 못했을지도 모른다. 집중치료실에서는 심장 전문의와 레지던트가 기도삽관을 시행했다. 광저우의 포이즌킹에서 보았듯 기도삽관은 전염병이 퍼지기 좋은 상황이다. 결국 관상동맥 집중치료실에서만 의사 5명, 간호사 13명, 초음파 기사 1명, 심장 전문기사 2명, 보조원 1명, 방문객 5명 등 총 27명이 감염되었다. 나는 나중에 작성된 보고서에서 통계치를 발견했다. 브렌다 앙의 회고담은 보다 개인적이었다. 그녀는 기도삽관을 했던 심장 전문의가 당시 임신 중이었으며 마스크를 착용했음에도 불구하고 병에 걸렸지만 결국 회복되었다고 했다. 옆에서 돕던 레지던트는 마스크를 착용하지 않았다. "그 친구는 남자였어요. 한동안 앓다 결국 집으로 돌아갔는데 그를 돌보다가 그만 어머니까지 감염되고 말았지요."

"그분들은 살았습니까?"

"아니요."

"두 사람 다 죽었습니까?"

"제일 가슴 아픈 사건이었어요. 27살밖에 안 된 젊은 의사였거든요. 어머니까지 돌아가시고."

비슷하게 노출된 젊은 의사가 또 있었다. 브렌다 앙 밑에서 일하며 에스터 목의 인후에서 검체를 채취했던 바로 그 레지던트다. 그가 겪었던 일은 이 병이 세균이든 바이러스든 매우 감염력이 높은 병원체에 의해 생긴 것으로 직접 접촉, 특히 매우 붐비거나 밀접한 접촉이 일어나는 상황에서 쉽게 퍼진다는 사실을 일깨워주었다. 앙 박사가 에스터 목을 진찰할 때 옆에서 도왔던 그는 다음날 뉴욕행 비행기에 몸을 실었다. 감염병 학회에 참가하려고 싱가포르에서 20시간을 날아가 그곳에서 앓기 시작했다. 그는 뉴욕을 떠나 프랑크푸르트를 거쳐 돌아오기로 되어 있었는데, 출발 전에 싱가포르에 있는 동료에게 전화를 걸어 아프다는 사실을 알렸다. 동료는 싱가포르 보건국에 보고했고, 이 사실은 세계보건기구를 거쳐 독일 보건당국에 알려졌다. 독일 측에서는 비행기가 프랑크푸르트에 기착하자마자 이 의사를 격리시켰다. 그는 역시 증상을 나타낸 아내와 장모와 함께 프랑크푸르트의 한 병원에 거의 3주간 입원했다. 다행히 승무원 중에는 오직 한 명만 감염되었을 뿐이었다. 싱가포르에서 기도삽관을 보조했던 심장학 레지던트와 달리 프랑크푸르트의 환자들은 모두 살아남았다.

한편 싱가포르에서는 보건당국과 기타 정부부처가 합심하여 더 이상의 유행을 막으려고 안간힘을 쓰고 있었다. 의심 환자들은 격리를 강화하고, 격리에 응하지 않으면 벌금과 함께 구속시켰으며, 대형 시장과 학교를 폐쇄하고, 택시 기사들은 매일 체온을 측정하도록 하는 등 의료기관을 훨씬 넘어서는 조치들이었다. 마침내 유행은 수그러들기 시작했다. 싱가포르는 규율이 매우 엄하고 질서가 잘 잡힌(좋게 말하자면) 예외적인 도시이기 때문에 비정형 폐렴의 위험을 조기에 통제할 수 있었다. 2003년 5월 20일에는 침을 뱉었다는 이유로 11명이 법정에 출두하여 각자 300달러씩의 벌금형에 처해지기도 했다.

마지막 사스 환자가 탄톡셍 병원에서 퇴원했던 7월 중순까지 진단된 환자는 200명이 넘었다. 사망자는 모두 33명으로 에스터 목의 아버지, 기도하러 왔던 목사, 그녀의 어머니, 그리고 삼촌도 있었다. (사망한 순서대로 적었다.) 에스터 자신은 살아남았다.

35

사망했든 회복했든 그들이 모두 감염되었던 것만은 틀림없다. 하지만 도대체 무엇에 감염되었을까? 질병이 전 세계로 퍼지면서 3개 대륙의 과학자들은 저마다 연구실에 틀어박혀 환자들의 조직, 혈액, 점액, 대변, 기타 불쾌하지만 중요한 검체들을 분석하면서 병원체를 분리하는 일에 매달렸다. 초기에 붙여진 사스라는 명칭은 눈에 안 보이는 거대한 야수가 남기고 간 발자국처럼 병원체가 오직 인체에 미치는 효과나 영향으로만 파악되었다는 사실을 반영한다. 에볼라는 바이러스다. 헨드라도 바이러스다. 니파도 바이러스다. 사스는 증후군이다.

각국 연구소마다 사스 병원체를 찾아내는 일에 절박하게 매달렸지만 연구는 몇 가지 혼란스러운 신호와 잘못된 단서들로 인해 난항을 겪었다. 우선 증상이 독감과 너무나 비슷했다. 정확히 말해 가장 심한 독감과 비슷했다. 알려진 독감 중 가장 심한 것은 H5N1 바이러스에 의한 소위 조류독감이다. 특히 홍콩은 가금류에서 종간전파된 바이러스에 18명이 감염된 사건으로 불과 5, 6년 전에 끔찍한 경험을 한 바 있었다. 18명이라면 많지 않은 것 같지만 무서운 것은 그중 6명이 사망했다는 점이다. 보건당국은 살아 있는 가금류를 취급하는 시장들을 폐쇄하고, 모든 닭을 살처분하는 등(약 150만 마리의 불길한 조류가 꽥꽥거리며 사라졌다) 신속하게 대응했지만 방역작업으로 인해 무려 7주간 도시 기능이 마비되었다. 이렇게 가혹한 조치를 취한 데다, H5N1 바이러스는 조류에서 인간으로 전파될 뿐 인간 사이에서는 쉽게 전염되지 않기 때문에 홍콩은 1997년의 유행을 성공적으로 통제할 수 있었다. 그러나 2003년 2월 광둥성에서 '이상한 전염병'에 관한 불길한 소문이 이메일과 문자메시지를 통해 퍼져나가던 바로 그때, 조류독감은 다시 홍콩을 강타했다. 조류독감은 사스 유행과 전혀 별개의 문제였지만 당시에는 이 사실을 알기가 쉽지 않았다.

건강했던 33세 남성이 독감으로 목숨을 잃었고, 여덟살 난 그의 아들도 앓아누웠다(죽지는 않았다). 2주 전 광둥성 바로 북동쪽 푸젠성福建省 여행 중 폐렴 증상으로 목숨을 잃은 일곱살 난 딸도 아마 독감이었을 것이다. 어린 소녀는 어쩌면 닭들과 너무 가까이 접촉했을지도 모른다. 오빠가 접촉한 것은 확실하다. 스스로 그렇게 말했다. 아버지와 아들의 콧물에서 모두 H5N1 양성 반응이 나오자 광둥성을 휩쓴 질병 또한 조류독감일 가능성이 제기되었다. 과학자들이 사스 환자 검체를 가지고 H5N1을 찾아내려고 노력한 것은 이런 배경 때문이었다. 하지만 그것은 잘못된 단서였다.

또 한 가지 잘못된 생각은 사스가 클라미디아Chlamydia의 일종에 의해 생길지 모른다는 것이었다. 클라미디아는 인간에서 호흡기 질병을 일으키는 두 가지 종을 포함하는 세균 속屬이다(사실 십대들 사이에 유명한 또 한가지 종이 있는데, 이것은 성병을 일으킨다). 호흡기 감염을 일으키는 클라미디아 중 한 가지 종은 인수공통감염 병원체로 조류(특히 애완용 앵무새)에서 인간으로 종간전파된다. 2월 말 최고위직에 있던 중국 미생물학자가 일부 사스 검체에서 클라미디아처럼 보이는 것을 발견했는데, 이런 빈약한 증거를 바탕으로(또한 윗사람을 무조건 공경하는 중국 과학계에서 그가 차지한 지위에 힘입어) 베이징의 고위 보건 공무원들이 클라미디아 가설을 과신하게 되었던 것이다. 중국의 유명한 연구자 중 적어도 한 명이 클라미디아균이라면 항생제에 반응을 보여야 할 텐데 사스 환자들은 그렇지 않다는 점을 들어 이 가설을 반박했다. 하지만 그는 광저우 호흡기질환연구소에 근무했으며 베이징에서는 지방관리의 말에 귀를 기울이지 않았다.

그 사이 많은 과학자들은 흑사병, 발진열, 재향군인병, 발진티푸스, 몇 가지 세균성 폐렴, 계절성 독감, 대장균 패혈증, 한타바이러스 등 다른 가능성을 탐색했다. 병원체 추적이 매우 어려웠던 이유는 그들이 익숙한 것을 찾아야 하는지, 새로운 것 같으면서도 익숙한 것과 상당히 비슷한 것을 찾아야 하는지, 또는 아예 완전히 새로운 것을 찾아야 하는지 알지 못했다는 것이다.

그리고 또 한 가지 가능성이 있었다. 수의사들은 잘 알지만 인간 감염으로서는 전혀 새로운, 다시 말해서 신종 인수공통감염병이라는 범주였다.

DNA나 RNA 분절 인식 기술인 PCR과 항체나 항원을 검출하는 분자분석법 등 앞에서 설명한 기법들은 이미 익숙한 것, 또는 적어도 이미 아는 것과 매우 비슷한 것을 찾을 때만 유용하다. 이 검사들은 기본적으로 '이게 과연 그걸까?'라는 구체적인 질문에 대해 양성이다, 음성이다, 또는 그런 것 같다는 대답을 해줄 수 있을 뿐이다. 전혀 새로운 병원체를 찾는 일은 훨씬 어렵다. 분자적 특징을 이용하여 미생물을 검출하려면 분자적 특징이 무엇인지 대략이라도 알아야 하는 것이다. 따라서 과학자들은 약간 낡은, 자동화되지 않은 방법을 이용할 수밖에 없었다. 바로 세포 배양물 속에서 미생물을 기른 후 현미경으로 들여다보는 방법이다.

홍콩 대학 내 시내 경관이 굽어 보이는 높은 언덕 기슭에서 말릭 페이리스Malik Peiris가 이끄는 연구팀은 이런 방법으로 유용한 결론을 얻어냈다. 페이리스는 스리랑카에서 나고 자라 옥스퍼드 대학에서 교육받은 미생물학자다. 가늘고 검은 머리카락이 머리 주변을 빙 둘러 나 있으며 목소리가 작고 신중하다. 조류독감이 대유행하기 직전인 1995년 홍콩으로 건너온 그는 주로 독감 연구자로 알려져 있기 때문에 당시 광둥성에서 시작된 유행병이 조류독감일 거라고 생각했다. 2003년 그는 한 기자에게 이렇게 말했다. "H5N1 바이러스가 인간에서 인간으로 전파되는 능력을 획득한 것이 아닌가 하는 생각이 제일 먼저 떠오르더군요." 그러나 사스 환자의 검체를 H5N1은 물론 흔히 의심되는 병원체에 대해 검사해도 아무런 결과가 나오지 않자 그의 연구팀은 새로운 바이러스일 가능성을 탐색하기 시작했다.

그들은 배양에 집중했다. 무엇보다도 수수께끼의 병원체가 증식할 수 있도록 살아 있는 세포라는 환경을 제공한 후, 배양접시 위의 세포를 손상시킬 정도로 증식하기만 한다면 일단 존재를 입증할 수 있다는 생각이었다. 배양에 쓸 살아 있는 세포는 '불멸화된' 세포주로서(헨리에타 랙스[Henrietta Lacks]라는 불쌍한 여인에게서 유래된 유명한 헤라[HeLa] 세포처럼), 뭔가에 의해 파괴될 때까지는 무한증식을 계속해야 했다. 페이리스의 팀은 새로운 병원체에게 개의 콩팥세포, 래트 종양세포, 유산된 인간 태아의 폐세포 등 호흡기 병원체들을 배양하는 데 좋은 효과가 입증된 다섯 가지 세포주를 제공했다. 아무런 반응이 없었다. 세포 손상 징후가 나타나지 않아 바이러스 증식의 증거를 찾을 수 없었다. 그들은 레수스rhesus 원숭이 태아의 콩팥세포를 시험해보았다. 만세! 3월 중순경 그들은 원숭이 세포 배양물에서 '세포변성 효과'를 관찰했다. 뭔가가 세포 속에서 자라 세포를 파괴하고 다른 세포로 전파되면서 눈으로 확인할 수 있는 파괴의 흔적을 남겼다. 며칠 내에 연구팀은 원형 바이러스 입자의 전자현미경 영상을 얻을 수 있었다. 각 입자는 작은 문손잡이처럼 보이는 구조물로 둘러싸여 있었다. 전혀 예상치 못했던 소견이었다. 팀원인 현미경 전문가 한 사람이 바이러스 도감을 펼쳐 들었다. 우리가 새로운 새나 야생화를 보았을 때처럼 이들도 바이러스의 전자현미경 사진이 수록된 책을 뒤져 비슷한 바이러스를 찾아본다. 코로나바이러스가 비슷했다. 코로나바이러스는 문손잡이처럼 생긴 단백질이 각각의 바이러스 입자를 둘러싸고 있는 것이 특징이다.

이렇게 배양 연구를 통해 사스 환자의 몸속에(적어도 일부 환자의 몸속에) 정체불명의 코로나바이러스가 존재한다는 사실은 밝혀졌지만 이것이 반드시 질병의 원인이라고 생각할 수는 없었다. 인과성을 입증하기 위해 페이리스의 팀은 배양된 새로운 바이러스에 사스 환자의 혈청을 가해보았다(혈청 속에는 항체가 들어 있을 것이므로). 마치 흡혈귀에게 성수를 뿌린 것과 같았다. 항체가 바이러스를 인식하고 격렬한 반응을 일으켰던 것이다. 이런 증거와 다른 확증 검사들을 통해 페이리스의 팀은 한 달도 안 되어 새로운 코로나바이러스가 사스의 '잠재적 원인'이라고 신중하게 주장하는 논문을 발표할 수 있었다.

그들이 옳았다. 이 바이러스는 사스-코로나바이러스로 명명되었으며 SARS-CoV라는 우아하지 못한 약자로 표기되었다. 인간에게 심각한 질병을 일으키는 코로나바이러스가 발견되기는 처음이었다. (몇몇 코로나바이러스는 다른 수많은 바이러스와 함께 감기의 원인이다. 마우스의 간염이나 돼지의 위장관염, 칠면조의 호흡기 감염을 일으키는 것들도 있다.) SARS-CoV라고 표기하면 전혀 불길한 느낌이 들지 않는다. 한때는 새로운 병원체가 발견되면 포산 바이러스, 광저우 바이러스하는 식으로 지역명을 따서 훨씬 생생한 이름을 붙이곤 했다. 사람들은 '조심해! 저 친구는 광저우에 걸렸어!'라고 수군댔다. 하지만 이제는 모든 사람이 그런 명명법을 부당하고, 달갑지 않으며, 관광산업에 나쁜 영향을 미친다고 생각한다.

사스의 원인 병원체를 분리하기 위한 노력을 경주하던 다른 연구팀들도 거의 동일한 시점에 동일한 해답을 얻었다. 미국 질병관리본부 연구팀은 수많은 국제적 협력을 통해 같은 결과를 발표했다. 유럽에서는 독일, 프랑스, 네덜란드에 걸친 수많은 연구소가 참여한 공동연구팀에서 같은 결과를 얻었다. 중국에서는 성실하고 능숙하며 서로 깊이 존경하는 연구자들로 이루어진 소규모 연구팀에서 페이리스 팀보다 몇 주 앞서 코로나바이러스를 분리하고 사진까지 찍는 데 성공했다. 그러나 중국 군의학회Academy of Military Medical Sciences에 소속되어 있던 이 불운한 과학자들은 베이징에서 뒤를 봐주는 위엄있는 후원자와 그의 클라미디아 학설에 주눅이 든 나머지 첫 번째로 발표할 기회를 놓치고 말았다. 그중 한 사람은 나중에 이렇게 말했다. "우리는 너무 신중했어요. 너무 오래 끌었죠."

바이러스를 발견한 페이리스 팀이 나아갈 논리적 단계는 게놈의 염기서열을 분석한 후 코로나바이러스 가계도상의 위치를 결정하여 기원을 밝히는 것이었다. 바이러스가 갑자기 하늘에서 뚝 떨어졌을 리는 없다. 하지만 이놈들은 평소에 어디서 살며, 어떤 생활사를 거치며, 자연 상태의 숙주는 무엇일까? 이 과정에 참여했던 레오 푼Leo Poon이라는 젊은 생물학자는 홍콩에서 나와 대화를 나누는 중에 이 주제를 끄집어냈다.

"인간 검체에서 수집한 데이터로 볼 때 이 바이러스는 인간에게 새로운 병원체입니다. 인류가 이전에 이 바이러스에 감염된 적이 없다는 뜻입니다. 그러니까 어떤 동물로부터 왔다고 봐야죠."

어떤 동물로부터 왔으며 어떻게 인간에게 감염이 전파되었을까? 질문에 답하려면 중국 남부의 숲과 거리와 시장과 음식점을 돌아다니며 증거를 수집해야 할 것이었다. 이 주제 쪽으로 슬슬 접근하며 나는 그에게 물었다.

"현장에서 일하시나요?"

"아니요. 저는 분자생물학자입니다." 잭슨 폴록Jackson Pollock에게 주택 페인트 작업도 하느냐고 질문한 격이었을지 모르지만 레오 푼은 불쾌하게 받아들이지 않았다. 칭찬할 사람을 칭찬하는 데도 인색하지 않았다. *제 동료 중에 고양이과 야생동물을 연구하는 구안 이Guan Yi라는 사람이 있습니다. 역학자의 감각을 지니고 있는 데다 황동으로 만든 마카크원숭이만큼이나 배짱이 좋지요. 이 친구가 중국에 가서 지방 관리들을 구워삶았답니다. 선전에서 살아 있는 동물을 취급하는 시장 중에 제일 큰 곳을 찾아가 동물들의 인후와 항문, 그리고 배설강排泄腔, cloaca에서 면봉으로 검체들을 채취해 왔지 뭡니까.* 이 검체들이야말로 레오 푼(분자생물학적 분석을 맡았다), 말릭 페이리스, 구안 이는 물론 전 세계 과학자들과 보건의료 관계자들이 한 가지 포유동물에게 의심의 눈초리를 던지게 된 계기였다. 바로 사향고양이다.

36

굶주린 사람 130만 명이 득실거리는 나라라면 뱀을 먹는다고 해서 놀랄 일은 아닐 것이다. 광둥 요리에 개고기가 들어가는 것도 마찬가지다. 고양이 볶음 또한 충격적이라기보다 슬프게도 불가피한 요리다. 하지만 파구마 라르바타Paguma larvata, 즉 사향고양이는 사실 고양이가 아니다. 몽구스와 같은 과에 속하는 동물로 정확하게는 히말라야 팜시벳Himalayan palm civet이라고 한다. 이렇게 특이한 야생동물을 음식으로 파는 사업은, 특히 주 강 삼각주에서는 희소성이나 절박한 필요 또는 오래된 전통 때문이라기보다 호경기를 타고 비교적 최근에 대두된 과시적 소비경향 때문이다. 중국 문화를 가까이서 관찰하는 사람은 이를 가리켜 '야생의 맛을 추구하는 시대Era of Wild Flavor'라고 한다.

2003년 홍콩에서 《타임 아시아Time Asia》라는 잡지의 편집자로 일하면서 사스 특집판을 발간했고, 얼마 안 있어 이 사건에 대해 《중국 증후군China Syndrome》이라는 책을 쓰기도 했던 칼 타로 그린펠드Karl Taro Greenfeld도 그런 관찰자다. 편집자로 일하기 전에 그는 저널리스트로 몇 년간 '새로운 아시아The New Asia'라는 연재기사를 담당했는데 이때 사람들이 어떤 것을 배 속에 집어넣는지 관찰할 기회를 얻었던 것이다.

> 중국 남부 사람들은 항상 지구 상 다른 어떤 민족보다 다양한 동물을 음식으로 즐겼다. '야생의 맛을 추구하는 시대'를 맞아 야생동물 요리의 범위와 형태와 소비량은 계속 늘어 사실상 땅과 바다와 하늘에 사는 모든 동물이 포함되었다.

야생의 맛(광둥어로 예웨이[yewei]라고 한다)은 '체면'을 세우고 부를 과시하며 행운을 기원하는 방식으로 간주된다. 그린펠드는 야생동물을 먹는 행위가 새로운 과시적 소비성향뿐 아니라 수많은 여성이 유리 진열장 뒤에서 손님을 유혹하는 매춘산업과 연관돼 있을지도 모른다고 설명했다. 어쨌든 이런 유행은 희한한 요리와 천연약재와 이국적인 최음제(호랑이 음경 같은)를 추구하는 전통과 맞물려 빠른 속도로 정착되고 퍼져갔다. 어떤 관리는 그린펠드에게 광저우 시내에만도 야생동물 요리를 내는 음식점이 2천 개가 넘는다고 알려주었다. 그린펠드가 그의 사무실에 있는 동안만도 4개 업소에 허가증이 발급되었다.

이런 식당들은 광둥성의 '웻 마켓wet market'을 통해 식재료를 조달한다. '웻 마켓'이란 광저우의 샤투Chatou 야생동물 시장이나 선전의 동멘Dongmen 시장처럼 수많은 매대가 늘어서 살아 있는 동물들을 식재료로 판매하는 엄청나게 큰 시장들을 말한다. 샤투 시장은 1998년에 문을 열었는데 5년 만에 중국에서 가장 큰 야생동물, 특히 포유류, 조류, 그리고 뱀을 취급하는 시장으로 성장했다. (여기서 팔지 않는 동물이 있을까? 생선이나 조개, 갑각류, 양서류, 거북이나 자라는 별로 없다. 이런 것들은 다른 시장에도 많기 때문이다.) 2000년 말부터 2003년 초 사이 홍콩의 한 연구팀은 샤투, 동멘, 그리고 광둥성 내에 있는 다른 두 곳의 대형 시장에서 판매하는 야생동물을 추적조사했다. 그 결과 1994년에 수행된 이전 연구와 비교하여 몇 가지 변화와 새로운 경향이 관찰되었다.

첫째, 야생동물 판매업의 규모 자체가 커졌다. 둘째, 합법이든 불법이든 동남아시아에서 중국 남부로 유입되는 국제적 야생동물 거래가 늘었다. 이런 경향은 특히 대형 거북류(보르네오 강거북 등)에서 두드러졌으며, 심지어 일부 멸종위기종(버마 별거북 등)도 거래되었다. 셋째, 포획하여 잡은 동물을 키우거나 번식시켜 공급하는 상업적 사육자들이 크게 늘었다. 일부 개구리나 거북류는 아예 농장에서 사육했다. 뱀도 사육한다는 소문이 돌았다. 시벳 종류는 광둥성 중부와 인접한 장시성江西省 남부에 특히 많은 소규모 시벳 농장에서 수요를 충당했다. 중국 족제비오소리, 돼지코오소리, 히말라야 팜시벳 등 가장 인기가 높은 야생 포유동물 세 가지는 농장에서 번식시킨 후 키워서 파는 일이 많은 것 같았다. 조사팀은 가정의 근거로 이 동물들이 비교적 영양 상태가 좋고, 상처가 별로 없으며, 온순하다는 점을 들었다. 야생에서 포획되었다면 덫에 걸린 상처를 비롯해 절박한 상태에서 몸부림치거나 학대당한 흔적이 남는다는 것이다.

하지만 농장에서는 건강하고 활발한 상태로 출하시켰을지 몰라도 시장이라는 환경은 쾌적함과 거리가 멀었다. 조사팀은 이렇게 보고했다. '동물들은 비좁은 공간에 빽빽하게 채워진 채 판매되며, 다른 야생동물이나 개, 고양이 등 가축들과 밀접하게 접촉하는 일도 많다. 많은 동물이 병을 앓거나 벌어진 상처가 있어도 기본적인 치료조차 받지 못한다. 동물들은 종종 시장 안에 있는 전문 도살자들의 매대에서 도살된다.' 철사로 만든 우리를 쌓아 놓기 때문에 위에 있는 동물의 배설물이 아래에 있는 동물에게 그대로 떨어진다. 동물판 아수라장이다. 조사팀은 대충 지나가듯 이렇게 썼다. '또한 시장은 동물의 질병이 숙주 사이를 뛰어넘고, 인간에게도 전파되기 쉬운 환경을 제공한다.'

홍콩 대학의 용감무쌍한 미생물학자 구안 이는 이런 북새통을 헤치고 돌아다니며 선전 동멘시장 상인들을 설득하여 동물들의 검체를 면봉으로 채취하고 혈액까지 뽑아왔다. 물론 두툼한 돈다발을 손에 쥐고 갔다면 분명 도움이 되었겠지만 정확히 어떤 방법으로 상인들을 설득했는지는 아직도 수수께끼다(중후한 인격? 능란한 언변? 과학적 필요성에 대한 정확한 설명?). 어쨌든 그는 25마리의 동물을 차례로 마취시킨 후 면봉을 목구멍에 집어넣어 점액을 채취하고, 항문에 집어넣어 분변을 채취하고, 피를 뽑은 후 검체들을 챙겨 홍콩으로 돌아와 분석했다. 돼지코오소리는 깨끗했다. 중국멧토끼도 깨끗했다. 유럽비버도 깨끗했다. 애완용 고양이들도 깨끗했다. 히말라야 팜시벳은 그렇지 않았다. 여섯 마리의 검체가 모두 SARS-CoV와 비슷한 코로나바이러스 양성반응을 보였다. 너구리 한 마리의 분변에서도 바이러스 양성반응이 나왔지만 전체적인 데이터는 의심할 여지없이 시벳을 기리켰다.

2003년 5월 23일 홍콩 대학에서 마련한 기자회견에서 발표된 이 연구는 사스가 인수공통감염병이라는 최초의 확실한 증거였다. 하루 뒤 홍콩에서 가장 유력한 영자신문인 《사우스 차이나 모닝 포스트 South China Morning Post》 지는 '과학자들, 사향고양이와 사스 유행의 연관을 밝혀 SCIENTISTS LINK CIVET CATS TO SARS OUTBREAK'라는 헤드라인 아래 이 연구를 1면에 보도했다(사스에 관한 많은 기사가 함께 실려 있었다). 이때쯤 홍콩 시민들은 사스가 야생동물의 육즙이나 고기뿐 아니라 사람들 사이에서도 호흡기를 통해 전파된다는 사실을 거의 확신했다. 전신 방호복을 입은 채 감염 방재 작업 중인 병원 직원과 군인들은 물론 수술용 마스크를 착용한 사람들(마스크를 쓴 연인들이 키스하는 모습, 마스크와 얼굴 가리개 착용 방법의 시범을 보이는 병원 관계자, 자동차 광고가 인쇄된 마스크를 착용한 채 모터쇼에 나온 늘씬

한 모델)의 생생한 사진이 《모닝 포스트》는 물론 홍콩 신문들의 지면을 장식했던 것이다. 홍콩 조달청은 740만 개의 마스크를 학교, 의료기관, 일선에서 일하는 보건 공무원들에게 지급했지만 일반 시민들의 수요도 끊이지 않았다. 편의점 체인인 서클케이Circle K는 100만 개, 사사 코스메틱스Sa Sa Cosmetics는 150만 개의 마스크를 팔아치웠다. 마스크 값은 네 배로 뛰었다. 이렇게 사람 사이의 전염에 대한 공포가 널리 확산되었기에 바이러스의 기원이 어떤 동물인가라는 주제는 대단한 관심을 불러모았다.

시벳에 관한 새로운 사실을 발표하면서 과학저널이 아닌 기자회견을 이용한 것은 이례적이었지만 선례가 없지는 않다. 저널에 논문을 싣는 것은 편집을 거치고 동료 평가를 받아야 하는 데다, 먼저 접수된 논문들이 밀려 있고 기타 실무적인 일들을 처리해야 하기 때문에 시간이 훨씬 더 걸린다. 이런 절차를 우회한 것은 시민들의 불안과 유행병의 절박성을 감안하여 서두른 면도 있지만, 동시에 과학적 경쟁도 고려했을 것이다. 이미 두 달 전에 미국 질병관리본부 소속 과학자들이 사스의 원인일 가능성이 매우 높은 새로운 코로나바이러스를 발견했다고 발표하면서 역시 기자회견을 이용하는 조급성을 드러냈던 것이다. 미국 질병관리본부의 발표 중에는 3일 전에 말릭 페이리스의 팀에서 동일한 바이러스를 발견했으며 사스와의 연관성을 확인했다는 언급이 빠져 있었다. 대부분의 사람들은 신경쓰지 않았지만 이런 우선권 주장이 나온 이상 홍콩 대학도 세계 각지의 경쟁자들을 의식하지 않을 수 없었고, 구안 이의 발견을 가장 빠르고 합리적인 방법으로 알려야 한다고 결정했을 것이다.

구안의 발견이 초래한 즉각적인 결과 중 하나는 중국 정부가 시벳의 판매를 금지했다는 것이다. 또한 확실히 밝혀질 때까지 '야생의 맛'

에 속하는 53종의 다른 동물도 판매를 금지했다. 판금령에는 불가피하게 경제적 손실이 뒤따랐고, 농장주와 상인들의 반발로 7월 하순 공식적 위험 평가에 이어 해제되었다. 다른 연구팀에서 히말라야 팜시벳들을 조사한 결과 사스 유사 바이러스의 증거를 전혀 발견하지 못한 것도 판금 해제의 이론적 근거가 돼주었다. 이제 정부는 농장에서 사육한 시벳은 합법적으로 판매할 수 있지만 야생 포획된 동물의 판매는 금지하는 쪽으로 가닥을 잡았다.

구안 이는 자신의 발견에 대한 의심에 약간 짜증을 냈다. 하지만 그 해 10월 《사이언스》에 자세한 해설과 함께 근거 데이터(표, 그림, 게놈 염기서열분석)를 실은 논문을 발표하여 과학적 경로를 통해 자신의 주장을 펼쳤다. 긴 공동저자 목록에는 레오 푼과 말릭 페이리스, 홍콩대학 동료들의 이름이 들어 있었다. 구안은 결론을 신중하게 써내려가며 시벳이 감염되었다는 사실이 반드시 바이러스의 보유숙주라는 뜻은 아니라고 지적했다. 어쩌면 시벳은 '아직 밝혀지지 않은 또 다른 동물, 자연계에 존재하는 진정한 보유숙주로부터' 감염되었을지도 모른다. 어쩌면 증식숙주(헨드라에 감염된 오스트레일리아의 말들처럼)일지도 모른다. 구안의 팀에 따르면 정말로 중요한 것은 동멘이나 샤투 등 웻 마켓이 사스 유사 코로나바이러스가 '증식하여 인간을 포함한 새로운 숙주에게로 퍼져나가는' 장소이며 '이것이 공중보건 관점에서 매우 중요하다'는 사실이었다.

논문이 발표될 때쯤 2003년의 사스 유행은 소멸된 뒤였다. 감염자는 8,098명, 사망자는 774명으로 최종 집계되었다. 6월 15일 타이완에서 진단받고 격리된 사람이 마지막 환자였다. 홍콩은 그 전에 이미 '사스 청정지역'을 선포했다. 싱가포르와 캐나다도 뒤를 따랐다. 전 세계가 '사스 청정지역'으로 추정되었다. 그러나 정확히 말해서 그런 선언은 현재 인간 사회에서 사스 감염이 유행하지 않는다는 뜻일 뿐이다. 바이러스는 없어지지 않았다. 사스는 인수공통감염병이며 병원체가 광둥성이든 다른 어떤 곳이든, 팜시벳이나 너구리나 다른 보유숙주의 몸속에 숨어 있다는 사실을 의심하는 과학자는 없다. 사람들은 유행의 종식을 축하하지만 많은 것을 알수록 축하는 조심스러울 수밖에 없다. SARS-CoV는 사라진 것이 아니라 숨어 있을 뿐이다. 언제라도 돌아올 수 있다.

그리고 12월 말 사스는 정말로 돌아왔다. 큰 지진 후에 여진이 이어지듯 광둥성에서 새로운 환자가 발생한 것이다. 뒤이어 세 명의 환자가 더 생겼다. 한 환자는 시벳에 노출된 웨이트레스였다. 2004년 1월 5일, 첫 번째 환자가 확진되자 광둥성 보건당국은 다시 정책을 변경하여 성내의 모든 농장과 시장에 있는 히말라야 팜시벳을 한 마리도 남김없이 살처분하라는 명령을 내렸다. 야생 시벳에 관해서는 언급하지 않았다. 야생동물 거래를 규제하는 삼림청과 보건국에서 시벳 농장으로 방역팀을 파견했다. 이후 며칠간 1천 마리가 넘는 시벳이 포획되어 질식시키거나, 불에 태워지거나, 끓는 물에 던져지거나, 감전시키거나, 익사시키는 방법으로 살처분되었다. 대대적인 살처분으로 문제가 진정되고 사람들도 편안해진 것 같았다. 그러나 편안함은 불과 1년 남짓 지속되었을 뿐이었다. 다른 과학자들이 보유숙주 확인 과정의 근거와 구안 이의 통찰력 있고 신중한 논문에 의문을 제기하며 실상은 더 깊고 복잡하다는 사실을 입증했던 것이다. *아이쿠, 이제 보니 시벳은 사스의 보유숙주가 아니었군. 걔네들은 더 이상 신경쓰지 말라구.*

37

내게 홍콩의 야생 시벳에 대한 이야기를 들려준 것은 레오 푼이었다. 우리는 홍콩 대학 언덕 위에 세워진 의학부 빌딩의 높은 층, 엘리베이터 옆에 있는 작은 회의실에서 마주앉았다. 눈 아래로 고층 은행 건물들과 검게 번쩍거리는 마천루들이 수없이 솟아올라 있는 도심의 모습이 펼쳐졌다. 저 아래 빅토리아 항 건너편으로 펑키한 거리, 노점상, 골목과 상점들, 국수집들, 한창 건축 중인 주거용 건물들과 주룽반도의 명소들이 보였다. 완전히 멸균된 후 이름까지 바꾼 메트로폴 호텔도 있었다. 나는 그곳에 묵고 있었다. 사람과 탈것과 수직으로 치솟은 고층건물이 그토록 많은 부산한 환경 속에 야생에서 유래한 뭔가가 존재할 것이라고는 한 번도 생각해 본 적이 없었지만, 그건 오로지 홍콩의 도시적인 측면만 보았기 때문이었다. *야생 시벳이요? 당연하죠. 신지에*新界, New Territories*에 가면 다 있어요.* 푼은 자신있게 말했다. 소위 신지에란 1898년 영국 식민 통치자들이 99년간 조차할 당시 붙인 이름으로 아직도 홍콩특별행정구에서 개발이 덜 된 지역을 가리킨다. 구체적으로 주룽반도의 북쪽 경계인 바운더리 스트리트Boundary Street부터 광둥성 경계에 이르는 지역과 그 너머에 있는 섬들이 포함되는데, 지도에 녹색으로 표시된 이 지역은 숲과 산과 자연보호구역으로 이루어져 있다. 21세기에 접어든 지금도 팜시벳이 야생 상태로 살고 있을 가능성이 있는 곳이다. "시골로 가면 어디에나 있어요!"

유행병이 사라진 직후, 푼의 홍콩 대학 팀은 코로나바이러스의 증거를 찾기 위해 신지에로 가서 동물들을 포획했다. 우선 시벳에 초점을 맞춰 20마리 넘게 사로잡은 후 검체를 채취했다. 시벳이 잡히면 면봉으로 호흡기와 항문에서 검체를 채취하고, 바늘로 찔러 피를 뽑은 후 다시 홍콩의 야생으로 돌려보냈다. 각 검체는 전문용어로 '공통 시동물질'이란 물질들을 이용하여 PCR로 선별했다. 공통 시동물질이란 구안 이가 시벳에서 발견한 사스 유사 코로나바이러스에 특징적인 RNA뿐 아니라, 모든 코로나바이러스에 공통적으로 존재하는 RNA 조각들을 증폭시키는 데 사용하는 분자다. *그래서 얼마나 많은 코로나바이러스를 찾아냈나요?* 내가 물었다. "하나도 찾지 못했죠. 사향고양이가 사스 코로나바이러스의 보유숙주가 아니라는 직접적인 증거였어요. 매우 실망했죠."

하지만 과학에 있어 실망이란 때로는 통찰로 이끄는 문을 열어준다. 시벳이 아니라면 어떤 동물일까? "우리는 어떤 동물, 아직 밝혀지지 않은 동물종이 사스의 보유숙주라면 자연 상태에서 상당히 넓게 퍼져 있을 거라고 가정했어요." 그래서 몇몇 숲 속에서 야생동물과 집을 나와 야생화된 애완동물을 보이는 대로 포획했다. 동물들은 붉은털마카크원숭이로부터 호저, 구렁이, 멧비둘기, 멧돼지, 흑쥐에 이르기까지 다양했으며 심지어 중국코브라도 있었다. PCR 검사 결과는 거의 모두 음성이었다. 하지만 44종의 동물 중 3종에서 코로나바이러스 감염 징후를 발견했다. 세 가지 모두 미소익수류, 즉 작은 박쥐에 속하는 것들이었다.

분변의 바이러스 방출량을 측정한 결과, 대부분의 개체가 양성반응을 보인 종은 한 가지였다. 작은긴날개박쥐Miniopterus pusillus라는 섬세한 동물이었다.

푼은 2004년 시벳 대학살이 벌어지기 불과 몇 개월 전 《바이러스학 저널Journal of Virology》에 발표한 논문의 복사본을 건넸다(공동저자 중에는 역시 구안과 페이리스가 있었다). 자신이 발견한 것을 내가 확실히 이해하기를 원한 것이다. "박쥐 코로나바이러스는 사스와 상당히 다릅니다."

SARS-CoV의 보유숙주를 발견했다고 주장하지는 않는다는 뜻이었다. "하지만 이거야말로 박쥐에서 발견된 첫 번째 코로나바이러스입니다." 강력한 증거를 찾아냈다는 뜻이었다.

오래지 않아 중국, 미국, 오스트레일리아 합동연구팀에서 광둥성과 중국 내 다른 세 곳에서 수집한 검체들을 분석하여 훨씬 흥미로운 연구를 발표했다. 중국의 바이러스학자인 웬동 리Wendong Li가 이끄는 이 팀에는 헨드라의 보유숙주를 발견했던 말수 적은 오스트레일리아 학자 흄 필드와 뉴욕에 기반을 둔 보전의학 컨소시엄Consortium for Conservation Medicine 소속 과학자 두 명이 참여했다. 홍콩 팀과 달리 리는 박쥐에만 초점을 맞췄다. 야생 박쥐를 포획하여 피를 뽑고 분변과 인후 검체를 채취한 후, 검체들을 복제하여 중국과 오스트레일리아의 검사실에서 따로 분석하는 방법으로 결과의 신뢰성을 높였다. 레오 푼과 달리 그들이 발견한 것은 인간 환자들에게서 분리된 SARS-CoV와 매우 유사한 코로나바이러스였다. 그들은 이 바이러스를 사스 유사 코로나바이러스, 즉 SL-CoV라고 명명했다(역시 간결하지만 우아하지는 않은 이름이다). 사스 유사 바이러스는 관박쥐 속Rhinolophus에 속하는 몇 종에서 특히 많이 발견되었다. 관박쥐는 큰 귀와 벌렁코가 특징인 작고 섬세한 동물이다. 귀와 코는 못생겼지만 초음파를 이용하는 데 실용적인 역할을 한다고 생각된다. 이 박쥐들은 낮에는 중국 남부의 수없이 많은 동굴 속에 거꾸로 매달려 있다가 밤이 되면 밖으로 나와 나방과 다른 곤충을 잡아먹는다. 관박쥐 속에는 약 70종의 박쥐가 포함된다. 리의 연구 결과 특히 왕귀관박쥐, 꼬마관박쥐, 피어슨관박쥐 등 세 가지 종이 사스 유사 바이러스의 숙주라는 사실이 밝혀졌다. 중국 남부를 여행하다 음식점 메뉴판에 이런 동물의 이름이 있다면 차라리 국수를 시켜 먹는 편이 나을 것이다.

시벳에서는 전혀 발견되지 않았던 바이러스 항체가 관박쥐에서 흔히 검출된다는 사실은 중요한 발견이었다. 하지만 그것으로 끝이 아니었다. 리의 연구팀은 분변 검체에서 추출한 바이러스 게놈 절편들의 염기서열을 분석했다. 비교분석 결과 사스 유사 바이러스는 검체마다 상당한 유전학적 다양성을 나타냈다. 인간에서 분리된 모든 SARS-CoV 사이의 다양성보다도 높은 수준이었다. 이 바이러스는 일정 기간 박쥐 군집 속에 머물면서 끊임없이 돌연변이를 일으켜 변화하고 다양성을 늘려가는 것 같았다. 사실 인간 사스 바이러스에서 알려진 다양성의 총합이 박쥐 바이러스의 다양성 속에 포함되었다. 이런 내포內包 관계를 가장 잘 이해하는 방법은 가계도에 표시하는 것이다. 리와 동료들은 실제로 가계도를 작성하여 《사이언스》 지에 발표한 논문에도 실었다. 그 속에서 인간 사스 바이러스는 관박쥐 속에 사는 바이러스를 나타내는 굵은 가지에서 뻗어나온 가늘고 작은 잔가지에 불과하다.

이건 무슨 뜻일까? 관박쥐가 사스의 유일한 보유숙주가 아니라, 보유숙주 중 하나에 불과하다는 뜻이다. 또한 2003년 유행 시 시벳은 보유숙주가 아니라 증식숙주 역할을 한 것이 틀림없다는 뜻이다. 또한 리가 제시한 가설에도 불구하고 그해 겨울 광둥성에서 대유행을 촉발시킨 계기가 무엇인지 아무도 모른다는 뜻이다. (연구팀은 이렇게 썼다. '박쥐의 감염성 분비물이 우연한 기회에 면역을 갖추지 못한 증식동물종과 밀접하게 접촉한 결과 종간전파가 일어났고, 이 동물들이 시장을 통해 면역을 갖추지 못한 다른 동물들과 계속 접촉하여 감염이 유지될 수 있었을 것이다.' 연좌식連坐式 감염인 셈이다. 면역을 갖지 못해 감염에 취약한 동물이라면 물론 히말라야 팜시벳도 있겠지만 너구리, 족제비, 오소리, 기타 어떤 동물도 가능하다. 야생동물 공급망을 거쳐가는 동물이 엄청나게 다양하기 때문이다.) 또한 이것은 중국에서 시벳을 한 마리도 남김없이 죽인다고 해도 여전히 사스가 유행할 수 있다는 뜻이다. 또한 이것은 일정한 생태학적 한계와 기회를 지닌 이 바이러스가 '박쥐의 감염성 분비물'이 아무렇지도 않게 식육시장에 유입될 수 있는 문화 속에서 존재했다는 뜻이다. 또한 이것은 식당에서 식사를 할 때는 조심해야 한다는 뜻이다. 그리고 이것은 앞으로 더욱 많은 연구가 필요하다는 뜻이다.

38

알렉세이 흐무라Aleksei Chmura는 깎아놓은 듯한 용모에 태도가 온화하고, 경험도 풍부하며, 가톨릭 취향을 지닌 젊은 미국 과학자다. 코네티컷에서 자란 그는 대학을 중퇴하고 다양한 곳을 여행하면서 제빵 기술자로 일했다가, 조리사 교육을 받고, 옛날 가구를 복원하는 일로 옮겨갔다가, 다시 10년간 환경과학을 공부하여 학계로 돌아갔다. 내가 처음 만났을 때는 보전의학 컨소시엄*의 관리부서에서 일하면서 박사 학위를 위해 중국에서 인수공통감염 바이러스 데이터를 수집하고 있었다. 그는 몇 가지 연구 진행 상황을 기꺼이 내게 보여주었다. 약속한 날짜에 광저우 공항으로 마중나온 그를 만났을 때, 나는 코를 찌르는 두리안durian** 냄새를 맡고 그가 새로운 음식을 가리지 않고 용감무쌍하게 맛보는 타입이라는 사실을 알아차렸다.

---

* 나중에 에코헬스 얼라이언스(EcoHealth Alliance)라는 단체에 흡수되었지만 중요한 과학자들은 그대로 남아 하던 일을 계속했다.

** 동남아시아에서 인기있는 과일로 고약한 냄새가 나지만, 맛은 신선하고 감미로워 과일의 왕이라고 불림.

공항에서 돌아오자마자 흐무라와 나는 쑨이셴孫逸仙 대학 동료들과 어울려 세계에서 가장 악취가 심한 과일을 맛보기 시작했다. 기숙사 바닥에 신문지를 깔고 몇 자루의 칼로 수박을 자르는 장면을 떠올려보라. 하지만 아직 겪어보지 못한 사람을 위해 얘기하자면 두리안은 수박과 다르다. 커다랗고 삐죽삐죽 가시가 돋아난 것이 꼭 복어를 축구공만큼 부풀린 것처럼 생겼다. 크고 묵직하며 딱딱하다. 하지만 신은 이 열매가 성숙했을 때 저절로 나무에서 떨어져 사람의 머리를 때리지 않도록 해두었다. 어렵사리 잘라 벌리면 안에는 끈적거리는 크림 같은 과육이 8~10개의 작은 조각으로 나뉘어 있으며 반갑지 않은 냄새가 코를 찌른다. 각각의 과육 조각은 한주먹에 쥘 정도의 크기로 축축하고 끈적거리며 기름기가 많은 것이 꼭 생굴같다. 결코 누군지 알고 싶지 않은 사람의 속옷 같은 냄새가 나지만 맛은 바닐라 커스터드 케이크 비슷하다. 굴 속에 바닐라 커스터드 크림을 가득 채울 수 있다면 말이다. 그 안에는 복숭아처럼 씨가 들어 있다. 이걸 삼키지 않도록 주의해야 한다. 여기까지 이해가 가시는지? 두리안은 별미다. 우리는 맨손으로 과육을 쥐고 손가락 사이로 흘러내리는 것까지 후루룩 들이마셔가며 정신없이 먹었다. 아주 좋았다. 아무 문제가 없었다. 사실인즉 나는 이 과일을 이미 상당히 좋아하는 편이었다. 일부러 찾아다니지는 않았지만 인도네시아에서 이미 먹어본 적이 있었다. 한 개만 있어도 몇 명이 나눠 먹을 수 있다는 사실도 알고 있었다. 하나 더 먹자고 흐무라가 말했다.

그것은 식전 요리였다. 말하자면 맥주와 땅콩 대신이었다. 두리안을 해치운 우리는 한 식당으로 가서 흐무라가 시킨 요리를 먹었다. 돼지 선지 속에 숙주나물과 고추를 버무려 익힌 후, 작은 깍두기처럼 썰어놓은 요리였다. 간을 주사위 모양으로 썰어놓은 것 같았다. 늦은 저녁이 되자 셔츠에 땀이 밸 정도였다. 호된 신고식이었다. 하지만 흐무라가 열렬한 호기심으로 알아낸 것이 무엇인지 너무나 알고 싶었다. 필요하다면 그의 곁에서 무엇을 먹더라도 통찰로 이르는 길을 헤쳐갈 작정이었다.

다음날 우리는 광저우 북서부에 있는 구이린桂林으로 갔다. 협곡에 자리잡은 도시로 카르스트 지형이 빚어내는 독특한 경치와 동굴이 유명한 곳이다. 산들은 평평한 접시 위에 놓인 고로케처럼 느닷없이 솟아오르고, 아름다운 초록색 숲이 울창하고, 용해성 석회암이 빗물에 녹아 생긴 카르스트 지형 특유의 천연 동굴과 통로와 돌개구멍과 움푹 팬 곳이 끝도 없이 이어진다. 극적인 경치를 좋아하는 관광객들을 위한 장소이자, 매달려 쉴 곳을 찾는 박쥐를 위한 장소였다. 물론 우리는 경치를 보러 간 것이 아니었다.

박쥐를 보러 가기 전에 알렉세이는 살아 있는 동물들을 파는 시장에 들러 야생동물과 가축들을 상업적 목적으로 한데 모아놓은 곳의 전형적인 풍경을 보여주었다. 매대 사이로 난 좁고 긴 통로를 따라 천천히 걸으며 나는 서로의 몸 위에 겹겹이 포개진 거북들과 엄청나게 많은 금붕어, 납작하게 몸을 쪼그린 자라들, 한 마리씩 따로 컵에 담아놓은 샴 투어鬪魚*, 우리의 벽을 기어오르는 이구아나, 토끼와 생쥐와 다람쥐와 기니피그, 지저분하기 짝이 없는 청설모들, 지쳐서 몸을 가누지 못하는 강아지들을 보았다. 구관조, 앵무새, 동박새, 휘파람새, 카나리아, 참새, 구부정하게 앉아 있는 올빼미와 같은 우리 속에서 잡아먹힐 날만 기다리는 암담한 운명의 초록색 잉꼬 등 조류만도 수천 마리를 보았다. 조류와 작은 포유동물은 대부분 철사나 대나무로 엮

---

* 텃세가 아주 심해 수컷끼리는 같은 공간에 두지 않는 것으로 유명하다.-역주

은 우리 속에 들어 있었다. 우리는 다시 대여섯 개가 위로 쌓여 있었으므로, 아래 있는 것들은 비처럼 쏟아지는 대소변을 온몸에 뒤집어썼다. 하지만 이놈들은 비교적 운이 좋은 편이었다. 애완동물로 팔리기 때문이다.

마을 건너편 시장은 식품 시장이었다. 깨끗하게 묶인 채소들이 가지런히 놓여 있었다. 과일들은 세심하게 쌓여 있었다. 버섯들도 잘 손질되어 있었다. 커다란 나무 탁자 뒤에서 여성들이 날카로운 칼을 휘두르며 고기를 덩어리째 발라내거나, 뼈째 자르거나, 작은 조각으로 썰어 팔았다. 산소가 보글보글 올라오는 수조 속에는 메기와 게와 뱀장어가 느릿느릿 물을 휘저으며 돌아다녔다. 칙칙한 황소개구리들이 서로 밀쳐대며 옹기종기 모여 있었다. 우리가 고기를 먹기 위해 동물들에게 얼마나 불행한 결말을 강요하는지 떠올리면 암울하지만, 이 시장이 다른 곳에 있는 식육시장에 비해 특별히 다르거나 소름끼치는 장소는 아니었다. 바로 그것이 중요했다. 이런 풍경은 '전/후' 상태를 비교하는 그림에서 '후'에 해당하는 것으로, 사스가 '야생의 맛'에 어떻게 찬물을 끼얹었는지 보여주는 생생한 예였다. *최근 들어 가장 큰 변화는 야생동물을 파는 사람이 없어졌다는 겁니다.* 알렉세이가 말했다. 그가 중국 남부의 웻 마켓을 처음 방문했던 2003년은 물론, 2006년만 해도 사정이 완전히 달랐다고 했다.

예를 들어 광저우의 샤투 시장에서는 황새, 갈매기, 왜가리, 두루미, 사슴, 북미악어, 아시아악어, 멧돼지, 너구리, 날다람쥐, 온갖 종류의 뱀과 거북과 개구리, 심지어 집에서 기르는 개와 고양이까지 식용으로 팔렸다. (구이린에 있는 것과 비슷한 광저우의 애완동물 시장은 겹치는 동물도 있었지만 대개 전혀 다른 동물을 취급했다고 한다.) 샤투에서 시벳을 본 적은 없었다. 전염병의 주범으로 낙인찍혀 추방된 것이다. 그가 열거한 동물들은 당시 식품 시장에서 팔던 것들을 기억에 의존해서 신중하게 검토한 후 말한 것으로 실제 판매되었던 동물들의 일부에 불과했다. 어쩌면 삵, 중국 문자크(동남아시아 원산의 작은 사슴-역주), 시베리아 족제비, 유라시아 오소리, 시베리아 줄다람쥐, 중국 대나무쥐, 나비도마뱀, 푸른혀도마뱀, 붉은혹영원(蠑螈, 도롱뇽목 영원과에 속하는 도마뱀 비슷한 동물-역주), 중국 두꺼비, 그 밖에 수많은 파충류와 양서류, 두 종류의 과일박쥐를 비롯한 포유동물을 살 수 있었을 것이다. 그야말로 쾌락주의자의 식탁이다. 새들도 빠지지 않는다. 붉은 백로, 저어새, 가마우지, 까치, 수많은 종류의 오리, 거위, 꿩, 비둘기, 물떼새, 뜸부기, 흰눈썹뜸부기, 쇠물닭, 검둥오리, 도요새, 어치, 몇 종류의 까마귀들이 있었다. 알렉세이의 중국인 동료 중 하나는 새와 박쥐를 판다는 이야기가 나오자 이런 속담을 들려주었다. '중국 남부 사람들은 하늘을 날아다니는 것이라면 비행기만 빼고 뭐든지 먹는다.' 그는 북부 출신이었다.

사스 유행이 터지고 시벳이 화제가 되자 지방정부는(아마도 베이징의 압력도 받았으리라) 야생동물 판매 규제 법규를 만들고 단속을 강화했다. 야생의 맛은 종말을 맞지는 않았지만 지하로 숨어야 했다. "아직도 중국에는 신선한 야생동물을 먹으면 호흡기에 좋다는 둥, 정력에 좋다는 둥, 그런 걸 믿는 사람이 많아요." 알렉세이의 말이다. 하지만 거래량은 물론, 거래 경로를 추적하기도 쉽지 않다. 시장의 상인들은 특히 알렉세이처럼 중국어를 더듬거리는 서양인을 염탐꾼으로 의심하여 경계했다. 야생동물이 아직도 팔린다는 사실은 의심의 여지가 없지만 거래는 아마도 상점의 카운터 아래나 뒷문을 통해, 또는 새벽 두 시에 길모퉁이에 세워진 밴의 뒷자리에서 이루어질 것이었다. 버마별거북이나 문자크를 맛보려면 거래선상에 있는 누군가를 알아야 하고, 사람들의 눈을 피해 거래 장소를 정해야 하고, 상당히 비싼 값을 치러야 할 것이다.

함께 밥을 먹고 시간을 보내며 알게 되었지만 알렉세이 자신은 동물을 먹는다는 주제에 대해 확고하고도 별난 태도를 지니고 있었다. 미국인치고 별나다는 뜻이다. 우선 '야생의 맛'을 신랄하게 비판하지 않았다. 불법적으로 포획했거나, 멸종위기종이거나, 위험한 미생물에 오염되지 않은 이상 동물을 먹는 행위도 반대하지 않았다. 심지어 멸종위기종이라고 해도 이미 죽었다면, 그리고 수요를 충당하기 위해 죽인 것이 아니라면, 흥미로운 식사거리가 될 수 있지 않느냐고 반문했다. *차에 치어 죽은 흰두루미가 있다면 좀 맛보면 안 되나요?* 구이린에 머무는 동안 알렉세이는 몇 번인가 자기가 아는 말고기나 개고기 식당을 주워섬긴 후 어디서 먹을지 골라보라고 제의했다. *그런 거라면 됐네.* 나는 그의 주장이 선악에 관한 문제라기보다 정서의 문제라는 사실을 인정했지만 나름대로 분명히 선을 그었다. 개고기나, 말고기나, 고양이 고기는 안 된다. 나는 집에서 동물들을 키웠고 녀석들의 눈동자를 들여다보아야 하니까.

그러다 어느 날 저녁 은은한 향이 나는 작은 물고기와 죽순으로 끓인 탕 요리를 앞에 두고 생선 대가리와 등뼈를 잘근잘근 씹으며 나는 정말 양심의 가책을 느끼지 않는지 말해보라고 그를 다그쳤다. 나는 내 질문이 명백하고 단순하다고 생각했다. *이봐 알렉세이, 그럼 어떤 동물은* ***절대로*** *먹지 않을 텐가? 뭐가 금기지? 영장류? 원숭이는 먹을 건가?* 그는 눈 하나 깜짝하지 않고 물론 먹을 거라고 대답하면서 단서를 붙였다. "단, 맛있어 보여야 해요." *유인원은 어떤가? 여기가 아프리카라면 고릴라나 침팬지는 먹을 텐가?* "그건 판단할 수 없죠. 고기를 먹느냐, 먹지 않느냐에 관한 거잖아요. 그런데 그건 인간의 살을 앞에 두고 묻는 거나 다름없죠." 섬뜩하거나, 도발적이거나, 그저 어리석은 말로 들릴 수도 있지만 사실은 그렇지 않았다. 그는 아주 성실한 태도로 나의 가상적인 질문에 솔직하고 논리적으로 대답하고 있었다. 다만 자신이 먹어야 할 식품의 기준을 세우는 데 분류학을 고려하지 않을 뿐이었다. 뉴욕에서 그는 주로 과일만 먹고 산다고 말했었다.

저녁 식사를 마치고 호텔에 돌아온 후에도 여전히 그의 특이한 윤리적 명확성이 잘 이해되지 않았다. 윤리적이긴 한가? 명확하긴 한가? 알렉세이는 그 늦은 시간에 또 한 통의 두리안을 구하러 나가고 없었다.

그 후 며칠간 우리는 구이린 시내와 주변을 돌아다니며 박쥐를 잡았다. 카르스트 지형의 산 속에는 침식에 의해 생긴 공간이 많아 박쥐가 살 곳이 얼마든지 있었다. 관건은 현재 살고 있는 동굴을 발견하는 것이었다. 장소를 정찰하고, 그물을 치고, 검체를 채취하는 과정에서 알렉세이는 능숙한 몇 명의 중국 학생들로부터 도움을 받았다. 상하이 화둥사범대학에서 박쥐 관련 박사과정을 밟고 있는 구안지안 주Guangjian Zhu라는 젊은 생태학자도 그중 하나였다. 경험이 풍부한 그는 그물에서 빠져나가려고 몸부림치고, 물고, 도망다니는 작고 섬세한 동물들을 자신있고 안정적인 손놀림으로 능숙하게 다루었다. 키가 작고 말랐지만 강인하고 산을 잘 탔으며, 동굴을 탐험할 때도 거침이 없었다. 야생에서 박쥐를 연구하는 데 필요한 점을 모두 갖춘 셈이었다. 그보다 약간 키가 크고 얼굴이 둥그런 지안 양Jian Yang이라는 학생은 주변 지리에 익숙하여 여러 곳의 동굴로 이르는 길을 안내해주었다. 3일째 되던 날 오후, 우리 넷은 택시를 타고 구이린 교외로 나가 그물과 장대를 들고 좁은 마을길을 걷기 시작했다. 동굴에서 사는 박쥐를 잡으려면 먹이를 찾아 동굴에서 나오는 오후 늦게 가야 한다.

마을을 빠져나오자마자 구이린의 스모그 뒤편으로 핏빛 석양이 드리워졌다. 귤이 심어진 과수원을 지나 콩밭과 키큰 갈대숲을 가로지르자 가시나무와 덩굴식물과 대나무가 뒤섞인 덤불 사이로 희미한 터널 같은 오솔길이 언덕 위로 이어졌다. 오래지 않아 비탈진 사면에 나 있는 동굴 입구에 도달했다. 구식 주택의 지하실 문 정도 크기였다. 구안지안과 지안은 동굴 속으로 내려가더니 어느새 보이지 않았다. 알렉세이와 나도 뒤따랐다. 입구 뒤편으로 작은 공간이 있고 반대쪽으로 산이 히쭉 웃고 있는 듯 납작한 틈새가 보였다. 배를 깔고 엎드린 채 흙먼지를 뒤집어쓰며 기어가자 두 번째로 작은 방처럼 생긴 공간이 나왔다. 폐소공포증이 있다면 절대로 못 할 일이었다. 건너편에 있는 엉덩이가 낄 정도로 좁고 낮은 틈새로 들어가 토끼굴 같은 통로를 통과하니 넓고 깊은 세 번째 방이 나왔다(커다란 소에게 삼켜져 네 개의 위장을 차례로 통과하는 상상을 잠깐 했다). 사실 우리가 있는 곳은 바닥에서 한참 높은 곳이었다. 마치 2층 창틀에 서 있는 것 같았다. 얼굴 주변에서 작은 박쥐들이 날개를 퍼덕거리는 것이 느껴졌다. 어떤 놈이 치명적인 바이러스를 갖고 있을까?

사방이 박쥐였다. 그건 좋지만 이렇게 높은 곳에서 떨어지지 않도록 조심하면서 한 마리라도 잡을 수 있을까? 내 머리로는 어떻게 해야 할지 알 수 없었다. 주변이 잘 보이지도 않았다. 헤드램프 불빛으로 둘러보니 나는 경사진 벽에 문 손잡이처럼 약간 튀어나온 석회암 위에 걸터앉은 채 무슨 일이 벌어질지 마음을 졸이고 있는 신세였다. 놀랍게도 알렉세이와 구안지안은 지금 막 통과한 좁은 구멍을 가로질러 새그물을 치고 있었다. 박쥐와 함께 방에 갇힌 꼴이었다. 공기는 아늑할 정도로 따뜻했다. 갑자기 편안한 느낌이 들었다. 즉시 작은 생명체들이 그물에 걸려들었다. 파리가 거미줄에 걸릴 때처럼 별로 소리도 나지 않았다. 출구는 막혔고 놈들은 빠져나갈 수 없었다. 우리가 거미가 된 셈이었다.

알렉세이와 구안지안은 잽싸게 박쥐들을 그물에서 떼어 내 한 마리씩 천으로 된 자루 속에 넣은 후 내게 건넸다. 내가 할 일은 서둘러 바위 사이에 수평으로 고정시킨 장대에 자루들을 빨래처럼 거는 것이었다. 자루가 좌우로 흔들리자 박쥐들은 갇혀 있는데도 편안함을 느꼈는지 조용해졌다. 그 사이 지안은 바닥으로 내려가 날아다니는 박쥐들을 잡으려고 잠자리채를 휘둘렀다. 놓칠 때마다 영어로 가벼운 욕지거리를 내뱉는 소리가 들렸다.

그제서야 몸이 오싹해지는 현실적인 걱정이 떠올랐다. 사스 유사 코로나바이러스를 찾아 여기까지 와서 동물들과 좁은 공간에서 같은 공기를 호흡하면서 아무도 마스크를 쓰지 않았던 것이다. N95는 고사하고 수술용 마스크조차 가져오지 않았다. *도대체 왜?* 알렉세이에게 물었다. “안전벨트를 안 한 거나 비슷한 거죠.” 노출된 위험은 계산된 것이며 허용 가능한 수준이라는 뜻이었다. 낯선 나라에 날아가 공항에서 택시에 몸을 싣고 정신없이 바쁘게 움직이는데 그 나라 말은 한 마디도 못한다. 그럴 때 보면 항상 안전벨트는 없다. 그렇다고 뛰어내려 다른 택시를 잡을 것인가? 대부분 그냥 갈 것이다. 할 일이 많으니까. 물론 호텔까지 가는 길에 사고가 나서 죽을 수도 있다. 하지만 대개 그렇지 않다. 그 정도 위험을 감수하는 건 급박한 상황에서 어쩔 수 없다. 중국의 박쥐 동굴도 마찬가지다. 바이러스를 완전히 막으려면 마스크뿐만 아니라 온몸을 덮는 타이벡Tyvek 방호복과 장갑과 고글이 필요하다. 어쩌면 우주인들이 쓰는 둥그런 헬멧과 눈가리개까지 착용하고 모든 복장 내부에 양압이 걸리도록 한 후, 배터리로 구동되는 팬을 통해 호흡해야 할 것이다. “실용적이라고 할 수는 없죠.” 알렉세이가 말했다. 알겠다고 대답하고 자루에 담긴 박쥐에 집중하려고 했지만 동의할 수는 없어 속으로 생각했다. *그럼 사스에 걸리는 건 실용적이냐?*

구이린의 연구실로 돌아와 알렉세이는 조립라인처럼 처리 업무를 배정했다. 구안지안이 주로 박쥐를 다루고 지안이 보조하며, 자신은 섬세한 조작이 필요할 때 끼어들었다. 세 명 모두 파란색 라텍스 장갑을 착용했다. 구안지안은 박쥐들을 살살 달래가며 부드럽지만 확실하게 잡은 후 자루에서 꺼냈다. 무게를 재고 수치들을 측정하고 종별로 분류하면, 지안이 데이터를 기록했다. 꼬마관박쥐, 이건 중간크기관박쥐, 이건 둥근잎박쥐… 구안지안은 박쥐를 집어들 때마다 면봉을 입속과 항문에 집어넣어 검체를 채취한 후 지안에게 건넸다. 지안은 보존용 튜브 속에 면봉을 집어넣고 중간에서 부러뜨려 검체를 묻힌 부분이 튜브 속으로 떨어지게 한 다음 뚜껑을 닫았다. 그 후 바로 알렉세이가 박쥐의 꼬리 근처에 있는 작은 정맥을 바늘처럼 생긴 기구로 살짝 찔러 한두 방울의 혈액을 채취했다. *원숭이나 시벳처럼 작은 동물은 주사기를 써도 5밀리리터 뽑기가 힘들어요. 주사기로 박쥐 피를 뽑았다간 말라죽고 말겁니다.* 알렉세이가 설명했다. 두 방울이면 두 개의 검체를 만들기에 충분했다. 각각의 검체는 따로 바이러스가 있는지 검사했다. 지안은 아주 미세한 피펫으로 혈액을 한 방울씩 빨아들여 완충액 튜브 속에 떨어뜨렸다. 혈액 검체와 면봉 검체를 모두 합쳐 두 세트를 만든 후 한 세트는 상하이로, 한 세트는 뉴욕으로 보냈다.

세 사람은 호흡이 척척 맞았다. 각자 무엇을 할지 정해져 있고, 늘 그렇게 해왔던 것이다. 이렇게 일상화된 방식으로 작업을 하면 바늘에 찔릴 위험이 줄고, 서투르거나 손이 느려 박쥐에게 불필요한 스트레스를 주지 않고, 데이터를 누락할 위험도 적다. 모든 과정이 끝나면 3층 실험실 창문을 통해 박쥐들을 놓아주었다. 대부분 이렇게 날아간다. 하지만 야생동물을 다루다보면 뜻하지 않게 죽는 경우도 있었다. 그날은 20마리의 박쥐를 잡았는데 그중 두 마리가 죽었다. 한 마리는 뾰족뒤쥐처럼 아주 작은 꼬마관박쥐로 동굴 속에서 지안이 휘두르던 잠자리 테두리에 맞아 즉사했다. 놓아줄 수 없는 경우 알렉세이는 최소한 죽은 박쥐를 해부하여 데이터를 얻는 길을 택했다.

나는 어깨 너머로 작은 가위가 피부를 뚫고 들어가 박쥐의 흉부를 위쪽으로 잘라 벌리는 모습을 지켜보았다. 그는 손가락으로 가죽을 벌려(살짝 잡아당기면 된다) 커다란 흉근을 드러냈다. 등심처럼 불그스름한 자줏빛이었다. 박쥐는 마이티 마우스(Mighty Mouse, 만화영화의 주인공으로 아주 힘이 센 쥐–역주) 같은 근육을 타고난 동물이었다. 알렉세이는 비행근飛行筋과 아래 있는 뼈들을 잘랐다. 뼈들은 너무 섬세해서 힘을 주지 않아도 잘려나갔다. 뾰족한 피펫으로 흉강에서 약간의 혈액을 채취했다. 간과 비장을 적출하여 각기 다른 튜브 속에 떨어뜨렸다. 그때서야 이 과정에는 안전벨트 비유가 적용되지 않는다는 것을 깨달았다. 알렉세이는 파란색 장갑뿐 아니라 N95 마스크까지 착용하고 있었다. 그 과정이 극적인 것은 전혀 아니었다. 일이 모두 끝난 후에야 웬동 리 연구팀의 발견이 떠올랐다. 꼬마관박쥐는 사스 바이러스의 보유숙주로 확인된 동물 중 하나였던 것이다.

일을 마치고 혈액과 장기들을 안전하게 보관한 후 알렉세이는 박쥐의 사체를 지퍼백에 넣었다. 다른 박쥐의 사체도 같은 백에 넣었다. *그건 어떻게 할 건가?* 그는 생물학적 위험물질 폐기용 박스를 가리켰다. 의심스러운 물질을 폐기하도록 고안된 것이었다.

"먹을 수 있는 거라면 저쪽에 넣어야겠죠." 그는 벽 앞에 놓여 있는 보통 쓰레기통을 가리키며 덧붙였다. 일전에 저녁식사를 하면서 토론했던 내용, 즉 먹을 수 있는 동물과 신성불가침의 동물, 안전한 동물과 감염된 동물, 위험한 사체와 일반쓰레기 사이에 명확히 선을 그어 구분하는 일의 복잡함에 대해 어깨를 으쓱했다고나 할까. 그는 다시 한 번 그런 구분이, 특히 중국 남부에서는 임의적이며 불완전하다는 사실을 지적한 것이었다.

39

며칠 후 우리는 구이린에서 남쪽으로 약 130킬로미터 떨어진 리푸荔浦시로 갔다. 알렉세이의 흥미를 끈 쥐농장을 방문하려는 것이었다. 좌석벨트와 병에 담긴 생수를 제공하는, 중국에서는 호화판이라 할 수 있는 버스를 타고 두 시간이 걸렸다. 리푸 버스 정류장에서 안내를 맡은 현지인이 오기를 기다리는 동안 나는 보안 규제 사항을 명기한 게시판을 보았다. 광둥어로 씌어 있었지만 그림만 보아도 리푸와 구이린 구간을 오가는 버스에 갖고 탈 수 없는 것이 무엇인지 알 수 있었다. 폭탄은 안 되고, 폭죽도 안 되고, 가솔린은 안 되고, 술도 안 되고, 칼도 안 되고, 뱀도 안 된다. 우리는 아무것도 갖고 있지 않았다.

마침내 웨이 샹젱Wei Shangzheng이 흰색 밴을 몰고 나타났다. 키가 작고 다부진 체격에 쾌활한 사람으로 잘 웃었는데, 특히 자기가 말해놓고 웃는 일이 많았다. 자기 말이 재미있어서라기보다 삶의 흥미로운 달콤함이 너무 즐거워서 웃는 것 같았다. 구안지안이 통역해주는 그의 말과 시종일관 즐거운 태도에서 어쨌든 나는 그렇게 생각했다. 밴에 올라 10킬로미터쯤 달려 리푸 북서쪽에 있는 한 마을에 닿자 웨이는 좁은 길로 들어서더니 커다란 출입문을 통과했다. 문 위에는 달필로 휘갈겨 쓴 '대나무쥐 사육농장의 작은 집SMALL HOUSE IN THE FIELD

BAMBOO RAT RAISING FARM'이라는 간판이 걸려 있었다. 문 뒤로 삼면이 콘크리트 블록으로 둘러싸인 마당이 나왔다. 두 동의 건물은 모두 낮은 콘크리트 축사였다. 그 안에 거대한 기니피그처럼 눈이 작고 머리 쪽이 뭉툭한 은회색 동물들이 있었다. 중국 대나무쥐였다. 웨이가 우리를 축사로 이끌었다.

축사는 깨끗하고 물이 잘 빠지게 되어 있었으며, 칸막이마다 물이 담긴 접시와 함께 1~4마리의 동물이 들어 있었다. 중국 대나무쥐 Rhizomys sinensis는 중국 남부에 분포하는 토종 동물로 대나무 줄기를 씹어놓은 흔적이 있는 것으로 보아 정말로 대나무를 먹고 산다는 것을 알 수 있었다. 앞니는 비버와 비슷하여 대나무 줄기를 갉아먹기 좋지만, 사실 성향은 고양이와 비슷했다. 웨이는 한 마리의 목덜미를 붙잡고 거꾸로 뒤집어 커다란 음낭을 부드럽게 찔러댔다. *비버는 절대 이렇게 하면 안 됩니다.* 대나무쥐는 거의 꿈틀거리지도 않았다. 축사 안에서 성체와 어린 동물들, 생쥐만 한 새끼 두 마리에게 젖을 먹이는 암컷, 교미 중인 동물들을 볼 수 있었다. *이놈들은 쉽게 번식합니다.* 웨이의 쥐들은 대부분 암컷이었다. 번식용 수컷은 몇 마리 되지 않았다. 지난 달에는 200마리를 판매했으며 이제 새로운 축사를 지어 사업을 확장한다고 했다. 이미 중국 남부에서 가장 큰 대나무쥐 농장주였는데도 말이다! 그는 신이 나서 떠들어댔다. *중국 남부는 당연하고요, 어쩌면 더 넓은 지역일지도 몰라요! 축사를 늘리면 5천 마리를 키울 수 있는데, 그러면 아마 중국 전체에서 가장 큰 대나무쥐 농장이 될 겁니다!* 자랑을 하려고 시작한 것 같지는 않지만 예상외로 큰 돈을 벌게 된 것이 놀랍고 즐거운 것만은 확실했다. *사업은 좋은 거죠. 삶도 좋은 거구요, 하하하!* 그는 삶이 얼마나 좋은지 생각하며 웃어댔다. *저는 유명해졌어요! 중국 TV에도 나왔는걸요! 구글에서 한 번 찾아보세*

요. 그는 2001년부터 대나무쥐를 키우기 시작했다. 공장에서 실직한 후 새로운 일을 해보기로 결심했던 것이다.

진취적이고 혁신적인 웨이는 얼마 전 더 크고 위협적인 호저 두 쌍을 들여놓았다. 사업을 다각화하는 것이다. 녀석들은 어떤 방의 맨 끝에 마련된 큰 우리 속에서 부루퉁한 표정을 짓고 있었다. 물론 번식시켜 식용으로 팔 것이었다. 평범한 것에 싫증난 부유층 쾌락주의자들의 특별한 순간을 위한 특별한 상품이다. *호저 한 쌍이면 1천 달러가 넘어요.* 웨이는 경탄했다. 집어들고 음낭을 쑤시지도 않았다.

축사 주변에 놓인 피하용 주사기들이 눈에 들어왔다. *대나무쥐의 건강을 염려하나요?* 내가 묻자 웨이는 신경을 많이 쓴다고 대답했다. *특히 바이러스에 신경을 씁니다. 그놈들은 눈에 보이지 않지요. 위험하고요. 병이라도 돌면 끝장입니다.* 그는 병든 쥐의 장딴지 안쪽에 어떻게 주사를 놓는지 보여주었다. 어떤 약인지는 말하지 않았지만 새로 개발되어 대나무쥐 도매업자들에게 보급 중인 사스 백신이 아니라 항생제(바이러스에는 아무런 효과가 없는)였을 것이다. 하지만 웨이의 동물들은 적어도 판매 시에는 흔한 세균 감염에 걸려 있지 않을지 모른다. 그 다음에 어떤 일을 겪을지, 창고나 웻 마켓에서 우리에 갇힌 채 박쥐나 시벳이나 너구리 등 다른 동물들의 우리와 겹치고 포개져 기침을 해대고, 오줌을 뒤집어 쓰고, 똥을 싸댄들 그건 알 바 아닌 것이다.

농장 투어를 마친 후 웨이 씨는 한사코 저녁을 먹고 가라며 가족에게 작은 잔치를 준비하라고 일렀다. 아주 작은 의자들이 놓인 낮은 식탁 앞에 앉자 전기 버너가 놓이고 그 위에 웨이의 노모가 어마어마하게 큰 전골냄비를 얹었다. 부글부글 끓는 국물 속에 그녀는 잘게 썬 돼지고기, 오리고기, 감자처럼 생긴 구근류, 팽이버섯, 숙주나물, 청경 채, 나팔꽃 비슷한 식물의 잎을 집어넣고 휘휘 저었다. 가볍게 소금도 뿌렸다. 재료들이 이내 익어 위로 떠오르며 맛좋은 국물이 우러났고, 우리는 젓가락으로 그것들을 집어 각자의 밥공기에 담았다. 전골과 별도로 그녀는 대나무쥐 구이를 멋진 접시에 담아 내왔다.

쥐고기는 맛이 부드럽고 섬세하며 약간 단맛도 났다. 대퇴골이 작고 갈비뼈가 많았다. 나는 대나무쥐의 족발은 손으로 먹어야 하며, 뼈를 깨끗하게 쪽쪽 빤 후에는 밥상 위에 예절 바르게 쌓아놓든지 밥상 밑에서 졸던 빼빼마른 고양이들이 뜯어먹도록 바닥으로 떨어뜨려야 한다는 것을 배웠다. (웨이의 늙은 아버지는 셔츠도 입지 않은 채 내 왼쪽 옆에 앉았는데 후자를 선호했다.) 냄비는 엄청나게 뜨거웠다. 웨이는 모범적인 집주인답게 구이린에서 가장 좋은 맥주로 치는 리취안을 차갑게 식혀 댓병으로 내왔다. 술이 몇 순배 돌자 편안한 마음으로 식사를 즐기게 된 나는 어느새 쥐고기가 담긴 접시를 뒤적거리며 어떤 부위를 먹을지 고르고 있었다.

비로소 알렉세이의 말이 이해되기 시작했다. *고기를 먹을 거면 그냥 먹는 거지, 이것저것 따져서 뭐해요? 대나무쥐를 먹을 거면 건강하게 키우고 있는 여기서 먹는 게 제일 좋다고 생각해요. 불쌍한 동물들이 시장으로 팔려가 다른 동물과 마구 섞이고 병에 걸리기 전에 말입니다. 야생의 맛에다 바이러스 양념을 칠 필요는 없는 거죠.*

43

2004년 초 대유행이 끝나고, 다시 몇 사람이 발병한 후로 사스는 잠잠하다. 아직까지는 말이다. 2003년의 대유행에 대해서는 아직도 알려지지 않은 점과 의문이 남은 채 해석만 분분할 뿐이다. 박쥐가 사스 유사 코로나바이러스의 유일한 보유숙주일까? 그렇다면 박쥐 중 어떤 종일까? 꼬마관박쥐에서 발견된 코로나바이러스가 인간에서 발견된 SARS-CoV의 직접적인 조상일까? 그렇다면 처음에 어떻게 종간전파가 일어났을까? 한 마리의 박쥐에서 한 마리의 시벳으로 딱 한 번 일어났을까? 아니면 비슷한 일이 몇 차례 있었을까? 시벳에서 인간으로 종간전파는 몇 번이나 일어났을까? 얼마나 많은 독립적 종간전파가 일어났을까? 시장에 감염된 시벳으로 가득한 우리가 있고, 그놈들이 한 마리씩 팔린다면 질병이 여러 장소로 한꺼번에 확산될까? 메트로폴 호텔 9층에서는 정확히 어떤 일이 벌어졌을까? 류 교수는 정말로 복도에서 토했을까, 아니면 기침이나 재채기만 했을까? 그저 숨을 내쉴 때 바이러스가 퍼진 것일까? 8,098명의 인간을 거치면서 바이러스는 어떻게 진화했을까? 중국 남부의 독특한 음식 문화는 위험하기 짝이 없는 병원체가 중국 남부에서 홍콩으로, 다시 전 세계로 퍼지는 데 어떤 역할을 했을까? 웨이의 대나무쥐들은 '대나무쥐 사육농장의 작은 집'을 떠난 후 어디로 가는 것일까? 구이린이나 광저우, 선전의 음식점으로 들어가기 전에 어떤 과정을 거치며, 어떤 동물종과 접촉하고, 어떤 우리 속에 갇혀 쌓여 있다가, 어떤 배설물들을 공기 중으로 배출할까? 왜 똑같은 바이러스에 감염되는데 어떤 사람은 슈퍼전파자가 되고 어떤 사람은 그렇지 않을까? 사스의 R_0 수치는 얼마일까? 언제 다시 나타날까? 알렉세이 흐무라는 차곡차곡 쌓여 있는 이런 질문에 새로운 데이터를 추가하려고 노력하는 수많은 연구자 중 한 명일 뿐이다.

2003년 봄 이후 사스에 관한 수많은 논문이 발표되었다. 대부분 분자적 진화 과정, 보유숙주와의 관계, 또는 질병 역학의 세세한 부분을 자세히 다루는 전문적인 것들이지만, 넓은 시각에서 '이 바이러스가 특이한 감염을 일으키는 이유는 무엇일까?'라든지 '사스를 겪으면서 우리는 무엇을 알아냈는가?'를 묻는 논문도 있다. 어떤 논문에서는 사스 유행의 전개 양상을 '인류가 정말 운좋게 잘 빠져나온 사건'으로 생각한다. 훨씬 더 나쁠 수도 있었다는 것이다. 2003년의 사스는 뜻밖의 유행을 일으켰지만 전 세계적 유행병이 되지는 않았다. 8천 명이라는 숫자는 이렇게 폭발적인 감염치고는 비교적 적은 수다. 사망자도 7백만 명이 아니라 774명에 그쳤다. 유행 범위와 영향이 이렇게 축소된 데는 몇 가지 요인이 작용했는데 인류가 운이 좋았다는 것은 그중 한 가지일 뿐이다. 또 하나는 진단 검사 기법이 빠르고 정확했다는 것이다. 말릭 페이리스, 구안 이, 홍콩에 있는 그들의 연구팀, 그리고 미국, 중국, 유럽에서 경쟁하고 협력했던 많은 학자들이 신속하게 바이러스를 발견하고 특성을 알아냈다. 또 하나를 든다면 중국 남부(초기에 다소 혼란스럽고 심지어 질병을 부정하기도 했지만)와 홍콩, 싱가포르, 하노이, 토론토 등에서 환자는 물론 접촉한 사람들을 추적하여 격리시키는 조치가 효율적으로 이루어졌고, 브렌다 앙이 이끌었던 탄톡생처럼 병원들이 감염을 통제하는 데 적극적인 노력을 기울였다는 점이다. 사스가 행정력이 시원찮고, 가난한 사람들이 많이 살며, 우수한 의료시설이 없는 대도시에 상륙했다면 걷잡을 수 없이 많은 사람들에게 번졌을지도 모른다.

그러나 어쩌면 가장 중요한 또 한 가지 요인은 SARS-CoV가 인체를 침범하는 방식 자체일 것이다. 우선 증상이 감염력이 매우 높아지기 전에 나타난다. 두통, 발열, 오한, 아마 기침까지도 본격적으로 바이러스를 다른 사람들에게 퍼뜨리기 전에 시작된다. 심지어 슈퍼전파자들도 그랬던 것으로 보인다. 따라서 많은 감염자들을 감염력이 최고조에 달하기 전에 발견하여 입원 및 격리시킬 수 있었다. 애석한 점은 전염력이 최고조에 달했을 때 의료인들이 희생되었다는 것이다. 그럼에도 불구하고 남들에게 감염을 옮길 수 있는 사람이 스스로 건강하다고 생각한 채 버스나 지하철을 타고 출근하는 상황보다는 훨씬 낫다. 이것이야말로 행운이다. 독감을 비롯한 많은 질병에서는 이 순서가 반대다. 증상이 나타나기 며칠 전부터 이미 감염을 퍼뜨리고 다닌다. 위험이 닥친 후에야 경고가 따라오는 셈이다. 사스라는 질병이 이랬다면 2003년 유행은 그리 쉽게 끝나지 않고 훨씬 암울하게 전개되었을 것이다.

쥐농장에서 저녁 식사를 한 지 이틀 후, 나는 일찍 일어나 알렉세이 흐무라에게 작별 인사를 하고 광저우행 비행기를 탔다. 공항에서 시간을 때우느라 구이린의 카페나 국수집에서 밥을 먹는 것보다 훨씬 비싼 값을 치르고 햄샌드위치와 라테 두 잔을 시켜 먹었다. 비행기에서 내 옆에는 두 명의 젊은 일본 관광객이 앉았다. 광저우나 중국 남부의 도시에서 호텔과 공원과 쇼핑몰과 시장과 음식점과 붐비는 거리를 돌아다니며 로맨틱한 휴가를 즐기고 돌아가는 부부 같았다. 별다른 주의를 끌지 않고 조용히 자리에 앉아 홍콩까지의 짧은 비행을 기다렸다. 어쩌면 자신들의 모험심에 스스로 주눅이 들어 더 깨끗한 나라의 집으로 돌아간다는 생각에 안심이 되었는지도 모른다. 어쩌면 사스에 대한 뉴스를 떠올렸는지도 모른다. 나는 굳이 방해가 될 질문을 하지 않았다. 사실 전혀 그들에게 신경을 쓰지 않았을지도 모른다. 둘 다 수술용 마스크를 쓰지 않았다면 말이다.

그러게, 나는 속으로 생각했다. *그렇게 간단하다면 얼마나 좋겠소.*

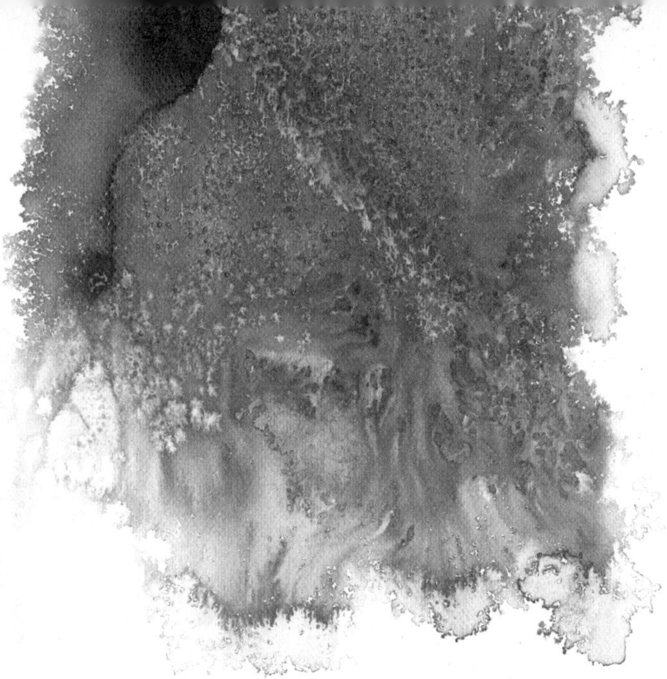

V

사슴과 앵무새와 옆집 아이

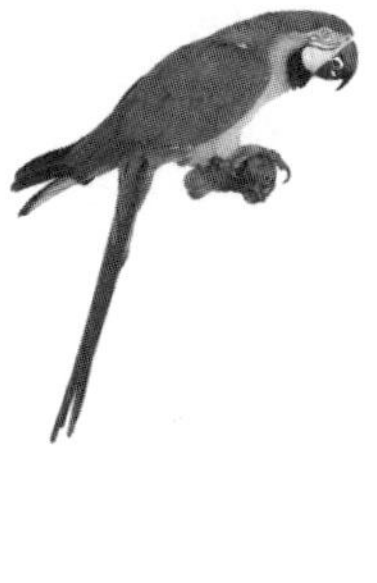

41

최근 들어 북소리가 빨라지긴 했지만 새로운 인수공통감염병의 출현이 비단 우리 세대에 국한된 일은 아니다. 헨드라가 발생하기 60년 전, 그러니까 브리즈번 교외에 있는 빅 레일의 마구간에서 말과 사람들이 죽어가기 60년 전, 거의 같은 장소에서 전혀 다른 병원체가 종간전파를 일으킨 사건이 처음으로 밝혀졌다. 이 병원체는 어떤 점에서 비슷했지만 바이러스는 아니었다. 세균이지만 대부분의 세균과 달랐다. 증상으로만 보면 독감이나 어쩌면 발진티푸스와도 비슷했다. 초기 증례들은 1933년 브리즈번에서 소와 양을 잡는 도축장 인부들 사이에서 발생했다. 처음 의사들 사이에서 '도축장 열'이라고 불렸던 이 병은 나중에 사람들을 궁금하게 만드는 이름을 얻게 되었다. 바로 Q열이다. 이름의 유래에 대한 설명은 잠깐 뒤로 미뤄두자. Q열에서 가장 특이한 점은 병원체의 독특한 생물학적 특징으로 인해 요즘처럼 항생제가 발달한 시대에도 심각한 문제를 일으킨다는 것이다.

1930년대에 Q열이 관심의 대상이 된 것과 거의 때를 같이 하여 또 하나의 희한한 인수공통감염병이 뉴스를 장식했다. 이 병도 오스트레일리아와 관련이 있지만 전염 범위가 전 세계에 이르렀으며, 지금 생각해보면 감염된 앵무새를 통해 남미에서 미국으로 전파된 첫 번째 질병인 것 같다. 때는 선물로 앵무새를 주고받던 1929년 말 크리스마스 시즌이었다. 메릴랜드 주 아나폴리스에 릴리언 마틴Lillian Martin이라는 불운한 여성이 있었다. 불운은 남편이 볼티모어의 한 애완동물 상점에서 앵무새를 사서 크리스마스 선물로 주었을 때 시작되었다. 크리스마스 날 아침에 일어나 보니 이미 새는 죽어 고꾸라져 있었다. 불길한 징조였다. 아니나 다를까, 마틴 부인은 5일쯤 뒤부터 앓기 시작했다. 그녀의 병은 의학적으로 앵무새병이라고 한다. 조류(앵무새뿐 아니라 작은잉꼬, 잉꼬 등 앵무새 목에 속하는 모든 조류)에서 인간으로 감염되어 발열, 근육통, 오한, 폐렴을 일으키며 때로 사망을 초래한다. 1930년대 초 미국, 특히 메릴랜드 주에서 수입산 조류에 노출된 사람들이 병에 걸리기 시작하여 '앵무새열'이라는 병명으로 널리 알려졌다. 1월 8일 《워싱턴 포스트》에 릴리언 마틴과 가까운 두 명의 친척에 관한 기사가 실리자, 신문들은 '앵무새열, 아나폴리스에서 세 명을 급습PARROT FEVER HITS TRIO AT ANNAPOLIS'이라는 헤드라인을 앞다투어 실었다. 3일 후 역시 《워싱턴 포스트》에 '볼티모어 여성의 사인은 앵무새병BALTIMORE WOMAN'S DEATH BLAMED ON PARROT DISEASE'이라는 기사가 실렸다. 이후 몇 달간 앵무새병은 국가적 걱정거리가 되었다. 한 논평가는 대중의 반응 또는 과민반응을 중세시대 자신의 몸을 채찍질하는 관습이 유행했던 것이나 성 요한의 불에 버금가는 '대중적 히스테리'라고 꼬집을 정도였다. 아무리 그래도 마틴 부인의 입장에 처한다면 히스테리라고 할 수는 없을 것이다.

라임병은 새롭고 무서운 세균 감염병 중 비교적 최근에 출현했다. 1970년대 중반 롱아일랜드 해협에서 가까운 코네티컷 주 라임 지방에서 두 명의 어머니가 자신들의 자녀뿐 아니라 주변 어린이들 중에 연소성年少性 류마티스 관절염이 아주 많다는 사실을 발견했다. 그렇게 많은 환자가 우연히 발생했을 가능성은 거의 없었다. 코네티컷 주 보건국과 예일 대학교 의과대학에서 연구에 착수하여 환자들에게 관절염과 함께 특정한 양상의 피부발진이 생긴다는 사실을 밝혀냈다. 발진은 한 점으로부터 빨간 반지처럼 바깥쪽으로 퍼졌는데 진드기에게 물린 후 발진이 생겼다는 환자들이 있었다. 참진드기Ixodes 속屬의 진드기들은 흔히 '사슴진드기'라는 잘못된 이름으로 불리는데 코네티컷 동부와 주변 숲에 특히 많았다. 1980년대 초 윌리 부르크도르퍼Willy Burgdorfer라는 미생물학자가 참진드기의 창자에서 이 병의 원인균일 가능성이 높은 새로운 세균을 발견했다. 길다란 나선 모양으로 보렐리아 속에 속하는 다른 나선균과 매우 비슷했다. 이후 연구를 통해 관절염 유사 증후군을 일으킨다는 사실이 확인된 후, 이 세균은 발견자의 이름을 따서 보렐리아 부르크도르페리Borrelia burgdorferi라고 명명되었다.* 현재 라임병은 북미에서 진드기가 일으키는 가장 흔한 병일 뿐

---

* 학명은 라틴어이며 과(family), 속(genus), 종(species)명은 기울임체(이탤릭)로 쓰는 것이 원칙이다. 그런데 왜 기울임체로 써야 할까? 가장 중요한 이유는 로마자 알파벳으로 쓰인 문서에서 다른 내용과 혼동을 피하려는 것이리라 생각한다. 물론 계문강목의 이름과 종명 뒤에 오는 혈청형 등은 기울임체를 쓰지 않으므로 과속종의 이름은 반드시 기울임체로 표기해야 한다고 주장할 수 있다. 그러나, 이 경우에도 결국 주변 텍스트와 혼동을 피하려는 것이 가장 큰 목적이라고 할 수 있다. 그렇다면 한글 문서에서도 학명을 기울임체로 써야 할까? 한글 중에 로마자 알파벳으로 표기한 학명이 나오면 자연스럽게 구분이 되므로 굳이 기울임체를 쓰지 않아도 된다는 것이 역자의 입장이다. 이에 따라 이 책에서는 라틴어 학명을 기울임체로 쓰지 않았다.

여기 나오는 보렐리아 부르크도르페리와 뒤에 나오는 콕시엘라 버네티 Coxiella burnetii의 표기에 대해서는 약간 설명이 필요할 듯하다. 생물학적 학명은 라틴어로 표기하지만, 라틴어가 사어가 된 후에도 과학이 발전하고 새로운 발견이 이루어지면서 인명이나 지명이 학명에 쓰인 경우가 있다. 보렐리아 부르크도르페리 역시 윌리 부르크도르퍼(Willy Burgdorfer)의 업적을 기리는 학명이다. 라틴어 식으로는 "보렐리아 부르그도르페리"로 읽어야겠지만 윌리 부르크도르퍼는 라틴어가 사어가 된 후 태어난 사람인데다 그의 업적을 기린다는 취지를 살린다면 원래 발음을 살려 읽는 것이 명명법의 취지를 살리는 길이라고 생각한다. "윌리"는 미국식 이름이지만 사실 부르크도르퍼는 스위스 사람이다. 미국 시민권을 취득한 후, 원래 이름인 빌헬름(Wilhelm)을 주변 사람들이 부르기 쉽게 "윌리"라고 바꾸었다. 유튜브에서 생전 인터뷰를 볼 수 있는데, 자신의 성을 "부르크도르퍼"라고 발음한다. 따라서 "보렐리아 부르크도르페리"라고 읽을 것을 제안한다. 같은 이유로 호주의 노벨상 수상자인 맥팔레인 버넷이 발견한 Coxiella burnetii 역시 라틴어 식으로 읽으면 "콕시엘라 부르네티이"가 되겠지만, 이 책에서는 "콕시엘라 버네티"로 표기했다. 기울임체와 발음에 대한 보다 깊고 활발한 논의를 통해 우리 나름의 원칙이 확립되기를 기대한다.

만 아니라, 특히 뉴잉글랜드 지방, 중부 대서양 연안, 위스콘신 주에서는 모든 감염병 중 가장 빠른 속도로 늘고 있다. 이 병의 문제는 부분적으로 세균의 생활사가 진드기와 인간 외에도 훨씬 복잡한 다른 요소들과 관련되기 때문이다.

라임병, 앵무새병, Q열 등 세 가지 질병은 매우 다르지만 두 가지 공통점이 있다. 모두 인수공통감염병이고, 모두 세균에 의해 생긴다. 고약하고 끈질긴 새로운 병원체가 항상 바이러스는 아니라는 사실을 일깨워주는 것이다.

42

앵무새열이 발견된 것은 1880년으로 거슬러올라간다. 그해 리터Ritter라는 스위스 의사가 한 가정에서 일곱 명이 발진티푸스 비슷한 병을 앓아 그중 세 명이 사망한 증례를 보고했다. 문제가 된 집은 리터의 동생 소유로 스위스의 우스터Uster 시에 있었다. 그의 동생을 비롯한 모든 희생자가 그 집에 살았거나 방문한 적이 있었다. 폐렴과 비슷하게 공기를 통해 전염된다고 생각한 리터는 이 병을 '폐발진티푸스'라고 명명했지만 사실 엉뚱한 곳에 주목한 셈이었다. 그는 병원체를 발견하지는 못했지만 환자들이 공통적으로 노출된 장소를 정확히 찾아냈다. 바로 서재였다. 이 방에서 유일하게 눈에 띄는 것은 핀치새와 앵무새 등 열 마리가 넘는 새를 새장 속에 기르고 있었다는 점이었다. 희생자 중 한 명은 판금공으로 새장을 수리하느라 몇 시간 동안 서재에 있었다.

1892년 파리에서 더 큰 유행이 일어났다. 두 명의 동물 판매업자가 부에노스아이레스에서 수입된 500마리의 앵무새를 수취한 뒤였다.

판매업자들은 물론 고객 중 몇 명이 감염되었고, 이어 이들의 친지, 친구, 그리고 치료하던 의사 한 명까지 감염되었다. 16명이 사망했다. 노카르Nocard라는 프랑스 과학자는 앵무새의 날개에서 살모넬라균을 분리한 후 원인 병원체라고 주장했다. 결국 잘못이 판명되었지만 수십 년간 사람들은 살모넬라균이 원인이라고 믿었다. 그 사이에도 앵무새병은 독일과 뉴욕과 펜실베이니아 주 윌크스배리Wilkes-Barre의 한 백화점(새들을 팔았다)에서 유행을 일으켰다. 1898년에는 베를린 카나리아 애호가연합Berlin Union of Canary Fanciers의 연례 전시회를 통해 유행이 발생했다. 이 사건으로 원인균이 정확히 무엇인지는 몰라도 앵무새 종류의 조류만 '앵무새열'을 옮기는 게 아니란 사실이 밝혀졌다. (카나리아는 앵무새 목이 아니라 참새 목에 속한다.) 대여섯 명의 카나리아 애호가들이 병에 걸렸으며, 베를린의 한 신문에 의하면 세 명이 엄청난 고통 속에서 사망했다.

그 뒤로 한동안 소강상태가 이어졌다. 앵무새가 옮기는 감염증이 아예 생기지 않은 것은 아니었을지 몰라도 어쨌든 대중의 주목을 받을 정도는 아니었다. 세계대전과 뒤이어 일어난 독감의 전 세계적 대유행으로 죽음과 질병이 일상화되어 슬픔과 공포를 느낄 여유가 없었기 때문인지도 모른다. 1920년대는 확실히 활기에 넘치고 걱정이 없는 분위기였다. 다른 유행이 찾아오기 전까지 얘기다. '1929년은 인간 앵무새병의 원인균에 대한 관심이 다시 일어난 전환점이었다.' 질병을 역사적으로 고찰한 어떤 문헌에 나오는 말이다. 원인균이야말로 문제의 핵심이었다. 유행은 일어났다 사라질 수 있다. 1929년은 대공황과 전반적인 사회 침체 외에도 앵무새열 환자가 너무 많이 발생하여 원인을 알아내는 것이 실질적인 정도가 아니라 급박해진 해이기도 했다.

새로운 유행의 첫 번째 희생자가 아나폴리스의 릴리언 마틴이었다.

그녀는 결국 회복했지만 다른 사람들은 그렇게 운이 좋지 못했다. 《워싱턴 포스트》는 앵무새열의 추이를 계속 추적하며 메릴랜드 주, 오하이오 주, 펜실베이니아 주, 뉴욕 주, 그리고 독일의 함부르크에서 사망자가 생겼다는 사실을 보도했다. 1월 13일, 미국공중위생국장은 9개 주 보건국에 상황을 추적하는 데 협조해 달라는 전문을 보냈다. 2주 후 미네소타, 플로리다, 캘리포니아에도 환자가 발생하자 후버 대통령은 조류 금수조치를 내렸다. 오랫동안 감염된 새를 부검했던 볼티모어 보건국 세균담당 국장도 이 병으로 사망했다. 미국공중위생국 산하 위생연구소에서도 검사실 기사 한 명이 사망했다. 그는 찰스 암스트롱Charles Armstrong이라는 연구원을 도와 연구소 지하에서 조류 간 감염 전파 실험에 참여했다. 작업환경은 이상적이라고 할 수 없었다. 두 개의 작은 지하실 방에는 철사를 엮어 위를 막은 쓰레기통 속에 잔뜩 스트레스를 받은 앵무새들이 바글바글했다. 병원체가 공기를 통해 밖으로 빠져나가지 못하도록 소독약으로 커튼을 적셔놓은 방 안에는 깃털과 새똥이 풀석거렸다. 현대식 BSL-4 시설과는 거리가 멀었던 것이다. 암스트롱도 병에 걸렸지만 다행히 죽지는 않았다. 위생연구소에서는 직원 9명이 감염되었는데 지하 조류방에 들어간 사람은 한 명도 없었다. 건물 전체가 병원체에 오염되었다는 사실을 깨달은 연구소장은 건물을 폐쇄했다. 그 후 직접 지하실로 내려가 남아 있던 앵무새 전부와, 같은 실험에 사용했던 기니피그, 비둘기, 원숭이, 래트를 모두 클로로포름으로 마취시켜 죽인 후 사체를 소각로에 던져넣었다. 기록에 따르면 '키가 크고 링컨을 닮은 얼굴이 쭈글쭈글한' 이 단호하고도 솔선수범 정신에 투철한 행정가는 바로 조지 맥코이George W. McCoy 박사였다. 면역계의 경이로움과 기적에 가까운 행운 덕에 맥코이 박사는 병에 걸리지 않았다.

1930년이 되자 유행은 가라앉기 시작했고, 그보다 느린 속도로 사람들의 불안도 누그러졌다. 3월 19일 당시 해군장관은 선원들에게 배 위에 있는 앵무새를 모두 없애라는 명령을 내렸다. 명령에 따르지 않아도 되는 공해 상의 해적들은 계속 앵무새를 갖고 다녔을지도 모른다. 그들의 운명은 기록으로 남아 있지 않다. 조지 맥코이는 위생연구소를 다시 열었다. 찰스 암스트롱도 회복되어 일터로 돌아왔다. 질병의 원인을 찾으려는 노력은 계속되었다.

43

노카르의 살모넬라 가설은 한 달도 안 되어 뒤집히고 진정한 범인이 밝혀졌다. 몇 가지 유별난 특징을 지닌 작은 세균으로 발진티푸스의 병원체Rickettsia prowazekii와 비슷하다고 해서 앵무새병 리케차Rickettsia psittaci로 명명되었다. 이놈이 도대체 어디서 왔을까? 1930년의 유행이 시작될 때 감염된 새들은 아르헨티나에서 수입된 것이었다. 후버 대통령의 금수령은 그 지역을 겨냥했을 것이다. 그런데 그때 캘리포니아에서 작은잉꼬를 번식시켜 애완동물로 판매하는 몇몇 상업적 조류관鳥類館에서 잠복성 앵무새병이 발견되었다. 무슨 말인가 하면 미국의 조류 번식업자들이 이 병의 토착 보유숙주를 길러 전국으로 판매하고 있다는 뜻이었다. 따라서 국내의 감염된 조류를 모두 살처분한 후 오스트레일리아에서 건강한 새들을 들여와 다시 사업을 시작하는 방안이 제기되었다. 이 제안은 두 가지 점에서 합리적인 것처럼 보였다. 첫째, 미국에서 소위 '작은잉꼬'라고 하는 새는 원래 오스트레일리아에서 야생 상태로 널리 분포하는 매우 흔한 토종 조류다. 학명은 물결모양앵무새Melopsittacus undulates였지만 오스트레일리아에선 그냥 작은앵무새라고 부른다. 둘째, 오스트레일리아에는 다양한 앵무새가 살지만 앵무새병은 없다고 생각된다. 따라서 그곳에서 야생조류를 수입하여 미국 내 조류 판매업을 다시 시작한다면 앵무새병을 근절시킬 수 있을 것이다. 어쨌든 당시 생각은 그랬다.

이리하여 금수조치에도 불구하고 두 명의 미국 과학자가 애들레이드Adelaide 근교에서 포획된 오스트레일리아 산 작은잉꼬 200마리의 수입 허가를 받았다. 그들은 실험을 할 생각이었다. 면역계가 앵무새병을 한 번도 접한 일이 없는 조류를 미국에 들여다 앵무새병 균주로 감염시키려고 했던 것이다. 하지만 수입된 지 얼마 안 되어 한 마리가 죽고 말았다. 이 새를 검사해보니 앵무새병 리케차에 감염되어 있었다. 건강해 보이는 다른 새들도 캘리포니아 조류관의 새처럼 잠복 감염 상태로 균을 보유한 경우가 많았다. 일이 이렇게 되고 보니 오스트레일리아가 생각처럼 청정하지 않을지도 모른다는 강력한 의문과 함께 미국 전역의 조류관은 물론 동물원이나 애완동물 상점에 어떤 세균이 얼마나 퍼져 있을지 모른다는 새로운 우려가 제기되었다.

바로 이 대목에서 오스트레일리아 과학계의 거목인 프랭크 맥팔레인 버넷Frank Macfarlane Burnet이 등장한다. 내면이 복잡하고 두뇌가 명석하며 걸핏하면 짜증을 내는 성격의 버넷은 감염병 연구 분야의 상징적 인물이다. 나중에 기사 작위와 노벨상을 비롯하여 상상을 초월하는 명예를 누리지만 그보다 훨씬 전에 인수공통감염병이라는 용어 자체를 제창하기도 했다. 1899년 7남매 중 둘째로 태어난 그는 고집이 세고 혼자 있기를 좋아했다. 웰즈H. G. Wells의 소설을 즐겨 읽고, 자기 아버지의 천박한 도덕성을 못마땅하게 생각했으며, 친구들과 어울리기보다는 딱정벌레 수집을 더 좋아하고 동급생들을 경멸했다. 백과사

전에서 찰스 다윈에 대해 읽은 후 우상으로 삼았고, 운동에 서툴렀음에도 비상한 노력으로 뛰어난 크리켓 선수가 되었으며, 대학에 다니면서는 불가지론자가 되었다. 성직자가 되기에는 부적합했고 법에 대해서는 양가감정을 가졌던 그는 의학을 선택했다. 하지만 멜버른에서 수련 과정을 밟던 중 자신이 환자들에게 전혀 동정심을 느끼지 않는다는 사실을 깨닫고 런던으로 가서 바이러스학 박사과정을 시작했다. 결연한 오스트레일리아인이자 민족주의자였던 그는 런던대학 교수직 제의를 거절한 후 고향으로 돌아가 연구를 시작했다. 훨씬 뒤에 온갖 명예를 얻고 유명해진 뒤에도 버넷은 안락사, 장애아들의 영아살해, 원주민의 토지 소유권, 인구조절, 담배 광고, 프랑스가 태평양에서 시행한 원폭시험, 암을 완치하려는 노력의 무용성, 자신의 전문 분야인 미생물학에 대한 분자생물학의 장점(그의 관점에 따르면 장점이 거의 없었다) 등 다양한 주제에 대해 짜증 섞인 논평을 발표하는 등 날카로운 면을 전혀 잃지 않았다. 버넷은 1960년 획득면역반응의 기전을 밝힌 공로로 노벨상을 받았다. 그러나 인수공통감염병 분야에서 그의 역할은 훨씬 먼저 시작되었다. 1934년 멜버른으로 돌아가 월터 앤 엘리자 홀 연구소Walter and Eliza Hall Institute에 적을 둔 때부터 앵무새병에 흥미를 느꼈던 것이다.

연구소는 그가 자유롭게 관심 분야를 연구하도록 해줬다. 미국 연구에 자극받은 그는 앵무새와 잉꼬들을 주문했다. 1/3 정도가 감염돼 있었다. 멜버른에서도 12마리를 주문했는데 9마리가 보균 상태일 가능성이 높았다. 다시 한 번 멜버른에서 24마리를 주문했는데 양성률이 더 높았다. 오스트레일리아가 앵무새병에 있어 타락 전의 에덴동산이라는 생각은 환상에 불과했다.

하지만 야생조류 중에 앵무새병에 걸린 것이 이렇게 많다면, 수많은 사람이 작은앵무새budgerigar와 구관조를 애완동물로 키우며 애지중지하는 그 나라에 앵무새병에 걸린 사람이 하나도 없다는 사실은 어떻게 된 걸까? 버넷은 무슨 마법적인 면역이 있는 것이 아니라 무지와 진단 오류 때문이라고 생각했다. 오스트레일리아 의사들은 환자가 면전에서 쌕쌕거려도 그것이 앵무새병인 줄도 모르는 것이다. 추측을 입증하기 위해 버넷은 독감이나 장티푸스로 진단받은 환자 중에 앵무새병이 의심되는 증례를 찾기 시작했다. 그의 팀은 사육 중인 작은앵무새나 앵무새, 또는 최근 야생에서 포획된 앵무새 등 애완조류에 노출된 적이 있으면서 발열, 기침, 두통, 폐렴 등의 증상을 나타냈던 17명의 환자를 찾아냈다. 그가 가장 흥미롭게 생각한 것은 한 무리의 큰 유황앵무새로부터 감염된 12명의 환자들이었다.

이 앵무새들은 모두 49마리였는데 멜버른의 한 노동자가 한철 가욋돈을 벌기 위해 잡아다 판 것들이었다. 버넷은 그를 의학 분야의 관례대로 X씨라고 명명했다. X씨는 잡아온 새들을 뒷마당에 있는 작고 어두침침한 헛간에 가둬놓고 팔았다. 그의 '조류관'에 들어온 지 몇 주 만에 첫 번째 질병의 징후가 나타나 9마리 중 8마리가 죽었다. 하지만 이때 이미 X씨는 인근 주민들에게 7마리를 팔았고, 12살 난 그의 아들을 시장으로 보내 20마리를 팔게 한 뒤였다. X씨의 아들이 병에 걸리더니 그의 딸과 부인과 장모까지 앓아누웠다. 이웃에 사는 5명과 멀리 떨어진 곳에 사는 3명도 병에 걸렸다. 모두 X씨나 그의 아들로부터 앵무새를 구입하여 집에 들였던 사람들이었다. 일부는 중증이었다. 다행히 사망자는 없었다. X씨 자신은 병을 앓지 않았다. 세상에 정의 따위는 존재하지 않기 때문이 아니라, 아마 새를 잡아다 파는 일을 시작했던 시기에 앵무새병 리케차에 노출되어 면역이 생겼기 때문일 것이다.

생물학자이자 의사였던 맥팔레인 버넷은 사람은 물론 조류와 세균에도 흥미를 느꼈다. (어쩌면 사람보다 세균에 더 관심이 있었던 것 같다. 어쨌든 그는 인내심을 갖고 환자들을 다정하게 대하기 어려워 의사가 되기를 포기하고 연구직을 택했다.) 연구를 진행하며 그는 죽은 앵무새를 아주 많이 관찰했다. 큰유황앵무가 나무에 생긴 구멍 속에 둥지를 만들고 한 번에 두세 개의 알을 낳으며, 이 새를 잡는 사람은 보통 새끼가 깃털이 나서 어디론가 날아가기 직전에 둥지를 습격한다는 사실을 알게 되었다. 그는 대부분 어린 새들이 둥지를 떠나기 전(또는 포획되기 전) 갓 부화한 상태에서 앵무새병에 감염될 것이라고 생각했다. 그는 논문에 이렇게 썼다. '어린 앵무새를 포획한 후 좋은 환경에서 기른다면 건강한 상태를 유지하고 인간에게 해가 되지 않을 것이다.' 마찬가지로, 야생조류 집단도 감염률이 높을 수는 있지만 질병이나 사망이라는 측면에서는 거의 문제가 없을 수도 있다는 것이다. '반면에 새들을 좁은 곳에 가두어 놓고 조악한 음식을 주면서 햇빛도 자주 쐬지 못하게 한다면 잠복해 있던 감염이 겉으로 드러나는 것이다.' 이런 식으로 세균이 증식하면 '대량으로 배출'된다. 배출된 세균은 새가 퍼덕거리면서 솜털이나 말라붙은 똥이나 먼지가 날릴 때 공기 중으로 흩어진다. 질병이 공기를 타고 모세의 역병처럼 사람들에게 퍼진다. 공기를 들이마신 사람은 병에 걸린다. 버넷은 당시 오스트레일리아의 어떤 지방정부도 앵무새 판매를 금지하지 않을 것이라고, 심지어 새들을 좋은 환경에서 길러야 한다고 권고하지도 않을 것이라고 인정했다. *그러나 정말 필요한 것은 바로 이런 조치들이다.* 그는 퉁명스럽게 덧붙였다. 그리고는 다른 질병으로 관심을 돌렸다.

44

다른 질병이란 바로 Q열이다. 1930년대 초 발진티푸스 비슷한 수수께끼의 열병을 앓았던 브리즈번의 도축장 인부들을 기억하는가? 이 집단 발병의 첫 번째 조사 책임자는 당시 퀸즐랜드 보건성 미생물 연구소장으로 새로 임명된 에드워드 데릭Edward H. Derrick이란 사람이었다. 감염이 맨처음 시작된 환자의 혈액을 기니피그에게 주사하고, 그 기니피그로부터 다른 기니피그를 감염시키는 방법으로 데릭은 독감, 발진티푸스, 파상열(브루셀라증의 옛날 명칭) 및 기타 잘 알려진 질병에 대한 표준 검사 방법으로는 검출할 수 없는 '고유한 임상적 실체', 즉 새로운 병원체의 존재를 입증했다. 하지만 새로운 병원체를 현미경으로 확인하거나, 배양접시에서 배양하지는 못했다. 그는 병원체가 바이러스일 것이라고 생각하여 맥팔레인 버넷에게 도움을 청했다.

1936년 10월 데릭은 버넷에게 검체를 보냈다. 도축장 인부들 사이에 유행했던 병원체에 실험적으로 감염시킨 기니피그의 간이었다. 버넷과 조수 한 사람은 이 검체를 이용하여 더 많은 기니피그를 감염시키는 한편, 마우스에게도 주사했다. 데릭과 마찬가지로 버넷도 세균성 병원체의 존재 여부를 확인했지만 아무 것도 찾을 수 없었다. 그래서 '여과 가능한 바이러스', 즉 세균을 걸러내도록 제작된 미세한 필터를 통과할 수 있는 아주 작은 병원체의 존재를 의심했다. 그들은 감염된 마우스의 비장을 갈아 슬라이드에 얇게 도말한 후 염색하여 현미경으로 들여다보았다. 30년 후 버넷은 이렇게 회상했다. "가장 중요한 발견들은 몇 주 또는 몇 개월 사이에 이루어진다. 그러나, Q열이 리케차병이란 사실을 알아낸 것은 그야말로 한순간의 일이었다." 눈에 들어온 것은 일부 비장세포 속에 있는 아주 작은 막대 모양의 '봉입체(封

入體, 병원균에 감염된 세포의 염색 표본에서 뚜렷이 구분되는 다양한 미소체-역주)'였다. 보다 자세히 관찰하기 위해 그는 비장의 슬라이드 표본을 다른 방법으로 염색해 보았다. 이번에는 더 많은 막대들이 보였는데 일부는 세포 속에 있었지만, 일부는 자유롭게 돌아다녔다. "그 순간 Q열을 일으키는 병원체가 무엇인지 확실해졌다." 그는 앵무새열의 병원체와 크게 다르지 않은 또 하나의 새로운 리케차라고 결론내렸다.

나중에 버넷은 특유의 퉁명스런 어투로 질병의 이름이 지어진 경위를 회고했다.

> 명명법의 문제가 제기되었다. 지역 당국은 초기에 의사들 사이에서 널리 쓰였던 '도축장열'이라는 이름에 반대했다. 나는 '퀸즐랜드 리케차열'이라는 이름이 적절하다고 생각하여 연례 보고서에도 그렇게 썼지만, 퀸즐랜드 사람들은 그렇게 생각하지 않았다. 'X 질병'이라는 이름도 선점되었다는 사실을 알고는(이 병은 현재 머리 계곡[Murray Valley] 뇌염이라고 불린다), 데릭은 다소 절박한 기분으로 'Q열'은 어떠냐고 제안했다(Q는 'query[의문]'의 머릿글자를 딴 것이었다). 그러나 사람들은 오랫동안 Q라는 글자가 퀸즐랜드를 뜻한다고 생각했다. 이 병이 전 세계에 퍼져 있다는 사실이 알려진 후에야 'Q열'이라는 이름이 비로소 하나의 질병명으로 확립될 수 있었다.

과학적 이명법二名法에 따라 데릭은 병원균을 발견하고 분리해낸 버넷의 업적을 기리고자 리케차 버네티Rickettsia burnetii라는 학명을 제안했다. 속명인 리케차는 분류학적 원칙이 개정되면서 변경되었지만 버넷의 이름을 딴 뒷부분은 여전히 남아 있다.

한편, 1만 5천 킬로미터 떨어진 곳에서는 두 명의 과학자가 전혀 다른 경로를 통해 똑같은 병원체를 추적하고 있었다. 몬태나 주 해밀턴 시의 록키 마운틴 연구소Rocky Mountain Laboratory 소속 세균학자들이 미줄라 시 북서쪽 산맥에 위치한 나인 마일Nine Mile이란 민간자원보존단Civilian Conservation Corps 막사에서 채집한 진드기에서 이 병원체를 발견했던 것이다. 두 사람은 도축장열의 원인을 찾으려고 한 것이 아니었다. 첫 번째 수색에 나선 고든 데이비스Gordon Davis는 록키 마운틴 반점열과 야토병野兎病* 등 두 가지 질병의 생태를 연구하기 위해 진드기를 잡았다. 진드기를 감염시키자 기니피그 중 한 마리에서 전혀 알 수 없는 질병이 발병했다. 한동안 이 병원체는 '나인 마일 병원체'라고 불렸다. 1년 후 연구실에 합류한 헤럴드 콕스Herald Cox는 데이비스를 도와 병원체를 분리한 후 리케차일 가능성이 높다는 사실을 알아냈다. 이때 또 한 사람이 뛰어들었다. 감염병 전문가이자 미국립보건원의 유력한 행정가로 콕스와 데이비스를 비롯하여 록키 마운틴 연구소 직원들을 감독하는 위치에 있던 롤라 다이어Rolla Dyer 박사였다. 다이어 박사는 상당히 고집이 센 사람이었던 것 같지만 구제불능은 아니었다. 나인 마일 병원체가 리케차였다는 콕스의 주장을 전혀 믿지 않았던 그는 당장 몬태나 주에 있는 콕스의 연구실로 쳐들어갔다. 콕스는 현미경 슬라이드에 나타난 증거를 보여주었다. 다이어는 태도를 바꿔 부하들의 발견을 인정하고 한동안 해밀턴에 머물며 콕스의 연구를 돕다가 Q열에 걸리기까지 했다. 워싱턴으로 돌아온 지 6일 만에 '안구에 날카로운 통증'을 느꼈고, 이후 일주일 간 오한과 발열, 야간 발한에 시달렸다. 하하, 결국 인수공통감염병에도 정의가 있는 것일까? 그렇다기보다는 Q열 자체가 매우 감염성이 높기 때문일 것이다.

---

* 인수공통감염병 중 하나. 서양에서는 1912년 미국의 툴라레(Tulare) 지방에서 유행한 후 tularemia라고 부르며, 동양에서는 1925년 일본 후쿠시마현에서 산토끼의 유행병이 사람에게 감염된다는 사실이 밝혀진 후 야토병이라고 부른다.

왜냐하면 그때쯤 맥팔레인 버넷도 Q열을 앓았으니 말이다. 그와 롤라 다이어는 회복했다.

한편 불명예를 씻은 헤럴드 콕스는 마침내 1948년 이 병원체가 다른 모든 리케차와 뚜렷이 달라 독립적인 이름을 얻을 자격이 있다는 사실을 입증한 후, 자신과 버넷의 공로를 기리는 뜻에서 콕시엘라 버네티Coxiella burnetii라고 명명했다.

'기묘한 이야기로 치자면 Q열만한 병도 없다.' 버넷은 30년 후 출간한 작은 회고록에 이렇게 썼다. 우선 연구소 내 감염으로는 '기록적인 병'이라는 것이었다. 그도 걸렸고 다이어도 걸렸으며 홀 연구소에서도 비서 두 명이 비슷한 병에 걸린 것을 두고 한 말이었다. (아마도 앵무새병의 잠정적인 연구실 감염 증례들을 생각하지 못한 듯하다.) 두 번째로 그는 세계대전 중 특히 그리스 주둔 독일군과 이탈리아 주둔 뉴질랜드군에서 발생한 소위 발칸 인플루엔자Balkan grippe의 높은 발생률을 지적했다. 더욱 인상적인 것으로 귀국길에 오른 미국 보병들이 '한 배에 승선할 인원이 모일 때까지 이탈리아 남부 바리Bari 시* 근교에서 하루이틀 함께 보냈다가' 배가 미국에 닿을 때쯤에는 반 이상이 병에 걸린 사건도 있었다. '곧 모든 환자가 Q열로 확진되었다.' 세계대전 후, 계속된 연구에 의해 '콕시엘라 버네티가 놀랄 만큼 다양한 감염을 일으키는 병원체'라는 사실이 입증되었다. 이 병원체는 캘리포니아에서 젖소를, 그리스에서 양을, 아프리카 북부에서 설치류를, 존재가 처음 밝혀진 퀸즐랜드에서는 반디쿠트**를 감염시켰다. 병원체는 감

* 이탈리아 아풀리아(Apulia) 주의 주도로 아드리아해에 면한 항구도시. –역주

** 긴 코에 꼬리가 긴 오스트레일리아산 작은 동물. 쥐처럼 생겨 왕쥐라고도 불리지만 사실은 유대목에 속한다.

염된 암컷의 태반이나 말라붙은 젖에서 유래된 작은 입자 형태로 공기 중에 떠다니며 한 동물종에서 다른 동물종으로 퍼져간다. 어떤 동물이 감염성 입자를 들이마시면 폐로 가서 활성화된다. 진드기에 물렸을 때 직접 혈류로 들어가기도 한다. 버넷의 말대로 놀랄 만큼 다양한 방식으로 감염을 일으키는 것이다. 나중에야 생각이 난 것처럼 버넷은 최근 콕시엘라 버네티가 캥거루에서도 발견되었다고 덧붙였다.

'희한한 사건이라면 영국의 미대생들에게 일어났던 감염도 빠뜨릴 수 없다.' 그는 거의 열광적으로 회상했다. '1950년경에 이들은 이탈리아에서 고전적인 조각상의 모조품들을 주문했다. 조각들은 밀짚으로 채운 상자에 담겨 배달되었는데 모든 학생이 상자를 풀고 조각상을 꺼내는 일을 거들었다. 대부분 Q열에 걸렸지만 어떤 경로로 밀짚이 오염되었는지는 끝내 밝혀지지 않았다.' 버넷은 모든 사건이 '시작일뿐, 이후 Q열은 전 세계적으로 점점 많은 곳에서 발견된다'고 썼다. 틀림없는 말이다. 현재 콕시엘라 버네티는 세균도 아니고 바이러스도 아닌 이례적인 병원체가 아니라 세균의 일종으로 분류되지만, 1940년대 항생제가 개발되고 대량 생산된 후에도 인류의 건강에 미치는 영향은 완전히 사라지지 않았다. 2007년 Q열은 퀸즐랜드와 몬태나 주에서 멀리 떨어진 선진 유럽 국가에서 심각한 문제를 일으켰다. 바로 네덜란드다.

45

위트레흐트에서 남동쪽으로 80킬로미터쯤 가면 노르트브라반트 주의 평평한 들판과 어지럽게 얽힌 도로 사이로 헤르펜Herpen이라는 작은 마을이 나온다. 큰길에서 한참 들어간 곳에 붉은 벽돌로 지어진 말쑥한 마을이다. 변두리로 붉은 벽돌로 지은 농가들, 중심부에는 붉은 벽돌로 된 작은 집들, 자갈 깔린 보도, 역시 붉은 벽돌로 멋지게 지어진 오래된 교회가 있다. 산울타리와 정원을 단정하게 손질한 농가들은 붉은 벽돌로 낮고 널찍하게 지은 축사 속의 가축들을 먹이기 위해 건초와 옥수수를 기르는 목초지를 굽어보는 곳에 들어서 있다. 농촌처럼 보이지만 오늘날 헤르펜은 건설업에 종사하는 노동자와 도급업자들이 사는 베드타운이다. 목초지에는 짐끄는 말 몇 마리가 한가로이 거닐고 소와 양과 돼지들이 무리 지어 돌아다닌다. 지역경제에서 농업이 차지하는 비중이 있다면 주로 염소를 이용한 낙농업이다. 2007년 문제의 근원도 바로 염소였다.

염소는 보통 1월에서 4월 사이에 새끼를 낳는다. 대개 별일이 없지만 그해는 주 내 일부 농장에서 상당히 많은 암컷들이 마지막 산달에 유산을 했다. 헤르펜 지역의 농장도 한 곳 포함되었다. 만삭으로 태어난 새끼들도 작고 연약했으며 예년에 비해 폐사율도 높았다. 뭔가 문제가 생긴 것이 확실했다. 수의사들은 일종의 감염병이며, 어쩌면 새로운 병일지도 모른다고 생각하여 항생제를 써서 유산을 방지해보려고 했다. 전혀 도움이 되지 않았다. 주민들은 이런 상황을 거의 눈치채지도 못했다.

그 와중에 시간은 흘러 봄이 찾아왔다. 예년보다 훨씬 덥고 건조한 봄이었다. 한 주민의 말에 따르면 그해 4월에는 '비가 한방울도 내리지 않았다'. 여름이 되기도 전에 마을 주변의 땅에는 먼지가 풀썩였다. 계속 산들바람이 불었다. 5월 초가 되자 사람들이 하나둘 앓기 시작했다.

헤르펜에서 개인의원을 하는 롭 베셀링크Roeb Besselink라는 의사는 고열, 심한 두통, 근육통, 숨가쁨, 기침 등 독감과 비슷하지만 어딘지 이상한 증상을 나타내는 환자들을 몇 명 보았다. 세균성 폐렴일까? "치료를 시작하긴 했는데 항생제를 써도 반응이 없었습니다." 베셀링크는 회상했다. 동료 의사들과 상의해 보았다. "첫 주가 지난 후 우린 서로 쳐다보며 '뭔가 희한한 일이 벌어졌군'하고 말했죠. 그런 환자를 서너 명 봤다고 했더니 다른 의사도 똑같은 환자를 두세 명 봤다는 거였어요." 몇 주 내에 두 명의 의사는 비슷한 환자를 20명 정도 보았다. 거의 반 정도가 항생제에 듣지 않아 입원했다.

비슷한 시기에 노르트브라반트 주의 다른 곳에서 지역 검사실에 근무하는 한 임상 미생물학자가 비슷한 증상에 관한 소문을 들었다. 그녀의 이름은 이네커 위어스Ineke Weers였다. 의사이자 미생물학 박사로 21년간 감염병을 진단한 지식과 경험에도 불구하고 이 병은 그녀에게도 새로웠다. 한 병원에 근무하는 내과의사가 최근에 항생제가 듣지 않는 비정형 폐렴 환자가 상당히 늘었다고 연락해 왔다. *혹시 뭔지 짐작이 가세요? 이런 증후군에 대해 들어본 적이 있나요?* "아니요, 전혀 모르겠어요." 그녀는 대답했다. 인근 대도시 덴 보스Den Bosch 보건국에 연락해서 단서가 될 만한 것이 있는지 알아보겠다고 했다. 그들도 모르기는 매한가지였다. 그런 병에 관한 보고도 없다고 했다.

4일 후 롭 베셀링크는 시 보건국에 전화를 걸어 헤르펜의 사정을 알렸다. 다시 2주 후, 노르트브라반트 주에서 또 한 명의 가정의가 주 보건국에 비슷한 보고를 했다. 희한한 환자들이 이렇게 많이 생기고 보니 당국으로서도 뭔가 조치를 취해야 했다. 의사들은 혈액 검체를 채취하여 일부는 가까운 검사실로 보내고, 일부는 혈청 항체 검사를 할 수 있는 전문적인 검사기관으로 보내기 시작했다. 희한한 '비정형 폐렴'을 일으키는 미생물이 도대체 무엇인지 한동안 혼란을 겪은 후, 마침내 검사실들은 공통적인 답을 내놓기 시작했다. 콕시엘라 버네티, 바로 Q열의 병원체였다.

네덜란드라고 해서 Q열이라는 병을 모르지는 않았지만 다행히 50년간 이 병은 매우 드물었다. 산발적인 조사에 따르면 이 세균은 가축들 사이에서 지역에 따라 풍토성으로 존재하는 것 같았지만, 사람은 물론 소나 양에게도 뚜렷한 질병을 일으키는 일은 거의 없었다. 그러나 이제 노르트브라반트 주의 유행으로 인해 위트레흐트에 있는 국립보건환경연구소에서도 이 병원체를 주목하기 시작했다. 그곳의 과학자들은 보고된 정보를 근거로 2005년부터 시작된 염소 낙농가들의 빈번한 유산이 Q열과 관련되었을 가능성이 있으며, 염소가 인간 감염의 원인이라는 가설을 세웠다. 콕시엘라 버네티는 공기전염이 가능한 것으로 알려져 있었다. 보건환경연구소에서는 직원들을 헤르펜과 인근 지역으로 파견했다. 염소들에게 어떤 일이 생겨, 어떤 식으로 전개되었는지 알아내야 했다.

46

3년 후 음산한 2월의 어느날, 나는 위트레흐트에서 헤르펜까지 직접 차를 몰고 내려갔다. 평평한 지평선에서 잿빛 하늘과 안개와 잿빛 눈과 거의 구분이 안 될 정도로 한데 섞였다. 마을 중심가에 있는 작은 의원에서 막 일을 마친 베셀링크 박사가 나를 맞았다. 40대 초반으로 몸매가 호리호리한 그는 활짝 웃으면 좁은 얼굴 가득 주름이 잡혔다. 빛바랜 청바지와 파란색 페이즐리 무늬의 셔츠 위로 검은색 스포츠 자켓을 걸친 모습이 네덜란드의 시골 의사라기보다는 록밴드의 리드 기타리스트같았다. 헤르펜 지역사회의 특징을 물어보자 그가 처음 언급한 사실은 지난 10년간 지역 축산계에 큰 변화가 있었다는 점이었다. 염소의 수가 크게 늘었던 것이다.

이런 변화는 유럽연합에서 우유의 수출입 할당제를 시작한 1984년으로 거슬러 올라간다. 네덜란드 농부들은 젖소가 아닌 다른 가축으로 눈을 돌릴 수밖에 없었다. 낙농업을 버릴 수는 없었으므로 염소를 키워 젖을 얻는 쪽으로 방향을 바꿨다. 이런 경향은 1997~1998년 이후 더욱 뚜렷해졌다. 전형적인 돼지 콜레라(바이러스 질환이지만 인수공통감염병은 아니다)가 유행하면서 돼지를 대량 도태시킨 농장주들이 재정적으로 압박을 받으며 다시 비슷한 일을 겪을까 봐 다른 쪽으로 눈을 돌렸던 것이다. "그래서 염소를 키우기 시작했죠. 상당히 많이요." 베셀링크가 설명했다. 노르트브라반트 주뿐만 아니라 네덜란드 전역이 마찬가지였다. 네덜란드의 염소 사육두수는 1983년만 해도 7,000마리에 불과했지만 2009년에는 374,000마리로 불어났다. 그중 230,000마리가 젖을 얻기 위해 키우는 것이었다. 대부분 일년 내내 안정적인 환경이 유지되는 축사 안에서 키워졌다. 헤르펜 외곽에서 보았던 커다란 붉은 벽돌 건물들이 바로 그것이었다. 사방이 벽으로 둘러싸이고 위쪽은 지붕으로 가려진 공간에 염소를 키우면 감염병이 유행할 가능성이 적을 거라고 생각할지 모르겠다. 하지만 베셀링크에게 들은 바로는 많은 사람이 네덜란드의 염소 사육환경 때문에 콕시엘라 버네티가 대량으로 방출되어 바람을 타고 퍼졌다고 의심하고 있었다.

콕시엘라 버네티는 활발하게 증식하는 균이다. 염소의 유산을 유발할 뿐 아니라, 출산 과정에서 배출되는 태반 조직에도 대량으로 분포한다. 유산한 염소의 태반 1그램 속에는 최대 10억 마리의 세균이 존재한다. 그뿐만이 아니다. 염소의 젖이나 소변, 분변을 통해서는 물론, 만삭이 된 새끼의 정상분만 시에도 다량의 세균이 방출된다. 정상 분만이든 유산이든 모두 축사 안에서 일어난다. 그렇다면 균은 어떻게 축사를 빠져나갈까? *간단하죠*, 베셀링크가 말했다. *농부들은 정기적으로 염소의 분변과 잠자리에 깔았던 밀짚을 거두어 들판에 뿌릴 거름을 만듭니다. 가을날 낙엽을 태우면 기분 좋은 연기 냄새가 사방으로 퍼지듯 이런 물질에서 빠져나온 세균이 주변 마을로 퍼지는 거죠.*

헤르펜 주변에 있는 두 곳의 염소농장이 특히 주목을 끌었다. 한 곳은 거의 4,000마리의 염소를 기르는 대규모 기업형 농장이었는데, 4월에 엄청난 수의 유산이 발생했다. 다른 한 곳은 염소가 10마리도 안 되는 '취미형 농장'이었다. 유행의 근원을 찾기 위해 파견된 보건환경연구소 조사팀은 두 곳을 모두 방문하여 소변, 염소 젖, 축사 바닥에 깔린 밀짚과 분변, 유인등에 걸린 벌레들, 물통에 남아 있는 물 등 검체를 수집했다. 취미형 농장은 깨끗했다. 기업형 농장에서는 젖, 소변, 물을 제외한 모든 검체에서 콕시엘라 버네티가 검출되었다.

"그 농장에는 콕시엘라 균이 우글우글했어요." 베셀링크의 회상이다. 농장은 마을 남쪽으로 겨우 1킬로미터 거리에 있었다. 바로 옆집이나 마찬가지였다. 농장주와 가족들은 이듬해 내내 오명에 시달렸다. "아내도 있고, 아이들도 있지요. 애들은 여기서 학교에 다니고요. 당연히 원망하는 소리가 여기저기서 터져나왔고 한동안 힘든 시기를 보냈죠." 농장주가 불법을 저지른 것은 아니었다. 약간 부주의했을지도 모르지만. 그저 운이 없었을 뿐인데도 재산을 잃고, 기력을 소진한 채 잠 못 드는 밤을 견뎌야 했다. 아이들은 사회적 낙인에 시달렸고, 농장에서 팔려간 새끼 염소들 역시 병원균이 들끓는 환경에서 태어났다는 이유로 의심의 눈초리를 받았다.

아르나우트 데 브라운Arnŏut de Bruin은 진화 연구 경력이 있는 분자생물학자로 국립 보건환경연구소가 헤르펜에 파견한 조사팀의 일원이었다. 위트레흐트 교외에 위치한 연구소 본부에서 그를 만났다. 담장을 두른 복합 건물들이었다. 턱수염을 제대로 손질하지 않아 까칠했고 갈색 티셔츠에는 '노스다코타 대학 대표팀VARSITY TEAM—NORTH DAKOTA'이라고 씌여 있었다. 어둡지만 기발한 감각을 지닌 영리한 젊은이였다. 데 브라운은 쾌활한 어조로 남쪽 지방에서 발생한 유행병 조사팀에 참여한 이유는 그때까지 우연히 생물학적 테러의 위협이 될 수 있는 병원체로 Q열을 연구했기 때문이라고 했다. (이 세균은 어두운 쪽으로 화제가 된 일이 있다. 1950년대 미국에서 생물학전 연구자들이 이 균을 연구했고, 소련에서도 마찬가지였다. 40년 뒤인 1995년, 일본의 사교 집단인 오움진리교에서도 도쿄의 지하철을 사린 가스로 공격하기 전에 이 병원체를 고려했던 것 같다.) 데 브라운이 소속된 '생물학적 재난' 팀에서는 이미 콕시엘라 버네티를 검출하는 데 사용할 수 있는 PCR 시동물질을 개발한 바 있었다. 따라서 노르트브라반트 주의 염소와 사람들 사이에 이 병이 돌자 급히 근원지를 추적해야 했던 보건당국에서 데 브라운 팀의 도움을 요청한 것은 당연했다. *오케이, 좋아요, 물론이죠.* 새로운 분자생물학적 도구를 현장 시험해 볼 기회를 마다할 이유가 없었다. 농장에서 수많은 염소들이 유산하고 있다는 소식을 들은 수의학자 출신 공무원들의 조언에 따라 현장으로 향했다.

"농장주가 말하더군요. '거기는 안전구역이고, 이쪽은 안전하지 않은 구역입니다. 왜냐하면 유산한 염소가 좀 전까지 여기 있었거든요.' 그냥 다 끌어모았죠. 모든 표면을 면봉으로 문지르고, 염소들이 물을 먹는 물통에서 물도 담아 오고, 염소들의 질 속에 면봉을 넣어 검체를 채취했어요. 또 어떤 일을 한지 아세요? 오 예, 벌레를 유인하는 등에 달라붙은 벌레도 긁어모으고, 먼지도 쓸어모으고, 건초, 염소똥…" 그는 으스스한 웃음을 지었다. "그런데 모든 곳에서 균이 나온거예요."

보호장비는 뭘 착용했나요? 내가 물었다. *마스크, 산소탱크?* "아무것도 착용하지 않았어요." 그는 다시 한 번 웃었다. 자신의 어리석음과 감독 소홀에 대한 웃음이었다. "하지만 아무도 병에 걸리지는 않았어요." 그와 동료들은 확실히 운이 좋았다. 어쨌든 농장주는 어디를 검사해봐야 할지 전혀 몰랐다. "모든 곳에서 균이 나왔어요." 데 브라운은 같은 말을 반복했다. "농장 전체에서 균이 우글거리는데 안전한 곳과 안전하지 않은 곳이 어디 있겠어요?"

현장 검사 결과가 이렇게 나오자 보건 공무원들은 지나치게 의욕에 넘쳐 너무 많은 것을 쉽게 단정지으려고 했다. "듣자마자 이러더군요. '오, 바로 거기가 원인이었군!' 그래서 우리는 말했죠. '글쎄요. 거기가 원인 중 하나이긴 하죠.'" 주변에 있는 농장들 또한 어디든 콕시엘라 버네티를 공기 중에 내뿜고 있을 가능성이 있었지만 아무도 확인하지 않았다. 데 브라운은 다른 농장도 조사해야 한다고 조언했다. 한편 그의 팀은 다른 면에서 유행-대처 연구를 진행했다.

그들은 헤르펜 지역에서 443명의 혈액을 채취하여 73명에서 최근 콕시엘라 버네티에 감염되었다는 증거를 발견했다. 또 다른 38명에서는 과거 감염의 증거가 나타났다. 연구팀은 설문을 통해 양성반응을 보인 사람들이 어떤 경로로 노출되었는지 조사했다. 가장 놀라운 것은 동물과의 직접 접촉이 중요한 위험인자가 아니라는 점이었다. 멸균하지 않은 우유를 마신 것도 별로 중요하지 않았다. 일부에서 건초, 밀짚, 염소똥 등 축산 부산물에 접촉한 경력이 있었지만 이 또한 40퍼센트 미만으로 대다수를 차지하지는 않았다. 연구팀이 분석한 바로 어떤 사람이 Q열에 걸렸을 때 가장 가능성이 높은 감염원은 '바람을 통한 전파'였다. 염소들의 높은 감염률, 잇따른 유산, 새끼들과 함께 지내는 축사에서 배설물을 거두어 퇴비를 만든 후 밭에 뿌리는 영농방식, 세균 자체의 특성(뒤에 자세히 설명한다), 4월의 건조한 기후, 편동풍 등의 요인이 함께 작용하여 헤르펜이라는 마을을 콕시엘라 버네티로 뒤덮어 버린 것이다.

데 브라운 자신도 데이터를 수집하고 분석하는 과정에서 이 세균이 공기를 통해 얼마나 쉽게 전파되는지 뒤늦게야 깨달았다. 유행이 2008년을 지나 2009년까지 지속되자 그는 현장에서 검체를 채취할 때 점점 더 조심하게 되었다. "저는 이렇게 말했죠. '이봐요, 보호장비 없이는 더 이상 일할 수 없어요. 우린 검사실에서 일하기 때문에 면역이 없단 말입니다.'" 농부라면 전에 Q열에 노출되어 어느 정도 면역이 있기 때문에 병에 걸리지 않을 수도 있다. 실제로 네덜란드의 농부나 수의사 중에는 그런 사람이 많은 것으로 밝혀졌다. 하지만 분자생물학자는 그렇지 않다. "그 뒤로는 마스크를 쓰고 일했죠." 그렇지만 마스크를 쓰고 일하기란 여간 어렵지 않았다. 숨쉬기도 어렵고, 안경이나 고글에 김이 서리기도 한다. 누구나 될 수 있으면 빨리 장비를 벗고 싶어 한다. 실행 불가능한 일과 안전조치를 명확하게 구분한다는 것이 불합리하다는 점 또한 재미있으면서도 씁쓸한 면이 있다. 그는 또 다른 대규모 유행 때문에 남부로 내려갔던 일을 회상했다. "농장에 도착했더니 주차할 곳이라고는 축사 앞밖에 없는 거예요. 차 문을 열고 나오는데 세찬 바람이 축사를 통해 불어오더군요." 어쨌든 차 밖으로 나왔다. 그 바람을 맞으며 숨도 쉬었다. 그때 이런 생각이 들었다. "이제부터 마스크를 써야 하나?" 이 대목에서 우리는 웃음을 터뜨렸다.

유행은 계속되어 2008년 내내 악화일로를 걸었지만, 2009년이 되자 상황이 더 나빠졌다. 2009년 말 통계상 2007년 5월 첫 번째 경보를 발령한 후로 발생한 인간 증례만 3,523건에 이르렀다. 대부분 그대로 노르트브라반트에 살고 있었다. 감염된 사람은 보통 열이 나고 폐렴을 앓았으며, 일부에서는 간염도 나타났다. 최소한 12명이 사망했다. 더 무서운 바이러스들에 비하면 높은 사망률이라고는 할 수 없지만 항생제로 치료할 수 있는 세균 감염치고는 상당한 것이다.

2008년에는 나이메헨Nijmegen이라는 도시의 정신병원에서 집단 발병한 일도 있었다. 정신병동에 있던 환자 중 세 명이 비정형 폐렴으로 입원하자, 주 보건국에서는 환자들과 병원 직원, 방문객들을 검사하여 28명이 콕시엘라 버네티에 감염됐다는 사실을 발견했다. 이 세균은 어디서 온 것일까? 나이메헨 인근의 한 염소농장에서 많은 동물이 유산했다는 사실이 밝혀졌고, 면봉으로 염소들의 질 속에서 검체를 채취한 결과 Q열이 확인되었다. 세균은 유산된 새끼들로부터 바람을 타고 퍼졌을 수도 있다. 하지만 이 경우에는 보다 직접적인 가능성이 제기되었다. 정신병원 안에 있는 풀밭에 양을 몇 마리 길렀던 것이다. 그해 새끼 낳는 기간에 새끼양 한 마리가 어미에게 버림받은 일이 있었다. 환자 하나가 그 새끼를 키우겠다고 자청하여 자기 침실로 데려가 하루에 여섯 번씩 젖병으로 젖을 먹였다. 다른 환자들도 이 새끼양을 귀여워하여 끌어안곤 했다. 누군가는 정신질환에 치유 효과가 있을 거라고 생각한 듯도 하다. 물론 양의 Q열 검사에서 양성 결과가 나오기 전까지 얘기다. 오랫동안 인간의 감정은 인수공통감염병을 예방하는 데 걸림돌이 되었다. 변기 뚜껑이 열려 있으면 그 속의 물을 마시곤 하는 애완견과 입을 맞추는 행위도 다시 생각해봐야 할 것이다.

아르나우트 데 브라운과 이야기를 나눈 날, 나는 북쪽으로 차를 몰아 중앙수의학연구소Central Veterinary Institute를 방문했다. 렐리스타트Lelystad 시 인근에 있는 대학 부설 연구소로 위험성 높은 인수공통감염병원체 연구 시설을 별도로 갖춘 곳이다. 네덜란드에서 이렇게 감염이 연속된다면 정체가 무엇이든 국민보건 문제인 동시에 수의학적 관심사이기도 하다. 중앙수의학연구소 별관은 2급 도로에서 약간 떨어진 숲 속에 있었는데 좀처럼 눈에 띄지 않아 주변을 두 번이나 돌고 난 후에야 찾을 수 있었다. 수의학자인 헨드릭-얀 로스트Hendrik-Jan Roest가 반갑게 나를 맞았다. 네덜란드 국가대표 농구팀에서 포워드를 맡았을 정도로 키가 큰 그는 테없는 안경을 쓰고 파란색 평상복 스웨터를 걸치고 있었다. 인사를 나누자마자 나를 데리고 도로 밖으로 나가 창문을 통해 그와 기사들이 콕시엘라 버네티를 배양하는 BSL-3 연구시설을 보여주었다. 작은 창문을 통해 기사들이 작업대에서 일할 때 공기 속 세균을 빨아들여 처리하는 음압기류 후드와 배양기들이 보였다. 흔히 난로 위에 설치하는 팬 후드와 별로 달라 보이지 않았다. "이 안에서 웨스트나일 바이러스, 리프트밸리열, 구제역을 비롯한 병원체들을 취급합니다." 로스트가 말했다. *리프트밸리열이라고요? 네덜란드에도 그 병이 있나요?* "아직은 없죠." 그가 대답했다.

다시 사무실로 돌아가 로스트는 콕시엘라 버네티가 그토록 특이한 골칫거리인 이유를 하나하나 설명하며 전체적인 개념을 잡아주었다. "무엇보다 이 녀석은 세포내 세균입니다. 숙주의 혈액이나 장 속에서 증식한다면 훨씬 쉽게 면역계의 표적이 될 텐데 마치 바이러스처럼(물론 기전은 다릅니다만) 숙주의 세포 속에서 증식합니다. 게다가 두 가지 형태로 존재하지요. 하나는 크고, 하나는 작은데 생활사의 단계에 맞춰 각기 다른 특성을 지닙니다. 큰 입자는 숙주세포 속에서 활발하게 증식한 후 눈 깜짝할 새에 작은 입자로 탈바꿈하는데, 작은 입자는 훨씬 안정적이고 생명력이 끈질깁니다. 거의 포자에 가까워서 어떤 환경에서도 한데 뭉쳐 오랫동안 생존할 수 있어요. (맥팔레인 버넷을 비롯하여 몇몇 학자들이 이 세균을 처음에 '여과성 바이러스'로 착각한 것도 입자가 보통 세균을 걸러내도록 설계된 필터를 그대로 통과할 정도로 작기 때문이었다.) 건조한 환경이나 자외선, 고온과 저온, 산酸을 모두 견뎌냅니다. 소금물 속에서도 6개월을 살지요. 그러니 숙주에서 숙주로 전파되는 것은 물론, 어떤 장소에서 다른 장소로, 심지어 다른 대륙으로 이동하는 것도 그리 놀라운 일이 아닙니다."

"도대체 이 세균은 어디서 왔을까요?"

"언제나 존재했을 겁니다." 로스트가 대답했다.

언제나 어디 있었다는 말일까? **모든 곳에?** 헤럴드 콕스가 발견한 몬태나 주, 맥팔레인 버넷이 발견한 오스트레일리아, 이제는 네덜란드까지? *아니요, 모든 곳은 아니죠.* 그가 말을 받았다. *뉴질랜드에서는 발견되었다는 기록이 없습니다. 아직까지는요.*

그렇다면 왜 최근 들어, 노르트브라반트 주에서는 2007년 이래 그토록 문제가 되는 것일까? 내가 염소농장이 증가한 현상과 관련이 있느냐고 묻자, 그는 그런 생각은 너무 단순하다는 듯 대답도 하지 않고 컴퓨터를 켜서 사진과 도표들을 보여주었다. 철도역처럼 거대한 건물 안을 하얀 염소들이 가득 채우고 있었다.

"이게 오늘날 염소 **사육방식**입니다."

"와!"

"커다란, 엄청나게 큰 축사 속에서 키우지요."

"정말 크네요." 나는 맞장구쳤다.

또 한 장의 사진은 그가 '바닥 깊은 축사'라고 묘사한 구조, 즉 오늘날 낙농을 위해 수천수만 마리의 염소를 기르는 데 이용되는 표준적인 축사의 구조를 뚜렷하게 보여주었다. 축사에는 콘크리트 바닥이 있었지만 지면보다 훨씬 아래로 깊게 들어가 있어, 한번 짚을 깔아주면 수 주 또는 수개월간 갈지 않아도 된다. 이렇게 두꺼운 밀짚층에 염소의 똥과 오줌이 스며들면 유기 폐기물들이 한데 섞여 썩으며 향기로운(?) 냄새를 풍기고 따뜻한 열까지 발산한다. 미생물이 자라기에 더없이 좋은 배지가 되는 것이다. 더 이상 사용할 수 없어 완전히 걷어내고 새로운 밀짚을 채울 때까지는 탄력을 유지하고 너무 더러워지는 것을 막기 위해 짚더미 위에 새로운 밀짚을 정기적으로 깔아준다. "똥오줌과 밀짚의 혼합물은 매우 천천히, 그러나 꾸준히 두꺼워집니다. 동물들이 사는 환경 또한 점점 열악해지죠." 암컷들은 배설물이 종아리까지 차오른 환경에서 살며 먹은 것을 젖으로 바꿔 돌려준다. 배설물이 밀짚에 스며들며 천천히 퇴비가 되는 동안, 콕시엘라 버네티의 숫자 또한 폭발적으로 증가한다. "쓰레기 더미 아래 깊숙한 곳에서 언제고 터져 나올 순간만 기다리는 거죠." 밀짚이 축사 구덩이 가장자리에 이르러 더 이상 새로운 밀짚을 깔 수 없게 될 때까지 그중 한 마리라도 감염된다면 수많은 염소에게 세균이 쉽게 퍼질 수 있다. 또한, 어느날 염소들을 밖으로 내보내고 기계가 들어와 그 귀중한 퇴비를 퍼내어 밭과 목초지에 뿌리는 순간, 헤아릴 수 없이 많은 세균이 미세한 저항성 입자의 형태로 산들바람에 실려 주변으로 퍼진다.

로스트의 말에 따르면 네덜란드식 고밀집형 염소 낙농업은 최근 발생한 유행의 원인 중 하나다. 염소 숫자가 늘어난 것이 중요한 게 아니라, 염소농장의 평균 크기가 어느때보다도 커졌다는 것이 문제다. 이제 소규모 농장보다 바닥 깊은 축사에서 수백 마리의 염소가 서로 몸을 부비며 공간과 먹이와 물과 세균을 공유하는 거대한 농장들이 훨씬 많다. 그는 그래프에서 대형농장(600~900마리의 염소를 키우는)의 증가 추세를 보여주는 숫자들을 가리켰다.

두 번째 요인은 첫 번째 요인과 동시에 진행되었다. 인간 사이의 거리도 가까워진 것이다. 네덜란드는 인구 밀도가 높은 국가다. 면적은 대략 남한과 비슷하며, 인구는 1600만 명이다. 많은 고밀집형 염소농장이 대도시나 지방 중심지 인근에 위치한다. 세 번째 요인은 기후다. 2007년 이후 매년 봄에 아주 건조한 날씨가 이어졌다는 사실은 의심할 여지 없이 세균이 공기를 타고 퍼지는 데 적합한 환경을 제공했을 것이다. 그리고 로스트는 개인적으로 중요하다고 생각하는 네 번째 요인을 언급했다. *세균 자체의 특성이 변했을지도 모릅니다.* 유전적으로 변화를 일으켜 생태학적 격차를 뛰어넘을 수 있게 되었을지도 모른다는 얘기다.

그가 수집한 분자생물학적 데이터를 보면 그의 팀에서 찾아낸 15개 유전학적 균주 중에 유독 한 가지가 훨씬 높은 비율로 발견되었다. "고위험 지역의 모든 농장과(노르트브라반트 주와 인근 지역을 가리킨다) 다른 지역의 농장 두 곳(검사에서 양성이 나온 농장들을 가리킨다)에서 모든 검체의 90퍼센트가 한 가지 균주였습니다. CbNL-01이라는 유전형이죠." 무슨 환상적인 암호문처럼 들리지만 CbNL-01은 '네덜란드에서 발견된 콕시엘라 버네티의 유전형 중 가장 흔한 균주'라는 뜻이다. 이런 불균형이 뜻하는 바는 이 균주에 돌연변이가 일어나 훨씬 사납고 공격적이며 효과적으로 퍼지는 세균이 되었을지도 모른다는 것이다.

비록 일관성은 없었지만 네덜란드 당국은 몇 가지 강력한 규제책을 통해 위기에 대처하려고 안간힘을 썼다. 우선 2008년 6월 나이메헨의 정신병원에서 유행이 발생한 후 얼마 안 되어 염소와 양을 기르는 농가를 대상으로 Q열을 '보고대상' 전염병으로 지정했다. 유산이 잇따르는 경우 수의사가 정부에 즉시 보고해야 한다는 뜻이다. (사람의 질병은 이미 1975년에 보고대상 전염병으로 지정되었다.) 또한 같은 날, 유행이 보고되는 경우 3개월간 감염된 축사나 바닥 깊은 축사에서 동물의 배설물을 치우지 못한다는 정책도 발표되었다. 그러나 거의 1년이 지난 2009년 4월까지도 염소농장의 유행이 계속되고, 인간 감염 또한 전례없이 빠른 속도로 늘어나자 의무적 Q열 예방접종 프로그램이 시행되었다. 사육두수가 50마리를 넘는 농장의 모든 염소와 양, 동물원 및 일반 대중이 감염된 동물과 밀접하게 접촉할 가능성이 있는 '체험농장(나이메헨에도 한 곳 있었다)'의 동물이 접종대상이었다. 2009년 11월에 이르자 예방접종을 받은 염소와 양의 숫자가 25만 마리를 넘어섰지만(전액 정부에서 비용을 댔다), 연간 인간 발병 증례는 놀랄 만큼 높은 숫자를 기록했다. 언론에서는 우려 섞인 기사들을 쏟아냈다. 결국 2009년 12월 초, 염소 번식 금지령이 공포되었다. 추후 고지가 있을 때까지 암컷들이 새끼를 배지 못하도록 한 것이다. 조금만 생각해보면 이런 조치는 너무 늦고, 너무 소극적이었다. 이미 새끼를 밴 암컷이 너무 많았던 것이다. 일주일 후 정부는 중앙수의학연구소의 조언을 받아들여 질병이 발생한 농장에서 현재 새끼를 밴 모든 염소와 양(최근 예방접종을 받은 것들도 포함하여)을 살처분하는 조치를 발표했다.

수의학 팀들이 파견되었다. 살처분 팀을 기다리던 한 농부는 기자와의 인터뷰에서 자신이 함께 있어준다면 키우던 동물들이 동요를 덜 일으킬 것이라고 말하며 이렇게 덧붙였다. "하지만 제가 그 과정을 지켜볼 수 있을지 모르겠군요." 결국 50,000마리의 염소가 살처분되자 농부들의 분노와 절망은 극에 달했다. 가축은 두당 가치를 따져 보상받았지만, 그간 들어간 비용과 새로운 가축 구입 비용, 정신적 스트레스는 보상받을 길이 없었던 것이다. "수의사들도 못할 노릇이었지요." 헨드릭-얀 로스트는 이렇게 말하며 "수의학적 자문을 제시하는 것조차" 고통스럽기는 마찬가지였다고 덧붙였다.

이런 조치로 인해 네덜란드에서 새끼 밴 염소가 자취를 감추었음에도 Q열은 즉시 사라지지 않았다. 세균은 분명 어디선가 상당히 많이 존재했다. 일단 저항력이 강한 미세 입자 형태가 되면 콕시엘라 버네티는 감염된 농장의 악취가 진동하는 쓰레기 더미 속에서도 5개월간 버틸 수 있기 때문이다. 동물의 몸에 들어가면 큰 입자로 변해 활발히 증식하는데 염소와 양은 물론 소나 설치류, 조류, 아메바, 진드기 등 다양한 동물을 숙주로 이용할 수 있다. 엄청나게 끈질긴 동시에 까다로운 조건을 따지지도 않는 것이다. 맥팔레인 버넷이 말했듯 그야말로 진취적이며 다재다능한 세균인 셈이다.

규제 조치는 이듬해 봄이 지나서야 어느 정도 효과를 나타냈다. 염소가 새로 태어나는 것은 물론 유산되는 일조차 드문 봄이었다. 인체 신규 감염 발생률은 2009년을 피크로 한풀 꺾였다. 2010년 7월 중순까지 네덜란드에서 새로 Q열 진단을 받은 사람은 겨우 420명에 불과했다. 보건성 공무원들 사이에서는 통제 국면에 접어든 것 아니냐는 조심스런 낙관론이 고개를 들었다. 의사들도 약간 긴장을 늦출 수 있었다. 농부들은 손해를 떠올리며 쓴 입맛을 다셨다. 하지만 과학자들은 알고 있었다. 콕시엘라 버네티가 사라지지 않았다는 것을. 세균은 이전에도 오랫동안 기다린 끝에 기회를 잡았다. 앞으로도 얼마든지 때를 기다릴 것이다.

47

다시 오스트레일리아로 돌아가보자. Q열과 앵무새병을 연구할 즈음, 영리하고도 괴팍한 맥팔레인 버넷은 감염병에 대해 보다 넓게 생각하기 시작했다. 의학적인 측면만이 아니라 생물학자의 관점에서 보기 시작한 것이다. 1930년대 후반 이 주제에 관한 책의 초고를 쓰면서 첫 부분에서 그는 깨끗한 식수, 적절한 하수처리, 신선한 음식, 무균 수술법 등의 이론적 근거를 제공한 19세기의 위대한 세균학 개척자들, 특히 파스퇴르와 코흐에게 경의를 표했다. 그러나 이들에 대한 찬사를 2페이지에서 끝내고 바로 자신의 논지를 전개했다.

그는 이들과 동료 과학자들이 '전반적으로 너무 바빠서 세균이 일으키는 질병과 어떻게 하면 그런 병들을 예방할 수 있을지에만 관심이 있었다'고 썼다. 미생물이라는 존재 자체와 '그들의 특성과 행동이 생물계라는 거대한 시스템에 어떻게 통합되는지'는 거의 생각하지 못했다는 것이다. 대부분의 세균학자들이 의사로 수련을 받았기 때문에(자신도 세균학 연구를 시작하기 전에 의사였던 것처럼), '전반적인 생물학적 문제에 관한 관심은 매우 제한적이었다.' 그들은 질병을 치료하고 예방하는 데 관심이 있었고, 그 일을 매우 잘했으니 나쁘게 볼 이유는 전혀 없지만, 감염병을 하나의 생물학적 현상이자 포식, 경쟁, 부패 등 생명체들 사이의 다른 관계와 똑같이 기본적 중요성을 갖는 관계로 파악하는 데 별 관심이 없었다. 이 책에서 버넷의 목적은 그런 시각을 바로잡는 것이었다. 1940년에 출간된 저서 《감염병의 생물학적 측면Biological Aspects of Infectious Disease》은 항상 붐비고 끊임없이 변하는 행성이라는 환경에서 인수공통감염병을 현대적으로 이해하려는 여정에 하나의 이정표가 되었다.

버넷은 이렇게 폭넓은 관점이 자신만의 생각이라고 주장하지는 않았다. 그보다는 하나의 건전한 경향으로 파악했다. 생화학자들은 자신들의 방법론을 질병과 관련된 의문에 적용하여 상당한 성공을 거두기 시작했고, 생명체(단세포 생물까지도)를 고유한 생활사를 지니고 자연환경에 고도로 적응한 존재로 바라보는 새로운 시각이 생겨났다.

그는 이렇게 썼다.

> 생물학의 현대적 발전을 높이 평가하는 다른 연구자들은 감염병이라는 현상을 전반적으로 자연계에 존재하는 생물계 사이의 다른 수많은 경쟁과 동일한 특성을 지닌 인간과 미생물 사이의 **생존경쟁**이라는 **생태학적 맥락**에서 파악하는 것이 도움이 된다는 것을 깨달았다.

굵은 글씨는 내가 표기한 것이다. '생태학적 맥락'에서 '생존경쟁'(다윈의 용어를 그대로 빌려온 것이다)에 대해 생각해보자는 것이야말로 생태학과 병원체의 진화에 관한 책을 통해 버넷이 특별히 강조하고 싶었던 내용일 것이다.

그는 보다 넓은 의미에서 '기생병원체'라는 말을 선호했다. '기생적 생존방식은 본질적으로 육식동물의 그것과 비슷하다. 그것은 단지 살아 있는 동물의 조직으로부터 먹이를 얻는 또 한 가지 방법에 불과하다.' 다만, 기생병원체의 경우 먹이를 얻는 속도가 훨씬 느리고, 먹잇감의 몸속에 보다 내재화될 뿐이다. 작은 생명체는 일반적으로 내부로부터 큰 생명체를 먹어치운다. 이것이야말로 이 책의 도입부에서 사자와 영양, 올빼미와 쥐에 대해 얘기하면서 내가 말하고 싶었던 것이다. 버넷은 기생 생물의 장기적 문제가 전파에 있다고 보았다. 즉, 하나의 숙주로부터 어떻게 다른 숙주의 몸속으로 자손을 퍼뜨릴 것인가에 관한 문제다. 이 단순한 목적을 위해 대량 복제, 공기를 통한 확산, 생활주기 중 혹독한 환경에도 견딜 수 있는 단계로의 진화(콕시엘라 버네티의 작은 입자처럼), 혈액과 체액을 통한 직접적인 전파, 숙주 행동 변화를 유도(광견병 바이러스는 감염된 동물이 다른 동물을 물게 만든다), 중간숙주나 증식숙주를 통한 전파, 곤충이나 거미 등의 매개체를 통한 이동 및 다른 종의 체내로 침입 등 다양한 방법과 특성이 개발되었다. 버넷은 이렇게 썼다. '그러나 기생병원체가 어떤 방법을 통해 숙주에서 숙주로 전파되든, 감염에 취약한 개체의 **밀집도가 증가하면** 감염된 개체로부터 감염되지 않은 개체로의 전파가 촉진된다.' 역시 굵은 글씨는 내가 단 것이다. 숙주가 붐비는 환경에서 생활하면 병원체가 창궐한다. 버넷이 로널드 로스의 미분방정식이나 커맥과 맥켄드릭이 1927년에 발표한 논문 등 감염병에 관한 초기의 수학적 연구로부터 영향을 받았는지는 분명치 않지만, 권위 있고도 읽기 쉬운 저서를 통해 똑같은 생각을 평이한 산문으로 써냈다는 사실만은 분명하다.

《감염병의 생물학적 측면Biological Aspects of Infectious Disease》은 1972년 《감염병의 자연사Natural History of Infectious Disease》라고 제목을 바꿔 개정판이 나왔다. 이제는 개정판조차 낡은 지식이 되었지만(새로운 질병이 발견된 것은 물론, 새로운 통찰과 새로운 방법론이 대두되었다), 당시로서는 매우 귀중한 저작이었다. 다양한 수학적 모델을 제시하면서 질병과학자들이 다루는 주제, 다루어야 할 주제들을 평이하게 설명했다. 버넷이 보기에 다루어야 할 주제란 감염성 병원체들을 의학적 측면에서는 물론 생태학적, 진화적 측면에서 탐구하는 것이었다.

앵무새열은 대표적인 보기로 들었던 질병이다. 오스트레일리아와 관련된다는 면에서 흥미로우면서도(그에게는 자기 나라 병원체였던 셈이다) 전 세계적으로 유행했으며, 그가 강조한 바를 생생하게 보여주었다. '다른 많은 감염병과 마찬가지로 앵무새병도 처음에는 인간에게 심각한 유행을 일으키는 병으로 생각되었지만, 점차 특성이 밝혀지자 그 생활사에서 이런 유행병 단계는 우연히 발생하는 비교적 특이한 사건에 불과하다는 사실이 분명해졌다.' 세균도 자신만의 삶이 있으며, 그 속에서 인간에게 감염을 일으키는 것은 하나의 사건에 불과하고, 논란의 여지는 있지만 일탈에 가깝다는 뜻이다.

버넷은 책에서 캘리포니아산 작은잉꼬, 오스트레일리아산 야생 앵무새, X씨가 우중충한 뒷마당 헛간에서 길러 판 동물들에 의해 새를 좋아하는 멜버른의 노동자들이 감염병에 시달린 이야기를 다시 들려준다. 버넷은 앵무새병이 정상적으로는 감염력이 그리 높지 않다고 적었다. 야생조류 집단에서는 풍토병처럼 존재하며 거의 문제를 일으키지 않는다는 것이다. '이 앵무새들도 야생에서 자연 상태로 살도록 내버려둔다면 아무런 증상도 일으키지 않을 것'이라는 생각이 어쩌면 보다 합리적일 것이다. 그러나 새 사냥꾼과 중간 상인인 X씨는 그들의 자연적인 삶을 단절시켰다. '포획된 새들은 붐비고 지저분한 곳에서 살며 운동을 하거나 햇빛을 볼 기회조차 없었으므로 잠복감염이 급성 질병으로 나타난 것도 당연한 일이다.' 환경적인 스트레스에 의해 클라미도필라 시타키Chlamydophila psittaci*가 증식하여 폭발적인 질병을 일으켰다는 것이다.

버넷은 이 사건과 비슷한 다른 사건들을 통해 감염병에 관한 한 가지 일반적인 진실이 드러난다고 썼다. '감염병이란 인간과 기생병원체 사이의 갈등이다. 안정적인 환경이라면 두 가지 생물종은 영원히 생존할 수 있는 사실상의 평형상태, 즉 극상단계climax state에 도달한다. 하지만 인간은 스스로의 활동에 의해 끊임없이 변하는 환경에서 살기 때문에 질병 또한 그런 평형상태에 이르는 경우가 거의 없다.' 전체적인 개념, 특히 인간에 의한 환경의 교란이 유행병을 촉발시킨다는 점에서 버넷은 옳았다. 그렇다고 장차 어떤 일이 닥칠 것인지까지 예측할 수 있었던 것은 아니다. 1940년에 출간된 초판에서 그는 앵무새병

---

* 리케차 시타키라는 학명이 분류학적 개정을 거쳐 이렇게 바뀌었다.

말고도 디프테리아, 독감, 결핵, 흑사병, 콜레라, 말라리아, 황열 등의 감염병에 초점을 맞췄다. 이 병들은 오래 전부터 친숙하고 악명 높은 악당들로 우리가 충분히 이해한다고 할 수는 없지만 쉽게 알아볼 수는 있다. 하지만 새로운 바이러스들이 출몰하는 현재의 상황은 그의 선견지명이 도달하는 범위마저 한참 넘어선다.

48

버넷은 언급하지 않았지만 라임병은 Q열이나 앵무새병과 한 가지 중요한 특징을 공유한다. 새롭게 출현한, 또는 재출현한 이 감염병의 가장 기본적인 특징은 바이러스 질병이 아니라는 것이다. 라임병을 일으키는 것은 콕시엘라 버네티나 클라미도필라 시타키와 마찬가지로 특이하며 술책이 뛰어난 세균이다.

라임병은 Q열이나 앵무새병과 달리 엄청난 논란의 대상이 되었다. 과학계나 의학계, 환자들과 감염이 의심되는 사람들까지 여럿으로 갈려 심지어 누가 병에 걸렸고 누가 걸리지 않았는지조차 합의를 보지 못했다. 지난 1년간 미국에서는 약 30,000건의 라임병이 보고되었고, 10년간 평균을 내도 연간 환자수가 20,000명을 넘는다. 어떤 기준으로 보든 라임병은 미국에서 가장 흔히 보고되는 매개체 감염병이다.* 하지만 1년에 30,000명이라는 숫자가 진정 감염된 사람을 모두 포함한 것인지, 감염되어도 대부분 진단받지 않고 지나가기 때문에 실제

---

* 우리나라에서는 아직 드물지만 법정 전염병으로 지정되어 있으며 2012년 이래 간헐적으로 환자가 발생한다. –역주

감염자의 일부에 불과한 것인지는 아무도 모른다. 전통적인 진단 방법에 의해 잘 발견되지 않고, 항생제를 써도 낫지 않고 지속되며, 여러 가지 고통스러운 문제를 일으키지만 의사들은 결코 감염 사실을 믿으려고 하지 않는 '만성 라임병'이라는 병이 정말로 있을까? 보렐리아 부르크도르페리라는 균은 정말로 사람의 몸속에 숨어 있다 적절한 조건이 맞으면 다시 증상을 일으키는 것일까?

이런 쟁점이 진료실에서 법정에 이르기까지 확실한 합의에 이르지 못하고 있어 라임병은 비슷한 병 가운데 가장 흔한 감염병일 뿐 아니라 정치적으로도 가장 혼란스런 질병이다. 예를 들어, 2006년 미국감염병학회는 치료지침을 발표하며 '만성 라임병'이란 한낱 환상에 불과할지도 모른다고 지적했다. 자세히 옮기면 이렇다. '라임병으로 권고안에 따라 치료받은 환자에서 만성 보렐리아 부르크도르페리 감염의 증상이 나타난다는 신뢰할 만한 생물학적 증거는 없다.' 치료 권고안 대로 2~4주간 항생제(독시사이클린 또는 아목시실린) 치료를 받으면 질병 자체는 완치된다는 것이다. 하지만 미국감염병학회에서 조심스럽게 이름 붙인 '라임병후後 증후군'은 또 다른 문제다. 실체적 감염증이 아니라 심리적 문제란 얘기다. 라임병이 오랫동안 몸속에 머물 수 있을 가능성을 인정하지 않는 이런 태도는 수수께끼 같은 증상에 고통 받으며 자신이 만성 라임병에 걸려 있고, 훨씬 장기적으로(수개월 내지 수년) 고용량 항생제를 정맥투여해야 한다고 생각하는 사람들(미국감염병학회에 반대하는 일부 의사들의 권고에 따라)의 분노를 불러일으켰다. 이런 치료는 전통적인 관점에서 볼 때 환자의 건강을 해칠 수도 있다. 보험금을 지급해야 하는 보험회사로서도 중요한 문제가 아닐 수 없다.

2006년 말 코네티컷 주 검찰총장 리처드 블루멘탈(Richard Blumenthal,

나중에 상원의원이 된다)은 미국감염병학회에서 라임병 치료지침을 제정하는 과정에서 독점금지법을 위반하지 않았는지 조사하기 시작했다. 이해상충이 있었을까? 블루멘탈은 그렇다고 생각했다. 그는 라임병 치료지침위원회가 "제약회사, 라임병 진단검사, 특허 및 보험회사 자문 등 재정적 이해관계가 있는 개인들이 다양한 의학적 증거와 의견을 배제할 수 있도록 함으로써" 스스로 신뢰성을 손상시켰다고 했다. 하지만 자신이 지시한 면밀한 조사가 지침 제정 과정을 대상으로 할 뿐, 과학 자체를 대상으로 하는 것이 아니라는 점을 강조했다. 2년 후 미국감염병학회와 블루멘탈은 새로운 독립적 위원회를 구성하여 지침을 재검토한다는 절충안에 합의했다. 2010년 독립적 위원회는 만장일치로 원래 지침을 재확인했다. 그들 역시 '만성 라임병이 존재한다는 믿을 만한 근거가 없다'고 발표했다. 또한 장기적인 정맥 내 항생제 치료가 불필요한 정도가 아니라 해롭다고 경고했다. 치명적인 패혈증, 심한 약물반응, 정상 장내세균총(소화를 돕는 유익한 세균들)의 교란과 이로 인한 병원균 증식 및 설사 등을 일으킬 수 있을 뿐만 아니라 항생제 내성 '슈퍼박테리아'를 유도하여 환자뿐 아니라 모든 사람에게 해를 끼칠 수 있다는 것이었다.

라임병의 또 한 가지 복잡한 면은 이 병이 1975년 이전에는 알려지지 않았던 새로운 문제처럼 보이지만, 사실 그보다 훨씬 오랫동안 미국뿐 아니라 유럽과 아시아에서도 발생했다는 점이다. 수십년간 이 병은 몇 가지 증상에 의해 미미하고 간헐적으로 발생한다고 생각되었을 뿐, 단일한 원인에 의한 단일 증후군으로 인정받지 못했다. 이렇게 생각하는 것도 사실 돌이켜보며 단편적인 조각들을 끼워 맞춰 하나의 패턴을 발견해 낸 것이었다.

이전의 기록은 1909년 아르비드 아프셀리우스Arvid Afzelius라는 스웨덴 피부과 의사가 양에 기생하는 진드기에게 물린 뒤 장미꽃 모양 발진이 동심원을 그리며 퍼져나가는 증상을 나타낸 여성의 증례를 보고한 때로 거슬러 올라간다. 아프셀리우스는 독일 의학 저널에 증례를 발표하며 이런 발진을 이동 홍반(erythema migrans, '퍼져나가는 붉은 발진'이라는 뜻)이라고 명명하고, 대부분 당시 피부과 의사들의 주요 관심사였던 매독에 의해 생긴다고 주장했다. (전혀 무관한 것은 아니다. 매독의 원인은 현미경으로 와인병 따개처럼 보이는 나선균과에 속하는데 라임병의 병원체인 보렐리아 부르크도르페리도 나선균이기 때문이다.) 아프셀리우스는 발진의 원인을 안다고 주장하지는 않았지만 이후 10여 년간 비슷한 양상을 나타낸 환자를 5명 더 진료했다. 유럽의 다른 지역 의사들도 한가운데 붉은 반점을 중심으로 과녁 모양을 나타내는 발진을 관찰하기 시작했다. 일부 발진은 정체불명의 절지동물(곤충, 거미, 진드기?)에 물린 후 발생했으며 심각한 증상이 동반되는 경우도 많았다. 1930년, 또 다른 스웨덴 피부과 의사 스벤 헬레르스트룀Sven Hellerström이 특징적인 붉은 발진과 함께 뇌수막염이 나타난 남성 환자를 보고했다. 시간이 지나면서 헬레르스트룀은 스톡홀름 인근에서 진드기에게 물린 후 고리 모양 발진이 나타나고, 때때로 뇌수막염이 동반되는 환자가 드물지 않다는 사실을 알아차렸다.

첫 번째 증례 보고 후 거의 20년이 지나 헬레르스트룀 박사는 대서양 건너 신시내티에서 열린 학회에서 그간 계속 연구해 온 결과를 발표했다. 그는 발진과 뇌수막염이 동반된 이 증후군의 원인이 나선균이라고 생각했다. 학회는 미국 남부의학협회Southern Medical Association에서 주최한 것이었으므로 1949년 헬레르스트룀이 발표한 내용은 평소 같으면 스웨덴 의사의 논문이 실릴 일이 거의 없는 《남부의학저널Southern Journal of Medicine》에 게재되었다. 아프셀리우스나 헬레르스트룀, 또는 다른 사람들이 발표한 논문은 별로 두드러지지 않았던 데다, 키보드 몇 번만 두드리면 알려지지 않은 논문까지 모두 찾아주는 인터넷이나 구글이나 펍메드PubMed도 없는 시절이었다. 하지만 때로는 정확한 기억력, 폭넓은 교육, 그리고 행운에 의해 비슷한 효과가 생기기도 한다.

정말로 그런 일이 일어났다. 20년도 넘게 지나 밀워키의 피부과 의사 루돌프 스크리멘티Rudolph J. Scrimenti가 의대 다니며 읽었던 헬레르스트룀의 논문을 기억해 낸 것이다. 1970년 스크리멘티는 미국에서 이동 홍반을 보고한 첫 번째 의사가 되었다. 환자는 동료 의사였는데 위스콘신 주 중부에서 들꿩 사냥을 나갔다 진드기에게 물렸다. 그 후 물린 자리에서 발진이 생기더니 가슴과 오른쪽 겨드랑이, 등쪽으로 넓게 퍼졌다. 스크리멘티는 페니실린으로 치료했다. 짧은 증례 보고를 통해 그는 이런 증상이 나선균에 의해 나타났을 가능성이 있다는 헬레르스트룀의 추측을 그대로 반복했지만 균을 찾아내지는 못했다.

그의 보고가 대단한 주목을 받지는 못했지만 코네티컷에서 라임병에 의한 어린이와 청소년 관절염 환자가 대거 발생했을 때, 예일 대학 의사들은 과거에 보고된 이런 증례들을 찾아냈다. 의료진 중 알렌 스티어Allen C. Steere는 당시 류마티스학을 전공하는 1년차 펠로였다. 류마티스학은 감염병이 아니라 류마티스 관절염 등 자가면역에 의한 관절 질환을 주로 다루는 분야다. 스티어가 아는 바로 어린이 청소년 류마티스 관절염은 그런 식으로 집단 발병할 수 없는 병이었다. 환자에서 환자로 옮는 병이 아니기 때문이다. 식수를 통해 감염되는 병도 아니고, Q열처럼 바람을 타고 퍼지지도 않는다. 정말 그럴까?

스티어의 연구팀은 환자들의 경과를 추적하는 한편, 추가적인 현장 역학조사를 통해 인근 지역에서 훨씬 많은 환자들을 찾아냈고, 이 증후군을 '라임관절염'으로 부르기 시작했다. 상당히 많은 환자에서 고리 모양의 붉은 발진이 동반된다는 사실도 알아냈다. 코네티컷 주와 인근 뉴욕 주의 임상의사들도 희한한 피부염 환자들이 몰려들자 의아하게 생각하기 시작했다. 벌레에 물렸나? 혹시 유럽에서 논문을 통해 보고된 이동 홍반이 바로 이걸까? 비슷한 시기인 1976년 여름, 라임에서 동쪽으로 조금 떨어진 숲에서 연구 중이던 조 다우한Joe Dowhan이라는 생물학자가 다리에 달라붙은 진드기를 떼어 유리병에 담았다. 물린 사실을 알아차린 것은 이전에도 수없이 진드기에게 물려보았지만 이때는 유난히 통증을 느꼈기 때문이었다. 3일 후 발진이 나타나기 시작했다. 붉은 고리 모양의 발진이 퍼져가는 동안 그는 알렌 스티어의 논문을 읽은 기억을 떠올렸다. 그는 스티어에게 전화하여 예약을 잡았고, 진료 후 보관했던 진드기를 건넸다.

다우한의 표본은 참진드기 속에 속하는 익소디즈 스카풀라리스Ixodes scapularis로 밝혀졌다. 보통 사슴진드기라고 불리는 이 종은 미국 동부와 중서부 지방에 널리 분포한다. 이 진드기는 라임병 이야기에서 중요하고도 애매한 단서로 통찰과 동시에 혼란을 불러일으켰다. 통찰이 먼저 찾아왔다. 코네티컷 강 하류의 현장조사 결과 익소디즈는 서쪽 강둑보다 라임 마을이 위치한 동쪽 강둑의 숲과 덤불 속에 훨씬 많은 것으로 나타났다. 이런 소견과 인간 증례가 동쪽 지역에서 훨씬 많다는 사실로부터 스티어의 팀에서 '라임관절염'이라고 명명했다가 후에 '라임병'으로 불리게 된 질병의 매개체가 '사슴진드기'라는 의심은 더욱 짙어졌다.

하지만 서서히 혼란이 찾아왔다. '사슴진드기'가 병원체의 숙주이며 조 다우한 같은 사람을 물어서 감염시킨다고 하자. 환자가 많이 발생한다는 것은 진드기가 많다는 뜻이고, 진드기가 많다는 것은 곧 코네티컷 해안지방 도시 주변 숲속에 사슴이 많다는 뜻이 될 것이다. 실제로 그럴까?

그렇지 않았다. 생태계란 보드게임처럼 단순한 것이 아니라 체스만큼이나 복잡한 것이다. 생태적 인과관계는 그리 간단하지 않다. 후속 연구를 통해 '사슴진드기'는 매우 복잡하고 다양한 생활사를 영위한다는 사실이 밝혀졌던 것이다.

49

수수께끼의 유행병을 일으키는 병원체를 직접 발견하고 명명하여 생물학적 정체성을 확립한 사람은 윌리 부르크도르퍼다. 그는 스위스에서 태어나고 교육받은 미생물학자로 삽처럼 넓은 턱과 능글맞은 미소, 닐스 보어Niels Bohr를 연상시키는 커다란 돔 모양 머리, 그리고 의용곤충학醫用昆蟲學에 대한 깊은 관심을 갖고 있었다. 아프리카에서 재귀열이라는 질병을 일으키는 보렐리아 두토니Borrelia duttoni라는 진드기 매개성 나선균으로 박사학위를 받았다. 연구를 위해 부르크도르퍼는 수천 마리의 진드기를 해부하여 내장을 샅샅이 조사했다. 또한 진드기 속에 나선균이 살고 있는지 알아내는 빠르고 실용적인 기법을 개발하기도 했다. 다리 하나를 잘라낸 후 솟아나는 체액(혈액림프)을 현미경으로 들여다보는 방법이었다. 1952년 미국으로 건너간 그는 헤럴드 콕스와 고든 데이비스가 Q열을 연구했던 몬태나 주 해밀턴의 록키 마운틴 연구소에 자리를 얻었다. 데이비스는 그를 적극 후원했으며, 부르크도르퍼는 데이비스가 확립해 둔 진드기 군집을 대상으로 수년간 보렐리아 나선균 및 미국에서 이 균이 일으키는 변종 재귀열에 대한 연구를 계속했다. 어떤 과학자는 초파리를, 어떤 과학자는 주의깊게 교배시킨 마우스를 연구하듯 데이비스와 부르크도르퍼는 상자 안에 우글거릴 정도로 많은 진드기를 키웠다.

그러다 상황이 바뀌었다. 고위층에서 재귀열은 '한물간 질병'으로 더 이상 정부 지원을 받을 수 없으니 다른 분야를 연구해보라고 충고했던 것이다. 회고록에 의하면 부르크도르퍼는 부분적으로만 조언에 따랐다. 흑사병, 록키 마운틴 반점열, 다른 유명한 질병 쪽으로 연구 분야를 변경하여 록키 마운틴 연구소(외딴 곳에 있었지만 여전히 최고의 연구기관이었다)에 그대로 남았지만, 일종의 '부업'으로 진드기 매개성 나선균에 대한 관심을 이어나갔던 것이다. 데이비스가 은퇴했을 때 부르크도르퍼는 그의 연구팀과 함께 진드기 군집을 물려받았다. 여기 힘입어 결국 라임병 연구에서 큰 업적을 남길 수 있었던 것이다.

거의 30년이 지나 은퇴가 가까워졌을 무렵, 부르크도르퍼가 평생 추구한 관심사가 절박한 문제로 떠올랐다. 1970년대 말 알렌 스티어와 몇몇 의사들이 '라임관절염'이라고 불렀던 병이 사실은 진드기 매개성 감염병이 아닌지 의심하기 시작했을 즈음 이 병에 걸린 환자가 512명으로 불어나 있었던 것이다. 대부분 위스콘신 북동부 미시간호 인근에 사는 사람들이었다. 얼마 후 미국 질병관리본부에서도 수백 명의 환자들을 보고했다. 비슷한 시기에 롱아일랜드 해협을 사이에 두고 라임과 마주보는 뉴욕 주 쉘터 아일랜드에서 한 가정의가 비슷한 병력을 지닌, 즉 진드기로부터 전염된 것으로 보이는 희한한 열성 질환자들을 치료하고 있었다. 좁고 불결한 장소인 쉘터 아일랜드에서는 다른 진드기 매개성 질환도 흔히 발생했으므로 이 병이 라임병일지도 모른다는 것은 몇 가지 가설 중 하나일 뿐이었다. 하지만 쉘터 아일랜드의 키 작은 식물들로부터 채집한 진드기를 몬태나 주에 있는 부르크도르퍼에게 보내자, 그는 진드기의 내장을 해부하여 60퍼센트가 넘는 개체가 나선균에 감염되었다는 사실을 밝혀냈다. "그 뒤로는 '나선균 연구 따위는 집어치워'라고 하는 사람이 없어졌지요." 부르크도르퍼의 회상이다. 나선균은 다시 주목받기 시작했다. 살아 있는 진드기의 몸속에 와인 병따개 모양의 미세한 생물체가 우글거리고 있다!

부르크도르퍼가 감염된 진드기들을 실험용 흰토끼의 털 속에 옮겨 놓았더니 물린 자리마다 고리 모양의 동심원을 그리며 퍼져나가는 피부 발진이 관찰되었다. 인간에서 나타나는 특징적인 양상과 꼭 같았다. 또한 부르크도르퍼 팀에서는 진드기에서 분리한 나선균을 배양한 후, 라임병 환자의 혈청에서 얻은 항체로 검사했다. 역시 양성반응이 나타났다. 라임병의 병원체를 찾았다는 사실은 의심의 여지가 없었다. 이렇게 하여 부르크도르퍼는 나중에 유쾌하게 회상한 대로 '라임라이트lymelight*'를 한몸에 받게 되었던 것이다. 얼마 후 이 나선균을 정식으로 분리한 후 논문을 발표한 다른 연구자들은 부르크도르퍼의 업적을 기려 이 균을 보렐리아 부르크도르페리라고 명명했다. 하지만 이 우아한 실험과학 이야기에는 한 가지 문제가 있다. 아직까지도 진드기의 정체가 분명치 않다는 점이다.

59

진드기의 존재가 혼란스럽다고 한 것은 두 가지 점에서 그렇다. 한 가지는 다른 목적에서 나머지 한 가지보다 더욱 흥미롭다. 덜 흥미로운

---

* '각광을 받다'는 뜻으로 사용되는 'limelight'라는 말과 발음이 같다는 점을 이용한 말장난. -역주

혼란은 과학적 명명법에 관한 것이다. 뉴잉글랜드 해안지방 주민들에게 라임병을 일으키는 나선균을 옮긴 것이 참진드기에 속하는 익소디즈 스카풀라리스일까, 아니면 비슷하지만 아직 과학적 실체가 정확하게 기술되지 않은 비슷한 종일까? 사실 라임병을 옮기는 진드기는 한때 익소디즈 담미니Ixodes dammini라고 알려졌지만, 1993년 엄밀한 분류학적 조사를 통해 그런 구분이 무효화되고 다시 익소디즈 스카풀라리스로 복원된 바 있다. 이런 줄다리기는 구분파(수많은 동물종과 아종을 엄밀하게 구분하기 좋아하는 사람들)와 통합파(종의 종류는 적을수록 좋다고 믿는 사람들) 사이의 해묵은 긴장관계를 반영하는 분류학계의 문제일 뿐이다. 한때 구분파가 승리했지만 통합파가 다시 판세를 뒤집은 것이다.

더 중요한 두 번째 혼란은 진드기의 비공식적 명칭을 둘러싼 불확실성에 기인한 것이었다. 익소디즈 스카풀라리스는 오랫동안 검은다리진드기라고 불렸다. 그런데 실수로 참진드기를 새로운 종으로 분리하자 '다민 북동부 사슴 익소디드Dammin's northeastern deer ixodid'라는 새로운 일반명(일반적으로 알려지지는 않았지만)이 생겨난 것이다. 이 허술한 명칭은 곧 '사슴진드기'라는 이름으로 축약되었다. 명칭은 인식에 영향을 미친다. '사슴진드기'라는 명칭 또한 사슴에 대한 오해를 낳았다. 피를 빨아먹으며 질병을 옮기는 절지동물이 사슴과 뭔가 특별한 관계가 있다는 생각이 퍼져나갔다. 물론 잘못된 생각이다.

그러나 일단 '사슴진드기'라는 명칭이 알려지자 오해가 꼬리에 꼬리를 물었다. 흰꼬리사슴(Odocoileus virginianus, 북미 동부의 토종 사슴)이 '사슴진드기'가 생명을 유지하기 위해 기생하는 숙주라면, 그리고 '사슴진드기'가 인간에게 라임병을 옮기는 매개체라면, 사슴 개체수가 늘수록 인간 감염자가 늘어난다는 결론이 나온다. 논리적이지만 잘못된 생각이다. 삼단논법 자체는 잘못된 것이 없지만, 최초의 가정이 지나치게 단순하고 오해의 소지가 있는 것이다. 참진드기 과에 속하는 '사슴진드기'는 반드시 사슴의 몸에 기생하는 것이 아니다.

리처드 오스트펠드Richard S. Ostfeld라는 생태학자는 이런 오해를 푸는 데 크게 기여했다. 오스트펠드는 20년에 걸쳐 뉴욕 근교라는 하나의 생태계를 연구했다. 보렐리아 부르크도르페리는 이 지역에서도 발견된다. 또한 다른 곳에서 진행된 연구와 거기서 얻어진 결론들(때때로 잘못된)도 검토했다. 그는 흰꼬리사슴이 사람들의 주목을 끈 나머지 오해를 불러일으킨다는 사실을 알게 되었다. 이 주제에 관한 그의 저서《라임병-복잡한 생태계Lyme Disease: The Ecology of a Complex System》는 2011년에 출간되었다. 그는 이렇게 썼다. '라임병 위험이 사슴 개체수 증가와 밀접한 관계가 있다는 관념은 라임병의 병원체인 세균과 이 세균이 진드기를 통해 매개된다는 사실이 밝혀진 지 얼마 후 시작된 현장연구에서 비롯되었다.' 그는 이런 연구들이 활발하고 철저하게 이루어졌지만 적절한 공중보건 조치를 취하기 위해 간단한 대답을 내놓아야 한다는 생각에 너무 많이 치우친 것 같다고 분석했다. 그들의 메시지는 '범인, 즉 결정적인 동물종을 잡아 없애야 한다'는 것이었다. 심지어 어떤 논문은 흰꼬리사슴이 참진드기의 '고유숙주'라고 규정했다. 흰꼬리사슴이 북미에서 라임병 수수께끼를 푸는 데 '필수불가결한 조각'이라고 주장한 연구도 있다. 의학적 문제에 관해 예리한 감각을 지닌 한 의사가 쓴 리뷰 논문은 매우 탁월했지만 왜 라임병이 신종 질병처럼 생각되는지 설명하면서 똑같은 결론을 강조했다. '라임병을 일으키는 나선균이 오래 전부터 존재했다면 왜 최근 수십년 사이에야 두드러진 의학적 현상으로 주목받는 것일까? 이 질문에 대한 대답은 단 한 단어로 요약할 수 있다. 바로 사슴이다.' 모든 의견이 사슴 일색이었다. 이 한 단어로 된 대답은 라임병 문제를 해결하는 실용적 방법을 알려주는 것 같았다. '감염된 진드기의 개체수를 줄이는 방법은 흰꼬리사슴의 개체수를 줄이는 것이다.'

실제로 그런 조치가 취해졌다. 초기에 취해진 조치로 케이프 코드Cape Cod* 인근 작은 섬에서 주 소속 야생동물학자들이 사슴의 70퍼센트를 쏘아죽인 일이 있었다. 그 후 이들은 토종 쥐들을 잡아 작은 미성숙 진드기의 숫자를 일일이 세어 진드기 군집에 미친 영향을 조사했다. 쥐의 몸에 기생하는 진드기의 숫자는 사슴 개체수를 조절하기 전과 별로 다르지 않았다. 이후로도 메인, 매사추세츠, 코네티컷, 뉴저지 주 일부 지역에서 개체수를 조절할 목적으로 사슴 사냥을 적극적으로 권장했지만 역시 진드기 숫자는 줄어들지 않았다. 최근 매사추세츠 주 도버Dover에서는 지역 보건위원회와 라임병위원회의 권고에 따라 최초로 공유지에서 사슴 사냥을 허용했다. 19마리의 사슴을 잡은 후(16마리는 암컷, 3마리는 수컷이었다) 도버 지역 신문은 '어떤 지역에 사슴 개체수가 많을수록 주민들에게 라임병이 퍼질 가능성이 높다'며 확신에 찬 기사를 내보냈다.

사실은 전혀 그렇지 않다. 이렇게 도식적인 사고방식은 늪에서 올라오는 공기가 말라리아를 퍼뜨린다는 주장만큼이나 잘못된 것이다. 이런 조치는 이 지역에 사슴이 '너무 많고', 사슴이 너무 많으면 라임병이 유행한다는 1975년 이래 계속된 믿음에 근거한 것이었다. 이 지역에 사슴이 많은 것은 사실이다. 미국 북동부에서 사슴의 개체수는 18세기와 19세기 어려운 시기를 지난 후 견실한 증가세를 보여왔다(여러 가지 요인 중에 숲이 새로 조성되고, 대형 포식자들이 자취를 감

* 미국 매사추세츠 주 보스턴 남동쪽에 위치한 반도. -역주

추었으며, 고기에 굶주린 인간의 사냥이 줄었다는 점이 가장 중요하다). 코네티컷 주의 사슴 개체수는 어쩌면 1637년 피쿼트 전쟁 이래 가장 많을지도 모른다. 그러나 오스트펠드의 연구에서 보듯, 흰꼬리사슴 개체수가 많다고 해서 코네티컷 주의 숲을 거닐 때 라임병에 걸릴 확률이 높아질 가능성은 희박하다. 왜 그럴까? 오스트펠드는 이렇게 썼다. '모든 감염병은 본질적으로 하나의 생태계다.' 그리고 생태계란 복잡한 것이다.

51

릭 오스트펠드는 뉴욕 주 밀브룩에 있는 케리생태연구소Cary Institute of Ecosystem Studies의 자기 연구실에 앉아 있었다. 진드기에 관한 농담들로 장식된 벽과 문에서 그가 사슴과 라임병이라는 주제에 관한 '이단자'임을 알 수 있었다. 하지만 개인적으로 계시의 목소리를 듣는 이단자가 아니라, 확고한 데이터를 근거로 한 이단자다.

오스트펠드는 잘 다듬어진 몸매에 쾌활한 성격을 지닌 50대쯤 되어 보이는 남성으로, 짧은 갈색 머리에 타원형 안경을 쓰고 있었다. 작은 포유동물 연구에 관심이 많았다. 동물들이 상호작용하는 방식, 분포와 개체수에 영향을 미치는 요인들, 이들의 존재 또는 부재가 미치는 영향, 그리고 이들이 무엇을 운반하는지 연구한다. 1990년대 초반 이후 케리연구소의 오스트펠드 연구팀은 밀브룩과 인근 지역 숲을 돌아다니며 수만 마리에 이르는 작은 포유동물을 산 채로 포획했다. 주로 생쥐, 다람쥐, 청설모, 뾰족뒤쥐였지만 주머니쥐, 스컹크, 라쿤(미국 너구리)처럼 제법 큰 동물도 있었다. 초기 연구는 라임병과 아무 관련이 없었다. 그는 토종 설치류인 흰발생쥐의 개체수 변화 주기를 추적했다. 많은 작은 포유동물이 주기적으로 개체수가 변한다. 수수께끼같은 리듬에 따라 어떤 해에는 숫자가 상당히 줄었다가 다음 해에는 많아지고, 그 다음 해에는 더욱 많아졌다가 다시 상대적으로 숫자가 줄어드는 일이 반복된다. 포유동물 생태학자 중에는 이런 주기를 관찰하며 그 원인을 연구하는 사람이 많다. 왜 개체수가 늘어나고 무엇때문에 줄어들까?

오스트펠드는 원인보다 결과에 관심이 있었다. A라는 동물종이 과도하게 많아지면 B, C, D라는 동물종에 어떤 영향을 미칠까? 구체적으로는 흰발생쥐의 개체수가 많아진다면 해충인 특정 나방의 애벌레를 먹어치워 나방의 개체수를 줄일 수 있을지에 관심이 있었다. 수많은 동물들을 포획하여 검사한 후, 귀표(ear tag, 야생동물 연구에서 이미 검사한 동물을 표시하기 위해 귀에 붙이는 꼬리표-역주)를 붙여 놓아주는 일을 반복하면서 그는 동물들의 귀가 구두점처럼 작고 검은 물체로 뒤덮혀 있다는 걸 알아차렸다. 진드기 유충이었다. 쥐들은 감염되어 있었다. 오스트펠드는 사슴진드기가 아니라 검은다리진드기로 알고 있었지만 어쨌든 미성숙 단계의 익소디즈 스카풀라리스가 쥐들의 귀에 달라붙어 피를 빨고 있었던 것이다. 그는 저서의 머리말에 이렇게 썼다. '그것이 내가 라임병의 생태학에 관심을 갖게 된 계기였다.'

지난 20년간 오스트펠드 연구팀은 포유동물과 진드기를 하나하나 관찰하며 엄청난 정보를 수집했고, 지금도 연구를 계속하고 있다. 그들은 귀리를 미끼로 숲 지역의 땅에 설치하는 셔먼Sherman 사의 생포용 덫을 사용한다(셔먼 사는 탤러해시[Tallahassee, 미국 플로리다 주의 주도]에 있으며 이 분야에서 명망 있는 업체다). 생포한 동물은 신체 상태를 관찰하고 진드기를 제거한 후 대부분 바로 놓아준다. 일상적인 데이터 수집을 위해 생포 후 방출하는 방법을 쓰는 포유동물 학자들은 살아 있는 설치류를 다루는 데 매우 능숙하다. 부드럽고 효율적이다. 오스트펠드 연구팀이 면밀한 관찰을 끝내는 데 걸리는 시간은 약 1분 정도에 불과하다. 그 짧은 동안 그들은 생쥐에 기생하는 진드기의 90퍼센트를 찾아낸다. 그들 스스로 묘사한 현장조사 기법은 이렇다. 포획된 생쥐를 1분간 관찰한 후 우리에 옮긴다. 우리 밑에는 넓적한 그릇에 물을 담아 두고 쥐의 몸에 붙어 있는 진드기가 모두 물 속으로 떨어질 때까지 기다린다. 그 후 생쥐의 똥과 몸에서 떨어져 나온 다른 물질을 뒤져 진드기를 찾아낸다. (오스트펠드는 '지저분하고 어려운 일'이라고 했다.) 이런 과정을 거쳐 얻은 합계치를 현장조사 중 얻은 수치와 비교한다. 이렇게 신속한 육안적 관찰법은 다람쥐에서도 좋은 결과를 나타냈다. 청설모나 뾰족뒤쥐는 몸에 기생하는 진드기 숫자가 훨씬 많고 세기도 어렵지만, 그래도 오스트펠드 팀은 상당히 근접한 숫자를 얻어낼 수 있었다.

연구팀은 유충 상태의 진드기는 아주 작아서, 5그램에 불과한 뾰족뒤쥐의 안면부에도 평균 55마리가 기생한다는 사실을 발견했다. 이렇게 작고 섬세한 동물에서 이 정도 숫자는 엄청난 것이다. 몸집이 더 큰 짧은꼬리 뾰족뒤쥐의 안면부에는 평균 63마리의 진드기가 기생했다. 밀브룩 주변 숲 속에는 1에이커(약 4,050평방미터) 안에 짧은꼬리 뾰족뒤쥐가 10마리 정도 산다는 오스트펠드의 추정치를 근거로 할 때 (이 숫자는 포획 데이터로도 뒷받침된다), 진드기 개체수는 엄청날 것이다. 익소디즈 스카풀라리스가 뾰족뒤쥐의 혈액 외에 다른 것은 일체 먹지 않는다고 가정해도 숲 전체에 피에 굶주린 작은 점들이 얼마나 많이 있을지 생각하면 갑자기 마음이 불안해진다.

그러나 진드기는 다른 동물의 피도 먹는다. 생활주기는 복잡하기 짝이 없다. 곤충과 마찬가지로 진드기도 성충이 되기까지 두 가지 미성숙 단계(유충과 약충)를 포함하는 변태를 거친다. 각 단계마다 변형에 필요한 양분을 얻기 위해 한 가지 척추동물숙주의 혈액을 필요로 하며, 성체 또한 생식에 필요한 에너지와 단백질을 얻기 위해 다른 동물의 혈액을 먹이로 삼는다. 대부분 척추동물숙주는 포유류지만 때로 숲 바닥에서 진드기 유충에 노출되는 도마뱀이나 지면에 둥지를 트는 개똥지빠귀 등의 조류일 수도 있다. 사실 검은다리진드기는 엄청난 잡식성이어서 개똥지빠귀에서 젖소에 이르기까지, 다람쥐에서 개에 이르기까지, 도마뱀에서 스컹크에 이르기까지, 주머니쥐에서 사람에 이르기까지, 북미 지역 포유동물 중 알려진 숙주만 125종이 넘는다. "진드기들은 믿기지 않을 정도로 폭넓은 식성을 자랑합니다." 오스트펠드의 말이다.

성체가 된 암컷 진드기는 배가 터질 정도로 피를 빤 상태로 겨울을 난 후 봄에 알을 낳는다. 알은 여름 중반에 부화하여 유충이 된다. 미성숙체든 성체든 진드기는 매우 빨리 움직이거나 아주 멀리까지 가지 못한다. 날지도 못한다. 벼룩이나 톡톡이처럼 높이 뛰는 재주도 없다. 아주 작은 거북처럼 느릿느릿 움직인다. 하지만 화학적 및 물리적 신호에 '놀랄 만큼 민감하여 겨울을 나기에 안전한 장소나 이산화탄소와 적외선을 발산하는 숙주를 찾는 데 비상한 재주가 있다.' 먹이도 금방 감지한다. 재빠르지는 않지만 항상 신경을 곤두세우고 준비 상태를 갖추고 있다 기회가 오면 결코 놓치지 않는다.

생활주기를 완전히 마치는 데는 2년이 걸리는데 그동안 세 번에 걸쳐 각기 다른 척추동물숙주의 몸에 기생하며 피를 빤다. 응애학자(진드기를 연구하는 생물학자)들은 진드기가 다음번 달라붙을 숙주를 찾아 풀의 꼭대기나 나뭇잎 끝까지 기어올라가 앞다리를 쭉 뻗은 채 신호를 감지하고 새로운 숙주의 몸을 붙잡아 매달릴 자세를 취하는 행동을 기술하기 위해 다소 과장이 섞인 기막힌 용어를 만들어냈다. 바로 '탐색questing'이다. 생활주기 중 개체의 크기가 작을수록 탐색 행동은 지면 가까운 곳에서 일어난다. 오스트펠드의 데이터에도 나오지만 탐색의 결과 연구 지역에서 진드기 유충이 필요로 하는 혈액의 약 30퍼센트는 뾰족뒤쥐 중 몸집이 작은 두 가지 종이 공급한다. 흰발생쥐는 진드기 유충의 혈액 숙주 중 두 번째로 중요한 동물종이다.

흰꼬리사슴의 역할은 이와는 많이 다른 것 같다. 이들은 주로 진드기 성체에게 중요한 숙주인데, 그 중요성은 혈액을 먹이로 제공하는 것이 아니라 검은다리진드기 수컷이 암컷을 만나는 장소를 제공한다는 점에 있다. 11월의 코네티컷 숲 속에 사는 흰꼬리사슴은 금요일 밤 맨해튼 남부의 독신자 전용 술집만큼이나 짝을 찾는 음란한 동물들로 바글거린다. 불쌍하게도 암사슴 한 마리의 몸 위에 검은다리진드기 성체가 1천 마리 정도 붙어 있을 수도 있다. 사슴의 피부 위를 기어다니던 진드기 수컷이 이미 자리를 잡고 사슴의 피를 빠느라 꼼짝할 수 없는 암컷과 마주치는 순간 짝짓기가 이루어지는데 이때 품위라고는 찾아볼 수 없다. 절지동물의 섹스에 로맨스 따위를 찾아선 안 된다. 배를 채운 암컷과 욕정을 채운 수컷은 사슴의 몸에서 떨어져 나와 다른 파트너를 찾는다. 이런 과정이 끊임없이 반복되므로 4주에 걸친 진드기 생식 기간 동안 한 마리의 흰꼬리사슴이 200만 개의 진드기 수정란을 생산하는 데 필요한 혈액을 공급한다. 반만 부화해도 사슴 한 마리당 백만 마리의 유충이 기생하게 된다.

이런 데이터와 계산에 힘입어 릭 오스트펠드는 라임병에 있어 사슴의 중요성에 관해 이단자가 되었다. 널리 알려진 통념은 사슴이 많을수록 진드기가 많아지고, 따라서 질병의 위험이 높아진다는 것이었다. "하지만 사슴이 몇 마리만 있어도 엄청나게 많은 진드기가 생기는데 아무런 문제가 없습니다." 코네티컷 해안 같은 지역에서는 국소적으로 흰발생쥐나 뾰족뒤쥐가 많다는 것이 훨씬 중요한 위험인자일 수 있다. 정확한 답은 아무도 모른다.

하지만 잠깐. 우리는 생태학을 다루고 있고 생태학은 매우 복잡하다. 추가적으로 두 가지 인자를 고려해야 한다. 한 가지는 불변의 사실이고, 한 가지는 변수다. 불변의 사실이란 검은다리진드기 사이에서 보렐리아 부르크도르페리의 수직감염이 일어나지 않는다는 것이다. 쉬운 말로 하자면 감염이 대물림되지 않는다는 뜻이다. 한 마리의 사슴에 달라붙어 피를 빨던 진드기 암컷에서 태어난 100만 마리의 아기 진드기 중에 부화 당시에 보렐리아 부르크도르페리에 감염된 놈은 한 마리도 없다. 사슴과 모든 암컷 진드기가 감염되어 있다고 해도 말이다. 새끼들은 깨끗하고 건강한 상태로 세상에 태어난다. 따라서 진드기의 모든 세대는 새롭게 감염된다. 일반적으로 유충 시기에 감염된 숙주(생쥐나 뾰족뒤쥐)의 피를 빤 결과 나선균에 감염되는 것으로 보인다. 이놈들이 변태를 거쳐 약충이 되고 감염되지 않은 숙주의 몸에 달라붙어 피를 빠는 순간 혈액 응고 성분이 포함된 침을 통해 나선균이 전파된다. "진드기가 포유동물을 통해 병에 걸리지 않는다면 나중에 다른 포유동물에게 병을 옮기지도 않습니다." 오스트펠드의 말이다. 이런 상호감염을 통해 보렐리아 부르크도르페리는 진드기에서도, 숙주에서도 높은 감염률을 유지한다.

나선균이 대물림되지 않는다는 불변의 사실과 관련된 변수는 오스트펠드를 비롯한 연구자들이 '보유숙주 전파력'이라고 부르는 요소다. 이미 감염된 숙주가 자기 몸에 달라붙어 피를 빠는 진드기에게 감염을 전달해줄 가능성이 얼마나 되는지 측정한 것이다. 보육숙주 전파력은 동물마다 다르며, 병원체에 대한 면역반응의 강도와 관련되어 있을 가능성이 가장 높다. 면역반응이 약하여 혈액 속에 나선균 숫자가 많다면 그 동물은 보렐리아 부르크도르페리의 보유숙주로서 진드기에게 감염을 옮기는 '전파력'이 높다. 면역반응이 강하고 효과적이어서 혈액 속 나선균의 숫자가 크게 줄어든다면 그 동물은 보유숙주로서 전파력이 비교적 낮다. 포획된 동물과 그들의 몸에 붙어 기생하는 진드기를 대상으로 한 오스트펠드 팀의 연구 결과, 라임병 나선균의 보유숙주 중 가장 전파력이 높은 동물은 흰발생쥐였다. 다람쥐가 한참 뒤진 2등, 뾰족뒤쥐는 근소한 차이로 3등이었다.

그리고 또 한 가지 요소가 끼어든다. 생쥐는 보유숙주 전파력이 매우 높지만 털관리에 능숙하다. 진드기, 특히 얼굴과 귀에 달라붙는 진드기를 계속 떼어 내기 때문에 생쥐의 몸에서 오랫동안 생존하는 진드기는 많지 않다. 불행하게도 뾰족뒤쥐는 털관리에 능하지 않은 편이라 상대적으로 뾰족뒤쥐의 피를 빨고 뾰족뒤쥐를 감염시키면서 끝까지 살아남아 변태에 성공하는 진드기 유충의 비율이 매우 높다. 이런 기준으로 본다면 전체적인 중요성은 뾰족뒤쥐가 으뜸이며, 흰발생쥐가 두 번째, 다람쥐가 세 번째가 된다.

상대적인 순위에 비하면 중요성이 덜 하겠지만 이 동물들을 모두 합하면 전체 시스템에서 대단히 중요한 비중을 차지한다는 일반적인 사실도 짚고 넘어갈 필요가 있다. 오스트펠드 팀에서 수집한 통계에 따르면 뉴욕 주 밀브룩 인근 숲의 전형적인 환경에서, 감염된 상태로 다음번 숙주를 '탐색'하는 진드기 약충의 거의 90퍼센트가 유충 시기에 흰발생쥐, 다람쥐, 짧은꼬리 뾰족뒤쥐, 또는 잿빛뒤쥐의 몸에 달라붙어 피를 빤다(즉, 이 동물들로부터 감염된다). 이 동물들이 모든 검은다리 약충의 90퍼센트에게 혈액을 제공한 것은 아니지만 보유숙주 전파력과 털관리 효율성의 차이로 인해 나선균에 감염된, 즉 사람에게 위험한 진드기의 90퍼센트는 이 동물들로부터 감염되었다는 뜻이다. 똑같은 설명을 계속할 필요가 있을까? 질병을 일으키는 진드기 10마리 중 9마리는 이 네 가지 작은 포유동물로부터 유래한다.

그러니 사슴 개체수에 관해서는 더 이상 생각하지 말자. 흰꼬리사슴이 라임병 생태계에 관련이 있는 건 사실이지만 그 관련성은 미미하여, 말하자면 촉매 같은 역할에 그친다. 그들의 존재는 중요하지만 개체수가 얼마나 많은지는 중요하지 않다. 인간에게 질병을 일으킬 위험성을 결정하는 데는 작은 포유동물들이 훨씬 중요하다. 우연히 도토리가 많이 열린 해에는 생쥐와 다람쥐 개체수가 폭발적으로 증가하기 때문에 코네티컷 주의 사슴 사냥꾼들이 아무리 사슴을 많이 잡아도 라임병에 걸리는 어린이의 숫자는 늘어날 가능성이 높다. 익소디즈 스카풀라리스(감염되었든 감염되지 않았든)라는 생물종이 생존하는 것을 돕는 역할 외에 흰꼬리사슴은 라임병의 유행과 거의 관련이 없다고 해도 과언이 아니다. 이들은 숲이라는 생태계에서 감염을 증폭시키지 않는다. 인간이나 새로 부화된 진드기에게 나선균을 전파시키지도 않는다. *녀석들은 그저 종말숙주에 불과합니다.* 오스트펠드는 말했다.

"우리도 종말숙주입니다. 일단 감염되면 다른 곳에 균을 옮기지 않는다는 뜻이죠. 나선균은 우리 몸속에 머무릅니다. 다시 진드기에게 전파되지 않아요. 그러니 우리는 보유숙주 전파력이 없는 거죠." 생쥐와 뾰족뒤쥐는 진드기를 감염시킨다. 진드기는 우리를 감염시킨다. 우리는 아무도 감염시키지 않는다. 나선균은 일단 사람의 몸속에 들어오면 거기서 멈춘다. 재채기를 하거나 악수를 해도 다른 사람의 몸으로 전파되지 않는다. 바람을 타고 날아가지도 않는다. 성병도 아니다. 이런 사실은 생태학적으로는 흥미롭지만 라임병을 앓고 있는 사람에게는 냉랭한 위로로 들릴 것이다.

52

오스트펠드는 미국의 숲 속에서 보렐리아 부르크도르페리의 역동성과 놀라운 복잡성에만 관심이 있는 것이 아니라 인간 감염자에 대해서도 민감하다. 그는 밀브룩과 케리연구소가 위치한 뉴욕 주 더치스 카운티Dutchess County에서 1986~2005년 사이에 집계된 몇 가지 숫자를 보여주었다. 20년간 감염자 수는 가파르게 증가했으며, 특히 1996년과 2002년에는 환자 수가 급증했다. 많은 사람이 고통받고 있었다. 1996년, 환자 수는 보고된 숫자만 1,838명이었다. 이듬해부터 크게 감소했지만 2002년 새로운 환자가 다시 2,000명 가까이 발생했다.

그러나 라임병은 단순히 의학적 문제라기보다 생태학적 현상으로 보았을 때 가장 잘 이해할 수 있다. "인간의 라임병은 야생동물과 진드기의 상호작용에 우리도 모르는 사이에 뛰어들어 희생자가 된 것입니다. 우리가 진드기와 동물들, 즉 보유숙주들이 세균 감염을 서로 주고받는 생태계를 침입한 거죠." 오스트펠드는 1996년과 2002년 환자 수가 급증한 것은 가을에 이 지역 숲에서 많은 도토리가 열렸기 때문이라고 설명했다. 흰발생쥐는 도토리를 아주 좋아한다. 본디 생쥐란 금방 성숙하고 새끼를 낳는 동물이라 먹을 것이 풍부해지자 개체수가 급증했던 것이다. 생쥐 개체수의 급증은 숲에서 열매가 많이 열린 후(약 2년의 터울을 두고) 종종 발생하는 현상이다. 생쥐 한 쌍은 먹을 것만 풍부하다면 1년 이내에 총 50~75마리의 새끼를 낳는다. 도토리가 많아지면 생쥐가 많아지고 감염된 진드기가 늘어나 결국 라임병이 유행한다.

더치스 카운티는 캐츠킬Catskill 산맥 동쪽 기슭에 있다. 맨해튼에서 타코닉 주 고속도로Taconic State Parkway를 타고 2시간이면 도착하는 전형적인 미국풍의 평온한 휴가지다. 완만한 구릉, 돌로 쌓은 담장, 작은 마을들, 길가의 오래된 식당들, 빗물이 허드슨 강Hudson River으로 흘러드는 작은 배수로와 냇물들, 골프장, 산울타리와 잡목으로 둘러싸인 널찍한 마당에 커다란 활엽수가 그늘을 드리우고 뒤로는 품위있는 집들이 자리잡은 교외의 주거지로 이루어진 지역이다. 주거지역은 물론 상업지역이나 쇼핑몰조차 풍부한 녹지로 둘러싸여 있다. 사람들이 모여 사는 지역 주변과 사이사이로 떡갈나무와 단풍나무가 가득한 공원과 조림지, 그리고 숲들이 있다. 이런 지역의 땅은 으레 이끼와 낙엽, 매자나무 열매, 별꽃, 도토리, 덩굴옻나무, 야생 버섯, 썩어가는 통나무, 질척거리는 습지, 영원(도롱뇽목 영원과의 동물), 개구리, 도롱뇽, 귀뚜라미, 쥐며느리, 지렁이, 거미, 가터뱀(독이 없는 줄무늬 뱀) 들로 뒤덮여 있다. 물론 진드기도 산다. 사실 헤아릴 수도 없이 많은 진드기가 있다. 내가 그곳을 찾기 바로 전해에 더치스 카운티 보건국은 300,000명도 안 되는 주민 가운데 또 1,244명의 라임병 환자가 발생했다고 보고했다. 숲 속을 산책하기가 망설여지는 숫자다.

하지만 오스트펠드의 연구팀은 그런 것을 가릴 만한 여유가 없었다. 이 숲이야말로 연구 데이터를 얻을 수 있는 곳이기 때문이다. 그날 나는 일찍부터 그와 젊은 팀원들을 졸졸 따라다니며 덫을 설치한 장소들을 돌아보았다. 팀원 중 한 명이 몬태나 주 헬레나Helena 출신으로 박사과정을 밟고 있는 제시 브루너Jesse Brunner였다. 대머리에 턱수염을 기른 그는 수년간 다양한 크기의 숲에서 동물종의 다양성과 라임병 유병률 사이의 상관관계(없을 수도 있지만)를 조사하는 연구에 참여 중이었다. 또 한 사람은 오스트펠드 연구실에 고용된 기사 보조원 섀넌 듀어Shannon Duerr로 라임병에 걸려 아목시실린 치료를 받는 중이었다. 나는 오스트펠드가 숲을 돌아다닐 때 청바지 끝을 양말 속에 집어넣고, 포획된 동물을 다룰 때는 라텍스 장갑을 낀다는 사실을 알아차렸다.

제시 브루너가 흰발생쥐 다루는 요령을 가르쳐 준 후 한 마리를 건넸다. 나는 배운 대로 어깨 위 피부를 부드럽게 집으며 생쥐를 받아들었다. 그렇지 않아도 까맣고 커다란 눈이 겁에 질려 튀어나와 강철로 된 BB탄처럼 빛났다. 귀는 크고 벨벳처럼 부드러웠다. 털은 옅은 갈색을 띤 회색이었다. 한쪽 귀에 달라붙은 몇 개의 검은 점이 보였다. 하나하나는 마침표보다도 작았다. 브루너는 그것들이 바로 진드기 유충이라고 가르쳐 주었다. 쥐의 귀에 달라붙은 지 얼마 안 되어 아직 피를 빨기도 전인 것 같다고 했다. 다른 쪽 귀에는 더 크고 까만 혹 같은 것들이 붙어 있었다. 핀의 머리만 했다. 기생한 지가 좀 되어 혈액을 빨아먹고 통통해진 유충들이었다. 브루너에 따르면 그 계절쯤에는 이미 생쥐들이 진드기 약충에 물려 보렐리아 부르크도르페리에 감염되었을 가능성이 높고, 통통하게 부푼 유충들은 생쥐로부터 지금 막 감염되었을 것이었다. 나는 이미 감염되어 보균 상태인 두 가지 동물을 한 손에 쥔 셈이었다. 브루너의 설명을 열심히 듣는 동안 생쥐는 내가 다른 곳에 정신이 팔린 것을 눈치채고 몸부림치며 손에서 벗어나 땅에 떨어지자마자 쏜살같이 덤불 속으로 사라졌다. 이렇게 그들의 생태학적 주기는 계속될 것이었다.

그날 오후, 연구실에서 얘기를 나누던 중 나는 오스트펠드에게 실용적인 질문을 하나 던졌다. “당신이 어린 자녀들과 함께 이곳 밀브룩에서 아름다운 잔디와 관목이 우거진 멋진 집에서 산다고 합시다. 그렇다면 어떻게 라임병을 예방할 건가요? 꼭 예방해야 한다면 여러 가지 방법이 있지 않습니까? 카운티에 살충제를 뿌리라고 할 건가요? 아니면 주 당국에 사슴을 모두 잡자고 건의할 건가요? 치즈를 미끼로 숲 속에 수천 개의 쥐덫을 놓아(셔먼 사 제품이 아니라 아예 걸리면 죽는 것으로) 마치 산불이 난 것처럼 쥐들을 몽땅 잡을 건가요? 마당을 포장하고 빙 둘러 기름으로 채운 해자를 팔 건가요? 아이들이 놀러 밖에 나갈 때는 발목에 벼룩과 진드기 예방용 밴드를 채워줄 건가요?"

"아니요, 그런 방법은 쓰지 않을 겁니다." 그가 대답했다. "저는 주변 환경이 다양하고 건강한 올빼미, 여우, 매, 족제비, 청설모 군집이 살기 좋다면 훨씬 마음이 편할 것 같습니다. 그것들이야말로 생태학적 공동체에서 생쥐의 개체수를 조절할 수 있는 요소들이니까요." 생물다양성이 답이라는 뜻이었다.

이것은 그가 20년간 연구 끝에 얻어낸 가장 중요한 결론이다. 특정한 지역에서 라임병의 위험은 토종 동물종의 다양성이 줄어들수록 높아지는 것 같다. 왜 그럴까? 아마도 생쥐나 뾰족뒤쥐(전파력이 높다)와 서식지를 공유하는 거의 모든 척추동물숙주(전파력이 낮다) 사이에 보유숙주 전파력이 다르기 때문일 것이다. 가장 전파력이 높은 보유숙주의 효과가 전파력이 낮은 다른 동물의 존재로 인해 희석되는 것이다. 생태학적 역할을 담당하는 동물들, 즉 매, 올빼미, 여우, 족제비, 주머니쥐 등 중간 크기의 포식자와 청설모나 다람쥐 등 몸집이 작은 경쟁자가 모두 존재하는 숲에서는 흰발생쥐와 뾰족뒤쥐의 개체수가 상대적으로 적고 포식과 경쟁에 의해 크게 늘어나지도 못한다. 평균적인 보유숙주 전파력이 낮게 유지되는 것이다. 반면, 다양성이 거의 없는 숲이라 해도 흰발생쥐나 뾰족뒤쥐는 반드시 존재하며 개체수가 과도하게 늘어난다. 이놈들이 늘어나면 이들의 피를 빠는 진드기에게 효과적으로 감염이 전파되며, 결국 보렐리아 부르크도르페리가 크게 늘어난다.

이런 통찰을 통해 오스트펠드는 공중보건에 직접적으로 중요한 의미를 갖는 또 한 가지 흥미로운 질문을 떠올리게 되었다. 어떤 조건에서 숲 속의 동물 다양성이 줄어들까? 보다 현실적으로 표현하면 어떤 조림지와 녹지와 공원에서 라임병에 노출될 위험이 가장 클까? 포장도로와 빌딩과 기타 인공물로 둘러싸인 숲은 정도의 차이는 있지만 모두 생태학적으로 고립된 섬과 같다. 이런 숲은 마음대로 드나들기 어렵기 때문에 이곳에 사는 육상동물들의 공동체는 외부와 단절된다. (조류 또한 비슷한 양상을 보이는 경향이 있다.) 하지만 섬이라도 큰 섬에는 일반적으로 작은 섬보다 더 많은 동물종이 산다. 마다가스카르는 피지보다 생물다양성이 높으며, 피지는 트루크 제도(태평양 서부 캐롤라인 제도 중 일부에 해당하는 몇몇 섬들)보다 생물다양성이 높다. 왜 그럴까? 간단히 말하자면 육지의 면적이 넓고 다양한 서식지가 존재할수록 더 많은 종류의 생물이 생존할 수 있기 때문이다. (이런 간단한 대답의 이면에는 수많은 복잡한 요소들이 있다. 이런 요소들을 연구하는 분야를 도서島嶼 생물지리학이라고 한다. 이 학문은 1970년대와 1980년대에 생태학적 사고방식에 지대한 영향을 미쳤기 때문에 릭 오스트펠드에게 친숙하다. 나 또한 친숙한데 1990년대에 이 분야에 관한 책을 한 권 썼기 때문이다.) 이런 원칙을 뉴욕 주 더치스 카운티에 적용하면 큰 규모의 숲보다 작은 규모의 숲이나 조림지에 사는 동물종의 숫자가 더 적을 거라고 예상할 수 있다. 이렇게 동물종의 다양성이 지역에 따라 다를 것이라는 예측을 가설 삼아 실제로 그런지 검증하는 것이 바로 오스트펠드가 하는 일이다. 내가 밀브룩을 방문했을 때, 그는 그런 양상이 실제로 존재한다고 확신했고 제시 브루너가 박사과정 연구를 통해 이 주제를 더 깊이 파고들었다.

시간이 흘렀다. 내가 그를 만난 지 5년 후, 릭 오스트펠드는 20년에 걸친 연구를 근거로 이 문제를 보다 확실히 말할 수 있게 되었다. 이 문제는 라임병에 관한 그의 저서에서 중요한 주제 중 하나다. 일반적인 원칙을 확신하게 되자 그 원칙이 다양한 환경에서 어떻게 작용하는지 보다 잘 이해하게 되었다. 이제 그는 모든 결론을 조건에 따라 주의 깊게 수정했다. 그러나 기본적인 원칙은 명확하다.

더치스 카운티 같은 환경에서 규모가 작은 조림지에는 몇 가지 동물종만 살게 될 가능성이 높다. 그중 하나가 바로 흰발생쥐다. 이 녀석은 새로운 환경에 잘 적응하고 생존력이 강하며, 새끼를 많이 낳고 기회를 잘 포착한다. 흰발생쥐는 틀림없이 그곳에 들어와 살 것이다. 포식자와 경쟁자가 거의 없으므로 개체수는 어느 정도 변동은 있겠지만 평균적으로 높게 유지되며 도토리가 많이 열린 해 뒤로는 몇 년간 여름만 되면 급증할 것이다. 작은 조림지는 하멜른(Hamelin, 독일 북부의 도시로 '피리 부는 사나이'의 전설로 유명하다-역주)의 거리처럼 생쥐들이 득실댈 것이다. 진드기 숫자도 늘어날 것이다. 흰발생쥐는 털에 붙은 유충을 떼어내는 데 서툴기 때문에(주머니쥐나 개똥지빠귀는 물론 줄다람쥐보다도 못하다), 진드기들은 피를 배불리 빨아먹고 많은 숫자가 생존할 것이다. 또한 흰발생쥐는 보렐리아 부르크도르페리의 보유숙주 전파력이 높아 균을 효율적으로 증식시키고 전달하기 때문에 대부분의 진드기들이 감염될 것이다. 동물종의 다양성이 풍부한 큰 규모의 숲이라면 사정이 달라진다. 흰발생쥐는 다양한 포식자와 경쟁자들에 둘러싸여 개체수가 많이 늘지 못한다. 다른 동물은 나선균의 숙주 전파력이 높지 않으며, 굶주린 진드기 유충을 잘 견디지도 못한다. 전체적으로 감염된 진드기 숫자가 줄어드는 것이다.

생태학적 시스템은 복잡하지만 오스트펠드가 저서에서 경고했듯이 라임병에 관한 몇 가지 요점은 단순하다. '우리는 작은 조림지를 산책하는 것이 부근에 있는 광활한 숲속을 산책하는 것보다 더 위험하다는 사실을 안다. 우리는 2년 전에 도토리가 많이 열렸던 떡갈나무 숲속으로 소풍을 가는 것이 도토리가 많이 열리지 않았던 이듬해에 가는 것보다 더 위험하다는 사실을 안다. 우리는 다양한 포유동물과 조류가 사는 숲이 동물종 수가 적은 숲보다 안전하다는 사실을 안다. 우리는 주머니쥐와 청설모가 많이 사는 숲일수록 라임병 위험이 낮다는 사실을 알며, 올빼미나 매나 족제비도 같은 역할을 한다고 생각한다.' 흰꼬리사슴은 어떨까? 관련성이 있는 것은 사실이지만 중요성은 크게 떨어진다. 어떤 말을 들었다고 다 믿을 일은 아닌 것이다.

오스트펠드는 '모든 생명은 서로 연결되어 있다'는 말이 생태학에서 가장 중심이 되는 진실이라고 믿는 사람들도 있다고 덧붙였다. 그렇지 않다. 그건 모호하고 뻔한 소리일 뿐이다. 과학에서 정말 중요한 것은 어떤 동물종이 다른 동물종과 더 밀접하게 연결되어 있으며, 어떻게 변화나 교란이 일어나고, 그 결과는 어떤 것인지 이해하는 일이다.

53

릭 오스트펠드의 팀에서 입증했듯이 라임병에서 가장 중요한 교훈은 건강하고 다양한 생태계보다 파괴되고 분열된 생태계에서 인수공통 감염병이 종간장벽을 뛰어넘을 가능성이 더 높다는 점이다. 또 한 가지 교훈은 오스트펠드의 연구와 별로 관련이 없고, 귀리를 미끼로 사용하는 셔먼 쥐덫 정도로는 해결할 수 없는 것이다. 그것은 보다 기본적인 사실에 기인한다. 바로 보렐리아 부르크도르페리가 세균이라는 점이다.

물론 이 세균은 몇 가지 특이한 점이 있다. 예를 들어 항생제의 공격을 받았을 때 보렐리아 부르크도르페리는 침투 불가능한 방어적 형태, 즉 '구체球體'라는 일종의 낭성囊性 단계로 후퇴하는 것처럼 보인다. 구체는 모든 활동을 중단한 상태로 외부 공격에 매우 저항성이 높으며, 발견하기도 아주 어렵다. 2주간의 표준 아목시실린 또는 독시사이클린 치료를 마치고 완치된 것처럼 보이는 환자의 몸속에도 구체가 남아 있을 수 있으며, 따라서 라임병이 재발할 가능성이 있다. 어쩌면 이런 구체의 존재로 고통받는 환자들과 특이한 주장을 펼치는 의사들과 미국감염병학회가 치열한 논란을 벌이는 '만성 라임병' 증후군이라는 현상을 설명할 수 있을지도 모른다. 물론 그렇지 않을 수도 있고...

보렐리아 부르크도르페리의 구체를 Q열의 원인균인 콕시엘라 버네티의 작은 입자와 혼동하면 안 된다. 콕시엘라 버네티의 작은 입자도 작은 주머니 모양이지만, 이것들은 산들바람에 실려 염소 축사에서 사방으로 감염을 퍼뜨린다. 현재까지는 아무도 라임병이 공기전염된다고 주장하지 않는다. 보렐리아 부르크도르페리의 구체와 콕시엘라 버네티의 작은 입자 사이의 공통점은 항생제의 시대에 세균도 몰래 숨어들어 병을 일으키고, 퇴치하기 아주 어려울 수 있다는 사실을 생생하게 보여준다는 점이다. 이 미생물들은 꼭 바이러스가 아니라도 심하고 치료하기 어려우며 종잡을 수 없는 인수공통감염병의 유행을 일으킬 수 있다는 점을 일깨워준다. 21세기에도 말이다. 그런 생각은 물론 도움이 되지만 두렵기는 매한가지다.

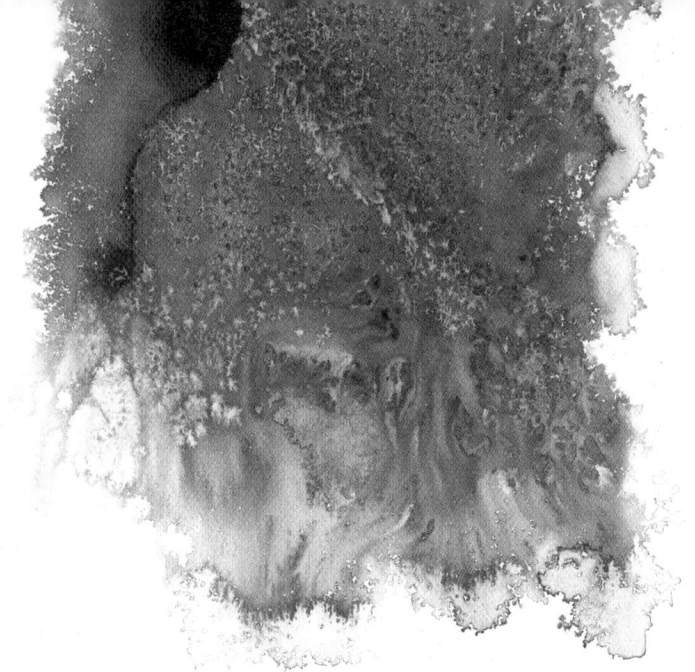

VI

바이러스라는 문제

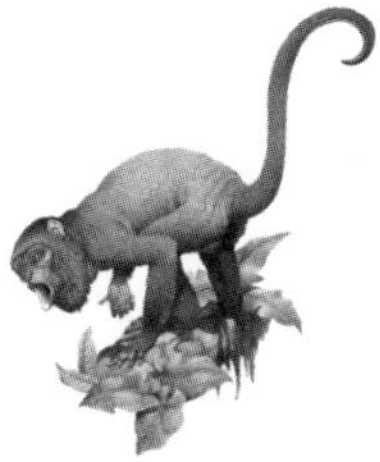

34

바이러스는 20세기가 한참 지날 때까지도 암흑물질이나 행성 X처럼 눈에 보이지 않는 수수께끼였다. 중대한 사건들을 일으켰지만 중성자처럼 밝혀낼 수는 없었다. 안톤 판 레이우엔훅Anton van Leeuwenhoek의 미생물학적 발견이나 200년 후 파스퇴르나 코흐의 세균학적 업적도 바이러스에는 미치지 못했다. 물론 파스퇴르는 질병으로서 광견병을 연구했고 심지어 백신까지 개발했지만 광견병 바이러스 자체를 주목하지는 않았고, 사실 그게 뭔지도 이해하지 못했다. 1902년 윌리엄 고거스 역시 쿠바에 모기 박멸 프로그램을 도입하여 황열을 근절시키면서도 모기들이 옮기는 병원체가 무엇인지 전혀 몰랐다. 눈가리개를 한 사냥꾼이 꽥꽥거리는 소리만 듣고 오리를 쏘는 격이었다. 1918~1920년 독감이 유행하여 세계적으로 5,000만 명이 사망했을 때도 독감 바이러스는 눈에 보이지 않고 확인할 길도 없는 으스스한 암호 같은 존재였다. 바이러스는 광학 현미경으로 볼 수 없었다. 화학적 영양물질 속에서 배양할 수도 없었다. 세균처럼 자기질porcelain 필터로 걸러지지도 않았다. 오로지 짐작할 수 있을 뿐이었다.

왜 이렇게 실체를 붙잡기 어려웠을까? 바이러스가 너무나 작고 단순하면서도 매우 영리하고 예측할 수 없으며, 경제적이고 때로는 극히 미묘한 존재이기 때문이다. 심지어 전문가들조차 바이러스가 생물인가 무생물인가라는 난제 앞에서 의견이 엇갈린다. 생물이 아니라고 해도 최소한 생명 자체의 원리로 통하는 기계론적 지름길이라고는 할 수 있을 것이다. 바이러스는 기생한다. 경쟁한다. 공격하고 방어한다. 살기 위해 투쟁한다. 살아남고, 증식하고, 영원히 후손을 이어간다. 다른 모든 생물과 똑같은 기본적인 명령에 복종하며, 이를 위해 다윈주의적 자연선택에 의해 발달시켜 온 섬세한 전략을 사용한다. 바이러스는 진화한다. 오늘날 지구 상에 존재하는 모든 바이러스는 적자생존에 따라 살아남은 것들로 그들이 하는 일에 더없이 적합한 존재다.

'바이러스'라는 단어는 현재 바이러스학이라고 부르는 학문보다 훨씬 긴 역사를 갖고 있다. 이 말은 '독毒, 식물의 수액, 점액'을 뜻하는 라틴어 'virus'를 그대로 따온 것이다. 이 라틴어는 심지어 '독성 점액'으로 번역된 경우도 있다. 이 단어가 영어에서 병원체라는 의미로 처음 사용된 것은 1728년이지만, 18세기는 물론 19세기가 지나고도 몇 십년간 '바이러스'라는 말은 오늘날 알고 있는 바로 그 존재들뿐 아니라 사실상 모든 감염성 미생물을 지칭하는 모호한 용어로도 사용되었다. 심지어 1940년 맥팔레인 버넷조차 Q열을 일으키는 미생물이 세균이라는 사실을 완벽하게 알고 있었으면서도 일상적인 대화에서는 때때로 '바이러스'라고 지칭했다.

바이러스가 일으키는 질병은 바이러스라는 존재가 밝혀지기 훨씬 전부터 잘 알려졌다. 천연두, 광견병, 홍역 등은 병원체가 무엇인지 모르는 상태에서 수백 년, 아니 수천 년간 인류에게 극심한 고통을 안기며 함께 지내왔다. 인류는 독을 품은 증기와 '부패소腐敗素', 뭔가가 썩으면서 만들어지는 물질과 오물, 가난, 신의 변덕, 사악한 마술, 차가운 공기와 젖은 발 등 다양하고 창의적인 방식으로 급성 질병과 유행병을 이해하려고 노력했지만 오랜 세월이 지난 후에야 감염성 미생물이라는 존재를 발견할 수 있었다. 1840년경 독일 해부학자였던 야코프 헨레Jacob Henle는 너무 작아서 광학 현미경으로는 볼 수 없지만 특정한 질병을 옮기는 유해한 입자(생명체든 물질이든)가 존재한다고 의심했다. 하지만 이 생각은 증거를 제시할 수 없었기에 즉시 받아들여지지는 않았다. 1846년 덴마크의 의사였던 피터 파눔Peter Panum은 스코틀랜드 북부의 외딴 섬인 페로 제도Faroe Islands에서 홍역 유행을 목격하고 이 병이 인간에서 인간으로 전파될 때 노출 후 증상이 나타날 때까지 2주 정도 걸린다는 점을 예리하게 간파했다(현재 잠복기라고 부르는 기간이다). 괴팅겐Gottingen에서 야코프 헨레에게 배운 로베르트 코흐는 이런 관찰과 추론에서 한걸음 더 나아갔다. 1870년대와 1880년대에 걸친 실험적 연구를 통해 탄저병, 결핵, 콜레라를 일으키는 미생물들을 발견한 것이다. 코흐의 발견 뒤로 파스퇴르, 조지프 리스터Joseph Lister, 윌리엄 로버츠William Roberts, 존 버든 샌더슨John Burdon Sanderson 등 많은 과학자들의 발견이 이어지며 전체적으로 질병의 '세균설'이라고 부르는 19세기 말의 혁명적 이론을 위한 경험적 기초가 마련되었다. '세균설'은 사악한 증기, 독毒의 전파, 체액 불균형, 전염성 부패, 마법 등 낡은 개념을 버리고 앞으로 나아가려는 첫 번째 시도였다. 하지만 광견병에 대한 파스퇴르의 명석한 추론을 제외하고, 이들이 연구했던 병원체는 주로 세균이었다.

세균은 종잡을 수 없는 존재는 아니었다. 보통 현미경으로도 볼 수 있었다. 영양분이 풍부한 한천 배지를 담은 페트리 접시(코흐의 조수였던 율리우스 페트리[Julius Petri]의 발명품이다)에서 배양할 수도 있었다. 세균은 바이러스보다 훨씬 크고 이해하기도 쉽다.

그 후 의학이 아니라 농경제학에서 결정적인 통찰이 등장했다. 1890년대 초반, 상트페테르부르크에서 드미트리 이바노프스키Dmitri Ivanofsky라는 러시아 과학자가 당시 제국 내 골칫거리였던 담배 모자이크병을 연구하고 있었다. 농부들은 담뱃잎에 '모자이크' 모양의 반점이 생겨 발육이 저하되고 쪼그라드는 이 병으로 인한 생산성 저하와 퇴치 비용 때문에 고심했다. 초기 연구 결과 이 병은 감염성이라는 사실이 밝혀졌다. 감염된 잎에서 추출한 수액을 통해 식물에서 식물로 전파시킬 수 있었던 것이다. 이바노프스키는 실험을 반복하며 한 가지 단계를 추가했다. 수액을 샹베를랑Chamberland 필터에 통과시켜 보았던 것이다. 샹베를랑 필터는 유약을 칠하지 않은 도기로 만든 기구로 작은 공극이 있어 물에서 세균을 걸러낸다. '담배 모자이크병에 감염된 담뱃잎에서 추출한 수액은 여과한 후에도 감염성이 유지되었다'고 기술한 이바노프스키의 보고서는 오늘날까지도 바이러스의 경험적 정의 중 첫 번째 항목에 올라 있다. 감염성이 있지만 '여과 가능'하다는 말은 크기가 아주 작아 세균은 통과할 수 없는 틈새도 통과한다는 뜻이다. 머지않아 네덜란드의 연구자인 마르티누스 베이제린크Martinus Beijerinck가 독립적으로 같은 결과를 얻은 후 한걸음 더 나아갔다. 즉, 감염된 식물에서 얻은 수액을 여과한 후 희석한 팅크(어떤 물질을 알코올로 추출한 것–역주)로 또 다른 식물을 감염시키는 실험을 통해 수수께끼의 감염성 물질이 희석한 후에도 감염력을 고스란히 유지한다는 사실을 발견한 것이다. 병원체가 독소, 즉 세균이 생산하는 독성 분비물이 아니며, 두 번째 식물의 살아 있는 조직 속에서 스스로를 복제했다는 뜻이었다. 독소는 희석시키면 효과가 감소하며 저절로 동력을 회복할 수 없다. 병원체는 독소가 아니었다. 하지만 여과시킨 수액만 담아 놓은 용기 속에서는 증식하지 않았다. 뭔가 다른 것이 필요했다. 병원체는 식물을 필요로 했다.

이렇게 베이제린크, 이바노프스키를 비롯한 몇몇 사람들의 연구가 쌓여 담배 모자이크병을 일으키는 병원체는 세균보다 작고, 현미경으로 보이지 않으며, 오직 살아 있는 세포 속에서만 증식한다는 사실이 밝혀졌다. 아직 바이러스를 본 사람은 없었지만 기본적인 특징은 밝혀진 셈이었다. 베이제린크는 담배 모자이크 병원체가 액체라고 생각하여 '전염성이 있으며 생명을 지닌 액체contagium vivum fluidium'라고 했다. 하지만 1930년대 전자현미경의 발명을 비롯한 후속 연구에 의해 그렇지 않다는 사실이 밝혀졌다. 바이러스는 액체가 아니라 고체, 즉 아주 작은 입자다.

지금까지는 식물에 관한 이야기였다. 동물에서 처음 발견된 바이러스는 농업 분야에서 또 다른 심각한 문제인 구제역의 병원체였다. 소나 돼지는, 예를 들어 재채기를 통해 구제역 바이러스를 서로 전염시키며, 구제역에 걸리면 죽거나 살처분해야 했다. 1898년 독일 북부의 한 대학에서 근무하던 프리드리히 뢰플러Friedrich Loeffler와 파울 프뢰슈Paul Froesch는 베이제린크와 똑같은 여과 후 희석 기법을 이용하여 구제역 병원체 역시 여과성을 지니고 오직 살아 있는 세포 속에서만 증식한다는 사실을 입증했다. 심지어 뢰플러와 프뢰슈는 이것이 당시까지 발견되지 않은 전혀 새로운 종류의 병원체 중 하나이며, 이들 중 일부는 인간을 감염시켜 천연두 같은 질병을 일으킬 수 있다고 생각했다. 그러나 인간에서 처음으로 바이러스 감염이 밝혀진 것은 1901년의 일로 천연두가 아니라 황열이었다. 윌리엄 고거스가 쿠바에서 모기를 박멸하여 황열이라는 현실적 문제를 해결했던 것과 거의 때를 같이 하여 월터 리드Walter Reed가 이끄는 소규모 미생물학자들이 바이러스 자체를 발견했던 것이다.

그 후 과학자들은 '여과성 바이러스'라는 용어를 사용하기 시작했다. 어설프지만 이전에 사용하던 독성 점액 같은 말보다는 훨씬 정확한 용어였다. 예를 들어, 한스 진서Hans Zinsser는 1934년 의학적 연구와 발견이라는 분야에서 고전적인 연대기로 손꼽히는 《쥐와 이와 역사Rats, Lice and History》라는 저서에서 '소위 '여과성 바이러스'라는 병원체에 관한 연구로부터 큰 용기를 얻었다'고 밝히기도 했다. 진서는 많은 유행병이 '이렇게 미지의 '어떤 것'에 의해 생긴다. 동물의 가장 중요한 질병 중 많은 것들은 물론, 천연두, 수두, 홍역, 볼거리, 소아마비, 뇌염, 황열, 뎅기열, 광견병, 독감까지도 모두 그렇다.'고 썼다. 또한 그는 동물들의 병 중 일부가 인간의 유행병과 겹칠 수도 있다는 사실을 알아차리고 중요한 말을 덧붙였다. '세균성 질병에서 관찰되는 것처럼 인간과 동물계 사이에는 기생 병원체의 활발한 교환이 일어나고 있다.' 진서는 예리한 미생물학자이자 폭넓은 시각을 지닌 사상가였던 셈이다. 바이러스는 최근에야 발견되었지만 그는 무려 80년 전에 이미 바이러스가 인수공통감염병에서 가장 사악한 존재들 가운데 하나일지도 모른다고 생각했던 것이다.

55

시험관 속에서 배양하기가 어렵기 때문에 초기 연구자들은 검사를 통해 바이러스를 찾기 힘들었고 그래서 그 존재를 오랫동안 규명하지 못했지만, 이런 성질은 동시에 바이러스의 가장 중요한 특징에 대한 단서가 되기도 했다. 바이러스는 살아 있는 세포 속에서만 스스로를 복제할 수 있기 때문에 화학적 영양소가 들어 있는 배지에서는 자라지 않는다. 전문용어로는 '절대 세포내 기생체'라고 한다. 바이러스는 크기가 워낙 작아 게놈도 극히 단순하다. 기회를 포착하여 뭔가에 의존해서 살아가는 데 필요한 유전자만 지닌다. 자가복제 장치가 아예 없다. 남에게 빌붙어 사는 것이다. 남의 것을 훔쳐야만 살 수 있다.

도대체 얼마나 작기에? 평균적인 바이러스는 평균적인 세균의 약 1/10 정도 크기다. 과학의 표준측정단위인 미터법으로 표기한다면 대략 구형에 가까운 바이러스의 지름은 약 28나노미터(1미터의 280억분의 1)에서 300나노미터 정도다. 하지만 모든 바이러스가 구형은 아니다. 원통형도 있고, 실 모양도 있으며, 불쾌한 초현대식 빌딩이나 달 착륙선처럼 생긴 것도 있다. 형태가 어떻든 내부 공간은 엄청나게 좁다. 공간이 작기 때문에 아무리 잘 접어넣는다고 해도 게놈의 크기는 제한될 수밖에 없어 작은 바이러스는 3,000개, 가장 큰 놈이라야 겨우 375,000개의 뉴클레오티드로 구성되어 있다. 참고로 생쥐의 게놈은 30억 개의 뉴클레오티드로 이루어진다. 유전자가 하는 일은 바로 단백질을 만드는 것이다. 한 개의 아미노산을 만드는 데 3개의 뉴클레오티드가 필요하며, 평균 250개의 아미노산이 모여 한 개의 단백질이 만들어진다(물론 훨씬 큰 단백질도 있다). 세포나 바이러스 내부에 있는 다른 모든 것들은 이차적으로 만들어진다. 따라서 3,000개의 부호는 물론, 심지어 13,000개(독감 바이러스)나 30,000개(사스 바이러스)의 부호로 된 게놈이라고 해도 매우 개략적인 설계도에 불과하다. 그러나 겨우 8~10개의 단백질을 부호화하는 작은 게놈을 갖고도 바이러스는 교활하고 효과적으로 행동한다.

바이러스 입장에서 가장 기본적인 4가지 과제는 어떻게 다른 숙주로 옮겨갈 것인가, 어떻게 그 숙주의 몸속에서 세포를 뚫고 들어갈 것인가, 어떻게 그 세포의 내부 기관과 자원을 징발하여 자신을 대규모로 복제할 것인가, 그리고 어떻게 그 세포와 숙주를 탈출할 것인가이다. 바이러스의 구조와 유전학적 능력은 이런 과제를 아주 경제적인 방식으로 달성할 수 있도록 되어 있다.

맥팔레인 버넷과 같은 해에 노벨상을 수상한 영국 생물학자 피터 메더워Peter Medawar 경은 바이러스를 '한 개의 단백질로 둘러싸인 나쁜 소식'이라고 정의했다. 여기서 나쁜 소식이란 숙주세포를 이용해 자신을 보호하고 복제하면서, 항상 그런 것은 아니지만 대개 숙주의 몸을 손상시키는 유전물질을 가리킨다. 이 유전물질을 감싸는 단백질 껍질을 캡시드capsid라고 한다. 캡시드는 두 가지 역할을 한다. 바이러스 내부의 유전물질을 보호하고, 바이러스가 세포 속으로 침입하도록 돕는 것이다. 세포 밖에 존재하는 각각의 바이러스 단위체, 즉 한 개의 입자를 비리온virion이라고 한다. 되도록 전문용어는 쓰지 않겠지만 비리온이라는 말은 바이러스 전체와 한 개의 바이러스, 즉 바이러스라는 생물종과 바이러스 입자 한 개를 구분하여 혼란을 피하고자 할 때 유용하다. 또한 캡시드는 바이러스의 외부 형태를 결정한다. 예를 들어 에볼라나 마르부르크병의 비리온은 길다란 실 모양이므로 필로바이러스filovirus*라고 한다. 구형이나 계란형, 나선형, 또는 이십면체** 모양인 바이러스 입자도 있다. 에이즈 바이러스는 공 모양이다. 광견병 바이러스는 총알 모양이다. 에볼라 바이러스와 헨드라 바이러스를 섞어서 접시 위에 올려 놓는다면 연한 케이퍼 소스를 얹은 스파게티처럼 보일 것이다.

또한 많은 바이러스가 단백질뿐 아니라 숙주세포에서 빼앗은 지방 분자, 심지어 복제를 끝내고 탈출하면서 숙주세포의 벽에서 뜯어낸 성분들로 또 하나의 층을 만들어 자신을 둘러싼다. 이 구조를 외피外皮라고 한다. 외피의 바깥쪽을 구식 기뢰의 기폭 장치처럼 바늘 모양으로 뾰족하게 튀어나온 수많은 분자들로 장식하는 바이러스도 있다. 이런

* 'filo-'라는 접두사는 매우 가는 실, 또는 실 모양의 구조물을 가리킨다. -역주

** 20개의 면을 지닌 입체 구조. 벅민스터 풀러(Buckminster Fuller)가 디자인한 축구공을 떠올려보라.

바늘 구조는 바이러스마다 특이한 형태를 갖고 표적세포 표면에 있는 특정 분자에 열쇠와 자물쇠처럼 꼭 들어맞게 되어 있다. 이 구조를 이용하여 바이러스는 우주선이 도킹하듯 표적세포에 달라붙어 안으로 들어가는 통로를 만든다. 바이러스 표면 구조물이 표적세포에 열쇠와 자물쇠처럼 꼭 들어맞아야 한다는 조건 때문에 특정 바이러스는 특정 생물종만을 숙주로 삼을 뿐 아니라, 그 생물의 몸속에서도 신경세포, 위벽세포, 호흡기 상피세포 등 특정 세포를 가장 효율적으로 뚫고 들어간다. 하지만 이런 바늘 구조는 유용한 만큼 바이러스의 약점이기도 하다. 감염된 숙주가 면역반응을 일으킬 때 가장 중요한 표적이 되기 때문이다. 숙주의 백혈구에서 만들어진 항체는 이 구조를 둘러싸 바이러스가 세포 표면에 달라붙는 것을 막는다.

바이러스의 캡시드는 세포벽이나 세포막과 다르다. 겉보기에만 비슷할 뿐이다. 바이러스는 처음부터 부정적인 맥락에서 정의되었는데 (여과되지 않고, 화학적 영양소로 배양할 수 없으며, 살아 있는 생물이라고 할 수 없다), 가장 기본적인 부정적 원칙은 세포가 아니라는 것이다. 바이러스는 세포와 같은 방식으로 기능을 수행하지 않는다. 능력과 약점도 세포와 전혀 다르다. 세균은 세포다. 하지만 바이러스는 세포가 아니기 때문에 세균을 죽이거나 증식을 억제하는 화학물질, 즉 항생제의 영향을 받지 않는다. 페니실린은 세균이 세포벽을 형성하는 과정을 방해하여 효과를 나타낸다. 아목시실린처럼 실험실에서 합성해 낸 유도체도 마찬가지다. 테트라사이클린은 세균이 증식과 복제를 위해 새로운 단백질을 만들어내는 내부 대사를 방해하여 효과를 나타낸다. 하지만 바이러스는 세포벽도 없고 내부 대사도 없으므로 이런 약들이 아무런 효과가 없다.

바이러스 캡시드 내부에는 유전물질 외에는 아무 것도 없다. 동일한 패턴으로 새로운 비리온을 만드는 데 필요한 지침서만 갖고 다니는 셈이다. 이 지침서는 살아 있는 세포의 기능에 끼워넣어야만 실행할 수 있다. 유전물질 자체는 DNA 또는 RNA다. 두 가지 분자는 각기 장단점이 있지만 모두 정보를 기록하고 발현시킨다. 헤르페스바이러스, 폭스바이러스, 유두종 바이러스는 DNA를 갖고 있다. 들어본 사람이 거의 없을 이리도바이러스, 바쿨로바이러스, 헤파드나바이러스(그중 하나가 B형 간염을 일으킨다) 등 6개의 바이러스 과科도 마찬가지다. 기타 필로바이러스, 레트로바이러스(에이즈 바이러스가 여기 속한다), 코로나바이러스(사스), 홍역, 볼거리, 헨드라, 니파, 황열, 뎅기열, 웨스트나일, 광견병, 마추포열, 후닌, 라사열, 치쿤군야, 모든 한타바이러스, 모든 독감 바이러스, 모든 감기 바이러스는 유전정보를 RNA 형태로 저장한다.

DNA와 RNA는 다른 특성을 갖는다. 이에 따라 바이러스 사이에 가장 중요한 차이점이 생겨난다. 바로 돌연변이율이다. DNA는 두 가닥으로 이루어진 분자다. 그 유명한 이중나선이다. 두 가닥이 뉴클레오티드 염기쌍 사이의 특이적 관계(아데닌은 티민과만 결합하고, 시토신은 구아닌과만 결합한다)에 의해 꼭 들어맞게 되어 있기 때문에 자가복제 시 염기배열에 실수가 있어도 대부분 복구된다. 복구 작업을 담당하는 것이 단일 가닥으로부터 새로운 DNA가 생성되는 과정을 촉매하는 DNA 중합효소다. 예를 들어, 아데닌이 잘못된 장소에 놓여 구아닌과 연결되는 경우(*아이쿠, 파트너를 잘못 찾았네!*), 중합효소는 실수를 인식하고 잘못된 염기쌍으로 돌아가 불일치를 교정한 후 하던 일을 계속한다. 따라서 DNA 바이러스는 돌연변이 발생률이 비교적 낮다. 하지만 한 가닥의 분자로 유전정보를 저장하는 RNA 바이러스에는 이런 짝짓기 시스템이나, 중합효소에 의한 검토 및 교정 과정이 없기 때문에 돌연변이율이 때로는 수천 배 더 높다. 흔하지는 않지만 DNA 바이러스 중에도 유전정보를 한 가닥의 DNA에 저장하여 돌연변이율이 높은 것들이 있다. 또한 두 가닥으로 된 RNA를 지닌 바이러스도 있다. 모든 규칙에는 예외가 있는 것이다. 하지만 그렇지 않아도 복잡하므로 소수의 예외는 무시하고 가장 중요한 사실만 한 번 더 반복해보자. RNA 바이러스에서는 엄청나게 많은 돌연변이가 일어난다.

돌연변이는 곧 새로운 유전적 변이를 의미한다. 변이는 자연선택이 작동하는 기본 재료다. 대부분의 돌연변이는 결정적인 기능이상을 일으키므로 유해하다. 돌연변이가 일어난 개체는 진화적으로 막다른 골목에 들어선다. 그러나 때때로 돌연변이가 오히려 유용하고, 적응에 도움이 되는 우연한 행운이 찾아오기도 한다. 돌연변이가 많이 일어날수록 이런 행운이 찾아올 가능성 또한 높아진다. 따라서 RNA 바이러스는 아마도 지구 상에 존재하는 다른 어떤 생물보다 더 빨리 진화할 것이다. 이들이 그토록 빨리 변하고, 예측할 수 없으며, 그토록 많은 문제를 일으키는 이유가 바로 여기에 있다.

피터 메더워의 재치 있는 정의에도 불구하고 모든 바이러스가 '한 개의 단백질로 둘러싸인 나쁜 소식'은 아니다. 최소한 감염된 모든 숙주에게 나쁜 소식은 아니다. 때로는 그저 중립적인 소식이다. '감염' 되었다고 항상 몸에 어떤 손상을 입는 것은 아니다. '감염'이란 단어는 그저 몸속에 어떤 미생물이 들어와 평화롭게 자리를 잡고 사는 상태를 가리킬 수도 있다. 바이러스 입장에서는 숙주가 병에 걸린다고 반드시 뭔가를 얻는 것은 아니다. 바이러스의 관심사는 오직 복제와 전파뿐이다. 물론 바이러스는 세포 속에 들어가 세포의 생리학적 장치들을 이용하여 자신을 복제하고, 심지어 세포를 빠져나올 때 그 세포가 죽을 수도 있지만, 심각한 손상을 입는 세포가 그리 많지 않은 경우도 얼마든지 있다. 바이러스가 숙주의 몸속에서 조용하고 점잖게 살면서 아무런 증상도 일으키지 않은 채 적절한 수준으로 자기복제를 하고 다른 숙주를 감염시키는 경우도 있다는 뜻이다. 예를 들어, 바이러스와 보유숙주가 오래도록 상호관계를 맺고 진화과정 속에서 서로 적응한다면 바이러스는 독성이 줄고 숙주 동물종은 내성이 증가하여 일종의 휴전 상태로 변해가는 경향이 있다. 이것은 부분적으로 보유숙주의 정의이기도 하다. 즉, 증상이 없다는 것이다. 물론 모든 바이러스와 숙주 관계가 이렇게 우호적으로 풀리는 것은 아니다. 이런 관계는 특수한 형태의 생태학적 평형상태라 할 수 있다.

그리고 모든 생태학적 평형상태가 그렇듯, 이런 관계 또한 일시적이고 잠정적이며 불확실하다. 종간전파가 일어나 바이러스가 새로운 숙주 동물종의 몸속에 들어가는 순간 휴전은 깨지고 만다. 내성은 전달되지 않는다. 평형상태는 무너진다. 전혀 새로운 관계가 성립된다. 친숙하지 않은 숙주의 몸속에 자리잡은 바이러스는 무해한 여행객일 수도 있고, 성가신 골칫거리일 수도 있으며, 목숨을 앗아가는 재앙일 수도 있다. 모든 것은 상황에 달려 있다.

56

비공식적으로 헤르페스 B라고 알려진 바이러스*는 1932년 뉴욕 대학 연구실에서 발생한 작은 사고로 인해 갑자기 의학계의 주목을 받기

---

* 보다 정확하게는 CeHV-1, 즉 마카신 헤르페스바이러스 1(Macacine herpesvirus 1)이라고 한다.

시작했다. 윌리엄 브레브너William Brebner라는 젊은 과학자는 소아마비를 연구했다. 이런 연구에는 원숭이가 중요한데 가장 적합한 동물종은 마카카 물라타Macaca mulatta, 즉 세르코피테신 과에 속하는 붉은털마카크원숭이다. 당시는 아직 소아마비 바이러스를 시험관에서 배양하지 못했으므로(결국 배양이 가능해지지만 배지 안에 바이러스의 숙주 역할을 하는 살아 있는 세포가 있어야 한다), 붉은털마카크원숭이는 보통 바이러스 배양기이자 실험동물의 역할을 함께 수행했다. 소아마비는 인수공통감염병이 아니다. 자연적으로는 인간 이외에 어떤 동물종도 이 병에 걸리지 않는다. 그러나 피하주사를 통해 원숭이에서 바이러스가 자라도록 만들 수 있다. 이런 식으로 인공적으로 감염시킨 원숭이에서 바이러스를 채취하여 다른 원숭이의 뇌나 척수에 주사하는 방법으로 계속 원숭이들을 감염시키며 어떤 효과가 나타나는지 관찰할 수도 있다. 그런데 하루는 윌리엄 브레브너가 원숭이에게 물리고 말았다.

심하게 물린 것은 아니었다. 왼손 셋째와 넷째 손가락을 따라 작은 상처를 입었을 뿐이었다. 브레브너는 상처를 요오드액과 알코올로 소독하고 일을 계속했다. 원숭이는 실험실에 갇힌 녀석들이 흔히 그렇듯 성미가 고약했지만 건강하고 정상적으로 보였으므로 브레브너는 녀석의 몸 안에 소아마비 바이러스가 있을 가능성에 대해 그리 걱정하지 않은 것 같다. 얼마 후 그 원숭이는 다른 실험 중에 사망했고 부검은 시행되지 않았다.

3일 후, 브레브너는 물린 자리 주변이 '아프고, 붉어지고, 약간 부어오른' 것을 알아차렸다. 다시 3일이 지난 후 그는 벨뷰 병원Bellevue Hospital에 입원했다. 증상은 느리게 진행되었지만 림프절을 만지면 아프고, 복통이 생겼으며, 양쪽 다리가 마비되고, 소변을 볼 수 없고, 양쪽 팔이 따끔거리며 감각이 없어지더니 고열과 심한 딸꾹질이 나는 식으로 꾸준히 진행되어 2주가 지나자 매우 중한 상태가 돼버렸다. 이윽고 호흡곤란이 생기더니 전신에 청색증이 나타났다. 인공호흡기 치료를 시작했으나 그는 발작을 일으키고 의식을 잃었다. 입과 코에서 쌕쌕거리는 소리와 함께 거품 섞인 체액이 흘러나왔다. 5시간 후 윌리엄 브레브너는 29세의 나이로 세상을 떠났다.

도대체 무엇 때문에 죽었을까? 소아마비였을까? 광견병이었을까? 같은 연구실 소속으로 막 의과대학을 졸업했지만 아주 명석하고 야심 찬 동료 연구원이 브레브너의 부검을 보조한 후, 부검에서 얻은 뇌와 척수, 림프절, 비장 조직을 조사했다. 그의 이름은 알버트 새빈Albert B. Sabin. 수십 년 후 경구용 소아마비 백신의 개발자로 명성을 얻게 되는 바로 그 사람이었다. 새빈의 연구팀은 브레브너의 뇌를 유화액乳化液으로 만들어 원숭이에게 주사했다. 마우스, 기니피그, 개에게도 주사했다. 동물들에게는 브레브너가 겪었던 증상이 전혀 나타나지 않았다. 하지만 토끼에게 주사하자, 같은 증상이 나타났다. 다리를 쓰지 못했으며 호흡부전으로 폐사한 후 검사한 결과 비장과 간의 손상이 관찰되었다. 새빈의 연구팀은 여과법을 이용하여 토끼에서 동일한 경과의 감염을 일으키는 물질을 추출했고 브레브너의 이름을 따서 'B 바이러스'라고 불렀다. 추가 연구 결과, 이것은 헤르페스바이러스의 일종으로 밝혀졌다.

헤르페스 B는 인간에게 드문 감염병이지만 매우 중한 경과를 나타낸다. 최근 획기적인 항바이러스제들이 개발되기 전까지 감염자 사망률이 거의 70퍼센트를 기록했으며, 그 후로도 약 50퍼센트 선에 머물고 있다. 살아남더라도 흔히 신경학적 손상이 남는다. 실험실에서 마카크원숭이를 다루는 과학자와 기사들로서는 직업재해라 할 수 있다.

마카크원숭이에게 이 감염증은 아주 흔하지만 증상은 약간 귀찮은 정도에 그친다. 대부분 원숭이의 입속이나 입 주변에 인간의 단순 헤르페스바이러스 감염과 비슷한 포진이나 궤양이 나타나는 정도다. 원숭이에서 이런 병변은 나타났다 사라지기를 반복한다. 그러나 인간의 헤르페스 B 감염은 전혀 다르다. 브레브너의 사망 이후 수십 년간 42건의 인간 감염이 진단되었는데 모두 과학자나 실험기사 또는 다른 이유로 마카크원숭이와 접촉한 동물 취급자들이었다.

소아마비 백신 연구가 활발하게 진행되던 1950년대에는 인간 감염례가 빠른 속도로 늘어났는데, 아마 연구를 위해 붉은털마카크원숭이를 사용하는 빈도가 급격히 늘어났기 때문일 것이다. 동전의 행진 March of Dimes*이 벌어진 1949년에서 1951년 사이 미국립소아마비재단 National Foundation for Infantile Paralysis에서 후원한 단 한 건의 연구프로젝트에서만 17,000마리의 원숭이가 희생되었다. 재단에서는 수입된 원숭이들을 처리하는 일종의 물류창고를 사우스캐롤라이나 주에 운영했는데, 한 유명한 연구자는 한 마리에 26달러씩 하는 마카크원숭이를 정기적으로 한 달에 50마리씩 자동 배송 주문을 넣기도 했다. 다른 연구자는 물론, 알버트 새빈과 조너스 소크Jonas Salk의 연구실에서조차 얼마나 많은 마카크원숭이들이 '희생'되었는지 아무도 정확히 알지 못한다. 소아마비 백신 개발을 위한 노력이 최고조에 달했던 1957~1958년 사이에 헤르페스 B 감염 발생률 또한 최고치에 달한 것은 분명하다. 대부분 미국에서 발생했으며, 나머지는 캐나다와 영국이었다. 마카카 물라타의 자연 서식지로부터 수천 마일 떨어졌지만 모두 의학 연

---

* 소아마비 퇴치 운동이 열렬한 호응을 받으며 수많은 사람이 10센트짜리 동전을 우편으로 기부한 데서 생긴 명칭. 기부액이 당시 화폐가치로 85,000달러를 넘어 엄청난 성공을 거두었다.

구가 활발했던 지역이다.

1950년대 최고점을 찍은 후 우발적 감염 발생률은 하향세를 탔다. 아마 장갑과 마스크를 착용하는 등 예방조치를 강화하고, 원숭이를 취급하기 전에 마취시키는 방법을 도입했기 때문일 것이다. 그러다 1980년대 들어 마카크원숭이의 사용이 증가하면서 헤르페스 B 발생률은 두 번째로 작은 피크를 기록한다. 이번에는 에이즈 연구 때문이었다. 가장 최근 증례는 1997년 말 애틀랜타의 여키즈 국립 영장류연구소Yerkes National Primate Research Center에서 발생했다. 10월 29일, 포획된 원숭이 사이에서 일하던 젊은 여성의 눈에 붉은털마카크원숭이가 정체불명의 분비물을 철썩 소리가 나도록 집어던졌다. 오줌인지 똥인지 침인지 정확히 아는 사람은 없다. 그녀는 종이타월로 눈을 닦아낸 후 씩씩하게 하던 일을 계속했고, 거의 한 시간이 지나서야 눈을 물로 잠깐 씻어냈다. 하지만 그 정도로는 감염을 막기에 어림도 없었다. 그녀는 경위서도 쓰지 않았다. 열흘이 지나자 눈이 빨갛게 부어올랐다. 그녀는 응급실을 찾아 항생제 안약을 처방받았다. *참 고맙기도 하지.* 염증이 악화되자 이번에는 안과 의사를 찾아갔다. 시간은 자꾸 흘렀지만, 그녀는 다른 안과 의사에게 한 번 더 진찰을 받고서야 헤르페스 B 바이러스 감염이 의심되어 입원했다. 의사들은 강력한 항바이러스제를 쓰기 시작했다. 그 사이에 눈에서 면봉으로 채취한 검체는 상업적 검사기관에서 조용히 어디론가 보내졌다. *신경쓰지 마, 나중에 돌려줄게.* 뒤늦게 검체를 배양한 결과, 일반적인 검사실 기사들이 다루기에 너무 위험하다는 사실이 밝혀졌던 것이다.

젊은 여성은 약간 호전되는 듯하여 퇴원했다. 하지만 다음날 아침 배가 아프고, 소변을 볼 수 없으며, 오른발의 힘이 빠지는 등 증상이 악화되어 다시 입원했다. 그달 말이 되자 발작이 시작되었다. 폐렴이 뒤따랐다. 결국 그녀는 1997년 12월 10일 호흡부전으로 사망했다. 아버지는 감염병 전문의였고, 어머니는 간호사였으며, 여키즈 연구소에는 수많은 헤르페스 B 바이러스 전문가들이 있었지만 현대의학은 그녀의 생명을 구할 수 없었다.

몇몇 사람은 이 불행한 사건을 매우 심각하게 받아들였다. 종간전파 가능성은 낮을지 몰라도(정상적인 상황에서는 매우 낮다), 결과는 결코 가볍게 볼 수 없다. 몇 년 후 영국의 한 '사파리 공원'에서 11마리의 붉은털마카크원숭이가 헤르페스 B 양성 결과를 나타내자 공원 측은 원숭이를 모두 살처분하기로 했다. 논란의 여지는 있지만 영국 위험병원체 자문위원회Britain's Advisory Committee on Dangerous Pathogens에서 에볼라, 마르부르크병, 크림-콩고 출혈열 등 쟁쟁한 스타들과 함께 헤르페스 B를 생물학적 위험수준 4 병원체로 재분류한 지 얼마 안 되는 마당에 다른 선택을 할 수는 없었을 것이다. 법에 따라 수준 4 병원체에 감염된 동물은 BSL-4 밀폐시설(우주복, 삼중 장갑, 기밀문, 기타 모든 시설을 생각할 때 야생동물을 관찰하기 위한 관광지에 썩 어울리지는 않을 것 같다.)에서 취급하거나 살처분해야 했다. 전문 저격수들이 고용되어 22구경 소음 소총으로 하루 만에 사파리 파크에 있던 215마리의 마카크원숭이를 모두 쏘아 죽였다. 2주 뒤 영국 시골에 있는 다른 동물공원에서도 몇 마리가 헤르페스 B 양성반응을 나타내는 바람에 100마리의 마카크원숭이를 살처분했다. 법은 법이었으므로 이제 마카크원숭이는 감염되었든 아니든 썩 좋은 사업 아이템이 되지 못할 판이었다. 이런 처분이 불필요할뿐더러 터무니없다고 생각한 영장류 학자들은 헤르페스 B를 정말로 수준 4로 분류해야 하느냐는 민감한 문제를 들고 나왔다. 그 정도로 위험하지는 않다는 주장을 뒷받침하는 증거들도 있다.

붉은털마카크원숭이가 원숭이 중에서 헤르페스 B의 유일한 숙주는 아니다. 이 바이러스는 인도네시아에 서식하는 긴꼬리마카크원숭이를 비롯하여 아시아 지역에서 다섯 가지 다른 동물종에서도 발견된 바 있다. 그러나 야생 상태에서 붉은털마카크원숭이와 다른 다섯 종의 동물이 사람에게 헤르페스 B 감염을 옮겼다는 보고는 한 건도 없다. 심지어 원숭이들이 사람과 밀접한 접촉을 한 경우도 마찬가지다. 분명히 감염 가능성이 존재하는 것은 사실이기 때문에 이런 현상을 쉽게 설명할 수는 없다. 붉은털마카크원숭이와 긴꼬리마카크원숭이는 대개 사람이나 인공환경을 두려워하지 않고 잘 이용하는 동물이다. 인도, 동남아시아, 인도네시아, 그리고 필리핀에서 인간이 전기톱과 마체테(정글도)를 앞세워 진격해오자 서식지를 잃은 이 원숭이들은 인간 사회의 경계를 넘나들며 먹다 남긴 음식을 주워먹거나, 훔치거나, 구걸하는 길을 택했다. 원숭이들은 음식과 쥐꼬리만 한 아량이 있는 곳이라면 어디서든 산다. 델리에 가면 정부청사 건물의 난간마다 웅크리고 있는 붉은털마카크원숭이를 볼 수 있다. 쿠알라룸푸르에서 얼마 떨어지지 않은 한 대학 기숙사에서는 복도마다 쓰레기를 뒤지는 긴꼬리마카크원숭이들을 볼 수 있다. 힌두교와 불교는 모든 동물, 특히 영장류에게 관대한 태도를 가져야 한다고 가르치기 때문에 마카크원숭이는 서식지 주변 사원들, 특히 숲속이나 숲 가까운 곳에 있는 사원에 떼지어 나타나며 때로는 대담한 행동도 서슴지 않는다.

힌두교를 믿는 지역에서는 원숭이신 하누만Hanuman의 덕을 본다. 불교권, 적어도 일본, 중국, 인도에서는 고대부터 원숭이를 숭배했던 전통이 이어져온다. 도쿄 북부 도쇼구 신사Toshogu Shrine에 있는 유명한 세 마리 원숭이 상(악은 보지도 말고, 듣지도 말고, 말하지도 말라)을 비롯하여 상징적인 예술작품이나 조각에서 확인할 수 있다. 오랜 세월이 흘러 이 지역에서 마카크원숭이는 야생을 벗어나 인간 사회 주변을 떠돌아다니며 사는 신세로 전락했다. 이제 그들은 많은 사원과 성지에서 마스코트가 되었다. 하누만의 제자나 신도神道의 원숭이 신 사노Sanno를 떠올리는 사람들에게 온갖 응석을 부리며 순례자나 관광객이 나누어주는 음식에 의존해서 살아간다.

이런 장소 중 하나가 발리 섬 중부 화산 기슭의 녹지와 세상에서 가장 예절바른 섬의 단정하게 구획된 논 사이에 자리잡은 생게 원숭이숲Sangeh Monkey Forest이다. 사원과 숲을 둘러보기 위해 매달 수천 명의 방문객이 찾아오는 이곳에는 사람들을 졸라 음식을 얻어내려는 200마리의 긴꼬리마카크원숭이가 기다리고 있다. 워싱턴 대학의 인류학자 리사 존스-엥겔Lisa Jones-Engel과 의사이자 그녀의 남편 그레고리 엥겔Gregory Engel이 원숭이에서 유래한 헤르페스 B 바이러스의 인간 노출을 연구할 장소로 생게 숲을 택한 것은 바로 이런 이유에서였다. 이런 환경이 실험실과 매우 다르다는 사실을 알았던 것이다.

발리는 면적으로 제주도의 약 3.5배에 불과하지만 인구는 400만에 육박하여 지구 상에서 가장 인구밀도가 높은 지역에 속한다. 하지만 건물을 계단 구조로 배열하고, 관개시설을 마련하고, 구획정리를 하는 방식이 재치있고 정교하여 인구밀도가 높은 다른 열대지방처럼 답답하고 지저분하다는 느낌이 들지 않고 '우아하게' 붐빈다. 국민의 대부분이 무슬림인 인도네시아에서 힌두교도들이 모여사는 곳이기도 하다. 생게 지역의 작은 숲은 약 6만 평방미터의 활엽수가 마카크원숭이들에게 그늘과 서식지를 제공하지만 먹이는 그다지 많지 않다. 대신 원숭이들은 사원에서 일하는 사람, 관광객, 힌두교 신자들이 던져주는 땅콩, 바나나, 식은 밥, 꽃송이, 기타 음식을 먹고 산다. 숲에 이르는 길에는 기념품과 옷가지, 그리고 원숭이 먹이를 파는 상점들이 늘어서 있다. 원숭이들은 사람이 나눠주는 것을 주저하지 않고 받으며, 심지어 달라고 조르기도 한다. 개체 사이의 공간에 관한 야성적 본능을 잃어버린 것이다. 사업가 기질이 좀 있는 현지 사진사들은 마카크원숭이와 함께 포즈를 취하는 관광객들의 사진을 찍느라 오늘도 바쁘다. '이건 발리에서 찍은 건데 말이야. 원숭이를 머리 위에 올려놓아도 가만히 있더라고. 귀여운 녀석, 그저 스니커즈 초코바 하나만 주면 더 바라는 것도 없어.' 하지만 그 귀여운 녀석들도 때로는 물고 할퀸다.

엥겔과 존스-엥겔 팀은 이곳에서 두 건의 흥미로운 데이터를 수집했다. 첫 번째는 혈액검사를 통해 원숭이 집단을 조사한 것이고, 두 번째는 생게 지역에서 일하는 근로자들을 인터뷰한 것이었다. 이 데이터를 통해 아시아 원숭이와 인간 사이의 종간전파 가능성과 그 범위에 대해 많은 것을 알 수 있다.

연구팀은 38마리의 마카크원숭이에게서 혈액을 채취했다. 28마리는 성체였고, 나머지는 어린 새끼들이었다. 혈청을 분리하여 윌리엄 브레브너를 비롯하여 감염된 실험실 기사들을 대부분 사망에 이르게 했던 헤르페스 B 항체를 검사했다. 놀라운 결과가 나왔다. 생게 지역의 긴꼬리마카크원숭이 성체들은 100퍼센트 CeHV-1 항체를 갖고 있었다. 모든 원숭이가 성체가 되기 전에 감염된 적이 있다는 뜻이었다. 다시 말해 모든 성체가 과거에 바이러스를 지니고 있었거나, 현재 지니고 있다는 것이다(헤르페스바이러스는 장기간 잠복 상태로 있을 수 있으므로 후자의 가능성이 더 높다). 새끼들의 감염률은 이보다 낮았다. 결국 바이러스에 감염되지 않은 상태로 태어나지만 자라면서 성체들과의 사회적 관계를 통해 감염된다고 생각할 수 있다.

연구팀은 이 결과를 인간 조사 결과와 대조하여 바이러스가 종간전파를 일으킬 가능성을 추정해보았다. 인터뷰에 응한 상점 주인, 사진사, 기타 현지인 중 거의 1/3이 마카크원숭이에게 물린 적이 있었다. 긁힌 적이 있는 사람은 40퍼센트에 달했다. 두 번 이상 물리거나 긁힌 사람도 있었다. 연구에서는 현지 근로자들에게 초점을 맞추었기 때문에 잠시 들렀다 떠나는 관광객들이 물리고 긁히는 빈도는 측정하려고 시도조차 하지 않았다. 그러나 생게 지역에서만 원숭이에게 물리는 관광객이 매년 수천 명에 이르리라는 사실은 의심의 여지가 없다. 그리고 생게는 발리 섬에 있는 여러 개의 원숭이 사원 가운데 한 개일 뿐이다. 이런 상황이라면 인간이 헤르페스 B에 감염될 가능성은 엄청나게 높을 것이었다.

하지만 지금까지 알려진 바로 그런 일은 한 번도 벌어진 적이 없다. 엥겔과 존스-엥겔, 그리고 공동저자들은 이렇게 썼다. '발리 섬에서는 원숭이 숲 또는 기타 실험실 외 상황과 연관된 인간 CeHV-1 감염은 단 한 건도 보고된 바 없다.' 수천 번 물리고, 수천 번 긁히고, 수천 번의 기회가 있었지만 인간이 헤르페스 B에 의해 병에 걸린 일은 한 번도 없다(어쨌든 보고된 바로는 그렇다). 여기까지 읽고 이 이야기가 으스스한 수수께끼가 아니라 반가운 소식으로 생각된다면 나보다 낙관적인 사람이다. 그들의 보고서를 다 읽었을 때 나는 여전히 혼란스러웠다. 직접 그들의 얘기를 들어봐야 했다.

57

이 사실을 알기 전에 나는 리사 존스-엥겔과 그레고리 엥겔이 방글라데시 북부의 한 성지에서 원숭이를 포획하는 일을 도와준 적이 있었다. 수르마 강 유역에 있는 실헷Sylhet이라는 도시였다. 방글라데시의 저지대가 끝나고 구릉지형이 시작되는 지역이었다. 구릉지는 북쪽으로 뻗어 거대한 산을 이루고, 그 너머로 아삼 지방과 부탄과 티벳이 이어진다. 실헷은 주도로 약 50만 명의 인구가 숫자를 가늠할 수 없는 다른 영장류와 어울려 사는 곳이다. 신호등 하나 없는 거리를 가득 메운 차들이 끊임없이 어디론가 움직인다. 사정없이 돌진하는 버스들과 슬금슬금 나아가는 승용차들 사이로 천연가스로 움직이는 수많은 초록색 오토바이 택시, 밝게 장식된 채 빼빼 마른 갈색 다리의 고된 노동으로 움직이는 그보다 훨씬 많은 수의 자전거 릭샤들이 서로 먼저 가려고 치열한 다툼을 벌인다. 이른 아침이면 채소를 싣고 시장으로 가는 리어카들이 부산하게 거리를 달린다. 그 와중에도 큰 교차로마다 번쩍이는 유리로 쇼핑센터와 고급 호텔을 짓고 있다. 요컨대 이 도시는 가난한 나라에서 가장 돈이 많고 잘나가는 곳이다. 이런 번영은 이곳 출신으로 영국에서 크게 성공한 이민자들의 투자와 소비에 힘입은 바 크다. 많은 사람들이 다시 고향으로 돌아오거나, 적어도 돈을 송금한다. 듣기로는 런던에 있는 카레 음식점 중 많은 곳이 실헷 출신 방글라데시인 소유라고 한다. 순례 관광 또한 지역경제에 적잖이 도움이 된다. 이곳에는 성지가 많다. 이런 성지들은 방글라데시 전역에서 모여드는 순례자들의 목표일 뿐 아니라 우리가 그곳을 찾은 이유이기도 했다.

실헷에 도착한 날 오후, 샤쉬니피어 마자르Chashnipeer Majar라는 성소를 둘러보았다. 붐비는 주거지역 위로 야트막이 솟은 언덕 꼭대기에 위치한 작은 돔dome 모양의 건축물로, 아래쪽은 콘크리트 담장과 작은 상점들, 거리를 따라 늘어선 특징없는 집들, 구불구불한 골목들로 둘러싸여 있었다. 사원에 이르려면 어지럽게 자란 대여섯 그루의 나무 위로 아치 모양을 이루며 드리운 긴 계단을 올라가야 했다. 죽은 나뭇가지 위에 원숭이들이 자리를 잡고 앉아 주변 가지들을 마구 흔들어대는 모습이 거대한 범선의 삭구(索具) 위에 앉아 있는 미친 선원을 연상케 했다. 사원 주변의 언덕들은 어지럽게 자란 덤불과 쓰레기, 오래 전에 죽은 실헷 사람들의 묘지로 덮혀 있었다. 도시화된 지역 한복판에 고립된 성소는 신록이 우거진 공간이 아니었지만, 거기 사는 야생동물들은 전혀 개의치 않는 듯 했다. 사원의 지붕 위에도, 나무 위에도, 그 아래 늘어선 집들의 지붕 위에도 마카크원숭이들이 있었다. 홈통을 타고 올라가고, 전깃줄을 타고 돌아다니고, 계단 근처를 어슬렁거리고, 난간 위로 걷고, 무덤 사이를 날쌔게 돌아다녔다. 첫 번째 정찰을 마치고 이틀 후, 우리는 이른 아침의 평화를 깨뜨리며 다시 그곳을 찾았다.

원숭이 덫은 조립이 완전히 끝나 준비된 상태였다. 알루미늄 튜브와 나일론 그물망으로 된 정육면체 모양의 우리는 맞춤 제작된 것으로 크기는 옷장만 했다. 문은 멀리서 철사로 조종할 수 있었다. 멀리서 지켜보다 원숭이가 우리 속에 들어갔을 때 철사를 잡아당기면 문이 아래로 내려오면서 닫히는 구조였다. 너무 일찍 잡아당기면 안 된다. 안쪽에 뭐가 있는지 둘러보려고 모험을 감행하는 첫 번째 원숭이를 잡아서는 안 된다. 마카크원숭이를 포획하는 데 가장 좋은 방법은 첫 번째 시도에서 최대한 많이 잡는 것이다. 이 꼬맹이들은 머리가 좋고, 뭐든 쉽게 배우기 때문이다. 일단 동료들이 어떻게 잡혔는지 보고 나면 덫 근처에 얼씬도 하지 않는다. 따라서 철사를 조작하는 사람은 인내심을 발휘하여 최대한 많은 동물이 우리 안에 들어간 순간을 기다릴 줄 알아야 한다.

내가 맡은 일은 사소한 것이었다. 문이 아래로 떨어져 닫히면 재빨리 다가가 원숭이들이 빠져나오지 못하도록 발로 딛고 서는 것이었다. 그 후 가장 어려운 일, 즉 한 놈씩 차례로 텔라졸(Telazol, 수의학에서 사용하는 속효성 마취제)을 피하주사하여 마취시키는 일은 그레고리 엥겔이 맡았다. 히스테리에 사로잡혀 날뛰는 원숭이에게 어떻게 주사를 찔러 넣을까? 이 경우에는 덫의 그물망으로 된 윗부분을 통해 재빨리 허벅지를 찌른다. 방글라데시인으로 연구를 돕는 모하메드 무스타파 피로즈Mohammed Mustafa Feeroz가 앞으로 나서 방어 역할을 담당했다. 피로즈 교수의 학생 4명도 거들었다. 방어는 중요했다. 원숭이들이 갇힌 동료를 구하려고 미친 듯이 날뛰며 달려들 수 있기 때문이다. 마카크원숭이는 작정하고 달려들면 결코 만만치 않은 상대다. 리사 존스-엥겔은 전체 프로젝트를 이끌었지만 여성은 사원에 들어갈 수 없기 때문에 옆에 있는 안뜰에서 여성 조수들과 함께 기다리다가 혈액을 채취했다. 하나, 둘, 셋. 사로잡고, 마취하고, 피를 뽑는다. 이렇게 간단한 일이 있을까? 분명히 말하지만 결코 간단한 일이 아니었다.

덫 속에는 쌀로 만든 뻥튀기와 바나나를 미끼로 넣어두었다. 미끼를 놓아둔 지 불과 몇 분 사이에 몇 마리가 다가와 살피기 시작했다. 덫 위로 올라가고, 안으로 들어갔다 나왔다 했다. 다른 원숭이들은 다가오지 않고 지켜만 보았다. 조금 지나자 저희들끼리 무슨 말을 주고받는지 점점 술렁거리더니 더 많은 원숭이들이 지붕을 뛰어넘어 모여들기 시작했다. 삽시간에 족히 100마리가 넘는 원숭이가 모였다. 하나같이 우리의 존재에 대한 호기심과 미끼를 먹어볼 욕심으로 흥분해 있었다. 우리는 시선을 마주치지 않고 아무렇지도 않게 행동했지만 속으로는 계단이나 경사 등을 염두에 두며 극히 조심스럽게 주변을 서성거렸다. 철사는 피로즈 교수가 쥐고 있었다. 그는 찌가 움직이는 순간을 지켜보는 낚시꾼처럼 참을성 있게 기다렸다. 몸집이 제일 큰 마카크원숭이 몇 마리가 우리 속을 살펴보려고 들어가도 계속 기다렸다. 그중 한 놈, 아놀드 슈왈제네거처럼 덩치가 우람하고 송곳니가 아주 긴 수컷이 무리의 알파인 것 같았다. 놈은 대담했다. 탐욕스럽게 제몫을 챙겼다. 뒤따라 몇 마리가 더 들어갔다. 피로즈는 철사를 잡아당겼다. 문이 아래로 떨어지며 닫히고 슈왈제네거를 비롯한 7마리의 원숭이가 덫에 갇히자 순식간에 아수라장이 돼 버렸다.

58

이쯤에서 한 가지 궁금증이 생길지도 모르겠다. 이슬람 국가에 성스러운 원숭이가 있나? 방글라데시는 인구의 90퍼센트가 무슬림이다. 이슬람교는 우상이나 토템 숭배를 금하지 않나? 원숭이 사원은 힌두교나 불교사원이라야 하는 것 아닌가? 맞다. 하지만 예외도 있다. 실헷을 비롯한 방글라데시 북동부의 수피교(Sufism, 이슬람교의 신비주의 교파–역주) 성지들은 예외다. 샤쉬니피어 마자르는 수피사원이다.

이 지역 수피교의 기원은 700년 전 하즈라트 샤 잘랄Hazrat Shah Jalal이라는 독실한 침략자로 거슬러올라간다. 수피교는 이슬람의 주요 종파인 시아Shia 파나 수니Sunni 파보다 신비주의적이고 심오한 종파다. 전해 오는 이야기에 따르면 샤 잘랄은 360명의 제자로 구성된 군대를 이끌고 멀리 서쪽에 있는 메카를 출발하여 델리를 거쳐 그 땅에 이르렀다고 한다. 당시 실헷은 브라만 왕국이었지만 왕국으로서 힘을 거의 잃은 채 한 족장의 지배를 받고 있었다. 누구에게 이야기를 듣는지에 따라 샤 잘랄이 족장을 굴복시켰다고도 하고, 겁을 주어 쫓아 버렸다고도 한다. 샤 잘랄의 무리 중에는 일종의 풍수지리학자인 샤쉬니피어라는 사람이 있어 수피신자들의 새로운 왕국을 세울 장소를 찾는 임무를 맡았다. 흙이 메카의 성스러운 흙과 조화를 이루는 곳이라야 했다. 실헷이 바로 그곳이었다. 샤 잘랄과 제자들은 실헷에 정착하여 많은 주민들을 수피교도로 교화시켰다. 샤 잘랄은 이 지역을 오랫동안 통치하다 죽어서도 이곳에 묻혔다. 현재 그의 무덤은 도시 북쪽에 자리잡은 커다란 모스크 복합체 안에 있는데 방글라데시 전역에서 찾아온 순례자들의 발길이 끊이지 않는다. 하지만 나는 그곳이 원숭이들도 환영할 것이라고는 믿지 않는다.

그보다 덜 유명한 영웅들의 이름을 따서 만들어진 성소도 많다. 이런 곳들은 흔히 볼 수 있는 이슬람교의 모스크와는 다르다. 성스러운 인물에 대한 깊은 존경을 뜻하는 의미에서 마자르majar라고 하는데, 샤 잘랄처럼 그 인물의 무덤이 같은 장소에 있는 경우도 많다. 이렇게 성인을 추앙하는 행위는 암묵적으로 유한한 존재인 인간을 알라신과 비교한다는 점에서 우상숭배로 해석될 여지가 있기 때문에 수피교의 마자르는 수니파나 시아파의 시각에서 교리에 위배되는 것으로 생각될 수 있다. 이단인 것이다. 남쪽에 위치한 수도 다카에서는 이런 장소를 찾아볼 수 없다.

또한 최근 들어 실헷 지방의 일부 마자르는 또 다른 변화를 맞고 있다. 경작지가 늘어나고 도시화가 진행되면서 서식지가 줄어든 마카크원숭이들이 사원을 보금자리로 삼기 시작한 것이다. 처음에는 음식을 훔치거나 쓰레기를 뒤지는 정도였을 것이다. 그러다가 점차 반쯤 길들여진 상태가 되었다. 어떻게 음식을 구걸하는지부터, 이런 장소를 관리하는 사람들에게 맞추는 법, 참고 견디는 법, 그리고 관심을 즐기는 법을 배워나갔다. 이렇게 하여 샤쉬니피어를 비롯한 마자르들이 원숭이 사원이 된 것이다.

종교적인 이유로 찾아온 사람들은 마카크원숭이를 보고 즐거워하며 먹을 것을 나눠주었고, 자꾸 다시 찾아왔다. 아주 먼 곳에서 많은 사람들이 기도와 연회가 어우러진 축제를 벌이기 위해 오는 경우도 있었다. 마카크원숭이는 신기한 존재였다. 이내 인기가 치솟았다. 동시에 종교시설 입장에서는 더할 나위 없는 사업모델이기도 했다(제 세속적인 영혼을 용서하소서). 순례자들 중에는 자신이 내민 음식을 원숭이가 가져가면 기도가 이루어진다고 믿는 사람도 있었다. 대부분의 이슬람 세계에서는 이런 일들이 신성모독으로 간주될지 모르지만 실헷에서는 성스러운 전통이 된 것이다.

59

무스타파 피로즈는 다카 바로 북쪽 샤바Savar라는 곳에 위치한 자항기르노고르 대학Jahangirnagar University 동물학과 교수다. 상냥한 성격을 지닌 세심한 과학자이자, 수피교도는 아니지만 율법을 철저히 지키는 무슬림이다. 그와 존스-엥겔 박사는 과학적 목적과 동물들이 다치지 않도록 한다는 원칙을 설명하고 샤쉬니피어 마자르에서 원숭이 포획 허가를 신청했다. 허가위원회의 조건은 충족시켰지만 원숭이들의 허가까지 받은 것은 아니었다. 두목과 새끼 딸린 암컷을 포함하여 예닐곱 마리의 동료를 잡아가는 모습을 보자 원숭이들은 우리만 나타나면 분통을 터뜨렸다.

덫에 걸린 놈들은 어쩔 줄 모르며 그물로 된 벽과 천정에 몸을 부딪히다 뒤죽박죽으로 한데 엉켰다. 밖에서는 줄잡아 80마리 정도 되는 마카크원숭이가 나뭇가지와 전깃줄과 지붕에서 내려와 비명을 지르고, 떠들어대면서 우리 주변으로 몰려와 금방이라도 공격할 것처럼 을러댔다. 피로즈와 학생들은 이런 일을 예상하고 커다란 몽둥이를 들고 있었다. 몽둥이를 이리저리 휘두르고 바닥을 두드려대며 큰 소리로 협박하여 원숭이들을 뒤로 물러나게 했다. 나는 원숭이들이 잽싸게 손을 놀려 문을 열지 못하도록 출입구를 발로 꽉 밟았다. 하지만 원숭이들은 쉽게 겁을 집어먹지 않았다. 몽둥이를 재빨리 피하며 뒤로 물러났다가 펄쩍펄쩍 뛰어오르고, 더 큰 소리로 꽥꽥거리며 다시 앞으로 나서는 모습이 '오즈의 마법사'에 나오는 날개 달린 원숭이처럼 끈질겼다. 와중에 그레고리 엥겔은 주사기를 들고 덫으로 다가가 우여곡절 끝에 슈왈제네거의 허벅지에 주사를 찔러넣는 데 성공했다. 시애틀에서 환자를 진료하는 가정의로서는 믿기지 않을 정도로 재빠른 동작이었다.

곧 슈왈제네거의 흉포함이 한풀 꺾였다. 팔다리의 움직임이 어색해지더니 절룩거리기 시작했다. 채 30분이 지나지 않아 게임은 끝났다. 재빠르게 우리 주위를 돌며 엥겔은 다른 녀석들에게 주사를 놓을 기회를 잡으려고 애썼다. 그러나 등 뒤에서 수십 마리의 원숭이가 난리를 치는 와중에 우리 속을 이리저리 뛰어다니는 여섯 마리의 원숭이에게 주사를 놓는다는 것은 쉽지 않은 일이었다. 가까스로 두 마리에게 주사를 놓은 후 그는 다시 텔라졸을 채워넣었다. 원숭이에게 할퀴거나 물리고 싶은 사람은 아무도 없었다. *꼬리를 한 번 잡아봐요! 꼼짝 못 하게 힘껏 잡아당겨요!* 그가 내게 소리쳤다. *젠장, 말이 쉽지.* 나는 어설프게 꼬리를 붙잡으려고 해보았지만 그런 일에는 아마추어에 불과했다. 헤르페스 B에 감염되었을 것이 거의 확실한 동물들의 발톱과 이빨이 난무하는 곳에 손을 내맡기고 싶지는 않았다.

어찌어찌 엥겔은 덫에 갇힌 다섯 마리의 성체 원숭이들에게 모두 주사하는 데 성공했다. 출입구를 열어젖히자 아직 다 자라지 않은 녀석과 새끼 한 마리는 날쌔게 달아났지만 다른 녀석들은 모두 술 취한 것처럼 나가떨어져 있었다.

우리는 녀석들을 더플백에 담았다. *가, 빨리 가!* 엥겔이 소리를 질렸고, 두 명의 학생이 백을 들고 계단을 뛰어내려가 조심스럽게 담장 너머로 건네주었다. 존스-엥겔이 반대편에서 대기하고 있다가 약에 취한 원숭이들을 받았다. 카미즈camise*와 살와르salwar**를 입고 어깨에 베일을 두른 전통적인 방글라데시 복장이었다. 현장에서는 현지인들의 정서를 존중하여 보통 이런 복장을 했다. 지금은 거기에 라텍스 장갑과 수술용 마스크를 착용하고 있었다. 그녀는 원숭이를 옮기는 사람들을 이끌고 눈에 잘 띄지 않는 중정으로 들어섰다. 테이블 위에 면봉과 바이알과 클립보드와 주사기들을 준비해두고 기다리던 여성들이 반갑게 맞아주었다. 데이터 수집이 시작된 것이다.

리사 존스-엥겔은 단호하고 딱 부러지는 성격으로 오랫동안 아시아 지역 영장류를 다뤄본 경험이 있었다. 동물을 사랑했지만 낭만적으로 바라보지는 않았다. 그녀와 조수들이 피를 뽑고 입속을 면봉으로 훑어 검체를 채취하는 동안 남편과 피로즈 교수, 학생들과 나는 두 번째 포획을 위해 사원으로 향했다. 이미 우리의 방법과 불순한 의도를 눈치챈 원숭이들이 어떻게 행동할지 예단하는 것은 위험한 일이었다. 리사는 명령을 내렸다. "그새 원숭이들이 공격 계획을 세운 것 같다면 미련없이 후퇴하세요."

63

"헤르페스 B는 사람들을 공포로 몰아넣었지요." 며칠 후 그녀가 말했

* 서남아시아 여성들의 전통적인 상의. -역주

** 아시아 여성들의 전통 의상인 발목 부분이 조여지는 헐렁한 바지. -역주

다. 다카로 돌아와 또 힘든 하루를 보내고 호텔방에서 그레고리와 나, 이렇게 셋이서 발베니(Balvenie, 싱글 몰트 스카치 위스키의 상표-역주)를 한잔 하던 중이었다. 단호한 어조였다. "헤르페스 B 때문에 원숭이들은 머리가 날아갔어요. 그리고…" 사파리 파크의 살처분과 다른 비슷한 학살을 떠올렸던 것이다. "다 죽었지요. 그런 점에서 헤르페스 B는 에볼라와 비슷해요." 끔찍하고 강력할 뿐 아니라 완전히 잘못 이해되고 있다는 뜻이었다.

물론 헤르페스 B와 에볼라는 전혀 다른 병원체다. 하지만 그녀의 말은 옳았다. 반드시 짚고 넘어가야 할 공통점들이 있다. 두 가지 바이러스는 종종 인간에게 치명적이지만 전파 가능성을 어떤 범위 내에 한정시킬 수 있다면 훨씬 덜 심각할 것이다. 바이러스가 초자연적인 힘을 가진 것은 아니다. 호모 사피엔스는 이들의 종말숙주다. 사람들은 실제 특성을 전혀 모른 채 위험을 비현실적으로 부풀리는 경향이 있다. 에볼라는 악명이 높지만, 헤르페스 B는 거의 알려지지 않았다는 것도 둘 사이의 차이점이다. 원숭이를 다루는 실험실에서 일하거나 사파리 파크를 운영하는 사람 외에는 이름조차 들어 본 적이 없을 것이다.

바이러스에 감염되었더라도 인간에게 전염시킬 가능성이 극히 낮은 이상 죽일 필요는 없는 겁니다. 리사는 주장을 굽히지 않았다. 그리고 불과 2개월 전 프랑스의 한 대학에서 실험용 마카크원숭이를 모두 살처분한 일을 언급했다. 그중 어떤 놈들은 생태학자들의 세심한 배려 속에서 25년간 관찰을 받으며 정을 쌓았다. 이 원숭이 집단은 대단히 흥미로운 행동 패턴을 나타내기도 했다. 국제영장류학회International Primatological Society를 비롯하여 수많은 학회에서 천 명이 넘는 영장류 학자들이 살처분에 반대하는 청원서에 서명을 했다. *이봐요, 이러지 말아요. 당신들은 우리가 얻은 결과가 어떤 뜻인지 정확히 이해하지도*

못하잖아요. 어쨌든 대학 당국은 결정을 내렸고, 8월의 어느 일요일, 과학자와 사육사들이 더 저항에 나서기 전에 마카크원숭이들은 모두 살처분되었다.

사람이 CeHV-1에 감염되면 얼마나 위험한지와는 별개로, 원숭이에서 인간으로 전파될 가능성은 매우 낮은 것으로 나타났다. 발리의 생게 원숭이 숲에서 얻은 연구 결과가 의미하는 것이 바로 그것이다. 리사와 그레고리는 마카크원숭이 집단의 바이러스 감염률이 높고, 사람을 물거나 할퀴는 일도 자주 일어나지만, 헤르페스 B가 전염된다는 증거는 없다는 사실을 밝혀냈다. 발리에서 감염된다면 아예 병원을 찾지 않거나, 소아마비나 광견병 등 다른 질병으로 오인될 가능성은 있다. 생게에서 감염이 발견되지 않고 지나가는 경우가 얼마나 되는지는 리사 존스-엥겔도 알 수 없는 일이다.

그러나 다른 팀에서 거의 10년 전에 발표한 데이터 역시 헤르페스 B가 좀처럼 인간에게 전염되지 않는다는 심증을 뒷받침한다. 그 연구에서는 실험실에서 살아 있는 영장류나 배양된 영장류 세포를 다룬 경험이 있는 과학자나 기사들 321명의 혈액 검체를 조사했다. 대부분 마카크원숭이를 연구한 적이 있는 사람들이었다. 물리거나 할퀴거나 원숭이가 집어던진 배설물을 맞아본 경험이 있는 사람도 많았다. 321명 중 단 한 명도 헤르페스 B에 양성반응을 나타내지 않았다. 바이러스가 쉽게 전염되지 않는다는 사실은 분명하며, 원숭이와 밀접하게 접촉해도 심지어 알아차리기 힘들거나 증상이 없는 감염조차 생기지 않는다는 것 또한 확실했다.

의학적으로 마카크원숭이와 접촉한 사람이 감염된 것은 윌리엄 브레브너를 시작으로 43명의 기록만 있을 뿐이다. 이들이 심각한 경과를 보인 것은 사실이다. 그러나 동일한 기간 동안 야생에서 실험실에

이르기까지, 원숭이 사원에서 페트리 접시에 이르기까지, 긁히거나 물리거나 배설물이 피부에 묻거나 바늘에 찔리거나 오줌이 튀는 수천 수만 건의 밀접한 접촉에도 불구하고 헤르페스 B는 원숭이-사람 사이의 종간장벽을 뛰어넘지 못했다. 왜 그럴까? 분명 이 바이러스는 아직 준비가 되지 않은 것이다.

다르게 표현할 수도 있다. 생태학적으로는 기회가 주어졌지만 아직 그 기회를 붙잡을 정도로 진화되지 않은 것이다. 이 바이러스는 어쩌면 영원히 그 상태에 머물 것이다.

61

샤쉬니피어 마자르에서 포획한 마카크원숭이들의 혈액에서는 헤르페스 B 외에 또 한 가지 바이러스를 검사할 예정이었다. 최근 리사 존스-엥겔의 연구팀은 이 바이러스를 주목하기 시작했다. 나도 야단스러운 이름 때문에 그 바이러스를 좋아한다. 바로 원숭이거품 바이러스simian foamy virus다. 감염된 숙주가 입에 거품을 물고 쓰러진다는 소리는 아니다. 여기서 '거품'이란 이 바이러스에 감염된 숙주세포가 서로 융합하여 제대로 기능을 수행하지 못하는 거대세포를 만드는 경향이 있는데, 이 세포들을 현미경으로 보면 거품처럼 보인다는 뜻이다.

거품이라는 이름이 들어간 바이러스들은 상당히 많다. 모두 레트로바이러스에 속한다. 일부는 소나 고양이, 말을 감염시킨다. 고릴라, 침팬지, 오랑우탄, 개코원숭이, 마카크원숭이, 기타 구세계(Old World, 유럽, 아시아, 아프리카.-역주) 영장류에서도 발견되는데 하나같이 아득한 옛날부터 존재했던 감염증이다. 원숭이 종 하나당 한 가지의 원숭이거품 바이러스가 때로는 3천만 년간 숙주의 몸속에서 공진화한 것으로 보인다. 아마도 척추동물을 감염시키는 것으로 알려진 RNA 바이러스 중 가장 오래된 종들일 것이다. 오늘날 이들이 그토록 양순해 보이는 것도 바로 오래되었기 때문이다. 중앙아프리카에서 활동하는 한 연구팀은 식용으로 사냥한 영장류(맨드릴, 고릴라, 긴꼬리원숭이)로부터 사냥꾼에게로 원숭이거품 바이러스가 전염된다는 증거를 보고했다. 그러나 원숭이거품 바이러스에 감염된 사냥꾼이 실제로 병에 걸리느냐 하는 것은 또 다른 문제다. 그들의 연구에서는 이 부분을 조사하지 않았다. 병이 생긴다고 해도 증상은 매우 서서히 진행되고 알기 어려울 것이다. 에이즈 바이러스도 그렇다. 서서히 진행되고 알기 어려운 증상을 일으킨다. 원숭이거품 바이러스도 에이즈 바이러스처럼 레트로바이러스다. 이런 맥락에서 원숭이거품 바이러스를 주의깊게 지켜볼 필요가 있다고 생각한 과학자는 존스-엥겔뿐만이 아니다.

30년 전, 과학자들은 인간도 우리만의 거품 바이러스를 갖고 있다고 믿었다. 성스러운 원숭이들에게 먹이를 주거나, 마체테로 고릴라 배를 가르다가 감염되는 인수공통감염 말고 원래부터 존재하는 토착형 바이러스가 있다고 믿었던 것이다. 배양세포를 손상시키지만 살아있는 인간에게는 무해한 것처럼 보이는 인간거품 바이러스는 '어떤 병을 일으킬지 찾고 있는 바이러스'라고 불렸다. 그 후 보다 발달된 분자생물학적 방법(가장 중요한 것은 유전학적 염기서열분석)에 의한 연구를 통해 이 바이러스가 침팬지에 고유한 거품 바이러스의 변종일 가능성이 높다는 사실이 밝혀졌다. 어쨌든 리사 존스-엥겔 팀이 관심을 갖는 녀석은 아니다. 그들은 아시아마카크원숭이의 몸에 사는 거품 바이러스에 관심이 있다.

아프리카의 거품 바이러스와 마찬가지로 아시아의 바이러스들도 인간의 몸에 별다른 해를 끼치지 않는 것 같다. 리사는 조금 신중하게 접근했다. "영장류가 원숭이거품 바이러스에 감염되었다고 해서 질병을 앓지는 않아요. 그런데 이 바이러스는 종간장벽을 뛰어넘어 인간을 감염시키고 있지요…" 이런 일이 일어나면 앞으로 어떻게 될지 알기 어렵다. 데이터가 거의 없기 때문이다. "지금까지는 주의깊게 관찰해야 할 사람들이 많지 않기 때문에 이 바이러스가 인간에게 질병을 일으키는지 정확히 알 수는 없어요." 증례도 너무 적고 관찰 기간도 너무 짧았다. 거품 바이러스는 레트로바이러스이므로 인간의 몸속에 오랫동안 잠복해 있으면서 느린 복제 과정을 거쳐 만반의 준비를 갖춘 후 갑자기 은신처에서 튀어나와 상황을 아수라장으로 만들 수도 있다.

엥겔과 존스-엥겔 팀의 연구는 발리의 생게 사원에서 헤르페스 B 바이러스와 함께 원숭이거품 바이러스를 검사하면서 시작되었다. 헤르페스 B와 마찬가지로 거품 바이러스도 원숭이들 사이에 널리 퍼져 있었다. 검사한 마카크원숭이들은 대부분 항체 양성반응을 나타냈다. 역시 헤르페스 B와 마찬가지로 사회적 접촉에 의해 원숭이에서 원숭이로 전파되는 흔한 감염증인 것이다. 그러나 과연 얼마나 자주 인간을 감염시키는 것일까?

원숭이를 사로잡아 검체를 채취한 것 외에도 연구팀은 80명이 넘는 사람의 혈액을 원숭이와 똑같은 방식으로 검사했다. 모든 사람이 음성이었지만 단 한 명, 47세 된 발리 농부만 양성반응을 나타냈다. 이 사람은 생게 인근에 살며 사원을 자주 방문했는데 한 번 원숭이에게 물린 적이 있으며 긁힌 적은 여러 번 있었다. *아니요, 원숭이를 먹은 적은 한 번도 없습니다. 아니요, 애완용으로 기르지도 않아요.* 바이러스가 그의 몸속에 있다면 사원에 있는 공격적인 원숭이로부터 감염된 것은 틀림없었다. 돌이켜보면 80명이 넘는 발리 주민의 검사 결과 가장 특이한 점은 감염된 사람이 농부 한 명뿐이라는 것이다. 그 후 다른 아시아 국가(태국, 네팔, 방글라데시)에서 더 많은 사람들을 검사한 결과, 원숭이거품 바이러스는 생각했던 것보다 훨씬 많은 사람들에게서 발견되었던 것이다.

하지만 이 녀석들이 아무런 병도 일으키지 않는다면 뭐가 문제란 말인가? 물론 아직 알려지지 않은 질병을 일으킬 가능성은 남아 있다. 그 밖에도 엥겔과 존스-엥겔 팀에서 이 바이러스를 연구하는 데는 또 한 가지 이유가 있다. "그건 일종의 표지자죠." 그레고리가 말했다. "종간전파의 표지로서 연구하는 겁니다." 리사가 덧붙였다. 한 인간 집단에서 원숭이거품 바이러스가 존재한다면 다른 종류의 종간감염이 일어났을 가능성도 있다는 뜻이다. 원숭이거품 바이러스가 생게와 같은 장소에서 인간에게 먹이를 구걸하는 마카크원숭이로부터 어떤 사람, 또는 몇몇 사람, 또는 수천 명에게 전파되었다면 다른 바이러스도 충분히 그럴 가능성이 있다. 아직 그런 바이러스의 존재나 그로 인한 결과가 알려진 바는 없지만 말이다.

"그게 뭐가 중요하죠?" 내가 물었다.

"다음번 대유행을 일으킬 바이러스가 무엇인지 찾고 있기 때문이죠." 그녀가 대답했다.

62

다음번 대유행은 전 세계 질병과학자들이 종종 입에 올리는 주제다. 그들은 항상 여기에 대해 생각하고, 말하고, 질문을 받는 데도 익숙하다. 사실 이제 판에 박힌 느낌마저 든다. 가장 최근에 일어난 대유행은 에이즈인데 아직 진행 중이기 때문에 최종적으로 얼마나 큰 유행인지(피해의 정도와 범위) 예측조차 할 수 없다. 이미 2,900만 명이 사망했고, 현재 3,300만 명이 감염되어 있지만 끝날 기미가 보이지 않는다. 소아마비도 엄청난 유행병이었다. 적어도 이 병으로 다리를 절게 된 사람이 역경을 딛고 대통령까지 오른 일로 유명해진 미국에서는 그랬다. 최악의 유행이 일어났던 해에는 수십만 명의 어린이가 이 병으로 죽거나 불구가 되었으므로, 사람들은 갑자기 자동차 전조등에 노출된 사슴처럼 소아마비 외에는 아무런 생각도 할 수 없었다. 이로 인해 대규모 의학연구에 자금을 조달하는 방식, 연구를 수행하는 방식에 근본적인 변화가 일어났다. 그러나 20세기에 일어났던 가장 큰 유행은 1918~1920년 사이에 유행했던 독감이었다. 그전에 북미 대륙 원주민에게 일어났던 가장 큰 유행은 1520년 스페인에서 유입되어 코르테즈의 멕시코 정복을 도왔던 천연두였다. 200년 전 유럽으로 눈길을 돌리면 선페스트였을 가능성이 높은 흑사병이 있다. 페스트 균 또는 다른 수수께끼의 병원체(최근 몇몇 역사가들이 주장하듯)라는 설이 분분하지만 그 규모에 대해서는 이견이 있을 수 없다. 1347~1352년 사이에 유럽 인구의 30퍼센트 이상이 흑사병으로 사망했다고 추정된다.

여기서 얻을 수 있는 교훈이 있다. 인구가 한창 증가할 때 인구밀집지역이 새로운 병원체에 노출되는 경우 대유행이 일어나는 것은 시간문제일 뿐이다. 대유행은 전부는 아니지만 대부분 바이러스에 의해 일어났다는 점에 주목하자(흑사병은 예외다). 우리는 치명적인 세균의 위험을 크게 감소시키는 항생제를 쉽게 구할 수 있으므로, 다음번 대유행도 바이러스에 의해 일어난다고 예측하는 편이 합리적일 것이다.

왜 어떤 바이러스 질병은 크게 유행하고, 어떤 질병은 전 세계를 집어삼키며, 또 어떤 질병은 간헐적으로 유행하거나 큰 피해를 일으키지 않고 그냥 지나갈까? 바이러스의 두 가지 측면을 고려해야 한다. 전파력과 독성이다. 이 두 가지는 속도와 질량처럼 바이러스 감염의 운명을 결정짓는 가장 중요한 파라미터다. 몇 가지 다른 인자들과 함께 모든 유행병의 최종 결과를 확정짓는다. 두 가지 모두 불변의 상수常數는 아니다. 매번 다르며 상대적이다. 이 요인들은 바이러스와 숙주, 그리고 더 넓은 세상 사이의 연관성을 반영한다. 미생물뿐만 아니라 감염을 둘러싼 모든 상황을 측정하는 것이다. 전파력과 독성, 그것은 바이러스 생태학에 있어 음양의 이치와 같다.

바이러스가 생존하려면 복제와 전파가 필요하다는 단순한 사실과 전파력에 대해서는 앞에서 언급했다. 복제는 살아 있는 숙주세포에서만 일어난다는 것도 설명했다. 전파란 한 가지 숙주에서 다른 숙주로 옮겨가는 것이므로, 전파력이란 전파를 일으키기 위한 여러 가지 속성을 한데 묶어 이르는 말이다. 바이러스 입자들이 스스로 숙주의 목이나 콧속에 집중적으로 모여살면서 그곳을 자극하여 기침이나 재채기를 일으키고, 거기에 실려 밖으로 쏟아져 나올 수 있을까? 일단 생체 밖으로 나오면 다만 몇 분이라도 건조한 환경이나 자외선을 견딜 수 있을까? 콧속, 목, 눈 등 다른 점막 위에 내려앉아 새로운 숙주의 몸속으로 침투하고, 세포에 달라붙은 후 속으로 들어가 새로운 복제를 시작할 수 있을까? 이런 일이 모두 가능하다면 그 바이러스는 전파력이 매우 높다. 숙주에서 다른 숙주로 공기전염이 가능하기 때문이다.

다행히 모든 바이러스가 이런 능력을 갖는 것은 아니다. 에이즈 바이러스가 이런 능력을 갖고 있다면 우리는 진작에 죽었을지도 모른다. 광견병 바이러스가 이런 능력을 갖고 있다면 지구 상에서 가장 무서운 바이러스가 될 것이다. 독감은 공기전염이 가능하기 때문에 새로운 균주가 나타나면 불과 며칠 내에 전 세계로 퍼질 수 있다. 사스 바이러스도 호텔 복도의 공기 속을 떠다니고, 비행기 객실 속을 돌아다니며 같은 방식으로 퍼졌다. 2003년 유행 시 과학자들을 공포에 몰아넣은 것은 사스 바이러스가 높은 치사율과 함께 공기전염되기 때문이다. 그러나 다른 바이러스들은 각자의 장단점에 맞춰 각기 다른 전염 경로를 갖는다.

구강-대변 경로는 역겹지만 매우 흔한 전파방식이다. 이 방식이 효과적인 이유는 숙주(인간 포함)가, 특히 매우 많은 개체가 좁은 곳에 모여 사는 경우, 집단 내 다른 개체의 배설물로 오염된 음식이나 물을 먹어야만 하는 경우가 종종 있기 때문이다. 이런 전염병은 우기雨期에 난민캠프에서 어린이들이 탈수로 사망하는 흔한 원인이다. 입으로 들어간 바이러스는 위나 장에서 증식하여 증상을 일으킨 후 항문으로 쏟아져 나온다. 신체 다른 부위로 퍼지기도 한다. 이런 바이러스들에게는 설사야말로 효과적인 전파 전략이다. 이런 방식으로 전파되는 바이러스는 너무 절박해서 오염된 물이라도 먹으려는 사람이 나타날 때까지 하루 이틀 정도 더러운 물 속에서 버텨야 하므로 환경에 견디는 힘이 강하다. 소아마비를 비롯하여 약 70종의 바이러스를 포함하는 엔테로바이러스 속屬은 하나같이 이런 식으로 인간의 장을 공격한다. 엔테로바이러스는 대부분 인수공통감염이 아니라 인간 감염만 일으킨다. 인간 사회만 해도 이미 붐비기 때문에 생존을 위해 다른 동물숙주를 찾아야 할 필요가 없는 것이다.

혈액 매개성 바이러스는 전파 과정이 복잡하다. 보통 제3의 매개체가 필요하다. 우선 바이러스가 숙주의 혈액 속에서 대량으로 복제되어 심한 바이러스혈증(피 속에 바이러스가 우글거린다는 뜻이다)이 일어나야 한다. 또한 매개체(피를 빠는 곤충이나 기타 절지동물)가 먹을 것을 찾아 숙주를 물고 피를 빠는 과정에서 혈액과 함께 바이러스를 삼킨 후 다른 곳으로 옮겨주어야 한다. 또한 매개체 자체가 적절한 숙주가 되어 그 몸속에서 바이러스가 더 많이 증식을 일으키고 수많은 바이러스가 매개체의 주둥이 근처로 이동하여 방출될 준비를 갖추어야 한다. 또한 매개체는 다음번 숙주의 피를 빨 때 혈액 응고 방지 효과가 있는 침과 함께 그 동물의 몸속으로 바이러스를 주입해야 한다. 황열, 웨스트나일, 뎅기열 바이러스는 이런 식으로 전파된다. 이 방법에는 장단점이 있다.

단점은 바이러스가 매우 다른 두 가지 환경, 즉 척추동물의 혈액과 절지동물의 소화관이라는 환경에 적응해야 한다는 점이다. 한쪽에서 잘 통하더라도 다른 쪽에서는 전혀 통하지 않을 수 있으므로 바이러스는 유전학적으로 양쪽 환경에 모두 대비해야 한다. 장점은 매개체를 통해 바이러스가 갈망해 마지않는 새로운 숙주를 찾아 아주 먼 거리까지 이동할 수 있다는 점이다. 재채기를 통해 전파되는 바이러스는 바람이 불어가는 방향으로만, 그나마 마구잡이로 이동하는 반면 모기는 바람의 방향 따위에 관계없이 정확히 희생자를 찾는다. 매개체 전파 방식이 효과적인 이유가 바로 여기에 있다.

또한 혈액 매개성 바이러스는 피하주사나 수혈을 통해서도 새로운 숙주에게 전파된다. 하지만 이런 경로는 오랜 세월 동안 진화에 의해 형성된 바이러스의 전략에 최근 들어 우연히 덧붙여진 것이라고 할 수 있다. 에볼라와 에이즈 바이러스는 전혀 다른 특징과 전혀 다른 적응 전략을 갖지만 두 가지 모두 바늘을 통해 효과적으로 전파된다. C형 간염도 마찬가지다.

에볼라의 경우 인간 사이의 전파는 한 사람이 다른 사람을 간호할 때처럼 밀접하게 접촉하는 상황에서 혈액을 통해 일어난다. 예를 들어 콩고에서 환자들을 보살피던 간호사가 손이 터서 조그맣게 갈라진

틈이 생겼다면 불과 몇 분간 진료실 바닥에 떨어진 혈성 설사를 닦아 내는 것만으로도 감염될 가능성이 충분하다. 하지만 이런 방식은 적어도 바이러스 입장에서는 예외적인 것이다. 에볼라 바이러스의 경우 보유숙주인 동물종(아직 모르지만 그 동물이 무엇이든) 내에서 개체 사이에 전파되는 것이 일반적인 전파방식이다. 이렇게 일반적인 전파를 통해 바이러스는 끊임없이 집단을 유지한다. 예외적인 전파를 통해서는 엄청난 수준의 복제가 급속도로 진행되고 수많은 희생자를 낳지만 얼마 못 가 막다른 골목에 도달하고 만다. 아프리카 지역에 산재한 수많은 진료소에서 피 묻은 걸레나 재사용된 바늘을 통해 인간 사이에 전파되는 방식은 에볼라 바이러스 입장에서 장기 생존 전략이 될 수 없다. 그것은 적어도 지금까지는 에볼라의 유구한 진화 역사 속에서 거의 중요하지 않은 우발적 사건일 뿐이다.

에볼라의 경우 일반적 전파는 반드시 혈액이 매개될 필요도 없다. 입증되지는 않았지만 많은 사람들이 그렇게 생각하는 것처럼 바이러스가 중앙아프리카 정글에 사는 과일박쥐류의 몸속에 존재한다면, 짝짓기, 새끼가 젖을 빨 때, 성체들끼리 서로 털을 다듬어줄 때, 서로 얼굴에 숨을 내뿜거나, 물거나 할퀴거나, 기타 다른 형태의 밀접한 접촉을 통해 박쥐에서 박쥐로 전파될 수도 있다. 물론 현재 연구 수준에서는 단지 추측할 뿐이다. 한 마리의 박쥐가 배설한 오줌 한 방울이 다른 박쥐의 눈에 들어가서? 과일을 나눠먹을 때 묻은 침을 통해? 박쥐의 몸에 기생하며 피를 빠는 곤충을 통해? 박쥐의 침이 묻은 과일은 침팬지나 고릴라가 에볼라에 전염되는 이유에 대한 설명이 될 수 있다. 박쥐의 몸에 기생하는 벌레로는 그런 방향으로 특별히 진화해 온 시멕스 에볼렌시스(Cimex ebolaensis, 빈대와 비슷하다)가 있다. 하지만 모두 추정일 뿐이다. 어쩌면 나중에 에볼라는 아프리카 꿀벌의 자연적 감염이며, 벌이 꽃에 내려앉을 때 꽃가루에 바이러스가 묻고, 과일과 함께 이 꽃을 먹는 과일박쥐류가 고릴라, 침팬지에게 전파한다고 밝혀질지도 모른다. 에볼라가 꽃가루처럼 흩뿌려져 있는 꽃이라니 멋진 아이러니지만 이것은 아무런 근거 없는 상상에 불과하다.

성적접촉을 통한 전파는 외부 환경을 견디는 힘이 약한 바이러스에게 좋은 전략이다. 밖으로 나갈 필요가 없기 때문이다. 햇빛이나 건조한 공기에 전혀 노출되지 않는다. 바이러스들은 생식기관과 점막 표면을 덮은 섬세한 숙주세포 사이의 직접적이고 밀접한 접촉을 통해 몸에서 몸으로 전파된다. 이런 표면 사이의 마찰(단순히 누르는 것이 아니라)은 틀림없이 도움이 될 것이다. 따라서 성적접촉을 통한 전파는 바이러스가 건조한 조건이나 햇빛을 견뎌야 할 위험을 줄이는 보수적인 전략이다. 하지만 역시 단점은 있다. 전파 기회가 적다는 것이다. 성적으로 가장 문란한 인간도 호흡하는 횟수만큼 성교를 할 수는 없다. 따라서 성적접촉으로 전파되는 바이러스들은 인내심이 강하다. 오랜 잠복기를 버티면서 가끔 모습을 드러내거나(헤르페스), 결정적인 시점에 이를 때까지 매우 천천히 증식하기도 한다(에이즈 바이러스나 B형 간염). 바이러스가 숙주 몸속에서 오랫동안 견디면서 시간을 버는 사이에 성적인 접촉이 일어나면 다른 숙주의 몸으로 전파된다.

또 한 가지 느리고 조심스러운 전략이 있다. 수직전파, 즉 모체에서 새끼로 전파되는 것이다. 이런 전파는 임신 중, 출산 중, 또는 포유동물에서 새끼가 젖을 빨 때 일어난다. 에이즈 바이러스는 태반을 통해 모체에서 태아로 전파된다. 산도나 모유를 통해 신생아에게 전파되기도 한다. 그러나 항상 필연적으로 전파되는 것은 아니며, 의학적 예방조치를 통해 전파 가능성을 크게 낮출 수 있다. 풍진(독일 홍역)은 공기전염되기도 하지만 수직전파될 수도 있다. 후자의 경우 태아가 유산되거나 심장질환, 실명, 청각소실 등 심각한 손상을 입을 수 있다. 풍진 백신이 개발되기 전에는 어린 소녀들이 가임 연령에 이르기 전에 일부러 풍진에 걸릴 것을 권고하기도 했다. 풍진은 가벼운 병이라 앓는다 해도 큰 문제가 없고, 앓고 나면 영구적으로 면역이 생기기 때문이다. 하지만 엄격하게 진화적인 측면에서 본다면 수직전파는 풍진 바이러스가 장기적인 성공을 도모할 수 있는 전략이 아니다. 사산된 태아나 앞이 보이지 않는 데다 심장병까지 있는 유아는 에볼라 바이러스에 감염된 콩고의 간호사처럼 바이러스 입장에서 막다른 골목이 되기 십상인 것이다.

공기전파, 구강-대변전파, 혈액전파, 성적전파, 수직전파, 또는 광견병처럼 다른 동물을 물 때 침 속에 섞여 전파되는 데 이르기까지 바이러스가 어떤 전파방식을 선호하든 이런 요인이 독립적으로 존재할 수 없다는 사실은 불변의 진리다. 전파방식은 생태학적 음과 양의 조화에서 반쪽일 뿐이다.

63

나머지 반쪽은 독성이다. 독성은 좀 더 복잡하다. 사실 독성이란 어떻게 보느냐에 따라 달라지는 상대적 개념이기 때문에 전문가 중에는 이 용어를 아예 쓰지 않는 사람도 있다. 이들은 '병원성'이라는 용어를 선호한다. 병원성은 미생물이 질병을 일으키는 능력을 뜻한다는 점에서 거의 동의어같지만 반드시 그렇지는 않다. 독성이란 그런 질병을 측정 가능한 정도, 특히 다른 균주나 비슷한 병원체의 다른 종과 비교해서 측정한 정도를 말한다. 바이러스라는 말은 라틴어 어원상 '독성 점액'이라는 뜻이므로 바이러스가 독성이 강하다는 말은 거의 동어반복 같지만, 독성이라고 얘기할 때 주된 관심사는 얼마나 유해한지에 있다. 특정 숙주 내에서 특정 바이러스의 독성은 숙주와 바이러스 사이의 진화 역사와 관련이 있다.

그게 정확히 무슨 뜻일까? 설명하기가 조금 복잡하긴 하다. 하지만 독성이라는 주제에 관해 전해오는 오래된 원칙은 들어본 사람이 많을 것이다. 성공적인 기생체가 되려면 가장 중요한 원칙이 무엇일까? 절대로 숙주를 죽이지 말라는 것이다. 어떤 의사학자醫史學者는 이 개념의 기원이 파스퇴르까지 거슬러 올라간다고 주장한다. 파스퇴르의 관점에서 가장 '효율적인' 기생체는 '숙주와 조화롭게 사는' 것이므로, 잠복성 감염이야말로 '이상적인 기생 형태'로 간주되었다. 한스 진서 역시 《쥐와 이와 역사》에서 똑같은 개념을 주장하며 특정한 기생체와 숙주가 장기적으로 상호 연관되는 경우, 진화적 적응에 의해 '침입자와 침입당한 자 사이에 보다 완벽한 상호내성'이 형성되는 경향이 있다고 설명한다. 맥팔레인 버넷도 이런 관점에 동의한다.

> 일반적으로, 두 가지 생물이 숙주-기생체 관계를 맺는 경우, 기생 동물종의 생존은 숙주를 파괴하는 것이 아니라 성장하고 증식하는 데는 충분하지만 숙주를 죽이는 데는 충분하지 않은 정도로 숙주의 자원을 이용하는 균형상태를 달성할 때 가장 안전하게 보장된다.

언뜻 생각하기에 논리적인 것 같지만 이 말은 아직도 도그마로 받아들여지는 경우가 많다. 적어도 기생체의 진화를 공부할 기회가 없었던 사람들에게는 그렇다. 진서나 버넷도 이런 생각을 완전히 지지하지는 않았다. 분명 그들은 이 '법칙'이 중요하고 흥미로운 예외들이 존재하는 일반화일 뿐이라고 생각했다. 아주 성공적인 바이러스 중에도 숙주를 사망에 이르게 하는 것들이 있다. 사망률이 99퍼센트에 이를 뿐더러 오랜 세월에 걸쳐 계속 그 수준을 유지하는 바이러스도 있다. 그런 게 어디 있느냐고? 광견병 바이러스가 그렇다. 에이즈 바이러스도 그렇다. 바이러스가 숙주를 죽이느냐, 그렇지 않느냐보다 더 중요한 것은 **언제** 죽이느냐이다.

역사가인 윌리엄 맥닐은 1975년 발표된 기념비적 저서 《흑사병과 민족들Plagues and Peoples》에서 이렇게 썼다. '숙주를 빨리 사망에 이르게 하는 병원체는 스스로 위기를 맞는다. 새로운 세대를 이어가기 위해 보다 자주, 보다 빨리 새로운 숙주를 찾아내야 하기 때문이다.' 맥닐이 옳다. 여기서 가장 중요한 단어는 '빨리'다. 타이밍이 모든 것을 결정한다. 숙주를 느리게, 그러나 냉혹하게 죽이는 병원체는 그런 위기를 겪지 않는다.

전파력과 독성 사이의 이런 역동적인 상호작용에서 균형점은 어디일까? 경우에 따라 다르다. 감염시킨 모든 숙주를 가차없이 죽여버리는 바이러스도 숙주가 죽기 전에 새로운 숙주로 옮겨갈 수만 있다면 장기간 성공적으로 세대를 이어갈 수 있다. 광견병은 감염된 동물의 뇌로 들어가 이런 목적을 달성한다. 광견병의 숙주는 대개 개나 여우, 스컹크, 또는 날카로운 이빨로 다른 동물을 무는 육식동물이다. 광견병 바이러스는 이들의 뇌로 들어가 공격적인 행동을 유발한다. 숙주는 미쳐 날뛰며 눈에 보이는 것들을 닥치는 대로 물어뜯는다. 그 사이에 바이러스는 뇌뿐만 아니라 침샘으로도 이동한다. 침을 통해 새로운 희생자의 몸속으로 들어가려는 것이다. 결국 숙주가 광견병으로 죽거나, 애티커스 핀치Atticus Finch *의 총에 맞아 죽더라도 바이러스는 새로운 숙주를 전염시키는 데 성공한다.

때때로 소나 말에게도 광견병이 생긴다. 이런 이야기를 자주 듣지 못하는 까닭은 초식동물들은 미쳐 날뛰더라도 다른 동물을 물어 감염을 전파시키는 일이 드물기 때문이다. 광견병에 걸린 불쌍한 소는 큰 소리로 애처롭게 울부짖으며 벽을 들이받기는 해도, 길 옆에 숨어 있다 으르렁거리거나 사람을 무는 경우는 거의 없다. 아프리카 동부에서는 간혹 낙타들 사이에 광견병이 유행하는데 이때는 유목민들에게 심각한 문제가 될 수 있다. 낙타는 사람을 무는 습성으로 유명하기 때문이다. 최근 우간다 북동부 접경지역에서 전해진 뉴스에 따르면 광견병에 감염된 낙타 한 마리가 미친 듯이 날뛰며 '죽을 때까지 펄쩍펄쩍 뛰어오르며 다른 동물들을 물어뜯었다.' 수단에서 전해진 뉴스에 따르면 광견병에 걸린 낙타들은 쉽게 흥분하여 때로는 무생물을 공격하거나 자기 다리를 물어뜯는다고 한다. 이런 행동은 큰 해가 되지는 않겠지만 바이러스의 의도를 분명히 드러낸다. 심지어 광견병에 감염된 인간도 극심한 고통에 시달리다 막바지에 이르면 다른 사람이나 동물을 물어 바이러스를 전파시킬 가능성이 있다. 세계보건기구에 따르면 지금까지 이런 증례가 확인된 적은 없지만 때때로 예방조치를 취해야 하는 경우는 있다. 몇 년 전 캄보디아에서 한 농부가 광견병에 걸린 개에게 물린 후 발병한 일이 있었다. 마지막 단계에서 농부는 환각 상태에 빠져 경련을 일으키더니 더 기막힌 증상을 나타냈다. 그의 아내는 이렇게 회상했다. '이 양반이 글쎄 개처럼 짖는 거예요. 체인으로 묶어서 가둬둘 수밖에 없었죠.'

HIV, 즉 에이즈 바이러스도 광견병과 마찬가지로 거의 예외없이 숙주를 죽인다. 항레트로바이러스 병합요법이 개발되기 전 끔찍했던

---

* 하퍼 리의 소설《앵무새 죽이기》에 나오는 정의로운 변호사.-역주

시기에 가장 치명적인 HIV-1을 떠올려보면 쉽게 이해할 수 있다. 아직도 그럴 가능성이 있다(시간이 말해줄 것이다). 일부 에이즈 환자는(비용이 많이 드는 병합요법을 받을 여유가 있는 사람들) 사망에 이르는 속도를 상당히 늦출 수 있었지만 바이러스 자체가 부드러워졌다고 주장하는 사람은 없다. 에이즈 바이러스는 원래 특성상 매우 느리게 행동하는 병원체다. 그래서 이름도 렌티바이러스(lentivirus, 라틴어로 lentus는 느리다는 뜻)다. 여기 속하는 비스나 바이러스visna virus, 고양이 면역결핍 바이러스feline immunodeficiency virus, 말 감염성빈혈 바이러스equine infectious anemia virus도 굼뜨기로 유명하다. 에이즈 바이러스는 감염된 사람의 혈액 속을 10년간 돌아다니며 서서히 증식하는데, 인체의 방어기능을 피하느라 숫자가 늘었다 줄었다 하면서 면역세포들의 기능을 서서히 손상시킨다. 마침내 면역기능이 완전히 고갈되면 순식간에 악화되며 치명적인 결과가 찾아온다. 이 시기 중, 특히 감염 초기에 바이러스혈증이 심한 상태에 도달했을 때 바이러스에게는 다른 사람의 몸으로 옮겨갈 수 있는 충분한 시간과 기회가 있다. 이 점은 애초에 에이즈 바이러스가 어떻게 종간장벽을 넘었는지 살펴보면서 더 자세히 얘기한다. 우선은 인간 면역결핍 바이러스가 진화를 거치며 다양한 변화와 다양한 적응과 다양한 특성을 갖게 되었지만 치사율의 감소가 그중 하나라고 믿을 이유는 전혀 없다는 점만 짚고 넘어가자.

바이러스의 독성이 약해진 예로 가장 유명한 것은 오스트레일리아 토끼들 사이에서 유행하는 점액종 바이러스다. 이것은 그야말로 교과서적인 얘기다. 점액종증은 인수공통감염병은 아니지만 바이러스의 독성이 진화에 의해 어떻게 변할 수 있는지 이해하는 데 중요한 역할을 한다.

64

19세기 중반, 토머스 오스틴Thomas Austin이라는 백인 지주가 유럽의 야생 토끼를 오스트레일리아에 들여오면 어떨까 생각했다. 결과적으로 크게 잘못된 생각이었지만 그는 기가 막힌 아이디어라고 생각했다. 오스틴은 '열렬한 환경적응론자'였다. 무슨 말인가 하면 토종이 아닌 동물종을 새로운 지역에 계획적으로 옮겨오는 데 관심이 많은 사람이었다는 뜻이다. 그의 노력은 오스트레일리아 땅에 참새라는 선물을 선사하기도 했다. 어쨌든 1859년 영국에서 24마리의 토끼가 선편으로 배달되었다. 그가 오스트레일리아에 처음으로 토끼를 들여온 사람은 아니었지만, 오랜 가축화를 거쳐 토끼장에서 번식하며 길들여진 종(집토끼)이 아니라 야생 토끼를 들여와야겠다고 생각한 첫 번째 사람인 것은 분명하다. 그는 토끼들을 대륙 가장 남쪽 빅토리아Victoria 주 사유지에 풀어놓았다. 고향의 모든 문제로부터 해방된 데다 야생에서 살아갈 능력과 특징적인 높은 번식률(토끼 아닌가!)을 고스란히 지닌 오스틴의 수입품은 미친 듯 숫자가 불어났다. 총으로 쏘거나 개를 데리고 사냥할 목적이었다면 너무 많이 들여온 것이 틀림없었다. 불과 6년 사이에 그는 2만 마리의 토끼를 잡아죽였지만, 훨씬 많은 토끼들이 사방으로 퍼져나갔다.

1880년에 이르자 토끼떼는 머리Murray 강을 건너 뉴사우스웨일스New South Wales 주에 진입했다. 그 후로도 매년 약 100킬로미터의 속도로 북쪽과 서쪽으로 전진했다. 이동 중에도 끊임없이 새끼를 낳아 길렀을 테니 엄청난 속도가 아닐 수 없다. 시간이 흐를수록 상황은 나빠졌다. 1950년, 토끼 숫자는 6억 마리에 이르러 토종 야생동물은 물론 가축들마저 물과 음식을 놓고 이들과 경쟁해야 하는 상황에 처했다.

절박하게 뭔가 해야만 했다.

정부는 브라질에서 폭스바이러스의 일종인 점액종 바이러스를 들여오는 계획을 승인했다. 이 바이러스는 브라질에서 토끼들을 감염시키지만 큰 해를 입히지 않는 것으로 알려져 있었다. 즉 원산지에서는 숙주에 적응이 되어 피부에 작은 궤양을 일으키는 데 그쳤으며, 궤양은 작게 남아 있거나 천천히 치유되었다. 하지만 브라질 토끼는 아메리카 대륙의 동물종이었다. 실험 결과 유럽 토끼는 훨씬 심한 영향을 받을 수도 있다는 점이 알려졌다.

아니나 다를까, 오스트레일리아에서 번식하던 유럽 토끼에게 점액종 바이러스는 엄청난 악성 전염병이었다. 불과 몇 년 사이에 감염된 토끼의 99.6퍼센트가 죽었던 것이다. 바이러스는 이 토끼들에게도 궤양을 일으켰는데, 브라질 토끼처럼 작은 것이 아니라 엄청나게 크고 깊었다. 더욱이 피부에만 생기는 것이 아니라 전신 장기로 퍼져 감염된 동물은 보통 2주 내에 죽고 말았다. 바이러스는 주로 모기를 통해 토끼에서 토끼로 전파되었는데, 피에 굶주린 채 항상 새로운 포유동물의 피를 빨 준비가 되어 있는 이 작은 곤충이라면 오스트레일리아에 차고 넘칠 정도로 많았다. 바이러스 전파는 생물학적이라기보다 기계적인 과정을 통해 일어났다. 바이러스 입자가 모기의 위장관과 침샘에서 증식하는 것이 아니라 그저 주둥이에 묻은 채 다른 토끼의 몸으로 옮겨졌다는 뜻이다. 매개체 전파 양식치고는 어설프기 짝이 없었지만 단순한 데다 매우 효과적이었다.

몇 차례 실험적 방출 뒤 점액종 바이러스는 머리 강 계곡에 확고하게 자리잡고 소위 '역사적인 유행'을 일으켰다. 그 속도와 규모는 '감염병의 역사상 거의 견줄 만한 예가 없었다.' 모기와 산들바람을 타고 바이러스는 신속하게 퍼졌다. 빅토리아, 뉴사우스웨일스, 퀸즐랜드에 걸쳐 죽은 토끼가 산더미처럼 쌓였다. 토끼를 불쌍하게 생각하는 사람과 싸구려 가죽을 팔아 생계를 유지했던 사람들을 빼고는 모두 기뻐했다. 그러나 채 10년도 지나지 않아 두 가지 사태가 발생했다. 바이러스 자체의 독성이 약해졌을 뿐 아니라, 살아남은 토끼들이 훨씬 강한 저항력을 갖게 된 것이다. 폐사율이 떨어지며 토끼 개체수는 다시 증가하기 시작했다. 이 짧고 단순화시킨 이야기의 표면적인 교훈은 이렇다. 병원체는 진화에 의해 독성이 낮아져 결국 병원체와 숙주 사이에 '보다 완벽한 상호내성'이 생기는 경향이 있다.

글쎄, 과연 그럴까? 진실은 프랭크 페너Frank Fenner라는 오스트레일리아 미생물학자의 주의 깊은 실험적 연구를 통해 밝혀졌다. 애초에 치사율이 99퍼센트가 넘었던 극단적인 독성은 빠른 속도로 줄어든 후 약간 낮은 수준에서 안정되었지만 여전히 매우 높았다. 치사율이 '겨우' 90퍼센트에 불과하니 상호내성이 생겼다고 할 수 있을까? 아무도 그렇게 말하지는 않는다. 90퍼센트의 치사율이라면 콩고의 한 마을을 휩쓴 에볼라-자이르의 최고 치사율보다도 높다. 하지만 이 수치는 페너가 분명히 확인한 것이다. 페너의 연구팀은 야생에서 바이러스 검체들을 수집하여 한 번도 감염된 적 없는 건강한 야생 토끼들에게 감염시킨 후 독성의 변화를 연구했다. 그들은 다양한 오스트레일리아 점액종 바이러스 균주를 발견했는데, 분석의 편의를 위해 치사율이 낮아지는 순서에 따라 5가지 등급으로 나누었다. 등급 I은 원래 균주로 치사율이 사실상 100퍼센트였다. 등급 II는 95퍼센트 이상, 등급 III는 중간이었지만 그래도 치사율이 감염된 토끼의 70~95퍼센트에 이르렀다. 등급 IV는 더 순하고, 등급 V에 이르면 바이러스가 상당히 약독화되어 사소한 증상만 일으킬 뿐 폐사에 이르는 경우가 거의 없어 백신으로 사용할 수 있을 정도였다.

감염된 토끼에서는 5가지 등급이 어느 정도 비율로 나타났을까? 야생 상태에서 검체를 채취하고, 등급을 측정하고, 시간에 따른 상대적 비율의 변화를 추적하는 방법을 통해 연구팀은 몇 가지 기본적인 의문의 답을 찾고자 했다. 바이러스는 꾸준히 독성이 줄어드는 추세인가? 토끼와 미생물 사이의 진화적 상호관계는 진서가 얘기했던 '보다 완벽한 상호내성', 즉 등급 V 쪽으로 진행 중인가? 점액종 바이러스는 숙주를 죽이지 않는 방법을 터득했는가?

답은 모두 '아니다'였다. 10년 후 페너의 연구팀은 등급 III가 점액종 바이러스의 대다수를 차지한다는 사실을 발견했다. 검체의 반 이상에서 등급 III가 발견되었는데 아직도 치사율은 70퍼센트를 웃돌았다. 가장 치사율이 높은 균주(등급 I)는 거의 사라졌으며 가장 순한 균주(등급 V)는 여전히 드물었다. 이런 상황은 이미 안정적으로 자리를 잡은 것 같았다.

하지만 정말 그럴까? 10년이란 세월은 바이러스나 토끼처럼 빨리 번식하는 생물에게조차 진화라는 관점에서 본다면 눈 깜짝할 사이에 불과하다. 그래서 프랭크 페너는 관찰을 계속했다. 다시 20년이 지나 그는 현저한 변화를 보고했다. 등급 III, 즉 감염된 토끼의 70~95퍼센트를 사망에 이르게 하는 점액종 바이러스는 이제 절반을 훨씬 넘어 채취된 검체의 2/3를 차지했다. 치사율이 매우 높지만 항상 치명적인 것은 아닌 균주가 야생 상태에서 번성하여 진화적 성공을 달성한 것이다. 독성이 약한 균주, 즉 등급 V는 소멸했다. 경쟁력이 없었단 얘기다. 이런저런 이유로 다윈주의적 시험을 통과하지 못한 것이다. 적응하지 못한 생물은 생존하지 못한다.

예상치 못한 결과가 나온 이유는 무엇일까? 프랭크 페너는 독성과 전파력 사이의 역동적인 관계를 날카롭게 지적했다. 포획한 토끼와 모기를 대상으로 등급이 다른 바이러스들을 시험한 결과, 전파효율성은 토끼의 피부에 존재하는 바이러스의 양과 상관관계가 있었다. 병변이 많고 오래 유지될수록 토끼의 피부에는 더 많은 바이러스가 존재할 것이다. 보다 많은 바이러스가 모기의 주둥이에 묻을수록 다른 토끼에게 전파될 가능성이 높아진다. 그러나 '보다 많은 바이러스'란 토끼가 살아 있다는 것을 전제로 한다. 뜨거운 피가 몸속을 돌면서 매개체, 즉 모기를 끌어들일 수 있어야 한다. 죽어서 차갑게 식어 버린 토끼는 모기를 끌어들이지 못한다. 페너가 발견한 것은 감염의 두 가지 극단적인 결과, 즉 완전히 치유된 토끼와 죽은 토끼 사이에 어떤 균형점이 존재한다는 것이었다.

그는 이렇게 썼다. '실험 결과 모든 야생 균주는 전파를 일으키는데 충분한 양의 바이러스가 존재하는 병변을 일으켰다.' 그러나 독성이 너무 높은 균주(등급 I과 II)는 토끼를 '너무 빨리 죽여버리기 때문에 감염성 병변이 며칠밖에 유지되지 않는다.' 독성이 너무 낮은 균주(등급 IV와 V)에 의해 생긴 병변은 너무 빨리 치유된다. '반면에 등급 III의 독성을 나타내는 균주는 죽는 토끼에서는 일생 동안 높은 감염력을 유지하며, 살아남는 토끼에서도 감염력을 지니는 기간이 훨씬 길다.' 다시 한 번 등급 III의 치사율이 70~95퍼센트라는 점을 상기하자. 30년 동안 점액종 바이러스는 이 정도의 독성(상당히 치사율이 높은)을 지닐 때 전파력이 최대화된다는 사실을 알아낸 것이다. 이 균주는 여전히 감염된 토끼의 대부분을 폐사시키지만, 동시에 지속적인 연쇄감염을 통해 종의 생존을 유지할 수 있다.

성공적인 기생체의 첫 번째 법칙이 뭐냐고? 오스트레일리아에서 점액종 바이러스가 거둔 성공을 놓고 볼 때 전통적으로 알려진 지혜의 말씀과는 조금 다른 것 같다. 그것은 '결코 숙주를 죽이지 말라'가 아니라, '다 건널 때까지는 다리를 불사르지 말라'이다.

65

이런 법칙은 누가 만들었을까? 창조론을 믿지 않는다면 해답은 간단하다. 아무도 만들지 않았다. 그렇다면 어디에서 온 것일까? 바로 진화다. 이런 법칙은 생활사를 통해 만들어진 전략이 엄청난 가능성의 우주 속에서 진화라는 끌로 다듬어진 것이다. 법칙들이 계속 유지되는 이유는 실제로 효과가 있기 때문이다. 개체변이를 동반한 번식, 자연선택, 적응. 다윈이 말했던 그대로다. 유일하게 놀라운 점이 있다면 바이러스도 생명체라고 할 수 있느냐는 논의와 무관하게 바이러스 또한 수많은 생물들과 전혀 다를 바 없이 진화한다는 사실이다.

프랭크 페너가 점액종 바이러스에 대한 30년간의 연구를 정리한 논문을 발표했을 즈음, 다른 두 명의 과학자가 기생체-숙주 상호관계에 대한 이론적 모델을 개발하기 시작했다. 그들은 첫 번째 법칙뿐만 아니라 다른 많은 법칙들도 반영하는 모델을 만들고자 했다. 그리고 수학을 통해 이런 일이 가능하다고 생각했다. 그들의 이름은 앤더슨과 메이였다.

로이 앤더슨Roy M. Anderson은 런던의 임페리얼 칼리지Imperial College 소속 기생충학자이자 생태학자로 수학에 상당한 재능이 있었다. 도미鯛의 몸에 기생하는 편형동물에 대한 논문으로 박사학위를 받았다. 로버트 메이Robert M. May는 프랭크 페너나 맥팔레인 버넷처럼 오스트레일리아 사람이었지만 그들과 판이하게 달랐다. 그는 이론물리학으로 박사학위를 받고 하버드로 자리를 옮겨 응용수학을 가르쳤는데, 언제

부턴가 동물집단 동역학에 관심을 갖게 되었다. 그는 당시 프린스턴 대학에 적을 두고 생태학에 새로운 차원의 수학적 추론과 기법을 적용했던 탁월한 생태학자 로버트 맥아더Robert MacArthur의 영향을 받았다. 맥아더는 1972년에 요절했다. 메이는 맥아더가 직접 지명한 후임자로서 프린스턴으로 자리를 옮겨 동물학과에 재직하면서 이론생태학에 수학을 접목시키는 연구를 계속했다. 그가 기생병원체에 관해 발표한 첫 번째 논문은 '주혈흡충에서 관찰되는 상호접합Togetherness among Schistosomes'으로 편형동물에서 전파 동역학을 기술한 것이었다.

공통의 관심사(생태학, 수학, 편형동물)를 두고 서로 힘을 합쳐 로버트 메이와 로이 앤더슨은 왓슨과 크릭, 또는 마틴과 루이스처럼 하나의 팀으로서 1978년에 초기 질병 모델을 발표했다. 이후 10년이 넘도록 그들은 계속 논문을 발표하며 이 모델은 물론 관련 주제들을 정교하게 다듬었다. 논문들은 하나같이 복잡한 수식이 가득 실려 있으면서도 명료한 문체로 씌어져 과학계에서 널리 인정받았다. 마침내 1991년 그들은 연구한 내용을 종합하고 새로운 사실을 덧붙여 《인간의 감염병Infectious Diseases of Humans》이라는 두꺼운 책으로 출간했다. 그들의 이론은 60년간 질병이론가들이 사용해 온 개념적 원리인 SIR 모델의 세 가지 범주, 즉 감염에 취약한 개체S, susceptible, 감염된 개체I, infected, 회복된 개체R, recovered를 통해 유행이 전개되는 동안 각 개체들의 변화를 나타낸 것이었다. 앤더슨과 메이는 몇 가지 측면에서 SIR 모델을 개선하여 보다 복잡하고 현실적인 모델을 개발했다. 그들의 가장 두드러진 업적은 기본적인 파라미터로서 **숙주 집단의 크기**를 도입한 것이다.

로널드 로스(1916년), 커맥과 맥켄드릭(1927년), 조지 맥도널드(1956년) 등 이전 질병이론가들은 거의 모두 집단의 크기를 상수로 취급했다. 수학적으로 단순해지기 때문에 실제 상황을 다루는 데 더 간단하고 실용적이라고 생각했던 것이다. 인구 200,000명인 도시에 홍역이 돈다고 해보자. 유행이 진행되는 동안 감염에 취약한 사람과 현재 감염된 사람, 감염되었다 회복된 사람의 숫자를 모두 합하면 항상 200,000명이 될 것이다. 그런데 이런 계산은 출생자 수와 사망자 수가 균형을 이루어 인구가 일정하게 유지되고, 그런 안정성이 질병의 유행에도 불구하고 계속된다는 가정하에서만 성립한다. 그때까지 역학자를 비롯한 의료인들은 물론 심지어 수학적으로 뛰어난 사람도 이런 접근법을 당연하게 여겼다.

앤더슨과 메이가 보기에 이런 생각은 너무 단순하고 정적靜的이었다. 그들은 집단의 크기가 헤아릴 수 없이 많고 복잡한 인과관계에 따라 끊임없이 변한다고 보는 생태학자들이었다. 그들은 집단 크기를 역동적인 변수로 취급했다. 집단의 크기가 변하지 않는다는 인위적인 가정을 버리고, 예컨대 집단 내에서 많은 사람이 죽고, 출생률은 떨어지며, 사회적 스트레스가 증가하거나(병원이 너무 붐빈다든지), 다른 이유로 인한 사망률도 상승하는 등의 요인으로 질병 유행 자체에 의해 집단의 크기가 변할 수 있다고 생각한 것이다. 예로 든 세 가지 요인은 한꺼번에 작용할 수도 있고, 다른 요인이 더해질 수도 있을 것이다. 그들의 목적은 의학적 접근법과 생태학적 접근법을 '한데 엮어' 인구집단에서 감염병의 전개 과정을 이해 및 예측하는 한 가지 실용적인 방법을 찾아내는 것이었다.

"그들의 이론이 발표되자 모든 생태학자들이 그 현상에 주목하기 시작했지요." 한 유명한 생태학자가 들려준 말이다. 그는 에모리 대학Emory University의 레스 리얼Les Real로 앞서 언급했던 고릴라 집단에서 에볼라 바이러스의 유행을 연구하기도 했다. "개체군 생태학 분야에서 연구할 만한 것이 없나 찾던 생태학자들이 갑자기 감염병에 흥미를 갖게 된 겁니다." 레스는 뒤늦게 생각이 떠올랐는지 이렇게 덧붙였다. "물론 질병에 대한 생태학적 접근법을 발명한 건 아니죠. 그런 생각은 오래 전부터, 적어도 맥팔레인 버넷 이후로 계속 있었습니다. 밥과 로이는 약간 다른 일을 한 거죠. 이론을 수식화한 겁니다. 그것도 아주 흥미로운 방식으로요."

수학은 정확하지만 지루할 수 있다. 정교하고, 흠잡을 데 없으며, 우아하지만 동시에 어리석고, 아무짝에도 쓸모없을 수도 있다. 그러나, 앤더슨과 메이의 수학은 쓸모없는 것이 아니었다. 기막히게 명석하고 도발적이었다. 내가 하는 말이 아니다. 수학에 관한 한 나는 옥과 돌을 가리지 못한다. 하지만 레스 리얼의 말이라면 믿을 만하다. 또는 과학적 영향력을 점수로 보여주는 데 권위를 자랑하는 국제과학논문색인Science Citation Index, SCI에서 그간 앤더슨과 메이(때로는 메이와 앤더슨)가 발표한 논문을 다른 과학자들이 얼마나 자주 인용했는지 찾아볼 수도 있겠다.

이들의 논문은 《네이처》, 《사이언스》, 《런던왕립학회보Philosophical Transactions of the Royal Society of London》 등 권위있는 학술지에 실린 바 있다. 내가 좋아하는 논문은 1982년에 더 전문적인 학술지 《기생충학Parasitology》에 실린 것으로, 제목은 '숙주와 기생충의 공진화Coevolution of Hosts and Parasites'다. 이 논문은 시작부터 수많은 의학과 생태학 교과서에 실려 있는 '근거 없는 주장', 즉 '소위 '성공적인' 기생체는 숙주에게 해를 끼치지 않는 방향으로 진화했다'는 주장을 반박한다. 반박 정도가 아니라 말도 안 되는 헛소리라고 일축해 버린다. 사실 병원체의 독성은 '대개 전파율 및 감염으로부터 살아남은 숙주가 회복하는 데 걸리는 시간과 밀접한 관계가 있다.' 전파율과 회복률은 앤더슨과 메이가 모델에 포함시킨 두 가지 변수다. 그들은 그 밖에도 독성(감염성 병원체로 인한 사망률), 다른 모든 원인으로 인한 사망률, 끊임없이 변하는 숙주 집단의 크기 등 다른 세 가지 변수에도 주목했다. 그리고 진화적 성공을 가장 잘 나타내는 수치는 감염의 기초재감염률basic reproductive rate이라고 주장하며 이 중요한 파라미터를 R_0라고 표기했다.

정리하면 5가지 중요한 변수가 있는데, 그들이 동시에 작용하여 나타난 최종 결과가 무엇인지 알아보고자 한 것이다. 역동적인 변화를 추적한 것이다. 여기서 단순한 한 가지 수식이 탄생했다. 이 책에 수학 퀴즈 문제 같은 건 싣지 않았지만, 수식을 한번 보고 싶은 사람도 있을 것이다. 준비되었는가? 겁먹거나 불안해할 필요는 없다. 바로 이런 식이다.

$$R_0 = \beta N / (a + b + v)$$

말로 풀면 어떤 병원체의 진화적 성공은 숙주 집단에서 전파를 일으키는 비율에 직접적으로 비례하며 치사율, 회복률, 그리고 다른 모든 원인으로 인한 정상적 사망률에는 반비례하지만 복잡하게 연관되어 있다는 것이다. (이렇게 말로 설명하려면 복잡한 데다 정확하지 않기 때문에 생태학자들이 수학을 좋아하는 것이다.) 따라서 성공적인 기생병원체의 첫 번째 법칙은 그저 '숙주를 죽이지 말라'는 것보다는 약간 더 복잡한 셈이다. 사실 '다 건널 때까지는 다리를 불사르지 말라'보다도 좀 더 복잡하다. 성공적인 기생병원체의 첫 번째 법칙은 $\beta N / (a + b + v)$이다.

앤더슨과 메이의 1982년 논문을 생생하게 만들어 준 또 하나의 요소는 오스트레일리아 토끼에서 점액종 바이러스 감염을 논한 부분이다. 이 논의를 통해 그들의 모델에 대한 경험적 증거를 확인할 뿐 아니라, 실제 벌어진 사건을 통해 검증할 수 있었다. 그들은 우선 프랭크 페너가 제안한 5등급의 독성을 설명하면서 현장 검체 채취와 실험을 방법론적으로 결합시킨 데 대해 경의를 표했다. 이어 모기와 개방성 궤양을 언급했다. 그리고 페너의 데이터와 자신들이 개발한 수식을 이용하여 독성과 진화적 성공 사이의 관계를 그래프로 나타냈다. 그들의 결과는 모델을 통한 예측이었다. 전파율이 **이렇고**, 회복률이 **저런** 상태에서 감염과 관계없는 사망률이 **이러저러**하다면, 결국 **중간 등급**의 독성이 가장 우세해질 수밖에 없다는 것이었다. *세상에, 이렇게 잘 들어맞을 수가!*

현실에 이렇게 잘 들어맞는다는 사실은 그들의 모델이 아직 조잡하고 불완전할 망정 다른 유행병의 경과를 예측하고 설명하는 데 도움이 될 수 있다는 뜻이었다. 앤더슨과 메이는 이렇게 썼다. '우리의 주된 결론은 '균형이 잘 잡힌' 숙주–병원체 관계란 반드시 병원체가 숙주에게 거의 해를 끼치지 않는 관계일 **필요는 없다**'는 것이다. 그들은 '반드시 그럴 필요는 없다'는 말을 강조했다. 반대로 모든 것은 조건에 따라 달라진다. 그들은 모든 것이 전파와 독성 사이의 구체적인 조건에 달려 있다고 설명했다. 모든 것은 생태학과 진화에 달려 있다.

66

앤더슨과 메이는 다른 사람들의 데이터를 가지고 작업하는 이론가들이다. 에드워드 홈스Edward C. Holmes도 그렇다. 홈스가 그들과 다른 것은 바이러스 진화의 전문가, 그것도 세계 최고의 전문가라는 점이다.

그는 펜실베이니아 주 중부, 울창한 숲과 완만한 언덕으로 둘러싸인 스테이트 칼리지State College라는 마을에 자리잡은 펜실베이니아 주립 대학 부속 감염병 동역학 연구소Center for Infectious Disease Dynamics의 휑한 실험실에 앉아 유전부호의 염기서열을 꼼꼼하게 분석하여 바이러스의 변화 양상을 알아낸다. 미친듯이 흥분한 침팬지가 마구 타이핑한 듯 A, C, T, G, U라는 다섯 글자가 어떻게 읽어야 할지 모를 정도로 무질서하게 한줄로 늘어선 긴 가닥들을 하루 종일 쳐다본다는 뜻이다. 연구실은 단정하고 편안한 분위기 속에 책상 하나, 테이블 하나, 몇 개의 의자가 듬성듬성 놓여 있었다. 책장이나 책, 파일과 논문은 거의 눈에 띄지 않았다. 생각하는 사람의 방이었다. 책상 위에는 대형 모니터가 달린 컴퓨터가 있었다. 어쨌든 내가 방문했을 때는 그랬다.

컴퓨터 위에는 '바이러스 생태계'를 찬양하는, 즉 지구 위에 존재하는 헤아릴 수 없을 정도로 많은 모든 바이러스의 다양성을 찬양하는 포스터가 걸려 있었다. 옆에 걸린 또 한 장의 포스터는 에드워드 호퍼Edward Hopper의 유명한 그림 '밤샘하는 사람들Nighthawks'에서 등장인물 중 하나를 호머 심슨Homer Simpson*으로 바꿔놓은 것이었다. 그건 뭘 찬양하는지 알 수 없었다. 혹시 도넛?

에드워드 홈스는 런던과 케임브리지를 거쳐 펜실베이니아 중부에 정착한 영국인이다. 매우 중요한 사실이나 멋진 아이디어를 설명할 때면 스스로 감동한 나머지 눈을 약간 크게 뜨곤 했다. 머리는 둥글고 원래 대머리였는지는 몰라도 완전히 밀어 버린 상태였다. 윗부분이 두꺼운 금속으로 된 철테 안경을 쓴 모습이 유리 안드로포프(Yuri Andropov, 전 소련 공산당 서기장-역주)의 오래전 사진을 보는 것 같았다. 머리를 밀고,

* 텔레비전 시리즈 애니메이션 〈심슨 가족〉의 주인공.-역주

아주 명석하고, 첫인상이 안드로포프를 닮았지만 홈스는 근엄한 사람이 아니다. 모두 그를 에디Eddie라고 부른다. 매우 활기차고 유머가 넘치며 관대한 성격으로, 자신이 중요하다고 생각하는 주제에 대해 대화하기를 즐긴다. 그 주제는 물론 바이러스다.

'새로 출현하는 병원체는 대부분 RNA 바이러스입니다.' 두 개의 포스터 아래 자리를 잡고 앉아 그가 꺼낸 말이었다. RNA 바이러스는 DNA 바이러스와 다르다는 뜻으로 한 말이지만, 세균이나 다른 어떤 병원체와도 다르다는 뜻이기도 했다. 나는 이미 마음 속에 RNA 바이러스의 목록을 떠올리고 있었으므로 구체적인 특징을 설명해 줄 필요는 없었다. 헨드라와 니파, 에볼라와 마르부르크병, 웨스트나일, 마추포열, 후닌, 독감 바이러스들, 한타바이러스들, 뎅기열과 황열, 광견병과 관련 바이러스들, 치쿤군야, SARS-CoV, 라사열, 그리고 물론 HIV-1과 HIV-2가 모두 RNA 바이러스다. 게놈이 RNA라는 뜻이다. RNA 바이러스 중에는 가장 새롭고 가장 무서운 병들을 비롯하여 인수공통감염병을 일으키는 것들이 있지만, 사실 그 범위는 훨씬 넓다. 일부 과학자들은 그 이유를 연구한다. 에디 홈스는 이미 이 주제에 관해 실제로 책을 쓰기도 했다. 2009년 옥스포드에서 발간한 《RNA 바이러스의 진화와 출현The Evolution and Emergence of RNA Viruses》이다. 내가 그를 찾아간 것도 그 책을 읽었기 때문이었다. 이제 그는 내게 책에서 가장 중요한 부분들을 요약해 주고 있었다.

물론 엄청나게 많은 RNA 바이러스가 있기 때문에, 많은 수가 사람을 감염시킬 가능성이 높은 것처럼 보일 수 있다고 에디는 말했다. RNA바이러스는 바닷속에도, 흙속에도, 숲이나 도시에도 있다. RNA 바이러스는 세균, 곰팡이, 식물, 동물을 감염시킨다. 그는 책에 세포로 이루어진 세상의 모든 생물이 한 가지 이상의 RNA 바이러스에 감염되어 있을 가능성이 있지만 아직 확실하지는 않다고 썼다. 이제 막 관심을 갖기 시작했기 때문이다. 알려진 바이러스들을 밝은 빛깔의 피자처럼 그려 놓은 바이러스 생태계 포스터를 한번 쳐다보기만 해도 그 말이 무슨 뜻인지 알 수 있었다. 피자의 반 이상이 RNA 바이러스였던 것이다. 하지만 에디는 그저 흔한 것만은 아니라고 강조했다. 그놈들은 엄청나게 빨리 진화한다. 변화무쌍하다. 적응이 빠르다.

그는 두 가지 이유가 있다고 설명했다. 돌연변이율이 높을 뿐 아니라 개체수가 어마어마하게 많다는 것이다. '두 가지 조건을 합치면 상황에 적응하여 변화할 가능성이 훨씬 높아집니다.' RNA 바이러스는 복제 속도가 매우 빨라 숙주의 몸속에서 삽시간에 숫자가 불어난다(높은 역가). 달리 말하면 급성 감염을 일으켜 단기간 동안 증상이 아주 심했다가 사라지는 경향이 있다. 사라지거나 숙주를 죽이거나 둘 중에 하나라는 뜻이다. 에디는 '확 타올랐다가 갑자기 사그라드는 놈들'이라고 했다. 또한 급성 감염 시 재채기, 기침, 구토, 출혈, 설사 등을 통해 숙주로부터 많은 바이러스가 쏟아져나와 다른 희생자에게 전파되기 쉽다는 뜻이기도 하다. 이들은 숙주의 면역계를 따돌리고 필요한 것을 탈취한 후 신체의 방어 시스템에 의해 퇴치되기 전까지 계속 증식한다. (에이즈 바이러스는 특별한 예외다.) 이렇게 빠른 복제와 높은 돌연변이율로 인해 매우 다양한 유전학적 변이가 발생한다. 이런 변이는 RNA 바이러스가 또 다른 숙주의 몸에 들어갔을 때, 심지어 전혀 다른 종의 숙주에게 들어갔을 때도 새로운 환경에 적응하는 데 큰 도움이 된다. 환경이 어떻든 말이다.

대부분의 DNA 바이러스는 전혀 반대다. 돌연변이율이 낮고 집단의 크기도 작은 경우가 많다. 에디에 따르면 이들은 자기영속성을 유지하기 위해 '끈질긴 방식을 택하는 경향'이 있다. 끈질긴 잠복. 그들은 몸을 웅크린 채 기다린다. 면역계를 따돌리려고 하기보다 찾지 못하게 몸을 숨긴다. 활동을 중단하고 특정한 세포 속에 계속 머무르며 때로는 몇 년씩 거의 증식하지도 않는다. 그가 전형적인 DNA 바이러스의 예로 든 수두 대상포진 바이러스에 대해서는 나도 알고 있었다. 이놈들은 수두의 형태로 인간 감염을 일으키고, 수십 년이 지나서야 대상포진이라는 형태로 재발한다. 에디의 말에 따르면 DNA 바이러스의 단점은 새로운 동물종의 몸에 쉽게 적응하지 못한다는 것이다. 너무 융통성이 없다. 외골수다. 과거에 통했던 방법만 고집한다.

DNA 바이러스의 안정성은 유전물질의 구조와 복제 방식, 즉 DNA 중합효소를 이용하여 새로운 DNA 가닥을 생성하고 검증하는 방식에서 비롯된 것이다. 반면, RNA 바이러스가 이용하는 효소는 '툭하면 실수를 일으킨다.' 에디에 따르면 "정말로 형편없는 중합효소"로 뉴클레오티드 염기 A, C, G, U의 배열을 검증하지도, 돌아보지도, 오류를 바로잡지도 않는다. 왜 그럴까? RNA 바이러스는 게놈이 기껏해야 6천~3만 개의 뉴클레오티드로 이루어져 대부분의 DNA 바이러스에 비해 아주 작기 때문이다. "게놈이 크다는 것은 보다 많은 정보를 담고 있다는 뜻이죠. 그런 일을 하는 새로운 효소를 만들려면 뉴클레오티드가 더 많이 필요합니다." 그런 일을 하는 효소란 DNA 중합효소처럼 맡은 일을 빈틈없이 해내는 효소를 말하는 것이었다.

그렇다면 왜 RNA 바이러스의 게놈은 이렇게 작을까? 자가복제 과정에서 수많은 오류가 생기기 때문에, 복제하는 데 더 많은 정보가 필요하다면 오류가 축적되어 결국 아무런 기능도 할 수 없기 때문이다. 에디는 닭이 먼저냐, 달걀이 먼저냐의 문제라고 했다. RNA 바이러스가 게놈이 작을 수밖에 없는 것은 돌연변이율이 너무 높기 때문인데, 돌연변이율이 너무 높은 이유는 게놈이 작기 때문이라는 것이다. 사실 이런 딜레마에는 '아이겐Eigen의 역설'이라는 멋진 이름이 붙어 있다. 만프레드 아이겐Manfred Eigen은 노벨상을 수상한 독일의 화학자로 거대분자의 진화를 연구해 왔다. RNA 바이러스가 이 역설을 극복하는 전략은 무수한 오류와 단순성, 불안정성을 무릅쓰고 엄청나게 많은 비리온을 만들어 초기에 다른 숙주에게 전파되는 과정을 자주 반복하는 것이다. 아이겐의 역설을 풀지는 못했지만 빠른 속도로 자리를 옮겨 이 문제를 회피하며 불안정성을 오히려 장점으로 바꾸는 것 같다. 복제 과정의 오류로 인해 수많은 변이가 생기지만, 이렇게 수많은 변이 덕분에 빠른 속도로 진화하는 것이다.

"DNA 바이러스는 훨씬 큰 게놈을 만들 수 있습니다." RNA 바이러스와 달리 아이겐의 역설 따위는 없다. 심지어 숙주의 유전자를 끌어다 자신의 유전자와 통합시켜 숙주의 면역계를 속이기도 한다. 이들은 숙주의 몸속에 훨씬 오랫동안 머물며 성적접촉이나 수직감염 등 보다 느린 방식을 통해 전파될 수 있다. "RNA 바이러스는 그렇게 못하죠." 처한 상황과 택할 수 있는 옵션이 전혀 다르다. 그들은 돌연변이율을 낮출 수 없다. 게놈을 키울 수도 없다. "막다른 골목에 들어선 거죠."

당신이 이렇게 막다른 골목에 처한 바이러스라면 어떻게 하겠는가? 장기적으로 생존을 보장받을 수 없고, 시간도 없지만 잃어버릴 것도 없고, 새로운 환경에 적응할 능력은 엄청나게 높다면 어떻게 하겠는가? 내가 가장 관심있는 주제가 튀어나왔다. 에디가 이렇게 말했던 것이다. "이놈들은 종간장벽을 엄청나게 자주 뛰어넘지요."

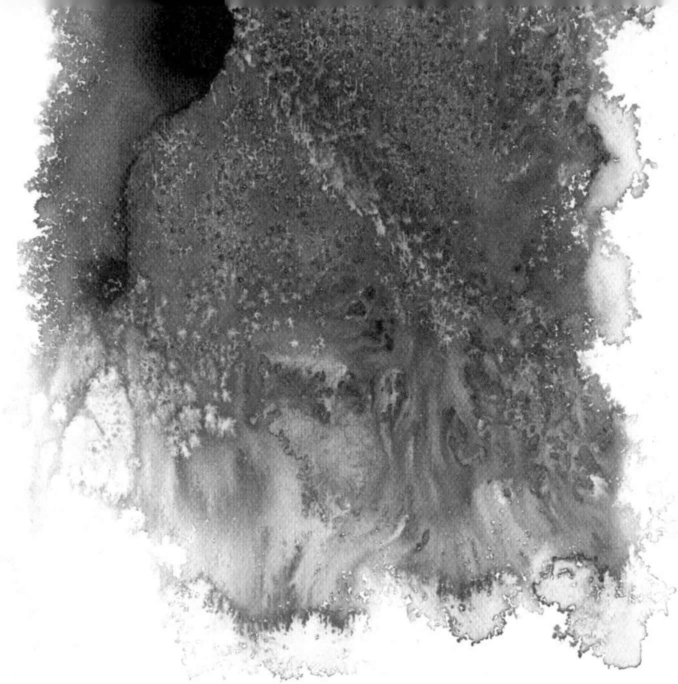

VII

날개 달린 숙주

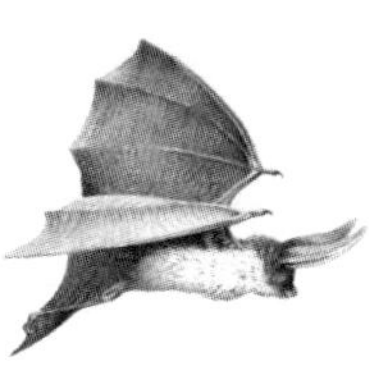

67

이 바이러스들은 어디에서 탈출할까? 오랫동안 안전하게 깃들어 살던 곳, 그러나 때때로 막다른 골목에 처하는 곳으로부터 탈출한다. 즉 보유숙주의 몸으로부터 탈출한다.

그렇다면 보유숙주는 어떤 동물일까? 어떤 동물은 다른 동물에 비해 인간에게 종간전파를 일으키는 인수공통감염 바이러스의 보유숙주로서 훨씬 깊은 연관을 맺고 있다. 한타바이러스는 설치류로부터 인간의 몸속으로 전파된다. 라사열도 설치류가 보유숙주다. 황열 바이러스는 원숭이가 보유숙주다. 원숭이 두창은 이름과 달리 주로 청설모가 보유숙주다. 헤르페스 B는 마카크원숭이가 보유숙주다. 독감은 야생 조류에서 가금류를 거쳐 사람에게 전파되는데, 때로는 돼지의 몸속에 머물며 변형된 후에 인간 감염을 일으키기도 한다. 홍역은 원래 가축화된 양과 염소로부터 인간에게 종간전파를 일으켰을 것으로 추정된다. HIV-1은 침팬지로부터 우리에게 전파되었다. 결국 그 기원을 따져볼 때 일정한 다양성이 있는 셈이다. 그러나 지금까지 언급한 무시무시한 신종 바이러스들과 언급하지 않은 것 중 많은 바이러스들이 박쥐로부터 우리에게 전파된 것들이다.

헨드라는 박쥐가 보유숙주였다. 마르부르크병도 박쥐다. SARS-CoV도 박쥐다. 광견병은 주로 집에서 기르는 개를 통해 사람에게 전파된다. 미친 야생동물보다 미친 개가 사람을 물 기회가 더 많기 때문이다. 그러나 광견병의 가장 중요한 보유숙주 중 하나는 바로 박쥐다.

광견병의 사촌쯤 되는 듀벤헤이즈Duvenhage 바이러스도 박쥐에서 인간에게 전파된다. 키아시누르 삼림병 바이러스는 진드기를 통해 매개된다. 진드기는 몇몇 야생동물로부터 이 바이러스를 인간에게 옮기는데, 그중 하나가 박쥐다. 에볼라 바이러스는 박쥐일 가능성이 매우 높다. 메낭글 바이러스는 박쥐다. 티오만 바이러스도 박쥐다. 멜라카Melaka 바이러스도 박쥐다. 오스트레일리아 박쥐광견병 바이러스Australian bat lyssavirus의 보유숙주가 오스트레일리아의 박쥐라는 사실은 놀랍지 않을 것이다. 이 목록은 이미 길고 약간 공포스러우며 차분한 설명이 필요하겠지만 그렇다고 니파를 빼놓을 수는 없다. 니파 바이러스는 최근 들어 문젯거리로 부상한 RNA 바이러스 중에서도 특히 흥미로운 병원체로 돼지를 거쳐 인간에게 전파되었다. 원래 숙주는? 역시 박쥐다.

68

새로운 인수공통감염병이 출현하는 순간은 대개 혼란스럽고 두렵기 마련이지만 니파도 예외는 아니었다. 1998년 9월, 말레이시아 북부 이포Ipoh 시 근처에서 사람들이 병에 걸리기 시작했다. 발열, 두통, 졸림, 그리고 경련이 나타났다. 희생자들은 돼지를 키우는 농부, 또는 다른 방식으로 양돈업과 관련이 있는 사람들이었다. 돼지고기를 파는 상인 하나도 뇌염으로 사망했다. 12월에 이르자 유행은 수도인 쿠알라룸푸르를 넘어 남쪽 네그리 셈빌란Negri Sembilan 주의 양돈지역까지 번졌다. 그해 말까지 10명의 노동자가 이 병으로 혼수상태에 빠져 사망했다. 정부는 신속하게 대처했지만 병을 완전히 이해하지 못했다. 모기와 돼지만 주목했던 것이다. 즉 모기가 매개체, 돼지는 보유숙주라고 추정했다. 하지만 무슨 병의 매개체이고 보유숙주란 말인가? 일본뇌염 바이러스가 지목되었다.

일본뇌염은 말레이시아를 비롯한 동남아시아 각지의 토착병이다. 매년 이 지역 전체에서 30,000명 이상의 환자가 발생한다. 대부분 치명적이지는 않다. 일본뇌염 바이러스는 웨스트나일, 뎅기열, 황열 바이러스와 함께 플라비바이러스flavivirus 과에 속한다. 일본뇌염은 보유숙주인 돼지와 야생조류로부터 모기를 통해 전파되는 매개체 감염병이다. 병을 앓은 말레이시아 양돈 노동자 중 일부에서 항체가 발견되었으므로 1998년의 유행은 일본뇌염이 확실한 것 같았다. 정부는 일본뇌염 방역에 돌입했고 사람들도 경각심을 높였다. 보건당국은 얼마나 많은 사람과 돼지에게 예방접종을 해야 할지 계산하기 시작했다.

1월 초 말레이시아의 대표적인 영자 신문인 《뉴 스트레이츠 타임즈New Straits Times》에 '네그리 주에서 네 번째 뇌염 사망자 발생-이번에는 어린 소녀'라는 제목의 기사가 실렸다. 기사는 이름을 밝히지 않은 채 13세 소녀가 양돈업을 하는 집안 일을 거들었다고 보도했다. 그 아래 말레이시아 보건성 장관이 모기를 박멸하기 위해 연무 방제를 지시했다는 작은 기사가 실려 있었다. 모기를 잡으면, 매개체가 없어지니, 일본뇌염 전파를 막을 수 있다. 그렇지 않은가? 그렇기도 하고 아니기도 하다. 하루 뒤 같은 신문에 '이포에서 일본뇌염 의심 소녀 사망'이라는 기사가 또 실렸다. 이로써 남부의 네그리와 북부의 이포 사이 지역에서 사망자 수는 13명에 이르렀다. 이 아이는 겨우 3, 4세에 불과했다. 집에서 사망했는데 불과 1킬로미터도 떨어지지 않은 곳에 양돈장이 있었다. 기사에는 '돼지는 바이러스의 흔한 숙주다'라고 씌어 있었다. 물론 일본뇌염 바이러스를 말하는 것이었다. 그것 말고 뭐가 있겠는가?

글쎄, 매체들이 앞다투어 일본뇌염을 보도하느라 열을 올리고, 정부가 방역에 나서는 동안 쿠알라룸푸르에 있는 말라야 대학University of Malaya * 의용미생물학과의 과학자들은 점점 회의적인 생각을 갖게 되었다. 그들은 일본뇌염에 관해서라면 어느 누구보다도 잘 알고 있었는데, 당시 벌어진 일은 전형적인 양상과 맞지 않았던 것이다. 신문에서 대서특필한 두 명의 소녀를 제외하고 최근 발생한 모든 환자가 성인 남성이었는데, 하나같이 돼지를 기르거나 운송하거나 도살하는 일에 종사했다. 사실 대부분 말레이시아의 양돈업을 좌지우지하는 중국계였다. 반면 일본뇌염은 주로 어린이를 침범하는 것으로 알려져 있다. 학과장인 사이 키트 람Sai Kit Lam** 교수는 유행 중에 성인이 너무 많이 사망했기 때문에 전형적인 일본뇌염의 양상에 들어맞지 않는다고 공식 발표했다. 사망률 또한 이상할 정도로 높았다. 54퍼센트가 넘었던 것이다. *어쩌면 독성이 훨씬 강하고, 성인들에게 훨씬 공격적이며, 매개 곤충에 의해 일반 인구 사이에 전파되는 범위가 훨씬 좁은 새로운 일본뇌염 바이러스가 출현했을지도 모르지. 하지만 전파방식이 전혀 다른 새로운 바이러스일 수는 없을까?* 모기에 의한 전파는 질병의 양상과 들어맞지 않았다. 양돈업에 종사하는 중국계 성인 남성만 골라서 무는 모기가 어디 있단 말인가?

한편 말레이시아의 돼지 사이에도 뭔지 모를 유행병이 돌기 시작했다. 역시 일본뇌염과 맞지 않았다. 보통 돼지들은 일본뇌염에 감염되어도 아무런 증상을 나타내지 않는다. 돼지는 일본뇌염의 보유숙주일 뿐 증식숙주가 아니다. 일본뇌염 가설에는 또 다른 문제가 있었다. 양

---

* 역사적 명칭을 보존하려는 뜻에서 '말레이시아'라는 이름을 쓰지 않는다.

** 영어권 친구들은 '켄(Ken)' 람이라고 부른다.

돈업 종사자들에게 발생한 병은 뇌염을 비롯하여 다른 신경계 문제를 일으키는 신경학적 질병이었던 반면, 돼지들의 병은 신경학적 증상과 호흡기 증상을 함께 나타냈던 것이다. 돼지들 사이의 전염력이 매우 높은 것으로 보아 공기전염성 질병이 틀림없었다. 애초에 이포 지역 대형 양돈장에서 시작된 이 병은 멀리 네그리 셈빌란까지 퍼져나갔다. 돼지들은 기침을 시작하고, 온몸을 벌벌 떨고, 컹컹 소리를 내며 짖어대고, 애처롭게 쌕쌕거리다가 옆으로 쓰러졌으며 때로는 죽기도 했다.

그러나 돼지의 폐사율은 인간에 비해 훨씬 낮았다. 처음에 사람들은 증상을 보고 플라비바이러스 감염인 전형적 돼지 콜라라를 떠올렸다. 그러나 이런 생각은 금방 여러 가지 반론에 부딪혔다. 일단 돼지 콜레라는 인수공통감염병이 아니기 때문에 사람들의 질병을 설명해주지 못했다. 그렇다면 전혀 새로운 일본뇌염의 일종일까? 유행병은 마치 밀려오는 파도처럼 돼지 농장들을 차례로 덮쳐 수많은 돼지를 쓰러뜨렸다. 마치 병이 다가오는 소리가 들리는 것 같았다. 사람들은 공포에 사로잡힌 채 속수무책으로 보고만 있을 뿐이었다. 현장을 찾은 오스트레일리아의 전문가는 이렇게 말했다. "사람들은 병을 '1마일 개기침'이라고 불렀습니다. 돼지들이 마치 개가 짖는 것처럼 기침을 해대는 소리가 1마일 떨어진 곳에서도 들렸거든요. 이 소리를 듣고 그 지역에 질병이 돈다는 사실을 알 수 있었죠." 병원체는 돼지가 재채기를 할 때마다 퍼졌다. 돼지들을 농장에서 농장으로 옮길 때 트럭을 통해서도 퍼졌다. 1999년 초에는 수출된 말레이시아 산 돼지들을 통해 국경 넘어 싱가포르에서 도축장 인부들을 덮쳤다. 11명의 싱가포르 노동자들이 병에 걸렸다. 다행히 도시국가의 높은 의료 수준에 힘입어 사망자는 한 명에 그쳤다.

아직도 병원체의 정체를 아는 사람은 없었다. 말레이시아에서 초기 진단적 검사는 대부분 보건성에서 수행했고, 돼지에서 채취한 검체는 이포에 있는 수의학연구소에서 검사했다. 말라야 대학, 특히 켄 람이 이끄는 의용미생물학과에서는 이 사태를 조용하지만 면밀히 추적했다. 학과에서 임상 바이러스학 분야를 이끄는 사람은 폴 추아Paul Chua였다. 그는 주로 바이러스 배양과 현미경 검사 등 습식 검사법wet-lab*을 이용했다. 한편 사잘리 아부바카르Sazaly AbuBakar는 분자바이러스학자로 앞서 에디 홈스처럼 메마른 암호문처럼 보이는(ACCAAACAA-GGG) 바이러스 게놈을 한 자 한 자 해독했다. 추아나 아부바카르도 처음에는 그저 신문기사를 읽고 동료들과 얘기를 나누고 원인을 추정해보는 수밖에 없었다. 혈액, 조직, 뇌척수액 등 진단적 검사의 출발인 검체가 없었기 때문이다.

그런데 갑자기 검체들이 쏟아져 들어왔다. 수도에서 멀지 않은 네그리 셈빌란에서 유행이 계속되면서 환자들이 말라야 대학병원을 찾기 시작했던 것이다. 치료를 받던 중 사망한 사람도 있었다. 폴 추아는 세 명의 사망 환자에서 채취한 검체를 의뢰받았다. 그중 한 명은 순가이 니파Sungai Nipah라는 마을에 살던 51세의 양돈 농부였다. 열이 나고 의식이 혼란스러우며, 왼쪽 팔에 경련이 일어나는 증상으로 병원을 찾았다가 6일 뒤에 사망했다. 추아는 순가이 니파 검체에서 바이러스를 분리한 후 아프리카 원숭이의 콩팥에서 유래한 검사용 세포주에서 배양했다. 바이러스는 즉시 세포들을 손상시켰다. 양상이 일본뇌염 같지 않았다. 각각의 세포들이 갈라진 후 커다란 풍선 모양으로 합쳐졌고, 그 안에 세포핵들을 흩뿌려 놓은 것처럼 보였다. 추아는 동료인 아부바카르를 불러 그 모습을 보여주었다. 내가 쿠알라룸푸르에

* 검체를 용액 상태로 만들어 검사하는 기법-역주

있는 연구실에 들렀을 때, 아부바카르는 그 세포들을 떠올리며 말했다. “정말 특이한 모양이었지요.” 나는 니파에서 열린 한 학회에서 그를 만나 언제든 찾아오라는 허락을 받아둔 터였다. 폴 추아는 보건성 일을 그만두었지만, 아부바카르는 이제 의용미생물학과장이 되어 있었다. 젊은 학생들이 그를 사잘리 교수님이라고 불렀다. “모두들 세포 배양 결과를 보고 뭔가 특이한 일이 벌어지고 있다는 결론을 내렸죠.”

논리적으로 다음 단계는 성능이 좋은 전자현미경으로 바이러스를 들여다보는 것이었다. 세포 배양을 통해 파괴된 세포들의 모습을 육안으로 관찰하여 바이러스의 전체적인 작용을 밝혀낼 수는 있지만, 각각의 비리온을 보려면 전자현미경이 있어야 한다. “유감스럽게도 당시에는 말레이시아 어디에도 성능이 좋은 전자현미경이 없었습니다.” 대학에 있는 전자현미경은 너무 낡아 흐릿한 모습만 볼 수 있을 뿐이었다. 말레이시아는 빨리 발전하는 아시아 국가로 명석하고 좋은 교육을 받은 과학자들이 많지만 아직도 일부 기술적 자원이 부족하다. 그래서 폴 추아는 미국 쪽에 도움을 요청한 후, 몇 개의 냉동 검체를 챙겨 비행기에 몸을 실었다. 긴 비행 끝에 도착한 곳은 콜로라도 주 포트 콜린스였다. 그곳 미국 질병관리본부 분원 내 매개체 감염병 분과에서 그는 미국 과학자들과 함께 최고 수준의 전자현미경으로 순가이 니파 검체를 들여다보았다. 그들이 본 것은 일본뇌염 바이러스가 아니었다. 공 모양의 바이러스 입자 속에 긴 RNA 가닥이 오늬 무늬(V자형 줄무늬가 계속 연결된 형태-역주) 구조물을 형성한 모습이 파라믹소바이러스 같았다. 말레이시아형 홍역일까? 치명적인 돼지 볼거리? 그들은 다양한 분석을 시도하고 항체 반응을 검사한 끝에 헨드라 바이러스와 가장 비슷하다는 사실을 발견했다. 비슷하지만 헨드라는 아니었다. 전혀 새로운 바이러스였다. 폴 추아와 동료들은 51세 농부가 살았던 작은 마을의 이름을 따서 병원체를 니파 바이러스라고 명명했다.

69

여기서 이야기가 하나로 합쳐진다. 말레이시아의 미생물학자들이 헨드라와 매우 유사한 바이러스를 밝혀내자, 켄 람은 오스트레일리아의 동료에게 전화를 걸었다. "이봐, 우리가 뭔가 희한한 걸 찾았어." 상당히 절제된 표현이었다. 걱정스러운 것은 그 '희한한 것'이 어디서 왔는지, 어디로 튈지 모른다는 점이었다. 전문가의 도움이 필요했다. 아직까지 니파 바이러스 전문가는 어디에도 없었지만, 헨드라 바이러스 전문가라면 도움이 될 것 같았다. 람의 요청은 몇 다리 건너 마침내 흄 필드에게 도달했다. 과일박쥐에서 헨드라를 발견했던 껑충한 전직 수의사, 바로 그 사람이다. 필드는 지체하지 않았다. 전화를 받은 것이 목요일이었는데 월요일에 이미 쿠알라룸푸르로 날아가고 있었으니 말이다.

필드는 말레이시아의 전문가들이 위기에 대처하도록 돕고자 구성된 국제적 지원팀에 합류했다. 미국 질병관리본부의 고위직 한 사람이 팀을 이끌었다. 첫 번째 임무는 목전에 처한 위험을 차단하는 것이었다. "인간 증례가 계속 늘고 있었습니다." 필드가 브리즈번에서 나눈 대화 중에 내게 들려준 말이다. "새로운 환자가 1주일에 50명 정도 발생했지요. 그런 형편이었으니 사회적, 정치적으로 질병을 통제해야 한다는 압력이 엄청났습니다." 그렇게 하려면 바이러스를 이해하고, 돼지에서 놈들이 어떻게 행동하는지 밝혀내는 것이 우선이었다.

그의 표현을 빌자면 그들은 '뜨거운 농장', 즉 아직도 돼지들 사이에 감염이 퍼지고 있는 농장들을 대상으로 연구에 착수했다. 뜨거운 농장이 어디인지는 귀를 기울이면 알 수 있었다. 앞에서 '1마일 개기침'이라는 말을 한 사람이 바로 필드였다. 연구팀은 병에 걸린 돼지의 검체를 채취하고, 검체에서 바이러스를 배양하여 폴 추아가 농부에게서 분리해 낸 바이러스와 대조할 계획이었다. "계획은 순조롭게 진행됐습니다." 그들은 검체를 질롱에 있는 오스트레일리아 동물보건연구소로 보냈다. 분리된 바이러스는 폴 추아의 바이러스와 정확히 일치했다. 이로서 돼지가 사람들을 사망에 이르게 했던 니파 바이러스의 증식숙주라는 사실은 상당 부분 확실해진 셈이었다. 그러나 니파 바이러스가 궁극적으로 어디서 유래했는지는 아직 알 수 없었다.

한편 말레이시아 정부는 대규모 살처분 명령을 내렸다. 감염 여부에 관계없이 유행이 발생한 농장의 모든 돼지들을 살처분한다는 것이었다. 새로운 바이러스가 발견되기도 전에 공포에 사로잡힌 농장주들이 어찌할 바를 몰라 버리고 도망간 양돈장도 여럿이었다. 양돈업이 성행하던 지역에서는 아예 고향을 떠나는 사람도 있었다. 순가이 니파는 유령도시가 되어 버렸다. 유행이 끝날 때쯤 감염된 환자 수는 최소한 283명이었고, 그중 109명이 사망하여 치사율은 거의 40퍼센트를 기록했다. 아무도 돼지고기를 먹거나, 취급하거나, 사지 않았다. 돼지들은 축사에 방치된 채 굶어죽었다. 축사를 탈출하여 떠돌이 개처럼 여기저기 돌아다니며 음식 쓰레기를 먹고 사는 돼지들도 있었다. 당시 말레이시아의 돼지 사육두수가 235만 마리였는데 절반이 니파 바이러스에 감염된 농장에 있었으므로 실로 중세의 흑사병 유행을 떠올릴 만한 사건이었다. 감염된 돼지떼가 먹이를 찾아 텅빈 마을을 이리저리 돌아다녔다. 경찰과 관련 공무원은 물론 군인들까지 참여한 살처분 전담반이 장갑, 마스크, 고글 등 보호장구를 완전히 갖추고 방방곡곡으로 파견되었다. 그들의 임무는 100만 마리가 넘는 동물들을 사살한 후 묻거나 다른 방법으로 처리하는 것이었는데, 그것도 되도록 바이러스를 퍼뜨리지 않으면서 신속하게 해치워야 했다. 흄 필드는 이렇게 적었다. '100만 마리의 돼지를 쉽게 죽이는 방법은 없다.' 나중에 대화 중에 그는 사실 110만 마리였다고 수정했다. 반올림 가능한 우수리처럼 보일지 몰라도 10만 마리의 돼지를 죽여 불도저로 구멍을 파고 사체를 묻는 일을 '덤으로' 해야 한다면 그 차이가 결코 우습지 않을 것이었다.

필드가 참여한 다국적 연구팀은 살처분반보다 먼저 현장으로 달려갔다. 전에는 뜨거웠지만 식어 버린 농장들, 즉 감염이 지나간 농장들을 돌아다니며 살아남은 돼지들의 혈액을 채취하고 항체를 검사하면서 알아낸 사실은 문제의 바이러스가 적어도 돼지들 사이에서는 놀랄 만큼 전염성이 높다는 점이었다. 특별히 독성이 강하지 않은 경우라도 전염력은 엄청나게 높았다. 전염병이 휩쓸고 간 농장에 남은 동물들의 항체 양성률은 80~100퍼센트에 달했다. 헨드라에 감염된 오스트레일리아의 불쌍한 말에 비하면 말레이시아의 돼지들은 바이러스들을 너무나 친절하게 환대하고, 참을성 있게 견뎌낸 증식숙주였던 셈이다. 니파 바이러스가 인간을 감염시켜 죽음에 이르게 하는 인수공통감염이 아니었다면 말레이시아 양돈업 전반적으로는 그저 '생산성에 미치는 일시적인 문제' 정도로 끝났을 것이라고 필드는 말했다. "아주 흥미로운 생각이죠." 그는 덧붙였다.

당시 나는 이런 니파 바이러스판 평행우주 이론의 어떤 점이 그토록 그의 흥미를 끌었는지 정확히 알지 못했고, 물어보는 것도 잊어 버렸다. 어쩌면 필드는 당장 인간에게 해를 끼치지 않아 아무도 주목하지 않는 잠재적 인수공통감염병이 가축 사이에서 부글부글 끓어오르며 폭발할 때만 기다리고 있을지도 모른다고 생각했을까? 세계 곳곳

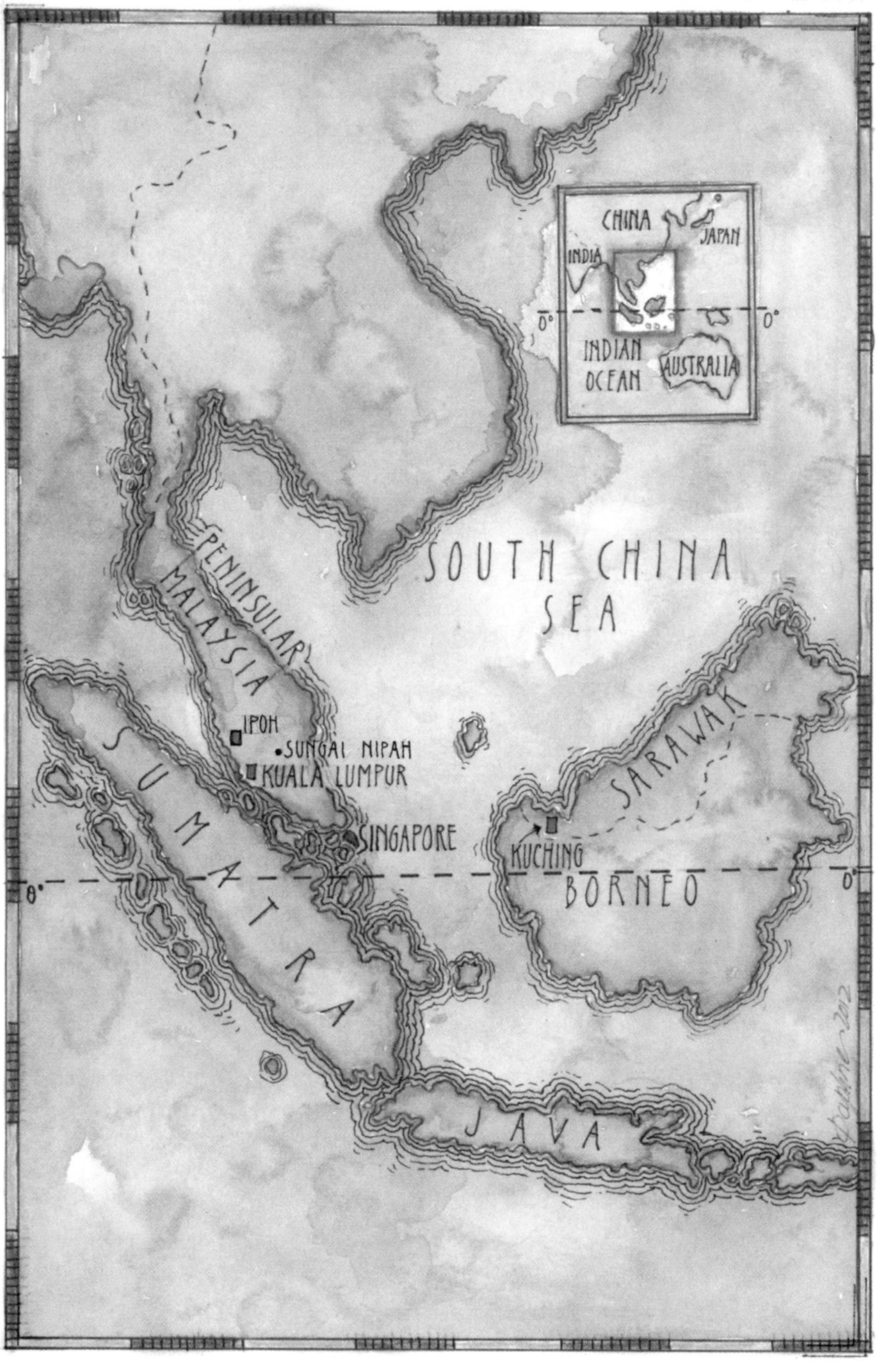

CHINA 중국 • JAPAN 일본 • INDIA 인도 • INDIAN OCEAN 인도양 • AUSTRALIA 오스트레일리아 • JAVA 자바
SOUTH CHINA SEA 남중국해 • PENINSULAR MALAYSIA 말레이 반도 • KUALA LUMPUR 쿠알라룸푸르 • KUCHING 쿠칭
SINGAPORE 싱가포르 • SUMATRA 수마트라 • SARAWAK 사라와크 주 • BORNEO 보르네오

의 수많은 대규모 농장에서 얼마나 많은 병원체가 그런 식으로 기회를 엿보고 있을까? 현대식 공장형 축산을 신봉하는 수많은 농장에서 얼마나 많은 RNA 바이러스가 빠른 속도로 진화를 거듭하고 있을까? 이들은 아주 빠른 속도로 자가복제를 일으키고, 끊임없이 돌연변이가 일어나며, 개체수가 어마어마하게 많고, 집단도 어마어마하게 크다. 그렇게 엄청난 숫자를 고려할 때 어떤 돌연변이가 종간전파로 이어질 확률은 얼마나 될까? 얼마나 많은 제2의 니파 바이러스가 몸을 웅크린 채 베들레헴에서 태어날 순간을 기다리고 있을까?

다음번 대유행은 말레이시아의 양돈장에서 시작되어 수출된 암퇘지의 몸을 빌려 싱가포르로 이동한 후, 래플스Raffles 호텔 주변 물가에 늘어선 세련되고 값비싼 카페에서 점심으로 목수육木須肉, Mu Shu pork* 을 먹은 여행객이나 항공기 승무원의 폐를 통해 사스처럼 비행기를 타고 전 세계로 퍼질지도 모른다. 잠시 팜시벳은 잊고 대량생산에 목을 매는 현대식 공장형 축산을 떠올려보자. 이런 환경에서는 바이러스(또는 밀접하게 연관된 다른 병원체)가 모습을 드러내지 않는 한 그 많은 돼지, 소, 닭, 오리, 양, 염소들을 선별검사하기란 불가능에 가깝다. 이 분야에 관한 기술은 아직 초보 수준에 불과하다. 흄 필드의 '매우 흥미로운 생각'이라는 관점에서 니파 바이러스가 갖는 더 큰 의미는 미래에 전 세계적 유행을 일으킬 인수공통감염병은 현재 축산업계 일부에서 '생산성에 미치는 일시적인 문제'의 형태로 이미 우리 곁에 와 있을 수 있다는 점이다.

니파 바이러스는 또 한 가지, 크지는 않지만 역시 매우 흥미로운 의

---

* 얇게 저민 돼지고기 안심과 오이, 달걀, 목이버섯을 참기름이나 땅콩기름에 볶아낸 중국 북부의 전통 요리.

미를 지니고 있다. 그 의미를 살펴보려면 다시 박쥐라는 주제로 돌아가야 한다.

73

말레이시아에서 3주를 보낸 후 흄 필드는 조사팀을 떠나 모드 욥 조하라Mohd Yob Johara라는 말레이시아 수의사를 비롯한 몇몇 동료들과 함께 바이러스의 기원을 찾기 시작했다. 어쨌든 처음에 조사팀 합류를 요청받았던 것도 니파와 밀접하게 연관된 헨드라 바이러스의 보유숙주를 추적했던 경험 때문이 아니었던가.

헨드라의 경험을 살려 필드의 작은 팀은 박쥐에 초점을 맞추었다. 말레이시아에는 13종에 이르는 과일박쥐와 약 60종에 이르는 작은 식충박쥐 등 다양한 박쥐가 서식한다. 토종 과일박쥐 중에는 두 종류의 날여우박쥐도 있는데 널찍한 날개를 지닌 이 몸집 큰 포유류는 헨드라의 보유숙주인 오스트레일리아 날여우박쥐와 같은 속에 속한다. 작은 박쥐는 서식지와 먹이를 사냥하는 곳 주변에 새그물을 쳐서 잡았다. 날여우박쥐에게는 더 기회주의적인 방법을 썼다. 말레이시아에서는 박쥐 사냥이 합법이므로 필드와 조하라는 스포츠로 사냥을 즐기는 사냥꾼들을 따라다니며 허락을 얻어 포획된 박쥐의 검체를 채취했다. 사냥꾼들은 멧돼지를 잡기도 했는데, 그럴 때는 바이러스가 가축으로 기르는 돼지에서 야생 돼지로 전염되었는지 검사하기 위해 사체의 일부를 얻기도 했다. 비슷한 시기에 다국적 연구팀에서 떨어져 나온 또 다른 연구자들은 들쥐, 집땃쥐, 닭, 오리, 비둘기, 그리고 집에서 기르는 개들의 검체를 채취했다. 두 팀은 한 가지 절박한 질문에 대한 대답을 찾고 있었다. 바이러스는 양돈장 외에 넓은 세상 속 어디에 숨어 있을까?

멧돼지, 들쥐, 뾰족뒤쥐, 모든 조류에서 음성 결과가 나왔다. 니파 바이러스나 항체는 어디서도 발견되지 않았다. 일부 개에서 항체 양성반응이 나왔지만 아마 병에 걸린 돼지들과 가까운 곳에 살았거나, 그 고기를 먹었기 때문일 것이었다. 그러나 개들은 인간은 물론 개들끼리도 바이러스를 옮기는 것 같지 않았다. 박쥐도 일부를 제외한 대부분의 종이 음성반응을 나타냈다. 그러나 양성반응이 나타난 종 가운데 두 가지는 다른 종과 확연히 다르게 군집 내 상당수가 니파 항체를 지니고 있었다. 한 가지는 작은날여우박쥐Pteropus hypomelanus, 또 한 가지는 말레이날여우박쥐Pteropus vampyrus*였다. 니파와 헨드라의 유사점을 생각해 볼 때 놀라운 일은 아니었다. 그렇다고 박쥐가 보유숙주라는 확실한 증거라고는 할 수 없었다. 항체는 어떤 이유로든 노출된 적이 있다는 사실만 알려줄 뿐이다. 필드와 조하라가 채취한 어떤 검체에서도 살아 있는 바이러스가 검출되지는 않았다.

그 과제는 콜로라도에서 임무를 마치고 말레이시아로 돌아와 있던 폴 추아에게 남겨졌다. 1999년 말 110만 마리의 돼지를 죽이고서야 겨우 인간 유행을 가라앉힌 후 추아의 연구팀은 새로운 기법을 이용하여 날여우박쥐에게 접근했다. 박쥐를 잡아 조직을 해부하는 대신 매달려 잠을 자는 장소에 커다란 비닐 시트를 깔고 거기 떨어진 박쥐 오줌을 채취한 것이다. 먹이를 먹는 장소에서도 마찬가지 방법으로 박쥐가 먹다 남긴 과일들을 수집했다. 그중에는 망고와 현지인들이 아

---

* 큰날여우박쥐라고도 하며 학명에 vampyrus가 들어가지만 다른 동물의 피를 빨지 않고 다른 날여우박쥐와 마찬가지로 과일과 꽃을 먹고 산다.

주 좋아하는 잠부 에어(jambu air, 물사과라는 뜻)도 있었다. 물사과는 전혀 맛있어 보이지 않는 종鐘 모양의 작은 과일로 보통 분홍색에서 빨간색을 띠는데 어린이들이 목을 축이기에 충분할 만큼 물기가 많고 달콤하다. 검체들을 끈기있게 배양한 끝에 연구팀은 박쥐 오줌에서 2건, 물사과 조각에서 1건의 니파 균주를 분리했다. 니파 환자에서 검출된 균주와 거의 일치했다. 이로써 날여우박쥐가 니파 바이러스의 보유숙주이며, 바이러스가 박쥐에서 돼지로, 다시 사람으로 종간전파를 일으켰다는 사실이 입증되었다.

그러나 이것으로 끝이 아니었다. 추아의 연구 덕분에 타당성 있는 종간전파 시나리오가 마련된 것이다. 바이러스는 어떻게 박쥐에서 돼지로 전파되었을까? 필요한 조건은 양돈장 근처에 잘 익은 과일을 잔뜩 매단 망고나무나 물사과나무가 있는 것뿐이었다. 바이러스에 감염된 박쥐가 물사과를 먹다가 씹다 만 조각을 땅에 뱉는다(박쥐들은 곧잘 이런 행동을 한다). 바이러스가 우글우글한 과일 조각이 돼지들 사이에 떨어진다. 한 마리가 다가와 이 맛난 과일을 게걸스럽게 먹을 때 상당한 양의 바이러스가 몸에 들어간다. 바이러스는 돼지의 몸속에서 복제를 일으키고 다른 돼지에게 전파된다. 머지않아 돼지떼 전체가 감염되고, 돌보던 인간이 쓰러진다. 이해하기 어려운 시나리오가 아니다. 현재 말레이시아의 농업은 매우 다변화되어 있다. 축산과 함께 과일을 재배하여 소득을 올리는 농가가 많기 때문에 양돈장 주변에 망고나 물사과는 물론 다른 과일나무가 늘어서 있는 모습을 얼마든지 볼 수 있다. 니파 바이러스는 달콤한 과일 조각의 형태로 하늘에서 떨어졌을 것이다. 어떤 돼지가 마다하겠는가?

71

말레이시아는 농업 관련 규제를 강화하고, 일부 농장을 폐쇄하고, 과일 나무 아래에 있는 양돈사를 다른 곳으로 옮기고, 대대적인 대중교육을 시행하는 등 확고한 조치를 취했다. 니파 바이러스를 조심하라! 쌕쌕거리는 돼지들을 주의하라! 하지만 이 바이러스의 모든 위협을 제거한다는 것은 간단한 문제가 아니었다. 2년 후 이 병은 말레이시아의 이웃나라로 돼지를 거의 키우지 않는 이슬람 국가인 방글라데시에서 다시 나타났다.

2001년 4월에서 5월 사이에 발생한 방글라데시의 유행은 말레이시아보다 훨씬 작은 규모였지만 몇 가지 점에서 최초의 기록을 갖고 있다. 유행은 인도 접경 지역 서쪽에 위치한 찬드푸르Chandpur에서 발생했다. 600명이 사는 이 마을에서 13명이 병에 걸렸는데, 그중 9명이 사망했다. 혈액 검체에는 니파의 존재가 확인되었지만 그 후 병은 잠잠해진 듯했다. 방글라데시는 이런저런 이유로 죽는 사람이 많은 곳이라 이 정도로 사람들이 겁에 질리거나 대대적인 조사가 시작되지는 않았다. 왜 종간전파가 일어났을까? 알 수 없다. 어쨌든 돼지와는 관계 없는 일이었다.

몇 년 후, 한 역학 연구팀에서 돌이켜 생각해 본 바로 찬드푸르에서 언급할 만한 위험인자는 두 가지뿐이었다. 희생자 중 일부는 환자와 함께 살았거나, 환자를 보살폈는데 이는 사람에서 사람으로 전파되었을 가능성을 의미하는 전혀 새로운 소견이었다. 또한 상당히 많은 희생자가 병에 걸린 소와 접촉한 적이 있었다. *소라고?* 연구팀의 보고서는 성실하고 정확하게 단서를 추적했는데 몇 번씩이나 소를 언급했다. 바이러스가 말레이시아산 돼지의 몸속에서 활발하게 증식했다면 방글라데시산 소의 몸속에서 살지 못할 이유가 어디 있단 말인가? 하지만 뜬금없이 소가 등장한 것은 상당히 헛갈리는 일이었다.

2003년 1월, 찬드푸르에서 북쪽으로 150킬로미터 떨어진 나오가온Naogaon 주에서 새로운 유행이 발생했다. 열이 나고, 의식을 잃고, 뇌염으로 입원하고, 사망률이 높은 것은 똑같았지만 어떻게 바이러스가 이곳에 도달했는지 설명하기는 쉽지 않았다. 비슷한 시기에 아마도 유목민들이 장에 내다 팔기 위해 돼지떼를 이끌고 이 지역을 지나갔는데, 환자 중 일부가 이 돼지들에게 노출된 적이 있었다. *아하!* 하지만 이 돼지들이 말레이시아에서처럼 재채기를 했다거나, 쌕쌕거렸다거나, 쓰러졌다거나, 죽었다는 보고는 없었다. 그저 이곳을 가로질러 이동하는 건강한 돼지떼였을 뿐이었다. 2004년 1월에 세 번째 유행이 발생했을 때도 방글라데시의 질병학자들은 어리둥절할 수밖에 없었다. 이번에는 다카에서 서쪽으로 파드마Padma 강(갠지스 강이 바다로 흘러드는 지류의 하나) 건너에 있는 라즈바리Rajbari 주의 마을 두 곳이었다. 여전히 환자 수는 적어 12명에 불과했지만 그중 10명이 사망했다. 데이터에 나타난 한 가지 패턴은 매우 흥미로웠다. 대부분의 희생자가 어린이, 그것도 15세 미만 소년이었던 것이다.

현장에 도착한 역학조사팀에는 미국 질병관리본부에 대학원 과정 펠로로 재직 중이던 조엘 몽고메리Joel M. Montgomery라는 미국인이 있었다. 그들은 흔히 역학자들이 그렇듯이 클립보드와 설문지와 채혈 기구를 가지고 유행병의 정체를 밝히려고 했다. 그들은 환자-대조군 연구를 시행했다. 환자와 건강한 사람들의 행동이 어떻게 달랐는지 알아내어 유행병의 근원과 전파방식을 밝히려고 했다는 뜻이다. 감염 위험을 높이는 행동은 과연 무엇일까?

물론 방글라데시의 어린 소년들도 다른 어떤 지역의 어린 소년들과 마찬가지로 위험한 짓을 하다 머리가 깨지거나, 팔이 부러지거나, 익사하거나, 뱀에게 물리거나, 경찰에 체포되거나, 기차에 치는 일이 흔히 있었다. 하지만 니파에 걸릴 가능성을 높이는 위험한 짓이 과연 무엇일까? 몽고메리는 동료들과 함께 낚시, 사냥, 죽은 동물을 만진 적이 있는지, 크리켓(영연방 국가에서 인기있는 야구 비슷한 경기-역주)이나 축구를 했는지, 숨바꼭질을 했는지, 땅에 떨어진 과일을 주워 먹은 적이 있는지 등 몇 가지 가능성을 차근차근 점검했다. 데이터가 쌓이자 '죽은 동물을 만진' 행동이 중요한 것 같았다. 병에 걸린 어린이 중 몇 명이 일주일 전쯤 죽은 닭과 오리 몇 마리를 땅에 묻는 일을 거들었던 것이다. 두말할 것도 없이 아이들은 죽은 가금류들의 장례식을 치른다며 야단법석을 떨었다. 그러나 죽은 동물을 함께 만졌던 어린이 중에는 감염되지 않은 경우가 훨씬 많았다. 오리와 닭도 소와 마찬가지로 잘못된 단서였다. 방글라데시의 한 마을에서 역학조사를 한다는 것이 얼마나 어려운 일인지 짐작이 가시는지? 오리 장례식으로부터 크리켓에 이르기까지 앞서 언급한 천진무구한 어린 시절의 소일거리 중에 건강한 어린이들에 비해 감염된 소년들(회복되었든 사망했든)과 유의하게 관련성이 높았던 행동은 아무 것도 없었다. 단 한 가지만 빼놓고 말이다. 바로 나무에 올라가는 것이었다.

나무에 올라가는 것? 이것도 이상하지 않은가? 몽고메리의 연구팀은 강력한 상관관계를 입증하기는 했지만 왜 나무에 올라가는 것이 방글라데시 어린이들을 니파 감염에 노출시키는지 설명할 수 없었다. 그저 나무에 올라가면 박쥐와 더 가까워지지 않을까 막연한 추측만 했을 뿐이다.

3개월 뒤인 2004년 4월, 방글라데시 보건당국에 또 다른 유행병 소식이 들려왔다. 파드마 강 우안을 따라 라지바리 주 바로 옆에 있는 파리드푸르Faridpur 주였다. 파리드푸르와 라지바리 주는 다카로부터 콘크리트와 강철을 앞세워 요란하게 전진하는 도시화의 흐름이 방글라데시 남부 저지대의 진흙투성이 삼각주에 의해 가로막힌 지역으로 느려터진 페리로만 접근할 수 있다. 길 옆으로는 모두 논이다. 빈 땅에는 야자수와 바나나가 잡초처럼 자란다. 파리드푸르 주에서는 36명의 환자가 발생하여 27명이 사망했다. 환자들 사이의 사회적 연결 패턴은 새로운 우려를 불러일으켰다. 일부 환자가 다른 사람들로부터 감염되었던 것이다. 조사팀은 사람 사이의 전파가 '치사율이 매우 높은 이 병원체가 더욱 널리 퍼질 위험을 증가시킨다. 방글라데시처럼 빈곤하고 인구밀도가 높은 국가에서는 효과적인 조치를 취하기 전에 치명적인 바이러스가 빠른 속도로 퍼질 수 있다.'고 썼다. 신중한 문구가 의미하는 바는 간단했다. 병이 메마른 땅에 일어난 들불처럼 번질 수 있다는 것이었다.

그 사이에 또 다른 유행이 시작되었다. 5년 새 벌써 다섯 번째였다. 다카에서 북서쪽으로 약 100킬로미터 떨어진 탕가일Tangail 주였다. 2005년 1월 중에 12명이 병에 걸려 11명이 사망했다. 이제 방글라데시는 매년 초만 되면 죽음의 질병에 시달리는 특이한 운명을 진 것처럼 보일 정도였다. 말레이시아에서는 더 이상 유행이 발생하지 않았다. 북서쪽으로 국경을 접한 인도에서는 한 건의 유행만 보고되었을 뿐이었다. 세계의 다른 지역에서 니파는 이름조차 알려지지 않았다. 다시 한 번 다카에서 파견된 조사팀이 종간전파의 원인을 찾아 환자-대조군 연구를 시작했다. 팀장은 미국 질병관리본부 소속 의사이자 역학자인 스티븐 루비Stephen P. Luby였다. 방글라데시 국제설사병연구소 International Centre for Diarrheal Disease Research*의 프로그램 관리자로 다카에 파견돼 있던 그는 방글라데시 보건성에서 비슷한 업무를 수행하는 마흐므두루 라흐만Mahmudur Rahman과 긴밀하게 협조했다.

루비의 연구팀은 앞서 몽고메리의 팀과 마찬가지로 사망한 환자나 회복된 환자들이 병에 걸리지 않은 사람들과 달리 잠재적으로 위험한 행동을 하지 않았는지 질문했다. 사망한 환자들에 대해서는 친척이나 친구들에게 물어보았다. 나무에 올라간 적이 있나요? 환자들이든 건강한 사람들이든 올라갔다는 사람도 있었지만 대부분은 그런 적이 없었다. 돼지와 접촉한 적이 있나요? 전혀 없었다. 과일박쥐와 접촉한 적이 있나요? 아무도 없었다. 오리와 접촉한 적은? *그런 적은 있지만 그게 어쨌다는 거요? 그런 사람이 한둘이 아닌데.* 병에 걸린 닭을 만진 적이 있나요? 구아바를 먹은 적은? 바나나를 먹은 적은? 도살 당시 병들어 있던 동물의 고기를 먹은 적이 있나요? 스타프루트(별 모양으로 생긴 열대 과일-역주)를 먹은 적은? 열이 나고 혼란스러워하다가 사망한 사람과 접촉한 적은?

질문들은 방글라데시의 시골 생활을 스케치하듯 그대로 옮겨놓은 것이었다. 그러나 한 가지를 빼고는 어떤 질문도 (나무에 올라가는 것조차) 환자들과 건강한 사람들 사이에 통계적으로 유의한 차이가 없었다. 최근 대추야자 수액을 생즙 상태로 마신 적이 있나요? *생즙이라, 가만 있자. 예, 마셨지요.*

대추야자 수액은 방글라데시 서부 시골에서 계절의 별미다. 사탕대추야자Phoenix sylvestris라는 종의 야자나무에 자국을 낸 후 수액이 떨어지는 방향에 맞추어 옹기항아리에 받는 방식으로 채취한다. 단풍나무 시럽보다 훨씬 달기 때문에 몇 시간씩 조리하여 정제할 필요가 없다. 돈이 귀한 곳이지만 신선한 대추야자 생즙이라면 아낌없이 돈을 내는

---

* 정식 명칭의 머릿글자를 따면 ICDDR,B지만 현지에서는 보통 콜레라병원이라고 부른다.

사람이 많다. 채취한 수액은 인근 마을로 집집마다 돌아다니며 팔거나, 서양에서 아이들이 레모네이드를 팔듯 길가에 매대를 놓고 팔기도 한다. 고객들은 보통 컵이나 통을 가져온다. 그 자리에서 마시거나, 집으로 가져가 가족들과 나누어 마시기도 한다. 최상품 수액은 붉은 빛을 띠며 달고 맑다. 그냥 두어도 쉽게 발효되므로 오전 10시가 지나면 더 이상 신선하지 않은 상태가 되어 가격이 곤두박질친다. 불순물이 섞여 있어도 가격이 떨어진다. 앞으로 보겠지만 불순물은 또 한 가지 문제를 일으킨다.

탕가일 조사팀은 환자들과 건강한 사람들 사이에 단 한 가지 다른 점을 발견했다. 감염된 사람들은 대부분 대추야자 수액을 생즙으로 마신 적이 있었다. 건강한 사람들은 대부분 마신 적이 없었다. 아주 복잡한 이야기가 펼쳐지려는 순간이었다.

72

나는 국제설사병연구소로 가서 스티븐 루비를 만났다. 키가 크고 비쩍 마른 체구로 짧은 갈색 머리에 안경을 쓴 그는 진지했지만 거드름을 피우지는 않았다. 원래 철학을 전공했는데 의학으로 방향을 바꿔 역학을 공부한 후 저개발 국가의 감염병을 연구하고 있었다. 2004년부터 방글라데시에 있었기 때문에 이 나라를 상당히 잘 알았다. 예방할 수 있는 질병으로 끊임없이 사람들이 죽는 것을 매우 안타까워하며, 어떻게든 최대한 많은 질병을 막아보려고 애쓰고 있었다. 그가 하는 일의 많은 부분은 니파보다 사망자 수가 훨씬 많은 폐렴, 결핵, 설사 등 친숙하고 일상적인 질병이었다. 방글라데시에서는 매년 5세 미만 어린이 중 약 90,000명이 세균성 폐렴으로 사망한다. 세균성 설사로 사망하는 신생아는 매년 20,000명에 이른다. 이 숫자들을 듣고 나는 루비에게 물었다. *그런데 왜 니파 같은 것에 관심을 가지게 된 겁니까?*

"신중한 사람이라면 자신이 잘 아는 전형적인 악마들과 자신이 잘 모르는 악마가 있다고 할 때 어느 쪽도 무시할 수 없는 겁니다." 그가 말했다. 니파는 일어날 수 있는 일이고, 어떻게 일어나는지 아는 것이 거의 없기 때문에 중요하다고 덧붙였다. "무시무시한 병원체죠." 그는 방글라데시에서 니파의 사망률이 70퍼센트에 이른다는 점을 상기시켰다. "살아남더라도 1/3은 심각한 신경학적 후유증을 겪습니다. 정말 끔찍한 병이죠." 그는 방글라데시 환자들 중 약 반 정도가 다른 사람으로부터 전염되었다고 덧붙였다.

그런데 왜 어떤 지역에서는 사람 간 전염이 주된 전파경로가 되고 다른 지역에서는 그렇지 않을까? 바이러스는 얼마나 안정적일까? 즉, 훨씬 쉽게 전파되는 형태로 진화할 가능성이 얼마나 될까? 방글라데시는 지구 상에서 가장 인구밀도가 높은 나라다. 평방킬로미터 안에 1,000명이 사는데, 숫자는 계속 늘고 있다. 이렇게 많은 인구가 소득이 낮고, 의료가 보급되지 않은 시골 지역까지 비교적 균일하게 퍼져 있어 붐비지 않는 지역이 없다. 이에 따라 마지막으로 남은 자연과 야생동물 서식지가 끊임없이 파괴되기 때문에 오래된 병원체든, 새로 출현한 낯선 병원체든 질병이 유행할 특수한 위험에 처해 있다. *그러니 아직 감염자 수가 적지만 니파도 중요한 임무인 거죠.* 루비는 말했다.

이 바이러스에 대해 아무도 제대로 알지 못한다는 것이 또 한 가지 이유라고 했다. "방글라데시에서 우리가 이 바이러스를 연구하지 않으면 아무도 연구하지 않을 테니까요." 말레이시아에서는 딱 한 번 유행했을 뿐이다. 인도는 2001년에 한 번, 그리고 최근 한 번의 유행을 겪었을 뿐이다. 하지만 방글라데시에서는 2009년 현재 8년간 여덟 번의 유행이 있었다(그와 이야기한 후로도 계속되었다). 실험실 연구는 어디서든 할 수 있지만, 실험실 연구만으로 니파가 자연 속에서 어떻게 행동하느냐는 수수께끼를 풀 수는 없다. “이 바이러스가 어떻게 야생동물 보유숙주로부터 사람에게 종간전파되는지, 사람 간 전파는 어떻게 일어나는지 알고 싶다면 바로 이곳에서 알아내야 하는 겁니다.”

니파가 야생동물 보유숙주로부터 어떻게 사람에게 종간전파를 일으키는지 이해하려면 가장 기본적으로 알아야 할 것이 있다. 바로 보유숙주의 정체다. 물론 말레이시아에서 알아낸 사실과 오스트레일리아에서 헨드라 바이러스에 관해 밝혀진 사실을 나란히 놓고 본다면 박쥐, 특히 날여우박쥐를 의심하는 것이 합리적이다. 방글라데시의 유일한 토종 날여우박쥐는 인도날여우박쥐Pteropus giganteus다. 루비의 연구팀은 연구를 통해 인도날여우박쥐 중 일부가 니파 항체 양성이라는 사실을 알고 있었다. 하지만 돼지를 통하지 않고 도대체 어떻게 박쥐에서 사람으로 종간전파를 일으켰을까? 여기서 대추야자 수액이 등장한다. 인도날여우박쥐도 이 수액을 무척 좋아한다. 나무 주인들은 밤에 대추야자 나무에서 박쥐 소리가 들린다고 불평을 해댔다. 탕가일에서 연구를 마친 후 루비의 팀은 이렇게 보고했다.

> 나무 주인들은 과일박쥐가 나무에 상처를 낸 자리, 또는 그 밑에 받쳐 놓은 항아리에서 직접 야자나무 수액을 먹는 일이 잦다고 매우 성가시게 생각했다. 박쥐의 배설물이 항아리 주변에 떨어져 있거나 수액 위에 떠 있는 일도 흔히 있었다. 항아리 속에 아예 죽은 박쥐가 떠 있는 경우도 가끔 있었다.

하지만 이런 보고서 정도로 수액에 대한 수요를 없앨 수는 없었다.

루비의 연구팀이 탕가일에서 수집한 잠재적 위험인자들의 긴 목록에서 대추야자 수액은 그저 감感으로 면담 시 물어볼 대본에 포함된 가설 중 하나였다. 루비에 따르면 현장에 가장 먼저 달려간 것은 사회인류학자들이었다. 그들은 현지인들과 아주 잘 어울렸고, 행동을 조심했으며, 역학자들처럼 격식을 갖춘 정량적 질문이 아니라 복잡한 제약이 없는 개방적인 질문들을 했다. "인류학자들이 말하길, '병에 걸린 사람들은 하나같이 대추야자 수액을 먹었던네요'라고 하는 거예요." 병이란 두말할 것도 없이 니파를 뜻하는 것이었다. 역학자들은 구체적인 데이터를 통해 이 가설을 확인하기 위해 현장으로 달려갔다. "탕가일 유행은 우리로서는 새로운 것에 눈을 뜬 계기였습니다." 새로운 계기가 흔히 그렇듯 이 사실은 지금 와서 돌이켜 생각해 보면 더욱 분명하다. 대추야자 수액을 생즙으로 마시는 것은 니파에 감염되는 매우 효과적인 방법이다.

그는 이렇게 설명했다. 유행이 발생한 방글라데시 서부는 니파 토착지역으로 볼 수 있다. 이 지역이 대추야자나무의 토착 서식지이기 때문이다. 박쥐는 그보다 훨씬 폭넓게 분포하지만 서부는 특히 사탕대추야자가 잘 자라고 사람들이 그 수액을 즐기는 지역이다. 수액 채취는 방글라데시 사람들이 겨울의 시작으로 여기는 첫 번째 추운 밤, 즉 12월 중순에 시작된다. 수액을 채취하는 사람들을 이곳에서는 가치라gachis라고 부른다. 방글라데시 말로 가츠gach는 나무라는 뜻이므로 결국 '나무 사람'이라는 뜻이다. 대추야자나무의 소유주는 다른 사람들이다. 보통 채취한 수액의 절반이 소유주의 몫이다. 가치라는 빈곤층 농업 노동자들로 보통 한철 부업 삼아 이 일을 한다. 수액을 채취하려면 먼저 나무에 올라간 후 꼭대기 근처에서 나무 껍질을 V자 모양으로 크게 벗겨낸다. V자의 맨 아래에 대나무로 만든 대롱을 꽂고, 대롱 끝에 작은 옹기 항아리를 매달아 둔다. 밤새 대롱을 통해 흘러내린 수액이 항아리 속에 고이는 것이다. 가치라는 해뜨기 직전에 다시 나무로 올라가 신선한 수액이 가득 담긴 항아리를 갖고 내려온다. 나무 한 그루에서 얻는 수액을 10시 전에 판다면 보통 10타카(taka, 방글라데시의 화폐단위. 1타카는 약 30원.-역주)를 번다. 그는 많은 나무에서 채취한 수액들을 커다란 알루미늄 용기에 붓는다. 이때 수액과 박쥐 똥, 박쥐 오줌, 그리고 바이러스가 한데 섞인다. 이제 그는 신이 나서 수액을 팔러 나간다. 불순물이 섞인다고 해도 눈하나 꿈쩍 않는 가치라들이 많다. 누군가는 루비의 팀원에게 이렇게 말했다. "새들이 나무에서 수액을 먹는다고요? 아무 문제없어요. 새들이 먹어봐야 얼마나 먹겠어요. 박쥐나 다른 동물이 수액을 먹어도 쫓아내지 않으면 신이 은총을 베풀어 주신답니다." 그는 신의 은총을 얻고 고객들은 니파를 들이마신다. 물론 신경을 쓰는 가치라들도 있다. 죽은 벌이나 새털, 박쥐 똥이 섞여 거품이 일고 찐득거리는 수액보다 붉고 투명한 수액이 더 좋은 값을 받기 때문이다.

루비의 입장에서 전체 조사 과정은 두 가지 매우 다른 방향을 지닌다. 한 가지는 즉각적인 현실적 문제를 해결하는 방향이고, 다른 한 가지는 장기적으로 과학에 도움이 되는 방향이다. 현실적인 측면에서 그의 팀은 박쥐가 옹기 항아리에 접근하지 못하게 하는 저렴한 방법을 연구하고 있다. 10센트 정도면 대나무 조각을 엮어 간단한 방충망을 만들 수 있다. 이것을 나무껍질 벗겨낸 자리와 옹기 항아리에 설치하면 박쥐의 접근을 막을 수 있다. 간단한 데다 대추야자 수액 채취를 금지하는 것보다 더 인간적이다. 과학적 측면에서는 니파 바이러스에 관해 아직 밝혀지지 않은 중요한 질문들이 있다. 바이러스는 어떻게 박쥐 집단 내에서 종의 생존을 유지할까? 왜 종간전파가 일어나는가? 사람간의 전파는 흔한 현상인가, 아니면 특수한 환경에서만 일어나는가? 니파는 최근 출현한 병원체인가, 아니면 오래도록 희생자들이 발생했는데 모르고 있었을까?

질문들은 또 한 가지 의문을 낳는다. 방글라데시의 환경과 인구밀도의 변화는 과일박쥐와 그들이 옮기는 바이러스와 종간전파 가능성에 어떤 영향을 미쳤을까? 다시 말해 니파 바이러스의 생태계에는 어떤 변화가 일어났는가? 루비는 그 질문에 관해 보다 자세한 답을 듣고 싶다면 존 엡스타인Jon Epstein을 찾아가야 한다고 가르쳐 주었다.

73

자세한 설명도 좋지만 답을 찾으려면 현장으로 뛰어드는 게 더 좋다. 다음날 아침 난 존 엡스타인과 함께 서쪽으로 향했다. 강을 건너 방글라데시 남서부 저지대로 들어갈 생각이었다.

엡스타인은 뉴욕에서 활동하는 생태수의학자다. 당시에는 보전의학 컨소시엄Consortium for Conservation Medicine*에 고용돼 있었다. 수의학 박사일 뿐 아니라 공중보건학 석사로 아시아 지역의 대형 박쥐류를 다뤄본 경험이 많았다. 말레이시아에서는 폴 추아와 함께 일하며 바닷가의 맹그로브 숲에서 때로는 가슴까지 물에 잠기는 악조건을 무릅쓰고 말레이날여우박쥐를 잡으러 다녔다. 인도의 첫 번째 유행 때는 날여우박쥐에서 니파 바이러스의 증거를 밝혀냈던 연구팀을 이끌었으며,

* 알렉세이 흐무라가 소속된 단체로 최근 에코헬스 얼라이언스로 이름을 바꾸었다.

중국에서 사스 바이러스의 보유숙주가 박쥐라는 사실을 밝혀낸 다국적 연구팀에서 활동하기도 했다. 몸집이 크고 건장한 데다 스포츠 머리에 각진 안경을 쓴 모습이 꼭 고등학교 미식축구 선수가 그 모습 그대로 30대가 되어 진지한 표정을 짓고 있는 것 같았다. 그로서는 인도날여우박쥐가 언제, 어디서, 어떻게 니파 바이러스를 실어 나르고 전파시키는지 데이터를 모으고 이해하기 위해 방글라데시로 온 것이 처음이 아니었다.

그는 역시 미국 수의사로 새로 보전의학 컨소시엄에 합류한 짐 데스몬드Jim Desmond를 데려왔다. 까마귀만큼 큰 박쥐들을 다루며 니파 바이러스를 추적하는 쉽지 않은 일을 교육시킬 예정이었다. 네 번째 멤버 역시 수의사인 아리프 이슬람Arif Islam이었다. 우리들 중 방글라데시어를 유창하게 구사하는 유일한 사람인 그는 국제설사병연구소에서 공중보건학을 연구했다. 박쥐의 상완동맥에서 혈액을 채취하기 위해 지방관리들과 협상할 때는 물론, 식당에서 카레를 넣은 생선요리를 주문할 때도 결코 없어서는 안 될 인물이었다.

버스들이 다정한 코끼리들처럼 서로 몸을 부벼대다 작은 틈이라도 날라 치면 녹색 오토릭샤들이 콩가루가 될 위험을 무릅쓰고 그 사이로 돌진하는 다카의 교통 지옥을 헤치고 나오자 벌써 9시가 다 되었다. 마침내 탁 트인 길로 나섰다. 다카를 벗어났다는 데 안도감을 느끼며 강을 향해 서쪽으로 차를 몰았다. 뒤편으로 피섞인 달걀 노른자처럼 주황색을 띤 태양이 낮게 걸린 채 도시의 스모그를 뚫고 희미하게 빛나고 있었다.

건기를 맞은 파드마 강의 수위는 낮았다. 페리를 타고 강을 건너 파리드푸르 주에 들어선 후, 논 사이로 난 2차선을 따라 차를 몰았다. 파리드푸르 시에 잠깐 들러 현장작업을 거들 조수 두 명을 태웠다. 이름은 피투Pitu와 고푸르Gofur로 특별한 기술을 갖고 있었다. 직업적으로 말을 타는 기수들처럼 키가 작고 다부지며 몸놀림이 재빠른 이들은 나무를 타고 올라 박쥐를 잡는 데 전문가들로 이미 몇 년째 부정기적으로 엡스타인과 함께 일하고 있었다. 오래 전에 밀렵을 위해 익힌 박쥐 잡는 기술을 이제는 좋은 쪽에 쓰고 있는 셈이다. 그들을 태우고 남쪽으로 방향을 돌려 달리며 차 안에서 오렌지와 매운 맛이 나는 크래커로 요기를 했다. 작은 마을들을 지날 때면 릭샤와 버스와 오토바이로 붐비는 도로를 천천히 헤지며 나아갔다. 남서부에서는 자가용을 거의 볼 수 없었다. 어떤 지역은 모래를 채취한 후 포장하여 운송하는 일을 전문적으로 하는 것 같았다. 모래라면 얼마든지 있으니 말이다. 모내기 철이라 강을 따라 늘어선 모판에서 남녀 할 것 없이 허리를 굽히고 검푸른 모를 떠내어 한데 묶고, 나르고, 물을 채운 논에 조심스럽게 옮겨 심는 모습이 보였다. 밭에는 옥수수나 콩, 다른 작물들을 재배했고, 때때로 바나나 나무나 코코넛 야자가 모여 서 있었다. 하지만 남쪽으로 내려갈수록 밭은 점점 드물어졌다. 계속 나가면 슌도르본 늪지였다. 갠지스 삼각주가 맹그로브 숲이 울창한 섬들로 나뉘고, 그 사이사이 물길을 따라 늪의 호랑이라고 할 아시아악어들이 들끓는 지역이다. 거기까지 갈 필요는 없었다. 이미 땅은 매우 낮고 평평했으며, 수면은 너무 높아 지나치는 모든 마을과 소도시들이 물웅덩이로 둘러싸인 것처럼 보였다.

대추야자 나무가 점점 더 많이 눈에 띄었다. 긴 세월 동안 가치라들이 나무껍질을 벗겨낸 자국이 이발소 기둥 간판처럼 매끄러운 줄기에 흉터로 남아 있었다. 한창 수액을 채취할 1월 중순이었으므로 한 잔 맛을 보기에 완벽한 때였다. 물론 우리는 마시지 않았다. 아리프에게 들은 바로 방글라데시에서는 수액을 캐줄kajar이라고 부른다. 현지인들은 건강음료라고 믿는다. 배 속의 기생충을 없애준다는 것이다. *하지만 효험을 보려면* ***생즙****으로 먹어야 해요.* 끓이면 맛을 버릴뿐더러 의학적 효과도 없어진다는 것이었다. 어려서는 그도 많이 마셨다고 했다. *예, 물론이죠. 하지만 이젠 안 마셔요, 절대로요. 니파 연구를 시작한 뒤로는 절대로 안 마십니다.*

밤이 이슥해질 때쯤 쿨나Khulna라는 도시에 이르러 그런대로 괜찮은 호텔을 잡았다. 다음날 아침에는 아리프가 미리 와서 둘러보고 점찍어둔 장소들로 박쥐를 찾아나섰다. 도시 서쪽으로는 땅이 더욱 낮아져 논, 저수지, 석호潟湖, 새우 양식장 등 눈길 닿는 곳 어디든 물이었다. 사람과 가축들이 사는 조각땅 사이로 비좁은 방죽길이 나 있는데 사실은 길 자체가 둑인 셈이었다. 길을 만들기 위한 자재를 파냈을 취토장들이 길을 따라 펑키한 녹색과 갈색 물웅덩이를 이루고 있었다. 주변보다 높은 땅이 필요하다면 직접 만드는 수밖에 없는 것이다. 나무들은 많았지만 숲이라고 할 만한 곳은 없어서 코코넛 야자, 바나나, 파파야, 타마린드, 활엽수 몇 그루, 수많은 대추야자 나무들이 여기저기 흩어져 있는데, 그중 한 그루를 가치라가 기어오르고 있었다. 맨발로 손과 발과 허리에 맨 끈을 이용하여 나무를 오르는 모습이 마치 전봇대를 기어오르는 전기 기술자 같았다. 그는 룽기lungi*를 허리에 묶고, 머리에는 터번을 둘렀으며, 어깨 위로 그물주머니를 맸는데 그 안에는 길게 구부러진 칼 두 자루가 들어 있었다. 근처 길섶에 어린 소년 하나가 밤새 떨어지는 수액을 받기 위해 나무에 매달아 둘 네 개의 붉은색 옹기 항아리를 들고 기다리고 있었다.

---

* 인도에서 동남아시아에 이르는 지역 사람들이 허리에 감아 발목까지 내려오게 입는 천 하나로 된 옷, 사롱(sarong)이라고도 함. –역주

박쥐는 밤이 되면 먹을 것을 찾아 나선다. 그때까지는 계속 잠을 잔다. 식충박쥐와 달리 날여우박쥐는 동굴이나 광산, 오래된 건물을 좋아하지 않는다. 이놈들은 나무를 좋아한다. 날개를 접고 나뭇가지에 거꾸로 매달린 모습은 형언할 수 없을 정도로 괴상하게 생긴 열대과일 같다. 우리는 너덧 군데를 돌아다녔다. 나무 꼭대기에 매달려 잠든 박쥐떼를 보고, 현지인들과 이야기를 나누고, 그 아래 지면의 상태를 살폈는데 어느 곳도 엡스타인의 기준에 완벽하게 들어맞지 않았다. 이쪽에 100마리, 저쪽에 100마리 하는 식으로 숫자가 너무 적거나, 근처에 나무가 없거나, 너무 가까이 있어 그물을 설치할 수 없거나, 지면의 상태가 적당하지 않았다. 한 마을에서는 콩나무 몇 그루 위에 수백 마리의 박쥐가 매달려 있었다. 그것만 보면 상당히 좋은 표적이었다. 녀석들이 매달린 바로 아래 아마 마을 전체의 배수탱크이자 쓰레기장 역할을 하는 거대한 초록색 물웅덩이가 있다는 점만 빼면 말이다. 놈들을 잡은 후 그물을 내리면 십중팔구 물 속으로 떨어질 테고, 그러면 박쥐들이 빠져 죽기 전에 그 더러운 물 속으로 들어가 구해줘야 했다. *그건 안 될 일이지.* 엡스타인이 중얼거렸다. 나 같아도 그 더러운 물 속에 뛰어드느니 차라리 니파에 걸리고 말 것 같았다.

우리는 쿨나의 길가에 봐둔 장소로 돌아갔다. 넓은 부지에 담장이 둘러쳐진 보관소였다. 정부 소유로 한때 도로 건설용 자재를 보관했지만 지금은 버려진 곳이었다. 크고 작은 창고 사이로 풀이 웃자란 공터에 거대한 자귀나무 몇 그루가 서 있고 줄잡아 4, 5천 마리의 박쥐가 매달려 있었다. 확실히 박쥐들이 좋아할 만한 곳이었다. 나무들이 아주 크고 담장이 둘러져 있어 마을의 소란스러움과 새총을 손에 든 아이들을 막아주었던 것이다. 이곳이라면 매일 저녁 어스름이 내릴 때쯤 가지를 움켜쥐었던 발을 풀고 날아올라 룹사 강(Rupsa River, 갠지스 삼각

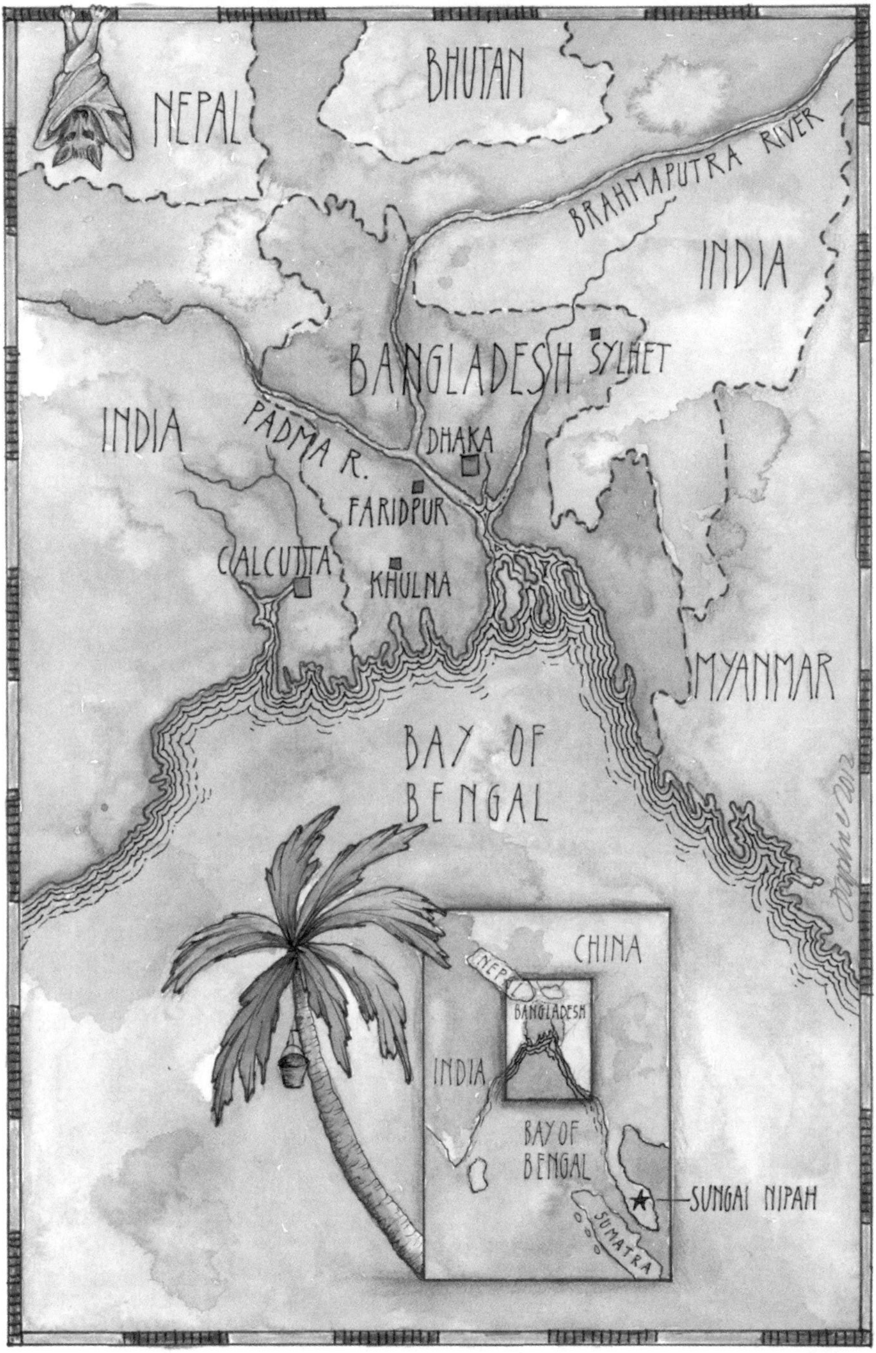

NEPAL 네팔 • BHUTAN 부탄 • BRAHMAPUTRA RIVER 브라마푸트라 강 • INDIA 인도 • BANGLADESH 방글라데시

SYLHET 실헷 • DHAKA 다카 • PADMA R. 파드마 강 • FARIDPUR 파리드푸르 • KHULNA 쿨나 • CALCUTTA 캘커타

BAY OF BENGAL 벵골 만 • MYANMAR 미얀마 SUNGAI NIPAH 순가이 니파 • CHINA 중국 • SUMATRA 수마트라

NEPAL 네팔

주 지역의 또 다른 지류) 위로 거대한 원을 그리며 선회한 후 날개를 펄럭거리며 쿨라 인근 마을로 저녁 사냥을 나갈 수 있었다. *좋았어.* 엡스타인이 결정을 내렸다. *여기서 하자고.*

그와 아리프는 지방관리들을 만나 밤에 오래된 보관소를 출입할 수 있는 허가를 받았다. *방글라데시에서 연구하기 좋은 게 바로 이런 점이죠.* 엡스타인이 말했다. *사정을 들어보고 합리적이면 바로 허가를 내주거든요. 중국이나 인도 같으면 어림도 없는 일입니다.*

박쥐 사냥을 하려면 해가 있는 동안 몇 가지 준비를 해야 했다. 엉성하기 짝이 없는 대나무 사다리를 타고 자귀나무 바로 옆에 있는 버려진 창고 건물의 평평한 지붕 위로 올라갔다. 고푸르와 피투는 돛대 꼭대기의 망루로 기어오르는 선원들처럼 나무 위로 잽싸게 기어올라가 가장 높은 나뭇가지보다 더 높게 솟아오르도록 대나무 장대를 단단히 묶어 고정시켰다. 장대 꼭대기에는 직접 만든 간단한 도르래가 달려 있었다. 창고 건물 반대쪽에 있는 나무에도 똑같은 장치를 설치했다. 이제 두 개의 장대와 도르래를 이용하여 거대한 새그물을 올리고 내릴 수 있게 된 것이다.

단잠을 방해당한 박쥐들이 술렁거렸다. 수백 마리가 몸을 부르르 떨며 잠에서 깨어 공중으로 날아오르더니 강 위를 선회하여 돌아왔다가 또 날아가기를 반복했다. 온갖 잡동사니가 거대한 소용돌이를 타고 떠다니는 모습을 연상시켰다. 대낮에 하늘을 날며 상승기류를 타고 솟아오르거나 천천히 날개를 펄럭이는 박쥐들은 거위만큼이나 커 보였다. 머리 위로 낮게 지나갈 때면 배 쪽을 덮고 있는 적갈색 털과 거의 투명할 정도로 얇은 커다란 암갈색 날개, 뾰족한 주둥이가 생생하게 보였다. 잠을 방해당했으니 기분 좋을 리 없지만 두려워하는 것 같지는 않았다. 참으로 장엄한 광경이었다. 그전에도 아시아 과일박쥐들을 봤지만 그렇게 많은 박쥐가 하늘을 나는 모습을 그렇게 가까이서 보기는 처음이었다. 얼마나 넋이 빠져 바라보았던지 엡스타인이 가만히 한 마디 했다. "계속 올려다보려거든 입이나 다물고 보시오. 저놈들이 오줌이라도 싸는 날엔 니파 바이러스를 삼키게 될 테니."

호텔로 돌아가 12시 반에 알람을 맞춰놓고 잠이 들었다. 한밤중에 본격적으로 일을 하기 위해 깨어났다. 모두 잠든 쿨나의 거리를 차로 달려 보관소로 가는 동안 엡스타인이 소위 안전 브리핑을 실시했다. "박쥐를 만질 사람은 고글을 쓰고 용접용 가죽 장갑을 끼세요. 고무장갑을 먼저 끼고 그 위에 가죽 장갑을 껴야 합니다. 절대 모자를 벗지 말고 소매는 항상 내리고 있어야 합니다. 저렇게 커다란 박쥐를 잡을 때는 한손으로 목뒤를 단단히 거머쥐고, 다른 손으로 턱밑을 세게 눌러 물지 못하게 하세요. 절대로 물리면 안 됩니다. 긁혀도 안 됩니다. 박쥐가 팔을 잡으려고 하면 그쪽 손을 머리 위로 높게 드세요. 박쥐는 본능적으로 위로 올라가려고 하는데 박쥐가 얼굴을 타고 올라오게 해서는 안 됩니다. 피투와 고푸르가 그물에 걸린 박쥐를 풀어서 넘겨줄 겁니다. 한 손으로 머리를 잡고 한 손으로는 팔다리를 잡는데 발목과 손목이 작아 보여도 아주 힘이 세니까 손가락 사이사이에 끼워넣어야 합니다. 하나, 둘, 셋, 넷, 그리고 엄지손가락. 그렇게만 하면 돼요. 피투와 고푸르가 도와줄 겁니다. 그대로만 하면 아무도 다치지 않을 거예요. 한 마리씩 베갯잇 속에 넣으세요. 베갯잇은 아리프가 벌려줄 거예요. 입구를 단단히 묶은 후에 나뭇가지에 달아매놓고 다시 돌아와 또 한 마리를 처리합니다. 만일 긁히거나 물리면 니파와 광견병 바이러스에 노출되었다고 생각하고 치료합니다. 비누를 써서 5분간 흐르는 물에 씻어낸 후 강력한 항바이러스제인 염화벤잘코늄으로 한번 더 씻어냅니다. 그 후 즉시 광견병 예방접종을 합니다. 광견병 예방주사를 맞은 적이 있나요? 데이빗? (예.) 언제 마지막으로 추가접종을 받았죠? 항체 역가는요? (음, 잘 모르겠어요.) 니파에 대해서는 신경쓰지 마세요. 백신도 없고, 치료법도 없고, 나을 수도 없으니까요. 물리지 말라고 말했죠? 첫 번째 원칙은, 1번, 우리가 안전해야 한다, 2번, 박쥐가 안전해야 한다는 겁니다. 박쥐들도 잘 돌봐줍시다." 엡스타인은 강조했다. 무엇보다도 그는 수의사이자 환경보호론자였다. *질문 있나요?*

다행히 그가 한 말은 대부분 내가 아니라 짐 데스몬드를 위한 것이었다. 아리프와 피투와 고푸르는 노련한 프로들이었다. 브리핑이 필요없었다. 진짜 견습생은 데스몬드였고, 나는 그저 보려고 따라온 것이었다. 피할 수만 있다면 절대로 니파 바이러스를 뚝뚝 떨어뜨리는 박쥐를 건네받지 않을 셈이었다.

보관소 담장 바로 밖에 또 한 채의 빈 건물이 있었다. 엡스타인은 그곳에 현장 실험실을 꾸몄다. 연구팀원들은 한밤중에 거기서 나중에 쓸 장비들을 준비했다. 포획한 박쥐를 마취시키고, 혈액 검체와 소변 면봉 검체를 채취하고, 혈액 튜브를 원심분리하여 혈청을 분리하고, 모든 검체를 드라이아이스가 들어 있는 냉동고 속에 얼리는 작업이었다. 방은 바닥이 콘크리트였고, 창마다 창살이 달려 있었다. 나무 탁자에 비닐을 깔고, 문 바로 안쪽에 멸균액을 담은 발판을 깔아 드나들 때 고무장화 바닥이 저절로 멸균되도록 했다. 모든 사람이 엡스타인이 나누어준 산소호흡기와 안전 고글, 라텍스 장갑을 착용했다. 그와 데스몬드는 온몸을 덮는 낡은 방호복을 입었다. 아리프는 유아용 우주복처럼 하얗게 빛나는 멋진 신제품 타이벡 슈트를 갖고 왔다. *다음에는 다른 옷을 입고 오게.* 엡스타인이 부드럽게 타일렀다. *이 박쥐들은 초음파를 발산하는 게 아니라 눈으로 보는 종류라는 걸 명심하게. 자네는 금방 눈에 띌 거야.* 데스몬드는 산소호흡기를 시험했다. 잠시 후 엡스타인이 물었다. "숨 쉬는 데 문제는 없나?"

"예."

"좋아. 자네가 정신을 잃으면 안돼. 그게 규칙 5번일세." 나는 다른 네 가지 규칙들을 기억해내려고 애썼다.

마지막으로 마스크를 쓰려다가 엡스타인이 활기차게 말했다. "새로운 바이러스를 연구할 때는 무엇보다 예방이 중요합니다. 일단 바이러스에 감염되면 할 수 있는 게 별로 없어요." 그는 내게 비행기에서 나누어주는 물티슈처럼 생긴 작고 포장된 물수건을 건넸다. 한 가지 다른 점이 있다면 알코올이 아니라 염화벤잘코늄을 함유하고 있다는 것이었다. *오오, 감사합니다!* 새벽 2시 40분. 지붕으로 올라갈 시간이었다.

"좋아요, 다들 준비됐죠?"

74

달이 없는 밤이었다. 우리는 〈고스트버스터즈〉의 주인공들처럼 일렬로 어둠을 가로질러 차례차례 긴 대나무 사다리를 올랐다. 지붕 방수용으로 깔아놓은 타르 종이가 군데군데 해어져 펄럭거리는 창고 지붕은 그 자체로 음산한 분위기를 자아냈다. 낡을 대로 낡은 채 방치된 지붕이 우리 몸무게를 안전하게 지탱해준다는 보장은 없었다. 산소호흡기에서 새어나온 날숨 때문에 이내 안전 고글에 김이 서려 어디를 걷고 있는지조차 알기 힘들었다. 더 큰 문제는 어디가 건물 끝인지 알 수 없다는 점이었다. 희미하게 보이는 것이라곤 타이벡을 입은 덕분에 꼬마 유령 캐스퍼처럼 창백하게 너울거리는 아리프의 모습뿐이었다. 좋

있어, 저 친구만 쫓아가면 되겠군. "아리프만 쳐다보지 말고 발 밑을 잘 봐요." *음, 규칙 6번은 지붕에서 떨어지지 말라는 거로군.*

박쥐들은 모두 먹이를 찾아 날아가고 없었다. 이제 몸을 숨기고 해 뜨기 전에 돌아오는 녀석들을 잡을 참이었다. 고푸르와 피투는 이미 그물을 펼쳐놓고 있었다. 저 위쪽 어둠 속에 드라이브인 극장의 스크린만큼이나 커다랗고 촘촘한 그물이 보이지 않는 벽처럼 드리워져 있었다. 우리는 쭈그리고 앉아 숨을 죽이고 기다렸다. 점차 한기가 느껴졌다. 방글라데시에서 춥다고 느낀 것은 처음이었다. 나는 타르 종이 위에 누워 얇은 자켓 안으로 최대한 몸을 웅크리고 잠에 빠졌다. 첫 번째 박쥐가 그물에 걸린 것은 4시 22분이었다.

헤드램프를 켠 사람들이 스프링처럼 뛰어올랐다. 고푸르가 도르래로 달려가 그물을 내리는 동안 엡스타인과 피투가 박쥐 쪽으로 달려갔고 나는 속으로 고글 때문에 앞이 안 보여 어쩔 수 없다는 핑계를 대며 비틀비틀 뒤를 따라갔다. 피투가 박쥐를 그물에서 떼어 내자 엡스타인이 잽싸게 건네받았다. 자신이 일러주었던 요령대로였다. 목뒤를 꽉 붙잡고 팔다리를 손가락 사이에 끼운 뒤 어쩌구 저쩌구… 마침내 날뛰는 박쥐를 주머니 속에 넣고 입구를 줄로 단단히 묶었다. 뱀을 잡을 때처럼 일단 주머니에 넣고 나니 안심이 되었다. 다시 그물이 올라갔고 똑같은 일이 되풀이됐다. 나는 그들의 숙달된 솜씨에 적이 놀랐다.

첫 번째 박쥐를 잡은 후 해가 뜨고 근처 모스크에서 기도시간을 알리는 소리가 들려오기 전까지 다섯 마리를 더 주머니에 담았다. 하룻밤에 여섯 마리는 기준에 미치지 못했지만(엡스타인은 평균 열 마리를 원했다), 새로운 장소의 시작으로는 만족할 만했다. 그물 위치와 장대 높이를 조정한다면 앞으로 더 많이 잡을 수 있을 것이었다. 일단 만족이었다. 먼동이 틀 때쯤 사다리를 내려가 실험실에 모였다. 다시 한 번 새로운 역할이 배정되었다. 내가 맡은 일은 방해가 되지 않도록 한쪽에 조용히 있다가 가끔 면봉으로 검체 채취를 돕는 것이었다.

3시간 후 혈액 검체와 면봉 검체를 모두 채취하고, 튜브들을 냉동탱크에 넣고 나자 박쥐들을 풀어줄 차례였다. 모든 박쥐에게 과일 주스를 먹여 스트레스로 인해 소실되었을지도 모를 체액을 보충시켰다. 자귀나무들이 늘어선 풀이 무성한 중정으로 함께 걸어갔다. 인근 주민들과 어린이들이 구경거리를 찾아 모여 있었다. 낡은 보관창고들을 둘러싼 담장은 허술하기 짝이 없어서 뭔가 흥미로운 일이 벌어진다면 사람들이 쉽게 드나들 수 있었다. 엡스타인이 용접용 장갑을 끼고 박쥐를 한 마리씩 주머니에서 꺼내 얼굴로 기어오르지 않도록 높이 쳐들었다. 먼저 다리와 날개를 놓아준 후, 퍼덕거리기 시작하면 목덜미를 쥔 손을 서서히 풀어주었다. 놓아준 동물이 지면 가까이서 퍼덕거리다 서서히 날아올라 느릿하게 공중을 선회한 후 사라져가는 모습을 모든 사람이 함께 지켜보았다. 동물들은 보관소 위를 한두 바퀴 돌다가 아직 어리둥절하지만 풀려났다는 안도감을 느꼈는지 몇 분 후에는 동료들이 매달려 잠을 자는 장소로 돌아갔다. 크게 다치지는 않았지만 박쥐들로서는 쓰라린 교훈을 얻었을 것이다.

마지막 박쥐를 놓아주기 전에 엡스타인은 아리프의 통역으로 주민들에게 짧게 연설을 했다. 우선 과일나무와 다른 식물들에게 도움이 되는 멋진 박쥐들이 그토록 많다는 데 대해 마을 사람들의 큰 행운을 축하하며, 자신과 팀원들은 박쥐의 건강을 연구하면서 동물들이 다치지 않도록 세심한 주의를 기울였다고 주지시켰다. 마침내 그가 마지막 박쥐를 놓아주었다. 박쥐는 어른 무릎 정도 높이에서 퍼덕이다 하늘 높이 솟아오르더니 어디론가 날아갔다.

나중에 그는 내게 이렇게 말했다. "저 여섯 마리 중 얼마나 많은 녀석들이 감염되어 있을지 모릅니다. 그게 어려운 점이에요. 완벽하게 건강해 보이죠? 겉으로는 구별해낼 방법이 없습니다. 그래서 그렇게 조심을 하는 거지요." 실험실을 나서면서 그는 다시 한 번 멸균액이 담긴 발판에 장화를 적신 후 마을 펌프에 가서 깨끗이 씻었다. 어린 소녀 하나가 비누를 가져다 주었다.

75

"가장 중요한 건 연결성입니다." 다음날 오후 이야기를 나누던 중 엡스타인이 조용히 말했다. "가장 중요한 건 동물과 사람이 어떻게 서로 연결되어 있는지 이해하는 것입니다." 밤을 꼬박 새워 15마리의 박쥐를 잡아 검체를 채취한 후 놓아주고, 호텔로 돌아와 샤워를 하고 식사를 마친 참이었다. 새로운 병원체나 보유숙주가 아무것도 없는 진공 속에 독자적으로 존재하는 것처럼 생각해서는 안 된다고 그는 말했다. 중요한 것은 인간과 접촉하고, 서로 영향을 주고받고, 기회가 생기는 것이었다. "그 속에서 종간전파의 위험이 생겨납니다."

이후 30분간 그는 몇 번이고 '기회'라는 말을 사용했다. 기회는 계속 문을 두드린다. "수많은 바이러스들, 야생동물로부터 가축이나 사람들로 전파되는 수많은 병원체들은 아주 오랜 세월 야생동물의 몸속에 존재해 온 것들입니다." 그들이 반드시 질병을 일으키는 것은 아니다. 그들은 수백만 년간 자연적인 숙주와 함께 공진화해왔다. 서로 일종의 합의에 도달한 후 숙주 집단 내에서 느리지만 꾸준히 증식하고, 어떠한 방해도 받지 않고 전파되었다. 한 마리의 숙주 내에서 최대한 복제를 일으키는 식의 단기적 성공을 피하고 장기적으로 안전한 생존을 보장받았다. 효과적인 전략이다. 하지만 우리 인간이 그 합의를 깰 때, 숙주 집단을 침범하고, 고기를 얻기 위해 사냥하고, 생태계에서 끌어내거나 밀어붙이고, 생태계 자체를 교란시키거나 파괴한다면 위험은 크게 상승한다. "그런 행동은 병원체가 자연적 숙주로부터 새로운 숙주로 종간전파될 기회를 증가시킵니다." 어떤 동물종이라도(오스트레일리아의 말, 중국의 팜시벳) 새로운 숙주가 될 수 있지만 호모 사피엔스인 경우가 가장 많다. 가장 자주, 가장 심하게 그들의 생태계를 침범하기 때문이다. 풍부한 기회를 제공하는 것은 바로 우리다.

"아무 일도 생기지 않을 수도 있습니다." 종간전파가 일어나도 미생물은 이전 숙주의 몸속에서처럼 새로운 숙주의 몸속에서 어울려 살아갈 수 있다(원숭이거품 바이러스?). 하지만 어떤 경우에는 제한된 사람들에게 심한 질병을 일으키고 병원체 역시 종말을 맞기도 한다(헨드라와 에볼라). 또 다른 경우에 병원체는 새로운 숙주로 옮겨가 엄청난 성공을 거두기도 한다. 발붙이고 살기에 너무나 좋은 환경을 발견하는 것이다. 조금만 적응하면 상황은 훨씬 좋아진다. 병원체는 진화하고, 엄청나게 번성하며, 계속 생명을 이어간다. 에이즈 바이러스의 역사는 종간전파를 일으킨 후 종말을 맞을 수도 있었지만 결국 살아남아 크게 성공한 바이러스의 이야기다.

예, 에이즈 바이러스야말로 생생한 예라고 할 수 있죠. 나는 동의했다. *하지만 다른 RNA 바이러스들이 똑같은 잠재력을 갖지 못하는 특별한 이유가 있을까요? 예를 들어 니파는 어떤가요?*

"전혀 그럴 이유가 없죠. 없고말고요." 엡스타인이 말을 받았다. "어떤 병원체가 새로운 숙주 안에서 성공할 것인지는 대개 그저 운에 달렸다고 저는 생각합니다. 상당 부분은 그저 우연이지요." RNA 바이러스는 돌연변이율이 높고 복제 속도가 빠르기 때문에 어디든 잘 적응하며, 모든 종간전파는 어디엔가 적응하여 한몫 잡을 새로운 기회라는 점을 그는 상기시켰다. 우리는 그런 일이 얼마나 자주 일어나는지, 모르는 사이에 얼마나 많은 동물 바이러스가 종간전파를 일으켜 인간의 몸속에 뛰어드는지 결코 알지 못할 것이다. 이들 바이러스 중 많은 수가 아예 질병을 일으키지 않거나, 새로운 질병을 일으키더라도 보건의료가 거의 보급되지 않은 지역에서는 이미 알려진 질병으로 오인된다. "요점은 바이러스에게 종간전파를 일으킬 기회가 많이 주어질수록, 새로운 면역계에 대항하여 돌연변이를 일으키는 일이 늘어난다는 겁니다." 돌연변이는 마구잡이로 일어나지만 놀랄 만큼 빈도가 높고, 엄청나게 다양한 방식으로 뉴클레오티드를 새롭게 조합시킨다. "그러다 보면 조만간 새로운 숙주에게 적응하는 데 딱 맞는 조합을 발견하는 바이러스가 나오게 됩니다."

'기회'에 관한 이런 지적은 결정적으로 중요한 개념이라기보다 훨씬 미묘한 구석이 있다. 전에도 나는 몇몇 질병과학자들에게서 같은 이야기를 들은 적이 있다. 이 개념이 중요한 이유는 전체적인 상황이 무작위로 벌어진다는 사실을 정확히 지적하기 때문이다. 이 점을 염두에 두지 않으면 우리는 신종 질병이라는 현상을 낭만적으로 바라보고 새로운 바이러스들이 어떤 의도를 가지고 호모 사피엔스를 공격한다는 식으로 생각하기 쉽다. '열대우림의 복수'라는 식으로 별 생각없이 수다를 떠는 것은 그런 낭만화의 예라고 할 수 있다. 물론 멋진 비유지만 그런 말을 너무 진지하게 받아들여서는 안 된다. 엡스타인은 절제된 어조로 인수공통감염 전파라는 문제에 있어 뚜렷하게 다르지만 서로 연결되어 있는 두 가지 차원에 대해 이야기했다. 바로 생태학과 진화다. 서식지 교란, 고기를 얻기 위한 사냥, 동물 숙주 안에 도사린 낯선 바이러스에 대한 인간의 노출, 이런 것들은 생태학이다. 그것은 종과 종 사이에서, 동물 집단과 집단 사이에서 일어나는 일이며, 오로지 그런 차원에서만 보아야 한다. RNA 바이러스의 복제 속도와 돌연변이율, 각기 다른 바이러스 균주의 성공과 실패, 새로운 숙주에 대한 바이러스의 적응, 이런 것들은 진화다. 이런 일은 어떤 동물종이 오랜 시간에 걸쳐 환경에 반응할 때 동물종 내에서 일어난다. 진화에 관해, 그 가장 중요한 작동 원리에 관해 기억해야 할 가장 중요한 것은 다윈과 그 추종자들이 묘사하듯 자연선택이라는 과정에는 아무런 목적이 없다는 점이다. 결과만 있을 뿐이다. 이것을 다른 방식으로 생각하면 '열대우림의 복수'처럼 감성에 호소하는 목적론적 오류에 빠지게 된다. 존 엡스타인은 바로 이 점을 지적한 것이다. 바이러스가 의도적으로 전략을 구사한다고 생각하지 말라는 것이다. 그들이 사악한 의도를 갖고 호모 사피엔스라는 동물종에게 책임을 묻고 있다고 생각하지 말라는 것이다. "그건 모두 기회에 달린 일입니다." 그들은 우리를 쫓아다니지 않는다. 굳이 따지자면 우리가 그들에게 다가간 것이다.

하지만 그게 박쥐와 무슨 상관인가요? 내가 물었다. *왜 이토록 많은 인수공통감염 바이러스들이(적어도 너무 많은 것처럼 보이는 바이러스들이) 익수류에 속하는 포유동물로부터 우리에게 종간전파를 일으키는 겁니까? 아니면 이런 질문 자체가 잘못된 것인가요?*

"질문 자체는 옳습니다. 하지만 제 생각에는 아직 좋은 대답을 얻을 수 있을 것 같지는 않군요."

76

아직 좋은 대답을 얻을 수 있을 것 같지는 않지만 노력은 계속되었다.

나는 전 세계를 돌아다니며 신종 질병 전문가들을 만날 때마다 똑같은 질문을 했다. 왜 하필 박쥐인가? 그중 하나가 콜로라도 주립대학 미생물학교수였다 최근 은퇴한 유명한 바이러스학자 찰스 캘리셔Charles H. Calisher였다.

캘리셔는 1964년 조지타운Georgetown 의과대학에서 미생물학 박사 학위를 받았다. 고전적인 실험바이러스학, 즉 살아 있는 바이러스를 배양한 후 실험실 안에서 마우스와 세포를 통해 계대배양하면서 전자 현미경으로 관찰하여 계통수상 어디에 위치하는지 밝혀내는 일을 하면서 잔뼈가 굵었다. 그의 일은 마추포열에서 칼 존슨이 했던 일과 비슷했으며, 더 거슬러 올라가면 프랭크 페너나 맥팔레인 버넷을 거쳐 더 초기의 바이러스학자들에까지 이른다. 캘리셔는 교수로서뿐만 아니라 미국 질병관리본부에서도 오랫동안 일하면서 절지동물 매개성 바이러스(웨스트나일, 뎅기열, 라크로스 바이러스 등 모두 모기가 옮기는 것이다)와 설치류 매개성 바이러스(특히 한타바이러스)를 중점적으로 연구했다. 그의 생각이 특별히 나의 주의를 끈 것은 그가 이 질문을 먼저 꺼냈기 때문이다. 40년 넘게 매개체와 보유숙주 내에서 바이러스를 연구한 과학자로서 특별히 익수류에 관심을 가질 이유는 없지만, 그 역시 같은 질문을 던지지 않을 수 없었던 것이다. 왜 그토록 많은 신종 바이러스가 박쥐에서 발견되는가?

찰리 캘리셔는 체구가 작지만 위험하다는 생각이 들 만큼 호기심으로 눈이 반짝거리는 인물로 깊은 지식과 신랄한 유머, 잘난 척하는 사람을 대놓고 경멸하는 태도, 퉁명스러움, 그리고 겉모습과 달리 매우 마음이 넓고 친절하기로 바이러스학계에서 소문이 자자했다. 심각한 주제에 대해 이야기를 나누기 전에 포트 콜린스에 있는 단골 태국 음식점에서 점심을 사겠다고 고집을 부렸다. 낚시용 스웨터와 작업복

바지, 하이킹 부츠 차림이었다. 식사 후 나는 그의 빨간 픽업 트럭 뒤를 따라 아직도 그가 몇 가지 프로젝트를 진행 중인 콜로라도 대학 연구단지로 차를 몰았다. 그는 배양기 안에서 옆면이 평평한 플라스크를 꺼내 현미경 밑에 놓더니 초점을 맞추고 이렇게 말했다. "한번 보시오. 라크로스 바이러스요." 체리 색깔 쿨에이드Kool-Aid처럼 보이는 배지 속에 담긴 원숭이 세포가 뭔가에 의해 공격당하고 있었다. 그것은 너무 작아서 세포가 손상된 모습을 통해서만 존재를 확인할 수 있었다. 캘리셔는 전 세계의 의사나 수의사들이 조직 검체를 보내 바이러스가 자라는지, 자란다면 어떤 바이러스인지 묻는다고 했다. 평생 해 온 일이었다. 특히 그는 설치류에서 한타바이러스에 대한 연구로 유명했다. 이제 박쥐 쪽으로 잠깐 외도를 하는 참이었다.

함께 그의 연구실로 갔다. 은퇴한 후에 물건들을 거의 옮기고 책상 하나와 의자 두 개, 컴퓨터 한 대, 몇 개의 박스가 남아 있었다. 그는 부츠를 신은 발을 책상 위에 올려놓고 의자를 한껏 뒤로 젖힌 채 이야기를 시작했다. 아보바이러스, 미국 질병관리본부, 설치류가 옮기는 한타바이러스, 라크로스 바이러스, 모기, 마음 맞는 사람들끼리 만든 록키산맥 바이러스 클럽Rocky Mountain Virology Club이라는 모임에 관한 이야기였다. 하지만 나의 관심을 잊지 않고 6년 전 치명적인 신종 코로나바이러스인 사스의 숙주가 중국 박쥐였다는 뉴스가 나온 직후 한 동료와 나누었던 중요한 이야기로 화제를 돌렸다. 그 동료는 포트 콜린스에서 고속도로 바로 아래 덴버 시 근교에 있는 콜로라도 대학 보건과학연구소University of Colorado Health Sciences Center 소속으로 코로나바이러스와 그 분자 구조의 전문가인 캐스린 홈스Kathryn V. Holmes였다. 찰리는 자기 방식대로 대화를 직접 옮겨가며 생생하게 이야기를 들려주었다.

"박쥐와 놈들이 옮기는 바이러스에 대한 리뷰 논문을 써야 해. 이 박쥐 코로나바이러스는 정말로 흥미로워." 그가 홈스에게 말했다.

그녀는 마음이 끌리면서도 약간 미심쩍어하는 것 같았다. "그런데 뭐라고 쓰죠?"

"글쎄, 이런저런 것들, 다른 얘기도 좀 쓰고." 찰리는 애매하게 말했다. 사실은 그 자신도 아이디어를 떠올리는 중이었다. "면역학에 대한 것도 좀 쓰든지."

"우리가 면역학에 대해 아는 게 있나요?"

"면역학이라면 나는 코딱지만큼도 모르니. 토니에게 부탁하지."

또 한 명의 전문가인 토니 숀츠Tony Schountz는 그릴리Greeley에 있는 노던콜로라도 대학 소속 면역학자로 한타바이러스에 대한 인간과 마우스의 반응을 연구했다. 당시 숀츠는 캘리셔와 마찬가지로 익수류에 대해서는 전혀 아는 바가 없었다. 하지만 젊고 건강하니 할 수 있으리란 것이 캘리셔의 생각이었다. 사실 그는 대학 야구팀에서 포수로 뛴 적이 있는 운동선수이기도 했다.

"토니, 박쥐에 대해서 뭐 좀 아는 게 있나?" 숀츠는 '배트bat'라는 말을 듣고 프로야구 팀인 루이빌 슬러거스Louisville Sluggers 얘기를 하는 줄 알았다.

"걔네는 작살나고 있지요."

"토니? 나는 박쥐에 대해서 얘기하는 걸세."

그는 날갯짓하는 흉내를 냈다. 야구 얘기였으면 배트를 휘두르는 몸짓을 했으리라.

"아, 글쎄요, 전혀요."

"박쥐의 면역계에 관해 뭐라도 읽어본 적이 있나?"

"아니요."

"박쥐의 면역계에 관한 논문을 본 적은 있나? "

"아니요."

찰리도 마찬가지였다. 아는 것이라곤 항체가 검출되면 감염된 적이 있다는 정도였다. 익수류의 면역계가 어떻게 반응하는지 더 깊게 아는 사람은 아무도 없었다. *그래 내가 케이에게 이랬지.* "그럼 리뷰 논문을 쓰자고!" 찰리가 신이 나서 내게 말했다. *토니가 이러더군.* "미쳤어요? 우리는 아무것도 모르잖아요?"

"그러니까, 케이는 아무것도 모르고, 자네도 아무것도 모르고, 나도 아무것도 모른다는 거 아니야. 굉장한 거지. 우리는 아무런 편향도 없으니까."

"편향이라고요?" 숀츠가 소리쳤다. "정보가 없는 게 아니고요?"

그래서 내가 이랬지. "토니, 그건 물러설 이유가 못 돼."

이렇게 하여 과학적 연구가 시작되었다. 캘리셔와 두 명의 동료는 무지를 자랑할 마음은 없었다. 이런저런 분야를 모른다면 아는 사람을 데려온다는 계획이었다. 질병관리본부 시절부터 찰리와 친구 사이인 예일 의과대학의 역학자이자 광견병 전문가 제임스 차일즈James E. Childs와 모든 분야에서 두각을 나타내고 있던 흄 필드에게 연락했다. 다섯 명은 각자의 전문성과 비길 데 없는 무편향성을 조화시켜 길고도 광범위한 논문을 써냈다. 몇몇 유명 저널에서 관심을 나타냈지만 원고를 좀 줄여달라고 요청했다. 찰리는 거부했다. 결국 논문은 일시적으로 증면을 결정한 한 저널에 원형 그대로 실렸다. 제목은 〈박쥐-다양한 신종 바이러스의 중요한 보유숙주Bats: Important Reservoir Hosts of Emerging Viruses〉였다. 찰리가 의도했듯이 리뷰 논문이었다. 다섯 명의 저자가 자신의 연구 결과를 전혀 싣지 않았다는 뜻이다. 단지 이전에 수행되었던 연구들을 요약하고, 다른 연구자들의 미발표 데이터를 포함하여 상충하는 결과들을 한데 모으고, 보다 폭넓은 양상을 파악하려고 했다. 결과적으로 논문은 매우 시의적절한 것이었다. 밝혀진 사실 자체가 드물고 급박한 질문만 넘쳐나는 분야에 풍부한 사실과 아이디어를 종합적으로 제시했던 것이다. "갑자기 전화통에 불이 나더군." 찰리가 말했다. 그들은 수천 건의 별책 신청을 받았고, PDF 형태로 논문을 전 세계에 보냈다. 모든 사람, 그러니까 어쨌든 이 분야에 관련된 모든 사람이 새로운 바이러스들과 익수류라는 은신처에 대해 알고 싶어 했다. *바로 이거야, 도대체* ***왜*** *박쥐가 문제지?*

논문은 몇 가지 중요한 점을 지적했다. 첫 번째가 다른 모든 것을 포괄적으로 바라볼 수 있는 가장 중요한 관점이었다. 박쥐는 아주, 아주 많은 종류가 있다는 점이다. 익수목(翼手目, '손이 날개가 된 동물'이라는 뜻)에는 1,116종의 동물이 있다. 지금까지 밝혀진 포유동물의 약 25퍼센트가 여기 속한다. 다시 말해, 포유동물 네 마리 중 한 마리가 박쥐라는 뜻이다. 이런 다양성을 놓고 본다면 박쥐가 특별히 많은 바이러스의 숙주가 되는 것은 **아니라고** 할 수 있다. 박쥐의 몸속에 기생하는 바이러스는 모든 포유동물의 다양성 중에서 박쥐가 차지하는 비중에 비례할 뿐이다. 박쥐가 옮기는 바이러스가 놀랄 만큼 많은 것처럼 보이는 이유는 박쥐 자체의 종류가 놀랄 만큼 많기 때문이다. 어쩌면 바이러스/동물종 비율은 다른 포유동물종에 비해 높지 않을지도 모른다.

물론 실제로 더 **높을** 수도 있다. 캘리셔와 동료들은 실제로 이 비율이 더 높다고 가정하고 그 이유가 될 만한 것들을 탐구했다. 박쥐는 다양할뿐더러 개체수도 아주 많고, 개체끼리 밀접한 접촉을 하는 경우도 많다. 많은 박쥐들이 엄청나게 큰 집단을 이루고 산다. 그리 넓지 않은 곳에 수백만 마리가 모여 있는 경우도 있다. 박쥐는 아주 오랫동안 지구에 존재해 온 동물로 약 5천만 년 전에 현재의 모습으로 진화했다. 이렇게 오래도록 존재했다는 사실로부터 바이러스와 박쥐가 장구한 세월에 걸쳐 관계를 맺어 왔으며, 이렇게 밀접한 관계를 통해 바이러스 또한 폭넓은 다양성을 갖게 되었다고 생각할 수 있다. 진화 과정 속에서 한 가지 계통의 박쥐가 나뉘어 두 가지 새로운 동물종이 생겨났다면, 그들의 몸속에 있던 바이러스 또한 나뉘어 각기 다른 방향으로 진화했을 것이다. 이런 식으로 박쥐의 종류가 늘수록 바이러스 종류도 늘었을 것이다. 또한 개체수가 많고 한곳에 모여 매달린 채 잠을 자거나 동면하므로 나이 든 개체는 쉽게 면역을 획득했겠지만, 바이러스가 집단 내에서 계속 명맥을 이어가기도 쉬울 것이다. 임계집단크기라는 개념을 기억하는가? 인구 40만 이상인 도시에서는 홍역이 풍토병처럼 토착화하여 유행할 수 있다고 한 것을 기억하는가? 십중팔구 박쥐는 다른 어떤 포유동물보다 임계집단크기 기준을 일관성 있게 충족시킬 것이다. 일반적으로 집단이 엄청나게 크기 때문에 바이러스 감염에 취약한 신생아를 끊임없이 제공해줄 수 있으며, 이에 따라 바이러스의 생존이 계속 유지되는 것이다.

이 시나리오는 어떤 바이러스에 짧게 감염된 후 회복된 박쥐가 홍역에 걸렸다가 회복된 인간처럼 일생 동안 면역을 갖는다고 가정한 것이다. 다른 시나리오도 생각해볼 수 있다. 바이러스가 박쥐의 몸속에 들어가 수개월 또는 심지어 수년간 지속적인 만성 감염을 일으킨다고 가정하는 것이다. 감염이 만성화된다면 많은 박쥐종의 평균수명이 길다는 사실이 바이러스에게 도움이 될 것이다. 몸집이 작은 식충박쥐 중에는 20~25년을 사는 것들도 있다. 감염된 후 오랫동안 바이러스를 배출한다면 긴 수명은 장기적으로 바이러스를 다른 박쥐에게 전염시킬 기회를 엄청나게 증가시킬 것이다. 수학적으로 표현하면 R_0는 만성적으로 감염된 박쥐의 수명에 비례하여 늘어난다. 앞에서 살펴보았듯, R_0가 늘어나는 것은 병원체 입장에서 항상 좋은 일이다.

개체들끼리 밀접한 접촉 또한 도움이 된다. 많은 박쥐들이 적어도 거꾸로 매달려 잠을 자거나 동면할 때 서로 가까이 모여 있는 것을 매우 좋아하는 것 같다. 칼즈배드 캐번스Carlsbad Caverns*에 서식하는 멕시코 자유꼬리박쥐free-tailed bat는 가로 세로 각 30센티미터 정도 되는 공간에 약 300마리가 한데 모여 잠을 잔다. 좁은 우리 속에서 기르는 실험용 마우스도 이런 환경은 견디지 못할 것이다. 바이러스가 직접 접촉, 체액, 공기 중에 떠다니는 미세 입자 등 어떤 방법을 통해 전염되더라도 좁은 공간에 많은 개체가 살면 전염 가능성이 높아진다. 캘리셔 연구팀은 칼즈배드 같은 환경이라면 광견병 바이러스조차 공기를 통해 전염될 수 있다는 사실이 입증되었다고 썼다.

공기전염에 대해서 좀 더 알아보자. 박쥐가 난다는 사실은 사소한 일이 아니다. 과일박쥐 한 마리는 매일 밤 먹이를 찾아 수십 킬로미터를 날아다닌다. 일부 식충박쥐는 여름과 겨울의 서식처가 다른데, 때로 새로운 서식처를 찾아 1300킬로미터를 이동하기도 한다. 설치류든, 몸집이 큰 포유동물이든 이 정도로 넓은 지역을 돌아다니는 동물은 없다. 게다가 환경 속에서 박쥐의 행동반경은 2차원이 아니라 3차원이다. 넓은 지역을 날아다니며 높이 솟아오르기도 하고, 삽시간에 하강하기도 하므로 대부분의 동물에 비해 훨씬 넓은 공간에서 산다고 할 수 있다. 박쥐가 차지하는 넓이와 높이를 함께 감안하면 실로 엄청나다. 이런 사실이 박쥐와 박쥐가 실어나르는 바이러스가 인간과 접촉할 가능성을 더 높일까? 아마 그럴 것이다.

---

* 미국 뉴멕시코 주 칼즈배드 캐번스 국립공원 내에 있는 거대한 석회동굴군. —역주

또 하나 고려할 점은 박쥐의 면역계다. 토니 숀츠가 공동저자로 참여했지만 캘리셔의 연구팀은 이 분야의 전문가들이 아니었으므로 신중하게 짚고 넘어갔을 뿐이었다. 그들은 주로 질문을 제기했다. 박쥐는 동면하는 동안 낮은 기온을 참고 견딘다. 이런 조건이 면역반응을 억제하여 바이러스가 박쥐의 혈액 속에서 오랫동안 살아남는 데 도움이 될까? 바이러스를 중화시키는 항체가 다른 포유동물에 비해 박쥐의 몸속에서 더 빨리 사라지는 것은 아닐까? 박쥐가 오래 전에 진화가 끝나 현재 혈통이 길게 유지되고 있다는 사실은 어떤 의미가 있을까? 혹시 박쥐는 설치류나 영장류처럼 진화에 의해 갈고 닦인 포유동물 특유의 면역계를 갖추기 전에 다른 포유동물로부터 떨어져 나온 것은 아닐까? 혹시 박쥐의 면역계는 '설정치'가 달라 바이러스가 숙주에게 해를 끼치지 않는 한 얼마든지 자가복제를 할 수 있는 것은 아닐까?

캘리셔의 연구팀은 이런 질문에 답하려면 새로운 연구를 통해 새로운 데이터를 얻어야 한다고 지적한다. 그런 연구에는 컴퓨터 소프트웨어를 이용하여 기나긴 뉴클레오티드 염기쌍의 서열을 비교하고 분석하는 세련된 분자유전학적 도구와 방법이 필요하다.

> 우리는 바이러스의 특징을 밝히는 것보다 뉴클레오티드 염기서열분석에 치중하기도 했으며, 때로는 연구하는 실제 바이러스를 까맣게 잊은 채 염기서열분석에만 빠져 있기도 했다.

논문은 여러 저자들이 공동으로 발표했지만, 이 문장은 찰리 캘리셔가 이렇게 말하는 것처럼 들린다. *다들 들으시오. 이놈들이 무슨 짓을 하는지 이해하려면 우리는 이 병원체들을 옛날 방식으로 길러야 해요. 이놈들을 실물 그대로 바라봐야 해요.* 그렇게 하지 않는다면 '우리는 그저 인수공통 바이러스 유행에 의한 다음번 대재앙을 기다리는 꼴 밖에 되지 않을 것이다'라고 논문은 덧붙였다.

77

찰리 캘리셔와 공동저자들은 폭넓은 분야의 전문지식을 정리했을 뿐 아니라 니파, 헨드라, 광견병과 그 사촌들(리사바이러스), SARS-CoV와 다른 몇 가지 바이러스 등 박쥐 관련 바이러스들을 자세히 고찰했다. 에볼라와 마르부르크병도 언급했지만 사려 깊게도 이 두 가지는 박쥐가 보유숙주로 입증된 바이러스의 목록에서 빼놓았다. 마르부르크병과 에볼라에 대해 그들은 이렇게 썼다. '자연 상태의 보유숙주는 아직 밝혀지지 않았다.' 정확한 기술이었다. 논문 발표 시점에는 말이다. 그들의 논문은 2006년에 발표되었다. 그 시점에는 몇몇 종의 박쥐에서 에볼라 RNA 절편이 발견되어 있었고, 다른 종에서 에볼라 항체가 검출되었다. 그러나 그것만으로는 충분한 증거라고 할 수 없었다. 그때까지는 아무도 박쥐에서 살아 있는 필로바이러스를 분리하지 못했으며, 이런 노력에 실패했기 때문에 에볼라와 마르부르크병은 아직 실체를 완전히 드러내지 않았다.

2007년에 마르부르크병이 다시 유행했다. 이번에는 우간다의 납 광산에서 일하는 노동자들이었다. 유행 규모는 작아 네 명이 감염되고 그중 두 명이 사망하는 데 그쳤지만, 이 유행은 부분적으로 미국 질병관리본부의 발빠른 대응 덕분에 이 바이러스에 대해 새로운 통찰을 얻는 계기가 되었다. 네 명의 희생자는 모두 우간다 남서부의 퀸 엘리자베스 국립공원에서 멀지 않은 키타카 동굴이란 곳에서 방연석, 즉

납광석과 약간의 금을 캐는 일을 했다. 지명에 '동굴'이라는 말이 들어간 것이 특수병원체부 일부 과학자들의 주의를 끌었다. 그들은 마르부르크병의 보유숙주가 무엇이든 동굴 같은 환경과 관련이 있을 거라고 생각했다. 이전 유행 때도 환자 중에 동굴이나 광산을 방문했거나, 그 안에서 일하는 사람들이 있었다. 2007년 8월 미국 질병관리본부 현장팀이 키타카 동굴에 도착했을 때 그들은 지하 탐험 준비를 완벽하게 갖추고 있었다.

특히 팀원 중에서 조너던 타우너와 브라이언 애먼Brian Amman은 힘을 합쳐 동굴에서 가장 위험한 일을 해냈다. 타우너는 동굴탐험가가 아니라 분자바이러스학자로 10년 넘게 미국 질병관리본부에서 일하고 있었다. 역시 우간다에서 발견된 에볼라 바이러스의 다섯 번째 균주 에볼라-분디부교를 발견했던 바로 그 사람이다. 애먼은 최근 합류한 포유동물학자로 특히 박쥐에 관심이 많았다. 애먼은 질병관리본부에서 나와 이야기를 나누던 중 키타카에서 겪은 일을 자세히 들려주었다.

그 동굴에는 마르부르크병의 보유숙주로 가장 유력한 용의자인 이집트과일박쥐Rousettus aegypticus가 약 100,000마리 정도 서식했다. 애먼과 타우너는 타이벡 우주복을 입고 고무장화, 고글, 산소호흡기, 장갑, 헬멧 등을 완전히 갖춘 채 갱도로 들어갔다. 그들을 인도한 광부들은 평소처럼 반바지에 티셔츠, 샌들 차림이었다. 박쥐똥 천지였다. 광부들은 손벽을 쳐서 낮게 매달려 있는 박쥐들을 쫓으며 앞으로 나아갔다. 박쥐들은 깜짝 놀라 줄지어 쏟아져 나왔다. 아시아의 날여우박쥐만큼 크고 육중하지는 않았지만 날개를 펼친 길이가 60센티미터에 이르러 그 기세가 만만치 않았다. 특히 좁은 터널 속에서 수천 마리가 자신을 향해 엄청난 속도로 날아오는 모습 앞에서는 주눅이 들지 않을 수 없었다. 미처 알아챌 새도 없이 애먼은 박쥐에게 얼굴을 세게 얻어

맞고 한쪽 눈썹 위가 찢어졌다. 타우너도 한방 맞았다. 과일박쥐들은 길고 날카로운 엄지손톱을 갖고 있다. 광견병은 나중에 예방할 수 있었다. 당장 걱정은 마르부르크병이었다. *거참, 전염되기 딱 좋은 장소로군.* 그는 속으로 생각했다.

동굴 속으로 몇 개의 갱도가 나 있었다. 가장 큰 갱도는 높이가 약 240센티미터 정도였다. 안에서 항상 사람들이 이런저런 일을 하므로 박쥐들은 매달릴 장소를 수시로 바꿨는데 "그때는 코브라 갱도라는 곳으로 몰려가더군요." *주 갱도에서 옆으로 뻗어나간 작은 갱도였는데*…

나는 말을 끊었다. "코브라 갱도라는 이름은 진짜로 코브라가 있다는 뜻인가요?"

"검은숲코브라가 한 마리 있더군요."

어쩌면 두 마리일 수도 있었다. 어두운 데다 늘 물이 있고 무엇보다 잡아먹을 박쥐가 그렇게 많으니 뱀으로서는 더 좋은 곳이 없었다. 어쨌든 광부들은 애먼과 타우너를 계속 동굴 속으로 이끌며 또 한 개의 좁은 갱도를 지나쳤다. 그 갱도로 들어가면 밧줄을 타고 오르내리는 홀Hole이라는 3미터 깊이의 구덩이가 있는데 그 바닥에 연광석이 특히 많다고 했다. 그곳을 지나친 후 가이드를 따라 주 갱도로 200미터 정도 더 들어가니 미지근한 갈색 물이 고여 있는 곳이 나왔다. 거기서 현지인들은 철수했고 타우너와 애먼은 탐사를 시작했다. 갈색 연못 옆으로 내려가니 또 한 개의 갱도로 이어졌다. 습도가 높고 온도도 바깥보다 10~15도 높은 것 같았다. 고글에 김이 서렸다. 호흡기로 공급되는 공기가 눅눅해지며 산소가 부족했다. 그들은 땀을 흘리고 숨을 헐떡거리면서 타이벡 우주복의 지퍼를 올렸다. 꼭 쓰레기봉투를 뒤집어 쓰는 것 같았다. 그러자 '약간 정신이 이상해지는 듯한' 느낌이 들었다고 애먼은 회상했다. 연못 옆으로 난 갱도는 왔던 길 쪽으로 구부러져 코브라 갱도로 연결되는 것 같았다. *계속 가봐야 하나?* 우주복을 입고 고글에 김이 서린 채 캄캄한 동굴 속을 손으로 더듬어 가며 앞으로 나아가다 코브라를 밟고 싶은 사람은 아무도 없을 것이다. 바로 그때 세계보건기구 소속 현장 역학자인 다른 팀원이 그들을 발견하고 소리쳤다. *이봐요, 홀*Hole*은 이쪽이요.* 그들은 기어나와 온 길을 되돌아갔지만 "너무 지쳐서 일단 밖으로 나와 좀 쉬어야 했지요." 겨우 키타카에서 첫 번째 지하세계 탐험을 마친 것이었다. 앞으로도 몇 번 더 비슷한 일을 해야 했다.

그날 늦게 타우너와 애먼은 우리Cage라고 이름 붙인 음침하고 외딴 공간을 조사했다. 감염된 광부 중 한 명이 병으로 쓰러지기 직전까지 일했던 곳이었다. 완전히 닫히지 않은 차고문 밑으로 기어들어가듯 동굴 벽의 밑바닥에 있는 좁은 틈새로 기어들어가야 하는 곳이었다. 타우너는 호리호리하고 근육질이었지만, 애먼은 살이 찐 편이라 통과하기가 쉽지 않았다. 헬멧이 끼는 바람에 일단 몸만 빠져나온 후 따로 끄집어내야 했다. "암실처럼 캄캄한 공간이었는데, 처음 눈에 띈 것은 수백 마리의 박쥐가 죽어 있는 모습이었습니다."

그들의 관심 대상인 이집트과일박쥐가 다양한 단계로 박제화되거나 썩고 있었다. 박쥐 사체가 무더기로 쌓여 썩고 있다는 사실은 위생적인 관점에서는 물론, 이집트과일박쥐가 마르부르크병의 보유숙주일지 모른다는 가설의 관점에서도 좋지 않은 신호였다. 바이러스에 감염되어 무더기로 죽었다면 보유숙주가 될 수는 없는 노릇이었다. 이제 다른 종의 박쥐나 설치류, 아니면 진드기나 거미 쪽으로 방향을 돌려야 할까? 물론 더 자세히 조사해볼 필요가 있을지 모른다. 예를 들어, 박쥐 서식지 부근의 틈새마다 수많은 진드기들이 박쥐의 피를 빨 기회를 엿보고 있다. 이런 생각을 하며 서 있는 동안 애먼과 타우너는 그 공간에 죽은 박쥐만 있는 게 아니라는 것을 깨달았다. 머리 위로 살아 있는 박쥐들이 소용돌이치듯 날아다니고 있었다.

그들은 일을 시작했다. 우선 죽은 박쥐를 주머니 속에 가득 채워 넣었다. 살아 있는 박쥐도 몇 놈 잡아 주머니 속에 넣었다. 그리고 다시 배를 깔고 엎드려 좁은 틈새로 기어나왔다. "정말 끔찍했어요. 절대로 그런 일은 다시 하지 않을 겁니다." 작은 사고, 예를 들어 바위가 굴러와 통로를 막아버리기라도 하면 끝장이었다. 꼼짝없이 그 속에 갇힐 판이었다.

"잠깐만요, 몇 가지 확인해 볼 게 있는데요. 우간다의 동굴 속에서, 마르부르크병과 광견병과 검은숲코브라에 둘러싸인 채, 죽은 박쥐들 무더기를 헤치며 걷고, 히치콕의 영화 〈새〉에 나오는 티피 헤드런(Tippi Hedren, 미국의 여배우-역주)처럼 살아 있는 박쥐에게 얼굴을 얻어맞고, 동굴 벽에는 피에 굶주린 진드기가 득실거리고, 숨쉬기도 어렵고, 거의 보이지도 않고, 그런데…**폐소공포증**을 느낄 여유가 있던가요?"

"우간다는 동굴 구조대가 유명한 나라가 아니잖소!"

현장조사를 통해 그들은 약 400마리의 박쥐를 잡아 해부하고 검체를 얻었다. 8개월 뒤인 2008년 5월, 타우너와 애먼은 다시 키타카의 동굴로 돌아가 200마리를 더 잡았다. 두 번째 조사 중 그들은 몇 마리의 박쥐를 잡아 표시를 한 후 놓아주었다. 혹시라도 나중에 그놈들을 다시 잡는다면 뭔가 알아낼 수 있으리라는 생각이었다. 처음에는 발에 식별 밴드를 감았고, 나중에는 구슬 모양의 목칼라(박쥐들이 덜 불편해했다)를 사용했는데 모두 식별 번호가 표시되어 있었다. 두 명의 과학자는 표식-재포획 연구를 시작하면서 적잖은 잔소리를 들었다. 회의적인 동료들이 박쥐 집단의 엄청난 크기로 볼 때 그놈들을 다시 잡을 가능성이 매우 낮기 때문에 쓸데없는 일이라고 몰아세웠던 것이다. 하지만 애먼의 말대로 "그냥 무시하고 밀어붙인" 끝에 결국 1,329 마리의 박쥐에게 표식을 부착했다.

해부한 박쥐들의 혈액과 조직 검체는 훨씬 구체적이었고 논란의 여지도 없었다. 이것들은 모두 애틀랜타로 가져왔고, 타우너의 지휘 아래 실험실에서 마르부르크병 바이러스를 찾기 위한 노력이 시작되었다. 1년 후 조너던 타우너를 제1저자, 브라이언 애먼을 제2저자로 하여 발표된 논문에서 그들은 몇 가지 중요한 결과를 보고했다. 동굴 속을 기어다니고, 박쥐의 검체를 채취하고, 지루한 검사를 반복한 끝에 마침내 필로바이러스, 즉 마르부르크병과 에볼라를 이해하는 데 획기적인 전기가 마련된 것이다. 타우너의 연구팀은 약 600건의 과일박쥐 검체 중 13건에서 마르부르크병 항체를, 31마리의 박쥐에서 마르부르크병 RNA 분절을 검출했을 뿐 아니라, 훨씬 어렵고 설득력있는 일을 해냈다. 항체와 RNA 분절은 상당히 신빙성이 있었지만 에볼라 바이러스를 잠정적으로 박쥐와 관련시킨 것처럼 2차적인 증거에 불과했다. 하지만 타우너의 팀은 거기서 한걸음 더 나아가 살아 있는 바이러스를 분리해 냈다.

미국 질병관리본부의 BSL-4 실험실에서 연구를 거듭한 끝에 타우너 팀은 다섯 마리의 박쥐로부터 자가복제 능력을 지닌 살아 있는 마르부르크병 바이러스를 분리했다. 더욱이 다섯 가지 균주는 모두 유전학적으로 달라 바이러스들이 오랜 세월 동안 이집트과일박쥐의 몸속에 존재하면서 진화했다는 사실을 시사했다. 이런 데이터와 RNA 분절을 통해 얻은 결과를 함께 고려한다면 이집트과일박쥐가 마르부르크병 바이러스의 보유숙주(유일한 보유숙주는 아닐지 몰라도)라는 강력한 증거라고 할 수 있었다. 바이러스가 분리되었다는 것은 의심할 바 없이 바이러스가 박쥐의 몸속에 있다는 뜻이다. RNA 분절들을 근거로 특정한 시점에 바이러스에 감염된 숫자는 전체 집단의 약 5퍼센트로 추정되었다. 키타카의 박쥐 개체수를 약 100,000마리로 추정하여, 타우너의 팀은 매일 밤 약 5,000마리의 마르부르크병에 감염된 박쥐들이 동굴에서 나와 주변을 날아다닐 것으로 추측했다.

여기서 한 가지 흥미로운 생각을 해볼 수 있다. 5,000마리의 감염된 박쥐가 머리 위를 날아다닌다. 어디를 돌아다닐까? 얼마나 멀리 떨어진 과일나무까지 날아갈까? 날아가면서 어느 집의 가축과 텃밭에 똥오줌을 갈길까? 존 엡스타인의 충고는 허튼 소리가 아니었다. "계속 올려다보려거든 입이나 다물고 보시오." 타우너와 공동저자들은 이렇게 덧붙였다. 키타카의 박쥐 집단은 '아프리카 전역의 수많은 동굴에 서식하는 박쥐 집단 중 하나일 뿐이다.'

마르부르크병 바이러스는 박쥐의 날개를 타고 또 어디까지 퍼져나가고 있을까? 대답은 이듬해 여름에 드러났다.

78

2008년 6월, 41세의 네덜란드 여성 아스트리드 유스틴Astrid Joosteen은 휴가를 맞아 짜릿한 모험을 즐기기 위해 남편과 함께 우간다로 갔다. 그들 부부가 우간다를 찾은 것은 처음이 아니었지만 그 여행이 마지막이 될 터였다.

유스틴은 노르트 브라반트(Q열이 크게 유행했던 바로 그 지역이다)에 살면서 전기회사의 영업 분석가로 일했다. 그녀와 재무관리사인 남편은 매년 네덜란드를 벗어나 다른 나라, 특히 아프리카에서 풍경과 문화를 체험하는 여행을 즐겼다. 2002년 그들은 요하네스버그로 여행을 떠났는데 비행기에서 내리자마자 첫눈에 아프리카에 반하고 말았다. 그 후 모잠비크, 잠비아, 말리를 방문했다. 2008년의 여행은 모험관광 전문 여행사를 통해 예약한 것으로 우간다 남서부 고원지역에서 마운틴고릴라를 비롯한 야생동물을 보고 그곳 문화를 즐길 예정이었다. 고릴라가 많이 사는 브윈디 천연국립공원Bwindi Impenetrable Forest 쪽으로 이동 중에 여행사는 마라마감보 숲Maramagambo Forest이라는 곳을 옵션 여행으로 제안했다. 어마어마하게 큰 아프리카 비단뱀들이 박쥐를 잡아먹고 통통하게 살이 오른 채 행복하고 느긋하게 사는 비단뱀 동굴Python Cave로 유명한 곳이었다.

유스틴의 남편 얍 탈Jaap Taal은 피부색이 희고 조용한 사람으로, 머리를 완전히 밀고 까만색 둥근테 안경을 쓰고 있었다. 비단뱀 동굴은 패키지 요금에 포함되어 있지 않은 옵션 관광이었다고 그는 설명했다. 다른 여행자들은 옵션 여행에 별로 흥미가 없었기 때문에 몬태나 남서쪽에 있는 한 카페에서 커피를 즐기며 기다리기로 했다. "하지만 아스트리드와 저는 항상 어딜 가든 평생 다시 못 올지도 모르니 할 수 있는 건 다 해봐야 한다고 생각했죠." 그들은 차를 타고 마라마감보 숲으로 가서 완만한 오르막길을 1.5킬로미터 정도 걸어 작은 연못에 이르렀다. 근처에 이끼와 다른 풀로 반쯤 덮힌 낮고 컴컴한 동굴 입구가 있었다. 물위로 나올락 말락하는 악어의 눈 같았다. 유스틴과 탈은 다른 여행자 한 명과 함께 가이드를 따라 동굴로 내려갔다.

동굴 바닥은 울퉁불퉁한 데다 바위가 많고 박쥐똥으로 미끄럽기까지 했다. 발디딜 곳을 찾기가 쉽지 않았다. 과일 썩는 냄새와 시큼한 냄새가 한데 섞여 냄새도 유쾌하지 않았다. 손님이 끊겨 텅빈 채 바닥에는 맥주가 흥건한 새벽 3시의 음울한 술집 같았다. 동굴은 작은 개울에 의해 침식되어 만들어졌거나, 적어도 어디선가 물이 통하는 것 같았다. 천장의 바위가 일부 내려앉아 거대한 암반 위로 거친 자갈들이 굴러다니는 모습이 달 표면을 연상시켰는데, 거기에 바닐라 아이스크림처럼 박쥐똥이 두껍게 쌓여 있었다. 천장은 온통 커다란 박쥐들로 뒤덮여 있었다. 수천 마리의 박쥐들이 인간의 침입에 동요를 일으켜 찍찍거리며 위치를 옮겼다. 몇 마리는 아래로 뚝 떨어지는 듯 날아가 다른 곳에 매달렸다. 아스트리드와 얍은 고개를 낮게 수그린 채 미끄러지지 않으려고 발 밑을 살피며 여차하면 손으로 바닥을 짚을 준비를 했다. "아마 아스트리드는 그때 감염된 것 같아요. 어딘가 바위를 짚었다가 감염된 박쥐똥이 손에 묻은 거죠. 그때 바이러스가 손에 묻었겠죠." 그리고 한 시간 뒤쯤 손으로 얼굴을 만졌거나, 사탕을 입에 집어넣었거나, 그 비슷한 행동을 했을 것이다. "그런 식으로 균이 몸속에 들어간 거죠."

마라마감보 숲의 비단뱀 동굴은 키타카 광산에서 서쪽으로 채 50킬로미터도 안 되는 곳에 있다. 그곳에는 똑같은 과일박쥐, 즉 이집트과일박쥐들이 산다. 50킬로미터면 그다지 먼 거리가 아닌 데다 애먼과 타우너가 나중에 입증했듯이 키타카의 박쥐들이 비단뱀 동굴을 찾아가는 것은 일도 아니었다.

유스틴과 탈에게 아프리카 박쥐동굴의 잠재적 위험성을 경고해준 사람은 아무도 없었다. 마르부르크병 바이러스 따위는 들어보지도 못했다(에볼라는 들어봤다고 했다). 동굴에 머문 시간도 약 10분에 불과했다. 무기력하게 늘어져 있는 커다란 비단뱀 한 마리를 보고 동굴을 떠났다. 여행을 계속하며 마운틴고릴라를 보고, 보트 여행을 즐기고, 다시 암스테르담으로 돌아갔다. 아스트리드 유스틴이 증상을 나타낸 것은 동굴에 들른 지 13일 후 노르트 브라반트의 집에서였다.

처음에는 그저 독감 같았다. 하지만 체온이 점점 더 오르더니 몸에 발진이 돋고 결막염이 뒤따랐다. 며칠 후 장기들이 기능을 잃었다. 출혈이 시작되었다. 의사들은 최근 아프리카에 다녀왔다는 사실로부터 라사열이나 마르부르크병을 의심했다. *마르부르크병이 도대체 뭡니까?* 얍은 의사들에게 물었다. 아스트리드의 오빠가 위키피디아에서 찾아보고 매우 심각하며 치명적일 수도 있는 병이라고 알려주었다. 의사들은 더 잘 치료할 수 있고, 다른 환자로부터 격리시킬 수 있는 라이덴Leiden의 한 병원으로 그녀를 옮겼다. 함부르크로 보낸 혈액 검체에서 진단이 나왔다. 마르부르크병이었다. 그녀는 혼수상태에 빠졌다. 장기들이 기능을 잃으면서 뇌에 산소 공급이 되지 않아 뇌부종이 생겼다. 얼마 안 되어 아스트리드 유스틴은 뇌사 판정을 받았다. "의사들은 가족들이 도착할 때까지 몇 시간 더 생명을 유지해 주었어요. 기계를 끄자 몇 분 안에 세상을 떠났지요." 기계를 끄기 전에 마음 착한 남편은 격리실로 들어가 아내에게 입을 맞추며 말했다. "자, 이제 며칠 뒤면 나도 당신 곁으로 갈거야."

무모한 행동에 깜짝 놀란 의사들은 부랴부랴 격리실을 마련하여 얍을 입원시켰지만 그는 발병하지 않았다. "아직도 의사들은 마르부르크병이나 다른 바이러스 감염에 대해 모르는 게 많아요." 그리고 아직도 모험을 포기하지 않은 그는 옐로스톤 국립공원의 눈 속으로 다시 여행을 떠났다.

79

아스트리드 유스틴의 사망 소식은 전 세계로 전해졌다. 그녀는 활동성 필로바이러스에 감염된 채 아프리카를 벗어나 사망한 첫 번째 인물이었다. 1994년 코트 디브아르에서 감염되었던 스위스 수의사는 회복되었다. 두 사람 말고 에볼라나 마르부르크병에 감염되어 몸속에서 바이러스가 활발하게 증식하는 상태로 국제공항을 통해 아프리카 밖으로 나간 사람이 있을까? 지금까지 알려진 바로는 한 사람도 없다. 유스틴의 증례는 마르부르크병이 사스나 독감이나 에이즈만큼 쉽게 퍼지는 것은 아니지만 어쨌든 인간의 몸을 통해 다른 지역으로 이동할 수 있다는 사실을 입증했다. 한편 8천 킬로미터 떨어진 미국 콜로라도 주에서는 미셸 반즈Michelle Barnes라는 여성이 뉴스를 듣고 너무 놀라 몸을 떨고 있었다. 그녀도 비단뱀 동굴을 다녀왔던 것이다.

미셸 반즈는 파란 눈동자에 적갈색 머리를 지닌 활기찬 40대 중반 여성으로 아이오와 주의 아일랜드 계 가톨릭 집안에서 7남매 중 하나로 태어났다. 열렬한 암벽등반가, 자전거 애호가, 캠핑과 하이킹 전문가로 아웃워드 바운드(Outward Bound, 유타 주에서 시작된 국제적 비영리 야외 레크리에이션 교육 단체-역주)에서 근무하기도 했으며 현재는 비영리 기관들에 컨설팅을 제공한다. 내가 볼더 시내에 있는 사무실을 찾았던 날, 그녀는 빨간 스웨터에 스카프를 두른 건강한 전문직 여성으로 보였다. 쾌활하게 적갈색 머리는 염색한 것이라고 알려주었다. *원래 머리 색깔하고 비슷하긴 해요. 하지만 원래 머리는 사라져 버렸죠.* 2008년 초 갑자기 머리가 빠지기 시작했다. 남은 머리는 모두 하얗게 새어 버렸다. "거의 하룻밤 새 그렇게 됐죠." 그해 1월 우간다에서 돌아온 직후, 목숨을 앗아갈 뻔 했던 수수께끼의 질병이 일으킨 사소한 증상 중 하나였다.

그녀의 이야기는 얍 탈이 아스트리드에 관해 들려준 이야기와 비슷했지만 몇 가지 결정적인 차이가 있었다. 물론 가장 중요한 차이는 아직 살아 있다는 점이었다. 또 한 가지는 정확한 진단을 얻기가 대단히 어려웠다는 것이었다. 미셸과 건설업을 하는 남편 릭 테일러Rick Taylor

는 얍과 아스트리드 부부와 마찬가지로 아프리카에 매료되었다. 그들 역시 몇 번 다녀온 적이 있었는데 보통 둘이서만 외딴 장소를 찾아다니곤 했다. 그들도 마운틴고릴라를 보고 싶었다. 모험관광 여행사에 예약을 했다. 고릴라 서식지 방문 허가는 이 회사들을 통해서만 얻을 수 있었다. 일정 역시 얍과 아스트리드의 여행과 마찬가지로 우간다 서부의 경치 좋은 곳들을 거쳐 남쪽으로 내려가다 브윈디의 거대한 유인원들을 보는 것으로 화려한 대미를 장식하도록 되어 있었다. 중간에 들른 곳 중 하나가 에드워드 호Lake Edward 동쪽 호반을 따라 있는 퀸 엘리자베스 국립공원Queen Elizabeth National Park이었다. 건조하고 평평한 생태계로 해질녘과 새벽이면 사자와 코끼리와 다른 커다란 포유동물들이 물가로 모여드는 전형적인 동부 아프리카의 사바나다. 하지만 한낮은 엄청나게 햇빛이 내리쬐고 덥기 때문에 야생동물을 관찰하려는 사람에게는 휴식 시간이었다. 하루는 가이드가 동굴을 보러 가자고 했다. 다섯 시간을 그냥 보내기가 아까우니 사자와 코끼리만 볼 것이 아니라 비단뱀과 박쥐도 보자는 것이었다.

반즈와 일행은 마라마감보 숲의 똑같은 길을 걸어, 똑같은 동굴로 들어갔다. 울퉁불퉁한 데다 박쥐똥이 두껍게 쌓여 있어 발 디디기가 어려운 길도 그대로였다. 그녀는 동굴 벽에 온몸에 털이 돋은 것 같은 커다란 거미들이 기어다니고 있던 것을 생생하게 기억했다. 천장은 낮았고 머리 위 1미터도 안 되는 곳에 박쥐들이 매달려 있었다. 몇 마리는 끽끽거리며 동굴을 빠져나가거나, 밖에서 들어오기도 했다. 매캐한 암모니아 냄새와 함께 끔찍한 악취가 풍겼다. 미끌미끌한 바위 표면을 기다시피 가로질렀다. 암벽등반가인 반즈의 눈에는 어디를 짚어야 할지 환히 보였다. *아니요, 박쥐똥은 만지지 않았어요. 아니요, 박쥐랑 접촉한 적도 없어요.* 동굴 속으로 약간 들어가니 극장의 2층 앞부분처럼 아래를 내려다 볼 수 있는 곳이 나왔다. 천장에는 박쥐들이 매달려 있고 저 아래로는 비단뱀 두 마리가 똬리를 틀고 있었다. 얼른 보고 서둘러 떠나는 사람도 있었다. 그녀와 릭은 좀 더 머물며 그 장소를 마음에 담으려고 했다. "동굴 속에 비단뱀과 박쥐들이 함께 있는 모습을 언제 또 볼 수 있겠어요?" 그녀는 이렇게 말하더니 금방 씁쓸하게 덧붙였다. "하지만 다시는 그런 곳에 가지 않을 거예요."

20분쯤 지나자 더 볼 것이 없었다. 그게 전부였다. 특별히 잘못한 것도, 놀랄 만한 일도 없었다. "모르는 사이에 몸에 닿았다면 모를까, 박쥐를 만지거나 박쥐똥에 손을 댄 적은 한 번도 없었어요." 차로 돌아오니 가이드가 점심 도시락을 나누어 주고 있었다. 도시락을 먹기 전에 반즈는 그런 때에 대비해서 가지고 온 세정제로 손을 씻었다. 늦은 오후에는 저녁 노을 속에서 야생동물들을 감상하기 위해 퀸 엘리자베스로 돌아갔다. 2007년 크리스마스 이브였다.

그들은 새해 첫날 돌아왔다. 돌아오자마자 미셸은 명절 때 함께 지내지 못한 부모님을 만나기 위해 다시 아이오와로 떠났다. 그녀가 머리에 바늘을 찔러넣는 것 같은 고통을 느끼며 잠에서 깨어난 것은 1월 4일, 수시티Sioux City*에서였다.

온몸이 쑤시고, 미열이 있었으며, 무엇보다 머리가 빠개지는 듯 두통이 엄청나게 심했다. 벌레에 물렸을지도 모르겠다고 생각한 그녀는 부모님에게 머리카락을 헤치고 살펴봐달라고 부탁했다. "당연히 아무것도 없었어요. 조금 지나자 배에 온통 발진이 돋아나더군요." 발진은 점점 심해졌다. 온몸이 쑤시고 아픈 데다 말할 수 없이 피곤했다.

* 아이오와 주 서부 미주리 강변에 있는 항구도시. ―역주

그녀는 어쩔 줄 몰랐다. "이후 48시간 동안 상태가 놀랄 만큼 나빠졌어요." 아직도 말라리아 예방약을 복용하고 있었는데, 항생제와 이부프로펜을 함께 먹기 시작했다. 아무 소용이 없었다. 그녀는 굳세게 견디며 콜로라도로 돌아가, 골든Golden* 시 집 근처의 응급실을 방문했다. 마르부르크 출혈열 같은 병은 생각도 못할 의료기관이었다. 의사는 몇 가지 혈액 검사를 내고, 진통제를 주고는 집으로 돌려보냈다. 혈액 검체는 분실되었다.

도움이 되지 않는 진료 후, 그녀는 이틀간 주치의를 두 번 더 찾아갔다가 결국 덴버 교외에 있는 한 병원에 입원했다. 탈수가 심했고, 백혈구 수치가 검출되지 않을 정도로 낮았으며, 콩팥과 간기능이 서서히 떨어졌다. 수많은 의사들이 찾아와 끝도 없이 질문을 해댔다. 가장 먼저 들었던 질문은 도대체 지난 4일간 뭘 했느냐는 것이었다. 사람들은 훨씬 빨리 병원을 찾는다. 다기관부전**이 시작되고서야 찾아오는 사람은 거의 없다. *병을 키운 거죠.* 그녀의 형제들은 여기저기 흩어져 살았는데 의사인 여동생 멜리사가 알래스카에서 날아왔다. 너무나 고마운 일이었지만, 그만큼 심각하다는 뜻이기도 했다. 병원으로부터 최악의 상황을 맞을 수도 있다고 들은 것이 분명했다. 멜리사는 미셸을 맡은 의사들이 신속하게 정보를 찾고 대처하도록 계속 압력을 넣었다. 감염병 전문의인 노먼 후지타Norman K. Fujita 박사가 의료진에 합류한 것은 바로 이때였다. 후지타는 렙토스피라병, 말라리아, 주혈흡충병, 에볼라와 마르부르크병 등 아프리카에서 감염될 가능성이 있는 병들을 검사했다. 마르부르크병을 포함하여 모든 검사 결과가 음성이었다.

---

* 콜로라도 주 중부에 위치한 덴버의 위성도시. -역주

** 몸속의 여러 장기가 한꺼번에 기능을 상실하는 상태. -역주

아무도 그녀가 무슨 병인지 몰랐다. 하지만 상태가 나빠지고 있다는 것은 누구나 알 수 있었다. 의사들은 수액과 항생제와 산소를 투여하여 상태를 안정시키고, 진통제로 고통을 가라앉히려고 안간힘을 쓰면서 그녀의 몸이 정체불명의 무시무시한 병을 이겨내기만 바라고 있었다. 미셸의 희미한 기억에 따르면 1월 10일 또는 11일이 가장 큰 고비였다. 그날은 다른 여동생이 밤새 곁을 지켰는데 미셸이 금방이라도 어떻게 될까 봐 초조한 표정을 감추지 못했다. 그날 밤 벌어진 일 중 흥미로운 것은 그녀가 어린이 병동으로 옮겨졌다는 점이다. 중환자실에는 들어갈 곳이 없었다. "그래서, 무엇 때문인지 몰라도 어린이 병동으로 갔어요. 누군가 저에게 곰인형을 주길래 거기가 어딘지 알았죠." 라이덴의 아스트리드 유스틴이나 미육군 감염병연구소의 켈리 워필드와는 달리, 미셸 반즈는 격리실에 들어간 적이 없다. 의료진도 마스크를 쓰지 않는 경우가 더 많았다. 그녀는 점차 기운을 차렸고, 장기들도 회복되기 시작했다(담낭은 수술로 제거해야 했다). 어쩌면 항생제보다 곰인형이 더 도움이 되었을지도 모른다.

12일 후 그녀는 퇴원했다. 아직 기운이 없고 빈혈이 심했을뿐더러 진단도 내려지지 않은 채였다. 3월에 후지타의 진료실을 찾아 경과를 점검받고 다시 한 번 마르부르크병 혈청 검사를 했다. 역시 음성이었다. 다시 3개월 후, 옛날의 활력은 간 데 없고, 복통에 시달리고, 어디에도 집중할 수 없는 상태로 머리마저 온통 하얗게 새 버린 미셸은 친구로부터 이메일을 받았다. 릭과 함께 우간다에서 만난 저널리스트였다. 방금 어떤 기사를 읽었는데 미셸이 꼭 알아야 할 것 같아서 메일을 보낸다고 했다. 네덜란드에서 우간다로 여행을 갔다가 박쥐들이 우글거리는 동굴을 방문했던 한 여성이 마르부르크병으로 사망했다는 기사였다.

그 후 24시간 동안 미셸은 구글을 뒤져 찾을 수 있는 모든 기사를 읽었다. 우연찮게도 1990년대에 3년간 네덜란드에서 산 적이 있었기에 영어는 물론 네덜란드어로 된 기사도 읽을 수 있었다. 월요일 아침 일찍 그녀는 후지타 박사의 방문을 두드렸다. "급한 일이에요, 꼭 드릴 말씀이 있어요." 후지타는 반갑게 그녀를 맞아 새로운 정보에 귀를 기울였다. 예의바른 태도 뒤로 내심 혀를 차며 이렇게 생각하는 것을 느낄 수 있었다. **아이고, 인터넷 찾아보고 의학박사 되신 분이 또 한 명 있군 그래.** 하지만 그는 세 번째로 마르부르크병 검사를 해보자는 그녀의 말에 동의해주었다. 검체는 이전과 마찬가지로 미국 질병관리본부로 보내졌다. 또 음성이었다. 하지만 이번에는 성실한 기사 한 사람이 세 번째 검체와 첫 번째 검체를 훨씬 민감한 방법으로 한 번 더 검사해주었다. 빙고!

새로운 검사 결과를 통고받은 후지타 박사는 반즈에게 전화를 걸어 약간 엉뚱한 축하를 해주었다. "감염병 명예박사학위라도 드려야겠군요. 스스로 이 어려운 병을 진단했으니 말입니다. 마르부르크병 검사 결과가 양성으로 나왔습니다."

유스틴의 뉴스는 미국 질병관리본부에도 경종을 울렸다. 얼마 뒤인 2008년 8월, 조너던 타우너와 브라이언 애먼이 우간다로 파견되었던 것이다. "어느날 전화를 한통 받았지요. '가서 조사해 봐.'" 애먼의 말이다. 그들의 임무는 네덜란드 여성(역학자들끼리는 이름을 부르지 않는다)이 감염되었던 비단뱀 동굴이란 곳에 가서 박쥐를 잡아 검체를 채취하는 것이었다. 그녀의 병력과 사망 소식은 타우너와 애먼의 연구 방향과 전망을 바꾸어놓았다. 관광객들이 테바(Teva, 아웃도어 상표-역주) 샌들과 하이킹 부츠를 신고 아무런 보호장비도 착용하지 않은 채 콧노래를 부르며 사랑스러운 비단뱀들과 마르부르크병 바이러스가 우글거리는 동굴에 들어갔다 집으로 돌아가는 비행기를 타고 세계 각지로 흩어진다면, 우간다 광부들(이미 충분히 열악한 상황에 있는)에게만 영향을 미치는 국지적 위험이라고 할 수 없었다. 국제적인 공중보건 위협으로 다루어야 할 사안이었다.

애먼과 타우너는 다시 엔테베로 날아가 남서쪽으로 차를 몰았다. 유스틴과 반즈와 남편들이 걸었던 똑같은 길을 따라, 울창한 숲속에 악어의 눈처럼 빼꼼 열려 있는 똑같은 입구를 통과하여 동굴로 들어섰다. 다른 점이 있다면 거기서 타이벡 우주복을 입고, 고무장화를 신고, 산소호흡기와 고글을 착용했다는 점이었다. 머리 위로는 박쥐가 지천이요, 발밑에는 박쥐똥 천지였다. 애먼에 따르면 천장에서 박쥐똥이 계속 빗방울처럼 떨어져 뭔가를 바닥에 둔다면 며칠 뒤에는 찾기가 어려울 정도였다. 비단뱀들은 배부른 뱀이 흔히 그렇듯 사람의 모습을 보고도 꿈쩍하지 않았다. 눈대중으로 6미터는 너끈히 되고도 남을 놈들이었다. 검은숲코브라들은(이 동굴에도 있었다) 왕래가 잦은 곳을 피해 더 깊은 구석에 똬리를 틀고 있었다. 타우너가 비단뱀을 관찰하는 동안, 애먼은 바닥에서 뭔가 번쩍거리는 것을 발견했다. 언뜻 보기에 허연 척추뼈가 똥을 뒤집어쓴 것처럼 보였다. 애먼은 집어들고 살펴보았다.

그것은 척추가 아니었다. 번호가 새겨진 알루미늄 구슬들을 연결해 놓은 물건이었다. 그와 타우너가 3개월 전 50킬로미터 떨어진 마르부르크병의 근원지, 즉 키타카 동굴에서 잡은 박쥐에게 부착했던 목칼라였다. 태그는 단순한 한 가지 사실을 알려주었다. 그것은 K-31번 목칼라였다. 서른 한 번째 박쥐를 잡았다 놓아주면서 부착했던 것이었다. "당연한 일이지만 눈앞이 아찔하더군요. 저도 모르게, '우와!' 하고 소리를 지르며 펄쩍펄쩍 뛰었죠. 존과 저는 너무나 흥분해서 정신이 없었어요." 정신나간 것처럼 보이는 이런 환희는 과학자들의 눈에는 지극히 당연한 것이다. 천신만고 끝에 얻어낸 아주 사소한 두 가지 데이터가 서로 딱 들어맞아 놀라운 사실이 밝혀졌을 때, 그들은 아찔한 열광에 사로잡힌다. 타우너가 사진 한 장을 보여주었다. 헤드램프를 착용한 두 명의 남자가 라텍스 장갑을 낀 채 하이파이브를 하는 장면이었다.

비단뱀 동굴에서 목칼라를 회수한 일은 그들의 표식-재포획 연구의 타당성을 단박에 입증해주었다. "박쥐들이 돌아다닐 거라는 제 생각이 확실히 입증된 거죠." 애먼은 말했다. 여기서 돌아다닌다는 것은 숲 속을 돌아다닐 뿐 아니라 서식지를 옮겨다니기도 한다는 뜻이다. 한 마리의 박쥐(K-31처럼)가 멀리 떨어진 서식지(키타카와 비단뱀 동굴처럼)를 옮겨다닌다는 사실은 결국 마르부르크병 바이러스가 박쥐의 서식 장소를 따라 아프리카 전역에 퍼질 수 있다는 뜻이다. 이런 사실은 역동적이고 변화무쌍하며 넓은 지역을 망라하는 강력한 바이러스 집단생물학 모델을 제시했다. 마르부르크병 바이러스가 국지적으로 분포하고 매우 드문 존재라는 마음 편한 가정을 깨뜨려 버렸다. 필연적으로 한 가지 질문이 뒤따랐다. 왜 마르부르크 출혈열이 지금보다 훨씬 자주 일어나지 않는 것일까?

다른 질병에 대해서도 똑같은 질문을 할 수 있다. 왜 헨드라는 더 자주 발생하지 않을까? 니파는? 에볼라는? 사스는? 박쥐가 그렇게 많고 다양하며, 그렇게 먼 거리를 이동하고, 몸속에 그렇게 많은 인수공통감염 바이러스들이 있다면 왜 그 바이러스들이 지금보다 훨씬 자주 인간에게 종간전파되어 질병을 일으키지 않는 것일까? 우리들의 머리 위에 신비로운 우산 같은 것이 드리워져 보호해주는 걸까? 아니면 그냥 단순히 운이 좋은 걸까?

81

그런 질병들이 장마처럼 우리 머리 위에 끊임없이 쏟아져 내리지 않는 이유는 바이러스의 생태학적 동역학 자체에 있을지 모른다. 그렇다, 확실히 살아 있는 존재인 다른 생물들처럼 바이러스도 생태학적 동역학을 지닌다. 개별 숙주와 세포 차원뿐 아니라, 환경이란 차원에서도 다른 생물들과 연결되어 있다는 뜻이다. 바이러스는 지리적 분포를 나타낸다. 바이러스도 멸종할 수 있다. 바이러스의 생존과 번성, 분포 모두 다른 생명체와 그들의 행동에 따라 크게 달라진다. 이것이 바이러스의 생태학이다. 또 다른 예로서 헨드라가 갑자기 인간의 질병을 일으킨 이유 역시 바이러스의 생태학적 변화를 통해 부분적으로 설명할 수 있을지 모른다.

호주의 과학자 래이나 플로우라이트Raina Plowright는 이런 생각을 깊이 탐구했다. 애초에 수의사로수련받은 플로우라이트는 뉴사우스웨일스주와 해외(영국, 아프리카, 남극)에서 가축과 야생동물을 돌보다가 캘리포니아 대학 데이비스 캠퍼스에서 감염역학 석사와 감염생태학 박사학위를 취득했다. 앞서 언급한 여러 학문 분야를 오가며 전문적인 수련을 쌓은 신세대 질병 전문가라 할 수 있는 그녀는 수의학자이자 생태학자로서 인간의 건강, 야생동물의 건강, 가축의 건강, 그리고 모두가 공유하는 서식 환경이 밀접하게 연관되어 있음을 예민하게 인식한다. 박사학위를 위한 현장 연구차 플로우라이트는 호주로 돌아가 보유숙주 중 하나인 작은붉은날여우박쥐little red flying fox의 체내에서 헨드라바이러스의 동역학을 조사했다. 일부 포획 및 표본 수집은 노던 테리토리Northern Territory의 주도인 다윈Darwin 남쪽 리치필드 국립공원Litchfield National Park 일대 유칼립투스와 작은잎브러시나무melaleuca 숲속에서 수행했다. 2006년 열대성 저기압 래리Larry가 호주 북부를 휩쓸어 폭우가 쏟아지고 하천의 수위가 급속히 불어 아무것도 할 수 없었던 어느 날 아침 이야기를 나눈 곳도 바로 거기였다. 그녀는 물바다가 된 숲속에 다시 들어가 박쥐들을 잡기 전에 잠깐 시간을 내주었다.

플로우라이트는 재미있는 사실을 지적했다. 헨드라는 비슷한 시기에 날여우박쥐 속屬에서 새로 발견된 네 가지 신경 바이러스 중 하나다. 1994년 브리즈번 북부에서 헨드라 바이러스가 나타나고 조금 지난 1996년에 퀸즐랜드 해안 두 곳에서 호주 박쥐 리사바이러스Australian bat lyssavirus가 발견되었다. 1997년에는 시드니 근처에서 메낭글 바이러스가, 1998년 9월에는 한참 북쪽으로 올라가 말레이시아에서 니파 바이러스가 출현했다. "짧은 기간 동안 한 가지 속의 숙주에서 네 가지 바이러스가 출현한 것은 전례 없는 일입니다. 우리는 날여우박쥐의 생태계에 새로운 질병의 출현을 촉진하는 변화가 일어났음을 직감했죠." 흄 필드는 니파 바이러스가 말레이시아의 돼지 농장들을 휩쓸 때 그런 요인을 파악하는 일에 뛰어들었다. 이제 8년이 지나 필드가 논문 심사위원회에 참여한 가운데 플로우라이트는 헨드라 바이러스에서 비슷한 요인들을 찾고 있었다. 서식지 변화가 보유숙주의 개체군 크기, 분포 패턴, 이주 행동에 영향을 미친다는 것은 알려진 사실이다. 작은붉은날여우박쥐뿐 아니라 검은날여우박쥐, 회색머리날여우박쥐, 안경날여우박쥐 등 같은 속의 박쥐 모두 마찬가지다. 그녀의 임무는 이런 숙주의 변화가 바이러스의 분포, 유병률, 종간전파 가능성에 어떤 영향을 미쳤는지 알아내는 것이었다.

오늘날 많은 생태학 연구가 그렇듯 플로우라이트의 프로젝트는 현장 데이터 수집과 컴퓨터를 통한 수학적 모델링이 결합된 것이었다. 기본 개념틀은 "1920년대에 커맥과 맥켄드릭이 개발했죠." SIR(취약한 사람-감염된 사람-회복된 사람) 모델을 말하는 것이었다. 자신의 학문적 혈통을 넌지시 내비치며 그녀는 특정 박쥐 개체군에서 취약한 개체, 감염된 개체, 회복된 개체에 대해 설명하기 시작했다. 개체군이 고립되어 있고 충분히 크지 않다면 바이러스는 취약한 개체들을 감염시키고 회복된 개체들(면역이 있어 재감염되지 않으므로)은 그냥 지나친다. 이 과정은 취약한 개체가 한 마리도 남지 않을 때까지 계속된다. 그 뒤에 바이러스는 고립된 마을에서 홍역이 사라지듯 저절로 사라진다. 그러나 언젠가는 천방지축 돌아다니다가 감염된 한 마리의 박쥐를 통해 다시 돌아온다. 마르부르크 바이러스에서 언급했던 깜박이는 크리스마스 전구 패턴이다. 생태학자들은 이를 메타개체군metapopulation이라고 한다. 여러 개체군을 합친 큰 개체군이라는 뜻이다. 바이러스는 상대적으로 고립된 박쥐 개체군들을 차례로 감염시킴으로써 멸종을 피한다. 한 개체군에서는 사라지지만, 다른 개체군에 나타나 박쥐들을 감염시킨다. 어떤 개체군에 영구적으로 존재하지는 않지만, 언제나 어딘가에는 있다. 전구들은 차례로 켜졌다 꺼지며 전체적으로 깜박거린다. 한꺼번에 모든 전구에 불이 들어오거나, 한꺼번에 꺼져 깜깜해지는 경우는 없다. 박쥐 개체군 사이의 거리가 아주 멀어 그 사이를 오가는 박쥐가 드물다면, 재감염 속도는 아주 느려진다. 전구들이 느릿느릿 깜박이는 것과 같다.

메타개체군 내에 있는 한 개의 박쥐 개체군을 생각해보자. 이 집단은 SIR 과정을 거쳐 모든 개체가 감염되고, 모든 개체가 회복된다. 바이러스는 사라진다. 하지만 영원히 사라진 것은 아니다. 세월이 지나 새로운 박쥐가 태어나고 늙은 박쥐가 죽으면서 취약한 개체의 비율이 다시 높아지면 집단은 다시 바이러스에 취약해진다. 고립된 개체군일수록 바이러스가 다시 출현할 때까지 더 긴 시간이 걸린다. 시간이 경과할수록 취약한 새끼들은 더 많이 태어난다. 취약한 개체가 많다는 것은 곧 폭발적인 감염이 발생할 가능성이 높다는 뜻이다. "바로 그때 우리가 바이러스를 다시 집어넣는다면 훨씬 큰 유행이 일어나는 거죠." 플로우라이트는 모델을 구축하는 사람이 신 같은 역할을 하는 것처럼 묘사했다. 여기서부터는 크리스마스 전구 비유가 통하지 않는다. 갑자기 한 개의 전구가 뭇 별 사이에서 초신성이 폭발하듯 엄청난 빛을 발한다. 물론 플로우라이트는 비유가 아니라 숫자를 다룬다. 하지만 그녀의 숫자들이 거칠게나마 이 시나리오에 반영되어 있는 것도 사실이다. 모델링이 현장에서 확인한 사실과 관련성을 갖는 것은 최근 호주의 날여우박쥐 개체군들이 실제로 점점 고립되었기 때문이다. "한때 호주 동해안은 연속된 하나의 거대한 숲이었습니다. 박쥐 개체군도 해안선을 따라 거의 균일하게 퍼져 있었죠." 오래 전에는 박쥐들이 모여 자는 장소가 비교적 빨리 바뀌었다. 먹이는 주로 꽃의 꿀과 과일이었지만 그 밖에도 다양했으며, 계절별로 달라졌고, 숲 전체에 걸쳐 여기저기 흩어져 있었다. 대략 수백 마리에서 수천 마리로 이루어진 각 개체군은 밤이 되면 먹이 있는 곳으로 날아갔다가 해 뜨면 잠잘 곳으로 돌아왔으며, 계절에 따라 먹이가 많은 곳을 찾아 옮겨 다녔다. 바삐 드나들고 이주移住하는 와중에 때때로 박쥐 개체가 다른 개체군으로 옮겨 가기도 했다. 그 개체가 헨드라 바이러스에 감염되어 있었다면 당연히 새로운 개체군에 바이러스를 옮겼을 것이다. 소규모 개체군들은 이런 식으로 끊임없이 서로 섞이며 재감염되기를 반복했다. 작은붉은날여우박쥐와 다른 날여우박쥐, 헨드라 바이러스는 태고적부터 이렇게 존재해왔을 것이다. 하지만 상황은 변했다.

원주민들이 화전을 일구었기에 호주에서 서식지 변화는 오래된 전통이나 다름없지만, 최근 들어 기계화된 토지 개간이 대규모로 진행되어 불가역적인 결과를 낳았다. 퀸즐랜드에서는 이런 경향이 특히 심해 광대한 영역의 오래된 숲을 베거나 아예 불도저로 밀어 목장을 만들고 도시를 건설했다. 사람들은 도시와 근교에 과수원을 가꾸고, 도시 공원을 조성하고, 꽃나무로 집을 꾸미는 등 의도치 않게 박쥐를 유혹하는 것들을 만들어냈다. "박쥐들은 도시에서 살기로 했습니다. 서식지가 없어지고, 기후는 변해가고, 먹이는 갈수록 줄어드니 차리라 도시가 낫겠다고 생각한 거죠." 이제 박쥐들은 훨씬 큰 개체군을 형성하고, 먹이를 얻기 위해 전보다 짧은 거리를 이동하며, 인간과(그리고 인간이 키우는 말과) 훨씬 가까운 곳에서 살아간다. 시드니의 날여우박쥐, 멜버른의 날여우박쥐, 케언스의 날여우박쥐. 브리즈번 북쪽 작은 방목장에 그늘을 드리운 큰잎고무나무에 매달린 날여우박쥐들.

나는 플로우라이트의 설명을 곰곰이 생각하며 마음속으로 마지막 퍼즐 조각을 맞추었다. 그 거대한 개체군들은 서로 재감염시키는 일이 줄었을까? 예전보다 덜 움직이고, 더 도시화되고, 야생의 먹이를 찾아 먼 거리를 날아다닐 필요가 거의 없어진 박쥐들 사이에서 취약한 개체는 더 늘어날까? 그렇다면 실제로 바이러스가 유입될 때 감염은 훨씬 빠르고, 훨씬 격렬하게 퍼질까? 바이러스는 훨씬 넓게, 훨씬 많이 존재할까? "정확해요. 바로 그겁니다."

"그렇다면 다른 생물종으로 전파될 가능성도 더 커지겠군요?" 나는 서둘러 쉬운 결론으로 도약하고 싶었지만, 아직 수많은 박쥐를 더 잡아야 하고, 수많은 데이터를 모아야 하고, 수많은 모델 파라미터를 검토해야 하는 플로우라이트는 훨씬 신중했다. 박사 과정을 마치고 헨드라 바이러스 분야에서 존경받는 학자가 된 그녀는 5년 후 자신의 연구와 생각을 권위 있는 저널인《왕립학회 회보Proceedings of the Royal Society》에 실었다. 하지만 그날 노던 테리토리에 퍼붓는 폭우와 홍수 속에서는 잠정적인 한마디를 했을 뿐이다.

"이건 하나의 이론에 불과합니다."

82

이론은 검증이 필요하다. 래이나 플로우라이트는 그 사실을 잘 알았다. 과학은 관찰과 가정과 검증에 의해 앞으로 나아간다. 그런 가정 중 하나는 에볼라 바이러스에 관한 것이다. 주의 깊은 독자라면 내가 에볼라를 박쥐가 보유숙주인 바이러스 속에 포함시켰다는 사실을 알아챘을 것이다. 정확히 말하자면 이런 분류는 확정적이 아니라 잠정적인 것이다. 이 글을 쓰고 있는 현재까지 박쥐에서 살아 있는 에볼라 바이러스를 분리해 낸 사람은 아무도 없다. 그리고 아직까지는 바이러스를 분리해 내는 것이 보유숙주를 밝히는 가장 확실한 증거다. 많은 사람들이 노력하고 있으므로 아마 조만간 밝혀질 것이다. 그 동안에는 에볼라와 박쥐를 연결하는 증거가 추정이라고 할 수밖에 없다. 그러나 조너던 타우너의 팀이 에볼라와 매우 밀접한 마르부르크병 바이러스를 분리하는 데 성공함으로써 그 추정은 더욱 강해졌다. 또한 거의 비슷한 시기에 비록 작지만 에볼라에 관한 자료에 또 한 가지 데이터가 추가됨으로써 더욱 강해졌다고 할 수 있다. 그 데이터는 한 어린 소녀에 관한 이야기에서 얻어졌다.

이야기를 재구성해 낸 연구팀의 리더는 에릭 르로이였다. 파리에서 교육받고 가봉의 프랑스빌에서 10년 넘게 에볼라를 추적했던 바이러스학자, 바로 그 사람이다. 그들은 분자바이러스학적 방법이 아니라 해묵은 역학적 탐문 수사, 즉 생존자를 면담하고 접촉한 사람을 추적하여 패턴을 발견해 내는 방법으로 새로운 증거를 얻어냈다. 배경은 콩고민주공화국 남부 룰루아 강Lulua River 유역의 루에보Luebo라는 마을과 그 일대에서 발생한 에볼라-자이르 유행이었다. 2007년 5월 말에서 11월 사이에 이곳에서는 260명이 넘는 사람들이 에볼라 또는 에볼라가 의심되는 병을 앓았다. 환자의 70퍼센트가 사망했다. 르로이와 동료들은 콩고민주공화국 보건성을 지원하는 세계보건기구 소속 국제적 대응팀의 멤버로 10월에 그곳에 들어갔다. 르로이는 전파 네트워크에 초점을 맞췄는데 놀랍게도 모든 전염이 55세 여성 한 명에서 시작된 것 같았다. 보고서에서는 그녀를 환자 A라고 지칭했다. 반드시 최초로 감염되었다는 뜻은 아니다. 첫 번째로 밝혀진 사람일 뿐이다. 콩고 시골 마을 기준으로는 고령자 축에 드는 이 여성은 고열, 구토, 설사, 그리고 여러 부위의 출혈에 시달린 끝에 사망했다. 밀접하게 접촉한 사람은 11명으로 주로 그녀를 돌보던 가족들이었다. 이들도 모두 병에 걸려 사망했다. 유행이 크게 확산된 것은 그때부터였다.

르로이의 팀에서는 첫 번째 여성이 어떻게 감염되었는지에 관심이 있었다. 그녀가 증상을 나타내기 전에는 그 마을에서 아무도 증상을 나타내지 않았다. 따라서 연구팀은 인근 마을로 추적망을 넓혔다. 강을 따라, 또는 가까운 숲속에 몇 개의 부락들이 있었다. 부지런히 발품을 팔며 사람들을 면담한 끝에 그들은 마을들이 모두 걸어서 왕래가 가능하며, 특히 월요일마다 큰 장이 서는 몸보 모우네네 2Mombo Mounene 2라는 마을로 사람들이 모이곤 했다는 사실을 알아냈다. 또한 계절에 따라 서식지를 이동하는 박쥐들이 1년에 한 번씩 그 근처에 모여든다는 사실도 밝혀냈다.

박쥐들은 보통 4월에서 5월 사이에 강 한가운데 있는 두 개의 섬으로 모여들었다. 긴 이동 중에 매달려 잘 곳과 야생 과일 나무들이 있는 곳에 들러 잠시 휴식을 취하는 것이었다. 매년 평균 수천에서 수만 마리가 그곳에 들렀다. 특히 2007년에는 이동 규모가 컸다. 박쥐들은 두 개의 섬을 근거지 삼아 그 일대를 돌아다녔다. 때로는 북쪽 강둑을 따라 늘어선 야자유 농장에서 먹잇감을 구했다. 농장은 식민시대의 유산으로 아무도 관리하지 않은 채 버려져 있었지만, 아직도 4월이면 남아 있는 나무에 열매가 맺혔다. 많은 박쥐들이(어쩌면 대부분의 박쥐들이) 망치머리박쥐와 우는과일박쥐Epoinops franqueti에 속했다. 르로이가 에볼라 항체를 발견했던 세 가지 종 가운데 두 가지에 속하는 것들이다. 박쥐들은 나뭇가지에 매달려 서로 몸을 밀착시킨 채 잠을 잤다. 단백질 보충이 절실하거나 돈이 궁한 주민들은 총으로 박쥐를 사냥했다. 특히 몸집이 크고 고기가 많이 나오는 망치머리박쥐가 표적이 되었다. 산탄총으로 한방 쏘면 수십 마리가 한꺼번에 떨어졌다. 갓 잡은 박쥐는 피투성이인 채로 몸보 모우네네 2의 장터에서 저녁거리로 팔렸다.

한 마을에 살던 남자는 정기적으로 장에 가서 종종 박쥐를 샀는데 가볍게 에볼라를 앓은 것으로 생각된다. 나중에 연구자들은 그를 환자 C라고 지칭했다. 그는 박쥐 사냥꾼이 아니라 단지 소비자일 뿐이었다. 환자 C 자신의 기억에 따르면 5월 하순, 또는 6월 초순에 주로 발열과 두통 등 가벼운 증상이 나타났다. 그는 회복했지만 그걸로 일이 끝난 것은 아니었다. 연구팀은 이렇게 보고했다. '환자 C에게는 네 살난 딸

(환자 B)이 있었는데 6월 12일 갑자기 아프기 시작하여 구토와 설사와 고열에 시달리다 2007년 6월 16일 사망했다.' 출혈이 없었고, 에볼라 검사를 받지도 않았지만 가장 타당성 있는 진단명은 역시 에볼라였다.

아이는 어쩌다 병에 걸렸을까? 바이러스에 감염된 과일박쥐를 나눠먹었을 가능성이 있었다. 박쥐를 먹었을 때 병에 걸릴 가능성은 얼마나 될까? 알기 어렵다. 추측하기조차 어렵다. 망치머리박쥐가 실제로 에볼라의 보유숙주라면 집단 내에서 바이러스 유병률은 얼마나 될까? 그것 또한 알 수 없다. 타우너는 이집트과일박쥐에서 마르부르크병의 유병률이 5퍼센트라는 사실을 밝혀냈다. 20마리 중 한 마리가 감염되어 있다는 뜻이다. 망치머리박쥐의 유병률이 비슷하다고 가정한다면, 어린 소녀의 가족은 배가 고팠을 뿐 아니라 운도 없었던 셈이다. 감염되지 않은 19마리의 박쥐를 먹었다면 바이러스에 노출되지 않았을 테니 말이다. 박쥐 고기를 나눠 먹었다면 어머니와 다른 가족들은 왜 병에 걸리지 않았을까? 어쩌면 아버지를 따라 장에 갔다가 감염되었거나 박쥐의 피가 몸에 묻은 게 아닐까? (그곳 아이들은 흔히 부모를 따라 장에 가곤 한다.) 소녀의 아버지, 즉 환자 C는 그 밖에 누구에게도 바이러스를 전파시키지 않은 것 같다.

하지만 어린 딸은 바이러스를 전파시켰다. 그곳 전통에 따라 가족과 친한 친구가 장례를 치르기 위해 아이의 죽은 몸을 씻겼다. 그 친구가 바로 55세의 여성, 즉 환자 A다. 르로이 팀의 보고서는 이렇다. '따라서 환자 A는 장례를 위해 시신을 수습하던 중에 바이러스에 전염되었을 가능성이 있다. 면담을 통해 확인한 바에 따르면 소녀의 어머니와 할머니도 함께 있었지만 시신과 직접 접촉하지 않았으며, 이후 4주간 임상적으로 감염 징후가 나타나지 않았다.' 시신 수습 과정에서 그들의 역할은 그저 지켜보는 것이었다. 아이의 몸에는 손도 대지 않았다. 그러나 환자 A는 가족의 가까운 친구로서 성실하게 장례를 준비했으며 그 후 원래 삶으로 돌아갔다. 남은 삶이 얼마 되지 않았지만 말이다. 그녀가 다시 사람들을 만나며 사회 속에서 자신의 역할을 하는 과정에서 183명이 에볼라에 걸려 사망했다.

르로이 팀은 이야기를 재구성한 후 의미를 확실히 하기 위해 스스로 몇 가지 질문을 던져 보았다. 아버지의 감염이 딸에게만 전파되고 다른 사람에게 전파되지 않은 까닭은 무엇일까? 병이 가벼웠기 때문에 체내에 바이러스가 많지 않았고, 따라서 그의 몸을 빠져나온 바이러스도 그리 많지 않았을 수 있다. 하지만 딸의 병은 왜 그의 병과 달리 불과 4일 만에 사망할 정도로 심했을까? 어린이들은 구토와 설사에 시달리면 금방 탈수된다. 어쩌면 탈수를 제대로 치료받지 못해 죽었을지도 모른다. 박쥐에서 사람으로 종간전파된 사건이 오직 한 건에 그친 것은 무슨 까닭일까? 환자 C가 보유숙주로부터 직접 감염된 유일한 증례일까? 글쎄, 그렇지 않을 수도 있다. 발견된 증례는 그뿐이지만 다른 환자도 있을지 모른다. 보고서는 감염이 막다른 골목에 처했을 가능성을 암시한다. '사실 박쥐로부터 감염된 사람이 몇 명 더 있지만 이후 인간에서 인간으로 전파되는 데 필요한 상황이 맞아떨어지지 않았을 가능성이 매우 높다.' 병에 걸린 사람이 혼자 앓았거나, 가족이나 친구들의 도움을 받았더라도 사려 깊게 일정한 거리를 유지하다가(물이나 음식을 병자의 오두막 문 밖에 놓고 가는 식으로) 사망했을 수도 있다는 뜻이다. 그런 사람이 장례식도 치르지 않고 묻혔다면, 르로이로서는 루에보에서 얼마나 많은 사람들이 박쥐 고기를 먹었는지, 박쥐에게 손을 댔는지, 에볼라에 감염되었는지, 그로 인해 죽었는지, 아무도 감염시키지 않은 채 땅에 묻혔는지 알 길이 없다. 유행병으로 사람들이 공포에 사로잡혀 혼란스러운 상황에서, 더욱이 그렇게 외딴 곳이라면, 그런 식으로 막다른 골목에 처한 감염이 상당히 많았을지도 모른다.

결국 르로이 연구팀은 핵심적인 질문에 부딪혔다. 사람에서 사람으로 전파되는 데 필요한 상황이 충족되지 않았다면, 도대체 그 상황은 무엇일까? 루에보 지역의 유행이 엄청나게 커지지 않은 이유는 무엇일까? 불쏘시개에서 통나무로 불이 옮겨붙지 않은 이유는 무엇일까? 어쨌든 유행은 5월에 시작되었고 세계보건기구는 10월에야 도착했다.

83

유행병이라는 문제에서 가장 중요한 것은 인간에서 인간으로 전파되는 현상이다. 이런 일이 일어나느냐에 따라 괴상하고 끔찍하지만 국지적이며 간헐적으로 발생하는 수수께끼 같은 질병이 되느냐(에볼라처럼), 전 세계적인 유행으로 번지느냐가 갈린다. 유행병의 동역학에 대해 앤더슨과 메이가 제안했던 간단한 공식을 기억하는가?

$$R_0 = \beta N / (a + b + v)$$

이 공식에서 β(베타)는 전파율이다. 전체 숫자에 곱해지므로 최종 결과에 결정적인 영향을 미친다. 즉 β가 크게 변하면 R_0가 크게 변한다. 어떤 유행병이 크게 유행할지, 그저 소규모로 유행했다 끝날지는 R_0에 달려 있다.

어떤 인수공통감염 병원체는 처음부터 인간 사이에서 효율적으로 전파되는 능력을 지닌 것 같다. 오랜 세월 다른 동물을 숙주로 삼았음에도 우연히 호모 사피엔스라는 동물종의 집단 내에서 쉽게 전파될 수 있는 능력을 갖고 있다. 2002~2003년 사이에 광둥성과 홍콩에서 발생한 SARS-CoV는 처음부터 그런 능력을 나타냈다. 유행 이후 SARS-CoV가 어디에, 왜 모습을 감추고 있든 그런 능력을 갖고 있다는 사실만은 분명하다. 헨드라 바이러스는 그런 능력이 없다. 말들 사이에서는 쉽게 전파되지만 인간에서는 그렇지 않다. 물론 인간의 몸속에 들어온 다음에 돌연변이나 진화에 의해 그런 능력을 획득하는 병원체도 있다. 지난 15년간 유행병 전문가들 사이에 조류독감(균주명을 따서 H5N1으로 부르기도 한다)에 관한 이야기가 큰 화제가 되지는 않지만 끊임없이 나오고 있다는 사실을 눈치챈 사람도 있을 것이다. 아직까지 많은 사망자를 낸 적은 없지만 매우 걱정스럽기 때문이다. 돼지독감도 인간 집단에서 주기적으로 나타나면서(가장 최근에는 2009년이었다) 때로는 전 세계적으로 심각한 유행을 일으키고, 때로는 아주 심각하지는 않지만(2009년처럼), 조류독감의 잠재적인 심각성은 차원이 약간 다르다. 독감을 연구하는 과학자들이 계속 H5N1 독감을 주시하는 이유는 (1) 비교적 환자수가 적은 경우에도 인간의 몸속에서 매우 심한 독성을 일으켜 사망률이 높지만, (2) 아직까지 인간에서 인간으로 쉽게 전파되지 않기 때문이다. 걸리면 사망할 가능성이 매우 높지만, 감염된 닭을 자기 손으로 도살하거나 하지 않는 한 걸릴 가능성이 매우 낮다. 자기가 먹을 닭을 손수 잡는 사람은 거의 없으며, 전 세계의 보건 관계자들이 우리가 접하는 닭, 즉 죽인 뒤 분해하여 비닐에 싸거나 다른 방법으로 가공한 닭고기가 이 바이러스에 감염되지나 않을지 눈에 불을 켜고 감시한다. 그러나 H5N1이 우연히 딱 맞는 방식으로 돌연변이를 일으키거나 재구성되어 인간에서 인간으로 전파되기 쉬운 형태로 적응한다면 우리는 1918년 이래 가장 빠른 속도로,

가장 많은 사람을 죽이는 유행병을 보게 될 것이다.

어떻게 특정 병원체가 그런 적응을 할 수 있을까? 유전학적 변이가 일어나는 과정(돌연변이 또는 다른 방식)은 무작위적이다. 주사위 도박과 비슷하다. 주사위를 수없이 던지다보면 놀라운 행운이 찾아오듯, 바이러스에게는 기회가 엄청나게 자주 주어지기 때문에 고도로 적응적인 변화가 일어날 가능성은 항상 존재한다. 다시 한 번 존 엡스타인의 말을 빌자면, 중요한 것은 기회다.

엡스타인과 밤새워 박쥐를 잡고 난 뒤 다카로 돌아온 나는 다시 국제설사병연구소를 찾았다. 니파 바이러스의 인간 사이 전파 능력에 대해 좀 더 알고 싶었다. 스티븐 루비의 감염병 프로그램에 참여한 몇몇 사람들과 이야기를 나눴다. 그중 하나가 어린 시절 외교관인 아버지를 따라 방글라데시에서 몇 년을 보낸 후, 성인이 되어 공중보건 분야에서 일하기 위해 다카로 돌아온 미국 역학자 에밀리 걸리Emily Gurley였다. 30대 중반인 걸리는 곱슬거리는 갈색 머리에 연한 주근깨가 있었는데, 질병에 대해 중요한 점을 설명할 때면 파란색 눈을 크게 뜨곤 했다. 그녀는 2004년 파리드푸르 주 유행으로 36명이 감염되어 27명이 사망했을 때 조사팀의 일원이었다. 파리드푸르에서 가장 두드러진 것은 많은 사람이 단 한 사람, 즉 거미줄처럼 얽힌 전염 과정의 중앙에 거미처럼 도사리고 있던 슈퍼전파자와의 접촉을 통해 감염되었다는 점이다.

그는 종교지도자였다. 비정통적 이슬람 종파의 존경받는 리더였다. 그 종파는 특별한 이름이 없는 비공식적인 모임으로 구홀락스미푸르Guholaxmipur라는 마을과 인근에서 소수의 열렬한 추종자들을 거느리고 있었다. 정통 무슬림과 달리 그들은 하루에 다섯 번 기도하거나, 라마단 기간 중 금식하라는 율법을 지키지 않고 때때로 남녀가 함께 앉아 밤을 지새우며 기도하고, 담배(또는 더 강한 마약)를 피우고, 노래를 불렀다. 주변의 독실한 무슬림들은 이렇게 황홀경을 추구하는 종교의식을 매우 불편하게 생각했기 때문에, 지도자가 수수께끼의 질병을 짧게 앓은 후 세상을 떠나고 가족과 추종자들마저 하나둘씩 죽기 시작하자 그들의 죽음을 아스마니 발라asmani bala, 즉 하늘의 저주라고 했다. 글쎄, 그것도 한 가지 설명이긴 하다. 하지만 역학자들은 다른 방식으로 설명한다.

걸리의 연구팀이 도착했을 때, 종교지도자는 이미 죽어 매장되고 무덤은 성소가 되었지만 여전히 유행은 진행 중이었다. 그녀와 동료들은 파리드푸르 보건국 의사로부터 사람들이 죽어가고 있으며, 니파 바이러스가 원인인 것 같다는 급박하지만 때늦은 연락을 받고 4월 초 다카를 출발했다. (그 의사는 인접한 라지바리 주에서 불과 4개월 전에 니파가 유행했으므로 증상을 대략이나마 알고 있었던 것 같다.) 그들이 탄 차가 구홀락스미푸르에 도착했을 때, "무슨 영화의 한 장면 같았어요. 마을에서 나오는 장례행렬과 딱 마주쳤지 뭐예요. 시신이 하얀 수의로 감겨 있더군요. 좋지 않은 징조였죠." 사람들이 혼수상태에 빠진 친척들을 데리고 나와 도와달라고 애원했다. "아픈 사람들이 아주 많았어요." 이들은 17명의 환자를 파리드푸르 시의 주립병원으로 이송했다. 임시변통으로 본관과 떨어진 작은 건물 하나를 비워 격리병동을 만들었다. 말이 '병동'이지 사실 하나의 커다란 방이었다. 걸리와 동료들은 병력을 묻고, 검체를 채취했다. 몇몇 환자는 심한 호흡기 증상을 나타냈다. "앉은 채 우리와 얘기를 나눴던 사람이 있었어요. 끊임없이 기침을 해대면서도 어떻게 아팠는지 자세히 얘기를 들려주었는데, 다음날 아침에 가보니 죽어 있더군요."

"의료진은 마스크를 썼습니까?"

"저희는 썼지요." 그들은 간단하고 값싼 N95 마스크를 갖고 있었다. 집에서 오래된 페인트를 벗겨내느라 샌드 블래스팅을 할 때 쓰는 바로 그것이다. 파리드푸르에서 어떤 일이 벌어졌는지 제대로 알았다면 더 좋은 것을 가져갔을 것이다. 게다가 우기였기 때문에 세찬 스콜이 쏟아져 시내에 전기가 모두 나가 버렸다. 불도 들어오지 않는데 비를 막느라 창문을 모두 닫아야 했다. "바람직한 상황은 아니었지요." 걸리가 씁쓸하게 웃었다. 그날 밤, 비좁고 붐비는 병실에서 기침이 심했던 사람을 비롯하여 세 명이 숨을 거두었다.

면담 데이터를 모아 역학적 그래프를 그리던 걸리는 한 가지 사실을 깨달았다. "병실에 있던 모든 사람이 2주 전쯤 이 병으로 죽은 한 사람과 밀접한 접촉을 한 적이 있었어요." 바로 그 종교지도자였다. 이런 양상은 다른 사람과의 접촉을 통해서가 아니라 환경적인 요인(병든 가축? 나무꼭대기? 야자나무 생즙 이론이 아직 제기되지 않은 때였다)을 통해 전염된 것처럼 보이고, 호흡기 증상이 아니라 주로 신경계 증상을 나타냈던 이전 니파 유행과 사뭇 달랐다. 심지어 연구팀은 한동안 니파가 아닐지도 모른다고까지 생각했다. 이때 애틀랜타로 보낸 검체에서 니파 양성반응이 나왔고, 미국 질병관리본부에서는 전문가들로 구성된 소규모 팀을 파견하여 걸리의 연구팀을 지원했다.

파리드푸르에서 진행된 연구는 결국 니파를 새롭게 이해하는 계기가 되었다. 인간에서 인간으로 전파되는 병이라면 지금까지 생각했던 것보다 훨씬 중요하게 다뤄야 마땅했다. 36명의 환자 중 22명이 종교지도자와 관련이 있었다. 그의 병이 막바지에 달했을 때 그를 가운데 두고 가깝게 모여 앉았던 사람들이었다. 공중에 떠다니는 바이러스나 신체 접촉, 침이나 기타 직접적인 전파방식을 통해 전염되었을 것이었다. 나머지 14명 중에도 다른 사람에게서 전염된 것 같은 환자들이 있었다. 이웃 마을에서 릭샤를 모는 사람은 겨울에 대추야자 생즙을 채취하러 다녔다. 그가 병에 걸리자 어머니, 아들, 숙모, 그리고 이웃 사람이 그를 돌보았는데 모두 병에 걸렸다. 그의 숙모는 남동생의 보살핌을 받았다. 그가 바로 구홀락스미푸르의 종교지도자였다. 신도 한 사람은 감염되어 상태가 나빠지자 릭샤를 불러 병원으로 갔는데, 그 릭샤를 몰던 사람도 열흘쯤 뒤에 병에 걸려 사망했다. 모든 환자가 이런 식이었다.

니파는 신의 저주나 박쥐똥처럼 하늘에서 떨어지는 것이 아니라, 나쁜 소문처럼 수평으로 퍼졌다. 바이러스가 어디에나 있다는 생각은 합동대응팀이 발견한 또 다른 소견에 의해 확인되었다. 이 데이터는 특히 공포스러웠다. 조사팀은 5주 전에 어떤 환자가 치료받았던 병실 벽과 환자가 누워 있던 침대 난간에서 면봉으로 검체를 채취했다. 그 사이에는 이런 곳을 제대로 닦지 않았다. 소독제도 인력도 부족했던 것이다. 벽과 침대 난간에서 모두 니파 RNA 양성반응이 나왔다. 환자의 토사물이 묻었던 곳에 무려 5주가 지난 후에도 니파 바이러스의 조각들이 눈에 보이지 않는 장식처럼 매달려 있었다는 뜻이다. 위생학자에게 이런 장소는 오염을 뜻하지만, 바이러스에게는 기회를 뜻하는 것이다.

걸리와 같은 층에서 일하는 의료인류학자 라쉐다 칸Rasheda Khan과도 이야기를 나누었다. 칸은 검은 눈동자에 근엄하고 전문적인 태도를 지닌 방글라데시인이다. 그녀는 파리드푸르 유행 같은 질병이 돌 때 그 경과에 영향을 미치는 문화적, 사회적 요인들을 조사했다. 파리드푸르에서는 사람들과 토착어로 면담하면서 누가 언제부터 증상을 나타냈는지는 물론 그의 행동과 태도에 관한 정보를 수집했다. 그녀는 아스마니 발라(내가 다른 곳에서 들은 것보다 약간 직설적으로

'알라신의 저주'라고 번역했다)에 대해 설명하면서 몇몇 사람들은 질병을 숙명으로 받아들여 병원을 찾지 않았을 것이라고 했다. 또한 그녀의 설명을 듣고 나는 이 나라의 특징인 사람들 사이에 친밀감을 표현하는 방식이 질병 전파에 관련이 있을지도 모른다는 점을 알게 되었다. "방글라데시에서는 신체적인 접촉이 아주 흔합니다. 항상 서로 끌어안고 손을 잡지요. 거리에서 남자들끼리 손을 잡고 걷는 모습도 흔히 볼 수 있습니다." 이런 신체 접촉은 사람이 아플 때, 특히 구홀락스미푸르의 종교지도자처럼 존경 받는 인물일 경우 자신의 걱정을 드러내는 표시로 훨씬 빈번하게 일어난다. 추종자들은 그를 신과 가까이 있는 사람으로 생각하고 매우 아꼈다. 죽음이 가까워지자 사람들은 병상으로 다가와 마지막으로 그의 몸을 만지거나, 귀에 축복의 말을 속삭이거나, 몸을 닦아주거나, 물이나 우유, 주스를 권했다. "죽어가는 사람의 입에 물을 넣어주는 것은 이곳 관습입니다." 많은 사람들이 병상 위에 몸을 굽히고 그에게 물을 권했다.

"내내 그는 기침을 해댔지요. 바이러스가 잔뜩 섞인 안개가 온통 사람들의…"

나는 "얼굴에 덮어씌워졌다"고 말하리라 생각했지만 바보처럼 말을 끊었다.

"안개라고요?"

"예, 침 말입니다. 그의 기침이요. 그러니까 침이…사람들은 그가 기침을 계속했다고 했어요. 그러니 기침을 할 때마다, 침이, 몸이며, 손에…" 생각에 잠겨 툭툭 끊기는 말을 열심히 따라가고 있는데, 이윽고 그녀는 방글라데시에서는 서로 손을 잡는 것과 달리 손을 씻는 일이 드물다고 말했다. 성자의 모습을 마지막으로 접견했던 불운한 추종자들과 가족들은 얼굴에 미세한 침방울을 뒤집어쓴 채 돌아간 후

손으로 눈을 비비거나, 음식을 집어먹거나, 다른 방법으로 바이러스를 몸속에 들였을 것이다. 굳이 대추야자 수액이 필요없었던 것이다.

84

3일간 국제설사병연구소를 몇 번이고 드나들었다. 다카의 모하칼리Mohakhali 지구에 높은 담장으로 둘러싸인 여러 채의 건물로 이루어진 곳이다. 칸과 걸리 외에도 고위직 행정가들과 젊고 명석한 연구자들을 통해 니파 바이러스에 대해 폭넓은 관점과 깊은 통찰을 접할 수 있었다. 그러나 가장 충격적이었던 순간은 택시가 사람의 혼을 빼놓는 다카의 교통을 헤치고 잘못된 출입구에 나를 내려놓는 바람에 엉뚱한 문으로 들어섰을 때였다. 그곳은 스티븐 루비의 감염병 프로그램이 진행되는 세련된 건물이 아니었다. 내가 발을 들여놓은 곳은 오래된 콜레라병원이었다.

친절한 방글라데시 사람이 내가 길을 잃은 것을 알고 다가와 목적지를 묻더니 그냥 병원을 가로질러 가는 것이 가장 빠르다며 방향을 가르쳐주었다. 경비원이 다른 쪽 문을 열어주더니 거수경례를 했다. 아무도 출입증 따위를 요구하지 않았다. 나는 상당히 많은 침대들이 줄지어 놓인 개방병동을 가로질러 걸어갔다. 몇 개의 침대는 비어 있었다. 시트를 깔지 않아 붉은색 또는 초록색 비닐 메트리스가 그대로 드러나 보였다. 누운 채 변을 볼 수 있도록 중앙에 뚫린 구멍은 다음 환자를 기다리는 냉정하고 실용적인 장치였다. 다른 침대들 위에는 앙상하게 뼈만 남은 환자들이 누워 있었다. 고통과 슬픔에 가득 찬 갈색 피부의 사람들이 홀로, 또는 조용히 위로를 건네는 친지들에게 둘러싸여 있었다. 나는 의사의 손길을 애타게 기다리는 영혼들의 격납고 속으로 서류가방을 든 채 뚜벅뚜벅 걸어갔다. 한 여성이 나와 눈을 마주치더니 침대에 나란히 앉아 손을 붙잡고 있던 아이에게 뭐라고 속삭이면서 나를 가리켰다. 거리에서라면 그런 몸짓은 그저 한가로운 호기심이거나, 어쩌면 구걸을 하려는 의도였을지 모르지만 그곳에서 그 몸짓은 희망, 그것도 깊은 희망, 구원을 바라지만 방향을 잘못 잡은 희망을 나타내는 것이었다. 눈길을 돌리고 계속 걸으며 내게는 이 여인과 아이를 도울 수 있는 기술도, 지식도, 자격도, 약물도 없다는 사실을 뼈저리게 느꼈다. 또 다른 복도와 문과 거수경례를 붙이는 경비원들을 지나 나는 면담 장소를 찾아 계속 걸어갔다.

콜레라병원은 1962년에 초기 콜레라 연구소의 부속 건물로 지어진 것으로 결국 국제설사병연구소로 통합되었다. 현재 콜레라뿐 아니라 혈성 이질과 기타 설사병에 걸린 환자들을 매년 100,000명 넘게 무료로 치료한다. 대부분 6세 미만 어린이다. 어린이들 중 80퍼센트가 영양실조 상태로 병원에 도착한다. 얼마나 많이 살아남는지는 알 수 없다. 매년 방글라데시에 우기가 찾아와 마을과 빈민가가 오염된 물에 잠길 때 얼마나 많은 콜레라 환자가 발생하는지도 알 수 없다. 대부분의 환자가 보고되지 않으며, 체계적인 집계 시스템도 없다. 한 권위자는 연간 환자수를 1백만 명으로 추정한다. 방글라데시는 많은 점에서 경이롭고, 매력적이며, 마음을 사로잡지만, 부유한 방문자에게는 소름이 끼치는 곳이며, 이 나라에서 가난한 사람으로 살기는 특히 어렵다. 도시든, 시골이든 가난한 사람은 건강을 지키기 어렵기 때문이다. 남녀노소를 불문하고 수많은 사람이 콜레라를 비롯한 설사병과 폐렴과 결핵과 홍역으로 죽는다. 이런 병들은 새롭게 나타난 수수께끼의 인수공통감염병이 아니다. 이런 형편이기 때문에 적어도 아직까지 니파 같은 병은 그리 대수롭지 않게 생각되는 것이다.

왜 인수공통감염병이 중요한가? 이 주제를 쫓아다닌 5년간 나는 몇 번이고 똑같은 질문을 들었다. 한 학회에서 만난 존경받는 역사학자는 에볼라 따위는 잊어버리고 미국에서만도 2,200만 명이 앓고 있는 천식에 관한 책을 써보라고 제안했다. 그는 천식 환자였다. 암이나 심장병 등 유전적 요소가 있는 질병은 말할 것도 없고, 콜레라, 장티푸스, 결핵, 로타바이러스 설사, 말라리아(플라스모듐 놀레시는 예외다) 등 인수공통감염이 아닌 오래된 병원체가 일으키며, 전 세계적으로 이환율과 사망률이 엄청난 질병도 많다. 도대체 왜 어딘지도 모르는 지역에서 어쩌다 한번씩 박쥐나 원숭이의 몸을 탈출하여 기껏해야 수십 명이나 수백 명의 목숨을 앗아가는 희한하고 비정상적인 질병에 신경을 쏟는단 말인가? 오래된 질병들이 아직도 인류의 건강을 심각하게 위협하는데 과학적으로 흥미롭다고 해서 큰 영향을 미치지도 않는 신종 질병에 주목한다는 것은 뭔가 잘못된 일이 아닐까? 콜레라병원의 실체를 목격한 뒤로 아기와 함께 침대에 누워 있던 엄마의 간절한 눈빛에 사로잡힌 나는 어느새 똑같은 질문을 떠올리고 있었다. 왜 인수공통감염병에 사로잡혀 있는가? 보다 큰 차원에서 본다면 도대체 왜 이런 일을 그렇게 심각하게 받아들여야 하는가?

어찌 보면 당연한 질문이다. 하지만 거기에는 이유가 있다. 그 이유 중 어떤 것은 미묘하고, 확실하다기보다 추측을 근거로 한다. 어떤 것은 주관적이다. 또 다른 것은 객관적이며 충격적이다. 가장 충격적인 질병은 바로 에이즈일 것이다.

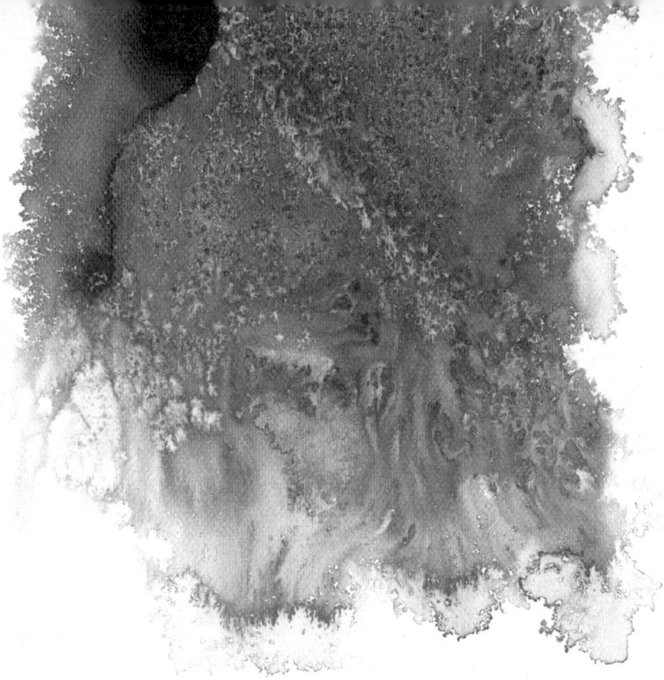

VIII

침팬지와 강

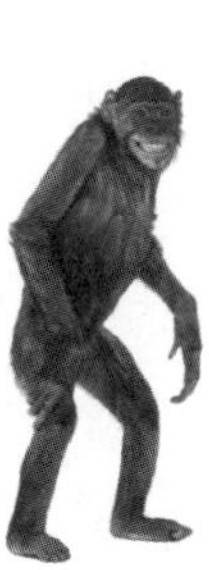

85

에이즈가 전 세계적인 유행병이 된 이유로 많은 것을 꼽지만, 인수공통감염 병원체가 단 한차례 종간전파를 일으킨 결과 시작되었다는 점은 대부분 언급조차 되지 않는다.

예를 들어보자. 1980년 가을, UCLA 부속병원 조교수였던 마이클 고틀리브Michael Gottlieb라는 젊은 면역학자가 특정한 남성 환자들에게서 이상한 양상의 감염병을 발견했다. 환자들은 5명이었는데 모두 성적으로 활발한 동성애자였고, 하나같이 쥐폐포자충Pneumocystis carinii* 이라는 곰팡이에 의한 폐렴을 앓고 있었다. 이 병원체는 어디에든 있다. 공기 중에 둥둥 떠다니기 때문이다. 쥐폐포자충은 보통 인간에게 아무런 해를 끼치지 않는다. 몸속에 들어와도 면역계가 깨끗하게 처리해 버린다. 하지만 이 환자들은 면역계가 전혀 기능을 발휘하지 못해 이 곰팡이가 폐를 가득 채우고 있었다. 또한 모든 환자가 또 다른 곰팡이 감염인 구강 칸디다증에 시달렸다. 칸디다라는 효모균이 입속을 덮어버리는 병이다. 건강한 성인에게는 드물고 대개 신생아나 당뇨병 환자, 또는 면역기능이 떨어진 사람들에게 생긴다. 혈액 검사 결과 일부 환자에서 면역반응을 조절하는 특정 림프구(백혈구의 일종)가 현저히 떨어져 있었다. 구체적으로 흉선의존성 림프구(T세포)의 숫자가 '놀라울 정도로 낮았다.' 고틀리브는 다른 증상도 기술했지만 폐포

* 그 후 이름이 바뀌어 현재는 사람폐포자충(Pneumocystis jurovecii)이라고 부른다.

자충 폐렴, 구강 칸디다증, T세포 고갈 등 세 가지 소견이 가장 두드러졌다. 1981년 5월 중순, 그의 팀은 관찰한 바를 짧은 논문으로 발표했다. 원인을 추측하지는 않았다. 다만 당황스럽고 불길한 경향이라고 판단하여 빨리 알려야 한다고 생각했을 뿐이었다. 《뉴잉글랜드 의학저널The New England Journal of Medicine》의 편집자는 상당히 흥미를 느꼈지만 새로운 논문을 저널에 실으려면 최소한 3개월이 걸렸다. 고틀리브는 보고 절차가 훨씬 간단한 미국 질병관리본부 뉴스레터 〈이환율 및 사망률 주간보고Morbidity and Mortality Weekly Report〉 쪽으로 방향을 돌렸다. 군더더기가 전혀 없는 두 페이지짜리 보고서는 '폐포자충 폐렴-로스앤젤레스'라는 건조한 제목으로 1981년 6월 5일자 주간보고에 실렸다. 당시로서는 이름조차 없었던 증후군에 관해 첫 번째로 발표된 의학적 경고였다.

한 달 후, 두 번째 경고가 뒤따랐다. 역시 미국 질병관리본부 뉴스레터를 통해서였다. 고틀리브는 폐포자충 폐렴과 칸디다증에 주목했지만, 뉴욕의 피부과 의사인 앨빈 프리드먼-키엔Alvin E. Friedman-Kien은 또 다른 질병이 똑같은 양상으로 늘고 있다는 사실을 발견했다. 카포시 육종이었다. 카포시 육종은 상당히 드문 데다 그다지 공격적이지 않은 암으로 주로 지중해 지방 남성들에게 발생했다. 아테네의 카페에 앉아 커피를 마시며 도미노 게임을 하는 남자들 말이다. 암은 피부에 보라색 결절로 나타나는 수가 많았다. 네트워크로 연결되어 연락을 주고 받는 동료들과 함께 프리드먼-키엔은 3년도 안 되는 기간 동안 26건의 카포시 육종을 진찰했다. 모두 비교적 젊은 남성 동성애자들이었다. 일부 환자는 폐포자충 폐렴을 앓았다. 8명이 사망했다. 흠…. 프리드먼-키엔의 짧은 보고서가 〈주간보고〉에 실린 것은 1981년 7월 3일이었다.

거의 같은 시기에 마이애미에서 시행된 임상적 관찰연구에서도 카포시 육종의 증가가 뚜렷이 드러났다. 증상은 비슷했지만 문화적 특징은 뉴욕과 달랐다. 1980년 초에서 1982년 6월 사이에 20명이 이 병으로 입원했는데, 모두 아이티 이민자들이었다. 대부분 최근에 미국으로 건너온 사람들이었다. 의사와 면담 중에 밝힌 바에 의하면 그들은 모두 이성애자로 동성연애를 한 적이 없었다. 하지만 하나같이 폐포자충 폐렴, 구강 칸디다증과 기타 흔치 않은 감염증, 림프구 감소, 공격적인 카포시 육종을 나타냈다는 점에서 로스앤젤레스의 남성 동성애자들에서 고틀리브가 관찰한 것, 그리고 뉴욕의 남성 동성애자들 사이에서 프리드먼-키엔이 관찰한 소견과 정확히 일치했다. 그중 10명이 사망했다. 진료한 의사들은 논문을 통해 이 병을 '최근 미국 동성애자들 사이에서 보고된 면역결핍증후군과 놀랄 만큼 유사한' 하나의 '증후군'으로 규정했다. 초기에 아이티 출신 이성애자들과 연결시킨 것은 조금 지나 잘못된 단서로 생각되었으며, 에이즈에 관한 논의 중 대체로 무시되었다. 면담 중 환자에게 들은 말만 가지고는 확인하기도 어려웠고 해석하기는 더욱 어려웠던 것이다. 이 점에 주목해야 한다는 말을 꺼내는 것조차 정치적으로 옳지 않은 차별적 언사로 생각되었다. 하지만 훨씬 나중에 분자유전학적 연구를 통해 그 진정한 중요성이 드러난다.

또 한 가지 시작점은 '환자 제로'로 널리 알려진 캐나다 출신 젊은 비행기 승무원 게탕 두가Gaëtan Dugas였다. 에이즈의 초기 전개 과정에 관심 있는 사람이라면 이름을 들어 보았을 것이다. 두가는 흔히 '아프리카에서 바이러스를 들여와 서구 남성 동성애자 집단에 처음 퍼뜨린' 사람으로 소개된다. 하지만 그는 1970년대와 1980년대 초에 걸쳐 매우 왕성하고, 비난 받아 마땅할 정도로 부주의한 '전파자' 역할을 수행한 것 같다. 항공기 승무원으로 돈 한 푼 들이지 않고 사적인 여행을 즐길 수 있었던 그는 북미 주요 도시를 돌아다니며 가는 곳마다 상대를 바꿔 쾌락에 탐닉했다. 남성 동성애자 전용 목욕탕이 있던 시대에 전성기를 구가했던, 말하자면 성적으로 방종한 남성 동성애자로서는 상류 생활을 즐겼던 인물이었다. 연한 갈색 머리에 잘생긴 그는 허영심이 많았지만 매력적이었으며, 보기에 따라서는 '너무나 멋진' 사람이었다. 탁월한 취재와 함께 상당히 주제넘은 상상을 담고 있는 《그리고 밴드는 연주를 계속했다And the Band Played On*》의 저자 랜디 쉴츠Randy Shilts에 따르면, 두가는 자신이 본격적으로 동성애를 시작한 이래 약 10년 동안 2,500명이 넘는 섹스 파트너와 접촉했다고 생각했다. 그는 자신의 취향과 무모한 행동의 대가를 치렀다. 카포시 육종으로 계속 화학요법을 받으면서 폐포자충 폐렴과 기타 에이즈 감염에 시달린 끝에 불과 31세에 신부전으로 사망했던 것이다. 카포시 육종 진단을 받은 후 허약해져서 꼼짝도 못하게 될 때까지의 짧은 기간 동안에도 두가는 쾌락의 행진을 늦추지 않았다. 하지만 이때는 외로운 절망감에 사로잡힌 나머지 단순한 쾌락이 아니라 사악함을 추구하는 쪽으로 갔던 것 같다. 랜디 쉴츠의 주장에 따르면 그는 샌프란시스코 8번가와 하워드가가 만나는 곳에 있는 동성애자 전용 목욕탕에서 새로운 상대와 관계를 맺은 후, 불을 켜고 육종들을 보여주며 이렇게 말했다고 한다. "나는 호모들만 걸리는 암에 걸렸어. 나는 죽을 테지만 너도 마찬가지야."

두가가 사망했던 1984년 3월, 미국 질병관리본부 역학팀은 에이즈

---

* 1987년 대단한 화제가 된 책으로 미국에서 에이즈의 발견과 전파 과정을 주로 정치적인 측면에 초점을 맞추어 기술했다.

라고 불리게 된 병에 연쇄적으로 감염된 환자들에서 성적접촉의 역할에 관해 기념비적인 연구를 발표했다. 설명을 한다기보다 낙인을 찍는 논문이었다. 데이비드 아우어바크David M. Auerbach를 제1저자로 한 연구팀은 이렇게 썼다. '에이즈의 원인은 알려지지 않았지만 B형 간염과 비슷하게 사람에서 사람으로 전염되는 감염성 병원체에 의해 발생할 가능성이 있다.' B형 간염은 혈액 매개성 바이러스다. 주로 성적접촉, 마약을 정맥으로 투여할 때 바늘을 돌려 쓰는 행위, 또는 바이러스로 오염된 혈액제제의 수혈을 통해 전염된다. 논문은 다른 방법으로 갈피를 잡을 수 없는 여러 가지 증상들을 하나로 묶어 이해할 수 있는 틀을 제공하는 것 같았다. '동성애적 접촉에 의해 집단 발병한다는 사실은 이 병이 감염성 병원체에 의한 것이라는 가설을 뒷받침한다.' 독성 화학물질이나 유전학적 우연이 아니라 특정한 병원체가 일으키는 병이란 뜻이다.

아우어바크 연구팀은 캘리포니아 남부에서 19명의 에이즈 환자를 대상으로 직접 면담, 또는 사망한 경우 주변 사람들과의 면담을 통해 정보를 수집했다. 또한 뉴욕을 비롯한 기타 미국의 도시에서 다른 21명의 환자들을 면담했다. 40명의 환자로부터 얻은 정보를 바탕으로 그들은 40개의 원이 조립식 장난감처럼 연결된 도표를 그려 누가 누구와 성적으로 접촉했는지 한눈에 알 수 있도록 했다. 환자의 신원은 'SF 1', 'LA 6'와 'NY 19'처럼 장소와 숫자를 사용하여 암호화했다. 네트워크의 중심에 다른 8개의 원과 직접적으로 연결되고, 기타 모든 원과 간접적으로 연결되는 원이 있었는데 이것을 '0'으로 표시했다. 연구팀은 이름을 밝히지 않았지만 그가 바로 게탕 두가였다. 랜디 쉴츠는 책을 쓰면서 논문에서 무덤덤하게 '환자 0'이라고 표시했던 것을 보다 극적인 울림을 지닌 '환자 제로Zero'라고 바꿔 놓았다. 그러나 'Zero'라는 단어는 한 가지 중요한 사실을 호도했다. '0'이라는 숫자는 그 사실을 무시했으며, 원을 도표의 중심에 위치시킨 것은 그 사실을 충분히 인정하지 않는 결과를 가져왔다. 게탕 두가가 에이즈 바이러스를 만들어내지는 않았다는 사실이다. 모든 것은 유래가 있게 마련이다. 그도 누군가로부터 이 바이러스에 전염되었다. 두가는 아프리카도 아니고, 아이티도 아닌 자신의 집 근처 어딘가에서, 누군지 몰라도 다른 사람으로부터, 아마도 성적인 행위를 통해 이 바이러스에 감염되었다. 에이즈 바이러스는 게탕 두가가 숫총각이었을 때 이미 북미에 유입되었으므로 충분히 가능한 시나리오다.

아직 널리 퍼지지 않았을 뿐 에이즈 바이러스는 이미 유럽에도 들어가 있었다. 1977년, 아프리카에서 일하던 그레테 라스크Grethe Rask라는 덴마크 의사가 수년간 악화일로를 걷는 자신의 병을 치료하기 위해 코펜하겐으로 돌아왔다. 당시 자이르라고 불리던 지역에서 라스크는 처음에 북부의 외딴 마을에서 작은 병원을 운영하다, 나중에는 수도인 킨샤사의 적십자 소속 대형병원에서 외과 과장으로 일했다. 그 기간 중 아마도 적절한 보호장비(고무장갑 등)를 착용하지 않고 수술을 하다가 당시로서는 아무도 몰랐고 이름조차 없던 뭔가에 감염되었다. 초기에는 몸이 좋지 않고, 피로를 심하게 느꼈다. 이윽고 설사가 계속되고 체중이 줄기 시작했다. 림프절들이 부어올라 가라앉지 않았다. 그녀는 친구에게 말했다. "죽더라도 고향에 돌아가서 죽는 게 낫겠어." 덴마크에서 시행한 검사에서는 T세포가 크게 감소한 것으로 나타났다. 호흡이 힘들어져 산소가 필요했다. 곳곳에 포도상구균 감염이 생겼고, 입속은 온통 칸디다 곰팡이로 번들거렸다. 1977년 12월 12일 사망했을 때, 그레테 라스크의 폐 속에는 쥐폐포자충이 가득했다. 아마도 그것이 직접적인 사망 원인이었던 것 같다. 하지만 의학적 상식에 따르면 원래 폐포자충 폐렴은 치명적인 병이 아니었다. 뭔가 다른 설명이 필요했다. 마침내 9년 후, 보관했던 라스크의 혈청을 다시 검사한 결과 에이즈 바이러스 양성반응이 나왔다.

불운한 사람들, 즉 그레테 라스크, 게탕 두가, 로스앤젤레스에서 고틀리브가 보고한 다섯 명의 남성, 프리드먼-키엔이 발견한 카포시 육종 환자들, 마이애미의 아이티 사람들, 데이비드 아우어바크의 연구에 포함되었던 39명(두가를 제외하고)은 모두 나중에 에이즈라는 이름으로 널리 알려지는 병을 앓은 초기 증례들이다. 하지만 이들이 첫 번째 희생자는 아니었다. 그 근처에도 가지 못한다. 이들은 전 세계적인 에이즈 유행의 중간 단계, 아무도 알아차리지 못한 채 서서히 진행되던 현상이 급작스런 상승곡선을 그리기 시작한 시기에 발생한 환자들이다. 에이즈라는 현상을 이해하는 데 무엇보다 중요한 질병 수학의 건조한 용어를 빌리자면, 바이러스 병원체의 R_0가 1.0을 웃돌면서 본격적인 유행이 시작되었던 시기다. 그러나 에이즈 바이러스의 진정한 시작은 다른 곳에 있다. 과학자들이 이 사실을 알아내기까지는 수십 년이 더 걸렸다.

86

발견 초기에 이 신종 질병의 이름과 약자는 수차례 변화를 겪었다. 처음에는 GRIDGay-Related Immune Deficiency, 즉 '남성 동성애자 관련 면역 결핍증'이라고 불렸다. 하지만 바늘을 돌려쓰는 마약중독자, 혈우병 환자, 기타 불운한 이성애자 중에도 환자가 발생하면서 이 명칭은 너무 제한적이라는 사실이 드러났다. 일부 의사들은 ACIDSAcquired Community Immune Deficiency Syndrome, 즉 '후천성 지역사회 면역결핍증'이라는 용어를 선호했다. 여기서 '지역사회'라는 말은 환자들이 병원이 아닌 밖에서 병에 걸렸다는 사실을 나타내는 것이다. 미국 질병관리본부 〈이환율 및 사망률 주간보고〉에서는 잠시나마 좀 어색하지만 보다 정확한 표현을 사용했다. '이전에 건강했던 사람들에게 발생한 카포시 육종과 기회감염Kaposi's sarcoma and opportunistic infections in previously healthy persons'이라는 용어였다. 이 병명은 약자가 마땅치 않았다. KSOIPHP라는 약자는 호소력이 없었다. 1982년 9월 〈주간보고〉는 병명을 후천성 면역결핍 증후군Acquired Immune Deficiency Syndrome, AIDS으로 바꿨고, 이후 모든 사람들이 사용하게 되었다.

병명을 정하는 것은 초기에 겪은 어려움 중 가장 사소한 것에 불과했다. 보다 급박한 문제는 원인을 밝혀내는 것이었다. 앞에서 나는 '바이러스'라고 했지만 고틀리브와 프리드먼-키엔의 보고가 막 주목받을 무렵에는 도대체 어떤 병원체가 이렇게 당혹스럽고 치명적인 증상들을 일으키는지 아무도 몰랐다. 심지어 단일 병원체가 존재하는지조차 확신하지 못했다. 바이러스라는 생각은 그저 타당한 추측의 하나로 제기되었을 뿐이다.

이렇게 추측한 과학자 중 하나가 당시 파리의 파스퇴르 연구소에 있던 무명의 분자생물학자 뤼크 몽타니에Luc Montagnier였다. 그때까지 그의 연구는 주로 암 유발 바이러스, 특히 조류와 포유류에서 종양을 일으키는 레트로바이러스에 초점을 맞추었다. 레트로바이러스는 다른 바이러스보다 훨씬 교활하고 끈질기며 사악한 야수다. 레트로바이러스라고 부르는 까닭은 유전자를 해독하여 신체 기능을 수행하는 단백질을 만들어 내는 통상적인 생명의 방식을 거꾸로 진행할 수 있기 때문이다.* DNA를 해독하여 단백질을 만드는 과정에서 RNA를 주형으로 사용하는 것이 아니라, 숙주세포 내에서 자신의 RNA를 DNA로 변환시킨다. 바이러스 DNA는 세포의 핵을 뚫고 숙주의 게놈 속으로 들어간다. 숙주세포가 분열할 때마다 바이러스도 자가복제되는 것이다. 몽타니에는 닭이나 쥐, 영장류에서 이 바이러스를 연구하면서 사람의 종양에서도 레트로바이러스를 발견할 수 있지 않을까 하는 의문을 갖게 되었다. 레트로바이러스에 대해 또 한 가지 심상치 않은 가능성은 미국에서 고개를 들기 시작한 에이즈라는 신종 질병의 원인일지도 모른다는 것이었다.

당시 바이러스가 에이즈의 원인이라는 확실한 증거는 어디에도 없었다. 하지만 몽타니에가 《바이러스Virus》라는 제목의 회고록에 적었듯이 그럴 가능성을 시사하는 세 가지 증거가 있었다. 첫째, 성적으로 접촉한 동성애자들 사이의 발생률은 에이즈가 감염병임을 시사했다. 둘째, 정맥주사용 마약 사용자들의 발생률은 혈액 매개성 감염을 시사했다. 셋째, 혈우병 환자에서 발생한 증례들은 이 혈액 매개성 병원체가 응고인자 등 혈액제제 제조과정에서 검출되지 않는다는 점을 시사했다. 따라서 에이즈의 원인은 극히 미세하고, 혈액을 통해 전염되는 병원체일 것이었다. 몽타니에는 이렇게 썼다. '기존에 알려진 세균이나 곰팡이, 또는 원충이 에이즈를 일으킬 가능성은 없다. 이런 병원체들은 혈우병 환자에게 필요한 혈액제제 제조과정에서 필터에 의해 모두 걸러지기 때문이다. 이는 에이즈의 병원체가 아주 작다는 뜻이며, 결국 바이러스일 수밖에 없었다.'

레트로바이러스를 시사하는 증거도 있었다. 상당히 새로운 생각이었지만 당시에는 에이즈도 전혀 새로운 병이었다. 1981년 초반에 알

---

* 라틴어 접두사 레트로(retro)는 뒤로, 거꾸로라는 뜻. –역주

려진 인간 레트로바이러스는 메릴랜드 주 베데스다에 위치한 국립암 연구소 내 종양세포 생물학 연구실Laboratory of Tumor Cell Biology에서 얼마 전에 발견한 인간 T세포 백혈병 바이러스human T-cell leukemia virus, HTLV가 유일했다. 연구팀을 이끄는 사람은 명석하고 쾌활하며 끊임없이 높은 목표를 위해 노력하여 주변의 존경을 받는 로버트 갈로Robert Gallo였다. HTLV는 이름대로 T세포를 공격하여 암세포로 바꾸어 버린다. T세포는 면역계를 구성하는 세 가지 주요 림프구 중 하나다.* 레트로바이러스 중에 HTLV의 사촌격인 고양이 백혈병 바이러스feline leukemia virus는 고양이에서 면역결핍증을 일으킨다. 따라서 발암성 바이러스 연구자 사이에서 에이즈 병원체가 림프구, 특히 T림프구의 일종인 T조력세포T-helper cell를 공격하여 면역기능을 파괴하는 것으로 보아 레트로바이러스일지도 모른다는 의심이 제기되었다. 몽타니에의 연구팀은 추적에 나섰다.

갈로의 연구팀도 마찬가지였다. 이들만도 아니었다. 이런 사실을 아는 전 세계 모든 연구소의 과학자들에게 에이즈의 원인을 밝히는 일은 가장 인기 있고, 가장 시급하며, 어쩌면 가장 큰 보상이 따를 의학 연구 분야였다. 1983년 늦은 봄이 되자 독립적으로 연구하던 세 개의 팀에서 후보 바이러스를 분리하는 데 성공했고, 그중 두 팀이 5월 20일자 《사이언스》 지를 통해 연구 결과를 발표했다. 파리의 몽타니에 연구팀은 림프절병증(림프절이 부어오르는 병)을 앓는 33세 남성 동성애자의 세포로부터 새로운 레트로바이러스를 발견하여 LAV(lymphadenopathy virus, 림프절병증 바이러스)라고 명명했다. 갈로의 팀도

* HTLV라는 약자는 지금도 쓰이지만 명칭은 조금 더 정확한 인간 T세포 림프구 친화성 바이러스(human T-cell lymphotrophic virus)로 바뀌었다.

새로운 바이러스를 발견했다. 그때까지 이들은 두 가지 HTLV를 발견하여 첫 번째는 HTLV-I, 두 번째는 HTLV-II라고 명명했는데, 새로 발견한 바이러스가 앞서 발견했던 HTLV와 매우 가까운 다른 종이라고 생각했다. 따라서 새로운 바이러스를 HTLV-III라고 명명하여 자신들이 발견했음을 분명히 했다. 프랑스의 LAV와 갈로의 HTLV는 적어도 한 가지 공통점이 있었다. 둘 다 레트로바이러스라는 것이었다. 하지만 레트로바이러스들은 엄청나게 다양하며, 비슷해 보이지만 중요한 차이를 나타내는 경우도 많다. 《사이언스》 지는 같은 호에 갈로와 몽타니에의 논문을 자랑스럽게 알리는 논평을 실었는데, 〈인간 T세포 백혈병 바이러스와 에이즈의 관련성HUMAN T-CELL LEUKEMIA VIRUS LINKED TO AIDS〉이라는 제목은 몽타니에의 LAV가 인간 T세포 백혈병 바이러스가 아니라는 점에서 잘못된 것이었다. 몽타니에는 번지수가 잘못되었다는 사실을 알았지만 《사이언스》에 실린 그의 논문에서는 그런 구분이 명확하지 않았으며, 논평은 아예 그런 의문 자체를 봉쇄해 버렸다.

게다가 갈로의 소위 'HTLV-III'도 다시 정확하게 검사하여 분류한 결과 HTLV가 아니었다. 몽타니에가 그에게 건넨 냉동 검체와 대조한 결과 그 바이러스는 사실상 몽타니에의 LAV와 거의 동일했다. 당시 몽타니에는 베데스다를 방문하는 길에 드라이아이스로 냉동시킨 검체를 직접 전달했다.

초기부터 혼란의 씨앗이 뿌려진 셈이었다. 발견된 것이 정확히 무엇인지, 누가, 언제 발견했는지가 모두 혼란스러웠다. 혼란은 경쟁자에 대한 질투가 더해지고, 비난과 부정으로 범벅되면서 향후 수십 년간 점점 더 심해졌다. 소송이 줄을 이었다. 갈로의 연구실에서 배양되었지만 사실은 몽타니에가 처음 분리한 바이러스와 거의 동일한 바이러스를 이용하여 개발된 에이즈 선별 혈액 검사에 대한 특허 사용료를 두고 분쟁이 벌어졌다. (한 실험이 다른 실험에 의해, 또는 어떤 검체가 다른 검체에 의해 오염되는 일은 바이러스 연구 중 흔히 생기는 문제다.) 보기 좋은 광경은 아니었다. 어떤 사소한 것도 사소하지 않은, 엄청나게 큰 싸움이 벌어졌다. 돈과 자존심과 국가의 명예는 차치하더라도, 에이즈의 완치나 백신 개발을 위한 연구가 진보하느냐 퇴보하느냐, 그리고 물론 노벨의학상의 수상 여부가 걸린 일이었다. 결국 노벨상의 영예는 뤼크 몽타니에와 공동연구자인 프랑수아즈 바레시누시Françoise Barré-Sinoussi에게 돌아갔다.

한편 샌프란시스코의 캘리포니아 의과대학 실험실에서는 제이 레비Jay A. Levy가 이끄는 세 번째 연구팀이 역시 1983년에 병원체 후보 바이러스를 발견하고도 1년이 넘도록 발표하지 않고 있었다. 1984년 여름이 되자 레비는 에이즈가 '전 세계적으로 4,000명, 샌프란시스코에서만 600명이 넘는 환자를' 침범했다는 사실을 알게 되었다. 현재까지 에이즈로 사망한 사람이 2,900만 명이라는 사실을 놓고 보면 거의 가슴이 아릴 정도로 적지만 당시로는 엄청난 숫자였다. 레비가 발견한 것도 레트로바이러스였지만 HTLV는 아니었다. 그의 연구팀은 22명의 에이즈 환자에서 이 바이러스를 분리하여 6개 이상의 균주를 배양하고 있었다. 레비는 이 바이러스를 ARV, 즉 에이즈 관련 레트로바이러스AIDS-associated retrovirus라고 불렀다. 그는 자신이 발견한 ARV와 몽타니에의 LAV가 동일한 신종 바이러스의 변형에 불과하다고 생각했는데, 나중에 이 생각은 올바른 것으로 밝혀졌다. 이 바이러스들은 매우 비슷했지만, 너무 비슷하지는 않았다. 그는 이렇게 썼다. '우리 데이터가 LAV에 오염되어 얻어졌을 가능성은 없다. 왜냐하면 우리 연구실에서는 프랑스에서 분리한 균주를 한 번도 받은 적이 없기 때문이다.' 별말 아닌 것처럼 들리지만 사실은 로버트 갈로에게 한방 먹이려는 의도가 숨어 있었다.

거의 동시에 이루어진 세 건의 발견과 그 여파에 관한 이야기는 분자생물학과 인간관계의 정치학을 마구 버무려 잡탕처럼 끓여낸 후 백주대낮의 햇빛에 훤하게 드러내어 썩는 모습을 지켜보는 듯 복잡하고 논쟁적이며, 지저분한 데다 전문적이기까지하다. 세부 사항을 파고들다 보면 인수공통감염병이라는 주제에서 너무 멀리 벗어나게 될 것이다. 강박증이나 불면증에 시달리는 사람이라면 한번쯤 전모를 깊게 들여다볼 필요가 있을지도 모른다. 우선 《사이언스》 지에 실린 논문들과 방향을 잘못 잡은 논평, 그리고 갈로의 회고록 《바이러스 사냥Virus Hunting》과 몽타니에의 회고록 《바이러스Virus》를 섭렵한 후 존 크루드슨John Crewdson이라는 저널리스트가 641페이지에 걸쳐 써내려간 기나긴 폭로의 기록 《공상과학 소설-과학적 수수께끼, 대대적 은폐, 그리고 로버트 갈로의 어두운 유산Science Fictions: A Scientific Mystery, a Massive Cover-up, and the Dark Legacy of Robert Gallo》이란 책에 푹 빠질 수 있을 것이다. 게다가 이미 발표된 적지 않은 논문들과 1988년 갈로와 몽타니에가 공동으로 《사이언티픽 아메리칸Scientific American》에 기고한, 읽는 사람의 마음을 매우 불편하게 만드는 그간의 사정에 대한 절충적인 서술(양쪽 진영은 마치 이를 악물고 '대략 동등한 비율'로 이 글을 썼다고 말하는 것처럼 보인다), 그 밖에도 수많은 자료들이 있다. 프랑수아즈 바레시누시와 제이 레비도 잊어서는 안 된다. 하지만 이 책의 목적상 중요한 점은 1980년대 초 서로 다른 세 곳에서 서로 다른 세 사람이 같은 바이러스를 발견하는 바람에 에이즈의 원인 병원체를 밝히는 일이 엄청나게 복잡해져 버렸다는 것이다. 유명한 레트로바이러스학자들이 위원회를 구성하여 명명법에 관한 문제를 정리하는 것조차 1986년

이 되어서야 가능했다. 그들이 합의한 이름은 '에이즈 바이러스'였다.

87

다음 이야기는 적절하게도 한 수의사로부터 시작된다. 원숭이와 고양이의 레트로바이러스를 연구하던 맥스 에섹스Max Essex라는 사람이다. 이 책에는 정성스럽게 동물을 돌보면서 동시에 명석한 과학자로 활동했던 비범한 수의사들의 이야기가 많이 나오지만 마이론(맥스) 에섹스도 작은 동물이나 돌보는 수의사가 아니었다. 그는 하버드 공중보건대학 암생물학과 교수였다. 주로 암을 유발하는 바이러스에 관심이 있었으며 무엇보다도 고양이 백혈병 바이러스FeLV를 연구했다. FeLV가 고양이의 면역계를 얼마나 철저히 파괴하는지 알았던 그는 이미 1982년에 갈로나 몽타니에처럼 새로 출현한 인간 면역결핍 증후군의 원인이 레트로바이러스일지도 모른다고 의심했다.

그때 필리스 칸키Phyllis Kanki라는 대학원생을 통해 이상한 일을 알게 되었다. 그녀 역시 수의사로 공중보건대학원에서 박사과정을 밟고 있었다. 칸키는 시카고 출신으로 여름마다 동물원에서 일하며 청소년기를 보냈고, 대학에서 생물학과 화학을 공부한 후 수의학과 비교병리학을 전공했다. 1980년 여름 박사과정 대학원생이었던 그녀는 뉴잉글랜드 광역 영장류연구소New England Regional Primate Research Center에서 연구했는데, 이곳은 하버드 대학에 속했지만 매사추세츠 주 사우스버러Southborough에 위치해 있었다. 거기서 그녀는 연구소에서 사육하는 아시아마카크원숭이들에게 이상한 문제가 생긴 것을 보았다. 몇몇 원숭이들이 수수께끼의 면역기능 이상으로 죽어갔던 것이다. 원숭이들은

T조력 림프구 수가 크게 낮았으며, 설사가 계속되어 몸이 매우 약해지거나 쥐폐포자충을 비롯한 기회감염이 빈번하게 나타났다. 에이즈와 너무 흡사한 증상이었다. 칸키는 지도교수였던 에섹스에게 이 사실을 알렸고 두 사람은 사우스버러에 근무하는 동료들과 함께 원숭이들의 폐사 원인을 찾아나섰다. FeLV와 다른 요인들을 잘 알았기에 원숭이들의 병이 레트로바이러스 감염일지도 모른다고 생각했던 것이다.

그들은 마카크원숭이의 혈액에서 새로운 레트로바이러스를 발견했으며 에이즈 바이러스와 밀접하게 연관되어 있다는 사실을 확인했다. 1985년이었으므로 처음에는 갈로가 붙였던 약간 잘못된 이름HTLV-III을 사용했지만 머지않아 에이즈 바이러스라는 이름이 새로 공인되자 그들이 발견한 원숭이 바이러스 또한 원숭이 면역결핍바이러스simian immunodeficiency virus, SIV라는 새로운 이름을 갖게 되었다. 이들은 에이즈에서 돌파구를 애타게 찾고 있던 《사이언스》 지를 통해 두 편의 논문을 발표했다. 논문에는 이 발견이 동물 연구 모델을 제공함으로써 질병의 병리를 밝히고, 심지어 백신 개발을 앞당길 수도 있을 것이라고 썼다. SIV가 에이즈 바이러스의 기원을 찾는 단서가 될지도 모른다는 생각은 문득 떠오른 사소한 생각처럼 두 편 중 한 편의 끝부분에 한 문장으로 언급되었을 뿐이다.

하지만 실제로 그랬다. 필리스 칸키는 사육 중인 마카크원숭이의 검체를 실험실에서 분석한 후, 야생에도 동일한 바이러스가 존재하는지 연구하기 시작했다. 칸키와 에섹스는 자연 상태의 아시아마카크원숭이를 포획하여 혈액 검체를 채취했다. SIV의 흔적은 없었다. 야생 아시아 원숭이의 다른 종들도 검사했다. 역시 없었다. 그들은 이제 사우스버러의 마카크원숭이들이 사육 중에 또 다른 동물종에 노출되어 SIV에 감염되었을지도 모른다고 추측했다. 한때 연구소 로비에 원숭이들이 놀 공간을 마련해놓고 유아기의 아시아 원숭이와 아프리카 원숭이들이 때때로 함께 놀도록 했다는 점을 고려할 때 합리적인 추측이었다. 하지만 아프리카 원숭이 중 어떤 종이 보유숙주일까? 바이러스는 정확히 어디서 왔을까? 에이즈 바이러스의 출현과는 어떤 관계가 있을까?

나중에 에섹스와 칸키는 이렇게 썼다. '1985년 당시 에이즈 바이러스가 가장 많이 보고되는 지역은 미국과 유럽이었다. 하지만 불안하게도 중앙아프리카에서, 적어도 몇몇 도시에서는 바이러스 감염률과 에이즈 발병률이 상당히 높다는 사실을 시사하는 보고가 자꾸 들려왔다.' 의심의 눈길은 유럽이나 미국, 아시아가 아니라 아프리카로 돌려져 바이러스의 기원 쪽으로 옮겨갔다. 중앙아프리카에는 다양한 비인간 영장류가 서식하기도 했다. 하버드 연구팀은 침팬지, 개코원숭이, 아프리카녹색원숭이를 비롯한 아프리카 야생에서 포획한 원숭이들의 혈액을 채취했다. 침팬지나 개코원숭이는 SIV 감염의 흔적이 없었다. 하지만 아프리카녹색원숭이 중 일부에서 감염 징후가 나타났다. 눈이 번쩍 뜨이는 순간이었다. SIV 항체를 지닌 원숭이는 20마리가 넘었고, 칸키는 그중 7마리에서 살아 있는 바이러스를 분리했다. 이 발견은 즉시 《사이언스》에 발표되었고 연구가 이어졌다. 칸키와 에섹스는 사하라 이남 아프리카의 다양한 지역에서 포획되었거나, 전 세계의 연구소에서 사육 중인 수천 마리의 아프리카녹색원숭이를 검사했다. 집단에 따라 다르지만 30~70퍼센트가 SIV 양성반응을 나타냈다.

하지만 원숭이들은 병에 걸리지 않았다. 면역결핍으로 인한 증상이 전혀 나타나지 않는 것 같았다. 에섹스와 칸키는 아시아마카크원숭이와 달리 아프리카녹색원숭이는 '치명적일 가능성이 있는 병원체가 질병을 일으키지 못하도록 억제하는 기전을 진화적으로 발달시켜 온 것이 틀림없다'고 썼다. 어쩌면 바이러스도 변했을 것이다. '실제로 일부 SIV 균주는 원숭이 숙주와 공존하는 방향으로 진화했을 가능성이 있다.' 원숭이는 저항성을 높이는 방향으로, 바이러스는 독성을 낮추는 방향으로 진화했다는 뜻이다. 이런 상호적응은 SIV가 오랜 세월 동안 이들 원숭이의 몸속에 존재해왔음을 시사한다.

아프리카녹색원숭이에서 발견된 신종 바이러스 SIV는 알려진 것 중 에이즈 바이러스와 가장 유사한 바이러스였다. 하지만 사실 크게 유사한 것은 아니었다. 유전학적 수준에서 두 바이러스 사이에는 많은 차이가 있었다. 에섹스와 칸키에 따르면 그들의 유사성은 'SIV가 직접적으로 사람의 에이즈 바이러스가 되었다고 볼 정도로 높지는 않다.' 그보다 두 바이러스가 하나의 계통유전학적 가지에서 뻗어나온 인접한 두 개의 잔가지로서 오랜 기간에 걸쳐 서로 분리되었으며, 아주 오래 전부터 존재해 온 중간 형태의 바이러스들이 있을 가능성이 매우 높다. 눈에 띄지 않은 사촌들은 어디에 있을까? '우리는 그런 바이러스, 즉 SIV와 에이즈 바이러스의 중간 형태를 인간에서 찾아낼 수 있을 거라고 생각했다.' 그들은 아프리카 서부를 뒤져보기로 했다.

많은 국가의 동료들이 도와준 덕분에 칸키와 에섹스는 세네갈을 비롯한 몇몇 지역에서 혈액 검체를 채취할 수 있었다. 검체들은 맹검 방식으로 검사하기 위해 암호화된 라벨이 부착되어 보내졌으므로, 칸키 자신은 어느 나라에서 온 것인지, 심지어 인간의 혈액인지 원숭이의 혈액인지조차 알지 못했다. 그녀는 검체들을 SIV와 에이즈 바이러스를 동시에 확인하는 검사 방법을 이용하여 분류했다. 검체가 오염되었을 수도 있는 한 가지 실수에도 불구하고 연구팀은 존재할 것이라고 예상했던 바이러스, 즉 에이즈 바이러스와 SIV의 중간 형태를 찾아냈다. 맹검을 해제하자 양성 검체들은 모두 세네갈의 성매매 여성들에게서 채취한 것이었다. 돌이켜보면 이해가 가는 일이었다. 성매매 여성들은 성병에 걸릴 가능성이 높으며, 그속에는 당연히 최근 호모 사피엔스에게 종간전파된 신종질병도 포함된다. 또한 아프리카녹색원숭이의 자연 서식지인 세네갈 시골 지역은 인구밀도가 높아 원숭이가 작물을 훔쳐 간다든지, 인간이 원숭이를 사냥하는 등 원숭이와 인간의 접촉이 비교적 자주 일어난다. 더욱이 세네갈의 성매매 여성들에게서 발견된 새로운 바이러스는 에이즈 바이러스와 SIV의 정확히 중간 형태가 아니었다. 몽타니에-갈로의 에이즈 바이러스보다 아프리카녹색원숭이에서 발견된 SIV 균주에 훨씬 가까웠다. 중요한 소견이었지만 동시에 혼란스럽기도 했다. 그렇다면 에이즈 바이러스가 두 가지란 말인가?

이야기는 다시 뤼크 몽타니에로 넘어간다. 갈로와 에이즈 바이러스의 최초 발견자 자리를 놓고 격렬한 싸움을 벌였지만, 그는 이 문제에 관해 에섹스와 칸키에게 훨씬 우호적인 태도를 보였다. 하버드 연구팀으로부터 분석 장비들을 제공받은 몽타니에 팀은 세네갈 남쪽 국경에 접한 작은 나라로 이전에 포르투갈 식민지였던 기니비사우Guinea Bissau 출신 29세 남성의 혈액을 검사했다. 그는 에이즈 증상(설사, 체중감소, 림프절 종창)을 나타냈지만 바이러스 검사에서 음성반응을 나타냈었다. 포르투갈의 한 병원에 입원해 있었는데, 혈액 검체는 몽타니에를 방문한 포르투갈 생물학자가 직접 전달했다. 몽타니에의 연구실에서도 에이즈 바이러스 항체 검사는 여전히 음성이었다. 하지만 그의 백혈구를 배양한 결과, 에섹스와 칸키가 발견한 것과 매우 유사해 보이는 새로운 인간 레트로바이러스가 분리되었다. 프랑스 팀은 세네갈 서해안에서 약간 떨어진 카보베르데Cape Verde 출신으로 파리의 한 병원에 입원 중이던 또 다른 환자에서도 동일한 바이러스를 발견했다. 자신이 제안한 LAV라는 이름을 에이즈 바이러스, 즉 HIV로 바꾸는 데 동의한 몽타니에는 이 새로운 바이러스를 HIV-2라고 명명했다. 이에 따라 먼저 발견된 바이러스의 이름은 HIV-1이 되었다.

이렇게 발견 과정이 복잡하고 많은 이름이 등장하기 때문에 어쩌면 독자들은 중요한 이름들을 외우기 위해 목록이라도 만들어야 할지 모른다. 하지만 이런 사항들은 사소한 것이 아니다. HIV-2와 HIV-1의 차이는 곧 아프리카 서부에서 성가신 소규모 유행을 일으킨 질병과 전 세계적인 유행병의 차이이기 때문이다.

1980년대 후반 칸키와 에섹스를 비롯한 과학자들이 HIV-2를 연구하는 동안 그 기원에 대해 불명확한 점들이 속속 제기되었다. 이 바이러스가 아프리카 원숭이들이 감염되는 레트로바이러스와 밀접하게 연관되어 있으며 최근에야 따로 분리되었다는 생각에 동의하지 않는 사람들도 있었다. 그들은 이 레트로바이러스가 인류가 생긴 이래, 어쩌면 그보다 더 오랫동안 호모 사피엔스와 공존해 왔다고 생각했다. 서서히 흘러가는 진화의 물결에 잠시 올라탄 여행객에 불과한 우리가 영장류 사촌들로부터 갈라져 나왔을 때 이미 이 바이러스가 우리 몸속에 존재하고 있었을지도 모른다는 것이다. 하지만 이런 관점에는 풀리지 않는 난제가 남아 있다. 그토록 오랫동안 인간의 몸속에 있었다면 왜 이제서야 갑자기 나타나 병을 일으키는 것일까?

따라서 최근에 종간장벽을 뛰어넘어 인간에게 전파되었을 가능성

쪽에 무게가 실렸다. 하지만 1988년 일본 연구팀이 아프리카녹색원숭이에서 분리한 SIV 게놈의 전체 염기서열을 분석해내자 반대하는 주장이 다시 들끓기 시작했다. 그 원숭이는 케냐에서 포획되었다. 레트로바이러스 염기서열분석 결과는 HIV-1과 상당히 큰 차이를 나타냈으며, HIV-2와도 비슷한 차이를 나타냈다. 두 가지 인간 바이러스 중 어느 쪽과도 더 가깝지 않은 셈이었다. HIV-2가 최근에야 아프리카녹색원숭이로부터 종간전파되었다는 생각과 모순되는 결과였다. 논문과 함께 게재된 《네이처》 지의 논평은 〈인간 에이즈 바이러스는 원숭이로부터 유래된 것이 아니다HUMAN AIDS VIRUS NOT FROM MONKEYS〉라는 독단적 제목으로 연구의 성공과 결과를 축하했다. 하지만 이 제목은 독자들을 호도하는 것이었다. 원숭이로부터 유래하지 않았다고? 그렇게 단정할 수는 없다. 실제로 그 결과는 연구팀이 원숭이 중에서 동물종을 잘못 선택했다는 사실을 드러낸 것에 불과했다.

혼란의 원인은 두 가지였다. 우선, '아프리카녹색원숭이'라는 말이 좀 모호하다. 사바나원숭이라고도 하는 이 종은 사하라 사막 이남, 즉 서쪽으로 세네갈, 동쪽으로 에티오피아, 그리고 남쪽으로는 남아프리카공화국에 이르는 넓은 지역에 분포하는 다양한 원숭이들을 통칭한다. 한때는 이 원숭이들을 사바나원숭이Cercopithecus aethiops라는 이름하에 하나의 '상종上種'으로 분류했다. 그 후 이들 간의 차이가 보다 명확하게 밝혀지면서 현재는 버빗원숭이Chlorocebus 속에 속하는 6가지 동물종으로 분류한다. 일본 연구팀이 검체를 채취한 '아프리카녹색원숭이'는 '케냐 산'이라고 한 것으로 보아 버빗원숭이Chlorocebus pygerythrus 종이었을 것이다. 한편 세네갈 토종 원숭이는 사바나원숭이 종에 속한다. 복잡하므로 일단 다른 종이라는 사실만 이해하고 잊어버려도 좋다. 아프리카녹색원숭이의 종간 차이는 SIV와 HIV-2 사이의 유전학적 괴리를 설명해주지 않는다.*

HIV-2로부터 추적해보면 전혀 다른 원숭이 종을 만나게 된다. 바로 검댕맹거베이sooty mangabey다. 이 원숭이는 버빗원숭이Chlorocebus 속에 들어가지 않는다. 아예 속 자체가 다르다. 학명으로는 세르코세부스 아티스Cercocebus atys라고 하는 검댕맹거베이는 전체적으로 탁한 잿빛을 띠며, 얼굴과 손이 검고, 눈썹은 희다. 아프리카에 서식하는 다른 원숭이들처럼 화려하지는 않지만 볼을 따라 흰색의 화려한 구레나룻이 나 있어 항상 말쑥하게 이발을 하고 다니는 늙은 굴뚝청소부처럼 나름 매력적이다. 이 녀석들은 세네갈에서 가나에 이르는 아프리카 서부 해안에 사는데 늪지대와 야자나무 숲을 좋아하며 과일과 견과류, 씨앗, 나뭇잎, 새순, 식물의 뿌리 등 다양한 음식을 즐기는 채식주의자다. 대부분의 시간을 땅위에서 네 발로 기어다니며 먹을 것을 찾는 데 보낸다. 때로 서식지를 벗어나 논이나 농장에서 먹을 것을 훔치기도 한다. 늪지와 울창하게 우거진 숲 속에서는 사냥하기 어렵지만, 농작물을 좋아하며 땅위를 기어다니며 먹이를 찾는 습성 때문에 사로잡기 쉽다. 현지인들은 작물에 피해를 입히는 성가신 존재지만 잡으면 맛있게 먹을 수 있는 별미로 여긴다. 먹을 것이 부족하지 않다면 부모를 잃은 어린 원숭이를 애완용으로 키우기도 한다.

검댕맹거베이가 에이즈 연구자들의 주의를 끈 것은 우연의 일치로 한센병에 관한 실험과 관련되어 있다. 때로는 찾고 있던 것보다 훨씬 많은 것을 발견하게 된다는 과학의 오래된 진리가 또 한 번 통한 것

* 버빗원숭이 속에는 사바나원숭이(Chlorocebus sabaeus), 그리벳원숭이(Chlorocebus aethiops), 베일산맥버빗원숭이(Chlorocebus djamdjamensis), 탄탈루스원숭이(Chlorocebus tantalus), 버빗원숭이(Chlorocebus pygerythrus), 말브룩원숭이(Chlorocebus cynosuros) 등 6가지 원숭이 종이 포함된다.-출처 위키피디아

이다. 1979년 9월, 루이지애나 주 라피엣Lafayette 시 남쪽 뉴이베리아New Iberia에 있는 한 영장류 연구소의 과학자들은 사육하던 원숭이 중 한 마리가 한센병 비슷한 감염증에 걸린 것을 발견했다. 이상한 일이었다. 한센병은 나균Mycobacterium leprae이 일으키는 인간의 세균성 질환으로, 인간유래 인수공통감염증이 아니기 때문이다. 즉, 사람으로부터 다른 동물종으로 옮지 않는다. 그러나 원숭이는 틀림없이 한센병에 걸린 것 같았다. 서아프리카에서 수입한 다섯 살배기 검댕맹거베이 암컷이었다. 연구원들은 루이즈Louise라는 이름을 붙여주었다. 피부 문제만 빼면 건강했다. 아직 한 번도 실험을 위해 감염시킨 적도 없었다. 당시 연구소에서는 음식과 콜레스테롤의 관계를 연구할 뿐 나균 감염을 연구하지 않았기 때문에, 나균을 연구하는 곳으로 루이즈를 보냈다. 역시 루이지애나 주의 폰차트레인 호수 북쪽에 위치한 델타 광역 영장류연구소Delta Regional Primate Research Center였다. 델타 사람들은 매우 현실적인 이유로 반색을 했다. 루이즈가 자연 상태로 한센병에 걸렸다면, 그때까지 믿어왔던 것과 반대로 검댕맹거베이에서 이 질병이 전염성이 있다는 사실을 입증할 수 있기 때문이다. 정말 그렇다면 검댕맹거베이는 인간의 한센병을 연구하는 데 귀중한 실험 모델이 될 터였다.

델타에서는 루이즈에게서 몇 가지 감염성 물질을 채취하여 다른 검댕맹거베이에게 주사했다. 이번에는 수컷이었다. 루이즈와는 달리 이 원숭이의 이름은 기록에 남아 있지 않고, A022라는 코드만 남아있다. 이 원숭이는 한센병 말고 다른 병을 지니고 있는 것으로 밝혀진 실험적 감염 동물 중 첫 번째 증례가 되었다. 델타의 과학자들은 전혀 몰랐지만 A022는 SIV 양성이었다.

루이즈의 한센병은 쉽게 A022에게 옮겨갔다. 이전에 인간의 한센병을 원숭이에게 감염시키려는 시도가 모두 실패로 돌아갔다는 점을 생각할 때 놀라운 일이었다. 나균이 특별히 원숭이에게 잘 적응된 균주일까? 붉은털마카크원숭이에게도 옮길 수 있을까? 그렇다면 실험을 위해서는 아주 좋은 일이었다. 연구 재료 수급 면에서 붉은털마카크원숭이는 검댕맹거베이보다 훨씬 싸고 구하기도 쉬웠기 때문이다. 델타 연구팀은 A022의 몸에서 감염성 물질을 채취하여 네 마리의 붉은털마카크원숭이에게 주사했다. 네 마리 모두 한센병에 걸렸다. 세 마리에서는 훨씬 심한 증상이 나타났다. 그 불운한 세 마리는 한센병과 함께 원숭이 에이즈에 걸렸던 것이다. 그놈들은 만성 설사와 체중 감소 끝에 기력이 소진하여 폐사했다.

바이러스 검체를 통해 연구자들은 SIV를 발견했다. 세 마리의 원숭이는 도대체 어쩌다 SIV에 감염되었을까? 의심할 여지없이 검댕맹거베이 A022로부터 한센병을 옮기려다 그렇게 된 것이었다. A022가 특별한 원숭이였을까? 그렇지 않았다. 델타에서 다른 검댕맹거베이를 검사한 결과, 이 바이러스는 그들 집단에 '토착화'된 것으로 밝혀졌다. 사육 중인 검댕맹거베이뿐 아니라 야생 집단에서도 똑같은 소견이 관찰되었다는 보고가 잇따랐다. 그러나 검댕맹거베이(아프리카 토종)는 붉은털마카크원숭이(아시아 토종)와 달리 원숭이 에이즈 증상을 나타내지 않았다. 감염되어도 건강한 상태를 유지했다. 바이러스가 이 동물의 몸속에서 오랫동안 진화해 왔다는 뜻이었다. 마카크원숭이가 동일한 바이러스에 의해 발병했다면 바이러스가 그들에게 새로운 병원체이기 때문일 것이었다.

원숭이 면역결핍바이러스의 목록은 계속 늘면서 복잡해졌다. 아프리카녹색원숭이에서 발견된 것, 붉은털마카크원숭이에서 발견된 것(사육 중에 감염되었을 것이다), 검댕맹거베이에서 발견된 것 등 알려진 변종만도 벌써 세 가지였다. 누군가가 이들을 구별하기 위해 머리글자 약칭에 작은 아래첨자를 붙이자는 아이디어를 냈다. 검댕맹거베이sooty mangabey에서 분리된 원숭이 면역결핍바이러스는 SIV_{sm}이라고 하자는 것이었다. 나머지 둘은 SIV_{agm} African green monkeys과 SIV_{mac}Asian macaques가 되었다. 이런 방식은 알아보기도 힘들뿐더러 난해한 느낌을 주지만, 나중에 SIV_{cpz}라고 불리게 될 변종의 운명적인 중요성을 거론할 때 반드시 필요하고 편리하기도 할 것이다.

당장은 루이지애나에서 시행한 한센병 실험의 결과를 알아보자. 델타 팀 소속 과학자 중 마이클 앤 머피-코브Michael Anne Murphey-Corb라는 여성은 검댕맹거베이와 붉은털마카크원숭이에서 분리된 SIV의 게놈을 정밀 분석하여 잠정적인 가계도를 작성하기 위해 협력 연구기관에서 파견된 분자생물학자였다. 1989년 그들은 버네사 허쉬Vanessa M. Hirsch를 제1저자로 한 논문을 통해 SIV_{sm}이 HIV-2와 밀접하게 관련되어 있다는 사실을 발표했다. SIV_{mac}도 마찬가지였다. 그들은 감염이 검댕맹거베이에서 유래했다고 밝히며 이렇게 썼다. '이 결과는 SIV_{sm}이 사육 중인 마카크원숭이와 아프리카 서부에 사는 사람들을 감염시킨 후, 각각 SIV_{mac}과 HIV-2로 진화했다는 사실을 시사한다.' 사실 세 가지 균주는 너무나 유사하여 상당히 최근에 공통 조상으로부터 갈라져 나왔을 가능성이 높았다. 허쉬와 공동저자들은 쉬운 설명을 덧붙였다. '이 데이터에 대한 합리적인 설명은 지난 30~40년 사이 서아프리카의 검댕맹거베이(서로 밀접하게 연관된 동물종)에서 유래된 SIV가 한 인간을 감염시키는 데 성공한 후 HIV-2로 진화했다는 것이다.' 그것은 HIV-2가 인수공통감염병이라는 공식적인 선언이었다.

89

그렇다면 HIV-1은 어떨까? 이 무시무시한 살인자는 어디에서 왔을까? 이 수수께끼는 훨씬 복잡하여 해결하는 데 더 긴 시간이 필요했다. 논리적으로는 HIV-1도 인수공통감염병이라야 했다. 하지만 어떤 동물이 보유숙주일까? 언제, 어디서, 어떻게 종간전파가 일어났을까? 그 결과가 훨씬 더 심각한 이유는 무엇이었을까?

HIV-2는 HIV-1보다 전파력이나 독성이 약하다. 이렇게 결정적인 차이가 생기는 이유는 아직 분자 수준에서 밝혀지지 않은 채 게놈 속에 숨어 있지만 생태학적, 의학적 결과는 분명하고 엄혹하다. HIV-2는 주로 세네갈과 기니비사우(식민시대에는 포르투갈 기니라고 불렸다) 등 서아프리카 국가들과 포르투갈 본토 및 인도 서남부 등 예전 포르투갈 제국 내에서 사회경제적으로 연결된 지역에 국한되어 있다. HIV-2에 감염된 사람은 혈액 내 바이러스 수치가 낮으며, 성적 접촉 시에도 다른 사람을 감염시키는 일이 적고, 면역결핍 또한 오래 시간이 지난 후 나타나는 데다 덜 심한 경향이 있다. 많은 사람이 아예 에이즈로 진행하지 않는 것 같다. 산모가 감염되더라도 아기에게 수직감염될 가능성이 더 낮다. 물론 고약하지만 에이즈 바이러스라는 이름만큼 고약하지는 않은 것이다. HIV-1은 전혀 다르다. 전 세계적으로 수천만 명이 감염되어 있다고 할 때는 HIV-1을 가리킨다. HIV-1은 세계적인 재앙이다. 어떻게 인류가 이토록 큰 재앙에 맞닥뜨리게 됐는지 이해하기 위해 많은 과학자들이 HIV-1의 기원을 추적해왔다.

다시 무대는 가봉 남동부 프랑스빌의 국제의학연구소로 옮겨간다. 나중에 에릭 르로이가 에볼라를 연구하는 바로 그곳이다. 1980년대 후반 마티네 피터스Martine Peeters라는 젊은 벨기에 여성이 열대의학을 전공하고 박사과정을 시작하기 전까지 1년 정도 그곳에서 연구보조원으로 일했다. 연구소에서는 상당히 많은 영장류를 길렀는데, 그중에는 30마리가 훨씬 넘는 침팬지들도 있었다. 피터스는 몇몇 동료와 함께 사육 중인 동물에서 HIV-1과 HIV-2 항체를 검사했다. 거의 모두 음성이었지만 침팬지 중 두 마리가 양성반응을 나타냈다. 둘 다 최근 야생 상태에서 포획된 매우 어린 암컷이었다. 어미를 사냥한 후, 아주 어린 침팬지들이 곁에 있으면 애완용으로 키우거나 판매하는 일이 많았다. 두 마리 중 한 마리는 총상을 입고 치료를 위해 국제의학연구소로 보내진 두 살배기였다. 결국 총상으로 죽고 말았지만 전에 채취해둔 혈액 검체가 있었다. 또 한 마리는 6개월 정도 된 유아였는데 살아남았다. 이들의 혈청은 HIV-1에 강한 양성, HIV-2에는 약한 양성을 나타냈다. 결과는 확실했지만 해석은 다소 애매했다. 항체 검사는 감염 여부를 간접적으로 알아보는 것으로 편리하고 빠르지만 부정확하다. 바이러스 RNA 절편을 검출할 수 있다면 훨씬 정확하며, 바이러스 자체를 분리하여 대량으로 배양할 수 있다면 더욱 좋다. 어떤 바이러스인지도 확실히 밝힐 수 있기 때문이다. 피터스와 동료들은 어린 침팬지에서 바이러스를 분리하는 데 성공했다. 20년 후 내가 프랑스 남부에 위치한 연구소로 전화를 걸었을 때까지도 피터스는 그 바이러스가 일련의 분자생물학적 검사에서 어떻게 나타났는지 생생하게 기억했다.

"HIV-1과 너무 비슷해서 깜짝 놀랐지요."

그전에는 전혀 눈치채지 못했나요?

"네, 그때 우리는 HIV-2가 서아프리카의 영장류에서 유래했을 가능성이 높다는 사실을 이미 알고 있었지요." 검댕맹거베이 얘기였다. "하지만 영장류에서 HIV-1과 비슷한 바이러스는 발견되지 않았어요.

아직까지도 HIV-1과 유사한 바이러스는 그것밖에 없지요." 1989년 그녀의 팀은 새로운 바이러스의 발견을 알리는 논문을 발표하며 그 바이러스를 SIV_{cpz}라고 명명했다. HIV-1의 보유숙주를 발견했다고 떠들어대지는 않았다. 데이터로부터 그들이 얻은 결론은 소박한 것이었다. '그간 인간 에이즈 레트로바이러스는 아프리카의 원숭이에서 유래되었을 것으로 추정되었다. 그러나 본 연구와 SIV에 관한 다른 선행 연구는 이런 추정을 뒷받침하지 않는다.' 그러나 이 말 속에는 원숭이가 아니라 침팬지가 이 악명 높은 전 세계적 유행병의 근원일지도 모른다는 암시가 숨어 있었다.

내가 그녀를 만났을 때 마티네 피터스는 지중해 해안에서 약간 떨어진 멋진 고도古都 몽펠리에Montpellier에 위치한 환경개발연구소Institut de Recherche pour le Développement 소장직을 맡고 있었다. 몸집이 작고 금발인 그녀는 검은색 스웨터에 은 목걸이를 하고 있었다. 대화는 간결하고 신중했다. 나는 그 사실을 발표했을 때 반응이 어땠는지 물어보았다.

"HIV-2는 사람들이 쉽게 받아들였죠. 하지만 HIV-1은 쉽게 받아들이지 못했습니다."

왜 그랬을까요?

"잘 모르겠어요. 어쩌면 우리가 너무 젊기 때문이었는지도 모르죠."

1989년도 논문은 거의 주목을 끌지 못했는데 지금 그 속에 담긴 내용의 신선함과 중대함을 보면 좀 이상한 일이다. 1992년 피터스는 또 한편의 논문을 발표하여 세 번째 SIV_{cpz} 증례를 보고했다. 이번에는 자이르에서 포획하여 브뤼셀로 보낸 실험용 침팬지였다. 그녀가 발표한 SIV 양성 증례 세 건은 모두 포획된 '야생' 침팬지, 즉 사육 중인 침팬지에서 태어난 것이 아니라 야생에서 태어난 것들이었지만, 그렇다고 모든 증거가 빠짐없이 연결되는 것은 아니었다. 아직도 야생에 살고 있는 침팬지는 어떤 동물들일까?

1990년대 초반의 분자생물학적 방법으로는 진정한 야생 상태가 어떤 것인지 밝혀낼 수 없었다. 혈액을 채취해야 했기 때문이다. 야생 집단에서 얻은 증거가 부족하다는 사실은 다시 한 번 에이즈 연구자들 사이에 HIV-1과 침팬지의 연관성에 관해 회의적인 반응을 불러일으켰다. 아시아마카크원숭이가 사육 중에 아프리카 원숭이와 접촉하여 HIV-2에 감염되었다면, SIV 양성 침팬지 또한 사육 중 접촉에 의해 감염된 것 아닐까? 회의적인 반응의 또 다른 이유는 1990년대 말까지 약 1,000마리에 이르는 사육 중인 침팬지를 검사했지만 피터스가 보고한 세 마리를 제외하고는 단 한 마리에서도 SIV_{cpz}의 흔적조차 찾을 수 없었다는 점이었다. 이런 두 가지 요인, 즉 야생 집단에서 증거가 없다는 점과 사육 중인 침팬지에서 SIV가 극히 드물다는 사실 때문에 HIV-1과 SIV_{cpz}가 둘 다 다른 어떤 영장류의 몸속에 존재하는 한 가지 공통 조상 바이러스로부터 직접 유래했을 가능성을 배제할 수 없었다. 다시 말해, 세 마리에 불과한 이 침팬지들이 아직 밝혀지지 않은 어떤 원숭이로부터 감염되었고, 바로 그 원숭이가 HIV-1을 인간에게 퍼뜨렸을지도 모른다는 뜻이다. 1990년대에 HIV-1의 기원은 이런 가능성을 완전히 배제하지 못한 상태로 상당히 오랫동안 확실치 않은 상태로 남아 있었다.

한편, 과학자들은 인간에서 에이즈 바이러스의 다양성도 연구하여 HIV-1에는 세 가지 주요 계통이 있으며('군group'이라는 용어가 선호되었다), HIV-2 속에는 훨씬 많은 바이러스 군이 존재한다는 사실을 밝혀냈다. 각 군은 유전학적으로 서로 다른 균주들로 이루어져 있다. 각 군 내에서 다양한 차이가 나타난다는 뜻이다. 에이즈 바이러스는 항상 진화하고 있지만 각 군 사이의 차이는 훨씬 크다. 이런 패턴이 지닌 몇 가지 암울한 의미는 과학자들조차 시간이 흐르면서 조금씩 깨닫게 된 것으로, 하물며 대중의 인식 속에는 전혀 받아들여지지 못했다. 그 의미를 이야기하기 전에 패턴 자체를 생각해보자.

M군Group M은 가장 흔하고 독성이 강하다. 영문자 M은 '주요main'에서 따온 것이다. 전 세계에 걸쳐 대부분의 에이즈 바이러스 감염을 일으키기 때문이다. HIV-1 M군이 없다면 전 세계적인 유행과 수백만에 이르는 사망자는 생기지 않을 것이다. 두 번째 그룹은 O군Group O이다. 여기서 O는 '역외자outlier'에서 따왔다. 여기 속하는 바이러스들은 종류가 몇 되지 않고, 기원을 추적해보면 하나같이 유행이 집중된 지역을 벗어난 곳에서 발견된다. 이들의 기원은 가봉, 적도 기니, 카메룬 등 모두 중앙아프리카 서쪽 지역이다. 1998년 세 번째 바이러스 군이 발견되었을 때는 N으로 표기하는 것이 합리적이라고 생각되었다. 'M군도 아니고 O군도 아니다non-M/non-O'라는 뜻이면서 알파벳 순서도 대충 맞기 때문이다. (몇 년 뒤 발견된 네 번째 바이러스 군은 P군으로 명명되었다.) N군은 극히 드물어 명명 당시까지 단 두 명의 카메룬인에서만 발견되었다. N 군과 O군이 드물기 때문에 M군이 엄청나게 두드러지기도 한다. M군은 어디에나 있다. 왜 이 계통은 널리 분포하고 치명적인데 반해 나머지 두 가지(또는 세 가지) 계통은 그렇지 않은가?

동시에 독성이 덜한 HIV-2를 연구한 결과, 그 속에도 뚜렷한 바이러스 군이 있지만 종류가 훨씬 많은 것으로 드러났다. 이들의 명명법은 알파벳의 중간이 아니라 처음부터 시작되었는데 2000년이 되자 A, B, C, D, E, F, G까지 모두 7개 군의 HIV-2가 발견되었다(나중에 발견된 8번째 군은 H군으로 명명되었다). 대부분 매우 드물어 한두 명의 환자에서 검출되었을 뿐이다. 그러나 A군과 B군은 드물지 않다. 이 두 가지는 HIV-2 증례의 대부분을 차지한다. A군이 가장 많은데 특히 기니비사우와 유럽에 흔하다. B군은 A군보다 적으며 주로 가나, 아이보리코스트Ivory Coast 등 서아프리카의 동쪽 끝에 위치한 국가에 많다. C군에서 H군까지는 다양성 차원의 의미가 있을 뿐 환자 수는 극히 적다.

새로운 세기가 밝았을 때 에이즈 연구자들은 HIV-2의 7개 군과 HIV-1의 3개 군 등 다양한 바이러스 계통에 대해 곰곰이 생각하기 시작했다. HIV-2의 7개 군은 각기 뚜렷한 특징을 나타내기는 하지만 모두 검댕맹거베이에 토착화된 바이러스, 즉 SIV_{sm}과 비슷하다(나중에 발견된 H군도 마찬가지다). HIV-1의 3개 군은 모두 침팬지에서 유래한 SIV_{cpz}와 비슷하다(네 번째로 발견된 P군은 고릴라에서 유래한 SIV와 가장 밀접하다). 이제 다시 한번 돌아보면 섬뜩한 사실 하나가 떠오른다.

과학자들은 이들 12개 바이러스 군이 각자 따로따로 동물종 간의 경계를 뛰어넘어 인간에게 전파되었다고 생각한다. 종간전파가 12번 일어났다는 뜻이다. 다시 말해서 에이즈 바이러스가 인류를 감염시킨 것은 한 번이 아니다. 그런 일은 최소한 12번 일어났다. 우리가 아는 것만 12번이고 어쩌면 아주 먼 과거에 훨씬 자주 일어났을 것이다. 이들의 종간전파는 매우 드문 사건이 결코 아니다. 어느날 무한공간을 날아온 혜성이 지구를 강타하여 공룡들을 멸종시켰듯, 호모 사피엔스란 종이 극히 가능성이 희박한 불운에 맞닥뜨려 참담한 결과가 생긴 것이 아니다. 사실은 정반대다. 에이즈 바이러스가 인간의 혈액 속에 침투한 것은 작지만, 어떤 경향의 일부다. 우리와 아프리카 영장류 사이에 일어나는 상호작용의 특성상 그런 일은 상당히 자주 일어나는 것 같다.

9.3

이런 사실을 알고 나면 몇 가지 커다란 의문이 뒤따른다. SIV가 인간에게 12번 이상 종간전파되었다면 에이즈가 전 세계적인 유행병이 된 사건은 왜 한 번만 일어났을까? 왜 지금인가? 왜 수십 년 또는 수백 년 전에 일어나지 않았을까? 이런 의문들은 서로 밀접한 연관이 있을 뿐더러 앞에서 암시했던 구체적이고 실질적인 질문들과도 얽혀 있다. 에이즈의 전 세계적인 유행은 언제, 어디서, 어떻게 시작되었을까?

우선 언제 시작되었는지 생각해보자. 마이클 고틀리브는 1980년 말 이전에 이미 에이즈 바이러스가 캘리포니아의 남성 동성애자들 사이에 확실히 자리를 잡았다는 증거를 제시했다. 자이르에서 그레테 라스크가 감염된 것은 그보다 이른 1977년이었다. 또한 우리는 게탕 두가가 사실은 환자 제로가 아니었다는 것도 알고 있다. 이 사람들과 장소들이 진정한 출발점이 아니었다면 도대체 언제부터 시작된 것일까? HIV-1 M군이라는 무시무시한 바이러스 균주가 인간 집단에 뛰어든 것은 도대체 언제일까?

두 가지 증거가 1959년을 가리킨다. 그해 9월, 영국 맨체스터에서 젊은 인쇄공 하나가 면역계 장애로 생각되는 병으로 목숨을 잃었다. 고향으로 돌아와 인쇄소에서 일하기 전 몇 년간 해군에 복무했기 때문에 이 불운한 남성은 '맨체스터 선원'으로 불린다. 그의 건강은 제대 후 줄곧 내리막길을 걸었다. 해군에 있을 때는 주로 영국에서 복무했지만, 항상 영국에만 있었던 것은 아니다. 한 번 이상 지브롤터Gibraltar 해협까지 항해했던 것이 확실하다. 1957년 11월 맨체스터로 돌아온 그는 계속 건강이 악화되며 체중감소, 발열, 끈질긴 기침, 쥐폐포자충을 비롯한 기회감염 등 나중에 에이즈와 관련된 것으로 알려지는 여러 가지 증상에 시달렸지만 부검한 의사는 정확한 사인을 알아낼 수 없었다. 의사는 선원의 콩팥, 골수, 비장 및 다른 조직들을 조금씩 떼어낸 후 보관하고(일상적으로 병리학 검체를 고정하는 파라핀 포매법을 이용했다), 증례를 의학저널에 보고했다. 31년 후 에이즈가 크게 유행하자 맨체스터 대학의 한 바이러스학자가 보관된 검체들을 꺼내 검사한 결과 선원이 HIV-1에 감염되었다는 증거를 발견했다. 적어도 그는 그렇게 생각했다. 그 생각이 옳다면 맨체스터 선원이야말로 의학 문헌에 기록된 최초의 에이즈 증례일 것이다.

하지만 잠깐. 다시 몇 년 후 뉴욕의 과학자 두 명이 동일한 검체를 재검사한 결과 이전에 양성이라고 생각되었던 결과는 검사상 오류였음이 밝혀졌다. 재검 결과 골수는 음성이었다. 콩팥 조직은 양성 결과가 나왔지만 상당히 의심스러운 수준이었다. HIV-1은 빠른 속도로 진화하는데 콩팥에서 검출된 바이러스를 유전학적으로 염기서열분석하는 방법은 너무 현대적인 것 같았다. 다시 말해 1959년에 존재했으리라고 생각되는 바이러스라기보다는 현대적 변종으로 보였다. 최근에 생긴 바이러스 균주에 오염되어 양성 결과가 나온 것이 아니냐는 의심을 불러일으키는 대목이다. 결론은 무엇일까? 맨체스터 선원은 면역계 장애로 사망했을지는 몰라도 에이즈 바이러스가 원인이 아니었을 가능성이 높다. 이 사건은 다만 상당한 증거가 있는 것 같아도 오래된 증례에서 에이즈 진단을 내린다는 것이 얼마나 어려운 일인지 보여주었을 뿐이다.

맨체스터의 소동이 사실이 아니라는 것이 판명되고 얼마 후, 이번에는 뉴욕에서 또 한 가지 단서가 나타났다. 1998년의 일이다. 투오푸 주Tuofu Zhu가 이끄는 록펠러 대학Rockefeller University 연구팀이 아프리카에서 보관 중이던 검체를 입수했다. 검체는 맨체스터 선원이 사망했던

1959년에 채취한 것이었다. 조직이 아니라, 당시 벨기에령 콩고의 수도였던 레오폴드빌(Leopoldville, 현재 콩고민주공화국의 수도인 킨샤사)에서 한 반투Bantu 족 남성에게서 채취한 혈장으로 작은 튜브에 담긴 채 냉장고 속에서 수십년간 보관했던 것이었다. 그 남성의 이름과 사망 원인은 보고되지 않았다. 검체는 1986년 초기 연구 중 1,212건의 다른 혈장 검체와 함께 선별검사를 받은 적이 있었다. 검체들은 아프리카의 다양한 지역에서 보관 중이거나 새로 채취한 것들이었다. 당시 수많은 검체 중 이 남성의 검체만 확실히 에이즈 바이러스에 양성반응을 나타냈다. 투오푸 주의 연구팀은 얼마 남지 않은 원래 검체에서 PCR을 이용하여 바이러스 게놈의 절편들을 증폭시킨 후 염기서열을 분석하여 반투 족 남성을 감염시켰던 바이러스의 유전학적 초상화를 그려냈다. 1998년 2월에 발표된 논문에서 그들은 바이러스의 염기서열을 국가명인 자이르와 연도인 1959년을 따서 ZR59로 명명했다. 비교분석 결과 ZR59는 HIV-1 B군 및 D군과 비슷했으나 정확하게 말하자면 그 중간쯤이었다. 그들의 공통 조상과 밀접하게 연관되어 있다는 뜻이었다. 다시 말해 ZR59는 검체가 오염된 것이 아니라, 실제로 과거에 존재했던 HIV-1의 형태를 엿볼 수 있는 염기서열이다. 또한 HIV-1이 1959년경에 이미 레오폴드빌 주민들 사이에 존재하며 활발하게 증식하고, 다양한 형태로 진화하고 있었다는 점을 입증하는 증거이기도 하다.

주가 논문을 발표했던 1998년부터 2008년에 이르는 10년 동안은 이것이 유일한 증거였다. ZR59는 1976년 이전에 채취된 검체에서 유일하게 발견된 HIV-1이었다. 그 후 또 한 가지 증거가 나타났다. 이번 염기서열의 이름은 DRC60이었다. 눈치챈 독자도 있겠지만 콩고민주공화국(자이르와 같은 나라지만 국가명이 바뀌었다)에서 1960년에 채취된 검체에서 발견되었다는 뜻이다. DRC60은 생검 조직으로 살아 있는 여성의 몸에서 떼어낸 림프절이었다. 맨체스터 선원의 콩팥이나 비장과 마찬가지로 파라핀 속에 고정된 검체였다. 이렇게 처리해 놓으면 냉동은 말할 것도 없고, 냉장할 필요도 없다. 나비 표본처럼 안정적이며, 손상될 위험은 훨씬 적다. 먼지가 뽀얗게 쌓이도록 선반에 쌓아둔 채 몇십 년 동안 돌보지 않아도 끄떡없다. 그 검체가 바로 그랬다. 그러나 40년이 넘게 방치된 끝에 킨샤사 대학 표본 캐비닛에서 발견된 이 검체는 에이즈 연구자들에게 가슴이 철렁할 정도로 새로운 통찰을 안겨주었다.

91

킨샤사 대학은 도시 외곽의 언덕 위에 있다. 군데군데 포장이 벗겨진 도로, 매연에 찌든 무질서한 거리, 승합차와 버스와 리어카가 뒤죽박죽이 된 교통, 장례식 화환을 파는 노점상들, 휴대폰 충전소, 과일 시장, 식육 시장, 노천 철물상, 타이어 수리점과 시멘트 대리점, 모래와 자갈과 쓰레기 더미, 80년간 벨기에가 지배하면서 행정 편의에 따라 멋대로 만들어 놓은 식민시대 거대 도시가 멋들어지게 쇠락한 모습과, 이후 30년간 이어진 독재정권의 전횡 속에 밑바닥을 드러낼 정도로 착취당한 모습과, 다시 10년간의 전쟁으로 피폐해진 환경 속에서 무려 천만 명의 인구가 복닥거리고 살아간다. 모든 도시가 그렇듯 그중 일부는 위험한 갱들이지만 대부분의 시민은 쾌활하고 친절하고 희망에 차 있다. 언덕 위에 있다고 해서 사람들이 그냥 '산'이라고 부르는 대학 캠퍼스는 저 아래 보이는 도심과는 달리 비교적 녹지가 많고 평온한 분위기였다. 학생들은 뭔가를 배워서 탈출하기를 꿈꾸며 붐비는 버스 정류장에 내려 걸어서 언덕을 올라갔다.

장-마리 카봉고Jean-Marie M. Kabongo 교수는 해부학 및 병리학과에서 병리학 과장을 맡고 있다. 키가 작고 말쑥한 용모에 턱 밑까지 기른 구레나룻과 자전거 핸들 모양으로 멋들어지게 구부러진 커다란 콧수염이 허옇게 세어가 매우 단호한 인상이었지만 의외로 태도는 아주 상냥했다. 두꺼운 갈색 안경을 쓰고 셔츠에 넥타이를 맨 위로 흰색 실험용 가운을 걸치고 있었다. 아카시아 그늘이 드리워진 녹색 중정이 굽어보이는 건물 2층 연구실에서 그를 만났다. 그는 DRC60과 그 검체를 채취한 환자에 대해 완벽하게 알지 못한다는 점을 미안해했다. 어쨌든 환자는 그가 경력을 시작하기 훨씬 전으로 거슬러 올라가는 오래된 증례였다. 예, 여성이라고 생각합니다. 그는 기억이 희미하다고 했지만 기록은 있었다. 내가 질문을 하자 받아적더니 며칠 뒤에 다시 온다면 더 잘 대답할 수 있을 것 같다고 했다. 하지만 DRC60이 보관되어 있던 방에 대해 묻자 얼굴이 밝아졌다. *오, 물론이죠. 그 방이라면 보여드릴 수 있습니다.*

그는 열쇠를 가져왔다. 연구실을 나와 복도를 걸어가더니 열쇠로 파란색 문을 열었다. 문을 밀어 열고 어서 들어오라고 했다. 햇빛이 잘 드는 커다란 실험실 벽은 흰색 타일로 마감되었고 중앙에 길고 낮은 두 개의 테이블이 있었다. 한쪽 벽에는 구식 GE 냉장고가 서 있었다. 낮은 테이블 위에 옛날식 대형 장부가 놓여 있었다. 페이지들이 돌돌 말린 모양이 디킨스 시대의 공문서 보관청에서 꺼내오기라도 한 것 같았다. 다른 테이블에는 기계가 두 대 놓여 있는데, 하나는 크기나 모양이 꼭 이탈리아식 카페에서 볼 수 있는 에스프레소 기계 같았다. 언뜻 봐서는 무엇에 쓰는 물건인지 알 수 없었다. 방 건너편 창턱에는 샛노란 오줌같은 색깔부터 보드카처럼 투명한 색깔에 이르기까지 액체를 색깔 순서로 담아 놓은 비커들이 늘어서 있었다. *노란색이 가장 진한 것은 메탄올입니다.* 카봉고 교수가 설명했다. *투명한 것은 크실롤이고요. 저희는 이런 식으로 조직 검체를 만들지요.* 그 유기용매들의 역할은 수분을 추출하는 것이다. 장기간 보관하기 위해 조직을 고정하려면 그전에 충분히 건조시켜야 하는 것이다.

그는 크기와 모양이 꼭 성냥갑 같은데 뚜껑이 달린 작은 주황색 플라스틱 용기를 보여주었다. "이걸 카세트라고 하죠." 림프절이나 다른 장기에서 떼낸 조직은 일단 카세트에 넣는다. 그 후 카세트째 메탄올이 담긴 비커에 집어넣는다. 메탄올에 충분히 담근 후 꺼내, 차례로 다른 비커에 담갔다가 마지막으로 크실롤에 담근다. 이런 과정을 거쳐 수분이 제거되면 비로소 파라핀 속에 넣어 보존용 표본을 만들 수 있다. 낮은 테이블 위에 놓인 기계 쪽으로 돌아갔다.

카봉고 교수가 에스프레소 메이커를 가리켰다. *여기서 파라핀이 나오죠.* "여기서 라떼가 나옵니다"라고 하지는 않을 줄 알았지만, 그 기계가 표본 제작 과정에서 가장 중요한 역할을 하리라고는 미처 짐작하지 못했다. "완전히 탈수시킨 조직 검체를 카세트에서 꺼내 여기 은으로 된 작은 트레이에 놓습니다. 여기 수도꼭지처럼 생긴 데서 따뜻한 액체 파라핀이 한방울씩 떨어지죠. 그 다음에는 작은 트레이를 그쪽에 있는 냉각판 위에 놓으면 파라핀이 굳으면서 버터가 굳을 때처럼 조직 검체를 완전히 둘러싸죠. 이때 카세트를 둘로 쪼개서 뚜껑은 버리고 주황색 밑부분을 파라핀 덩어리 위에 놓고 함께 붙입니다. 딱딱해질 때까지 조금 기다려야 합니다. 굳으면 트레이를 떼어낸 후 밑바닥에 A90, B71등 식별 코드를 적어넣습니다. 보존 검체가 완성되는 거죠." 'A'는 부검autopsy 조직이라는 뜻이다. 'B'는 생검biopsy을 가리킨다. DRC60이라고 표기되었던 파라핀 블록 림프절은 생검 조직이었으므로 애초에 B로 시작하는 코드가 적혀 있었을 것이다. 표본의 코드는 모두 커다란 장부에 기록한다. 그 후 표본은 장기 보관된다.

"여기 있는 두 번째 기계는 조직 블록을 얇은 절편으로 잘라—"

그런데 표본들 말입니다. 나는 그의 설명을 가로막았다. 조직 절단기는 멋진 기계였지만 나는 다른 것에 관심이 있었다. *파라핀 블록을 만든 표본들을 보관한다고 하셨는데* ***어디에*** *보관하는 겁니까?*

실험용 테이블 너머로 파란색 커튼이 드리워진 또 하나의 출입구가 있었다. 커튼을 젖히고 앞장서는 카봉고 교수를 따라가니 좁은 복도를 지나 큰 방이 나왔다. 오른쪽 벽에 녹슨 금속 선반들이 설치되어 있었다. 선반 위에는 작은 바이알들, 큰 병들, 알코올 속에 담긴 두 구의 인간 태아, 몇 개의 뇌, 그 밖에 인간의 신체 부위 등 교육용 표본이 담긴 수많은 박스들이 놓여 있었다. 액체 파라핀이 가득 찬 가열기와 뭔지 모를 복잡한 기계도 있었는데 카봉고 교수가 더 이상 작동하지 않는 것이라고 해서 신경쓰지 않았다. (나중에 그는 슬픈 어조로 연구소의 상태에 대해 털어놓았다. 그의 병리 연구소는 1956년 벨기에 치하에서 콩고민주공화국 최초로 설립되었다. *이제는 장비들이 낡고 고장난 것도 많습니다. 전기 사정도 원활하지 않고요. 콩고민주공화국을 통틀어 병리 전문의가 스무 명밖에 없으니 이런 상황에서도 더 많은 의사들을 교육시켜야 합니다.* 그는 한탄했다.) 방 전체는 멜 브룩스 Mel Brooks*가 '젊은 프랑켄슈타인Young Frankenstein'을 찍을 때 썼을 법한 저예산 영화세트처럼 보였다.

보존액 속에 담긴 표본들을 잠깐 살펴보고 건조 표본 속으로 발길을 옮겼다. 카봉고 교수는 이쪽으로 건너올 때 주의를 기울이지 않았

---

* '엉뚱한 코메디'로 유명한 미국의 영화감독. –역주

던 복도로 나를 다시 데리고 갔다. 다시 보니 그곳은 비좁은 표본 저장실로 한쪽 벽을 따라 선반과 캐비닛들이 늘어서 있었다. 먼지 쌓인 파라핀 블록과 오래된 현미경 슬라이드가 줄잡아 수천 개는 되어 보였다. 파라핀 블록들은 무더기로 쌓여 종이 상자 안에 들어 있었는데, 오래된 상자도 있고, 새것들도 있었다. 그저 언젠가 혹시라도 다시 볼 일이 있을까 봐 몇 년치 영수증을 되는 대로 던져 둔 서랍처럼 뒤죽박죽이지만 전혀 질서가 없다고도 할 수 없었다. 지칠 줄 모르는 호기심에 불타오르는 누군가가 검체들을 뒤질 때를 대비하여 나무 의자도 한 개 마련돼 있었다. 그 속을 뒤질 계획은 없었지만 추적은 갑자기 클라이막스에 도달했다. 여긴가요? *예, 바로 여깁니다. DRC60은 수십 년간 이곳에 놓여 있었습니다.* 그 말은 마치 국가적인 자부심을 담아 '그 검체가 에이즈 연구의 로제타석Rosetta stone*이 되기 전까지 말이죠'라고 말하는 것처럼 들렸다.

92

파란색 커튼 뒤 선반에서 발견된 검체는 수백 건의 다른 검체와 함께 벨기에를 거쳐 미국으로 향하는 긴 여정을 따라 마침내 애리조나 대학 젊은 생물학자의 연구실에 도달했다. 마이클 워로비Michael Worobey는 캐나다 브리티시 컬럼비아British Columbia 주 출신의 분자계통유전학

---

* 1799년 나폴레옹 군이 이집트의 로제타에서 발견한 비석. 이후 수많은 학자들이 여기 새겨진 이집트 상형문자의 해독에 매달린 끝에 마침내 성공을 거둠으로써 고대 이집트 문명에 대한 이해의 발판이 되었다. 현재 대영박물관에 전시되어 있다.

자다. 대학 졸업 후 그는 로즈Rhodes 장학금을 받아 옥스퍼드 대학으로 갔다. 보통 적당히 학술적인 일을 하면서 차와 셰리주와 푸른 잔디 위에서 즐기는 테니스를 비롯하여 고상한 영국식 취미들을 한껏 즐기다 대학이나 다른 직장을 찾는 것이 보통이었지만, 워로비는 이 기회를 훨씬 진지하게 이용하여 박사과정은 물론 분자 수준에서 진화생물학을 연구하는 박사 후 과정까지 마쳤다. 2003년 그는 애리조나 대학 조교수 자리를 얻어 다시 북미로 돌아간 후 스스로 BSL-3 연구실을 꾸며 위험한 바이러스들의 게놈을 연구했다. 몇 년 후 1960년에 콩고에서 채취한 생검 검체에서 에이즈 바이러스의 증거를 발견한 사람이 바로 워로비다.

워로비는 바이러스 게놈의 절편을 증폭한 후 복잡한 조각들을 연결하여 HIV-1의 초기 형태를 검출한 뒤, 그 염기서열을 DRC60이라고 명명했다. 또 하나의 초기 균주인 ZR59와 비교한 결과 그는 놀라운 결론을 얻었다. 에이즈 바이러스는 이전에 생각했던 것보다 수십 년이나 더 오래 인류의 몸속에 존재해왔던 것이다. 이 전 세계적인 유행병은 1908년에 일어난 단 한 번의 종간전파에 의해 시작되었을 가능성이 있었다.

워로비의 발견이 갖는 의미와 그 발견이 이전까지의 개념에 얼마나 큰 충격을 줬는지 이해하려면 약간의 맥락을 알아야 한다. 그 맥락이란 HIV-1이 처음에 어떻게 인류를 감염시켰는가에 대한 치열한 논쟁을 말한다. 1990년대 초, HIV-2와 검댕맹거베이를 비롯하여 당시까지 알려진 사실들을 근거로 널리 인정 받았던 개념은 HIV-1 역시 아프리카 영장류에서 유래했으며, 사냥으로 얻은 고기를 섭취하는 과정에서 각기 다른 세 번의 종간전파(M, N, O군)를 통해 인간을 감염시켰을 가능성이 높다는 것이었다. 이 학설을 사냥꾼 자상 가설cut-hunter hypothesis이라고 한다. SIV에 감염된 영장류의 사체에서 고기를 발라낼 때 손을 베거나, 팔을 긁히거나, 전부터 있던 피부의 상처에 동물의 혈액이 묻어 감염되었을 거란 뜻이다. 사체를 어깨에 둘러매고 집으로 오는 동안, 등에 난 상처를 통해 감염되었을지도 모른다. 고기를 날로 먹었다면 입속에 난 상처를 통해서도 가능할 것이다. 중요한 것은 혈액과 혈액이 접촉하는 것이다. 사냥꾼 자상 가설은 물론 추측이지만 충분히 일어날 수 있는 일이다. 복잡한 조건이나 비현실적인 가정 따위가 없는 단순하고 합리적인 생각이다. 이미 밝혀진 사실과도 잘 들어맞았다. 물론 밝혀진 사실들이 파편적이기는 했지만 말이다. 하지만 1992년 반론이 제기되기 시작했다.

그 반론은 상당히 특이했으며 많은 논쟁을 불러일으켰다. HIV-1의 첫 번째 인간 감염이 수백만의 순진한 아프리카인들에게 시험된 소아마비 백신의 오염때문이란 것이었다. 의도치 않게 백신을 통해 에이즈를 사람의 몸속에 주입하는 결과가 되고 말았다는 것이었다. 누군가 엄청난 실수를 저질렀다. 과실치사인 셈이다. 과학적 자부심이 지나쳐 주의를 게을리했고, 그 결과 대참사가 빚어졌다. 소아마비 백신 가설에서 가장 소름끼치는 점은 합리적으로 들렸다는 데 있다.

바이러스는 상당히 미묘한 존재다. 있어선 안 될 곳에 들어간다. 실험 중 오염도 일어난다. 백신 생산 중에 바이러스나 세균에 오염된 일도 실제로 있었다. 1861년 이탈리아에서 '종두 상처'에서 채취한 물질로 천연두 예방접종을 받은 어린이들이 매독에 걸린 일이 있었다. 20세기 초 뉴저지 주 캠던Camden에서 아마도 천연두 백신이 파상풍 균에 오염되어 2명의 어린이가 파상풍으로 사망하기도 했다. 비슷한 시기, 세인트 루이스에서는 말 혈청으로 제조한 디프테리아 항독소가 역시 파상풍 균에 오염되어 7명의 어린이가 숨졌다. 그 후 백신 제조사들은 백신을 여과 장치에 통과시키기 시작했다. 세균을 걸러내는 데는 효과적이었지만, 바이러스는 여과 장치를 통과하므로 별 소용이 없었다. 때로 백신 대상인 바이러스를 불활성화시키기 위해 포름알데히드를 사용했는데, 원치 않은 바이러스를 죽이는 효과도 있을 것으로 생각되었지만 그런 가정이 항상 옳은 것은 아니었다. 심지어 20세기 중반까지도 소크Salk 방식으로 제조된 소아마비 백신의 초기 생산분 중 일부가 붉은털마카크원숭이에 토착화된 SV40이라는 바이러스에 오염되는 일이 있었다. 세월이 지난 후 백신에 섞인 SV40이 암을 일으킨다는 의심이 제기되면서 한때 뜨거운 이슈가 되기도 했다.

백신이 HIV-1에 오염되었는지는 훨씬 중요한, 또 다른 문제다. 문제의 백신이 아프리카 사람들에게 투여됐다는 사실은 논란의 여지가 없다. 1957년과 1960년 사이에 힐러리 코프로우스키라는 폴란드 출신 미국 과학자가 직접 개발한 경구용 소아마비 백신을 벨기에령 콩고 동부와 인접 식민지 주민들에게 널리 접종한 일이 있었다(잘 알려지지 않았지만 그는 소아마비 백신 개발 과정에서 소크와 새빈의 경쟁자였다). 훗날 콩고민주공화국, 르완다, 부룬디Burundi로 나뉘어지는 지역이다. 1957년 코프로우스키는 직접 스탠리빌Stanleyville을 방문하여 임상시험 과정을 감독할 사람들을 만났다. 탕가니카 호Lake Tanganyika 북쪽 루지지 밸리Ruzizi Valley에서는 어린이는 물론 성인들도 아무런 의심 없이 길게 한줄로 늘어서 숟가락이나 스포이드에 담긴 액체 백신을 받아먹었다. *주루룩, 됐어요. 다음 사람!* 몇 명이나 이 백신을 접종받았는지는 분명치 않다. 레오폴드빌에서만 약 75,000명의 어린이들이 접종받았다고 추정하기도 한다. 이 부분을 문제 삼는 사람들은 두 가지를 지적한다. 첫째, 코프로우스키의 백신은 침팬지 콩팥세포를 이용하여 배양한 바이러스로 제조했다는 것이다(표준 제조법은 원숭이 콩

팔세포를 이용한다). 둘째, 최소한 백신의 일부를 만드는 데 이용한 콩팥이 SIV_{cpz}에 감염된 침팬지에서 적출했다는 것이다.

일부에서는 이렇게 문제가 많은 백신 접종 방법으로 인해 정확한 숫자는 알 수 없지만, 중앙아프리카 사람들이 HIV-1에 의인성(의학적 치료가 원인이 되었다는 뜻)으로 감염되었다고 주장한다. 한 명의 무모한 연구자가 아프리카 대륙, 더 나아가 전 세계에 에이즈의 씨앗을 뿌렸다고 믿는 것이다. 이런 생각을 OPV(oral polio vaccine, 경구용 소아마비 백신) 이론이라고 한다. OPV 이론은 1992년 톰 커티스Tom Curtis라는 프리랜서 저널리스트가 《롤링 스톤Rolling Stone》 지에 실린 긴 기사를 통해 주장한 이후 유명해졌으며, 아직도 믿는 사람이 많다. 커티스의 기사 제목은 〈에이즈의 기원 — 새롭고도 놀라운 이론이 그 질문에 답한다. '신의 저주인가, 인간의 실수인가?'THE ORIGIN OF AIDS: A STARTLING NEW THEORY ATTEMPTS TO ANSWER THE QUESTION, 'WAS IT AN ACT OF GOD OR AN ACT OF MAN?'〉이다. 전에도 같은 생각을 제기한 연구자들이 몇 있는데, 아마 그중 누군가가 커티스에게 이야기를 흘렸을 것이다. 커티스가 취재 중 만났던 몇몇 유명한 과학자들은 방어적인 태도를 취하며 그 가능성을 부정했는데, 이런 태도로 인해 오히려 그는 이 가설이 충분히 고려할 만한 것이라는 인상을 받았다. 심지어 커티스는 세계보건기구에서 글로벌 에이즈 퇴치 프로그램을 이끄는 데이비드 헤이만David Heymann 박사로부터 퉁명스런 답변을 이끌어내기까지 했다. "에이즈 바이러스의 기원 따위는 오늘날 과학에서 전혀 중요하지 않은 문제요." 그는 또 다른 전문가인 하버드 대학의 병리학자 윌리엄 헤슬틴William Haseltine의 말도 인용했다. "그런 질문은 주의를 분산시키고, 아무런 도움이 되지 않을뿐더러 사람들을 혼란스럽게 할 뿐입니다. 저는 그런 질문이 문제 해결이라는 과제를 전반적으로 잘못된 방향으로 이끌 거라고 생각합니다.” 기사가 나가자 힐러리 코프로우스키의 변호사들은 커티스와 《롤링 스톤》 지를 상대로 명예훼손 소송을 제기했으며, 잡지사 측은 '해명서'를 통해 OPV 이론과 코프로우스키의 역할은 근거없는 가설에 불과하다고 인정했다. 하지만 《롤링 스톤》 사태가 진정될 즈음, 에드워드 후퍼Edward Hooper라는 영국 저널리스트가 개인적으로 OPV 이론에 강박적인 집착을 보이며 진실을 밝히기 위한 십자군이 되겠다고 나서는 바람에 다시 불붙기 시작했다.

후퍼는 오랜 세월에 걸쳐 거의 백과사전을 만들 듯 철저히 문제를 조사한 후(항상 분별있는 태도를 유지한 것은 아니었지만) 마침내 1999년 《강江 — 에이즈 바이러스와 에이즈의 기원에 이르는 여행The River: A Journey to the Source of HIV and AIDS》이라는 제목의 1,000페이지짜리 책으로 펴냈다. 여기서 강이란 역사의 흐름, 인과의 물결이 아주 작은 근원에서 시작하여 바다처럼 깊고 넓은 결과로 귀결된다는 은유적 의미였다. 서문에서 그는 빅토리아 시대 탐험가들이 나일 강의 근원을 찾아 떠났던 여정을 언급했다. 나일 강은 빅토리아 호에서 나온 물이 리폰Ripon 폭포에서 쏟아져내려 생겼을까, 아니면 호수 위쪽으로 어딘지 알려지지 않은 다른 수원이 있을까? '나일 강의 근원을 둘러싼 논쟁은 희한하게도 150년이 지난 후 또 다른 논쟁을 통해 그대로 되풀이되고 있다. 에이즈의 기원을 둘러싼 기나긴 논쟁이 바로 그것이다.' 빅토리아 시대의 탐험가들이 나일 강의 근원을 잘못 생각했던 것처럼 현대의 전문가들 또한 에이즈라는 전 세계적인 유행병의 근원을 잘못 생각하고 있다는 얘기다.

후퍼의 책은 방대할 뿐 아니라 꼼꼼하고 기가 질릴 정도로 자세하며, 겉보기에는 합리적이고, 읽기는 몹시 힘들지만 읽는 이의 마음을 사로잡을 정도로 주장하는 바를 잘 설명했기 때문에 에이즈 연구자들의 주의를 어느 정도 OPV 이론 쪽으로 돌려놓는 데 성공했다. 그는 거대한 강물 같은 정보 위를 증기선처럼 누비며 주장들을 펼쳤지만 가장 핵심적인 주제, 즉 코프로우스키의 백신이 에이즈 바이러스에 감염된 침팬지의 세포를 이용하여 제조되었다는 사실을 입증하지는 못했다. 그러나 그 백신이 감염되었을**지도 모르는** 침팬지의 세포를 이용하여 제조되었을**지도 모른다는** 가능성을 제기한 데는 성공한 것으로 보인다.

그 후 가능성이라는 문제는 사실이라는 문제에 길을 내주었다. 실제로 어떤 일이 일어났을까? 증거는 어디에 있는가? OPV 이론을 조사해 볼 가치가 충분하다고 생각한 유명한 진화생물학자 윌리엄 해밀턴은 런던왕립학회Royal Society of London를 종용하여 2000년 9월 이 문제를 보다 폭넓은 맥락에서 토의하기 위한 특별 학회를 개최했다. 해밀턴은 후배 학자들의 존경과 지지를 한몸에 받는 노학자로, 진화이론에 관한 그의 초기 연구는 에드워드 윌슨Edward O. Wilson의 《사회생물학Sociobiology》과 리처드 도킨스Richard Dawkins의 《이기적 유전자The Selfish Gene》에 영향을 미친 바 있다. 그가 OPV 이론에 공정한 기회를 주어야 한다고 왕립학회를 설득했던 것이다. 에드워드 후퍼는 과학자는 아니었지만 연자로 초청받았다. 힐러리 코프로우스키 역시 대표적인 에이즈 연구자들과 함께 참석했다. 그러나 윌리엄 해밀턴은 학회가 개최되기 전에 세상을 떠나고 말았다. 연구차 콩고에 갔다 말라리아에 걸려 장출혈로 2000년 3월 갑자기 사망한 것이다. 왕립학회는 그가 없는 상태로 에이즈 바이러스와 에이즈의 근원에 관한 다양한 문제들을 논의했다. OPV 이론은 많은 주제 중 하나였을 뿐이지만 암묵적으로 학회 전체를 이끄는 의제였다. 분자생물학과 역학 분야에서 보고된 데이터는 백신 오염 시나리오를 지지하는가, 아니면 부인하는가? 가장 이른 감염이 1958년 이전에 발생했다면 그 환자들은 코프로우스키의 OPV 임상시험과 아무런 관계도 없을 것이다. 보관된 검체에서 에이즈 바이러스가 검출된다면 결정적인 단서가 될 수 있었다.

바로 이것이 DRC60이 킨샤사를 벗어나게 된 연유다. 킨샤사 대학에서 병리 검체를 많이 보관하고 있다는 사실과 OPV를 둘러싼 논쟁이 벌어지고 있다는 사실을 동시에 알게 된 무옘베J. J. Muyembe라는 콩고의 원로 바이러스학자가 데이터를 보다 풍부하게 할 목적으로 직접 표본을 가지고 와 제출했던 것이다. 무옘베는 직접 언덕 위 대학 건물로 올라가 파란색 커튼 뒤의 선반을 뒤졌다. 일반 여행용 가방에 813개의 파라핀 포매 표본을 채워 넣은 후 업무차 벨기에를 방문한 길에 가지고 갔다. 벨기에에서 이 귀중한 표본들을 2년 전 왕립학회에서 주최한 학회에 참석했던 디르크 테우벤Dirk Teuwen이라는 동료에게 건넸다. 테우벤은 이 검체들을 가장 적절하게 사용할 수 있는 사람이 누구인지 곰곰이 생각한 끝에 투손Tucson에 있는 마이클 워로비에게 보냈다.

두 가지 이야기가 여기서 만난다. 당시 대학원생이던 워로비는 옥스퍼드에서 윌리엄 해밀턴을 만나 알고 있었고, 벨기에의 질병생물학자들 몇 명과도 교류가 있었다. 에이즈 바이러스의 기원에 흥미를 느낀 워로비는 해밀턴의 마지막 현장조사 연구 때 콩고에 동행했다. 그들이 콩고를 찾은 것은 2000년 1월로 치열한 내전 끝에 모부투 세세 세코Mobutu Sese Seko가 축출되고 로랑 카빌라Laurent Kabila 대통령이 권좌에 오른 지 얼마 안 되어 매우 혼란스런 시기였다. 해밀턴은 야생 침팬지의 분변과 소변 검체를 채취하고 싶었다. 그 검체들을 통해 OPV 이론을 확증하거나 부인할 수 있으리라 생각했던 것이다. 워로비 자신은 OPV 이론에 거의 관심이 없었지만 에이즈 바이러스의 기원과 진화를 밝히는 데 도움이 될 데이터를 모으는 것이 목적이었다. 그렇지 않아도 어수선한 콩고민주공화국은 더욱 혼란스러웠다. 로랑 카빌라에 반대하는 두 개의 반군 집단이 아직도 동부의 많은 지역을 손에 넣고 있었다. 해밀턴과 워로비는 비행기를 타고 키산가니(Kisangani, 스탠리빌의 새로운 이름)로 날아갔다. 콩고 강 상류의 지역 중심지인 그곳은 코프로우스키가 콩고에서 백신접종 시험을 시작했던 곳이기도 하다. 당시 도시는 강을 사이에 두고 한쪽은 르완다, 다른 쪽은 우간다의 지원을 받는 집단이 통치했다. 전쟁으로 민간 항공사는 취항하지 않았으므로 두 명의 생물학자는 다이아몬드 거래상들이 이용하는 작은 전세기에 동승했다. 키산가니에서는 도시의 대부분을 수중에 넣은 르완다 측 반군 사령관을 찾아가 사례를 한 후 황급히 숲 속으로 들어갔다. 차라리 표범이나 뱀과 함께 지내는 것이 더 안전했기 때문이었다. 그곳에서 현지 가이드들을 고용하여 한 달간 야생 침팬지의 분변과 소변을 수집했다. 해밀턴이 발병한 것은 떠날 때쯤이었다.

그도 워로비도 어떻게 병에 걸렸는지 알 수 없었지만 어쨌든 가장 빠른 비행기를 잡아 타고 르완다로 빠져나왔다. 다시 우간다의 엔테베로 가서 열대형 말라리아 진단과 우선 필요한 치료를 받은 후 해밀턴은 나이로비Nairobi를 거쳐 런던 히스로Heathrow 공항에 도착했다. 고비를 넘긴 것 같았다. 기분도 훨씬 좋았다. 임무를 완수했으며 걱정할 것이라곤 없었다. 나는 그때 그의 기분이 어땠는지 미국의 한 현장생물학자로부터 직접 전해들었다. "제일 중요한 일을 끝냈으니까, 데이터를 갖고 귀환했으니 더 바랄 게 없었죠." 사실 그 연구에는 위험이 너무 많이 따랐다. 말라리아나 AK 소총 말고도, 배가 난파하거나, 굶주리거나, 물에 빠지거나, 뱀에 물릴 위험이 항상 존재했다. 그는 이렇게 말했다. "위험이 너무 많으면 집에 돌아올 수가 없지. 그렇다고 너무 적으면 데이터를 얻을 수가 없다오." 해밀턴과 워로비는 데이터를 갖고 무사귀환했지만 검체들을 담은 귀중한 아이스박스가 나이로비에서 런던으로 오는 항공편 수하물 처리 과정에서 분실되었다는 사실을 알게 되었다.

이 모든 이야기는 내가 투손에 있는 마이클 워로비를 찾아가서 들은 것이다. "모든 일이 다 잘 됐어요. 검체를 담은 아이스박스를 포함해서 짐을 여섯 개 맡겼는데 수하물 컨베이어벨트에 다섯 개만 있었던 걸 빼고는 말입니다. 검체를 담은 박스가 없어져 버렸지 뭡니까." 다음날 아침, 해밀턴은 병이 도져 병원을 찾았다. 그곳에서 치명적인 출혈을 일으켰다. 말라리아 때문에 계속 복용했던 소염제 부작용인 것 같았다. 워로비는 해밀턴에게 전화했다가 그의 여동생에게서 소식을 들었다. **누구시죠? 무슨 일인가요? 빌은 상태가 심각한데요.** 한편 워로비는 장거리 전화로 나이로비 공항 수하물 취급소를 들들 볶았는데 마침내 아이스박스를 찾았다며 다음번 항공편으로 도착한다는 대답을 들었다. 하지만 도착한 것은 다른 사람 것이었다. 안에는 샌드위치가 가득 들어 있었다. "빌이 병원에서 죽어갈 때 밖에서는 이렇게 기가 막힌 일이 벌어지고 있었죠." 이틀 후 마침내 그들의 아이스박스가 도착했지만 해밀턴은 축하할 만한 상태가 아니었다. 이미 수차례의 수술과 수혈로 만신창이가 되었던 것이다. 몇 주간 힘겨운 싸움을 벌인 끝에 그는 세상을 떠나고 말았다.

해밀턴이 목숨을 바쳐 얻은 콩고 침팬지의 분변에서는 SIV 양성반응이 한 건도 검출되지 않았다. 소변 검체 몇 개에서 미미한 항체 반응이 검출되었을 뿐이었다. 그렇게 불명확하고 대단찮은 결과를 논문으로 발표할 수도 없었다. 뭔가 결과가 나와야 좋은 데이터가 되는 것이지, 열심히 찾는다고 좋은 데이터를 얻으라는 법은 없다. 그러나 3년 후 킨샤사에서 보낸 인간 병리 검체들, 즉 무옘베가 여행 가방에 담아 벨기에로 가져갔던 813개의 작은 파라핀 조직 블록들이 투손에 도착했을 때 워로비는 만반의 준비가 되어 있었다. 그는 그 검체에서 DRC60을 발견했다. 그리고 그 바이러스 염기서열은 깜짝 놀랄 만한 이야기를 들려주었다.

93

파라핀으로 처리한 오래된 조직 검체들을 뒤져 바이러스 RNA를 찾아내는 작업은 전문가라고 해도 쉬운 일이 아니다. 워로비에 의하면 그 작은 조직들은 '분자생물학적 연구를 하기에는 너무 형편없는' 상태였다. 적도의 먼지 쌓인 골방에서 43년간 실온 상태로 있었다는 것이 문제가 아니었다. 진짜 문제는 조직을 고정시키는 데 사용한 화학물질들이었다. 카봉고 교수가 보여준 1960년대식 비커 속에 담겨 있던 메탄올과 크실롤 말이다. 당시 병리학자들은 포르말린과 피크르산을 주성분으로 하는 보잉Bouin 고정액이라는 강력한 화합물을 선호했다. 이 용액은 아스픽aspic* 속에 연어를 넣어 굳힐 때처럼 조직의 세포 구조를 보존하는 효과가 뛰어나기 때문에 검체를 얇게 박편으로 만들어 현미경으로 관찰하기에 적합하다. 그러나 보잉 용액은 생명의 비밀을 담은 길다란 분자에는 폭탄을 투하하는 것과 같았다. DNA와 RNA를 아주 작은 조각으로 분해한 후 새로운 화학결합을 형성시키는 것이다. 워로비의 표현을 빌리자면 '분자생물학 연구에 적합한 한 가닥의 길다란 목걸이 모양이 아니라, 뒤죽박죽으로 얽힌 커다란 덩어리 비슷한

---

* 육즙으로 만든 투명한 젤리. 안에 육류를 넣고 차게 식혀 굳힌 후 상에 냄. -역주

것'으로 만들어 버린다. 처리 과정이 너무 어려웠기 때문에 킨샤사에서 보내 온 813개의 조직 블록 중 겨우 27개만 검사할 수 있었다. 하지만 그 27개 중에서 의심할 여지없이 HIV-1에 해당하는 RNA 분절을 발견했던 것이다. 워로비는 숙련된 솜씨로 뒤죽박죽이 된 염기서열을 끈질기게 풀어헤치고 재조합하여 마침내 DRC60이라고 명명한 뉴클레오티드 염기서열을 얻어냈다.

여기까지가 손을 쓰는 작업이었다. 머리를 쓰는 작업은 DRC60과 ZR59의 염기 하나하나를 비교하는 것으로 주로 컴퓨터로 수행했다. 이 작업에는 두 가지 염기서열을 기존 HIV-1 M군 염기서열로 이루어진 계통수 안에 놓고 보다 넓은 범위에서 비교하는 것도 포함되었다. 비교 목적은 진화상 얼마나 많은 변화가 일어났는지 보는 것이다. 바이러스 균주는 서로 얼마나 멀어졌을까? 진화상 변화는 개개의 염기 수준에서 일어나는 돌연변이에 의해 축적되는데(다른 경로도 있지만 여기에는 해당하지 않는다), 앞에서 설명했듯 에이즈 바이러스 같은 RNA 바이러스는 돌연변이 속도가 비교적 빠르다. HIV-1의 평균적인 돌연변이 속도를 아는 것, 또는 많은 균주에서 주의 깊게 측정하는 것도 그 못지않게 중요하다. 돌연변이 속도는 바이러스의 '분자적 시계'로 간주된다. 모든 바이러스는 고유한 돌연변이 속도를 갖기 때문에 오랜 세월에 걸쳐 조금씩 진행되는 변화를 측정하는 자신만의 시계를 갖고 있는 셈이다. 두 가지 바이러스 균주 사이에 얼마나 차이가 나는지 안다면 이들이 공통 조상에서 갈라져 나온 후 얼마나 시간이 흘렀는지 알 수 있다. 차이와 분자시계 사이의 함수로 경과한 시간을 측정할 수 있는 것이다. 이런 방법으로 분자생물학자들은 TMRCA(time to most recent common ancestor, 가장 최근의 공통 조상에 이르는 시간)라는 중요한 파라미터를 계산한다.

여기까지 이해가 되는가? 그렇다면 매우 훌륭한 것이다. 잠시 한숨 돌리며 정리해보기 바란다. 지금까지 배운 것을 이용하여 분자생물학적 비밀의 깊은 심연을 가로질러 중요한 과학적 통찰에 이르게 될 것이다. 다시 출발하자.

마이클 워로비는 거의 같은 시기에 킨샤사 주민에서 얻은 DRC60과 ZR59가 **크게** 다르다는 사실을 발견했다. 두 가지 모두 의심할 여지없이 HIV-1 M군에서 유래한 것이었다. M군이나 O군, 또는 침팬지 바이러스인 SIV_{cpz}와 혼동될 우려는 조금도 없었다. 그러나 M군 내에서 두 가지 서열은 **아주 멀리** 떨어져 있었다. 얼마나 멀었을까? 게놈의 한 부분이 12퍼센트 정도 달랐다. 그 차이는 얼마나 긴 시간에 해당할까? 워로비의 계산으로는 약 50년 정도였다. 구체적으로 그는 오차 범위를 고려하여 DRC60과 ZR59의 가장 최근 공통 조상이 존재했던 때를 1908년으로 추정했다.

1908년에 이미 종간전파가 일어났다고? 그것은 어느 누구도 예상치 못했을 만큼 이른 시점이었기 때문에 이 발견은 유명 저널에 실릴 가치가 충분했다. 종간전파가 일어난 지 100년 후인 2008년, 무옘베와 장-마리 카봉고까지 공동저자로 포함시켜 《네이처》에 게재된 논문에서 워로비는 이렇게 썼다.

> 진화적으로 분화된 시기와 진화상 경과한 시간이 수십 년에 이른다는 우리의 추정은 DRC60과 ZR59 사이의 유전학적 거리가 멀다는 사실과 함께 고려할 때 이 바이러스들이 20세기 초반 아프리카에 살던 인구집단 내에서 전파되고 있던 공통 조상으로부터 유래했음을 시사한다.

그는 내게 말했다. "그건 우리 인간에게 전혀 새로운 바이러스가 아닙니다."

워로비의 연구는 OPV 가설을 정면으로 반박하는 것이었다. HIV-1이 이미 1908년에 인간의 몸속에 존재했다면, 1958년 시작된 백신 임상시험을 통해 인간에게 전파되었다는 가설은 성립할 수 없다. 이 점을 분명히 한 것만도 가치있는 일이지만 워로비의 공헌은 여기서 그치지 않는다. 종간전파 시점을 밝혀낸 것은 에이즈라는 전 세계적인 유행병이 어떻게 시작되어 전개되었는지를 이해하는 데 큰 도움이 되기 때문이다.

94

종간전파가 일어난 **지역**을 알아내는 것도 종간전파 시점을 밝히는 것만큼 중요한데, 이 일은 다른 연구소에서 이루어졌다. 비어트리스 한Beatrice Hahn은 워로비보다 약간 나이가 많은 연구자로 그가 DRC60을 발견한 것보다 훨씬 전에 에이즈의 기원을 밝히는 연구에 착수했다.

독일에서 태어난 한은 뮌헨에서 의사 면허를 딴 뒤, 1982년 미국으로 건너가 3년간 로버트 갈로의 연구실에서 박사후 과정을 거치며 레트로바이러스를 연구했다. 그 후 버밍햄의 앨라배마 대학에 미생물학 교수로 재직하며 에이즈 연구소장을 맡아 명석한 대학원생들과 박사후 연구원들을 이끌었다. (이 책에서 설명하는 대부분의 연구는 앨라배마 대학에 재직했던 1985~2011년 사이에 이루어졌다. 이후 그녀는 필라델피아의 펜실베이니아 대학 페럴먼 의대Perelman School of Medicine로 자리를 옮겼다.) 한이 수행한 다양한 연구의 보다 넓은 목적은 워로비와 마찬가지로 에이즈 바이러스와 관련 바이러스 및 그 조상 바이러스들이 진화해 온 역사를 이해하는 것이다. 워로비에게 그의 연구를 뭐라고 불러야 할지 묻자 그는 분자계통유전학이라고 했다. 분자계통유전학자는 서로 다른 생물의 DNA나 RNA의 뉴클레오티드 염기서열을 세밀하게 분석한 후 비교하고 대조한다. 목적은 고생물학자들이 멸종된 거대한 도마뱀들의 화석화된 뼈 조각을 세밀히 관찰하는 이유와 같다. 즉, 생물들의 계통과 그들로부터 유래한 후손들의 진화적 역사를 밝히는 것이다. 그러나 비어트리스 한은 의사이기도 했기에 또 다른 목적이 있었다. 에이즈 바이러스 유전자가 질병을 일으키는 데 어떤 역할을 하는지 밝혀 보다 나은 치료와 예방, 그리고 가능하다면 완치를 위한 정보를 얻고자 했던 것이다.

지난 20년간 한의 연구실에서는 매우 흥미로운 논문들이 쏟아져 나왔다. 많은 논문이 신참 연구자를 제1저자로 하고, 한은 멘토로서 맨 마지막에 이름을 올린 것이었다. 1999년 펭 가오Feng Gao가 SIV_{cpz}의 계통유전학적 연구를 통해 HIV-1과의 관계를 밝힌 논문도 같은 형식으로 발표되었다. 당시 알려진 SIV_{cpz}의 균주는 세 가지뿐이었으며 모두 사육 중인 침팬지에서 분리된 것이었는데 펭의 논문으로 네 번째 균주가 추가되었다. 이 논문은 'HIV-1이 침팬지Pan troglodytes로부터 인간에게 전파되었다는 가장 설득력 있는 증거'라는 논평과 함께 《네이처》 지에 게재되었다. 펭의 연구팀은 HIV-1의 기원을 침팬지까지 추적한 데서 그치지 않았다. 바이러스 균주를 분석하여 중앙아프리카침팬지Pan troglodytes troglodytes라는 구체적인 아종까지 거슬러 올라간 후, 그들의 SIV가 종간전파를 일으킨 결과 HIV-1 M군이 되었다는 사실을 밝혀냈던 것이다. 이 침팬지들은 중앙아프리카 서쪽에서 콩고 강 북쪽, 우방기Oubangui 강 서쪽에만 서식한다. 결국 펭의 연구는 보유숙주는 물론 에이즈가 발생한 지리적 위치까지 효과적으로 밝혀낸 셈이다. 《네이처》 지의 논평 제목 〈침팬지에서 전 세계적인 유행병으로FROM PAN TO PANDEMIC〉에서 알 수 있듯 엄청난 발견이었다. 당시 펭 가오는 한의 연구실에서 박사후 과정을 밟고 있었다.

그러나 가오의 연구는 마티네 피터스의 연구와 마찬가지로 사육 중인 침팬지에서 분리된 바이러스들을 유전학적으로 비교한 것이어서 야생 침팬지 집단 내 감염에 관해 약간 불확실성이 남아 있었다. 이를 해소하는 데 몇 년이 더 걸렸지만 마침내 2002년, 야생동물에서 SIV_{cpz}를 발견했다는 논문이 《사이언스》 지에 게재되었다. 제1저자는 마리오 산티아고Mario L. Santiago로 비어트리스 한의 박사과정 학생이었다. 그는 이 업적으로 당연히 박사학위를 취득했다.

산티아고의 연구에서 가장 중요한 측면은 야생 침팬지(검사한 58마리의 침팬지 중 단 한 마리였다)에서 SIV를 검출하는 새로운 방법을 개발한 것이었다. 그 방법은 '비침습적', 즉 침팬지를 포획하여 혈액을 채취할 필요가 없었다. 그저 숲 속에서 침팬지를 따라다니다 오줌을 눌 때 그 아래서 검체를 작은 튜브에 받은 후(물론 노란색 샤워줄기같은 오줌을 받는 일은 직접 하는 것보다 현장 조수를 고용하는 편이 훨씬 낫다), 그 소변에서 항체 유무를 검사하면 끝이었다. 이런 방식으로 채취한 소변은 혈액만큼이나 정확한 것으로 나타났다.

"놀라운 돌파구가 열린 셈이었어요." 버밍햄에 있는 연구실에서 한은 내게 이렇게 말했다. "그 방법이 통하리라는 자신이 없었죠." 하지만 산티아고는 실패 위험을 감수하고 시험해 보았고, 유효성을 입증했다. 최초로 야생 침팬지의 소변에서 SIV 양성 결과를 얻은 검체는 세계에서 가장 유명한 침팬지 집단에서 채취한 것이었다. 이 집단은 탄자니아의 곰베Gombe 국립공원에 서식하고 있었는데 일찌기 1960년 제인 구달Jane Goodall이 역사적인 현장연구를 했던 것으로 유명하다. 검체는 다른 아종인 동부아프리카침팬지Pan troglodytes schweinfurthii에서 채취한 것으로 펭 가오가 연구한 HIV-1과는 크게 일치하지 않았지만 SIV_{cpz} 양성인 것만은 틀림없었다.

곰베 국립공원에서 검체를 채취하는 것의 이점은 침팬지들이 도망가지 않는다는 점이었다. 이들은 분명히 야생 상태였지만 구달과 그 뒤를 이은 연구자들이 40년간 연구를 수행했기 때문에 인간의 존재에 익숙했다. 다른 곳이었다면 이런 방식으로 소변을 채취하여 검사하는 방법은 실행하기 어려웠을 것이다. "아시다시피 인간의 존재에 익숙하지 않은 침팬지들은 절대 인간 근처로 다가오지 않기 때문에 소변을 받을 수가 없지요." 물론 땅에 떨어진 침팬지 똥은 쉽게 채취할 수 있지만 분변 검체는 특수한 방법으로 보존하지 않는 한 쓸모가 없다. 신선한 분변 속에는 소화 효소인 다양한 단백질 분해 효소가 풍부하기 때문에 연구실에 닿을 때쯤에는 바이러스의 흔적이 모두 파괴되어 남지 않기 때문이다. 이런 점은 야생동물을 연구하는 분자생물학자들이 감당해야 하는 난관 중 하나다. 혈액과 분변과 소변은 채취 용이성을 비롯하여 쓰임새가 각기 다르다.

그러나 얼마 후, 한의 휘하에 있던 또 한 명의 젊은 마법사 브랜던 킬Brandon F. Keele이 분변 검체의 변질 문제를 해결했다. 그가 사용한 방법은 텍사스 주 오스틴에 있는 회사에서 개발한 상업용 제품인 알엔에이레이터RNAlater라는 액상 안정액으로 검체를 처리하여 핵산을 보존하는 것이었다. 알엔에이레이터의 장점은 이름 그대로 한동안 시간이 지난 후에도later 조직 검체에서 RNA를 검출할 수 있다는 것이다. 킬은 안정액이 조직 속의 RNA에 효과를 발휘한다면 분변 속에 있는 항체도 보존할 수 있을 것으로 추정했다. 연구팀에서 복잡한 화학적 문제들을 해결해 가며 고정액에서 방출되는 항체를 확인한 결과, 실제로 효과가 있었다. 이 기법 덕분에 야생 침팬지에서 검사를 수행할 수 있는 범위가 엄청나게 넓어졌다. 현장 조수들을 고용하여 수백 건의 분변 검체를 각각 알엔에이레이터가 들어 있는 작은 튜브에 담아 오게 한 후, 냉장할 필요도 없이 멀리 떨어진 실험실로 보내 결과를 확인할 수 있게 된 것이다. "항체가 발견되면 그 침팬지가 감염되었다는 사실을 알 수 있죠. 곧바로 감염된 침팬지를 골라내어 바이러스를 분리할 수 있는 겁니다." 항체를 선별검사하는 방법은 쉽고 빠르다. 그러나 PCR 증폭과 기타 여러 가지 단계를 거쳐 바이러스 RNA 분절을 찾아내는 일은 훨씬 많은 노력이 필요하다. 새로운 방법 덕분에 한의 연구팀에서는 처음으로 많은 검체를 선별한 후, 선별된 몇 가지 검체에만 시간과 노력을 집중할 수 있었다. 아주 쉽게 옥석을 가릴 수 있게 된 것이다.

그들은 곰베 국립공원 밖으로 현장조사 범위를 넓혔다. 이제 다시 SIV_{cpz}가 HIV-1과 가장 가까운 침팬지 아종인 중앙아프리카침팬지에도 주목할 수 있었다. 그들은 몽펠리에의 마티네 피터스와 협력하고, 아프리카 내에서도 몇몇 조력자들을 추가하여 카메룬 남부와 남동부의 다양한 숲에서 침팬지 분변 검체 446건을 수집했다. 실험실에서 이 검체들을 분석하는 일은 브랜던 킬이 지휘했다. DNA 검사 결과 거의 모든 검체가 중앙아프리카침팬지의 것으로 밝혀졌다. 몇몇 검체는 상가Sangha 강 바로 북쪽에 서식하는 또 다른 하위종 나이지리아-카메룬침팬지Pan troglodytes vellerosus의 것이었다. 킬은 바이러스의 증거를 찾아보았다. 두 가지 놀라운 결과가 밝혀졌다.

95

그 놀라운 결과를 듣기 위해 브랜던 킬을 찾았다. 당시 그는 박사후 과정을 마치고 메릴랜드 주 프레더릭에 있는 국립암연구소 산하의 한 연구소에 재직하고 있었다. 바이러스 진화만을 연구하는 팀을 이끌며 바이러스 계통유전학과 에이즈를 계속 파고드는 중이었다. 새로운 연구실과 실험실은 포트 데트릭 기지 안에 있었다. 켈리 워필드가 에볼라를 연구하다 사고를 당한 후 '큰집'에서 3주를 보냈던 미육군 감염병 연구소와 같은 영내였다. 에스코트없이 방문했더니 위병소에서 내가 탄 렌트카의 밑바닥까지 수색하면서 혹시 폭발물이 실려 있지 않은지 검사한 후에야 들여보내 주었다. 킬은 근무하는 건물 바깥 출입문까지 나와 기다리고 있다 손을 흔들었다. 파란색 와이셔츠에 청바지를 입고 검은 머리엔 무스를 발라 뒤로 넘겼는데, 수염은 이틀 정도 깎지 않은 것 같았다. 그는 유타 주에서 자라고 교육받은 키가 큰 젊은이로 매우 예의바른 사람이었다. 우리는 그의 작은 연구실에 마주앉아 카메룬 지도를 들여다 보았다.

분변 검체에서 밝혀진 첫 번째 놀라운 사실은 카메룬에 서식하는 일부 침팬지 집단의 SIV_{cpz} 양성률이 매우 높다는 점이었다. 양성률이 가장 높은 곳은 맘벨레(Mambele, 같은 이름의 교차로 주변)와 로베케(Lobeke, 국립공원 내)라고 표시된 지역이었다. 다른 곳에서 채취한 침팬지 검체에서는 SIV 감염이 드문 반면 카메룬 남동부 검체에서는 최대 35퍼센트에 이르렀다. 같은 지역 내에서도 감염률은 '점상분포'를 나타낸다고 킬은 말했다. "한 곳에서 수백 마리를 검사해도 한 건도 안 나올 때도 있습니다." 하지만 약간 동쪽으로 자리를 옮겨 어떤 강을 건넌 뒤 다시 검체를 채취해 보면 감염률이 급격히 올라간다. 전혀 예측하지 못한 소견이었다. 카메룬의 남동쪽 구석, 두 개의 강이 서로 만나 쐐기 모양을 이룬 국경 지역은 감염률이 특히 높았다. 지도에서 보면 카메룬 땅이 남동쪽에 있는 콩고민주공화국 땅을 뾰족하게 찌르고 들어간 것처럼 보이는 지역이다. 이 쐐기형 지역이 SIV_{cpz}의 핫스팟이었다.

두 번째 놀라운 사실은 검체에서 바이러스 염기 분절을 추출하여 증폭한 후 염기서열을 분석하여 알려진 다른 SIV 및 에이즈 바이러스 균주의 염기서열과 비교해주는 프로그램에 입력했을 때 드러났다. 클러스탈Clustal이라는 이 프로그램은 비교 결과를 계통수 모양으로 나타낼 수 있다. 로베케에서 대변을 채취한 LB7이라는 침팬지의 결과를 보았던 때를 킬은 생생하게 기억했다. "모두 충격을 받았지요. 제 컴퓨터 주변에 10명 정도가 모여 분석 결과를 기다리고 있었거든요." 프로그램에 나타난 결과는 정확히 에이즈 바이러스와 일치했다.

클러스탈이 가장 최근에 분석한 결과를 계통수로 나타내자 LB7에서 분리된 SIV_{cpz}는 지금까지 알려진 모든 인간 HIV-1 M군 균주가 속해 있는 작은 나뭇가지에 새로 돋아난 잔 가지 모양으로 나타났다.* 그 위치는 그때까지 야생 침팬지에서 발견된 것 중 '가장 가까운 균주'에 해당했다. "그리고 더 많은 걸 발견했습니다. 파면 팔수록 더 많이 나오죠." 또 다른 유사 균주 역시 동일한 좁은 지역에서 발견되었다. 카메룬 남동부다. 킬과 동료들은 오싹할 정도로 역사적인 깨달음의 순간을 맞아 몸을 떨었다. "비어트리스가 항상 말하는 것처럼 더 놀라운 결과는 상상할 수도 없었죠. 믿어지지 않을 정도였습니다." 그들의 기쁨은 약 10초 정도 지속되었다. 그 뒤로는 모든 사람이 더 많은 검체와 더 많은 결과를 찾는 일에 미친듯이 매달렸던 것이다. *샴페*

---

* 전문용어로는 동일한 분기군(分岐群, clade)에 속한다고 한다.

인을 너무 일찍 터뜨리면 안 됩니다. 킬이 내게 말했다. 논문을 제출하고 《사이언스》 지 편집진으로부터 게재가 결정되었다는 축하 메시지를 받을 때까지는요.

그 후 킬의 팀은 동일 지역에서 채취한 4개의 검체를 대상으로 분절이 아니라 게놈 전체의 염기서열을 분석하고, 그것을 클러스탈로 재분석하는 일에 매달렸다. 새로운 SIV_{cpz}는 역시 충격적일 정도로 HIV-1 M군과 비슷했다. (N군과도 비슷했는데 그 결과는 아주 많이 놀랍거나 중요하지는 않았다. 왜냐하면 N군은 에이즈 바이러스 중 드문 형태로 그전까지 오직 카메룬에서만 발견되었기 때문이다.) 그들은 너무나 유사해서 다른 새로운 균주가 발견된다고 해도 그보다 더 유사할 수 없을 정도였다. 결국 한의 연구실에서는 이 전 세계적인 유행병의 지리적 기원을 정확히 밝혀낸 것이었다.

96

어디서와 언제라는 문제는 충분히 설명한 것 같다. 에이즈는 약간의 오차는 있을지 몰라도 1908년경에 카메룬 남동부에서 한 마리의 침팬지로부터 한 명의 인간에게 종간전파되어 천천히, 그러나 끊임없이 세력을 확장시켜 왔다. 이제 세 번째 질문이 남았다. **어떻게?**

2006년 7월 28일 《사이언스》 지에는 킬이 쓴 〈전 세계적인 유행을 일으키든 일으키지 않든 모든 HIV-1의 보유숙주는 침팬지Chimpanzee Reservoirs of Pandemic and Nonpandemic HIV-1〉라는 제목의 논문이 실렸다. 제1저자는 브랜던 킬이었고, 마리오 산티아고, 마티네 피터스, 카메룬의 몇몇 공동연구자 등 친숙한 사람들이 공동저자로 참여했으며, 역시 맨 끝에는 비어트리스 한의 이름이 있었다. 데이터는 환상적이었으며, 결론은 신중했고, 표현은 세심하고 정확했다. 하지만 끝부분에서 저자들은 과감한 추정을 시도한다.

> 여기서 우리는 HIV-1 M군의 기원이 된 $SIV_{cpz\mathit{Ptt}}$* 균주가 오늘날까지도 카메룬 남동부에서 서식하는 중앙아프리카침팬지의 몸속에 존재하는 바이러스와 같은 계통에 속한다는 사실을 입증했다. 그 바이러스는 국지적으로 전파되었을 가능성이 높다. 그곳을 시작으로 바이러스는 생하 강(또는 다른 지류들)을 거쳐 콩고 강 남쪽에 이른 후 거기서 다시 킨샤사로 옮겨갔을 것이다. M군의 전 세계적인 유행은 킨샤사에서 시작되었을 가능성이 매우 높다.

하지만 '국지적으로 전파'라는 말은 애매하다. 어떤 상황에서, 어떤 경로를 통해 그렇게 되었다는 말일까? 그 운명적인 사건들은 어떻게 발생하여 진행되었을까? 이 점에 관해서는 이미 2000년에 한 자신이 다른 세 명의 공동저자와 함께 처음으로 에이즈가 인수공통감염병이라는 개념을 주장하면서 설명한 바 있다. '사람의 경우 사냥이나 도살, 또는 기타 활동(오염된 고기를 조리하지 않고 먹는 등) 중에 동물의 혈액과 분비물에 직접 노출된 것이 그런 전파의 원인이 되었을 가능성이 높다.' 사냥꾼 자상 가설을 암시한 것이다. 최근 그녀는 이 점을 이렇게 설명했다. '침팬지-인간 전파의 가장 가능성 높은 경로는 사냥감에서 고기를 발라내는 과정에서 감염된 혈액과 체액에 노출되는 것일 것이다.' 침팬지를 사냥한 후 가죽을 벗기고, 살을 발라내는 과정에서 사

* 중앙아프리카침팬지에서 유래한 SIV_{cpz}

람의 손에 난 작은 상처를 통해 혈액접촉이 일어난다는 뜻이다. SIV_{cpz}는 침팬지로부터 인간으로 동물종 간의 경계를 뛰어넘어 전파된 후 새로운 숙주의 몸속에서 에이즈 바이러스가 된다. 이런 설명은 아직 구체적인 부분까지 확실하지는 않지만 합리적이며, 이미 밝혀진 사실들과도 잘 들어맞는다. 1908년경 카메룬 남동부의 숲 속에서 사냥꾼 자상 시나리오와 비슷한 일이 벌어졌다고 가정하면 킬의 데이터는 물론, 마이클 워로비가 제시한 시간 경과도 문제없이 설명된다. 카메룬 남동부에서 한 사람이 감염되었다. 그래서 어떻게 되었다는 말인가?

"종간전파가 거기서 일어났다면 유행이 킨샤사에서 시작된 것은 어떻게 된 겁니까?" 나는 한에게 물었다.

"그 지역에서 킨샤사까지는 많은 강이 흐릅니다. 우리의 추정, 즉 가설은 유인원이 아니라 사람이 바이러스를 거기까지 이동시켰다는 것입니다. 유인원이 카누를 타고 킨샤사를 방문했을 리는 없죠. 바이러스를 킨샤사까지 운반한 것은 사람이었을 겁니다." 그녀는 누군가 감염된 침팬지를 사로잡아 카메룬 국경 지방에서 먼 길을 거쳐 살아 있는 상태로 킨샤사까지 데려갔을 희박한 가능성도 언급했다. "하지만 그런 가능성은 매우 낮다고 생각합니다." 바이러스는 인간의 몸을 빌어 그곳까지 갔을 것이다.

그들의 가정을 받아들인다면 감염은 마을에서 일어난 성적접촉을 통해 근근히 명맥을 유지했을 것이다. 길지 않은 그 시간 동안 질병은 눈에 띄는 유행을 일으키지는 않았을 것이다. 누군가 면역결핍으로 죽었다고 해도 특별히 눈에 띄지 않았을 것이다. 삶은 고되고 위험한 것이며, 인간의 수명이란 신종질병이 아니라도 얼마든지 단축될 수 있다. 초기에 에이즈 바이러스에 감염된 사람 중에는 면역결핍이 생기기도 전에 다른 원인으로 죽은 사람도 많을 것이다. 어쨌든 유행병의 기록은 없다. 그러나 감염은 계속 이어졌다. R_0가 1.0보다 높게 유지되었다. 바이러스는 당시 사람들의 이동 방식을 따라, 즉 강을 따라 이동했을 것이다. 생하 강 상류를 따라 어찌어찌 카메룬 남동부를 빠져나온 바이러스는 강을 타고 내려가 콩고 강에 이른 후, 역시 강을 따라 양쪽 기슭에 위치한 브라자빌Brazzaville과 레오폴드빌에 도달했다. 두 개의 식민 도시가 합쳐서 스탠리 풀Stanley Pool이라고 불리던 시대였다. "일단 도시의 인구집단을 만나면 바이러스는 퍼져나갈 기회를 얻게 됩니다." 한의 말이다.

이때까지도 바이러스는 지금 막 출발한 기차처럼 느리게 움직였다. 1908년 당시 레오폴드빌의 인구는 10,000명에 못 미쳤으며 브라자빌은 그보다 훨씬 적었다. 성 풍속과 인간관계의 유동성은 아주 오지인 곳과는 상당히 달랐지만, 그렇다고 나중에 규모가 큰 도시가 된 후만큼은 아니었다. 바이러스의 R_0는 여전히 1.0을 약간 웃도는 수준에서 맴돌았을 것이다. 시간이 흘러 양쪽 도시에는 임금 노동과 상품 판매의 기회를 얻기 위해 점점 많은 사람이 유입되었다. 관습과 기회가 변한 것이다. 남자들만큼은 아니지만 당연히 여자들도 유입되었으며, 그 중에는 매춘에 뛰어드는 사람도 있었다.

1914년경, 한 스웨덴 선교사의 기록에 따르면 브라자빌에는 약 6,000명이 살았고 '선교하기 매우 어려운 지역으로, 콩고 북부에서 유입된 수백 명의 여성이 직업적 매춘부로 일한다'고 되어 있다. 남성들은 프랑스 공무원, 군인, 무역상, 노동자들로 숫자는 여성보다 훨씬 많았다. 당시 식민지 정책상 결혼한 남자가 일을 하기 위해 식민지로 갈 때는 가족을 데려가지 않도록 권고했기 때문이다. 이런 성별 불균형에 의해 상품화된 성에 대한 수요가 늘어났다. 그러나 그 시절의 성매매 풍습은 현재 '성매매 여성'이라는 말이 의미하는 것, 즉 하룻밤

사이에도 낯선 손님들을 되도록 많이 받아 여러 번 짧고 난폭한 성관계를 갖는, 놀랄 만큼 효율적인 방식과는 거리가 멀었다. 당시에는 링갈라어Lingala*로 'ndumbas', 프랑스어로는 'femmes libres**'라고 부르는 여성을 한 명 정해 놓으면, 그 여성이 고객에게 대화에서 잠자리, 빨래에서 요리에 이르는 종합 서비스를 제공하는 것이 관례였다. 그런 '자유여성'은 정기적으로 자신을 찾고, 충분한 생활비를 지급하는 두세 명의 남자 친구를 둘 수 있었다. 또 한 가지 형태는 'menagerie'였다. 이 말은 '가정부'라는 뜻이지만 실제로는 식민지에 파견된 백인 관리와 함께 살며 집안일 이상의 서비스를 제공했다. 물론 금전적인 대가를 지불했지만 이런 관계는 성적 접촉에 의해 바이러스를 널리 퍼뜨릴 수 있는 오늘날의 난잡한 매춘과는 전혀 달랐다.

한편 강 건너 레오폴드빌은 성별 불균형이 더 심했다. 이 도시는 사실상 벨기에 행정력이 통치하는 일종의 노동자 대기소로 가족이 함께 생활하기에는 적합하지 않았으므로, 1910년 당시 남녀 성비가 10대 1에 이르렀다. 교외 지역을 통과하거나 레오폴드빌에 들어가는 일은, 특히 성인 여성의 경우 엄격하게 제한되었다. 물론 서류를 위조하거나 경찰을 피해 들어가는 여성들이 있었다. 혈기왕성하고 상상력이 풍부한 데다 집에 있어봐야 제대로 먹지도 못하고 끔찍한 대접을 받는 소녀라면 레오폴드빌로 가서 '자유여성'이 된다는 데 충분히 유혹을 느꼈을 법하다. 그러나 이곳에서도 여성 한 명에게 성적으로 흥분한 남성 10명이 달라붙어 있을망정 사창가나 길거리에서 유혹하는 방식으로 성매매가 이루어지지는 않았다. 자유여성들은 한 번에 몇 명씩 특

* 자이르에서 사용되는 반투어의 일종. –역주

** '자유로운 여성'이라는 뜻으로 아내나 딸과 구분되는 개념.

별한 친구나 고객을 두기도 했지만 하룻밤에 머리가 어질어질할 정도로 많은 고객과 성관계를 갖는 일은 아직 없었다. 한 전문가는 에이즈 바이러스의 전파라는 측면에서 이런 상황을 '저위험 유형의 매춘'이라고 표현하기도 했다.

레오폴드빌에는 훈제 생선 거래가 매우 활발한 시장도 있었다. 식민시대 내내 국외 반출 목적으로 상아, 고무, 그리고 노예의 거래도 활발했는데 수익은 대부분 영업권을 소유한 백인들의 호주머니로 들어갔다. 스탠리 풀과 강 하구 사이는 깊은 계곡과 접근하기 어려운 거대한 폭포들이 가로막고 있어 두 도시는 대서양으로부터 고립된 상태였지만, 1898년 육로 수송을 위해 철도가 놓이면서 고립 상태가 끝나고 교역 기회가 늘어나 더 많은 상품과 사람들이 쏟아져 들어왔다. 마침내 1920년 레오폴드빌은 강 하구에 위치한 조그만 마을에서 일약 벨기에령 콩고의 수도로 발돋움했다. 1940년경 이곳의 인구는 49,000명 정도였다. 그러나 이후 급격한 상승세를 탔다. 해방이 되던 1961년, 이 도시는 비약적인 성장을 거듭하여 무려 420,000명이 모여 사는 곳이 되었다. 마침내 20세기 아프리카를 대표하는 거대도시 킨샤사로 탈바꿈한 뒤의 삶은 카메룬의 시골 마을과는 비교할 수조차 없는 것이었다. 인구가 10배가 늘면서 급변한 사회적 관계를 고려한다면 왜 에이즈 바이러스가 '느닷없이' 유행하기 시작했는지 이해할 수 있을 것이다. 1959년에는 ZR59 보균자들이 생겨났고, 1년 뒤에는 DRC60 보균자도 나타났다. 이때쯤 바이러스는 이미 증식을 거치며 충분한 돌연변이와 다양성을 나타냈기 때문에 DRC60과 ZR59 균주는 전혀 다른 균주가 되어 있었다. 이제 R_0는 1.0보다 훨씬 높았으며 새로운 질병이 두 도시를 넘어 훨씬 멀리까지 퍼져나가기 시작했다. "말하자면, 바이러스는 적당한 때에 적당한 장소에 있었던 겁니다." 한은 말을 마쳤다.

2007년 초 침팬지와 데이터 분석에 관한 킬의 논문을 읽었을 때 나는 벌린 입을 다물 수 없었다. 이 친구들은 환자 제로까지는 아니지만 그라운드 제로Ground Zero* 를 정확히 밝혀냈다. 킬의 논문에 그림1로 실린 카메룬의 쐐기 모양 국경지역 지도를 보았을 때는 내가 아는 그 지역의 모습이 생생하게 떠올랐다. 그 지역의 한 마을에서 잔 적도 있었다. 모터가 달린 통나무배를 타고 강을 거슬러 올라가기도 했다. 7년 전 마이크 페이와 함께 에볼라의 진원지를 따라 도보로 콩고 분지를 가로질렀을 때 우리는 에이즈의 근원지 바로 옆을 통과했던 것이다. 비어트리스 한과 이야기를 나누며 나는 이것이 그곳으로 돌아가라는 신호일지 모른다고 생각했다.

97

우리는 낡아빠졌지만 견고한 도요타 트럭을 몰고 교통정체를 피해 새벽에 두알라(Douala, 카메룬 서부의 항구도시-역주)를 떠나 동쪽으로 차를 몰았다. 필요한 장비들은 짐칸에 싣고 방수포로 덮었다. 무이즈 추이알루Moïse Tchuialeu가 운전을 맡고, 카메룬 출신 네빌 음바Neville Mbah가 잡다한 일을 처리했으며, 콩고 출신 맥스 음비리Max Mviri는 내가 짠 정신나간 여정을 따라 다시 콩고로 들어갔을 때 마주치게 될 일을 처리하기로 했다. 맥스와 나는 전날 밤 브라자빌에서 비행기를 타고 두알라에 도착했다. 잡다한 준비를 마치자 떠나고 싶어 몸이 근질거렸기에 문

* 본래 핵무기가 폭발한 지점을 가리키는 용어. 최근에는 2001년 911테러로 세계무역센터가 무너진 자리를 가리키는 말로 널리 사용된다.

닫은 상점들과 간판들을 느긋하게 지나쳐 시의 동쪽 경계에 이르렀다. 벌써 파란색 디젤 배기가스를 내뿜는 차들이 점점 많이 밀려들었고, 파인애플에서 전화카드까지 안 파는 게 없는 도깨비 시장들이 영업을 시작하고 있었다. N3 고속도로에 올라서면 카메룬의 수도인 야운데 Yaoundé까지 직통으로 갈 수 있고, 거기서부터는 또 다른 널찍한 2차선 도로를 이용할 수 있을 터였다.

정오경 야운데에 도착하여 LAGA(Last Great Ape Organization, 최후의 유인원 보호기구라는 뜻)라는 특이한 이름의 활동가 단체를 이끄는 오피르 드로리 Ofir Drori를 만났다. 중앙아프리카에서 야생동물보호법을 집행하는 정부기구들을 돕는 단체다. 드로리를 만난 이유는 LAGA가 특히 고기를 얻기 위해 유인원을 사냥하는 문제에 관여하고 있다는 것이다. 그는 호리호리한 이스라엘인으로 검고 영민한 눈동자에 드문드문 염소수염을 기르고 있었다. 검은 셔츠에 검은 청바지를 입고 검은 꽁지머리에 귀걸이를 한 모습이 록 뮤지션이나 세련된 뉴욕의 웨이터 같았다. 하지만 아주 진지한 사람이었다. 내게 직접 들려준 바에 따르면 18세에 모험을 찾아 아프리카로 건너와 나이지리아에서 인권을 보호하는 일을 했다고 한다. 카메룬으로 건너와 잠깐 고릴라를 취재 보도하는 일에 몸을 담았다가(게릴라를 고릴라로 잘못 알아들었을지도 모른다), 마침내 밀렵을 단속하는 일에서 찾던 것을 발견했다. 카메룬의 밀렵단속법이 오랫동안 제대로 시행되지 않아 유명무실했기에 직접 LAGA를 설립했다고 설명했다. LAGA는 밀렵꾼들을 조사하고, 급습하여 체포하는 과정에 기술적 지원을 제공했다. 카메룬에서는 생계를 위해 다이커 영양 등 개체수가 많고 보호종으로 지정되지 않은 동물을 사냥하는 것은 허용하지만, 유인원이나 코끼리, 사자, 그 밖의 몇몇 동물종은 법으로 보호받고 실제 단속도 점점 심해지는 추세다. 마침내 밀렵꾼들에게도 법의 손길이 미치기 시작한 것이다. 심지어 유인원과 기타 보호종 야생동물의 고기나 부산물을 거래한 혐의로 징역형을 받는 일도 늘고 있다. 드로리는 침팬지와 고릴라 밀렵을 뿌리뽑으려는 자신들의 노력을 담은 LAGA 뉴스레터를 주면서 현지인들이 배가 고파 유인원을 사냥한다는 헛소리를 믿지 말라고 강조했다. 현지인들은 고기가 필요할 때 다이커 영양, 들쥐나 청설모, 원숭이를 잡아먹는다. 침팬지의 신체 부위, 코끼리 고기, 하마 스테이크 등 법으로 금지된 '환상적인 별미'는 고급 수요를 충족시키기 위해 전부 도시로 빨려들어가며, 엄청난 고가에 거래되기 때문에 위험이 따라도 밀렵과 불법 반출이 끊이지 않는다는 것이었다. "진짜 돈이 되는 건 보호종입니다. 희귀한 것들이죠." 중국 남부에서 들었던 '야생의 맛을 추구하는 시대'란 말이 떠올랐다.

드로리가 준 뉴스레터에는 기차역에 숨겨진 채 세 명 이상의 밀렵꾼이 사용했던 저장실을 급습한 이야기가 실려 있었다. 냉장고가 6대 있었는데 압수품 중에는 침팬지의 손도 있었다. 다른 밀렵꾼을 검거했을 때는 차에서 총상을 입은 어린 침팬지와 함께 50킬로그램의 마리화나가 발견되기도 했다. 다양한 물품을 도매로 취급한다는 증거였다. 침팬지 고기가 돈을 따라 유통될 때 바이러스도 함께 흘러갈 가능성이 상당히 높다. 내 생각을 눈치챘는지 드로리는 이렇게 말했다. "감염에 대해서라면 시골 마을들만 생각해서는 안 됩니다." 카메룬의 남동쪽 구석에서 붙잡힌 침팬지는 결국 야운데의 뒷골목에서 고기로 팔리거나 고급 레스토랑에서 소비될 가능성이 높다. SIV 양성인 경우도 마찬가지다.

이른 오후 다시 동쪽을 향해 길을 떠났다. 반대편 차선으로 대여섯 개의 거대한 원목을 적재 한도까지 실은 트럭들이 꼬리를 물고 쏜살같이 다가왔다 사라졌다. 이 나라 어디선가, 사람이 별로 살지 않는 구석진 곳에서 오래된 숲들이 잘려나가고 있는 것이다. 해질녘쯤 아봉 무방Abong Mbang이라는 마을에 도착하여 구할 수 있는 가장 좋은 호텔에 들었다. 가장 좋은 호텔이란 수도가 나오고 전등이 달려 있는 호텔을 뜻한다. 다음날 아침 일찍 떠나 한 시간 정도 달리자 포장도로가 끊겼지만 벌목 트럭들은 녹슨 것처럼 붉은 먼지를 일으키며 계속 달려왔다. 정오에 가까워지자 적도의 열기가 덮쳐왔다. 잠깐씩 소나기가 내릴 때면 붉은색 먼지가 자욱하게 일었다. 소나기가 내리지 않은 곳은 여전히 건조해서 차들이 지나가며 일으킨 붉은 먼지를 뒤집어쓴 길옆의 나무들이 마치 피를 흘리는 것 같았다. 경찰 검문소에 이르자 항상 그렇듯 성가시기 짝이 없는 철저한 수색이 시작되었다. 네빌은 침착한 태도로 어디론가 두 통의 전화를 걸더니 경찰들이 잔뜩 기대하고 있던 뇌물을 주지 않고 버텼다. 여권을 되찾기까지 한 시간밖에 걸리지 않았으니 상당히 영향력 있는 친구를 둔 것이 틀림없었다. *이 친구 제법인걸.* 나는 속으로 생각했다. 길은 점점 좁아져 마침내 벌목 트럭 한 대가 겨우 지날 만한 새빨간 골목처럼 보였다. 반대편에서 오는 차를 만나면 스칠듯 지나가느라 애를 먹었다. 양옆으로는 울창한 숲이었다. 정오경에 카데이Kadei 강을 건넜다. 녹색을 띤 갈색의 구불구불한 물줄기가 서서히 남쪽으로 흘러가는 모습을 보니 콩고분지의 상류에 와 있다는 사실이 실감났다. 마을들은 점점 규모가 작아졌고, 갈수록 헐벗고 가난해졌다. 경작지나 가축도 거의 눈에 띄지 않았다. 사먹을 것이라고는 사람도 없는 매대에 덩그러니 놓인 바나나나 망고, 그릇에 담긴 허연 카사바 칩이 전부였다. 가끔 놀란 염소나 닭이 날쌔게 길 밖으로 도망가기도 했다. 이제 벌목 트럭 말고도 가공된 통나무를 실은 평상형平床型 트럭들이 눈에 띄었다. 이런 트럭 중 일부는 밀렵한 고기를 몰래 숨겨 야운데와 두알라의 암시장에 공급하기도 한다는 얘기를 들었다. 칼 애먼Karl Amman이라는 사진작가이자 활동가가 바로 이곳 카메룬 남동부에서 한 트럭 운전수가 벌목 트럭을 교차로에 세워놓고 엔진 룸에서 침팬지의 팔과 다리를 꺼내는 사진을 찍어 매매 수법을 공개한 바 있다. 그 사진은 데일 피터슨Dale Peterson의 《유인원 먹기Eating Apes》라는 책에 실렸는데, 그 책에서 피터슨은 콩고 분지 전체에서 밀렵을 통해 소비되는 육류의 양이 연간 약 500만 톤에 이른다고 추정했다. 아무도 정확한 양은 모르지만 그중 상당 부분이 벌목 트럭의 짐들 사이에 숨겨져 숲 밖으로 운반된다. 그날 붉은 황톳길에는 트럭들 외에 거의 차량이 없었다. 오후 늦게 인구 수천 명 규모의 요카도우마Yokadouma라는 마을에 도착했다. 마을 이름을 '쓰러진 코끼리'라고 지은 것으로 보아 상당히 많은 코끼리를 죽인 곳 같았다.

세계야생동물기금World Wildlife Fund 사무소가 있어 들어가 봤더니 자카리 동모Zacharie Dongmo와 핸슨 은지포르티Hanson Njiforti라는 열성적인 카메룬 직원들이 반갑게 맞아주었다. 자카리는 남동부 지역에서 침팬지의 분포를 표시한 디지털 지도를 보여주었다. 보움바 벡Boumba Bek, 은키Nki, 로베케 등 세 개의 국립공원이 포함되어 있었다. 침팬지 서식지는 그저 나뭇가지를 엮어 편안하게 잘 수 있도록 만든 것으로 보통 높지 않은 나무의 가지가 갈라지는 곳에 놓여 있다. 침팬지는 매일 밤 잠자리를 직접 만들지만, 엄마 침팬지는 아기를 데리고 잔다. 이런 '둥지'는 하루만 사용하더라도 몇 주간은 그 자리에 남아 있으므로, 생물학자들은 그 숫자를 세어 침팬지 집단의 크기를 추정한다. 자카리가 보여준 지도에 나타난 양상은 뚜렷했다. 국립공원 내에는 둥지 숫자가 많았고, 공원 밖에는 적었으며, 요카도우마로 가는 길 주변에는 아예 없었다. 벌목과 밀렵이 원인이었다. 벌목이 시작되면 숲 속 깊은 곳까지 길이 놓이고, 인부들과 무기가 뒤따라 들어갔으며, 시간이 지나면 죽은 동물들이 실려 나갔다. 자카리와 핸슨은 비공식적이며 즉흥적으로 이루어지는 거래에 대해 설명해주었다. "대부분의 불법 거래에서 판매자는 남성입니다. 밀렵꾼이 직접 다가와 슬쩍 말을 건네죠. '고기 있어요'라고요." 핸슨이 말했다. "하지만 여자들도 있어요." 대부분의 거래는 '도매로 떼다 소매로 파는 방식'이었다. 여자들이 방물장수처럼 마을을 돌아다니며 옷감이며 양념이며 다른 물건들을 드러내놓고 팔면서 은밀하게 야생동물 고기도 판다. 이 여성들은 총알이나 산탄총 실탄을 주고 밀렵꾼에게서 직접 고기를 떼다가 팔 수만 있다면 누구에게든 판다. 장사는 정해진 장소나 시간이 따로 없어 휴대폰을 가지고 다닌다. 고기를 구해 오는 데는 온갖 속임수가 동원된다. 지역의 현금작물*인 코코아 꼬투리를 실은 트럭 속에 숨기기도 한다. 경찰이나 야생동물 관리인이 낌새를 알아챈다면 트럭을 세우고 수색할 수 있지만 어느 정도 위험을 감수해야 한다. 트럭을 세우고 짐을 내렸는데 불법적인 물건이 발견되지 않는다면 "소송을 당할 수도 있습니다. 정보가 중요하죠." 오피르 드로리의 네트워크가 중요한 이유가 바로 그것이었다.

자카리는 밀렵꾼들이 대부분 야생동물 고기를 좋아하는 북부의 카카오Kakao 족 출신이라고 덧붙였다. 결혼을 하거나 일감을 찾아 이곳으로 흘러들어온 사람들이다. 지역 원주민인 바카 피그미 족은 유인원을 매우 가깝게 생각하여 그 고기를 전통적으로 금기시했다. 이 지역에서는 바크웰레Bakwele 족이 사춘기 소년들의 성인식과 관련하여 토템 신앙적 측면에서 유인원의 신체 부위를 먹는 것 말고는 카메룬의

---

* 생계 유지가 아니라 판매를 목적으로 재배하는 작물. -역주

다른 지역에 비해 유인원 고기를 먹는 일이 훨씬 적다고 했다. 자카리가 별 생각없이 던진 그 말을 통해 나는 베카beka라고 불리는 바크웰레족의 제식에 대해 처음으로 들었다.

요카도우마에서는 이틀밤을 지냈다. 비포장도로를 걸어 이곳저곳 돌아다니고, 마을 중앙 로타리에 세워진 콘크리트 코끼리 상을 감상하고, 식용으로 도살되기 직전의 가련한 천산갑을 사진에 담고, 베카에 대해 자세한 이야기를 들려줄 사람을 만나는 데 충분한 시간이었다. 이름을 밝히지는 않겠지만 그는 이 주제에 관해 간단한 보고서를 쓰기도 했는데, 그가 속한 조직에서는 보고서를 발표하지 않기로 했단다. 그는 내게 복사본을 한 부 건넸다. *예, 이곳 남동부의 바크웰레족은 베카 의식을 거행하면서 침팬지와 고릴라 고기를 사용합니다. 특히 팔을 좋아하죠.* 그 결과, "침팬지의 숫자가 갈수록 줄고 있습니다." 침팬지 숫자가 너무 줄어 그 대신 고릴라 팔을 쓰는 경우가 종종 있다고 했다.

그의 보고서에는 양과 닭과 거북의 목(음경을 닮았기 때문에)을 제물로 올리고, '순결한 처녀'들이 새벽 4시까지 이어지는 긴 준비의식 내내 자리를 지키는 전형적인 베카 성인식 절차가 묘사되어 있었다. 성인이 되는 소년은 나뭇잎으로 몸을 치장한 채 잠들지 않고 깨어 있도록 해주는 약을 먹는다. 밤새도록 북소리가 울려퍼지다 동트기 전에 소년을 숲 속의 특별한 장소로 데려가는데, 거기서 그는 두 마리의 침팬지와 맞서야 한다. 그 다음에 벌어지는 일은 일부는 상징적인 의식이고, 일부는 생생한 현실이다. 취재원을 소개해준 바크웰레 족 추장은 이렇게 묘사했다. "징이 울리면 숲 속에서 부르는 목소리가 들리고 두 마리의 침팬지가 대답하죠. 침팬지 수놈이 먼저 나와 소년의 머리를 손으로 건드립니다. 몇 분 뒤에 침팬지 암놈이 앞으로 나오는데

이 때 소년은 암놈을 죽여야 합니다." 동이 트면 소년은 목욕을 하고, 기대감에 차 늦은 오후까지 주변을 서성거리며 깨어 있어야 한다. 때가 되면 포경수술을 할 사람이 집에서 만든 칼을 가지고 소년 앞에 나타난다. "그 뒤로 45일간 상처 때문에 고생했지요." 어떤 사람의 고백이다. 하지만 이제 그는 더 이상 소년이 아니라 어엿한 남자가 된 것이다. 발표되지 않은 보고서에는 이런 말도 씌어 있었다.

> 최근까지 바크웰레 족은 이 의식에 침팬지를 사용했다. 그들은 두 마리의 침팬지를 최대 36명의 포경 수술에 사용할 수 있다고 주장한다. 그들은 침팬지의 팔을 자른다. 팔은 마을의 원로들이 나눠 먹는다. 그러나 최근 들어 침팬지가 드물어졌기 때문에 바크웰레 족은 고릴라를 사용하고 있다.

최근 사냥 감시인들은 한 밀렵꾼이 팽개치고 달아난 가방 속에서 8개의 고릴라 팔을 발견하고 압수했다. 곧 있을 베카 의식을 위해 준비한 것들이었다. 바크웰레 족 추장은 불평을 늘어놓았다. "이 동물들이 없으면 안 돼요. 이 중요한 전통 의식을 어떻게 치른단 말입니까?"

바크웰레 족의 문화에 이러쿵저러쿵하고 싶은 생각은 없지만 고대부터 전해오는 피 튀기는 의식의 일부로 팔을 먹기 위해 침팬지를 도살하는 일은 SIV_{cpz}에 감염되는 아주 좋은 방법인 것만은 틀림없다. 1908년 당시 카메룬 남동부처럼 헐벗고 혹독한 조건에서 살았던 사람들 사이에서는 베카 의식이 수시로 벌어졌을지도 모른다. 최초의 종간 전파는 단순한 굶주림만으로도 충분히 설명할 수 있는 것이다.

98

다시 남쪽으로 50킬로미터를 내려가면 트럭 타이어 세 개를 동전처럼 쌓아 로터리를 표시해 놓은 맘벨레 교차로가 나온다. 그곳에 있는 작은 음식점에서 석유 렌턴을 켜놓고 앉아 땅콩 소스를 바른 훈제 생선(최소한 나는 그것이 훈제 생선이기를 바랐다)에 따뜻한 무지크Mutzig 맥주를 곁들여 저녁을 먹었다. 마침 그곳은 칼 애먼이 벌목 트럭 후드 아래 감춰진 침팬지 팔을 발견했던 곳이었다. 또한 HIV-1의 기원이 침팬지라는 브랜던 킬의 논문에 나오는 곳이기도 했다. 이 일대에서 채취한 침팬지의 분변에서는 가장 심각한 형태의 바이러스가 발견되는 비율이 높았다. 전 세계적인 유행병의 그라운드 제로가 바로 근처 어딘가에 있는 것이다.

저녁 식사를 마치고 동료들과 밖으로 나가 하늘을 올려다 보았다. 토요일 밤이었지만 맘벨레 교차로 부근에는 불빛이 별로 없어서 북두칠성, 오리온 자리, 남십자성은 물론 머리 위를 가로질러 거대하게 빛나는 은하수까지 볼 수 있었다. 이렇게 별들이 많이 보이다니 그곳이 얼마나 오지인지 새삼 실감이 났다.

이틀 후, 멀지 않은 곳에 로베케 국립공원 관리본부로 사용되는 수수한 건물에서 관리소장 알버트 문가Albert Munga를 만났다. 잘생긴 얼굴에 민머리인 그는 전혀 어울리지 않는 꽃무늬 셔츠와 꽃무늬 바지를 입고 있었다. 그는 몇 분간 냉담한 태도로 책상에 앉은 채 서류를 뒤적이더니 마침내 큰 선심이라도 쓰는 듯한 태도로 내가 들어온 것을 그제야 발견한 척했다. 침팬지에 대해 질문하는 동안에도 한동안 냉담한 태도를 보였다. 추울 정도로 냉방이 되어 있는 사무실 때문인지 모든 것이 차갑게 느껴졌다. 그러나 30분쯤 지나자 문가 소장은 경계를 풀고 따뜻한 태도로 그가 지닌 데이터와 걱정거리를 털어놓기 시작했다. 그의 말에 따르면 공원 내에 서식하는 대형 유인원(침팬지와 고릴라)은 2002년 이래 6300마리에서 2700마리로 급격히 감소했다. 돈을 노린 밀렵꾼들이 문제였다. 주로 공원의 동쪽 경계인 생하 강을 건너오는데, 하필 그곳은 카메룬의 동쪽 국경이기도 했다. 생하 강 건너편은 중앙아프리카공화국, 그보다 약간 남쪽은 콩고인데 모두 지난 20년간 내란과 전쟁에 시달리고 있다. 정치적 소요로 인해 군사 무기(특히 칼라시니코프 소총)가 대량 유입되어 동물을 보호하기가 매우 어려웠다. 밀렵꾼들은 중무장을 하고 강을 건너와 눈에 띄는 동물들을 닥치는 대로 쓰러뜨린 후 코끼리는 상아와 고기, 유인원은 머리와 팔다리, 작은 동물들은 통째로 챙긴 후 다시 강을 건너 사라졌다. 사냥한 동물들을 통째로 보트에 싣고 하류 쪽으로 도망치는 경우도 있다. "생하 강을 통해 밀렵된 동물이 엄청나게 운반되죠. 최종 목적지는 우에소Ouesso입니다." 우에소는 강 건너 콩고 땅에 있는 인구 28,000명 정도의 항구로 생하 강 상류 지역의 교역 중심지다. 우리의 목적지이기도 했다.

문가 소장의 사무실을 나온 나는 잠시 복도에 서서 끔찍한 그림들 위로 프랑스어로 된 경고문이 적혀 있는 벽보를 들여다보았다.

LA DIARRHEA ROUGE TUE!

피섞인 설사를 한다면 치명적입니다!

에볼라 포스터인줄 알았는데 아니었다. 작은 글씨로 'Grands Singes et VIH/SIDA(대형 유인원과 VIH/SIDA)'라고 적혀 있었던 것이다. SIDA는 프랑스어로 에이즈, VIH는 에이즈 바이러스의 머릿글자다. 만화 같지만 전혀 우습지 않은 그림은 밀렵한 원숭이 고기와 *la diarrhea rouge* 사이의 관계를 냉혹하게 묘사하고 있었다. 보고 있노라니 그 기묘함이 새삼스러운 충격으로 다가왔다. 세계 도처의 에이즈 교육자료가 하나같이 '안전한 성관계! 올바른 콘돔 사용! 주사 바늘 재사용 금지!'를 외치는데, 이곳의 메시지는 완전히 다른 것이다. '유인원을 먹지 마시오!'

녹색 벽 사이로 난 먼지가 풀썩이는 길을 따라 계속 차를 몰아 카메룬 남동부 쐐기형 땅 속으로 더 깊숙이 들어갔다. 카메룬의 남쪽 국경은 은고코Ngoko 강으로 동쪽으로 흘러 생하 강에 합류한다. 지역 사람들은 아프리카에서 은고코가 가장 깊은 강이라고 믿는데 강폭이 25미터에 불과하므로 정말 그렇다면 바닥이 매우 가파를 것이다. 정오경에 기슭에 도착했다. 강 주변 야트막한 언덕을 따라 펼쳐진 몰로운도우Moloundou는 꾀죄죄한 마을이었다. 조금이라도 전망이 있는 곳에서는 강 건너 콩고 땅이 손에 잡힐 듯했다. 얼마나 가깝던지 조용한 저녁이 되자 건너편 어둠 속에서 불법 벌목을 하는 전기톱 소리가 생생하게 들렸다. 불법 벌목꾼들은 나무를 강물 위로 쓰러뜨린 후 바로 밧줄로 묶고 뗏목을 만들어 그대로 우에소로 타고 가는데, 그곳 제재소에서는 군소리 없이 바로 현금을 준다고 했다. 무법천지인 셈이다. 정부의 힘이 미치지 않고, 법도 통하지 않으며, 이익을 주장하는 벌목 영업권 보유자도 없다고 했다. 어쨌든 이쪽 사람들은 그렇게 알고 있다. 거칠기 짝이 없는 변방에 들어온 것이다.

다음날 아침 일찍 시장으로 가 상인들이 물건을 가지런히 진열하는 모습을 구경했다. 현지에서 생산된 땅콩과 호박씨, 기름야자 씨, 마늘과 양파, 카사바 뿌리, 요리용 바나나, 커다란 달팽이, 훈제 생선, 족발 같은 것이었다. 네빌과 맥스가 상인들과 말을 주고받는 사이에 나는 조심스럽게 약간 물러나 식육 판매대를 유심히 관찰했다. 대부분 훈제한 다이커 영양 고기였다. 유인원 고기를 내놓고 파는 곳은 없었다. 한 상인이 네빌에게 지금은 심지어 천산갑도 철이 아니라고 했다.

예상대로였다. 아마 침팬지처럼 값비싼 것은 사전 주문을 통해 은밀하게 거래될 뿐 내놓고 팔지는 않을 것이다.

몰로운도우에서 강을 따라 내려가니 은고코 강변의 마지막 카메룬 마을 키카Kika가 나왔다. 벌목촌인 이곳에는 커다란 제재소가 있어 수백 명의 일꾼이 가족과 함께 살고, 고위 관리직의 편의를 위해 비포장 활주로도 마련되어 있었다. 강변으로는 길이 없었으므로(강 자체가 길이므로 도로 따위가 있을 리 없다) 다시 내륙 쪽으로 돌아야 했다. 키카에 도착한 우리는 즉시 경찰서로 가 출국 신고를 했다. 강에서 멀지 않은 작은 오두막이 경찰서로 출입국 관리소를 겸했다. 에케메 저스틴Ekeme Justin이라는 관리가 노란 티셔츠를 잡아당기며 일어나 수속을 마치고 여권에 출국 스탬프를 찍어주었다. 이제 카메룬을 떠나는 것이다. 저스틴 씨는 수속 비용을 치르자마자 절친한 친구나 되는 것처럼 경찰서 옆에 있는 텐트를 내주며 배편을 물색해주었다. 모든 일을 도맡아 하는 네빌이 그와 함께 마을로 가서 해 질 녘쯤 되자 맥스와 나를 우에소로 실어다 줄 9미터짜리 모터 달린 통나무배를 구해왔다.

다음날 아침, 5시 10분에 일어나 텐트를 꾸린 후 기나긴 여행의 반환점을 돌아 다시 콩고로 돌아갈 준비를 마쳤다. 엄청난 폭우가 그치기를 기다려야 했다. 마침내 선주가 도착했다. 추리닝을 입고 슬리퍼를 끌며 나타난 실벵Sylvain은 흐느적거리듯 움직이며 배 뒤에 모터를 달더니 재빨리 시동을 걸었다. 짐을 싣고, 아직도 흩뿌리는 비를 막기 위해 장비 위로 방수포를 덮고, 충실한 길잡이가 되어준 네빌과 무이즈, 그리고 저스틴과 따뜻한 작별 인사를 나눈 후 은고코 강의 세찬 물살 위로 배를 띄웠다. 우리는 하류를 향했다. 이 여행은 두말할 것도 없이 사냥꾼 자상 가설을 직접 확인하려는 것이었다. HIV-1이 근원

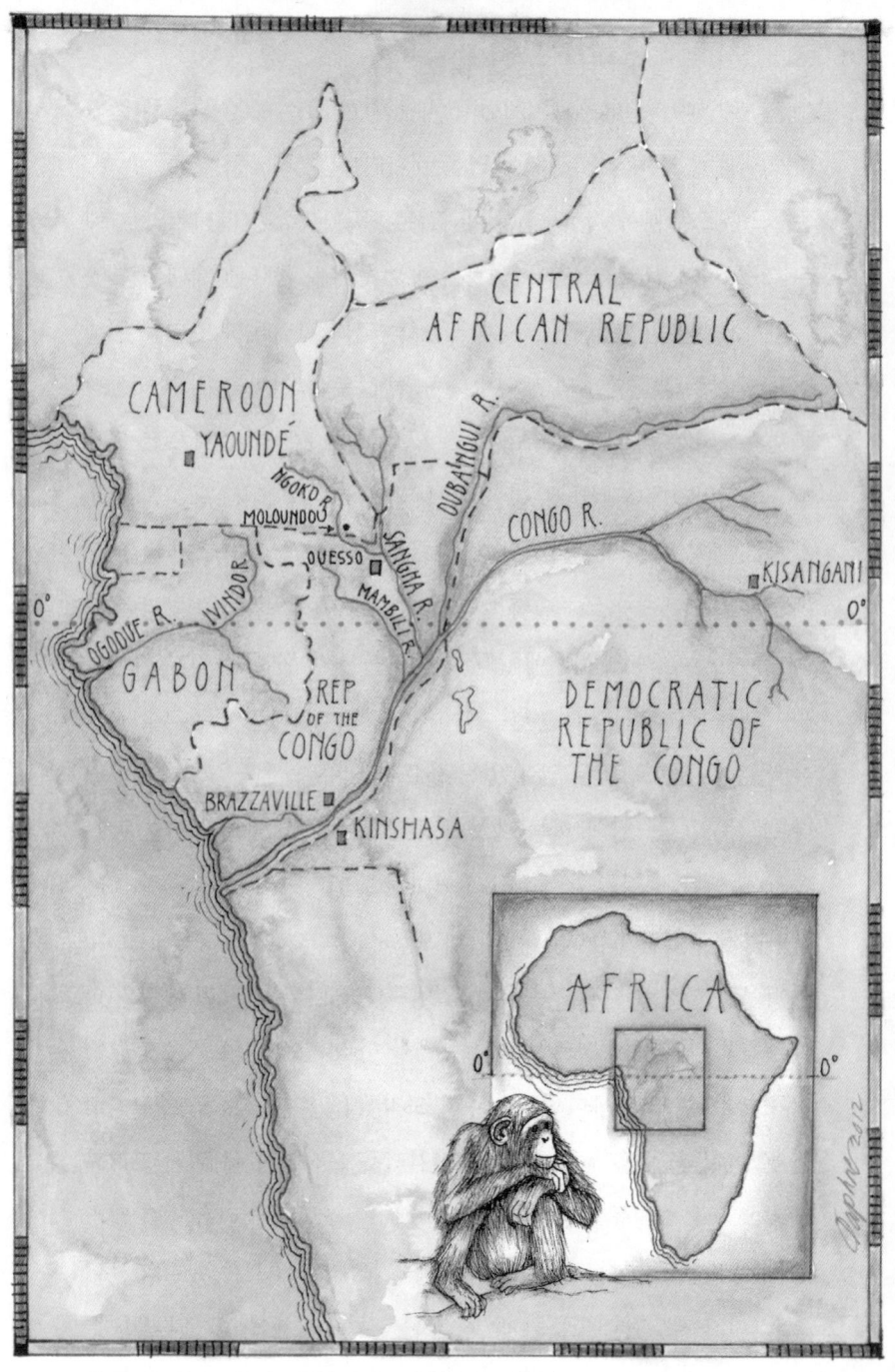

CENTRAL AFRICAN REPUBLIC 중앙아프리카공화국 • CAMEROON 카메룬 • YAOUNDÉ 야운데 • BRAZZAVILLE 브라자빌

KINSHASA 킨샤사 • AFRICA 아프리카 • MOLOUNDOU 몰로운도우 • GABON 가봉 • KISANGANI 키산가니

DEMOCRATIC REPUBLIC OF THE CONGO 콩고민주공화국 • OUESSO 우에소 • REP OF THE CONGO 콩고 공화국

OGOOUE R. 오고웨 강 • NGOKO R. 은고코 강 • IVINDO R. 이빈도 강 • MAMBILI R. 맘빌리 강 • SANGHA R. 생하 강

OUBANGUI R. 우방기 강 • CONGO R. 콩고 강

지로부터 퍼져나간 경로를 직접 눈으로 보면서 그 과정을 상상해 보고 싶었던 것이다.

99

사냥꾼 자상 가설을 구체적으로 상상해 보자. 처음으로 바이러스에 감염된 사냥꾼이 20세기 초 이 근처에 살았다면 아마도 숲 속에서 구한 덩굴로 만든 올가미나 다른 형태의 덫으로 침팬지를 잡은 다음 창으로 찔러 죽였을 것이다. 어쩌면 그는 대가족을 거느리고 숲 속에서 독립적으로, 또는 반투족 추장의 '보호'하에 일종의 농노처럼 살아가는 바카 피그미 족이었을지 모른다. 아니지, 바카족은 유인원 먹기를 꺼리므로 가능성이 떨어진다. 그보다는 반투족이었을 가능성이 높다. 그렇다면 음피에무Mpiemu 족이나 카코Kako 족, 또는 생하 강 상류 분지에서 사는 다른 부족 중 하나였으리라. 베카 풍습을 지닌 바크웰레 족이었을까? 그의 신원은 물론 심지어 부족도 알아낼 방법은 없지만, 당시 독일 식민지였던 카메룬 남동부 외딴 구석이라는 환경은 다양한 가능성을 제공하는 것이다. 덫에 침팬지가 걸린 모습을 보았을 때 그는 짜릿한 흥분과 함께 약간 두렵기도 했을 것이다. 자신이 유능한 사냥꾼이자, 가족의 생계를 감당할 수 있는 사람이자, 공동체의 어엿한 일원이라는 사실을 증명한 것이다. 물론 아직 상처를 입지도 않았다.

한쪽 손이나 발이 덫에 걸린 침팬지는 사람이 다가오자 겁에 질리는 동시에 화도 났을 것이다. 침팬지는 힘이 세고 위험한 동물이다. 어쩌면 그는 다치지 않고 침팬지를 죽였을지도 모른다. 그렇다면 운이 좋은 것이다. 어쩌면 사투를 벌였을지도 모른다. 심지어 침팬지에게 얻어맞거나, 싸우면서 심하게 다쳤을지도 모른다. 하지만 그가 이겼다. 그는 그 자리에서 마체테나 칼로 사냥감을 손질했을 것이다. 창자는 모두 버렸지만 심장이나 간 등 소중한 먹거리는 잘 챙겼을 것이다. 사냥감을 손질하면서, 어쩌면 흉골을 벌리거나 팔을 몸통에서 뜯어내려고 안간힘을 쓰다가 그는 피부에 상처를 입었을 것이다.

그가 왼쪽 손등, 엄지와 검지 사이에 뜻하지 않게 긴 상처를 입은 모습을 그려본다. 그의 칼은 너무나 날카로워서 눈으로 확인하거나, 심지어 고통을 느끼기도 전에 벌건 속살이 드러난다. 상처에서는 즉시 피가 흐른다. 금방 통증이 밀려든다. 하지만 사냥꾼은 아랑곳하지 않는다. 이런 일은 다반사로 벌어지며, 성가시기는 해도 귀한 사냥감을 잡았다는 흥분에 전혀 영향을 미치지 않는다. 흘러나온 피가 침팬지의 피와 섞인다. 침팬지의 혈액이 그의 몸속으로 들어가기도 한다. 어디까지 자기 피고, 어디부터 침팬지의 피인지 구분할 수 없다. 팔꿈치까지 온통 피범벅이다. 그는 손을 닦아낸다. 벤 자리에 다시 피가 묻고, 침팬지의 혈액이 다시 몸속으로 들어가고, 그는 다시 닦아낸다. 동물이 SIV 양성이라는 사실을 알 길은 없다. 당시는 그것을 지칭하는 말조차 없었다. 개념조차 없었다. 1908년이었다.

침팬지 바이러스는 그의 혈류 속으로 들어갔다. 그것도 꽤 많이. 침팬지의 혈액과 그리 다르지 않은 환경을 발견한 바이러스는 그곳에 정착한다. **오케이, 여기선 충분히 살 수 있겠군.** 바이러스는 레트로바이러스가 으레 하는 대로 행동한다. 세포에 구멍을 뚫고, 자신의 RNA 게놈을 이중나선 DNA로 전환시키고, 핵막에 구멍을 뚫고, 세포핵 속으로 들어가 숙주세포의 DNA 게놈 속에 DNA 형태로 변한 자신을 삽입시킨다. 주요 목표는 T세포다. 상처 입은 사냥꾼의 몸속에 있는 T세포 표면에 있는 특정 단백질 수용체(인간 CD4)는 도살당한 침팬지의 T

세포 표면에 있던 수용체(침팬지 CD4)와 그리 다르지 않다. 바이러스는 수용체에 달라붙어 인간 세포 속으로 들어간 후 그곳을 집으로 삼는다. 일단 인간 게놈 속에 통합되면 영원히 거기 남는다. 이 과정은 처음부터 프로그램의 일부다. 그 후 바이러스는 두 가지 방식으로 증식한다. 첫 번째는 세포복제를 통한 것이다. 감염된 T세포가 자가복제할 때 레트로바이러스 게놈도 복제된다. 두 번째는 자신의 바이러스 게놈을 활성화시켜 새로운 바이러스 입자들을 만든 후 T세포를 깨뜨리고 밖으로 나가 혈액 속을 떠다니며 다른 세포를 공격하는 것이다. 상처 입은 사냥꾼은 바이러스에 감염되었지만 손에 난 작은 상처 외에 자신은 멀쩡하다고 느낀다.

그러니 게탕 두가는 잊어버리자. 이 사냥꾼이야말로 환자 제로다.

어쩌면 그는 침팬지 사체나 잘라낸 부분을 의기양양하게 마을로 가져갔을 것이다. 먼 훗날 메이바우트 2의 소년들이 에볼라 바이러스가 득실거리는 침팬지 사체를 마을로 끌고 간 것처럼 말이다. 바카 족이었다면 모든 것을 반투족 지배자에게 갖다 바쳤을지도 모른다. 어쨌든 바카 족은 침팬지를 먹지 않으니까. 그가 반투 족이었다면 가족과 친구들을 불러 잔치를 벌였을 것이다. 어쩌면 침팬지를 팔아 이익을 얻었을지도 모른다. 수확철에 다이커 영양이나 원숭이를 잡으면 과일이나 덩이줄기, 상당량의 카사바와 바꾸어 한동안 가족 전체가 배를 곯지 않고 지낼 수 있었으므로, 그는 침팬지를 몰로운도우에 있는 것 같은 시장으로 가져가 돈이나 더 좋은 마체테 등 값진 물건으로 바꾸었을지도 모른다. 그랬다면 침팬지 고기는 조금씩 나뉘어 판매된 후, 굽거나 말리거나 훈제되어 많은 사람의 입속으로 들어갔을 것이다. 하지만 바이러스는 혈액접촉이나 성적접촉으로 전파될 뿐 음식을 통해 전파되지는 않으므로 이들은 상처난 손으로 날고기를 만지거나, 입속에 상처가 난 채로 날고기를 먹지 않았다면 바이러스에 감염되었을 가능성은 거의 없다. 상당히 많은 양의 에이즈 바이러스 입자들을 삼켜도 혈액보다 먼저 위산과 접촉하기 때문에 바이러스가 몸속에 자리잡거나 증식할 수는 없다. 예를 들어 침팬지 고기를 산 소비자가 15명이고, 그들이 모두 운 좋게도 에이즈 바이러스 음성이라고 생각해보자. 침팬지와 직접 접촉하여 감염된 사람은 상처입은 사냥꾼 혼자라고 가정해보자는 뜻이다.

시간이 흘렀다. 바이러스는 사냥꾼의 몸속에서 자리잡고 증식을 거듭한다. 첫 6개월간 그의 감염성은 점점 높은 상태로 치솟는다. 수많은 바이러스가 혈액 속을 돌아다닌다. 그 후 얼마간은 아직 저항할 힘이 남아 있는 면역계가 초기 면역반응을 일으켜 바이러스혈증이 어느 정도 감소한다. 그는 아무런 증상도 느끼지 못한다. 아내에게 바이러스를 전파시키고, 성관계를 가진 다른 네 명의 여성 중 한 명도 감염시킨다. 그때까지도 면역결핍 증상이 나타나지 않는다. 그는 건강하고 활발하게 사냥을 계속한다. 아내의 임신 소식이 들려온다. 그는 친구들과 야자술을 마시면서 소리 높여 웃는다. 그리고 일 년 뒤 침팬지 사냥보다 훨씬 위험한 코끼리 사냥에 뛰어들어 끔찍한 죽음을 맞는다. 7명의 사냥꾼이 창을 들고 코끼리와 맞섰는데 상처 입은 코끼리가 그를 선택하여 달려든 것이다. 그는 배를 코끼리 엄니에 찔린 채 땅 위에 쓰러져 즉사한다. 땅 위에는 피로 물든 말뚝을 박았다 뺀 것 같은 자국이 남는다. 시신을 수습한 동료나 장례를 치르기 위해 그의 몸을 닦아낸 여인들은 벌어진 상처 따위가 없으므로 아무도 감염되지 않는다. 그가 죽은 후 태어난 아들은 다행히 에이즈 바이러스 음성이다.

홀로된 죽은 사냥꾼의 아내는 새로운 남편을 맞는다. 그는 포경수술을 받았고, 성기에 궤양도 없으며, 운이 좋다. 그는 감염되지 않는다. 성관계를 통해 죽은 사냥꾼으로부터 감염된 다른 여성은 그 후로도 몇 명과 성관계를 갖는다. 그중 한 남성이 감염된다. 그는 부족의 추장으로 두 명의 아내를 거느리고, 때때로 마을 사람들의 어린 딸들과도 잠자리를 갖는다. 그의 아내 둘과 어린 소녀 중 하나가 바이러스에 감염된다. 추장의 아내들은 남편에게 충실하여(원해서 그런 것이 아니라 상황이 허락하지 않는다) 다른 사람을 감염시키지 않는다. 감염된 소녀는 나중에 한 남성과 결혼한다. 이런 식으로 감염이 계속 이어지는 것이다. 여성에서 남성으로 성적접촉을 통한 전파는 그리 효율적으로 일어나지 않으며, 남성에서 여성 쪽으로도 항상 효율적으로 일어나는 것은 아니지만 그렇다고 바이러스가 막다른 골목에 처할 정도는 아니다. 결국 세월이 흐르면 몇 명 정도는 바이러스에 감염된다. 또 세월이 흐르면 감염자의 숫자가 늘어나지만 그렇다고 아주 많은 것은 아니다. 무엇보다 인구가 적기 때문에 사회생활이 제한적이고, 감염될 기회가 많지 않으며, 다른 관습적 요인들도 작용한다. 바이러스는 R_0가 1.0을 가까스로 넘는 상태로 계속 살아남는다. 그러다 부족간의 행사를 통해 두 번째 마을로 전파되고, 한참 뒤에는 세 번째 마을로 전파되지만 어디서도 빠른 속도로 증식할 기회를 얻지는 못한다. 의문의 죽음이 꼬리를 물고 일어나는 일 따위는 생기지 않는다. 감염은 은고코 강과 생하 강 상류 사이에 낀 작은 쐐기 모양의 땅에 살아가는 사람들 사이에 낮은 발생률로 토착화된다. 그곳의 삶은 그렇지 않아도 고되고 짧다. 사람들은 온갖 사고와 질병으로 일찍 죽는다. 에이즈 바이러스에 감염된 젊은이가 전투 중에 죽는다면 그의 피에 관해서는 땅 위에 흩뿌려졌다는 사실 말고는 아무 것도 알 수 없다. 에이즈 바이러스에 감염된 젊은 여성이 천연두에 걸려 죽어도 마찬가지로 전혀 이상한 점을 발견할 수 없다.

물론 그 시절에도 감염된 사람이 면역기능 장애가 나타날 때까지 살기도 했을 것이다. 하지만 남녀를 불문하고, 숲 속에서 또는 마을에서 병원체에 감염되어 죽는 사람은 아주 많았다. 전혀 특별한 일이 아니었다. 사람들은 말라리아로 죽었다. 폐렴으로 죽었다. 이름 모를 발열로 죽었다. 늘 있는 일이다. 운 좋게 회복되는 사람도 있었지만 그렇다고 그것을 새로운 질병으로 인식하는 사람은 아무도 없었다. 누군가 그렇게 생각한들 어디 보고할 곳도 없었다. 바이러스는 이렇게 눈에 보이지 않는 상태로 오래도록 살아남았다.

그 사이에 바이러스 자체는 최소한 조금이라도 새로운 숙주에 적응했을 것이다. 돌연변이는 빈번하게 일어난다. 자연선택은 끊임없이 작용한다. 인간 세포 내에서 분열하는 능력이 조금씩 늘면서 바이러스혈증도 조금씩 심해졌을 것이므로 전파 효율 또한 늘어났을 것이다. 그러다가 어느 순간부터 HIV-1 M군이라고 부를 수 있는 존재가 되었을 것이다. 하지만 이 인간 감염 병원체는 특이하고 드문 존재였다. 카메룬 남동부에서만 볼 수 있었다. 그런 상태로 다시 10년쯤 흐른다. 병원체는 살아남았다. SIV_{cpz}가 인간으로 종간전파된 것은 과거 어느 시점에 거의 틀림없이 일어난 사건이며(인간은 수많은 침팬지를 사냥했으며, 사냥감을 손질하는 과정에서 상처를 입는 일도 수없이 있었을 것이므로), 그 후 감염이 꼬리를 물고 일어났을 테지만 그런 연쇄 감염은 국지적이며 길게 지속되지 않는다. 간헐적으로 유행한다고 해도 언제나 저절로 가라앉는다. 하지만 이번엔 좀 달랐다. 유행이 막다른 골목에 도달하기 전에 또 한 사람이 뛰어든 것이다. 이 사람을 '여행자'라고 부르기로 하자. 물론 내가 가정한 상황이지만 사실과 잘 들어맞는다.

여행자는 사냥꾼이 아니었다. 어쨌든 전문적으로 사냥만 하는 사람은 아니었다. 다른 기술을 갖고 있었다. 그가 어부였다고 상상해 본다. 그는 맘벨레 같은 숲 속 마을이 아니라 은고코 강 주변 어촌에 살았다. 어려서부터 강에서 살았기 때문에 물을 알았다. 배에 대해서도 알았다. 자기 카누를 갖고 있었다. 손수 마호가니mahogany 원목을 깎아 만든 길고 견고한 카누였다. 그 훌륭한 카누 속에서 대부분의 시간을 보냈다. 그는 젊었고, 아내도 자식도 없었으므로 모험을 해보고 싶었다. 일찍부터 태어난 마을을 떠나 외톨이가 되었다. 아버지가 세상을 일찍 떠나자 어머니가 자신의 불운과 원한을 앙갚음하기 위해 나쁜 마술을 쓴다며 마을 사람들로부터 따돌림을 당했기 때문이다. 그 일은 마음 속에 깊은 상처로 남았다. 그는 마을 사람들을 경멸하며 스스로 그들에게 등을 돌리고 자신만의 길을 찾아가기로 했다. 혼자가 되는 것은 성격에도 잘 맞았다. 순종적인 바크웰레 족이 아니었던 것이다. 그는 포경수술을 받지 않았다.

여행자는 생선을 먹고 살았다. 사실 생선과 바나나 외에 다른 것은 거의 먹지 않았다. 가끔 카사바도 먹었지만 손수 심거나 거두지 않아도 쉽게 생선과 교환할 수 있었다. 그는 생선의 맛이 좋았다. 생선을 떠올리기만 해도 기분이 좋았다. 생선은 항상 충분했다. 그는 물고기들이 어디 있는지, 어떻게 잡아야 하는지 알았고, 다양한 종류와 이름을 모두 알았다. 그는 강물을 마셨다. 그걸로 충분했다. 야자술은 만들지 않았고 사지도 않았다. 모든 것이 충분했기에 그는 자신의 작은 세계 속에 틀어박혀 지냈다.

그는 어머니와 어린 동생들에게 물고기를 갖다 주었다. 이웃들과는 소원했지만 성실한 아들이었다. 어머니는 아직도 옛날에 살던 마을 주변에 살았다. 그는 강가에서 혼자 야영을 하며, 먹고 남은 물고기는 덕장에 널어 말리거나 우기에는 불을 피워 훈제했다. 때때로 보트에 생선을 가득 싣고 물살을 거슬러 상류로 노를 저어 가거나, 그저 물길을 따라 하류로 내려가며 상당히 먼 곳의 시장에 내다 팔았다. 그는 돈의 위력을 알게 되었다. 당시는 놋쇠 막대가 가장 널리 통용되는 화폐였고, 개오지 조개껍질도 사용했지만 때때로 프랑스 돈도 보았다(물론 독일이 전쟁에서 패해 카메룬이 프랑스 식민지가 되었다는 사실은 전혀 몰랐다). 멀리 마르세유에서 수입된 강철 낚싯바늘 몇 개와 낚싯줄 한 타래를 사기도 했다. 낚싯줄은 형편없었다. 바늘은 품질이 아주 뛰어났다. 한번은 하류로 내려가다 생하 강 합류 지점까지 간 적이 있었다. 생하 강은 은고코 강보다 훨씬 크고, 물살이 세며, 두 배 이상 넓었다. 꼬박 하루를 생하 강의 물살 속에서 배를 몰았다. 짜릿하고도 공포스러운 경험이었다. 우안右岸 쪽으로 한 도시를 보았다. 거대하고 악명 높은 우에소가 분명했다. 그는 도시 앞을 완전히 통과할 때까지 강 한가운데 머물며 되도록 가까이 가지 않으려고 애썼다. 해가 지자 배를 대고 강기슭에서 잤다. 다음날 이만하면 충분하다고 생각한 그는 뱃머리를 돌렸다. 상류로 거슬러 올라가는 데는 부지런히 노를 저어 꼬박 나흘이 걸렸다. 되도록 강기슭에서 멀리 떨어지지 않으려고 애쓰며(우에소만은 멀리 떨어져 통과했다) 소용돌이를 헤치고 나아가는 힘든 여정이었지만 결국 해냈다. 자신이 속한 세계, 작은 은고코 강에 들어서자 여행자는 안도의 한숨을 내쉬었지만 주거지에 배를 댈 때쯤에는 새로운 확신이 가슴 속에 가득했다. 건기가 유난히 길었던 1916년에는 이런 일이 실제로 일어났을지도 모른다.

또 한 번은 몰로운도우에서 조금 상류에 있는 응발라Ngbala라는 강변 마을까지 노를 저어 올라갔다. 앞에서 상상한 그 여행 중에 있었던 일이라고 가정해 보자. 그는 몰로운도우 바로 아래 숲 그늘에 배를 정박해 놓고 보트 속에서 한 여인과 하룻밤을 보낸다.

그녀는 그가 경험한 첫 번째 여성은 아니었지만 마을 여자들과는 달랐다. 그보다 몇 살 많았으며 경험은 훨씬 풍부했다. 그녀는 강을 따라 다니며 잡다한 물건을 파는 일종의 방물장수였다. 은고코 강과 생하 강을 오르내리며 때로는 웃음을, 때로는 물건을, 때로는 몸을 팔았다. 여행자는 그녀의 이름도 몰랐다. 들어 본 적도 없었다. 그녀는 지역 여성들이 흔히 입는 야자 섬유로 지은 옷이 아니라 공장에서 날염된 밝은 옥양목 드레스를 입고 있었다. 활달한 성격으로 거침없이 추파를 던졌으며 용모도 나쁘지 않았다. 사실 그는 용모를 별로 따지지도 않았다. 틀림없이 그녀는 그를, 적어도 그의 능력을 좋아했다. 다음날 밤에도 나무 그늘에 매어 놓은 그의 보트를 찾아와 또 다시 세 번이나 관계를 가졌으니 말이다. 그녀는 건강해 보였다. 쾌활하게 웃었고 힘이 넘쳤다. 그날 밤 그는 운이 좋다고 생각했다. 그녀를 만나 좋은 인상을 심어주고, 다른 남자들이라면 지불했을 돈도 내지 않았기 때문이다. 하지만 사실 그는 운이 좋지 않았다. 그의 음경에는 강물에서 기슭으로 오를 때 가시덤불에 살짝 긁히는 바람에 조그만 상처가 나 있었다. 우리가 상상하는 시나리오에서조차 포경수술을 받지 않은 것이 감염되는 데 결정적인 영향을 미쳤는지, 가시에 긁힌 작은 상처가 문제였는지, 또는 두 가지 다 문제가 되지 않는지는 아무도 모른다. 그는 그녀에게 훈제 생선 몇 마리를 건넸다. 그녀는 그에게 바이러스를 건넸다.

그녀 입장에서 그것은 악의적이거나 무책임한 행동이 아니었다. 겨드랑이가 붓고 아프기는 했지만 자신의 몸속에 바이러스가 살고 있다는 사실은 그녀도 전혀 몰랐던 것이다.

199

열대 정글에 둘러싸여 강을 따라 여행하다 보면 놀랄 정도로 마음이 차분해지며 거의 최면에 걸린 듯한 기분이 든다. 물 위를 미끄러지듯 나아가며 양옆으로 벽처럼 드리워진 초록색 식물들을 바라보는 동안 몸과 마음이 불편한 일은 하나도 없다. 물길이 너무 좁아 기슭에 있던 체체파리들이 인기척을 느끼고 날아오지만 않는다면 말이다. 강기슭이 곧 숲의 경계가 되어 태양빛을 한껏 받으므로 키 큰 나무들로 가려진 숲 속과 달리 초목이 어지럽게 얽히며 무성하게 자라난다. 덩굴식물이 나무 위를 뒤덮고 슈베르트 극장Shubert Theater*의 오래된 벨벳 커튼만큼이나 두껍게 자라기 때문에 그 밑으로 파고들기가 아예 불가능하다. 가만히 보고 있으면 숲 자체가 그 속까지 스펀지처럼 꽉 차 있을 것 같다는 환상을 불러일으킨다. 하지만 강을 따라 여행하는 사람에게 그런 밀도는 중요하지 않다. 강 자체가 그 중심으로 통하는 활짝 열린 길이기 때문이다. 걸어서 숲을 통과한다면 스펀지만큼 밀집된 숲이 아니더라도 많은 어려움을 겪는다. 하지만 강을 따라 여행할 때 그런 어려움은 비행기 여행만큼이나 딴 나라 얘기가 된다.

키카를 떠나서 얼마간 우리는 주로 콩고 쪽의 세찬 물살을 따라 나아갔다. 실벵이 좋아하는 물길이 따로 있었다. 실벵이 뱃머리에 앉아 방향을 지시하면 조수인 바카 족 출신 졸로Jolo가 모터를 조종했다. 통나무배는 맥스와 내가 뱃전에 앉을 수 있을 만큼 크고 튼튼했다. 출발하자마자 강 우안에 있는 콩고 측 경찰 초소를 지나쳤다. 키카에 있는 카메룬 경찰서와 같은 역할을 하는 곳이었지만 운 좋게 아무도 멈추라

---

* 뉴욕 타임스 스퀘어에 있는 유서깊은 공연장. –역주

는 신호를 보내지 않았다. 콩고에 있는 검문소들은 매번 멈춰 패스포트에 도장을 받고 약간의 뇌물을 쥐어줘야 하므로 걸리지 않으면 그냥 지나치는 것이 상책이다. 힘찬 모터 소리와 함께 몇 개의 마을을 지나쳤다. 마을이라봐야 우기의 침수를 피해 강둑 높은 곳에 지어놓은 초막 몇 채에 불과했으며, 서로 상당히 떨어져 있었다. 집들은 풀로 지붕을 얹고 주변에 바나나 나무들과 한두 그루의 기름야자수가 서 있었으며 누더기를 걸친 어린이들이 나와 놀았다. 우리가 지나칠 때면 아이들은 꼼짝도 않고 서서 지켜보았다. *얼마나 걸리죠?* 내가 실벵에게 물었다. *상황에 따라 다르죠.* 보통 마을마다 들러 물건을 사고 팔거나 사람들을 실어 나르느라 해질녘에야 우에소에 닿는다고 했다. 이민 경찰의 눈을 피하기에도 좋은 방법이었다. 얼마 안 있어 그는 정말로 배를 세우더니 우리를 콩고 쪽 강변에 있는 마을로 안내했다. 대형 비닐 방수포를 누군가에게 배달하고 출발할 때 승객을 한 명 태웠다.

그 보트는 전세낸 것이었지만 나는 개의치 않았다. 승객은 젊은 여성으로 가방 두 개와 우산, 지갑과 도시락을 들고 탔다. 주황색과 녹색이 섞인 드레스를 입고 스카프를 두르고 있었다. 미리 귀띔을 받지 못했다면 누군지 몹시 궁금했으리라. 그녀는 방물장수였다. 이름은 비비안Vivian이었다. 우에소에 사는데 누군가 집까지 태워준다고 하면 언제나 오케이였다. 통통하고 활기찼으며 혼자 강을 따라 여행하면서 쌀이나 파스타, 식용유 등 생필품을 거래할 정도로 자신감이 넘쳤다. 실벵은 그녀가 자기 여동생이라 태웠다고 했는데 액면대로 믿어야 할지 알 수 없었다. 어쩌면 애인이거나 사촌일지도 몰랐다. 비비안에 관해 더 이상 알 수는 없었다. 다만 방물장수라는 틈새시장이 여전히 존재하여 독립적인 사고방식을 가진 여성들이 마을, 심지어 도시에서 살면서 쉽게 찾기 어려운 자율성을 지닐 수 있고, 아직도 강江이 경제적, 사회적

유동성의 통로가 된다는 점을 확인할 수 있었다. 전체적으로 그녀는 지나간 세월을 떠올리게 하는 매력적인 존재였다. 이런 말을 듣는다면 유쾌하지는 않겠지만 내 마음 속에는 거의 한 세기 전 여행자가 만났을 여인의 존재가 다시 떠올랐다. 그녀는 잠재적인 중간 매개자였다.

다시 비가 내렸다. 나는 맥스, 실벵, 비비안과 함께 방수포 아래 쭈그리고 앉아 머리를 덮은 채 눈만 내놓고 바깥을 살폈다. 바카 족인 졸로는 아무렇지도 않게 앉아 계속 배를 몰았다. 카누에 홀로 앉아 그물을 걷는 어부를 지나쳤다. 아이들이 뚫어져라 쳐다보며 서 있는 다른 마을도 지나쳤다. 비가 그치고 바람이 가라앉았다. 빗방울이 일으키는 파문들이 없어지자 갈색 강물은 차갑게 식힌 카페오레처럼 다시 잔잔해졌다. 강기슭의 맹그로브들이 촉수를 뻗는 문어처럼 보였다. 왜가리 몇 마리가 눈에 띄었다. 물총새는 없었다. 오후 중반에 생하 강 합류 지점에 가까워졌다. 강기슭의 땅이 점차 낮아지더니 마침내 물속으로 자취를 감췄다. 생하 강이 우리를 한손에 쥐고 이리저리 흔드는 동안 나는 몸을 돌려 쐐기 모양의 카메룬 남동부가 시야에서 사라질 때까지 지켜보았다.

상류 쪽을 향해 산들바람이 불며 주변 공기가 약간 따뜻해졌다. 나무가 울창한 큰 섬을 지나쳤다. 통나무배 위에 똑바로 서서 주의 깊게 노를 젓는 사람도 지나쳤다. 이윽고 멀리서 부옇게 하얀 건물들이 눈에 들어왔다. 마을보다 훨씬 큰 어떤 장소에 벽돌과 흰색 페인트와 정부의 통제를 받는 것이 모여 있다는 뜻이었다. 우에소였다.

채 30분도 되지 않아 콘크리트로 진입로와 벽을 만든 우에소 부두에 배를 댔다. 이민 경찰과 팁에 목을 매는 짐꾼들이 수선스럽게 오갔다. 다시 콩고 땅이었다. 프랑스어로 입국 수속을 마치자마자 맥스는 가방을 붙들고 늘어지는 짐꾼들과 링갈라어로 실랑이를 벌였다. 실벵과 졸로와 비비안은 어디론가 사라지고 없었다. 맥스는 네빌보다 소극적이고 수줍음을 타는 편이었지만 정직하고 성실했다. 콩고 땅에서 벌어지는 일은 그가 처리할 것이었다. 그는 부둣가를 돌아다니며 몇 사람과 얘기를 나누더니 이내 좋은 소식을 전했다. 현지에서 르 바토(le bateau, 프랑스어로 배라는 뜻-역주)라고 부르는, 승객과 화물을 실어 나르는 커다란 바지선이 다음날 브라자빌로 출발한다는 것이었다. 브라자빌까지는 하류 쪽이었지만 거리가 상당히 멀어 며칠 걸렸다. 그 배를 타기로 했다.

호텔에서 하룻밤을 보낸 뒤 다음날 아침 우에소 시장까지 걸어갔다. 강에서 불과 몇 블록 떨어진 시장 한가운데 납작한 탑 모양의 붉은 벽돌 건물이 있었다. 세 층으로 된 주름진 금속 지붕 아래 둥글고 넓은 공간을 마련하고 바닥은 콘크리트로 마감한 크고 멋진 그 건물은 적어도 식민지 시대 이전에 지어진 것이었다. 건물 밖으로도 좁은 통로를 사이에 두고 나무 좌판과 매대들이 빽빽이 들어서 도심의 상당 부분을 차지했다. 매매도 활발했다.

1990년대 중반 두 명의 외국 연구자들이 콩고인 조수를 고용하여 우에소와 그 주변의 밀렵 육류 유통과정을 연구한 결과, 이 시장에서는 매주 5.8톤의 야생동물 고기가 거래되었다. 어류나 악어를 빼고 포유동물만 포함한 통계다. 다이커 영양이 가장 많고, 영장류가 두 번째였지만 대부분 유인원이 아닌 원숭이였다. 4개월에 걸친 연구 기간 중 18마리의 고릴라와 4마리의 침팬지가 도살되어 팔렸다. 사체는 트럭과 통나무배로 운반되었다. 육우를 사육하지 않아 쇠고기도 드문 콩고 북부지만 가장 큰 도시인 우에소에는 넓은 정글에서 잡힌 수많은 야생동물이 거래되었던 것이다.

몰로운도우에서와 마찬가지로 맥스와 나는 낮은 금속 지붕이 나타나면 고개를 숙이고 진창에 발을 딛지 않으려고 조심하면서 좁은 시장 통로를 따라 부지런히 돌아다니며 염탐했다. 우에소는 몰로운도우보다 훨씬 큰 도시로 거래 품목도 훨씬 많고 다양했다. 색색의 옷감들, 운동용 가방, 마직류, 석유 랜턴, 아프리카 산 바비인형, 다양한 머리 장식품, DVD, 손전등, 우산, 보온병, 대형 포장된 땅콩 버터, 산더미처럼 쌓아 놓은 푸푸fufu 분말, 양동이에 가득 담긴 버섯, 말린 새우, 숲에서 채취한 야생 과일, 갓 만든 튀김, 고형 부용bouillon*, 국자로 떠서 파는 소금, 잘라서 파는 비누, 의약품, 콩 통조림, 파인애플, 안전핀, 감자 등 수많은 물건이 팔렸다. 한 매대에서는 여성이 살아있는 메기를 마체테로 토막내고, 바로 맞은편에서는 또 다른 여성이 죽은 원숭이들을 팔았다. 몸집이 큰 중년 여성으로 콘로우 머리(cornrow, 흔히 흑인들이 하는 여러 가닥으로 딴 머리–역주)를 하고, 페이즐리 무늬 드레스 위로 푸줏간용 앞치마를 걸치고 있었다. 상냥하면서도 단도직입적인 그녀는 자랑스러운 표정으로 훈제된 원숭이 한 마리를 털썩 소리가 나도록 내 앞에 내려놓으며 가격을 불렀다. 원숭이의 얼굴은 아주 조그맣고 일그러져 있었다. 눈은 감긴 채 입술은 바싹 말라 뒤로 당겨져 오싹하게 웃는 것처럼 이빨이 드러나 보였다. 배를 갈라 양쪽으로 벌린 뒤 평평해지도록 눌러 말린 그것은 크기와 모양이 자동차 휠캡과 흡사했다. *6천 프랑이에요.* 그녀는 내 마음에 드는 것을 골라주려는 듯 또 한 마리를 들어 옆에 던졌다. *이것도 6천 프랑!* 그녀가 말하는 프랑은 중앙아프리카의 화폐 단위인 CFA(communauté financière afrique, 아프리카 금융 공동체–역주) 프랑으로 화폐가치가 낮은 편이다. 6천 프랑이면 겨우 13달

---

* 고기나 채소로 만든 육수 베이스. 굳혀서 덩어리로 팔기도 함.–역주

러에 불과하고 흥정하면 더 깎을 수도 있겠지만 그냥 지나쳤다. 그녀는 훈제한 호저, 다섯 마리의 다이커 영양, 또 다른 원숭이도 팔고 있었다. 마지막 원숭이는 잡은 지 얼마 안 되었는지 아직도 털에 윤기가 흘러 동물종까지 알아볼 수 있었다. 큰흰코원숭이Cercopithecus nictitans였다. *저건 귀한 거예요. 금방 팔릴 겁니다.* 맥스가 귀띔했다. 약간 떨어진 곳에서는 훈제한 덤불멧돼지 고기를 킬로그램당 3천 프랑에 팔았다. 모든 동물종이 콩고에서 적법하게 사냥하여(덫을 써서는 안 되지만) 공개적으로 거래할 수 있는 것들이었다. 유인원은 없었다. 우에소에서 구할 수 있다는 것은 의심의 여지가 없지만, 침팬지나 고릴라 고기는 누군가 암암리에 주선을 해줘야 하는 것이다.

하류 쪽으로 내려가던 바지선은 몇 가지 문제로 지연을 거듭했다. 마침내 나흘 후 맥스와 나는 다시 우에소로 돌아왔다. 다시 시장으로 가 탑 모양 건물을 통과하고, 매대가 늘어선 좁은 통로를 따라 메기와 원숭이와 다이커 영양을 훈제되거나 살아 있는 채로 파는 좌판들을 지나쳤다. 이번에는 손수레에 가득 실린 약간 작은 크기의 악어들이 눈에 띄었다. 악어 한 마리를 판자 위에 올려놓고 토막내는 모습도 보았다. 미로와 같은 시장은 어디 가든 고기 파는 매대가 있었다. 나중에는 마체테가 서로 부딪혀 철컹철컹 소리가 나는 곳을 찾아가면 된다는 요령을 익혔다. 갈색 앞치마를 두른 여자는 나를 알아보았다. "또 오셨네요. 하나 골라보세요." 그녀는 프랑스어로 말했다. 이번에는 작은 다이커 영양을 내 옆에 쿵하고 내려놓았다. 권유라기보다는 도전으로 느껴졌다. *당신은 뭘 사러 온 거야, 아니면 엿보러 온 거야?* "이것보단 닭이 좋은데." 나는 더듬거렸다. "아니면 훈제 생선이나." 소심한 백인들을 익히 보았던지 그녀는 미소를 지으며 어깨를 으쓱했다. 나는 슬쩍 찔러보았다. "하지만 침팬지라면…". 그녀는 내 말을 무시했다. "아니면 코끼리라거나." 맥스가 끼어들었다. 그녀는 애매한 웃음을 터뜨리더니 진짜 손님 쪽으로 몸을 돌렸다.

131

내 상상 속에서 여행자는 우에소와 그곳의 시장을 지나칠 때마다 뿌리치기 힘든 유혹을 느꼈다. 그에게 우에소는 무모한 여행을 떠나려는 무모한 생각이 시작된 장소였다. 처음에는 더 멀리 갈 생각이 없었다. 우에소까지 갔다 돌아오는 것만도 충분히 대담하고 위험한 일이었다(실제로 돌아갈 생각이었지만 일은 뜻한 대로 풀리지 않았다). 하지만 우에소를 떠올리기 전에 상아에 관한 아찔한 우연이 있었다. 우에소가 그를 잡아끌었다면 등을 떠민 것은 상아였다.

애초에 상아를 찾아 떠난 것은 아니었다. 그 일은 우연히 시작되었다. 어느날 그는 은고코 강을 거슬러 올라가며 콩고 쪽 기슭에서 지류가 강으로 흘러드는 지점에 쳐놓은 그물을 걷고 있었다. 건기乾期였다. 기나긴 건기가 끝나가는 3월 초였다. 강은 수위가 낮아 느리게 흘렀고 따뜻했다. 지류에서 시원한 물이 흘러드는 곳에 물고기가 모일 거라고 생각했지만 그물에 걸린 것은 몇 마리 되지 않았다. 노력의 대가치고는 형편없었다. 오후에는 작은 지류를 따라 숲 속으로 들어가 물고기를 쉽게 잡을 수 있는 웅덩이가 있는지 찾아보기로 했다. 그는 가시덤불에 긁히고, 나무 뿌리에 발이 걸려 넘어지며, 진창을 따라 1킬로미터 정도 힘겹게 나아갔다. 웅덩이는 드물고, 있더라도 물고기는 눈에 띄지 않았다. 맥이 풀렸지만 놀랄 일도 아니었다. 그는 잠시 멈춰 숨을 돌리고 손으로 물을 떠마신 후, 얼굴을 잔뜩 찌푸리며 계속 갈지 생각했다. 40미터쯤 떨어진 개울 바닥에 커다란 회색 물체가 눈에 띈 것은 바로 그때였다. 지구의 다른 곳에 사는 사람이라면 커다란 화강암이라고 생각했을 것이다. 그러나 콩고 북부나 카메룬 남동부에는 화강암이 없다. 여행자는 즉시 코끼리라는 사실을 알아차렸다. 가슴이 두방망이질쳤다. 본능적으로 도망칠 생각부터 떠올랐다.

하지만 그는 계속 관찰했다. 달아나지 않고 머물렀다. 스스로도 이유를 알 수 없었다. 어디선가 공포의 기운을 느꼈지만, 그 공포는 자기 것이 아니었다. 그러다 문득 무엇이 잘못되었는지 깨달았다. 코끼리는 쓰러져 있었는데, 잠이 든 자세는 아니었다. 얼굴을 진창에 처박고, 몸뚱이는 옆으로 길게 누웠으며, 엉덩이는 비스듬히 위로 들려 있었다. 그는 조심스럽게 다가갔다. 옆구리와 배 아래쪽을 따라 보랏빛을 띤 붉은 구멍들이 눈에 들어왔다. 그중 하나로부터 비쭉 솟아나온 것은 바카 족의 창이었다. 이제 거대한 동물이 왼쪽 어깨를 땅에 댄 채 끔찍하게 나자빠진 모습을 생생하게 볼 수 있었다. 왼쪽 앞다리가 비현실적인 각도를 이루며 바깥쪽으로 구부러져 있었다. 약 10미터까지 살금살금 다가간 후에야 그는 코끼리가 죽었다는 사실을 확신할 수 있었다.

인간으로 치면 중년에 해당하는 커다란 숫놈이었다. 상아가 기가 막혔다. 개울 바닥에 처박혀 홀로 죽은 코끼리는 이미 신체 일부가 썩고 있었다. 여행자는 머릿속으로 재빨리 상황을 그려보았다. 바카 족의 사냥 파티에 걸려들었으리라. 완전히 죽지는 않고 치명적인 상처를 입은 채 포위망을 탈출했으리라. 틀림없이 바카 족도 한두 명은 생명을 잃었으리라. 남은 사람들은 감히 쫓아갈 엄두를 내지 못했으리라. 그 일은 강의 북쪽에서 벌어졌으리라. 상처 입은 코끼리는 절망에 빠진 채 강을 헤엄쳐 건넜으리라. 코끼리의 흔적을 추적해 온 바카 족이 당장이라도 나타난다면 그에게는 좋을 것이 없었다. 값진 사냥감 옆에 있는 여행자를 본다면 피그미 족은 삽시간에 그의 몸에 수많은 보라색 창 구멍을 내버릴 것이었다. 반투 족을 죽인다고 생각하면 그들은 훨씬 대담해질 수 있었다. 서둘러야 했다. 그는 마체테로 코끼리의 안면을 마구 쳐냈다. 살과 연골이 튀고, 흉측한 구멍이 생긴 그것은 폭격을 당한 듯 무시무시한 모습으로 변해 버렸다. 더 이상 코끼리처럼 보이지 않았다. 반 시간도 안 돼 두 개의 상아를 비틀어 뽑아낼 수 있었다. 상아는 이빨을 뽑을 때처럼 우지끈하는 소리를 내며 뽑혀 나왔다.

그는 상아에 붙은 살점들을 떼어낸 후, 모래와 진흙으로 문지르고 하얗게 될 때까지 개울에서 씻어냈다. 하나만 들어도 거대하다는 느낌이었다. 노다지였다. 적어도 15킬로그램은 나갈 것 같았다. 이렇게 값진 것을, 이렇게 많이 손에 넣어보기는 처음이었다. 한번에 하나씩밖에 들지 못할 것 같았다. 그는 차례로 하나씩 하얗고 매끄러운 곡선을 따라 뾰족한 끝까지 손으로 쓰다듬어 보았다. 그러더니 두 개를 한꺼번에 들고 휘청거리며 카누 쪽으로 발길을 옮겼다. 덤불 아래로 웅크리고 장애물을 피해가며 카누에 도착한 그는 몇 마리 되지 않는 물고기와 함께 상아 두 개를 배 밑바닥에 내려놓았다. 잽싸게 보트를 묶은 줄을 풀고, 가장 빠른 물살을 따라 하류로 내려갔다. 큰 구비를 돌자 비로소 마음이 좀 가라앉으며 심박동이 서서히 정상으로 돌아왔다. *도대체 무슨 일이 일어난 건가?* 그는 우연히 보물을 발견하여 그것을 훔쳤다. 아니, 자기가 발견한 것을 차지한 것뿐이다. *이제 어떻게 해야 할까?*

야영지로 돌아온 여행자는 서둘러 상아를 쓰러진 나무 옆 눈에 띄지 않는 구석에 감추고 나뭇잎과 가지로 위를 덮었다. 첫날밤 그는 자다 깨어 불현듯 상아를 감춘 장소가 적당치 않다는 사실을 알아차렸다. 정말 어리석었다. 초조하게 날이 밝기를 기다렸다. 동이 트자마자 일어나 불 피운 자리에서 타다 남은 석탄과 장작과 재를 긁어낸 후 구멍을 팠다. 몇 년간 불을 피워 딱딱해진 바닥을 마체테로 가르고, 그 아래 드러난 진흙을 깊게 파내려갔다. 1미터가 훨씬 넘게 파낸 후, 상아가 들어갈 만한 깊고 좁은 구멍 모양으로 단단히 다졌다. 두 개의 상아를 가져와 손상되지 않도록 마란타 잎으로 감싼 후 구덩이 밑바닥에 조심스럽게 내려놓았다. 다시 구덩이를 메운 후 땅을 평평하게 고르고, 오래된 재를 끌어모아 세심하게 원래 모양대로 뿌린 후 새로운 장작을 가져다 불을 피웠다. 이제 보물은 안전했다. 적어도 얼마간은 말이다. 그제야 앞으로 어떻게 할 것인지 차분히 생각할 수 있었다.

쉽지 않은 일이었다. 기회도 있었고, 위험도 있었다. 그는 코끼리를 사냥하는 사람이 아니었다. 모든 사람이 그 사실을 안다. 그가 상아를 가졌다는 건 말도 안 되는 일이었다. 그렇지 않아도 상아에 환장하여 강요와 협박을 서슴지 않는 몰로운도우의 프랑스 놈들에게 가져갔다가는 바로 압수될 것이 뻔했다. 처벌받을 수도 있었다. 다른 놈들에게 알렸다가는 도둑맞거나, 판다고 해도 값을 속일 것이 분명했다. 온갖 시나리오를 떠올렸다. 그는 강인하고 완고했지만 약삭빠른 사람이 못 되었다.

6개월이 흘렀다. 그는 전과 다름없이 살았다. 강에서 물고기를 잡고, 야영지로 돌아와 말리고, 혼자 시간을 보내며 가끔씩 응발라나 몰로운도우에 가서 필요한 물건을 교환했다. 몰로운도우에 한 상인이 있었다. 반투 족이나 프랑스 대리인이 아니라 포르투갈인의 피가 반쯤 섞인 외지인이었다. 포르투갈에 판로를 두고 조심스럽게 코끼리 고기와 상아를 거래한다고 알려져 있었는데, 영리하다고 소문이 자자했다. 어느날 물고기와 소금과 푸푸를 거래하다가 여행자는 상인에게 상아

가격을 물어보았다. *그냥 궁금해서요!* 상인은 교활한 눈빛으로 쳐다보더니 가격을 일러주었다. 비싼 편이었지만 아주 비싸지는 않았다. 여행자의 얼굴에 잠깐 실망의 기색이 떠올랐을까? 어쨌든 그는 더 이상 아무말도 하지 않았다.

이틀 뒤 돌아가 보니 야영지는 쑥대밭이 돼 있었다. 포르투갈 혼혈 상인이 누군가에게 말을 흘렸고, 그는 즉시 상아를 노리고 들이닥쳤던 것이다. 오두막은 산산조각 났고 덕장도 부서졌다. 여벌 그물과 주석 냄비, 야영용 칼, 셔츠 한 벌, 야자 섬유로 짠 바닥 매트 등 초라한 소유물들이 경멸이라도 하듯 사방에 흩어져 있었다. 작은 주석 상자는 부서져 활짝 열린 채 그 안에 들어 있던 낚싯바늘들과 담배가 바닥에 쏟아져 있었다. 말린 생선들은 일부러 짓밟은 것 같았다. 쓰러진 나무 옆, 오두막 바닥 등 여기저기 파헤친 흔적도 역력했다. 심술궂게 마구잡이로 뒤진 것이 분명했다. 모닥불을 피운 자리는 통나무와 재를 걷어차는 바람에 엉망이었다. 그 광경을 보는 순간 숨이 멎는 것 같았다. 그러나 재 아래 진흙은 건드린 흔적이 없었다. 그들은 찾지 못한 것이다.

그리하여 그는 우에소 쪽으로 마음을 돌렸다. 엉망이 된 야영지에서 최소한으로 불을 피우고 마체테를 움켜쥔 채 밤을 지새웠다. 새벽이 되자 나뭇잎으로 감싼 상아를 꺼냈다. 값진 물건이 던져주는 기분 좋게 묵직한 느낌을 음미할 새도 없이 진흙 범벅인 채로 카누에 실었다. 그 위를 아직 많이 남은 말린 생선과 조금밖에 남지 않은 훈제 생선으로 덮고, 그 위를 다시 가지런히 묶은 마란타 잎으로 덮어 장에 가는 것처럼 꾸몄다. 마란타 잎은 포장하는 데 널리 쓰였지만 어디서나 구할 수 있는 초라한 현지 생산품이므로 오히려 그럴듯했다. 맨 위에 바닥 매트를 덮었다. 보트를 밀어 물 위에 띄우고 노를 저어 강 한가운데로 나아간 후, 몰로운도우를 뒤로 하고 은고코 강의 물길을 따라 하류로 내려갔다. 몇 시간 동안 꾸준히 노를 저어 생하 강에 도달한 후 하류 쪽으로 방향을 틀어 똑바로 우에소를 향했다.

도시를 지나 조금 더 내려간 곳에서 소용돌이를 발견하고 보트를 숲 속으로 끌어올렸다. 정박지나 오솔길이나 야영지 등 사람의 흔적이라곤 찾아볼 수 없는 곳이었다. 안성맞춤이었다. 다음날 아침 카누를 잎이 무성한 나뭇가지 아래 감추고, 숲을 헤치며 북서쪽으로 걸어 우에소 외곽에 이르렀다. 다른 사람들을 따라 바로 시장까지 걸었다. 평생 이렇게 많은 사람을 본 적이 없었기에 군중 속에 들어가 섞이자 죽은 코끼리 위에 서 있을 때처럼 심장이 방망이질쳤다. 하지만 아무도 자기를 해치지 않았다! 차림새가 남루하고 마체테를 찼지만 쳐다보는 사람도 없었다. 주변을 둘러보니 자기처럼 더러운 옷을 입은 사람도 있었고, 한두 명은 마체테를 차고 있기도 했다. 마음이 놓였다.

금속 지붕을 얹은 거대한 원형 빌딩 속에 자리잡은 시장은 경이로웠다. 고기도 살 수 있고, 생선도 살 수 있고 형형색색의 옷가지, 말린 카사바, 온갖 야채, 고기잡이용 그물, 그리고 그가 평생 한 번도 본 적이 없는 온갖 물건을 팔았다. 프랑이든, 놋쇠 막대든 돈이라곤 한 푼도 없었지만 마치 뭐라도 찾는 사람처럼 산더미처럼 쌓인 상품들 사이를 돌아다녔다. 다이커 영양과 원숭이를 보고 감탄했다. 매대 뒤에 앉은 여자가 줄곧 자신을 주시하는 것을 느끼며 고릴라 손 한 개를 집어 들었다 도로 내려놓기도 했다. 사람들은 모두 링갈라어로 말했다. 생선을 파는 남자와 몇 마디 주고받았다. 여행자는 몰로운도우에서보다 훨씬 조심스러웠다. *훈제 생선이 좀 있는데 사시겠소?* 남자가 대답했다. "좋으면 사겠지만, 먼저 물건을 봐야지." 근처에서 여행자는 통나무 테이블 위에 훈제한 갈색 코끼리 고기를 덩어리째 올려놓고 파는 사람을 보았다. *코끼리 고기를 판다면 상아도 취급할까?* 여행자는 남자의 얼굴을 머리 속에 담아 두었지만 말을 건네지는 않았다. 그건 다음날 할 일이었다.

그는 신중한 예비 답사에 몹시 만족하며 마을을 벗어나 숲으로 돌아갔다. 하지만 보트를 숨겨 놓은 강둑 옆 관목 덤불을 벗어났을 때 누군가 나뭇가지를 잘라내고 자기 보트 안을 들여다 보는 모습에 그대로 얼어붙었다. 또 바보짓을 한 자신과, 세상과, 특히 소중한 상아를 탐내는 그놈에게 공포와 분포의 감정이 솟구쳤다. 여행자는 마체테를 뽑아들고 달려나가 침입자가 몸을 채 반도 돌리기 전에 바싹 마른 코코넛처럼 두개골을 쪼개 버렸다. 메슥거릴 정도로 끔찍한 소리가 났다. 그는 소리를 내며 쓰러졌다. 박살난 두개골 사이로 분홍색 뇌가 들여다 보였다. 주위로 피가 왈칵 솟구치더니 금방 멎어 버렸다. 우에소에 온 첫날 오후가 반도 지나기 전에 누군가를 죽인 것이다. 이렇게 끔찍할 수 있을까?

죽은 사람의 몸을 뒤집어보고 그는 또 한 번 충격을 받았다. 성인 남자가 아니라 어린 소년이었다. 매끄러운 피부, 통통한 볼, 길다란 턱이 아직 성년식도 치르지 못한 것이 분명했다. 큰 키만 보고 잘못 판단한 것이었다. 키만 멀쑥하게 컸지 덤불 속에 숨겨진 카누에 대한 호기심을 억누르지 못하고 들여다볼 정도로 어린 소년을 죽인 것이다. 아이는 틀림없이 도시에 살 테고, 없어진다면 분명 애타게 찾는 사람이 있을 것이었다. 상황이 좋지 않았다.

여행자는 피로와 고통에 사로잡힌 채 잠시 그 자리에 서서 상황을 정리해보았다. 그리고 신속하게 움직였다. 소년의 시체를 강까지 끌고 갔다. 얕은 곳으로 들어가 온통 물을 튀기고 발이 걸려 넘어져 가며 시체를 확실히 물살이 멀리까지 흐를 곳으로 끌고 갔다. 손을 놓고 멀리 떠내려가는 모습을 지켜보았다. 시체는 물 위에 떠올랐지만 눈에 잘 띄지 않았다. 강둑으로 돌아가 카누 밑바닥을 뒤져 상아가 있는지 확인해보았다. 보물은 그 자리에 있었다. 하나씩 끝을 꽉 붙잡고 스스로를 안심시켰다. 하나, 둘. 상아를 싸놓은 마란타 잎을 걷어 눈으로도 확인했다. 틀림없었다. 고귀한 상아빛을 띤 두 개의 엄니. 카누를 물가로 끌고 가 올라탄 후 하류로 노를 저었다. 50미터도 가지 않아 소년의 사체를 발견했지만 그대로 지나쳤다. 우에소 쪽으로는 눈길도 돌리지 않았다.

이제 그는 아무런 연고도 없이 먼 여정에 올랐다. 돌아간다는 것은 있을 수 없었다. 3주간 계속 하류로 내려갔다. 어쩌면 4주였을지도 모른다. 날짜 감각을 잃어 버렸다. 카누와 상아와 마체테, 낚싯줄과 낚싯바늘 외에는 가진 것도 없었다. 당장의 목표는 하루하루를 살아남는 것이었다. 상아를 팔아 정상적인 생활을 되찾을 수 있을 것이라는 희망만이 그를 지탱해주었다. 계속 움직이며 낚싯줄로 다시 물고기를 잡았고, 한밤중이 되어서야 멈춰섰다. 강에서 잡은 것을 먹고, 남으면 말리거나 훈제하여 만약에 대비했다. 매일 아침 해가 뜨면 다시 항해를 시작했다. 또 다른 큰 도시가 나타났지만 접근하지 않고 멀리 떨어져 지나쳤다. 강이 늪지로 이어져 천천히 흐르는 곳에서는 노를 저었다. 전반적으로 남쪽으로 내려가고 있다는 사실은 알 수 있었다. 크고 작은 모험과 실수와 아슬아슬한 순간이 이어졌다. 독자들도 상상할 수 있을 것이다. 통나무 뗏목을 타고 하류로 내려가는 사람들에게 생선을 팔기도 했다. 그들은 생하 강 어귀에서 교역과 통행을 통제하며 거만하기 이를 데 없는 보방기Bobangi 족을 조심하라고 귀띔해주었다. *생하 강 어귀라니 무슨 뜻일까?* 그는 강이 한없이 이어질 거라고 생각했던 것이다. 몸을 숨기고 기다리던 아시아악어에게 습격당하기도 했지만 그날 아침엔 운이 좋았다. 그 끔찍한 동물은 아주 크지 않아 2미터가 조금 못 되었고, 어리석고도 주제넘게 인간을 공격한 탓에 보복을 당했다. 덕분에 그 뒤로 6일간 악어의 뱃살과 꼬리를 먹을 수 있었다. 그는 한 번도 닭고기를 먹어본 적이 없었기에 그 맛이 물고기 비슷하다고 생각했다. 악어의 대가리를 잘라 군대개미 집 속에 넣었다. 놈들은 반나절도 안 돼 살점을 깨끗하게 청소해주었다. 악어 두개골을 다른 짐 위에 올려놓았다. 내리쬐는 햇볕을 받아 하얗게 변한 채 이빨을 드러내 놓고 웃는 듯 보이는 그것은 일종의 토템이었다. 생하 강 하구에 도착한 뒤로는 보방기 족을 피해 낮에는 쉬고 밤에만 강 한 가운데로 배를 몰았다. 하지만 보물 곁을 한시도 떠나지 않고 지키기란 불가능한 일이었다. 딱 한 번 아주 짧게 감베야 나무 아래 떨어진 열매를 줍기 위해 보트 곁을 떠났다가 돌아왔을 때 보방기 족과 마주치고 말았다. 키 큰 소년을 보았을 때처럼 격렬한 분노가 솟구쳤다. 그가 카누 안을 들여다보고 있었던 것이다. 소년과 달리 보방기 족은 그가 다가오는 소리를 듣고 몸을 돌렸다.

옆머리가 희끗희끗하고 왼쪽 눈은 탁한 파란색이었다. 오른쪽 눈은 정상이었다. 나이가 많았지만 위험하지 않을 정도로 늙은 것은 아니었다. 몸은 아직도 튼튼해 보였다. 작은 칼을 지녔으나 마체테는 없었고, 짐승 가죽으로 만든 작은 주머니를 목에 걸고 있었다. 마법사나 주술사 같았다. 그는 이미 여행자의 상아를 펼쳐본 후였다. 여행자는 강 위에 보방기 족이 많다는 것을 알고 있었다. 소리를 지르면 들릴 만한 곳에도 몇 놈 있을지 몰랐다. 이러지도 저러지도 못할 상황이었다. 소년의 두개골을 갈라놓았던 마체테의 소름끼치는 소리가 떠올랐다. 그는 즉석에서 절박한 협상을 시도했다. 파란 눈동자의 노인이 알아들을지 자신은 없었지만 어쨌든 링갈라어로 말을 걸었다.

너에게 상아를 한 개 주겠다.

아무 대답이 없었다.

너에게 상아를 한 개 주겠다. 그는 또렷하게 같은 말을 반복했다. *너희 추장에게 갖다 줘라. 아니면…네가 갖든지.*

그는 기다렸다. 파란 눈의 노인이 생각할 시간을 줘야 한다.

상아 한 개. 그는 손가락 한 개를 들어 보였다. *아니면 너와 싸워 너를 죽이고 두 개를 다 갖겠다.*

시간이 한없이 길게 느껴졌다. 여행자는 보방기 족의 두개골을 갈라놓고 싶었다. 뒷일이 어떻게 되든 싸워보기는 해야 할 것 아닌가? 그때 파란 눈의 노인이 카누 쪽으로 몸을 돌렸다. 짐 속을 뒤적거리더니 마란타 잎들을 한쪽으로 밀어 놓고 상아를 한 개 집어 들었다. 손으로 툭툭 치며 매끄럽고 차가운 감촉을 느껴보더니 만족스런 표정을 지었다. 여행자는 눈길을 거두지 않았다. 그가 빨리 떠나기만 바랄 뿐이었다. *좋다. 그걸 가져라. 빨리 가라.* 하지만 노인은 다시 허리를 굽혔다. 그러고는 훈제 생선 한 마리를 집어 들었다. 그는 뻔뻔스럽고 약간 어리둥절해 보이면서도 거만한 표정을 지으며 입을 딱 벌려 보였다. 파란 눈동자가 경련을 일으켰다. 어쩌면 윙크를 했을까? 그는 상아와 생선을 챙겨 떠났다.

그날 밤 여행자는 계속 보방기 족의 땅을 통해 배를 몰아 생하 강 어귀에 있는 큰 마을을 지나쳤다. 여기서 강은 또 다른 강과 합쳐졌다. 상상할 수 없을 정도로 거대한 강, 바로 콩고 강이었다. 아침 햇살에 복잡하게 얽힌 수로들과 많은 섬, 강력한 물살이 드러났을 때 그는 깜짝 놀랐다. 하나가 아니라 몇 개의 강을 한데 합쳐놓은 것 같았다. 카누를 밀어붙여 산산조각 내 버릴 수 있는 물살과 강 바닥까지 끌고 들어갈 수 있는 소용돌이를 피해 어느 때보다도 힘차게, 그러나 신중하게 노를 저었다. 다른 카누와도 충분히 거리를 유지했다. 뗏목이 눈에 띄면 소리쳐 들릴 곳까지 노를 저어 다가가 생선을 사라고 권유하며 정보를 얻었다. 한번은 증기선과 마주쳤다. 안에서 기계가 통통거리는 소리는 멍청하게 들렸지만 거대한 집처럼 생긴 배는 그 동력으로 갑판에 승객과 짐을 가득 실은 채 물살을 거슬러 올라갔다. 희한한 광경이었다. 하지만 뇌가 쏟아져 죽은 소년, 우에소 시장, 파란 눈의 보방기 도둑 등 희한한 꼴을 많이 본 터라 어지간한 일에는 놀라지 않았다. 그는 증기선을 모는 사람을 보았다. 백인이었다. 여행자는 증기선에서 멀리 떨어져 반대편 기슭을 따라 배를 몰았다.

강은 계속 남쪽으로 이어졌다. 티오Tio 족의 영토에 들어섰다. 듣기로는 적극적으로 외부인과 교역하면서도 독점하려고 들지 않아 보방기 족보다 훨씬 다루기 쉬운 부족이었다. 이렇게 거대한 강 옆에 살기에 더 겸손해졌을지도 모른다. 이런 강을 혼자 독점할 수 있다고 믿는 사람은 없을 테니까. 부족이라 해도 마찬가지일 것이다. 강 위에는 항상 여남은 척의 배를 볼 수 있었다. 전혀 새로운 세계였다. 카누들은 수도 없고, 증기선도 몇 척 더 보았다. 사람들은 뱃전에 나와 다른 배에 탄 사람들에게 큰 소리로 고함을 지르며 물건을 사고 팔았다. 물길과 배의 통행이 미로처럼 얽힌 데다 우에소와는 점점 멀어졌기 때문에 이제 여행자는 혼란스러운 속에서도 익명성 속의 안전함을 느꼈다. 이제 그는 낮에 항해했다. 이렇게 물살이 강한 곳에서 낮에 항해할 수 있다는 것은 다행한 일이었다. 티오 족에게 신선한 생선을 팔거나 카사바와 교환하기도 했다. 대화도 나누었다. *예, 강 상류에서 왔습니다, 아주 먼 곳에서요.* 어느 강이라고는 말하지 않았다. 상아란 말도 입에 올리지 않았다. 되도록 자신을 드러내지 않고 정보를 모아야 했다. 그는 피로를 느꼈다.

이제 그는 중장기 계획을 세웠다. 하루하루 살아남는 것과 자신이 겪는 고난을 보답받는 것 사이에 성취해야 할 목표가 생긴 것이다. 갈 곳도 정했다. 브라자빌이란 곳이었다. 며칠간 하류로 내려가면 나오는 큰 도시였다. 강의 오른편 기슭, 호수처럼 넓게 물이 고인 곳에 있다 했다. 보면 바로 알 수 있다고 했다. 물건너 왼쪽 기슭에도 큰 도시가 있지만 그곳은 벨기에 사람들 소유라고 했다. *벨기에 사람들이 누구죠? 보방기 족 같은 부족인가요?* 보방기보다 훨씬 질이 나쁘다는 대답이 돌아왔다. 어쨌든 브라자빌은 생선뿐 아니라 무엇이든 사고팔기에 좋다고 했다.

마침내 그곳에 도착했다. 마지막 물구비를 돌아 강이 바다만큼 넓어지는 곳으로 들어선 후, 들은 대로 큰 섬을 왼쪽에 두고 앞으로 나아가자 오른쪽 기슭에 하얀 건물들이 나타났다. 어떤 건물은 보통 집보다 두 배 이상 높았고, 우에소의 원형 시장보다 훨씬 높은 건물도 있었다. 그쪽으로 노를 저었다. 어느 정도 가까워지자 거리를 유지하면서 물살을 따라 떠내려가며 신중히 관찰했다. 부두와 큰 배들과 인부들이 부산하게 일하는 곳을 지나쳐 한참 내려간 후 조용한 곳에 정박했다. 어디나 그런 것처럼 아이들은 입을 딱 벌리고 그 광경을 바라보았지만, 어느 누구도 그를 눈여겨보지 않았다. 사람들은 너무 바빠 누더기를 걸친 건장한 바크웰레 족 청년이 악어의 두개골과 멋진 상아, 그리고 반쯤 썩은 생선을 실은 보트를 물가에 대는 모습 따위는 아랑곳하지 않았다.

물에서 걸어나와 잠시 멈춰 섰다. 아무도 인사를 건네지 않았다. 아무도 그가 전에 무슨 일을 했는지 몰랐다. 아무도 그를 루이스Lewis와 클라크Clark에 빗대지 않았다.* 아무도 그를 콩고 강 상류 분지의 마르코 폴로라고 칭송하지 않았다. 아무도 그가 허클베리 핀과 짐이며, 콜로라도의 존 웨슬리 파월John Wesley Powell이며, 의혹의 강을 탐험한 테디 루스벨트Teddy Roosevelt이며, 아폴로 8호를 타고 달 궤도를 일주한 프랭크 보먼Frank Borman이며, 전반적으로 리처드 킴블Richard Kimble 박사와 비슷한 인물이란 것을 알지 못했다. 아무도 몰랐다.

여행자는 마을로 들어가 첫날 오후에 상아를 팔고 놋쇠 막대 120개를 받았다. 좋은 가격이었지만 동시에 약간 실망스럽고 불만스럽기도 했다. 아시아악어의 두개골은 상아 상인이 짐짓 변덕을 부리는 바람에 놋쇠 막대 10개를 더 받는 걸로 마무리했다. 그는 야자술을 사 마시고 취했는데, 술에 취하는 것은 전혀 기분 좋은 경험이 아니란 사실을 깨닫고 다시는 입에 대지 않았다. 나머지 돈은 저축해두고(그냥 숨겨두었다고 하는 편이 옳을 것이다) 조금씩 꺼내어 이곳저곳에 썼다. 어쨌든 그는 해낸 것이다.

그는 도심의 동쪽에 위치한 포토-포토Poto-Poto라는 지역에 거처를 정했다. 상류에서 온 사람들이 모여사는 곳이었다. 부두에서 일거리도 찾았다. 친구들도 사귀었다. 정착한 것이다. 도시 생활은 체질에 맞았다. 그는 다채로운 경력을 지니고, 자신감이 있으며, 강에서 단련된 사람다운 매력과 항상 들려줄 이야기를 지닌 사람이 되었다. 아무도 그를 버림받은 무당의 아들로 취급하지 않았다. 가진 것 없이 홀로 떠돌던 젊은이었다고 생각하는 사람도 없었다. 새로운 이름을 썼기 때문에 원래 이름을 아는 사람도 없었다. 그리고 다른 사람은 물론 자신조차 모르는 사실이 하나 더 있었다. 그가 브라자빌에 새로운 바이러스를 갖고 들어왔다는 것이었다. 그는 HIV-1 M군 보균자였다.

---

* 미국 건국 초기 제퍼슨 대통령의 명령으로 서부 태평양 연안까지 여행했던 두 명의 탐험가.

오랜 세월이 흘러 죽음이 가까워졌을 때, 여행자는 자신이 겪은 일을 친구들, 지인들, 길든 짧든 관계를 가졌던 몇몇 여성들에게 들려주었다. 죽은 코끼리와 포르투갈 혼혈 상인과 키 큰 소년과 악어와 파란 눈의 보방기 족이 나오는 이야기였다. 이야기 속에서 키 큰 소년은 성인이 되었고, 아시아악어는 어마어마하게 큰 바다 괴물로 변했다. 아무도 의심하지 않았다. 그가 강을 따라 내려온 것은 누구나 아는 일이었고, 그 여정에 위험이 없을 리 없었고, 그의 말이 허풍이란 걸 입증해 줄 악어의 두개골은 없어진 지 오래였다. 긴 세월 동안 그는 13명의 여성과 관계를 가졌다. 약간씩 처지는 달랐지만 모두 자유로운 여성들이었다. 그중 어린 티오 족 소녀는 상류에서 브라자빌로 들어온 지 얼마 안 되어 자유로운 상태보다 그와 함께 있는 것을 더 좋아하게 되었다. 그와 결혼한 그녀는 바이러스에 감염되었다. 그로 인해 감염된 여성이 한 명 더 있었다. 도시 서쪽 바콩고Bacongo 지역의 작은 집에 사는 매춘부에 가까운 여성이었다. 그는 아내가 임신했을 때 가끔 그녀를 찾았다. 그와 잠깐 동안 성적인 관계를 가졌던 나머지 11명의 여성은 운이 좋았다. 에이즈 바이러스에 감염되지 않았던 것이다. 따라서 여행자의 일생을 놓고 볼 때 R_0는 정확히 2.0이 되었다. 사람들은 그를 좋아했고, 그가 병에 걸리자 모두 안타까워했다.

바콩고에 살던 여자 친구는 예쁘고 쾌활하며 보다 넓은 세상을 꿈꾸었기 때문에 강 건너 레오폴드빌로 옮겨갔으며, 그곳에서 성공적인 삶을 살았다. 하지만 그녀의 성공은 오래 지속되지 않았다.

132

바이러스가 1916년 무렵 레오폴드빌에 유입되었다면 보관된 초기 검체에서 염기서열분석으로 밝혀진 ZR59 및 DRC60과 40년 이상 차이가 나는 셈이다. 그 사이에는 무슨 일이 있었을까? 정확히는 모르지만 몇 가지 밝혀진 증거들을 이용하여 가능한 시나리오를 대강 그려 볼 수는 있다.

바이러스는 도시 어디선가 몸을 숨기고 때를 기다렸다. 그 동안에도 사람의 몸속에서 꾸준히 증식했다. 성적접촉을 통해, 그리고 아마도 수면병trypanosomiasis 등 잘 알려진 질병을 치료하는 과정에서 주사기와 바늘을 재사용하는 바람에 전염도 계속되었다. 어떤 방식으로 전염되었든 에이즈 바이러스는 다른 원인으로 일찍 죽은 사람을 제외하고는 거의 모든 감염자에서 면역결핍증과 그로 인한 사망을 초래했을 것이다. 그러나 아직까지는 새로운 현상으로 인식될 만큼 뚜렷하게 드러나지는 않았다. 강 건너 브라자빌에서도 성 풍습의 변화와 주사 치료법이 보급되는 데 힘입어 서서히 퍼졌을 것이다. 카메룬 남동부와 생하 강 상류 분지 곳곳의 마을에서도 명맥을 유지했을 것이다.

바이러스는 다른 곳은 어찌되었든 레오폴드빌에서만큼은 계속 돌연변이를 일으켰다. ZR59와 DRC60 사이의 현격한 차이가 이 사실을 입증해준다. 에이즈 바이러스는 꾸준히 진화했다. HIV-1의 진화 역사를 연구하는 일은 놀고 먹으며 할 수 있는 일이 아니다. 가장 중요한 점은 바이러스의 균주 중 하나가 어떻게 인간에게 그토록 치명적이고 전파력이 높은 균주로 변했는지 이해하는 것이다. 그 이유를 이해한다면 치료를 개선하고, 어쩌면 백신을 개발하여 에이즈라는 엄청난 비극을 통제하는 방법을 개발할 수 있을지도 모른다. 비어트리스 한과 마이클 워로비를 비롯하여 수많은 과학자가 HIV-1과 HIV-2, 그리고 다양한 SIV의 분자계통유전학을 연구하는 이유다. 그들이 제기한 문제 중 하나는 바이러스가 중앙아프리카침팬지로부터 종간전파되기 전에 이미 독성이 강해졌는지, 아니면 그 후에 강해졌는지 밝히는 것이다. 간단히 말해 침팬지들도 SIV_{cpz}로 인해 사망했는지, 아니면 그저 바이러스를 몸속에 지닌 채 아무일도 없이 살아갔는지 하는 것이다. 이 질문의 답을 찾는다면 인체가 HIV-1에 반응하는 방식에 관해 중요한 사실을 밝혀낼 수도 있을 것이다.

SIV_{cpz}를 발견한 후 한동안 많은 사람이 바이러스가 침팬지에게 무해하다는 인상을 받았다. 아주 오래 전에는 증상을 일으켰을지도 모르지만 이제는 그렇지 않다는 것이었다. 에이즈 연구 초기에 이런 첫 인상은 백 마리가 넘는 사육 중인 침팬지를 실험적으로 HIV-1에 감염시켰을 때 면역결핍 증상을 나타낸 침팬지가 한 마리도 없었다는 사실에 의해 더욱 굳어졌다. 그래서 세 가지 다른 HIV-1 균주를 실험적으로 감염시킨 지 10년 후에 침팬지 중 한 마리에서 실제로 에이즈가 발병하자 《바이러스학 저널Journal of Virology》에 6페이지짜리 논문으로 발표될 만큼 이례적인 일로 취급되었다. 연구자들은 마침내 인간의 에이즈를 연구하는 데 침팬지를 적절한 실험 모델(인간 환자와 비슷하다는 점에서)로 사용할 희망이 생겼다는 점에서 좋은 소식으로 받아들였다. 심지어 네덜란드에서는 사육 중인 침팬지의 유전학적 분석을 근거로 200만 년보다 더 오래 전에 침팬지가 '에이즈와 유사한 전세계적인 유행병을 견디고 살아남았다'고 암시하는 보고서가 발표되기도 했다. 유전학적으로 바이러스에 저항하는 방향으로 적응하여 위기를 극복했다는 것이다. 아직도 침팬지의 몸속에는 바이러스가 남아 있지만 건강해 보이고 병에 걸리지도 않는다는 것이다. 다시 말하지

만 이런 개념은 사육 중인 침팬지를 대상으로 확립된 것이다. SIV 양성인 야생 침팬지는 어떨까? 이들에게 면역결핍이 생기는지는 아무도 모른다. 연구하기도 매우 어렵다.

이런 추측과 가정은 다른 영장류의 몸에서 발견된 다른 균주에 관해 얻어진 정보와 일치한다. SIV는 40종이 넘는 아프리카 원숭이와 유인원에서 자연 감염이 발견될 정도로 다양하고 폭넓게 분포한다. (이것은 아프리카에 국한된 현상으로 보인다. 아시아 영장류도 사육 중 바이러스에 감염되는 경우가 있지만, 야생 상태의 아시아나 남미 영장류에서 감염이 입증된 경우는 없다.) SIV에 감염된 아프리카 영장류는 대부분 원숭이다. 동물종이 다르면 SIV도 달라 큰흰코원숭이는 SIV_{gsn}, 버빗원숭이는 SIV_{ver}, 브라자원숭이는 SIV_{deb}다. 현재까지 확보된 증거에 따르면 이들 SIV는 자연숙주에게 면역결핍을 일으키지 않는다. 긴꼬리원숭이Cercopithecus 속에 속하는 로에스트원숭이와 해꼬리원숭이 등 진화적으로 아주 가까운 동물종은 SIV도 매우 유사한 경우가 있다. 이렇게 분류학적으로 깊은 연관이 있는 데다 눈에 띄는 질병이 나타나지 않았으므로 연구자들은 아프리카 원숭이들이 아주 오랜 기간, 아마도 수백만 년간 SIV에 감염된 상태였을 거라고 생각했던 것이다. 이 정도 시간이라면 바이러스가 충분히 다양해지면서 각각의 바이러스와 숙주 사이에 상호 적응이 일어나는 데 충분하다.

동일하게 두 부분으로 구성된 가설이 침팬지에도 적용된다. 즉 그들이 지닌 바이러스, SIV_{cpz}는 (1) 아주 오랜 세월 이어져 온 감염이며, (2) 따라서 현재는 아무런 해를 끼치지 않는다는 것이다. 그러나 침팬지에서 이런 생각은 근거가 미약한 가정일 뿐이었다. 새로운 증거와 분석이 이어지며 두 가지 모두 틀렸다는 사실이 밝혀졌기 때문이다.

SIV_{cpz}가 오랜 세월 동안 침팬지의 몸속에 존재해 왔다는 첫 번째 가

정에 의문이 제기된 것은 2003년이다. 노팅엄 대학University of Nottingham을 비롯한 여러 곳에서 연구자들이(비어트리스 한과 마티네 피터스도 포함하여) SIV_{cpz}가 잡종 바이러스처럼 보인다는 사실을 알아챈 것이다. 노팅엄 대학 연구팀은 SIV_{cpz}의 게놈과 몇몇 원숭이 SIV의 게놈을 비교하여 이런 결론에 이르렀다. 그들은 침팬지 바이러스의 게놈 중 중요한 한 부분이 SIV_{rcm}의 한 부분과 거의 일치한다는 사실을 발견했다. 또 다른 부분은 SIV_{gsn}과 흡사했다. 간단히 말해 침팬지 바이러스의 게놈은 검댕맹거베이의 몸에 사는 바이러스의 유전자 한 조각과 큰 흰코원숭이의 몸에 사는 바이러스의 유전자 한 조각을 갖고 있다는 뜻이다. 어떻게 이런 일이 벌어졌을까? 재조합, 즉 유전학적 혼합이 일어난 것이다. 두 가지 원숭이 바이러스에 동시 감염된 침팬지가 샐러드 볼 역할을 하여 바이러스 유전자가 서로 섞인 것이다. 그렇다면 언제 그런 일이 일어났을까? 수천 년이나 수만 년이 아니라 불과 수백 년 전일 가능성이 높다.

하지만 한 마리의 침팬지가 두 가지 원숭이 바이러스에 감염되는 일이 가능할까? 아마도 포식, 즉 침팬지가 원숭이를 잡아먹는 과정 또는 포식(한 가지 바이러스에 감염)과 성적전파(두 번째 바이러스에 감염)가 결합된 상황을 통해 감염이 일어난 후, 체내에서 바이러스가 복제될 때 두 가지 바이러스의 유전자가 우연히 재배열되었을 것이다. 침팬지는 잡식성 동물로 때때로 육식을 즐긴다. 원숭이를 잡아 고기를 먹으면서 살점과 뼈를 놓고 다투거나, 사이좋게 나눠 먹기도 한다. 어쨌든 피로 범벅된 원숭이의 살점을 날것으로 먹는 것은 분명하다. 그런 일이 자주 있는 것은 아니지만 드물지도 않다. 고기를 먹고 싶을 때 적절한 기회가 주어진다면 항상 발생한다. 이렇게 섬뜩한 축제가 벌어질 때 혈액접촉이 일어날 수 있다는 것은 의심의 여지가 없다. 침팬지가 마체테나 칼을 사용하지는 않지만, 손이나 입속에 상처가 나는 일은 언제라도 생길 수 있기 때문이다. 상처난 입이나 손에 피가 줄줄 흐르는 고기가 닿으면 노출이 일어나는 것이다. 노팅엄 대학 연구팀에서 제시한 것은 기본적으로 침팬지 판版 사냥꾼 자상 가설이다. 상처입은 사냥꾼이 침팬지라는 점만 빼고는 말이다.

138

이렇게 하여 SIV_{cpz}는 비교적 최근에 나타난 병원체로, 오랜 옛날에는 침팬지와 아무런 연관이 없었다는 사실이 밝혀졌다. 이어 2009년 발표된 한 연구에 의해 두 번째 가설, 즉 바이러스가 침팬지에게 무해하다는 가설 또한 의심받게 되었다. 제인 구달의 연구로 전 세계인의 사랑을 받게 된 곰베의 침팬지를 연구한 결과, SIV_{cpz}가 원숭이 에이즈를 일으킨다는 사실이 밝혀진 것이다.

앞에서 야생 침팬지에서 처음으로 SIV 양성 결과를 얻은 것이 곰베였다고 했다. 사실 곰베의 침팬지 집단에서 나타난 SIV 양성 결과는 건강 상태 악화 및 조기 사망과 강력한 상관관계가 있었다. 이 사실도 비어트리스 한의 연구팀에서 밝혀냈다. 사육 중인 침팬지에서 SIV_{cpz}를 발견한 후, 한은 야생 상태에서 이 바이러스를 찾아보기로 했다. 그러나 젊은 분자생물학자들로 이루어진 그녀의 팀은 아프리카 정글에서 침팬지의 검체를 수집하는 일에 관해 아는 게 없었다. *그냥 정글로 들어가 마취총을 쏘면 될까? 케타민으로 침팬지를 마취시킨 후 혈액을 채취하고 깨어나기를 기다려 그냥 숲으로 돌려보내면 될까?* (빌리 커레쉬가 콩고의 모바 바이에서 8일간 잠복하며 고릴라를 연구했던 방법이 바로 이것이었다. 하지만 이미 많은 연구를 통해 인간과의 상호관계에 익숙한 침팬지 집단이라면 전혀 다른 원칙을 적용해야 할 터였다.) "맙소사, 그건 안돼!" 현장연구를 하는 영장류 학자들은 예민하고 신뢰해 마지않는 피험자들에게 그렇게 폭력적인 방법을 행사한다는 소리를 들으면 진저리를 치며 이렇게 외쳐 댔다. 한의 입장에서는 전혀 새로운 영역에서 전혀 새로운 문제를 맞아 되도록 빨리 새로운 해결책을 모색해야 했다. 그때 영장류 연구자와 바이러스학자들이 함께 참석한 학회에서 그녀는 유인원의 행동생태학과 진화에 관한 업적으로 크게 존경받는 하버드 대학의 리처드 랭엄Richard Wrangham을 만났다. 랭엄은 이미 40년간 우간다 서부의 키발레Kibale 국립공원에서 침팬지를 연구하고 있었다. 그전에는 곰베 현장연구를 통해 박사학위를 받았다. 그는 야생 침팬지를 선별검사하고 싶다는 한의 아이디어에 열광적인 반응을 보였다. 결국 '제인 (구달)을 설득하여 함께 일해도 좋다는 허락을 받아낸 것은' 바로 랭엄이었다. 그러나 곰베에서 연구를 시작하기 전에 그들은 먼저 랭엄이 연구하던 키발레의 침팬지를 주목했다. 결정적으로 도움을 준 것은 랭엄의 대학원 과정 학생이었던 마틴 멀러Martin Muller였다. 그는 이미 1998년에 테스토스테론과 공격성과 스트레스에 관한 연구를 하면서 소변 검체를 채취해 본 경험이 있었다. 한의 연구팀에서는 마리오 산티아고가 소량의 소변에서 SIV_{cpz} 항체를 검출하는 데 필요한 도구들을 고안했고, 마틴 멀러는 키발레에서 수집한 냉동 검체들을 제공했다. 그 이야기를 듣기 위해 나는 앨버커키Albuquerque의 뉴멕시코 대학 인류학과 부교수로 재직 중인 멀러를 찾아갔다.

키발레 검체는 모두 SIV 음성이었다. "약간 실망했어요. 당시만 해도 이 바이러스가 침팬지에게 부정적인 영향을 미치지 않는다는 게 통념이었거든요." 멀러의 회상이다. 그러나 한편 그는 호르몬 연구에서 몇 가지 흥미로운 결과들을 얻었기에 더 많은 데이터를 얻고 싶었다. 그와 랭엄은 몇 가지 침팬지 집단에서 검체를 채취하여 비교해 보기로 했다. 2000년 8월 멀러가 검체를 냉동 상태로 유지하기 위한 온갖 거추장스러운 장비와 소변 채취용 튜브를 가지고 곰베로 간 이유다. 그는 탄자니아 현장 조수들을 훈련시켜 계속 검체를 채취시키고 자신은 불과 몇 주 후 약간의 검체만 가지고 돌아왔다. 미국에 돌아온 그는 한에게 이메일을 보내 곰베에서 가져온 6개의 냉동 소변 검체를 원하느냐고 물었다. 그녀는 즉시 '그럼, 그럼, 그럼.'이란 답장을 보냈다. 그는 표준적인 실험 과정에 따라 한이 구별하지 못하도록 암호화된 라벨을 붙인 검체를 보냈다. 6개 중 2개의 검체에서 SIV 항체 양성반응이 나왔다. 멀러는 그녀에게 2개의 검체 모두 김블Gimble이라는 23년생 수컷 침팬지에서 채취한 것이라고 알려주었다.

김블은 곰베의 유명한 침팬지 가족 중에서도 특히 잘 알려진 녀석이었다. 어미는 모계母系 집단의 우두머리로 유명한 멜리사였고, 공동체의 알파 메일로 40살까지 살았던 고블린Goblin이 형제였다. 하지만 김블의 삶과 집단 내 역할은 그의 형제와는 많이 다르고 훨씬 짧게 끝났다.

김블의 결과를 얻자마자 비어트리스 한은 제인 구달에게 긴 이메일을 보내 현재 상황과 의미를 설명했다. 구달은 분자생물학자가 아닌 생태학자였기 때문에(케임브리지에서 박사학위를 받았다) 현장 검체 채취가 한에게 낯선 것만큼이나 그녀에게는 웨스턴 블롯Western blot에 의한 항체 분석이라는 영역이 낯설었다. 그녀의 침팬지 연구는 1960년 7월 탕가니카 호수 동쪽 기슭에 있는 곰베천川 침팬지 보호구역에서 시작되었다. 이곳은 나중에 곰베국립공원이 된다. 1965년 그녀는 호수 근처에 작은 콘크리트 건물을 짓고 곰베천연구소를 설립했으며 그 후 21년간 언덕으로 둘러싸인 그곳 정글에서 침팬지 연구를 계속했다. 1986년 구달은 기념비적인 과학 저술 《곰베의 침팬지들The Chimpanzees of Gombe》을 출간하면서 현장 과학자로서 경력을 마쳤다. 전 세계의 의학 실험 시설과 기타 사육 환경에서 침팬지를 취급하는 방식에 놀란 나머지 활동가가 되기로 결심했던 것이다. 곰베 지역 침팬지에 대한 연구는 그녀가 떠난 뒤에도 숙련된 탄자니아 현장 조수들과 차세대 과학자들이 이어받아 수십년간 데이터를 축적함으로써 구달이 시작했던 고귀한 연구를 계속 이어갔다. 그녀는 곰베 지역 및 그곳에 서식하던 침팬지들과 제인 구달 연구소의 프로그램을 통해서는 물론 개인적으로도 밀접한 관계를 유지했지만, 잠시 짬을 내어 휴식과 재충전을 위해 그곳을 찾는 시간 외에는 예전에 사용했던 연구 캠프에 있는 일이 드물었다. 대신 1년에 300일 정도를 세계 각지에서 강연하고, 로비를 벌이고, 언론인과 학생들을 만나며 감동적인 메시지를 전했다. 한은 곰베 지역은 물론 전 세계의 모든 침팬지들을 보호하려는 구달의 열망과 어떤 방식으로든 침팬지를 이용하려다 더 큰 위험에 빠드리는 것, 특히 의학의 이름으로 자행되는 행위에 대한 경계심이 얼마나 강한지 이해했다. 긴 이메일의 끝에 그녀는 이렇게 적었다.

> 마지막으로 곰베의 침팬지 집단에서 SIV_{cpz}를 발견하는 일은 바이러스학자로서 **불가능한 꿈이 이루어지는 것**과 같다는 점을 말씀드리고 싶습니다. 선생님과 동료들이 수십년간 수집하신 풍성한 행동학적 및 관찰 데이터로 볼 때 그곳은 야생 침팬지 집단에서 자연적으로 발생한 SIV_{cpz} 감염의 자연사自然史와 전파 양상, 그리고 병원성(또는 병원성 없음)을 연구할 **이상적**인 환경입니다. 더욱이 이 모든 과정은 완전히

비침습적으로 이루어질 수 있습니다. 동시에 이렇게 독특한 연구를 위한 연구비 지원 기회가 뒤따를 것이 확실합니다. 따라서 제가 선생님께 어떤 확신을 드리기까지는 어느 정도 시간이 걸리겠지만, 바이러스 학자의 불가능한 꿈이 이루어지는 것이 영장류 학자의 악몽이 되는 일은 없을 것입니다.

결국 그녀는 구달을 설득하는 데 성공했다. 하지만 그 전에 또 한 가지 악몽 같은 연구 결과가 보고되었다. 이메일 앞부분에 한은 이렇게 썼다. '침팬지에 관해서라면, SIV에 감염되었다고 해서 면역결핍이나 에이즈가 발생하지는 않는다고 자신있게 말할 수 있을 것입니다.' 그러나 이제 그 말이 틀렸다는 사실을 알게 될 참이었다.

104

제인 구달은 갈아탈 비행기를 기다리는 동안 걱정을 털어놓았다. 우리는 콩고의 침팬지, 사우스 다코타South Dakota의 검은발족제비, 그리고 몬태나 주의 싱글 몰트 스카치위스키 등 몇 차례의 모험을 통해 서로 아는 사이였지만 눈보라에 항공편이 두절되어 버지니아 주 알링턴에 있는 한 호텔에서 마주앉은 지금이야말로 조용히 곰베에 관한 이야기를 나눌 절호의 기회였다. 그녀가 침팬지 연구를 시작한 지 50주년 기념일이 다가오고 있어 《내셔널 지오그래픽》 지로부터 그녀에 관한 기사를 의뢰받은 참이었다. 어린 시절 그녀에게 영향을 주었던 사람들, 아프리카로 가서 자연학자가 되겠다는 꿈, 스승이었던 루이스 리키Louis Leakey, 현장연구 초기에 있었던 일들, 케임브리지에서 박사과정을 했던 때를 거쳐 마침내 그녀가 먼저 유전학과 바이러스학을 언급했다. 나는 기회를 놓치지 않고 SIV 얘기를 꺼냈다.

"저는 비어트리스 한의 연구에 대해 정말, 정말 걱정을 많이 했어요." 제인이 자진해서 털어놓았다. "우리는, 대다수가, 그녀가 에이즈 바이러스/에이즈를 발견한다면 어떤 일이 벌어질지 잔뜩 신경을 곤두세웠지요." 그녀는 한을 만나 이야기를 나누고, 한 역시 침팬지의 복지에 엄청난 주의를 기울인다는 점을 확인하고 일단 마음을 놓았다. "하지만 그래도, 저는 그래도, 마음이 불편했어요. 왜냐하면 그녀가 신경을 쓴다고 해도 한번 결과가 발표되고 나면, 벌써 결과는 나왔지만, 다른 사람들은 전혀 다른 방식으로 그걸 이용할 수 있으니까요." *예를 들면 어떤 거죠? 어떤 위험을 생각하시는 겁니까?* "그 결과로 인해 실험실에서 사육 중인 침팬지를 대상으로 일제히 새로운 의학 연구를 시작할 수도 있지요." 침팬지도 에이즈에 걸린다는 뉴스가 나오면, 침팬지야 어찌 되든 인간의 에이즈에 관해 더 많은 것을 알기 위한 멋진 기회로 해석될 것이 두려웠던 것이다.

곰베에서 발견된 바이러스 자체는 어떤 양상을 나타냈을까? 우리는 한이 에이즈 비슷한 어떤 것을 발견했다는 사실을 알고 있었고 김블은 진작 죽었다. 그렇다면 곰베의 다른 침팬지들이 면역결핍으로 사망할 가능성은 얼마나 될까? "예, 바로 그거예요. 그 생각이 정말 두려운 겁니다." 제인이 말했다.

두려운 것은 사실이었지만 그녀는 한과 이야기를 시작한 때부터 이미 그런 소견을 두 가지 방식으로 받아들일 수 있다는 걸 알고 있었다. 한 가지는 위안이 되는 방식이었다. 즉, 야생 침팬지가 몸속에 에이즈 바이러스를 지니고 있다는 사실이 알려지면 사람들이 침팬지를 사냥하여 고기를 먹는 짓을 중단할지도 모른다는 것이었다. "무섭겠죠. 그게 한 가지 가능성이에요. 다른 가능성은, 뭐랄까, 이렇게 생각하는 거죠. '이놈들은 정말 위험하군. 그러니 몽땅 잡아 죽여 버리자.' 어디로 공이 튈지는 아무도 모르죠." 제인은 명민한 여성이었다. 속세에 사는 성인같은 분위기를 지니고 있지만, 사실 아주 인간적이고 현실적이며, 상식적이고 사물의 양면을 동시에 볼 줄 알았다. 그 뒤로 진행된 일을 지켜보면서 그녀는 두 가지 극단적인 상황은 일어나지 않을 것임을 확신했다.

우리는 잠깐 한의 비침습적 검체 채취법에 대해 이야기를 나누었다. 소변에서는 항체를 검출할 수 있다. 분변에서는 바이러스 RNA를 검출할 수 있다. 제인은 침팬지를 마취시키고 바늘로 찌를 필요가 없다는 점에 크게 안심했다고 회상했다. "피를 뽑을 필요는 없어요. 똥만 조금 있으면 돼죠." *똥 한 덩어리로 해내는 걸 보면 놀랍기는 합니다.* 나도 맞장구쳤다.

이렇게 하여 그녀는 한의 연구에 동의했고 일이 진행되었다. 2000년 11월 말, 앨라배마에 있는 한의 연구실에 첫 번째 검체들이 도착했다. 불쌍한 김블에게서 채취한 세 건의 분변 검체였다. 한의 대학원생인 마리오 산티아고가 선별검사를 시행했는데, 역시 세 건의 검체 모두 양성이었다. 이어서 산티아고는 바이러스 RNA 분절을 증폭시키고 염기서열을 분석하여 김블의 바이러스가 정말 SIV_{cpz}인지 확인했다. 새로운 균주같았다. 기존에 알려진 균주와 확연히 달라 어쩌면 동부 아프리카에만 국한된 균주일지도 몰랐다. 이 사실은 몇 가지 중요한 의미가 있었다. 곰베의 침팬지가 감염됐다는 것은 확실했다. 그러나 녀석들이 인간 세계에 전 세계적인 유행을 일으킨 HIV-1의 근원일 수는 없었다. 그 균주는 카메룬 남동부 오지에 국한된 것이었다.

12월 중순, 또 한 통의 이메일이 한의 컴퓨터로부터 리처드 랭엄,

제인 구달, 마틴 멀러를 비롯한 여러 사람들에게 전송되었다. 〈마침내 좋은 소식GOOD NEWS AT LAST〉이라는 제목의 메일에서 한은 김블의 검체에서 알아낸 소견들과 그 균주가 SIV 계통수 중 어디 위치하는지 설명했다. 그리고 대문자를 유난히 선호하는 버릇대로 그녀는 이렇게 적었다. '정말이지 만루 홈런이에요! THIS IS A HOME RUN!'

135

그것은 시작에 불과했다. 연구는 9년간 계속되었다. 곰베의 현장 작업자들은 94마리의 침팬지에서 분변 검체를 채취하고, 검체마다 침팬지의 이름뿐 아니라 개별적인 특징과 가족력까지 기록했다. 한의 연구팀에서는 검체를 분석하여 94마리 중 17마리가 SIV 양성이라는 사실을 밝혀냈다. 시간이 지나자 몇몇 침팬지가 죽었다. 숲 속으로 사라진 녀석들도 있었는데, 끝내 나타나지 않으면 죽은 것으로 간주했다. 침팬지는 물론 야생동물의 죽음이란 비밀스런 경우가 많으며 특히 천천히, 고통스럽게 죽음이 다가올 때 더욱 그렇다. 사회적 집단이 있다면 보통 집단에서 조용히 사라져 홀로 최후를 맞는다. 김블이 마지막으로 목격된 것은 2007년 1월 23일이었다. 사체는 끝내 발견되지 않았다.

한편 버밍햄에 있는 한의 연구실에서는 대학원생들과 박사과정 연구원들이 떠나고 새로 들어오며 다른 종류의 물갈이가 진행되었다. 마리오 산티아고는 다른 곳에서 새로운 경력을 시작했으며, 브랜던 킬이 그 자리로 들어왔다. 그러나 곰베의 검체들은 어느 정도 간격을 두고 끊임없이 들어왔으며, 느리고 힘든 과정을 거쳐 계속 분석되었다. 대부분의 일이 킬의 몫이었지만 심지어 그조차 이 일을 '순위가 뒤쳐지는 프로젝트'로 생각했다. 포트 데트릭으로 그를 찾아갔을 때 킬은 박사후 과정이 끝날 때쯤에야 이 일이 얼마나 중요한지 깨닫고 우선적으로 처리하기 시작했다고 설명했다.

"저는 떠나기 전에 다 끝내려고 노력했어요. 혼잣말을 하곤 했죠. '이 침팬지들에게 무슨 일이 벌어지고 있는 거지?'" 검체 분석이 계속되면서 그는 곰베에 SIV 양성인 침팬지가 늘어났으며, 성적접촉을 통한 새로운 감염 외에 어미에서 새끼로 수직전파된 증거가 나타났다는 사실을 깨달았다. 그는 연구 결과, 어떤 집단 내에서 무해한 바이러스가 전파되는 양상에 관해 극적인 것은 아니라도 흥미로운 논문이 나올 수 있겠다고 생각했다. "데이터를 정리하기 시작했죠." 현장에서 관찰된 동물들의 행동을 고려하기 시작했다는 뜻이었다. 하지만 미니애폴리스에 있는 제인 구달 연구소 본부의 공동연구자들에게 연락하여 각각의 침팬지들에 관해 묻던 중에 매우 불안한 소식을 듣게 되었다.

"오 저런, 그 침팬지는 죽었어요."

"아니요, 2006년에 죽었네요."

"아니요, 그 침팬지는 죽었습니다."

킬은 자기도 모르게 혼잣말을 했다. "이게 뭔 일이야, 도대체?" 대답의 일부는 새로운 폐사 동물 명단을 보았을 때 밝혀졌다. 곰베의 SIV 양성 침팬지들 사이에 때 이른 죽음이 급격히 증가하고 있었다. 당시 연구팀은 논문을 제출하기 위한 회의에서 그가 강연할 내용의 초록을 막 작성한 참이었다. 킬의 기억에 초고에는 이런 문장이 있었다. '이 침팬지들이 감염되었다고 해서 폐사 위험이 있다고는 보이지 않는다.' 곰베에 있는 파트너들에게 초벌 원고를 보냈더니 즉시 폐사 동물 목록을 보낸 후에도 7마리의 침팬지가 또 폐사했다고 알려왔다. 그는 또 다시 여기서 대체 뭘 하는 건지 자문하며 작성해 놓은 초록을 폐기하고, 보다 완벽한 데이터를 얻기 위해 곰베 및 미니애폴리스 팀과 더 긴밀하게 협조하기 시작했다. 그제서야 상황을 확실히 파악할 수 있었다.

그와 거의 같은 때인 2008년 봄, 킬은 곰베에서 죽은 침팬지에 대해 이례적인 조직병리보고서를 받았다. 24살 난 암컷으로 이름은 욜란다Yolanda였다. 2007년 11월부터 정체불명의 질병을 앓기 시작한 녀석은 산에서 내려와 계속 연구소 주변에 머물렀다. 사람들은 어떻게든 먹여보려고 애썼지만 도통 먹지 않았다. 우기에도 비가 뚝뚝 떨어지는 울창한 수풀 속에 우두커니 앉아 점점 쇠약해지더니 차마 보기에도 안타까운 상태로 죽어갔다. 연구팀은 사체를 냉동 보관했다가 2개월 후 해동시켜 부검했다.

부검을 시행한 사람은 탄자니아 수의사인 제인 라파엘Jane Raphael로 곰베천연구소에 고용되어 오로지 이 일을 수행하도록 훈련받은 사람이었다. 욜란다가 SIV 양성인지 아닌지 알지 못했으므로 라파엘은 규정을 완벽하게 준수했다. 즉, 전신을 덮는 타이벡 우주복을 입고, 장갑을 두겹으로 겹쳐 끼고, N95 호흡기 마스크를 쓰고, 고무장화를 신었다. 그녀는 욜란다의 배를 가르고 갈비뼈 사이로 절개를 넣어 안쪽이 더 잘 보이도록 넓게 벌렸다.

"주된 문제는 복강 내에 있었어요." 2년 후 탕가니카 호숫가 바로 위쪽에 있는 작은 연구실로 찾아갔을 때 그녀는 이렇게 말을 시작했다. "복막염 같은 게 있었어요. 장이 심하게 서로 달라붙어 있었죠." 라파엘은 조용한 여성으로 단정한 콘로우 헤어스타일에 꽃무늬 드레스를 입고, 신중히 단어를 선택해 가며 말했다. 그녀는 장갑 낀 손으로 한데 엉킨 창자를 분리한 과정을 설명했다. 모든 순간을 생생하게 기억하는 듯 했다. "이상했어요. 골반 아래쪽 근육들에 염증이 심했지요. 벌겠어요. 군데군데 거무튀튀한 점들도 있구요" *왜 염증이 생겼을까요?* 신중하고 입증된 이야기만 하는 성격인 라파엘은 알 수 없었다고 답했다.

육안적으로 관찰한 후 그녀는 비장, 간, 창자, 심장, 폐, 콩팥, 뇌, 림프절 등 사실상 모든 장기에서 조직 검체를 채취했다. SIV 양성인 경우 림프절이 특히 중요하다고 했다. 욜란다의 림프절은 정상으로 보였지만 조직병리학적 보고는 환상을 여지없이 깨뜨렸다. 일부 검체는 알엔에이레이터 속에 넣어 보존시킨 상태로 비어트리스 한에게 보냈다. 다른 검체들은 포르말린으로 보존하여 시카고의 병리학자에게 보냈다. 보고된 검사 결과는 침팬지의 SIV에 관한 통념을 뒤집어 버렸다. "그 전까지는 침팬지들이 SIV에 감염되어도 질병이 생기지 않는다고 알고 있었죠. 하지만 욜란다의 증례로 인해 우리는 다르게 생각하기 시작했습니다."

나는 포르말린 검체를 검사했던 병리학자를 찾아 시카고로 향했다. 캐런 테리오Karen Terio는 기꺼이 증거를 보여주었다. 테리오는 미국에서 가장 훌륭한 수의과대학에서 수련받은 후, 해부병리학 박사과정을 밟았다. 그 후 일리노이 대학에 재직하며 링컨파크 동물원Lincoln Park Zoo 자문 수의사를 맡았다. 이 동물원은 현재까지도 곰베의 건강 모니터링 프로젝트를 지원한다. 욜란다의 림프절과 조직들이 그녀에게 의뢰된 데는 이런 배경이 있었던 것이다. 테리오는 조직을 얇게 잘라 검사실 기사에게 보내 표본을 만들고 염색한 후 슬라이드를 들여다보았다. "림프구가 하나도 보이지 않는 것이 충격적이었죠. 첫 번째 림프절을 보고 즉시 이런 생각이 떠올랐습니다. '흠, 이건 정말 이상하군.'" 그녀는 선임연구원에게 현미경을 다시 한번 봐달라고 부탁했다. 그 역시 뭔가 많이 잘못되었다는 데 동의했다. 그녀는 링컨파크 동물원에서 곰베 건강 프로젝트를 비롯하여 야생 아프리카 유인원 연구팀을 이끄는 엘리자베스 론스도르프Elizabeth Lonsdorf에게 전화를 걸었다.

"문제가 생겼어요. 림프구가 하나도 안 보여요." 테리오가 말했다.

"그게 내가 생각하는 거 맞는 거죠?"

"그래요. 말기 에이즈 환자와 똑같아요."

그녀와 론스도르프는 함께 비어트리스 한에게 전화를 걸었다. 한의 첫 번째 질문은 이랬다. "확실해요?" 테리오는 100퍼센트 확신했지만 사람들이 스스로 판단을 내리도록 즉시 슬라이드 영상을 이메일로 보냈다. 그때쯤에는 브랜던 킬도 연락망에 포함되었다. 테리오는 진단을 더욱 확실히 하기 위해 영장류 세포 병리학 전문가인 동료에게 슬라이드들을 보냈다. 모두 진단에 동의했다. 검체 암호를 풀자, 퍼즐 조각이 맞춰진 모습이 떠올랐다. 24살에 세상을 떠난 침팬지 욜란다는 SIV 양성이었을 뿐만 아니라 면역결핍증을 앓았던 것이다.

두 쌍의 접안렌즈가 달린 커다란 올림푸스 현미경 앞에 나를 앉히더니 테리오는 론스도르프와 한에게 보여주었던 슬라이드들을 꺼내왔다. 그녀는 자리에 앉아 작은 빨간 화살표 모양의 커서를 조작해서 현미경 영상 이곳저곳을 가리키며 설명했다. 우선 SIV 음성인 정상 침팬지의 림프절 슬라이드를 보여주었다. 구글 어스Google Earth로 물이끼와 월귤나무가 무성하게 우거진 토탄 늪을 보는 것처럼 두텁고, 뭔가 꽉찬 느낌이 들었으며, 작은 진창과 개울처럼 보이는 좁은 공간이 아주 드물게 군데군데 섞여 있었다. 전체적으로 주홍색 바탕에 어두운 파란색 점들이 잔뜩 찍혀 있는 것 같았다. 테리오는 그 점들이 바로 건강한 림프구라고 설명했다. 림프구가 특히 많이 모인 곳은 사탕이 잔뜩 든 자루처럼 보였다. 그녀는 자루를 붉은 화살표로 가리켰다.

그녀는 다른 슬라이드를 올렸다. 욜란다의 림프절이었다. 토탄 늪

대신 아무리 기다려도 비가 오지 않아 완전히 말라 버린 사막이 펼쳐졌다.

"음"

"이건 사실상 결합조직인 셈이죠." 테리오가 말했다. 어떤 기능을 수행하는 것이 아니라 오로지 공간을 채우는 역할만 한다는 뜻이었다. 말라비틀어진 림프절은 텅 비어 있었다. "녀석에게 림프구라고는 전혀, 하나도, 찾아볼 수 없었어요."

"그렇네요."

"그리고 쪼그라들어 있죠. 그러니까, 림프절 전체가 쪼그라들었다는 겁니다. 안에 아무 것도 없으니까요." 작은 빨간색 화살표가 사막 위를 쓸쓸하게 떠돌았다. 물이끼도, 사탕 자루도, 작은 파란색 점들도 없었다. 나는 전 세계 과학자들이 SIV_{cpz}는 병을 일으키지 않는다는 환상에 사로잡혀 있던 2008년 4월, 홀로 이 슬라이드를 보다가 어느 누구보다도 먼저 무서운 병원체였다는 증거를 발견한 순간 캐런 테리오의 모습을 그려보았다.

"그러니까 당신은 그때 거기 앉아 이 슬라이드들을 들여다보고는…."

"이렇게 말했죠. '오, 맙소사!'"

106

테리오의 발견은 곰베의 현장 데이터, 한의 연구실에서 수행한 분자생물학적 분석과 함께 한 편의 논문에 수록되어 2009년 여름 《네이처》지에 게재되었다. 브랜던 킬이 제1저자였고, 역시 비어트리스 한의 이름은 제일 끝에 있었다. 'SIV$_{cpz}$에 감염된 야생 침팬지 집단에서 폐사율 상승과 에이즈 유사 면역병리학적 소견Increased Mortality and AIDS-like Immunopathology in Wild Chimpanzees Infected with SIV$_{cpz}$'이라는 제목이 눈길을 끌었다. 나는 '곰베 논문'이라고 부르면 어떨까 생각했는데, 그런 생각을 한 사람은 나만이 아니었다. 길게 이어지는 공동저자들의 이름 속에는 캐런 테리오, 테리오의 선임자인 엘리자베스 론스도르프, 제인 라파엘, 한보다 고위직인 동료 2명, 영장류 세포병리학 전문가, 곰베 팀을 이끄는 과학자, 그리고 제인 구달이 있었다. "내 이름도 들어가야 했어요. 하지만 비어트리스와 오랫동안 상의했죠. 그녀는 어쨌든 발표해야 했어요." 제인의 말이다. 한편으로는 불가피성을 인정하고, 한편으로는 과학의 이름하에 구달 박사는 자신의 이름도 올리기로 했다.

논문의 괄목할 만한 결론은 킬이 작성했던 초록과 달리 곰베에 사는 SIV 양성 침팬지가 실제로 폐사 위험이 있다는 것이었다. 연구 기간 중 사망한 18마리 중 7마리가 SIV 양성이었다. SIV 양성인 개체가 전체 집단의 20퍼센트 미만이라는 점을 고려하여 해당 연령의 정상 폐사율로 보정했을 때 이 결과는 SIV 양성 침팬지가 SIV 음성인 경우보다 폐사 위험이 10~16배 높다는 뜻이다. 무려 10~16배가 높다. 숫자 자체는 적지만 이런 비율은 엄청난 것이다. 감염된 동물은 속절없이 사라졌다. 게다가 SIV 양성인 암컷은 출산율이 낮았고, 영아 폐사율도 높았다. 부검한 세 마리는 모두(욜란다도 포함되었지만 이름이 따로 언급되지는 않았다) 림프구 소실과 함께 말기 에이즈와 유사한 증상을 나타냈다.

저자들은 조심스럽고도 단호하게 결론을 내렸다. 'SIV$_{cpz}$는 야생 침팬지의 건강, 생식 및 수명에 현저하게 부정적인 영향을 미치는 것으로 생각된다.' 아무런 해를 입히지 않고 그저 스쳐 지나가는 존재가 아니라는 뜻이다. 그 바이러스는 인류와 가장 비슷한 유인원들을 죽음으로 몰아간다. 우리의 문제일 뿐 아니라 유인원들의 문제이기도 한 것이다.

107

정리해 보자. 전 세계적 유행병인 에이즈의 기원은 한 가지 우연한 사건으로 추적해 갈 수 있다. 그 사건은 한 마리의 침팬지와 한 명의 인간 사이에 일어난 혈액을 통한 상호작용이었다. 그 사건은 카메룬 남동부에서 대략 1908년경에 일어났다. 그 사건으로 인해 현재 HIV-1 M군이라고 알려진 한 가지 바이러스 균주가 계속 증식했다. 이 바이러스는 종간전파를 일으키기 전 침팬지에게 치명적이었을 가능성이 높고, 종간전파를 일으킨 후 인간에게는 확실히 치명적이었다. 카메룬 남동부에서 바이러스는 생하 강과 콩고 강을 따라 내려가 브라자빌과 레오폴드빌에 이르렀던 것이 분명하다. 이들 거점 도시에서 바이러스는 전 세계로 퍼졌다.

어떤 방식으로 퍼졌을까? 일단 레오폴드빌에 도달한 후 바이러스는 생하 강 상류와 전혀 다른 복잡한 상황을 맞았던 것 같다. 이 바이러스는 생물학적으로 HIV-2(침팬지 숙주에 잘 적응한)와 달랐으며, 처한 상황과 기회라는 면에서 N군이나 O군과도 달랐다(도시라는 환경을 만났다는 점에서). 20세기의 전반부 50년간 레오폴드빌에서 이들에게 어떤 일이 일어났는지는 오로지 추측할 수 있을 뿐이다. 잠재적 숙주인 인간의 주거 밀도, 여성에 비해 높은 남성의 비율, 다른 곳과 다른 성 풍습, 매춘 등이 모두 특수한 상황을 빚어냈다. 붐비는 환경에서 특정한 방식으로 성적접촉이 일어났다는 것만으로는 충분한 설명이 되지 않는다. 1980년대에 풍성한 상상력을 발휘하여 보다 완벽한(그리고 아마 보다 나은) 이야기를 구성한 사람은 캐나다의 미생물학 교수로 자이르 오지의 병원에서 4년간 일한 경험이 있는 자크 페팽Jacques Pepin이었다. 페팽은 공동저자로 이 주제에 관한 몇 편의 학술 논문을 썼으며, 2011년에는 《에이즈의 기원The Origins of AIDS》이라는 책을 출간했다. 현장 경험과 과학적 전문성에 깊은 역사적 연구를 결합시켜 그는 사냥꾼 자상 가설과 전 세계적인 유행병 사이를 연결하는 결정적인 인자가 피하주사기였다고 주장한다.

페팽은 쾌락을 목적으로 한 약물 사용과 마약 중독자들이 주사기를 돌려 쓰는 버릇을 지적한 것이 아니다. 〈고귀한 목표, 뜻밖의 결과Noble Goals, Unforeseen Consequences〉라는 제목의 논문을 통해, 그리고 나중에는 책을 통해 훨씬 더 자세히 얘기한 주제는 1921~1959년 사이에 식민지 보건당국에서 몇몇 열대병을 주사약으로 치료한다는, 즉 좋은 의도로 시행했던 보건 캠페인이었다. 예를 들어 카메룬에서는 수면병을 퇴치하기 위한 대대적인 캠페인이 전개되었다. 수면병은 체체파리가 옮기는 트리파노소마 브루세이라는 끈질긴 병원체가 일으킨다. 당시에는 트리파르사미드tryparsamide라는 비소계 약물을 주사하여 치료했는데, 그것도 한 번이 아니라 여러 번 맞아야 했다. 가봉과 프랑스령 콩고에서 시행되었던 수면병 치료 중에는 3년간 36번 주사를 맞는 방법도 있었다. 매독과 매종(스피로헤타에 의해 생기는 열대 피부병-역주)에 대해서도 비슷한 캠페인이 전개되었다. 말라리아는 주사 제형 키니네로 치료했다. 한센병 환자들은 경구 항생제가 나오기 전까지 1년간 매주 두세 번씩 대풍수(大風樹, 인도산 약용 식물-역주) 추출물을 주사로 투여받았다. 벨기에령 콩고에서는 정식 교육을 받지 않은 사람에게 약간의 기술만 가르친 후 인젝터injecteur라는 순회진료팀을 만들기도 했다. 이들이 마을마다 돌아다니며 수면병 환자들에게 매주 주사를 놓았다. 최신 의학의 경이로운 성과에 열광하던 시절이었다. 주사를 맞아야 병이 치료된다고 믿었다. 모든 사람이 주사를 맞았다!

물론, 일회용 주사기가 나오기 훨씬 전 얘기다. 이름은 피하주사기지만 약물을 근육이나 혈관 내로 주사하는 데도 사용되었던 주사기는 1848년에 발명되었다. 제1차 세계대전 후까지도 유리와 금속을 다루는 숙련공이 일일이 손으로 제작했다. 섬세하고 비싼 기구였으므로 다른 정밀 의료기와 마찬가지로 애초에 재사용을 염두에 두고 제작되었다. 1920년대에 제작 과정이 기계화되면서 1930년에는 전 세계적으로 200만 개의 주사기가 생산되어 보다 쉽게 구할 수 있게 되었지만 그렇다고 소모품이 된 것은 아니었다. 당시 중앙아프리카에서 일하는 의료인들에게 주사기는 이루 말할 수 없이 소중한 물건이었다. 공급은 항상 크게 부족했다. 1차대전 후 프랑스 식민지 시대에 생하 강 상류 동쪽 지역*에서 활동했던 유명한 의사 외젠 자모Eugène Jamot는 채 2년도 안 되는 기간 동안 5,347명의 수면병 환자를 치료했는데, 이때 사용한 주사기는 단 6개였다. 이렇게 공장에서 물건 찍어내듯 약물을 주사했으므로 주사기와 바늘을 끓여서 소독할 시간이 없었다. 남아 있는 자료도 거의 없는 데다, 그나마 기록이 간략하여 현재로서는 정확히 어떤 위생 조치를 취했는지 알 길이 없다. 그러나 1953년 한 벨기에 의사는 이렇게 썼다. '콩고에는 모자보건센터, 병원, 간이진료소 등 다양한 의료기관이 있는데, 간호사들이 하루도 빠짐없이 수십 명, 심지어 수백 명에게 주사를 하므로 주사기나 바늘을 멸균하기란 아예 불가능

* 프랑스령 적도 아프리카의 일부로 당시에는 우방기-샤리(Oubangui-Chari)라고 불렀다.

하다.' 그는 원래 성병 치료 중 우발적으로 B형 간염이 전염될 가능성에 대해 썼지만, 페팽은 그의 보고서를 자세히 인용하며 그런 과정을 통해 에이즈 바이러스가 전염되었을 가능성을 설명한다.

> 환자는 너무 많고, 간호 인력이 쓸 수 있는 주사기는 너무 적으므로 사용한 후 매번 가압멸균시키기는 불가능하다. 사용한 주사기는 우선 물로 씻고, 다시 한 번 알코올과 에테르로 씻은 후 새로운 환자에게 사용한다. 몇 안 되는 간호사들이 많은 환자들을 돌봐야 하고, 의료용품 공급은 턱없이 달리는 의료기관은 어디든 마찬가지다. 한 환자에게 사용했던 주사기를 다른 환자에게 사용할 때 소량의 감염성 혈액이 남아 있을 수 있으며, 이는 질병을 전염시키는 데 충분한 요건이 된다.

이런 일이 얼마나 자주 있었을까? 너무나 흔했다. 식민지 시대의 오래된 기록들을 성실하게 조사한 페팽에 따르면 그 숫자는 충격적이다. 1927~1928년 사이에 외젠 자모의 치료팀은 카메룬에서 트리파르사미드를 207,089건, 또 다른 비소계 수면병 치료제인 아톡실atoxyl을 약 1백만 건 주사했다. 프랑스령 적도 아프리카에서는 1937년 한 해만도 의사와 간호사, 그리고 기본 교육만 받은 인젝터들이 수면병 환자에게만 588,086번의 주사를 시행했다. 다른 질병으로 인한 주사 건수는 헤아릴 수조차 없다. 페팽의 계산으로는 수면병에만 390만 건의 주사 치료가 시행되었는데, 그중 74퍼센트는 정맥 내 주사였다. 정맥 내 주사는 근육이 아니라 정맥에 직접 약을 투여하므로 혈액 매개성 바이러스를 우발적으로 전파시키기에도 가장 적합한 방법이다.

페팽은 이런 엄청난 주사 횟수가 결정적인 한계선을 넘어 에이즈 바이러스 감염을 크게 확산시키는 계기가 될 수 있었다고 주장한다.

주사기와 바늘을 재사용한 결과 일단 충분한 수의 사람들에게(예를 들어 수백 명 정도) 전파되고 나면 바이러스는 결코 자연 소멸되지 않는다. 그 뒤로는 성적접촉을 통해 계속 퍼질 수 있다. 마이클 워로비나 비어트리스 한 등 일부 전문가는 에이즈 바이러스가 인간에게 확고하게 자리를 잡게 되기까지, 즉 초기 단계에 사람에서 사람으로 전파되는 과정에 주사 바늘이 필요했다는 의견에 회의적이다. 하지만 그들도 바이러스가 아프리카에서 인간 집단에 확고하게 자리잡은 후 퍼지는 과정에서 주사를 통한 보건 캠페인이 일정한 역할을 했으리라는 데는 동의한다.

주사 바늘 이론은 자크 페팽이 만든 것이 아니다. 기원은 십수년 전 록펠러 대학의 프레스턴 막스Preston Marx의 연구를 비롯한 초기 연구 결과로 거슬러 올라간다. 막스는 이후 2000년에 에드워드 후퍼가 경구용 소아마비 백신 이론을 들고 나왔던 에이즈의 기원에 관한 왕립학회에서 주사 바늘 이론을 발표했다. 심지어 막스의 연구팀은 플라스모듐 놀레시가 170명의 몸을 거치면서 독성이 증가한 것처럼(열광적인 루마니아의 연구자 미하이 추카를 기억하는가?), 주사 캠페인을 통해 인간에서 에이즈 바이러스가 계대전파되어 바이러스의 진화와 호모 사피엔스에 대한 적응이 가속화되었을지도 모른다고 주장했다. 페팽은 계대전파의 진화적 효과를 크게 강조하지는 않았지만 막스의 이론을 그대로 받아들였다. 요점은 간단하다. 오염된 바늘이 그토록 널리 사용되었다면 중앙아프리카에서 바이러스 전파를 크게 증가시켰을 것이 분명하다는 것이다. OPV 이론과 달리 페팽의 이론은 후속 연구에 의해 반박되지 않았다. 완벽하게 입증할 수는 없다고 해도, 보관된 검체에서 발견된 새로운 증거를 고려하면 매우 타당하다.

수면병에 대한 주사 치료는 대부분 시골 지역에서 이루어졌다. 도시 주민들은 체체파리 자체가 도시 주변 숲에 크게 번성하지 않기 때문에 수면병에 노출되는 일이 더 적었다. 바이러스가 가장 결정적인 시험에 맞닥뜨렸던 레오폴드빌에도 주사 광풍이 불어닥쳤을까? 페팽의 대답은 전혀 뜻밖이었지만 흥미롭고 설득력이 있었다. 수면병은 생각할 필요 없다는 것이었다. 그는 그곳에서 전혀 다른, 하지만 똑같이 공격적인 주사 캠페인을 발견했다. 바로 도시 주민들에서 매독과 임질의 전파를 막기 위한 캠페인이었다.

1929년 콩고적십자사는 성병 치료가 필요한 남녀에게 무상진료를 제공하는 성병퇴치진료소Dispensaire Antivénérien를 열었다. 레오폴드빌 동쪽, 강 가까이 위치한 진료소는 민간의료기관이었지만 공공보건 서비스를 제공했다. 일자리를 찾아 도시로 이주해 온 남성은 규정에 따라 반드시 진료소에 보고하고 검사를 받아야 했다. 증상이 나타나면 누구나 자발적으로 진료소를 방문하여 무료로 치료받을 수 있었다. 그러나 대부분의 환자는 '법에 따라 원칙적으로 매달 검사를 받아야 하는 수천 명의 무증상 자유여성들이었다.' 식민지 정부는 매춘을 근절할 수 없다는 사실을 인정했지만 이 업종을 위생적으로 관리하고 싶었으므로 모든 자유여성을 검사했던 것이다.

누군가 매독이나 임질로 판명된다면 당연히 치료를 받을 것이었다. 그러나 진단 검사는 정확하지 않았다. 매종(매독균과 매우 유사한 세균이 일으키지만 성적접촉에 의해 전염되지는 않는다)에 한 번이라도 노출된 적이 있는 자유여성이나 남성 이민자는 혈액 검사에서 불합격 판정을 받고 매독 환자로 분류되어 비소나 비스무트bismuth가 함유된 약물로 장기 치료를 받게 될 수 있었다. 무해한 질내 정상균이 임질균으로 잘못 판정되기도 했다. 임질로 진단받은 여성이 장티푸스 백신이나 고노-야트렌Gono-yatren이라는 약물, 또는 우유(자크 페팽조차 이 부분에서는 크게 당혹감을 느끼는 것 같다)를 주사받은 경우도 있었다. 1930년대와 1940년대에 걸쳐 성병퇴치진료소에서는 연간 47,000건이 넘는 주사가 시행되었다. 대부분 정맥 내 주사였다. 혈액 속에 곧바로 투여한 것이다. 2차대전 후 도시 유입 인구가 늘면서 숫자는 더욱 늘어났다. 1950년대 초반, 야바위에 가까운 치료(우유를 정맥 내 주사?)와 금속성 독극물들은 페니실린과 스트렙토마이신에 밀려 사라졌다. 이 약물들은 효과가 더 오래 지속되었으므로 주사 횟수도 크게 줄었다. 퇴치 캠페인이 최고조에 달한 것은 1953년으로 한 해에 약 146,800건, 즉 매일 약 400건의 주사 치료가 시행되었다. 대부분까지는 아니라도 많은 경우 여러 명의 남성 파트너를 상대하는 자유여성(성매매 종사자, 접대부 등 뭐라고 부르든)에게 투여된 것이었다. 환자는 끝없이 밀려들었다. 주사기는 대충 헹군 후 다시 사용되었다. 이미 에이즈 바이러스가 확실히 자리잡은 도시에서 벌어진 일이다.

염기서열분석 결과 현재 ZR59라고 알려진 에이즈 바이러스가 검출된 혈액 검체는 그로부터 6년 후 채취된 것이다. DRC60이 검출된 검체는 다시 일 년이 지난 후 채취된 것이었다. 바이러스가 이미 널리 퍼져 다양한 진화를 거치고 있었다는 증거다. 전체적으로 그랬다는 것이다. 그 두 명의 환자가 주사를 맞기 위해 성병퇴치진료소를 방문한 적이 있었는지는 아무도 모른다. 하지만 방문한 적이 없었다고 해도 그곳을 방문했던 사람과 접촉했을 가능성은 매우 높다.

108

이제 이야기는 규모가 훨씬 커지고 다양해져 문자 그대로 사방팔방으로 전개된다. 바이러스는 감염성 물질로 가득 찬 초신성이 폭발하듯 레오폴드빌을 벗어나 사방으로 퍼졌다. 그 다양한 궤적을 추적하는 대신(책으로 10권을 채우고도 남을 것이다), 전반적인 양상만 간단히 알아본 후, 특히 악명높았던 사건에 짧게 초점을 맞추고자 한다.

레오폴드빌에서 사람들의 이목을 끌지 않은 채 수십 년간 은밀히 퍼지면서 바이러스는 계속 돌연변이를 일으켰다. 동시에 바이러스 입자끼리 게놈 중 상당히 큰 부분을 교환하는 재조합도 일어났을 것이다. 이런 복제 과정상의 오류로 인해 다양성이 계속 증가했다. 대부분의 돌연변이는 치명적인 실수로 개체가 소멸되는 것으로 끝나지만, 수십억 마리의 바이러스가 증식하다 보면 생명력을 유지하는 새로운 변종이 꾸준히 나타난다. 성병퇴치진료소를 비롯한 여러 가지 경로를 통해 대규모로 전개된 주사 치료 캠페인은 바이러스를 더 많은 인간 숙주의 몸속으로 신속하게 전파시키고 총 감염자 수를 증가시켜 이 과정을 크게 촉진했을 것이다. 바이러스 숫자가 많아질수록 돌연변이도 늘어난다. 그리고 돌연변이가 늘어날수록 다양성도 증가한다.

HIV-1 M군은 결국 9가지 계통으로 갈라졌다. 현재는 이들을 아형이라고 하며, A, B, C, D, F, G, H, J, K라는 문자를 붙여 구분한다. (A부터 H까지의 문자로 구분하는 HIV-2의 8개 아형과 혼동하지 말 것. 그런데 E와 I가 없는 이유는 무엇일까? 나도 모른다. 명명법은 건축학적 고려를 하지 않고 판지와 함석으로 마구 지은 빈민촌처럼 그때그때 되는 대로 만들어지는 경우가 많다.) 시간이 흘러 레오폴드빌의 인구가 늘고 드나드는 사람이 많아지면서 9가지 바이러스 아형은 아프리카 전역으로, 그리고 세계 각지로 퍼졌다. 비행기를 통해 이동하기도 하고, 버스나 보트, 기차, 자전거 등 일상적인 교통수단, 심지어 대륙 사이를 오가는 트럭에 히치하이킹하는 방식으로 옮겨지기도 했을 것이다. 물론 도보 여행자도 빼놓을 수 없다. 아형 A는 아마도 레오폴드빌과 나이로비 사이에 있는 도시 키산가니를 거쳐 아프리카 동부로 퍼졌다. 아형 C는 아프리카 남부로 퍼졌는데 콩고 남동부의 루붐바시Lubumbashi를 거친 것 같다. 노동자와 매춘부로 가득한 탄광촌에 도달할 때마다 빠른 속도로 전파되며 잠비아 전역을 휩쓴 아형 C는 이어서 남아프리카공화국, 모잠비크, 레소토Lesotho, 스와질란드Swaziland에서 끔찍한 대유행을 일으켰다. 남아프리카공화국에서는 대영제국 초기부터 교역로로 이용된 바닷길들을 따라 인도로 건너갔다. 아형 D는 아형 A와 나란히 에티오피아를 제외한 아프리카 동부 국가들로 퍼졌다. 에티오피아는 몇 가지 이유로 일찍부터 거의 유일하게 아형 C만 발견된다. 아형 G는 아프리카 서부를 접수했다. 아형 H, J, K는 주로 앙골라에서 중앙아프리카공화국에 이르는 아프리카 중심부에 그대로 남았다. 모든 지역에서 감염이 일어난 후 에이즈의 모든 증상이 완전히 나타나기까지 소요되는 일정한 기간이 지나고 나면 사람들이 죽기 시작했다.

마지막으로 아형 B가 있다. 1966년경 아형 B는 레오폴드빌에서 아이티로 전파되었다. 어떻게 아이티까지 건너갔는지는 아무도 모르고, 아마 앞으로도 밝혀지지 않겠지만 자크 페팽은 기록을 뒤져 오래 전부터 알려졌던 한 가지 그럴듯한 시나리오를 뒷받침하는 새로운 증거를 찾아냈다. 1960년 6월 30일 벨기에는 파트리스 루뭄바Patrice Lumumba가 이끄는 저항 세력의 강력한 압력에 못 이겨 갑작스럽게 아프리카 식민지를 포기한다. 콩고 땅에 살고 있던 수많은 벨기에 사람들(공무원, 교사, 의사, 간호사, 전문 기술자, 기업 관리자 등 실질적으로 중산층 전부였다)은 새로운 공화국에서 배척당하며 신변의 위험을 느끼자 앞다투어 귀국길에 올랐다. 브뤼셀행 비행편은 초만원이었다. 벨기에 식민 정부는 식민지 사람들의 교육을 엄격히 금지했으므로 이들이 떠나자 콩고는 일종의 공백 상태에 빠지고 말았다. 콩고 출신 의사는 단 한 명도 없었다. 교사도 드물었다. 하루 아침에 외부의 도움이 절박하게 필요해진 것이다. 세계보건기구에서는 의사들을 파견했다. 유엔 또한 국제연합 교육과학문화기구UNESCO를 통해 콩고에서 일할 교사, 변호사, 공학자, 우편 행정가와 기타 공무원, 기술자를 비롯한 전문직 종사자를 모집했다. 지원자 중 많은 수가 아이티 출신이었다. 두 국가는 잘 맞기도 했다. 아이티는 뿌리가 아프리카였으며, 콩고와 마찬가지로 프랑스어를 사용했다. 게다가 당시 파파 독 뒤발리에Papa Doc Duvalier* 독재 치하에서 일할 기회를 찾지 못한 식자층이 많았다.

해방된 첫해, 유네스코에서 콩고에 파견한 교사 중 절반이 아이티 사람이었다. 한 자료에 따르면 1963년 무렵 콩고에는 약 1,000명의 아이티인이 고용되어 있었다. 또 다른 자료에서 1960년대를 통틀어 콩고에서 일했던 아이티인은 총 4,500명에 이른다. 신빙성 있는 자료는 남아 있지 않지만 수많은 아이티인이 있었던 것은 분명하다. 가족과 함께 간 사람도 있지만, 혼자 간 사람도 있었다. 혼자 콩고에서 생활했던 남성 중에 전혀 성적접촉 없이 지냈던 사람은 거의 없으리라 가정할 수 있다. 대부분 콩고인 여성과 교제하거나 자유여성을 찾았을 것이다. 몇 년간은 살기 좋았을지도 모른다. 그러나 콩고인 중에 교육받은 사람들이 나오면서, 특히 조제프 데지레 모부투Joseph Désiré Mobutu가 정권을 잡은 1965년 이후, 아이티인들은 점점 필요없고 환영받지 못하는 존재가 되었다. 1971년 모부투가 이름을 모부투 세세 세

---

* 의사이자 문화인류학자로 아이티의 대통령을 지낸 프랑수아 뒤발리에. 파파 독이라는 애칭은 원래 의사였기 때문에 붙여진 것이다.

코로 개명하고 국명을 자이르로 바꾸면서 자이르화Zaireanisation 정책을 표방하자 이런 경향은 더욱 심해졌다. 많은 아이티인들이 돌아갔다. '남미에서 도와주러 온 흑인 형제들'로서 대접받던 시대는 끝나 버렸다. 고향으로 돌아간 사람 중 한 명 이상이(아마 가장 먼저 돌아간 사람 중에서) 에이즈 바이러스에 감염된 것으로 보인다. 누군가는 콩고의 기억과 함께 HIV-1 M군 아형 B를 몸속에 지닌 채 고향으로 돌아갔다는 뜻이다.

현재 감염이 어느 정도까지 진행됐는지 알아보는 것은 간단하지만, 거기에 이른 과정은 예측을 크게 벗어난다. 자크 페팽의 조사에 의해 1960년대 후반에서 1970년대 초반까지 아이티에서 바이러스가 증식하고 퍼진 과정이 새롭게 밝혀졌던 것이다. 일단 1966년경 단 한 명의 감염자로부터 에이즈 바이러스가 아이티 전역에 빠른 속도로 퍼졌다. 이 사실은 1982년에야 포르토프랭스Port-au-Prince 빈민가에 거주하면서 한 소아과 의원을 통해 홍역 임상시험에 참여한 553명의 젊은 엄마들의 혈액 검체에서 밝혀졌다. 검체들을 후향적으로 검사한 결과 7.8퍼센트의 여성이 에이즈 바이러스 양성으로 판정되었다. 어떤 사회에 새롭게 도입된 바이러스치고는 놀랄 만큼 높은 수치였으므로 페팽은 틀림없이 초기에 성적접촉을 능가하는 '매우 효과적인 증폭 기전'이 있었다고 생각했다. 그리고 마침내 가능성있는 기전을 찾아냈다. 바로 혈장매매다.

혈장이란 혈액에서 혈구를 제거한 후 남는 액체 성분으로 항체와 알부민과 응고인자들이 들어 있기 때문에 의학적으로 매우 유용하다. 1970년 무렵, 크게 증가한 혈장 수요에 발맞추기 위해 혈장분리교환술plasmapheresis이라는 기법이 개발되었다. 기증자의 혈액을 여과시키거나 원심분리하여 혈장과 혈구를 분리한 후, 혈구는 다시 기증자의 몸에 넣어주고 혈장만 사용하는 방법이다. 이 방법의 장점은 한 명의 기증자로부터 1년에 고작 몇 번밖에 채취할 수 없었던 혈장을 훨씬 자주 채취할 수 있다는 것이다. (기증자라고는 하지만 사실은 대부분 돈이 필요해서 신체적 부담을 감수하는 판매자들이다.) 숭고한 목적에서든, 돈이 필요해서든 혈장만 빼내므로 빈혈이 생기지 않는다. 일주일만 지나도 다시 혈장을 기증할 수 있다. 그러나 단점도 있다. 사실은 엄청나게 큰 문제지만 초기에는 이 사실을 제대로 인식하지 못했다. 꿀럭거리는 소리를 내며 많은 사람들의 혈액을 처리하는 혈장분리교환술 기계를 통해 헌혈자들이 혈액 매개성 바이러스에 감염될 수 있다는 점이다.

1980년대 중반 멕시코에서 돈을 받고 혈장을 기증한 9,000명의 헌혈자들에게 실제로 이런 일이 일어났다. 얼마 후 문제를 알아차린 멕시코 정부는 혈장 매매를 법으로 금지했다. 중국에서도 무려 25만 명에 달하는 불운한 헌혈자들이 똑같은 일을 당했다. 자크 페팽은 아이티에서도 똑같은 일이 벌어졌을 거라고 생각했다. 그는 1971년에서 1972년 사이에 포르토프랭스에서 영리를 목적으로 한 개인사업으로 운영되었던 헤모 캐리비언Hemo Caribbean이라는 혈장분리교환술 센터의 보고서를 입수했다. 소유주는 마이애미에 사는 조셉 고린스타인Joseph B. Gorinstein이라는 미국 투자자로 아이티 내무성에 연줄이 있었다. 혈장 기증자들은 리터당 2달러를 받았다. 혈장을 팔기 전에 활력징후를 측정했지만 당연히 에이즈 선별검사는 시행하지 않았다. 당시는 에이즈가 전 세계적 유행을 일으키기 전으로 AIDS라는 약자도 없던 시절이었다. 사람들의 혈액 속에서 조용히 살아가는 작은 바이러스를 검사할 사람은 아무도 없었다. 1972년 1월 28일 《뉴욕타임스》에 실린 기사에 따르면 헤모 캐리비언은 약 5천~6천 리터의 냉동 혈장을 미국으로 수출했다. 이 혈장은 이름이 알려지지 않은 세 곳의 미국 회사에서 도매로 사들여 수혈, 파상풍 주사, 기타 의료용 제품으로 시판되었다. 고린스타인은 취재에 응하지 않았다.

한편 1971년 파파 독이 세상을 떠나자 베이비 독, 즉 아들인 장클로드 뒤발리에Jean-Claude Duvalier가 권력을 물려받았다. 뉴욕타임스의 기사를 불쾌하게 생각한 베이비 독은 고린스타인의 혈장분리교환술 센터에 폐쇄 명령을 내렸다. 아이티 카톨릭 교단에서는 매혈을 착취 행위라고 비난했다. 이후 헤모 캐리비언에 관한 이야기는 이목을 끌지 않았다. 아무도 혈액제제의 오염이 얼마나 파국적인 결과를 초래할 수 있는지 알지 못했던 것이다. 10년 후 아이티 사람들에게 수수께끼의 새로운 면역결핍증후군이 발생할 위험이 특히 높은 것 같다는 뉴스가 나왔을 때도 미국 질병관리본부의 〈주간 이환율 및 사망률 보고〉에서조차 이 사실은 언급되지 않았다. 랜디 쉴츠의 《그리고 밴드는 연주를 계속했다》에도 이 이야기는 없다. 기억하기로 자크 페팽의 책을 읽기 전에 내가 아이티의 혈장 매매에 관한 이야기를 들은 것은 투손에서 마이클 워로비와 대화를 나누었을 때뿐이었다.

DRC60과 ZR59에 관한 논문을 발표하기 조금 전에 워로비는 에이즈 바이러스가 북남미대륙에 출현한 시기에 관한 중요한 논문에 공동 저자로 참여했다. 제1저자는 워로비의 연구실에서 박사후 과정을 밟고 있던 톰 길버트Tom Gilbert였고, 워로비의 이름은 마지막에 올라 있었다. 논문은 보관된 혈구에서 바이러스 절편을 분석한 결과를 근거로 아이티에 에이즈 감염이 확립된 시기를 1966년경으로 추정했다. 논문은 《미국립과학원회보Proceedings of the National Academy of Sciences》에 실렸다. 얼마 후 그는 낯선 사람에게서 기이한 이메일을 한 통 받았다. 발신인은 과학자가 아니라 그저 이 주제에 관해 몇 마디 얻어들은 사람이었다. 신문 기사를 읽고, 라디오에서 들은 것을 가지고 떠드는 사람이었다. "아마 마이애미에 사는 사람이었을 거에요. 매매되는 혈액을 취급하는 공항에서 일했다고 하더군요." 그는 몇 가지 일을 기억해냈다. 어쩌면 그 기억들이 뇌리를 떠나지 않고 그를 계속 괴롭혔을지도 모른다. 그는 이야기를 들려주고 싶어 했다. 혈액을 가득 채우고 도착했던 화물 수송기들에 관한 이야기를 털어 놓고 싶었던 것이다.

139

바이러스의 다음 행선지는 거리상으로 얼마 되지 않았지만 파급력은 엄청났다. 포르토프랭스는 마이애미에서 겨우 1,100킬로미터 떨어져 있다. 비행기로 90분밖에 안 걸린다. 워로비의 연구실에서 톰 길버트가 맡은 프로젝트 중 일부는 에이즈 바이러스가 언제 미국에 상륙했는지 알아내는 것이었다. 이 일을 하려면 오래 전에 채취한 혈액이 필요했다. 혈액이 미국에 들어올 때 병에 담겨 있었는지, 혈액백에 담겨 있었는지, 아이티 이민자의 몸속에 들어 있었는지는 별로 중요하지 않았다.

길버트의 지도교수 워로비는 20년 전에 발표된 아이티 이민자들의 면역결핍증에 관한 연구를 기억해냈다. 연구를 이끈 사람은 마이애미 잭슨 메모리얼 병원Jackson Memorial Hospital의 아서 피처닉Arthur E. Pitchenik이라는 의사였다. 피처닉은 결핵 전문의였는데 1980년부터 이상하게도 아이티 출신 환자들에게 결핵은 물론 폐포자충 폐렴이 자주 발생한다는 사실을 알아차렸다. 그는 아이티 사람들이 새로운 면역결핍 증후군의 위험군이라는 사실을 처음으로 밝혀 미국 질병관리본부에 경종을 울렸다. 환자들을 진료하고 연구하면서 피처닉의 연구팀은 채취한 혈액을 원심분리하여 혈청을 분리한 후 특정 유형의 림프구를 관찰했다. 일부 검체는 향후 다른 연구자들에게 도움이 될지도 모른다는 생각으로 냉동보관했다. 오래도록 아무도 관심을 보이지 않았다. 그러나 그들이 옳았다. 20년이 지난 후 투손의 마이클 워로비가 전화를 걸어왔던 것이다. 피처닉은 기꺼이 검체들을 보내주었다.

워로비의 연구실에 도착한 것은 냉동된 혈구가 담긴 튜브 6개였다. 톰 길버트는 5개의 검체에서 바이러스 절편을 증폭시킬 수 있었다. 절편들의 유전자를 염기서열분석하고 계통수에 가지처럼 그려넣어 맥락을 파악할 수 있었다. 워로비 자신이 나중에 DRC60과 ZR59를 밝혀낸 방법이나, 비어트리스 한의 연구팀에서 SIV_{cpz}를 연구했던 방법과 똑같은 분자계통유전학적 방법이었다. 계통수 자체는 오로지 HIV-1 M군 아형 B의 다양한 계통만 나타낸 것이었다. 굵은 가지들은 아이티에서 유래된 바이러스였다. 그중 하나에서는 너무나 많은 잔가지가 뻗어나와 그리기 어려울 정도였다. 나중에 발표된 논문에 실린 그림에서 그 가지와 거기서 뻗어나온 잔가지들은 윤곽이 흐려져 적갈색 솔방울처럼 보였는데, 그 안에 다양한 지명이 적혀 있었다. 아이티로부터 아형 B가 전파되어 나간 지역으로 미국, 캐나다, 아르헨티나, 컬럼비아, 브라질, 에콰도르, 네덜란드, 프랑스, 영국, 독일, 에스토니아, 한국, 일본, 태국, 오스트레일리아 등이었다. 바이러스 중 일부는 아프리카로 돌아간 경우도 있었다. 가히 에이즈 바이러스의 세계화라고 할 만했다.

길버트와 워로비의 연구를 통해 또 하나 흥미진진한 사실이 밝혀졌다. 데이터를 분석한 결과 에이즈 바이러스가 미국에 상륙한 것은 단 한 차례의 바이러스 이동, 즉 감염자 단 한 명, 또는 혈장제제 단 한 개에 의해 일어난 사건이었다. 이 유감스러운 사건은 1969년 전후 3년 사이에 일어났다. 결국 바이러스는 아무에게도 들키지 않고 10년 넘게 미국 내에 잠복해 있었다. 그 세월 동안 수많은 접촉과 노출의 네트워크 속으로 조용히 스며들었다. 특히 몇 가지 우연한 기회를 통해 특정 하위 집단에 유입되었다. 이제 그것은 더 이상 침팬지의 바이러스가 아니었다. 새로운 숙주를 발견하고 그 몸에 적응하여 마침내 중앙아프리카침팬지라는 오래된 존재 양식의 지평을 훌쩍 뛰어넘는 눈부신 성공을 거둔 것이다. 바이러스는 혈액제제를 통해 혈우병 환자들에게 전파되었다. 바늘을 나눠 쓰는 행위를 통해 마약 중독자들에게 퍼졌다. 그리고 아마도 미국인 남성과 아이티인 남성 사이에 맺어진 최초의 성적접촉을 통해 남성 동성애자라는 은밀한 사랑과 교제의 내부 집단 속으로 깊숙이, 치명적으로 파고들었다.

십수 년간 바이러스는 사람에서 사람으로 조용히 퍼졌다. 증상은 서서히 나타났다. 약간의 거리를 두고 항상 죽음이 뒤를 따랐다. 아무도 알아차리지 못했다. 바이러스는 에볼라나 마르부르크병과 달리 참을성이 있었고, 심지어 광견병보다도 인내심이 강했지만 치명적이라는 점에서는 다를 바 없었다. 누군가 바이러스를 게탕 두가에게 전해 주었다. 누군가가 바이러스를 랜디 쉴츠에게 전해 주었다. 누군가가 바이러스를 로스앤젤레스에 사는 33세의 남성에게 전해주었다. 그는 폐렴과 기이한 구강 진균증에 걸려 1981년 3월 마이클 고틀리브 박사의 진료실로 걸어들어 왔다.

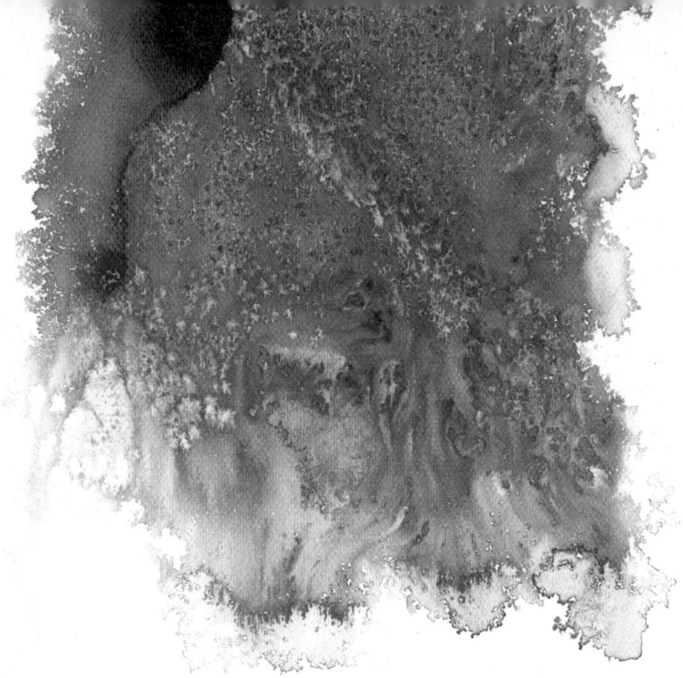

IX

모든 것은 우리에게 달려 있다

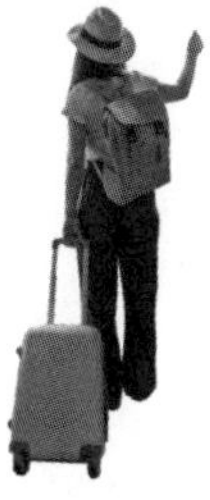

113

마지막으로 애벌레 이야기를 할까 한다. 인수공통감염병의 기원과 위험이라는 문제와 동떨어진 것처럼 들리겠지만 장담하건대 밀접한 관계가 있다.

애벌레 이야기의 시작은 1993년으로 거슬러 올라간다. 그해는 내가 사는 나무가 울창한 마을에 가을이 일찍 찾아온 것 같았다. 8월 중순이면 벌써 차가운 바람이 불고, 노동절*이 지나면 얼마 안 있어 미루나무에 단풍이 들며, 첫 번째 폭설이 핼러윈의 흥을 깨뜨리기 일쑤인 몬태나 주 서부의 계곡치고도 이른 가을이었다. 확실히 예년과 달랐다. 6월인데도 벌써 낙엽이 지는 것이 꼭 가을 같았다. 새순이 돋고 새로 돋아난 잎들이 싱그럽던 5월이 엊그제 같은데 한 달 만에 낙엽이 지다니! 하지만 나뭇잎은 자연의 리듬에 따른 계절의 변화에 순응한 것이 아니었다. 노랗게 변한 후 하나둘씩 떨어져 가을의 정취를 자아내는 것이 아니었다. 뭔가가 나뭇잎을 몽땅 먹어치웠던 것이다.

온몸에 털이 돋아난 작은 애벌레들이 출애굽기에 나오는 흑사병처럼 어디선가 엄청난 숫자로 나타나 나뭇잎을 몽땅 갉아 먹었다. 게걸스럽기 짝이 없는 놈들의 과학적 명칭은 숲천막모충나방Malacostoma disstria이었지만 그런 이름을 아는 사람은 거의 없었다. 우리는 그것들을 다른 이름으로 불렀다. 지방 신문에서 갖다 붙인 '천막애벌레tent caterpil-

---

* 세계 대부분의 지역에서는 5월 1일이지만 미국과 캐나다에서는 9월 첫째 월요일. -역주

lar'라는 이름은 애매했지만 부정확한 것은 아니었다. 공원 관리자들과 농업정보서비스 사람들은 매일 수십 통씩 근심어린 시민들의 전화를 받을 때마다 '천막애벌레'라는 말을 썼다. 라디오에서도 '천막애벌레'라고 불렀다. 얼마 안 있어 거리를 오가는 사람들의 대화 속에서도 '천막애벌레'라는 말이 자연스럽게 오가게 되었다. 그 소동에 정신을 빼앗긴 나머지 우리는 '천막애벌레'가 천막을 치지 않는다는 사실을 알아차리지 못했다. 놈들은 그저 세렝게티의 영양들처럼 한데 모여 우글거리며 여기저기 옮겨다녔다.* 하지만 우리는 그런 곤충학적 세부사항에는 관심이 없었다. 어떻게 하면 그 빌어먹을 벌레들이 아름다운 가로수를 다 먹어치우기 전에 없앨 수 있는지에 관심이 있었을 뿐이다.

물론 나쁜 뜻으로 기가 막힌 광경이었다. 모든 나무가 헐벗은 것은 아니지만 수많은 나무들이 피해를 보았다. 특히 하늘을 찌를 듯 우뚝 솟은 느릅나무와 보도를 따라 시원한 그늘을 드리우는 짙푸른 서양물푸레나무들은 더욱 심했다. 기막힌 만큼 빨리도 진행되었다. 애벌레들은 주로 어두워진 후에 배를 채웠다. 서늘한 밤에 밖에 나가 큰 나무 아래에 서면 조그만 턱들이 움직일 때 나는 따닥거리는 소리가 잠시도 쉬지 않고 들려왔다. 먼 곳에 불이 났을 때 들리는 소리 같았지만 놈들은 생생하게 살아 있었다. 아침에 집을 나서면 보도는 작은 점처럼 보이는 애벌레의 똥으로 뒤덮여 있었다. 때로는 무리에서 떨어져 나온 애벌레 한 마리가 비단실 같은 줄에 매달려 비웃듯 눈높이에서 달랑거리기도 했다. 비가 보슬보슬 내리는 쌀쌀한 날에는 애벌레들도 냉기를 참기 힘들었던지 높은 줄기나 가지가 갈라진 곳에 모여들곤 했다.

---

* 비슷한 종인 캘리포니아 솔나방(Malacosoma californicum)은 실제로 실 같은 물질을 내어 텐트처럼 생긴 고치를 짓는다.

한 무더기마다 수백 마리의 애벌레들이 몸을 포개고 굼실거렸다. 잔디를 깨끗하게 깎고 완벽한 상태로 주말 여행을 갔던 사람들은 집에 돌아와 나뭇잎이 하나도 남지 않은 것을 보고 깜짝 놀랐다. 사람들은 주방세제로 설거지를 한 후에 나온 구정물을 포도주병에 담은 후 사다리를 타고 올라가 애벌레들에게 뿌렸다. 자기들보다 별로 나을 것도 없는 동네 정원용품점 사람의 말을 듣고 세균이 잔뜩 섞인 물을 분무하거나, 해로운 고분자 화합물을 뿌려대기도 했다. 잔디와 나무를 전문으로 관리하는 업체에 전화를 걸어 기동타격대처럼 벌레를 물리쳐줄 요원들을 보내달라고 요청하기도 했다. 모든 조치가 기껏해야 효과가 있는 듯 마는 듯했고, 대부분 아무런 소용이 없거나 심지어 해롭기조차 했다. 애벌레들은 계속 나뭇잎을 먹어치웠다. 놈들이 완전히 헐벗은 나무에서 새로운 먹잇감을 찾아 건강한 나무로 옮겨갈 때면 사람들은 벌레들이 타고 오르지 못하도록 줄기에 끈적거리는 물질을 발라놓기도 했다. 소용없는 짓이었다. 나중에야 알았지만 천막애벌레들은 다람쥐처럼 나무를 기어올라가는 것이 아니라 비단실 같은 줄을 낸 후 거기 매달려 바람을 타고 옮겨다녔다. 옆집 사는 수잔은 집 앞에 있는 거대한 느릅나무 두 그루를 지키려고 허리 높이로 해자를 두르듯 타르처럼 끈적이는 분무형 접착제를 빙 둘러 뿌려놓았다. 희망은 참담하게 깨졌다. 단 한 마리도 걸려들지 않았던 것이다.

애벌레들은 계속 늘어났다. 사방을 기어다니고 날아다녔다. 거침없이 휩쓸고 다녔다. 일단 숫자가 너무 많았다. 사람들은 보도 위를 기어다니는 애벌레를 발로 밟았다. 몇 마리를 한꺼번에 짓이겨 버리기도 했다. 그러나 벌레들은 끊임없이 먹고, 자라고, 허물을 벗고, 더 크게 자랐다. 나무 줄기를 따라 아래위로 행진하고, 부드러운 미풍을 타고 마을을 가로질러 새로운 나뭇잎 위에 내려앉았다. 그리고 우리의 소중

한 나무들을 먹어치웠다. 그러나 모든 일에는 끝이 있다. 한계에 도달할 때까지 몸집을 불린 놈들은 마침내 유년기를 끝내고 사춘기로 넘어갈 준비를 했다. 몸 주위를 실로 둘러 고치를 지은 후 변태를 위한 짧은 휴식기를 거쳐 몇 주 만에 작은 갈색 나방들로 모습을 바꾸어 날아갔다. 따닥거리는 소리가 멈추고 나무 위가 조용해졌다. 애벌레들은, 적어도 애벌레로서는 사라져 버렸다. 그러나 유해한 곤충의 거대한 집단은 아직도 머리 위 어딘가에 도사리고 있다. 눈에 띄지 않지만 우리의 미래에 크고 음울한 그림자를 드리우고 있는 것이다.

생태학자들은 이런 사건을 가리켜 대발생outbreak이라고 부른다. 질병의 유행outbreak이라고 할 때보다 훨씬 일반적인 용법이다. 그 속에 질병의 유행이 포함된다고 생각해도 좋겠다. 어쨌든 보다 넓은 의미에서 대발생이라는 말은 단일한 동물종의 개체수가 갑자기 엄청나게 늘어나는 현상을 가리킨다. 대발생을 일으키는 동물종이 있는가 하면, 일으키지 않는 종도 있다. 레밍(lemming, 나그네쥐)은 대발생을 일으키지만 수달은 그렇지 않다. 메뚜기 중 일부, 생쥐 중 일부, 불가사리 중 일부 종은 대발생을 일으킨다. 분류학적으로 같은 집단에 속하는 다른 동물종들은 그렇지 않다. 딱따구리가 대발생을 일으킬 가능성은 거의 없다. 울버린(wolverine, 북미산 족제빗과에 속하는 맹수–역주)이 대발생을 일으킬 가능성도 거의 없다. 한편, 나비목(Lepidoptera, 나방과 나비)에 속하는 곤충들 중에는 천막애벌레뿐만 아니라 매미나방gypsy moth, 독나방tussock moth, 낙엽송새싹나방larch budmoth 등 대발생을 일으키는 몇몇 종들이 있다. 그러나 이들은 나비목 중에서도 일반적이라기보다 예외적 존재다. 숲 속에 사는 나비와 나방 중 약 98퍼센트는 비교적 낮은 밀도로 안정적인 개체수를 유지한다. 대발생을 일으키는 종은 기껏해야 2퍼센트에 불과하다. 곤충, 또는 포유동물이나 미생물 가운데 어떤 동물종이 대발생을 일으키는 이유는 무엇일까? 매우 복잡한 질문이다. 전문가들조차 아직 해답을 찾기 위해 노력하고 있다.

앨런 베리먼Alan A. Berryman이라는 곤충학자는 〈대발생의 원리 및 분류The Theory and Classification of Outbreaks〉라는 논문에서 이 문제를 다룬 바 있다. 그는 가장 기본적인 사실에서 출발했다. '생태학적 관점에서 대발생이란 비교적 짧은 기간 동안 특정한 동물종의 개체수가 폭발적으로 증가하는 것이라고 정의할 수 있다'는 것이다. 변함없이 단조로운 어조로 그는 이렇게 덧붙였다. '이런 관점에서 지구라는 행성에서 가장 심각한 대발생은 호모 사피엔스라는 동물종의 대발생이다.' 두말할 것도 없이 베리먼은 특히 지난 2세기 동안 일어난 인간 집단의 성장 속도와 크기를 지적한 것이다. 이런 말이 도발적이라는 사실은 그도 알고 있었다.

그러나 구체적인 숫자를 보면 고개가 끄덕여진다. 베리먼이 논문을 썼던 1987년 당시 세계 인구는 50억 명이었다. 인간의 숫자는 농업의 발명 이래 333배 증가했다. 흑사병의 유행 뒤로만도 14배 증가했으며, 찰스 다윈의 탄생 이후 5배, 앨런 베리먼 자신의 일생 동안만 따져도 2배 증가했다. 이런 성장곡선을 좌표축에 그린다면 엘 캐피턴El Capitan*의 남서쪽 절벽처럼 보인다. 그 규모를 또 다른 방식으로 이해해 보자. 인간이라는 동물종이 생겨난 시점(약 250,000년 전)부터 1804년까지 인류 전체의 인구는 10억 명에 도달했다. 1804년에서 1927년 사이에 다시 10억 명이 늘었다. 그러나 30억 명에 도달한 것은 1960년의 일

---

* 미국 캘리포니아 주 요세미티 국립공원에 있는 높이 2,307미터의 바위산으로 세계에서 가장 큰 화강암 덩어리. 남서쪽 절벽은 거의 수직에 가까우며 매해 수많은 암벽 등반가들이 도전한다.

이며, 그 뒤로는 불과 13년 만에 10억 명씩 늘고 있다. 2011년 10월 인류는 70억 명을 돌파했지만, 그 숫자 역시 고속도로의 광고판처럼 삽시간에 뒤로 사라져 버렸다. 이 정도 속도라면 베리먼이 얘기한 대로 '비교적 짧은 기간' 동안 '폭발적'으로 증가했다고 할 만하다. 최근 들어 증가 속도가 떨어진 것은 사실이지만 여전히 연간 1퍼센트가 넘는다. 아직도 매년 7,000만 명씩 늘고 있다는 뜻이다.

그러니 우리는 포유동물의 역사상 매우 독특한 존재다. 척추동물의 역사로 확대해 봐도 마찬가지다. 화석 기록으로 볼 때 몸집이 큰 동물종 가운데(예를 들어 개미나 남극 크릴새우보다 더 큰 동물 가운데) 현생인류만큼 많은 개체수에 도달한 동물종은 없다. 인류의 몸무게를 모두 합하면 약 3,400억 킬로그램에 달한다. 역시 모든 종의 개미나 크릴새우를 합하면 중량이 그보다 크지만 그 외에는 비견할 만한 동물종이 거의 없다. 게다가 우리는 여러 가지 동물종이 섞여 있는 것이 아니라 **단일** 동물종이다. 인간은 크다. 몸집도 크고 숫자도 많으며 개체들의 체중을 모두 합친 무게도 엄청나다. 이런 엄청난 규모 때문에 유명한 생물학자이자 개미 전문가인 에드워드 윌슨은 자신의 박식함을 동원하여 이 문제를 곰곰이 생각해보지 않을 수 없었다. 윌슨의 결론은 이렇다. '호모 사피엔스가 60억 명을 넘어섰을 때 우리는 육상에 존재했던 어떤 동물종보다 아마도 100배 이상 더 큰 생물량biomass을 갖게 되었다.'

윌슨의 말은 야생동물에 관한 것이다. 가축을 고려하지 않은 것이다. 예를 들어, 우리가 가축으로 기르는 소Bos primigenius의 숫자는 현재 전 세계적으로 13억 마리에 달한다. 따라서 우리는 우리가 기르는 소보다는 겨우 5배 많은 데 그친다. 게다가 소는 인간보다 훨씬 크다. 그러나 가축은 인간이 없다면 그렇게 많은 숫자로 존재하지 않았을 것이다. 우리는 경이롭고, 유례 없는 존재다. 우리는 대성공을 거두었다. 이 행성 위에서 다른 어떤 영장류도 이 수준에 도달하지 못했다. 생태학적 관점에서 우리는 거의 모순적인 존재다. 몸집이 크고 수명이 길면서도 터무니없을 정도로 숫자가 많기 때문이다. 우리는 하나의 현상, 대발생이다.

111

유행에 관해 한 가지 움직일 수 없는 사실이 있다. 언젠가는 끝난다는 것이다. 때로는 아주 오래 지속된 후 끝나고, 때로는 상당히 일찍 끝난다. 때로는 단계적으로 끝나고, 때로는 한 가지 사건으로 인해 갑자기 끝나기도 한다. 심지어 어떤 경우에는 규칙적인 일정에 따르는 것처럼 끝난 후에 다시 시작되었다가 끝나기도 한다. 천막애벌레와 나비목에 속하는 몇몇 동물종은 8~11년 주기로 개체수가 크게 증가했다가 급격히 감소하는 것 같다. 예를 들어, 캐나다 브리티시 컬럼비아 주에서 천막애벌레 군집은 1936년부터 하나의 주기를 나타내고 있다. 한 가지 사건으로 인해 갑자기 끝나는 경우는 특히 극적이라 오랫동안 자연의 수수께끼로 생각되었다. 그토록 갑작스러운 감소가 반복되는 이유는 무엇일까? 한 가지 가능성은 감염병이다. 특히 숲에 서식하는 곤충 군집의 유행 패턴에는 바이러스가 중요한 역할을 하는 것으로 드러났다.

1993년 애벌레들이 내가 사는 마을을 습격했을 때 이 문제에 관심이 생겨 몇 가지를 조사해보았다. 천막애벌레처럼 행동 양상이 매우 제한적이고, 고정된 몇 가지 적응 전략밖에 없는 같은 동물종이 한두 해 여름 동안 그 정도로 엄청나게 번식했다가 이듬해 여름에는 사실상 없어져 버리는 일이 참 이상했다. 환경이 크게 변한 것도 아닌데 어떤 동물종의 번식이 그토록 엄청난 차이를 나타낸 것이다. 왜 그럴까? 날씨 변화로는 설명할 수 없다. 먹이가 고갈된 것도 아니다. 지역 농업정보서비스에 전화를 걸어 성가신 질문을 해댔다. 대답은 간단했다. '제 생각에는 아무도 모를 것 같습니다. 그냥 그런거죠. 뭐.'

그런 대답에는 만족할 수 없고, 믿을 수도 없었기 때문에 곤충학 문헌을 읽기 시작했다. 이 분야 전문가로 천막애벌레는 물론 곤충 집단의 대발생이라는 현상 전반에 걸쳐 몇 편의 논문을 발표한 브리티시 컬럼비아 대학 교수 주디스 마이어스Judith H. Myers가 있다. 마이어스는 이 수수께끼에 해답을 제시했다. 군집의 개체수는 여러 가지 요인의 영향을 받지만 주기적인 패턴이 나타나는 것은 '쉽게 찾아내어 정량화할 수 있는 지배적인 힘이 작용한다는 것을 의미하는 것 같다. 그러나 그런 추동력은 놀랄 정도로 밝혀내기 어렵다.'고 그녀는 썼다. 이어서 하지만 현재 생태학자들은 유력한 원인을 발견했다고 덧붙였다. 마이어스는 핵다각체병 바이러스nuclear polyhedrosis virus, NPV가 '오랫동안 연구 대상이었던 삼림나비목 개체수 변화의 원동력일 가능성이 있다'고 썼다. 삼림나비목의 대발생이 일어나면 뒤이어 NPV가 유행하여 흑사병이 휩쓸고 지나간 것처럼 애벌레들을 죽여 버린다는 것이다.

그 후 오랫동안 이 문제를 별로 생각하지 않았다. 우리 마을의 천막애벌레 대발생은 빠르고 조용히 끝났고, 이듬해 여름에는 털북숭이 애벌레의 흔적조차 찾을 수 없었다. 벌써 오래된 일이다. 이 책을 쓰던 중 감염병의 생태학과 진화에 관한 학회에 앉아 있는데 마음 속에 그때 일이 다시 떠올랐다. 조지아 주 애선스Athens에서 열린 학회였다. 그 학회에 참석한 것은 인수공통감염병의 각 분야에서 가장 앞서 있고 명석한 이론가들의 강연이 연제 군데군데에 섞여 있었기 때문이다.

헨드라 바이러스와 그것이 어떻게 날여우박쥐에서 발견되었는지에 관한 강연도 있었고, 원숭이 두창의 종간전파 동역학에 관한 강연도 있었으며, 독감에 관해서는 네 차례 이상의 강연이 예정되어 있었다. 둘째 날 아침은 조금 특이한 주제로 시작되었다. 예의 바른 자세로 앉아 있다가 시카고 대학에 재직 중인 똑똑하고 장난기 많은 그렉 드와이어Greg Dwyer의 강연에 이내 마음을 빼앗기고 말았다. 그는 메모를 보지도 않고 연단을 이리저리 걸어다니며 곤충 군집의 대발생과 질병에 관해 빠른 속도로 말을 쏟아냈다.

"핵다각체병 바이러스라는 이름은 들어본 적도 없으실 겁니다." 나는 천막애벌레 사건과 주디스 마이어스 덕분에 그 이름을 알고 있었다. 드와이어는 NPV가 삼림나비목 군집에 미치는 파국적인 효과를 설명했다. 특히 자신이 20년간 대발생과 소멸 양상을 연구해 온 또 다른 갈색의 작은 벌레 매미나방Lymantria dispar의 예를 자세히 설명했다. 매미나방 애벌레는 NPV에 감염되면 사실상, '녹아 버린다'고 했다. 나는 많은 것을 받아적지는 않았지만 노란색 메모 패드에 '녹아 버린다'는 단어를 적어 넣었다. 그의 말도 받아적었다. '동물의 유행병은 매우 밀집된 군집에서 일어나는 경향이 있다.' 몇 가지 일반적인 이야기 후 그렉 드와이어는 수학적 모델을 설명하는 쪽으로 옮겨갔다. 휴식 시간에 그를 찾아가 언제 시간을 내어 나방들의 운명과 인류를 위협하는 전 세계적인 유행병의 전망에 관해 얘기를 나눌 수 있겠느냐고 물었다. 그가 좋다고 대답했다.

112

이런저런 일로 2년이 지나서야 일정을 맞출 수 있었다. 시카고 대학에 있는 그렉 드와이어에게 전화를 걸었다. 이스트 57번가에서 약간 떨어진 생물학 연구동 1층에 있는 연구실은 흔히 볼 수 있는 포스터와 카툰들로 활기차게 꾸며져 있고, 왼쪽 벽을 따라 긴 화이트보드가 놓여 있었다. 그는 50세였지만 아주 젊어 보여서 턱수염이 세고 있다는 것만 빼면 활기찬 대학원생 같았다. 별갑鼈甲으로 만든 동그란 안경을 쓰고 엄청나게 복잡한 적분식이 새겨진 검은 티셔츠를 입고 있었다. 수식 위아래 대문자로 큼지막하게 질문이 씌어 있었다. **도대체 어디가 [복잡한 수식] 이해가 안 된다는 거니?** 그는 고차원적인 농담이라고 했다. 그 수식은 맥스웰 방정식 중 하나인데 수학자인 그의 친구가 말하기를 맥스웰 방정식을 제대로 이해하는 사람은 **한 명도 없다**는 것이었다.

책상을 두고 마주 앉아 대화를 시작하자마자 그는 벌떡 일어나더니 화이트보드 앞으로 가 뭔가를 그리기 시작했다. 휘갈겨 쓰는 내용에 가까이 다가가면 이해가 더 잘 되기라도 한다는 듯 나도 엉거주춤 일어섰다. 그는 한 축은 특정 숲에 존재하는 매미나방 알의 개수, 다른 축은 시간으로 하여 좌표축을 그린 후 과학자들이 대발생이라는 현상을 어떻게 측정하는지 설명했다. 대발생과 대발생 사이에는 동물종의 개체수가 너무 적어서 셀 수 없을 정도다. 하지만 대발생이 시작되면 1에이커(약 4,000평방미터-역주)당 알 덩어리의 개수가 수천 개에 이른다. 알 덩어리 하나에 약 250개의 알이 들어 있으므로 태어나는 나방의 숫자도 엄청나다. 그는 연도별 매미나방 군집의 증감을 나타내는 그래프를 그렸다. 불쑥 솟아올랐다 뚝 떨어지고, 다시 올라갔다 떨어지는 모습이 꼭 중국 그림 속의 용龍 같았다. 그 후 NPV 입자를 간략하게 그려가며 바이러스가 햇빛과 기타 환경인자로부터 스스로를 보호하기 위해 어떻게 복합체를 형성하는지 설명했다. 각각의 복합체는 단백질이 단단히 뭉쳐 다각체를 이루고 (바이러스 이름은 여기서 유래했다) 그 속에 수십 개의 바이러스 입자가 케이크 속에 들어 있는 체리 조각처럼 군데군데 박혀 있었다. 드와이어는 몇 개의 그래프를 더 그려 그 사악한 바이러스가 어떤 방식으로 일하는지 설명했다.

바이러스 복합체는 감염된 애벌레가 죽은 뒤에도 나뭇잎에 발라놓은 것처럼 그대로 남는다. 건강한 애벌레가 나뭇잎을 먹어치우면서 바이러스 복합체를 함께 삼킨다. 애벌레의 몸속에 들어간 복합체는 다탄두 미사일이 목표 지점 상공에서 작은 핵폭탄으로 갈라지듯이 음험하고도 질서있게 각각의 바이러스로 갈라진다. 흩어진 바이러스 입자들은 애벌레의 창자 속에서 세포들을 공격한다. 세포 속에 들어간 바이러스는 핵 속으로 파고들어(이것도 이름의 유래다) 활발하게 증식한 후, 새로 생성된 바이러스 입자들이 세포를 깨고 나와 다시 다른 세포를 공격한다. "세포에서 세포로 옮겨다니며 수많은 세포를 감염시키죠." 얼마 지나지 않아 애벌레는 기어다니는 바이러스 주머니가 되어 버린다. 이때까지도 아픈 것처럼 행동하지는 않는다. 자신이 얼마나 심각한 상태인지 모르는 것처럼 보인다. "많은 양의 바이러스를 섭취한 뒤에도 계속 돌아다니며 나뭇잎을 먹어치우죠. 그러나 10일에서 2주, 길어도 3주쯤 뒤에는 나뭇잎 위에서 그냥 녹아버립니다." 그는 학회에서 강연할 때도 썼던 생생한 그 단어를 다시 사용했다. 녹아 버린다.

이런 운명을 맞는 애벌레는 한두 마리가 아니다. "바이러스는 애벌레가 생물로서 기능을 완전히 멈출 때까지 철저히 파괴합니다." 이 과정이 끝날 때쯤, 애벌레의 몸속에 바이러스의 숫자가 너무 많고 먹을 것이 부족해지면 바이러스들은 다시 보호용 외피를 만들고 속에 들어가 복합체가 된다. 떠날 때가 된 것이다. 다시 한 번 움직일 때다. 이때쯤 되면 애벌레의 몸속은 바이러스로 꽉 차 있고, 사실상 바이러스가 다 먹어치워 버렸기 때문에 오직 겉모양으로만 애벌레의 형태를 띨 뿐이다. 단백질과 탄수화물로 이루어진 애벌레의 표피가 캔버스 천처럼 질기고 유연하기 때문이다. 바이러스는 몇 가지 효소를 분비하여 표피를 녹인 후 물풍선처럼 찢어 버리고 애벌레의 몸 밖으로 나온다. "바이러스를 집어삼킨 애벌레는 결국 나뭇잎 위에 철퍼덕하고 짓이겨 집니다." 완전히 분해된 애벌레는 사실상 바이러스를 짓이겨 놓은 꼴이 되고 만다. 매미나방 군집이 대유행을 일으켜 개체수가 너무나 많은 상황에서는 이내 굶주린 다른 애벌레가 다가와 그 잔해를 먹어치운다. 이런 일이 계속 반복되는 것이다. "또 다른 애벌레가 다가와 나뭇잎을 먹어치우고 한두 주 지나면 다시 철퍼덕 신세가 되죠."

여름 한철 대여섯 세대가 철퍼덕하고 나면, 즉 대여섯 번 바이러스가 전파되면 애벌레 군집 내에서 바이러스 감염률은 계속 높아진다. 애초에 애벌레의 5퍼센트 정도가 감염된 데서 출발했다면 첫해 가을쯤에는 감염률이 40퍼센트 정도에 이를 수 있다. 살아남은 애벌레들이 나방이 되고, 짝짓기를 하더라도 그들의 서식지인 숲에는 여전히 NPV가 사방에 널려 있다. 나뭇잎에 발라 놓은 것처럼 남아 있는 것 외에 암컷 나방이 낳은 알 덩어리 위에서도 바이러스가 발견된다. 따라서 이듬해 봄, 알에서 부화한 새로운 애벌레들 중에는 훨씬 많은 수가 감염된다. 감염률이 가파르게 치솟는 것이다. 감염률이 전해보다 약간만 높아도 "이듬해에는 훨씬 높은 비율로 감염됩니다." 이런 식으로 감염률 상승이 2, 3년만 계속되면 "나방 군집 전체가 완전히 사라지는 거죠."

나방은 사라져도 바이러스는 남는다. 때에 따라 바이러스가 너무 많아 "갈색 액체가 나무껍질을 타고 흘러내리는 모습을 볼 수도 있습니다." *그러다 비가 오면 나무가 눈물을 흘리듯, 녹아내린 애벌레와 바이러스가 진물처럼 씻겨져 내려가는 거죠.* 그가 의도한 대로 나는 상당히 강한 인상을 받았다.

에볼라랑 비슷하군요. 내가 말했다.

"예, 맞아요." 그도 내가 참석했던 몇몇 학회에 참석했고, 내가 읽었던 책과 논문들을 읽은 것이다.

실제 에볼라는 그렇지는 않죠. 나는 덧붙였다. 사람들 사이에 널리 퍼져 있는 악몽 같은 모습, 즉 내장이 모두 녹아내린 자루처럼 변한 희생자가 '온몸으로 출혈을 일으킨다'는 식의 이야기는 선정적으로 과장된 것이다.

그도 동의했다. 실제 모습과 과장된 모습 사이에 섬뜩한 정도가 크게 다르다는 사실은 NPV도 마찬가지다. "우리가 연구하는 바이러스에 대해서도 사람들은 이렇게 말합니다. '오, 벌레들을 폭발하듯 터뜨려 죽이는 그 바이러스를 연구하는군요.' 마찬가지죠. 바이러스가 애벌레들을 폭발시키는 건 아닙니다. 그저 녹이는 거죠." 그는 강조했다.

이야기를 듣고, 그가 그린 그래프들을 보고, 그의 직설적인 표현에 충격을 받고, 티셔츠에 새겨진 맥스웰 방정식을 우러러본 후, 나는 마침내 그곳을 찾아온 목적을 깨달았다. 나는 그것을 '유사성'이라고 이름 붙이기로 했다. "지난주 현재, 이 행성 위에 사는 인간의 숫자는 70억 명이었습니다. 제게는 이것도 또 다른 대발생 현상으로 보입니다. 우리는 매우 높은 인구밀도 속에서 삽니다. 홍콩이나 뭄바이를 보세요. 우리는 서로 긴밀하게 연결되어 있습니다. 그리고 사방으로 날아다니죠. 불과 한 시간이면 홍콩에 사는 700만 명과 베이징에 사는

1,200만 명을 서로 연결시킬 수 있습니다. 대형 동물 중 어떤 것도 이렇게 많은 숫자가 존재했던 적이 없습니다. 우리는 언제라도 파국적인 결과를 초래할 수 있는 우리만의 바이러스를 갖고 있지요. 그중 어떤 건 NPV 만큼이나 무시무시합니다. 그러니…우리는 결국 어떻게 될까요? 제가 생각한 '유사성'이 타당한가요? 우리도 매미나방 군집처럼 어느 날 갑작스런 파멸을 맞게 될까요?"

드와이어는 성급하게 그렇다고 대답할 수 없었다. 실증적인 태도가 몸에 배어 쉽게 유추하는 일을 항상 경계하는 그는 잠시 말을 멈추고 신중하게 생각해보고 싶었던 것이다. 그는 한참 말이 없었다. 그리고 우리는 어느새 독감에 대한 이야기를 주고받고 있었다.

113

이 책에서는 독감 이야기를 많이 하지 않았지만, 그것은 독감이 중요하지 않기 때문이 아니다. 독감은 너무나 중요하고, 너무나 복잡하며, 언제든 전 세계적으로 유행하여 인류를 파국으로 몰고 갈 가능성이 있다. 사실 다음번 전 세계를 휩쓸 유행병은 독감일 가능성이 매우 높다. 그렉 드와이어도 이 사실을 알고 있었고, 그것이 독감 이야기를 꺼낸 이유였다. 여기서 새삼 1918년 유행했던 독감이 전 세계적으로 5,000만 명의 사망자를 냈고, 현재까지도 효과적인 백신이나 쉽게 이용할 수 있는 안전한 치료 방법 등 환상적인 대비책이 없기 때문에 그런 죽음과 공포가 언제 다시 우리를 덮칠지 모른다는 사실을 상기시킬 필요는 없을 것이다. 독감이 엄청나게 위험한 병이라는 표현은 결코 과장이 아니다. 지금도 계절성 독감은 전 세계적으로 연평균 300만 명의 환자와 25만 명이 넘는 사망자를 낸다. 최악의 경우 묵시록적 파멸을 초래할 수도 있다. 지금까지 독감에 대한 이야기를 꺼내지 않은 것은 인수공통감염병이라는 주제에 관해 몇 가지 결론적인 생각을 제시하는 데 가장 적합한 병이기 때문이었다.

기본적인 것부터 알아보자. 독감 바이러스에는 세 가지 유형이 있다. 가장 무섭고 널리 유행하는 것은 A형 독감이다. A형 독감 바이러스는 모두 일정한 유전학적 특징을 공유한다. 게놈이 한 가닥의 RNA이고, 이들이 다시 8개의 분절로 나뉘어 11개의 서로 다른 단백질을 부호화한다는 것이다. 다시 말해 8가지 서로 다른 RNA 암호가 8량의 열차처럼 서로 연결되어 11가지 화물을 실어 나른다고 생각하면 된다. 여기서 11가지 화물은 바이러스의 구조와 기능을 담당하는 분자들이다. 이들은 유전자에 의해 만들어진다. 분자 중 두 가지는 바이러스 외피 표면에 뾰족하게 튀어나온 돌기를 형성한다. 적혈구응집소hemagglutinin와 뉴라미니다아제neuraminidase다. 두 가지 분자는 숙주세포를 뚫고 들어가거나 뚫고 나오는 데 결정적인 역할을 하며, 우리 면역계가 독감 바이러스를 인식하는 부분이기도 하다. A형 독감 바이러스의 아형은 이 두 분자의 종류에 따라 H5N1, H1N1 등으로 분류한다. 즉, 'H5N1'은 적혈구응집소 단백질 중 5번째와 뉴라미니다아제 단백질 중 첫 번째가 결합된 형태다. 자연 상태에서 적혈구응집소는 16종류, 뉴라미니다아제는 9종류가 발견되었다. 적혈구응집소는 바이러스가 세포막을 뚫고 들어갈 때, 뉴라미니다아제는 세포 속에서 증식한 바이러스가 세포막을 뚫고 나올 때 중요한 역할을 한다. 여기까지 이해가 된다면 독감에 대한 지식으로는 지구 상에서 0.01퍼센트에 드는 셈이다. 자부심을 갖고 11월이 되면 독감 예방주사를 맞기 바란다.

1918년 독감이 유행할 당시에는 온갖 추측이 난무했지만 아무도 병원체가 뭔지 몰랐다. 아무도 찾지 못했고, 보지 못했으며, 명명하거나 이해하지 못했다. 바이러스학이라는 학문 자체가 존재한다고 하기도 어려울 정도로 미미했기 때문이다. 바이러스를 분리해 내는 기법도 개발되기 전이었다. 전자현미경도 없었다. 그때 유행한 바이러스가 H1N1의 변종이었다는 사실은 2005년에야 정확히 밝혀졌다. 그 사이에도 독감은 몇 차례 전 세계적으로 유행했다. 특히 1957년에는 200만 명, 1968년에는 소위 홍콩 독감(시작된 곳의 지명을 딴 명칭)으로 100만 명이 목숨을 잃었다. 1950년대 말에 이르러 과학자들은 독감 바이러스가 다소 종잡을 수 없는 존재로 매우 다양하며, 사람은 물론 돼지, 말, 족제비, 고양이, 집오리, 닭 등 여러 가지 동물을 감염시킨다는 사실을 알아냈다. 그러나 자연 상태에서 이 바이러스가 어디에 존재하는지는 여전히 아무도 몰랐다.

독감은 인수공통감염병일까? 보유숙주가 있을까? 1961년, 남아프리카공화국에서 수많은 제비갈매기(Sterna hirundo, 바닷새의 일종)가 한꺼번에 죽었다. 이들에게서 독감 바이러스가 검출되었을 때 과학자들은 이 문제에 한 가지 힌트를 얻었다. 독감 바이러스에 의해 죽었다면 제비갈매기는 정의상 보유숙주일 수는 없지만, 생활사를 추적해보면 보유숙주와 접촉할 가능성은 있었던 것이다.

얼마 후 뉴질랜드의 젊은 생물학자와 오스트레일리아의 젊은 생화학자가 뉴사우스웨일스 주 해안으로 산책을 나갔다가 몇 마리의 새가 죽은 것을 발견했다. 두 사람은 절친한 친구로 둘 다 야외 활동을 무척 좋아했다. 사실 해변을 따라 걸었을 때도 낚시 여행 중이었다. 뉴질랜드 생물학자의 이름은 로버트 웹스터Robert G. Webster로 박사학위를 위해 오스트레일리아로 건너와 있었고, 오스트레일리아 생화학자는 윌리엄 그레이엄 레이버William Graeme Laver로 맥팔레인 버넷의 연구 업적에 감명받아 멜버른과 런던에서 교육받은 사람이었다. 레이버는 모험심이 대단하여 런던에서 박사학위를 마친 후 비행기를 타지 않고 아내와 함께 **자동차를 몰고** 오스트레일리아로 돌아올 정도였다. 몇 년 후 그와 웹스터는 역사에 기록된 이 산책 중 꼬리슴새(Puffinus pacificus, 바닷새의 일종-역주)들의 사체를 발견하고 이내 남아프리카공화국의 제비갈매기들을 떠올렸다. 그 새들도 독감으로 죽지 않았을까 하는 의문을 가진 것이다. 레이버는 거의 장난조로 그레이트 배리어 리프Great Barrier Reef*로 올라가 바닷새 몇 마리의 검체를 채취하여 독감 바이러스가 있는지 알아보자고 말했다. 그레이트 배리어 리프를 고생스러운 곳으로 생각하는 사람은 거의 없다. 어쩌면 연구를 하면서 낚시도 좀 하고, 맑은 청록색 물속에서 놀다가 지치면 일광욕도 즐길 수 있을 터였다. 레이버는 캔버라Canberra의 오스트레일리아 국립대학에 적을 두고 있었는데 상사를 찾아가 웹스터와 함께 그런 연구를 하고 싶으니 연구비를 대달라고 말했다. *정신나간 친구로군. 그런 일에는 한 푼도 내줄 수 없네.* 그러자 그들은 제네바의 세계보건기구에 사정하여 결국 500달러를 얻어냈다. 당시로서는 그만하면 상당히 큰 돈이었다. 레이버와 웹스터는 퀸즐랜드 해안에서 80킬로미터 떨어진 트라이언Tryon 섬으로 가 마침내 꼬리슴새에서 독감 바이러스를 발견했다.

"그렇게 해서 인간 독감과 연관된 독감 바이러스를 자연 상태의 철새에게서 찾아냈던 겁니다." 40년 후 로버트 웹스터는 나를 만난 자리에서 이렇게 말했다. 과학 문헌에서는 자신의 연구에 대해 겸손한 편이었지만, 대화 중에는 이렇게 설명했다. *물론입니다. 그레이엄 레*

---

* 오스트레일리아 북동부 퀸즐랜드 해안과 평행하게 달리는 세계에서 가장 큰 산호초군.-역주

이버는 저의 도움을 받아 물새들이 독감의 보유숙주라는 사실을 발견했지요. 레이버는 세상을 떠났지만 웹스터 박사는 아직도 그를 애틋하게 기억했다.

로버트 웹스터는 오늘날 거의 틀림없이 세계에서 가장 유명한 독감 과학자이다. 뉴질랜드의 농장에서 자란 그는 미생물학을 공부한 후 캔버라에서 박사학위를 하고 레이버와 사방을 거침없이 돌아다니며 원없이 연구를 했다. 1969년 미국으로 건너가 멤피스Memphis의 세인트주드 어린이병원St. Jude's Children's Research Hospital에 자리를 잡은 뒤로 지금까지 거기서 일한다. 내가 찾아갔을 때 그는 80에 가까운 나이였지만 아직도 정정한 현역으로 전 세계에서 매일 쏟아져 들어오는 바이러스에 관한 뉴스에 대응하며 독감 연구의 선봉에 서 있었다. 그가 병원 카페에서 사준 진한 커피를 들고 세련된 건물 위층에 자리잡은 연구실에서 이야기를 나누었다. 벽에는 그레이엄 레이버를 기리듯 커다란 녹색 농어와 멋진 빨간색 도미 박제가 걸려 있었다. 독감이 그토록 말썽거리인 이유는 쉴 새 없이 변한다는 겁니다. 웹스터가 이야기를 시작했다.

"무엇보다 RNA 바이러스인 만큼 돌연변이율이 높지요. 증식은 활발한데 품질 관리가 안 된다고 할까요. 유전암호를 구성하는 각각의 문자 수준에서 복제 오류가 끊임없이 생깁니다. 하지만 그걸로 모든 걸 설명하기엔 어림도 없지요. 훨씬 중요한 문제는 재배열입니다." 재배열이란 두 가지 서로 다른 바이러스 아형 사이에 게놈 분절 전체가 우발적으로 교환되는 현상이다. 독감 바이러스는 게놈이 분절화되어 있어 서로 다른 유전자끼리도 분절이 나뉘는 지점은 정확히 들어맞기 때문에 재배열이 자주 일어난다. "적혈구응집소만 해도 16종류잖아요. 뉴라미니다아제도 9가지나 되지요. 그러면 쉽게 계산할 수 있지요?" 머릿속에서 실제로 계산해보았다. 144가지의 조합이 나왔다. 이런 변화는 무작위적이며 대부분 좋지 않은 결과를 낳는다. 바이러스가 죽는 것이다. 그러나 무작위적인 변화에 의해 일어나는 변이는 끝없는 가능성을 탐구하는 것과 같다. 자연선택, 적응, 진화의 원재료인 것이다. 독감이 그토록 놀랍고, 그토록 새롭고, 그토록 무시무시한 이유는 수많은 돌연변이와 재배열을 통한 변화무쌍함에 있다.

이렇게 끊임없이 돌연변이가 일어나기 때문에 바이러스의 형태와 행동이 조금씩, 그러나 꾸준히 변한다. 매년 가을마다 독감 예방접종을 받아야 하는 이유다. 올해 유행할 독감 바이러스는 작년에 유행한 독감 바이러스와 사뭇 다르다. 재배열이 일어나면 큰 변화가 뒤따른다. 근본적인 혁신이 일어나 새로운 아형이 생기는 것이다. 이 아형이 전염력이 높고 인류에게 익숙하지 않은 형태라면 전 세계적인 유행으로 이어진다.

그러나 인간의 질병이 독감의 전부는 아니다. *아형이 다르면 서로 다른 숙주 동물에 대한 친화력도 달라집니다.* 웹스터가 지적했다. H7N7은 말을 좋아한다. 1961년 남아프리카공화국에서 떼죽음을 당했던 제비갈매기들은 H5N3에 감염되었다. 인간에서는 적혈구응집소가 H1, H2, H3인 아형만 유행을 일으킬 수 있다. 이놈들만 사람에서 사람으로 쉽게 전파되기 때문이다. 돼지는 독감 바이러스에게 인간과 조류의 중간쯤 되는 환경을 제공한다. 따라서 돼지는 인간 아형과 조류 아형에 모두 감염된다. 한 마리의 돼지가 동시에 두 가지 바이러스에 감염되는 경우(하나는 인간 바이러스, 하나는 조류 바이러스), 유전자 재배열이 일어날 기회가 생긴다. 현재 모든 독감의 궁극적인 기원은 물새라는 사실이 알려져 있지만 돼지의 몸속, 또는 다른 곳(메추라기도 믹싱볼 역할을 할 수 있다)에서 재배열된 바이러스들이 인간에게 도달할 때쯤에는 대개 H1, H2, H3 중 하나와, 다른 10가지 필수 단백질을 갖춘다. 조류독감 바이러스에서 몇 가지, 돼지독감 바이러스에서 몇 가지 하는 식으로 필요한 단백질을 끌어모으는 것이다. H7과 H5를 포함하는 다른 아형도 때때로 호모 사피엔스의 몸을 침입할 수 있을지 "가능성을 타진해 보곤 하지요." 웹스터가 말했다.

"아직까지는 한 번도 성공한 적이 없습니다. 이놈들도 인간을 감염시키지만, 전파력을 갖지는 못했죠." 사람에서 사람으로 전염되지 않는다는 뜻이었다. 가금류라면 군집 전체에 퍼져 많은 동물이 죽기도 하지만, 인간의 경우 재채기를 할 때 바이러스가 그 속에 섞여 퍼져나가지 않는다. 조류에서 독감은 주로 위장관, 즉 분변-구강 경로를 통해 전파된다. 병에 걸린 새가 새장 바닥, 농장의 흙, 또는 호수나 강 하구의 물속에 바이러스가 섞인 분변을 보면 다른 새가 먹이를 잡느라 그곳을 부리로 쪼거나 물 속에 고개를 들이밀 때 바이러스가 몸으로 들어가는 것이다. 남아프리카공화국의 제비갈매기나 오스트레일리아의 꼬리슴새도 이런 식으로 바이러스에 감염되었을 것이다. 따라서 인간이 감염되려면 닭을 다루거나 오리를 도살해야 한다. 그렇다고 해도 항상 돌연변이를 일으키고 끊임없이 유전자가 재배열되는 다양한 종류의 바이러스가 있기 때문에 다음번 '가능성을 타진'할 때는 어떤 일이 생길지 알 수 없다. 다음번 전 세계적 유행이 어떤 모습으로 나타날지 예측한다는 것은 *전혀 불가능합니다, 지금으로서는.*

그러나 몇 가지 주의깊게 지켜볼 것들이 있다. 특히 H5N1이 그렇다. 보통 조류독감이라고 하는 바이러스 말이다. 웹스터는 그 무시무시한 아형이 처음 출현했을 때도 대응팀에서 핵심적인 역할을 했다. 1997년 5월 홍콩에서 3세 소년이 독감으로 사망했다. 기관지에서 채취한 검체에서 바이러스가 분리되었다. 홍콩의 과학자들은 그 바이러스가 뭔지 알 수 없었다. 검체 일부를 미국 질병관리본부로 보냈지만 사정은 마찬가지였다. 그때 홍콩을 방문 중이던 네덜란드 과학자 한 명이 바이러스 표본을 얻어 즉시 자기 나라로 돌아가 연구를 시작했다. *오, 맙소사.* 그는 전 세계 과학자들에게 바이러스가 H5처럼 보인다는 사실을 알렸다. 조류독감 바이러스였다. "아무도 믿지 않았죠. *그럴 리가 없어, 불가능한 일이야.*" 웹스터의 회상이다. "H5는 인간을 감염시키지 않으니까요. 모든 사람이 실수라고 생각했습니다." 실수가 아니었다. 실로 우려스러운 점은 그것이 순수한, 즉 재배열에 의해 인간 독감 바이러스 유전자가 섞이지 않은 조류독감 바이러스가 사람에게 치명적인 호흡기 감염을 일으킨 첫 번째 입증된 증례였다는 점이다. 11월에 다시 3명의 환자가 발생하자, 웹스터는 직접 홍콩행 비행기에 올랐다.

1997년은 홍콩이 영국 식민지에서 중국의 특별 행정구로 전환되는 정치적 격변기로 의학적 응급상황에 대처하기에는 좋지 않은 때였다. 관리자와 실무진이 이리저리 자리를 옮겨 공공기관은 하나같이 어수선했다. 로버트 웹스터는 홍콩 대학에 독감 전문가가 거의 없다는 사실을 깨달았다. 희생자는 계속 늘어 연말에 18명에 이르렀고, 치사율은 33퍼센트를 기록했다. 조류 아형 바이러스는 높은 독성을 갖고 있었다. 그런데 도대체 어떻게 전염되는 것일까? 인간에서 인간으로 어떻게 그렇게 빨리 전염될 수 있는지는 둘째치고, 어디서 기원했는지조차 아는 사람이 없었다. "내 밑에서 박사과정을 했던 사람 중에 아시아태평양 지역에 있는 모든 사람에게 전화를 걸어 홍콩으로 오라고 했지요. 3일 만에 바이러스가 살아 있는 가금류를 취급하는 시장에서 유래했다는 사실을 알아냈습니다."

시작부터 결정적인 단서를 잡은 셈이었다. 홍콩 당국은 150만 마리에 이르는 가금류를 모두 살처분하고, 가금류 시장을 폐쇄함으로써 급한 불을 끌 수 있었다. 한동안 홍콩은 물론 세계 어디서도 새로운 환자가 발생하지 않았다. 그러나 고약한 신종 바이러스가 완전히 없어진 것은 아니었다. 바이러스는 중국 해안지방의 집오리들 사이에서 조용히 명맥을 유지했다. 이 지방에서는 많은 사람들이 오리를 길렀다. 오리들은 논에 풀어놓으면 알아서 먹이를 잡아먹었다. 이런 상황이라면 바이러스를 추적하기도 어렵고 없애기는 더욱 어려웠다. 오리들은 감염되어도 아무런 증상을 나타내지 않기 때문이다. "그야말로 트로이 목마였죠." 위험은 오리들 속에 은밀히 도사리고 있었다. 바이러스에 감염된 야생 오리가 논 위에 내려앉아 똥을 누면, 오염된 물을 통해 집오리들이 감염되는지도 몰랐다. 오리들은 멀쩡해 보이지만 아이들이 저녁에 오리떼를 몰고와 닭장 속에 가두면 함께 있는 닭들이 감염될 수 있다. 머지않아 닭과 아이들이 모두 조류독감으로 죽을 수 있는 것이다. "오리들이 트로이 목마였어요." 웹스터는 같은 말을 반복했다. 좋은 표현이었다. 생생하고 명료했다. 그의 논문에서도 똑같은 구절을 보았다. 하지만 그날 그는 구체적으로 청둥오리와 고방오리를 꼭 집어 지적했다. "종에 따라 다릅니다. 오리 중에도 죽는 종이 있어요. 인도기러기는 죽지요. 고니도 죽습니다. 청둥오리와 고방오리는 보균 상태로 멀쩡하게 살아갑니다. 이놈들이 바이러스를 퍼뜨리지요."

홍콩에서 첫 번째 유행이 일어난 지 6년 후, H5N1은 한 가족 중 세 명을 감염시키고, 그중 두 명을 죽이며 돌아왔다. 앞에서 설명했듯 이 사건은 첫 번째 사스 경보가 내려진 상황에서 일어났기 때문에 두 가지 병원체를 제대로 파악하기가 더욱 힘들고 혼란스러웠다. 거의 같은 시기에 H5N1은 한국, 베트남, 일본, 인도네시아를 비롯한 아시아 지역 가금류에서 계속 검출되며 수많은 닭과, 두 명 이상의 인명을 앗아갔다. 또한 바이러스는 야생조류를 통해 상당히 멀리까지 퍼졌다. 홍콩에서 북서쪽으로 약 2,000킬로미터 떨어진 칭하이 호수에서도 불길한 사건이 일어났다. 웹스터가 인도기러기를 언급한 것은 이 사건을 가리킨 말이었다.

칭하이 호수는 철새들의 주요 번식지다. 새들은 이곳에 들렀다가 인도, 시베리아, 동남아시아 등지로 흩어진다. 2005년 4월, 이 호수에서 6,000마리의 새들이 H5N1 독감으로 죽었다. 가장 먼저 감염된 동물은 인도기러기였지만 황오리, 민물가마우지, 두 종류의 갈매기도 감염되었다. 인도기러기는 체중에 비해 날개 넓이가 커서 높은 고도로 멀리까지 날아가도록 진화된 동물이다. 티벳 고원 지역에 둥지를 틀고, 히말라야 산맥을 넘어 이동한다. 그 과정에서 H5N1을 사방에 떨어뜨리는 것이다. "그리고 철새들은 바이러스를 서쪽 멀리 인도, 아프리카, 유럽에 퍼뜨립니다." 예를 들어, 2006년에는 이집트에 유입되었다. 이 나라에서 조류독감 바이러스는 특히 큰 문제를 일으켰다. "바이러스는 그야말로 이집트 전역에서 발견되었습니다. 상업적인 가금류 사육장의 수많은 오리들을 통해 온 나라 안으로 번진 거죠." 이집트 보건당국은 아시아에서 백신을 수입하여 가금류에게 접종했지만 아무런 소용이 없었다. "사람들 중에 희생자가 더 나오지 않은 것만도 천만다행이었지요." 희생자 수가 적었다는 말은 아니다. 2011년 8월 현재, 감염자는 151명으로 집계되었는데 그중 52명이 사망했다. 1997년 H5N1이 발견된 이래 전 세계적으로 조류 독감에 감염된 환자의 1/4, 사망자의 1/3을 넘는다. 하지만 정말 중요한 사실은 이집트에서 발병한 환자 중 인간에서 인간으로 전염된 증례가 거의 없었다는 점이다. 불운한 이집트 환자들은 모두 조류로부터 직접 바이러스에 감염된 것으로 보인다. 바이러스가 아직 사람에서 사람으로 전파되는 효율적인 방법을 찾아내지 못했다는 증거다.

웹스터에 따르면 이런 상황은 두 가지 측면에서 위험성을 안고 있다. 첫 번째는 현재 정치적 소요 사태가 진행 중이며, 앞으로 어떤 상황이 전개될지 불분명한 상태에서 조류독감이 인간에서 인간으로 전파될 경우 이집트가 상황을 통제할 수 없을지도 모른다는 점이다. 두 번째 우려는 전 세계 독감 연구자들과 보건당국의 우려이기도 하다. 그토록 돌연변이가 자주 일어나고, 인간과 인간, 인간과 감염된 조류 사이의 접촉이 그토록 빈번하기 때문에 바이러스의 유전학적 구성이 언제라도 인간 사이에 전파력이 매우 높은 상태로 변할 가능성이 있다는 점이다.

"H5N1이 존재하는 한, 언제라도 대참사가 빚어질 수 있습니다. 바로 이것이 H5N1에서 가장 중요한 점입니다. 인간 집단 내에 바이러스가 존재하는 한, 인간에서 인간으로 전파될 능력을 갖게 될 가능성은 이론적으로 항상 존재합니다." 그는 잠시 말을 멈췄다. "그렇게 되면 신의 자비를 빌 수밖에 없겠죠."

114

지금까지 했던 모든 이야기는 바이러스가 공기 중에 둥둥 떠다니듯 그저 가벼운 이야깃거리가 되곤 한다. 대부분의 사람은 '인수공통감염'이라는 말조차 들어본 일이 없을 테지만 사스나 웨스트나일 바이러스, 조류독감은 들어보았을 것이다. 주변에 라임병으로 고생하거나 에이즈로 죽은 사람이 있을지도 모른다. 에볼라에 대해서도 끔찍한 병원체라는 것 정도는 안다. 운수 사납게 잘 씻지 않은 시금치를 먹고 죽은 사람이 있다더라 하는 식으로 대장균과도 구분하지 못하는 사람도 있지만 말이다. 사람들은 걱정한다. 심각하다는 정도는 어렴풋이 안다. 하지만 과학적인 사실들을 자세히 알아볼 시간이 없고, 관심도 없다. 경험상 그런 주제, 즉 무시무시한 신종 질병이나 치명적인 바이러스, 전 세계적인 유행병에 관해 책을 쓴다고 하면 자세한 내용을 궁금해하기보다 결론만 알고 싶어 하는 사람들이 있다. 그들은 바로 질문한다. "우린 다 죽는 건가요?" 언제부턴가 나는 그렇다고 대답하기로 했다.

물론, 우리는 모두 죽는다. 피할 수 없는 사실이다. 모두 세금을 내야 하고, 모두 언젠가는 죽는다. 하지만 우리들은 대부분 오리나 침팬지나 박쥐로부터 인간에게 전파된 신종 바이러스보다는 훨씬 평범한 원인들로 죽을 것이다.

인수공통감염병에 의한 위험은 실제로 존재하며 심각하지만, 불확실성 또한 매우 높다. 로버트 웹스터가 신랄하게 말했듯 자연을 예측한다는 것은 도무지 불가능한 일이기 때문에 언제 독감이 전 세계적인 유행을 일으킬지도 전혀 알 수 없다. 자연과 인간이라는 시스템 속에서는 수많은 요인이 완전히 무작위적으로 변한다. 이 모든 질병에 관한 한 일반적으로 예측이란 거의 의미없는 일로 어떤 행동을 이끌어내는 정보보다 그릇된 자신감을 끌어내기 십상이다. 나는 웹스터뿐 아니라 에볼라, 사스, 박쥐를 통해 전파되는 바이러스, 에이즈 바이러스, 바이러스 진화에 관한 세계적인 전문가들, 수많은 질병과학자들에게 똑같은 질문을 던져보았다. (1) 가까운 시일 내에 에이즈나 1918년의 독감처럼 수천만 명의 사망자를 내는 신종 질병이 전 세계적으로 유행할까요? (2) 그렇다면 그 질병은 어떤 형태이며 언제 발생할까요? 첫 번째 질문에 대한 대답은 '그럴 수도 있다' 또는 '그럴 가능성이 높다'가 가장 많았다. 두 번째 질문에 대한 대답은 RNA 바이러스, 특히 영장류를 보유숙주로 하는 바이러스에 집중되었다. 그러나 어느 누구도 다음번 대유행이 실제로 찾아온다면, 그 병은 인수공통감염이라는 대전제에 이의를 제기하지 않았다.

과학 문헌을 찾아보면 거의 동일한, 신중하지만 정보에 근거한 추측을 보게 될 것이다. 현재 피츠버그 대학 공중보건대학원 학장인 유명한 바이러스학자 도널드 버크Donald S. Burke는 1997년 나중에 책으로 출판된 강연을 통해 어떤 바이러스가 전 세계적으로 유행할 가능성이 있는지 판단하는 기준을 제시했다. "첫 번째 기준이 가장 명확합니다. 인류 역사상 최근에 전 세계적인 유행을 일으킨 적이 있어야 합니다." 그렇다면 오르토믹소바이러스(독감)와 레트로바이러스(에이즈)가 먼저 물망에 오른다. "두 번째 기준은 인간이 아닌 동물 집단에서 큰 유행을 일으킬 수 있는 능력이 입증되어야 한다는 겁니다." 다시 오르토믹소바이러스와 함께 파라믹소바이러스(헨드라와 니파), 코로나바이러스SARS-CoV가 떠오른다. 버크의 세 번째 기준은 "내재적 진화가능성", 즉 돌연변이와 재조합이 쉽게 일어나 "인간 집단 내에서 신종 질병으로 나타나고, 전 세계적인 유행병을 일으킬 가능성이 있는 바이러스"이다. 그 예로는 다시 레트로바이러스, 오르토믹소바이러스, 코로나바이러스를 들었다. 그리고 특별히 코로나바이러스를 지목하며 "이들 바이러스 중 일부는 인류 보건에 심각한 위협으로 간주해야 합니다. 진화 가능성이 높고 동물 집단에서 유행병을 일으키는 능력이 입증되어 있습니다."라고 경고했다. 돌이켜보면 사스가 유행하기 6년 전에 벌써 그 가능성을 주장했다는 점이 흥미롭다.

최근에 버크는 내게 이렇게 말했다. "나는 굉장히 운 좋은 경우를 상상해 본 겁니다." 그러고는 자조적으로 콧방귀를 뀌더니 자신이 했던 일에 대해 이렇게 덧붙였다. "예측이라는 말은 너무 강한 단어지요." 이 문제에 관해서라면 도널드 버크 박사는 현존하는 어느 누구보다도 믿을 수 있는 사람이다. 하지만 정확히 예측하는 것이 어렵다고 해서 새로 출현하거나 다시 나타나는 인수공통감염병에 대해 아무것도 모른다고 생각하거나, 전혀 대비하지 않거나, 운명론에 빠져 체념할 필요는 없다. 오히려 그 반대다. 버크가 말했듯 운명에 맡기는 것보다 훨씬 실용적인 대안은 "과학적 근거를 강화하여 보다 철저하게 대비하는 것"이다. '과학적 근거'란 어떤 바이러스를 주시해야 하는지 알고, 외딴 곳에서 일어난 종간전파가 한 지역 전체로 번지기 전에 현장에서 즉시 알아차릴 수 있는 능력을 갖추고, 지역적인 유행이 일어났을 때 전 세계적인 유행병으로 번지지 않도록 조직화된 역량을 키우고, 새로운 바이러스의 특성을 신속히 파악하여 짧은 시간 내에 백신과 치료법을 개발할 수 있는 연구 기술과 도구를 갖추는 것이다. 앞으로 다가올 독감의 전 세계적인 유행이나 신종 바이러스를 정확히 예측할 수 없다고 해도 적어도 경계를 늦추지 않고, 만반의 준비를 갖추고 있다가 신속하게 대응할 수 있다. 대응 또한 창의적인 방법을 개발하거나 과학적으로 정교화할 수 있다.

사실 그런 일은 질병과학과 공중보건 영역에서 앞을 내다보는 기관과 개인들이 이미 상당 부분 실행하고 있다. 세계보건기구, 미국 질병관리본부, 미국 국제개발처, 유럽 질병예방 및 통제본부, 세계동물보건기구를 비롯한 각국 및 국제 기구에서는 야심찬 프로그램과 네트워크를 개발하여 신종 인수공통감염병의 위협에 대처하고 있다. 심지어 미국 국토안보부 및 국방부 산하 국방첨단과학기술연구소('전략적 놀라움을 창출하고 방지하는 것'을 모토로 하므로 가장 은밀한 부서로 알려져 있다.)조차 '바이오 테러리즘'에 대한 우려 때문에 이런 프로그램에 관여한다. (미국은 이미 1969년에 공격용 생물학적 무기 연구를 포기하겠다고 공언했기 때문에 국방첨단과학기술연구소의 질병 프로그램은 아마도 역학疫學 분야에서 '전략적 놀라움을 창출하는 것이 아니라 방지하는 것'을 목표로 할 것이다.) 이런 노력에는 국제유행병 경고 및 대응네트워크(GOARN, 세계보건기구 산하 기관), 국제신종유행병 위협프로그램(EPT, 미국 국제개발처 산하 기관), 특수병원체부(SPB, 미국 질병관리본부 산하 기관) 등이 참여하는데 판에 박힌 것처럼 들리지만 실제로 종간전파가 일어났을 때 헌신적으로 현장에 뛰어드는 인력과 새로운 병원체를 신속하게 연구할 수 있는 안전한 연구 시설을 갖추고 있다. 에코헬스 얼라이언스(존 엡스타인을 고용하여 방글라데시를 비롯한 여러 지역에서 니파를 연구하고, 알렉세이 흐무라를 고용하여 중국에서 박쥐를 연구하는 등 다양한 활동을 펼친 바 있다) 등 민간기관도 이 문제와 씨름한다. 명석하고 진취적인 과학자 네이선 울프가 일부 자금을 구글에서 지원받아 창설한 국제바이러스예보계획Global Viral Forecasting Initiative, GVFI이라는 흥미로운 프로젝트도 있다. 이들은 종간전파를 빨리 알아내어 전 세계적인 유행병이 확산되기 전에 예방하려는 조직적인 노력의 일환으로 열대 아프리카와 아시아 지역에서 야생동물 사냥꾼을 비롯하여 다양한 사람의 혈액 검체를 수집하고 검사한다. 컬럼비아 대학 메일맨 공중보건대학원Mailman School of Public Health의 이안 리프킨Ian Lipkin 연구실은 새로운 분자생물학적 진단 기구를 개발하는 중심이다. 이들 과학자들은 항상 경계 태세를 취하고 있다. 그들은 보초병이다. 다음번 신종 바이러스가 침팬지나 박쥐, 생쥐, 오리, 마카크원숭이로부터 인간에게 전파되고, 사람에서 사람으로 퍼지면서 치명적인 질병이 작은 집단을 이루어 발생한다면 그 사실을 알아차리고 경보를 울릴 것이다(어쨌든 그러기를 바랄 뿐이다).

그 후에 벌어질 일은 과학과 정치와 사회적 관습과 여론과 대중의 의지, 그리고 기타 인간 행동의 다른 측면에 따라 달라질 것이다. 우리 시민이 어떻게 반응하느냐에 달려 있다는 뜻이다. 따라서 차분하든 신경질적이든, 지성적이든 어리석든 반응하기 전에 상황의 기본적인 윤곽과 역동을 약간이라도 이해하고 있어야 한다. 우리는 오래된 질병의 재유행과 확산은 물론 새로 출현한 인수공통감염병의 유행이 보다 큰 경향의 일부이며, 그런 경향을 만든 책임은 바로 우리 인류에게 있다는 사실을 인정해야 한다. 그런 상황이 우연히 일어난 것이 아니라 우리 스스로 행한 일을 반영한다는 사실을 알아야 한다. 우리는 인간이 만들어낸 요인 중 일부가 불가피했다고 해도, 그 밖의 다른 것들은 통제할 수 있다는 사실을 알아야 한다.

다양한 전문가들이 이런 요인들에 대해 경고해 왔으며, 이런 요인들이 무엇인지 차근차근 열거해 보는 것 또한 어렵지 않다. 우선 우리는 개체수가 70억을 넘어 계속 증가하고 있다. 상승세를 멈추고 보합 상태로 돌아서기 전에 세계인구는 90억을 가볍게 넘길 것이다. 많은 도시에서 우리는 밀집된 환경에서 살아간다. 우리는 이 행성에 마지막으로 남은 거대한 숲과 야생 생태계를 침입하여 물리적 구조와 생태학적 공동체를 파괴해 왔으며, 지금도 계속 파괴하고 있다. 우리는 콩고 전역을 망가뜨렸다. 아마존도 망가뜨렸다. 보르네오도 망가뜨렸다. 마다가스카르도 망가뜨렸다. 뉴기니도, 오스트레일리아 북동부도 망가뜨렸다. 이익을 노리고 나무들을 베어 넘어뜨렸으며, 그것이 우리가 사는 세상에 얼마나 큰 영향을 미치는지도 모른 채 돈을 챙기는 데만 급급했다. 숲에서 발견한 야생동물들은 보는 족족 죽여 고기를 먹어치웠다. 그 자리에 정착하여 작업장과 주거지와 마을과 채취산업과 새로운 도시들을 세웠다. 그곳에 우리가 길들인 동물들을 데리고 들어가 야생동물종을 가축으로 대체해 버렸다. 우리의 숫자가 늘어나는 만큼 가축들의 숫자도 늘어야 했기에 거대한 공장식 축산업을 일으켰다. 소와 돼지와 닭과 오리와 양과 염소는 물론 수많은 대나무쥐와 팜시벳까지 집단적으로 축사와 울타리 속에 가두어 이런 가축 또는 반가축화된 동물들이 외부로부터(축사 위에 거꾸로 매달린 박쥐) 병원체에 감염되고, 그런 감염이 그 속에서 널리 퍼지고, 그런 병원체가 새로운 형태로 진화할 수 있는 무한한 가능성을 열어줌으로써 소나 오리는 물론 우리 자신까지 감염시킬 수 있는 능력을 부여했다. 이렇게 대량으로 사육하는 가축들에게 질병을 치료하기 위해서가 아니라, 체중을 불리고 이윤을 얻기에 가장 적합한 상태로 도축할 때까지만 건강을 유지시킬 심산으로 예방 용량의 항생제를 투여함으로써 저항성 세균의 진화를 부추겼다. 우리는 아주 먼 거리도 아랑곳하지 않고 놀라운 속도로 가축들을 수출하고 수입한다. 의학 연구를 위해 살아 있는 동물, 특히 영장류를 수출하고 수입한다. 이국적인 애완동물을 키우고 싶다는 욕망 때문에 야생동물을 수출하고 수입한다. 무임승차한 미생물 승객이 몰래 숨어 있는 줄도 모르고 짐승의 가죽과 사냥이 금지된 동물의 고기와 채취가 금지된 식물들을 수출하고 수입한다. 우리는 가축을 수송하는 것보다 훨씬 빠른 속도로 도시와 대륙 사이를 오간다. 우리는 낯선 사람들이 재채기를 해대는 호텔에서 묵는다. 우리가 들른 식당의 주방장은 우리가 주문한 조개 요리를 만들기 전에 호저를 도살한다. 우리는 아시아에서 원숭이 사원을 방문하고, 인도에서는 살아 있는 동물을 파는 시장을 방문하고, 남미에서는 그림처럼 아름다운 마을을 방문하고, 뉴멕시코 주에서는 먼지가 뽀얗게 이는 고고학적 유적을 방문하고, 네덜란드에서는 젖소 목장을 방문하고, 아프리카 동부에서는 박쥐가 사는 동굴을 방문하고, 오스트레일리아에서는 경마장을 방문하여 공기를 호흡하고, 동물들에게 먹이를 주고, 이곳저곳을 손으로 만지고, 친절한 현지인들과 악수를 나누고, 귀국행 비행기에 올라 집으로 돌아온다. 우리는 모기와 진드기들에게 물린다. 우리가 배출한 탄소가 기후를 변화시킴에 따라 모기와 진드기가 서식할 수 있는 범위가 넓어지기 때문이다. 우리는 어디나 엄청난 숫자로 존재하기 때문에 모험심이 강한 미생물에게 뿌리치기 어려운 유혹과 기회를 제공한다.

이 모든 것이 인수공통감염병의 생태학과 진화생물학에서 중요한 주제들이다. 생태학적 환경은 종간전파의 기회를 제공한다. 그리고 진화는 종간전파가 전 세계적인 유행병으로 번지는 과정을 촉진한다.

19세기 후반 다윈의 진화론과 거의 때를 같이 하여 질병의 세균설이 과학적으로 인정받은 것은 멋진 일이지만 큰 도움이 되지 않는 역사적 우연이었다. 멋진 일이라고 한 것은 서로 주고 받을 것이 너무 많은 두 가지 체계적인 통찰이 탄생했다는 뜻이고, 별 도움이 되지 않았다고 한 것은 세균설이 처음 제기된 후 무려 60년간 진화적 지식이 거의 유입되지 않는 바람에 시너지 효과가 매우 늦게서야 나타났다는 뜻이다. 현대적 형태의 생태학적 사고방식은 그보다도 훨씬 늦게 나타나 역시 매우 느린 속도로 질병과학 분야에 받아들여졌다. 또 한 가지 과학적으로 부족했던 것은 20세기 후반 들어서야 분자생물학이 탄생했다는 사실이다. 이전 시대 의료인들도 선페스트가 설치류와 어떤 관계가 있다고 추측했을지는 몰라도 어떤 방식으로 왜 연관되는지는 1894년 홍콩에서 그 병이 유행했을 때 알렉상드르 예르생Alexandre Yersin이 쥐에서 흑사병 간균을 발견하고, 다시 몇 년 후 폴-루이 시몽Paul-Louis Simond이 쥐벼룩에 의해 이 균이 전염된다는 사실을 밝혀낸 후에야 비로소 알 수 있었다. 역시 간균에 속하는 탄저병도 소나 사람이 이 균에 의해 죽을 수 있다는 사실은 알려져 있었지만 1876년 코흐가 밝혀내기 전까지는 자연 발생한다고 믿어졌다. 광견병은 동물(특히 미친 개)로부터 인간에게 전파된다는 사실이 훨씬 명백하여 1885년 파스퇴르가 미친 개에게 물린 소년에게 광견병 백신을 주사하여 생명을 구한 일은 유명하다. 그러나 간균보다 훨씬 작은 광견병 바이러스 자체의 기원을 추적해 들어가 야생 육식동물로부터 직접 검출한 것은 훨씬 뒤에야 가능했다. 20세기 초, 록펠러 재단과 다른 연구기관의 질병과학자들은 일부 감염병을 지구 상에서 완전히 박멸한다는 야심찬 목표를 제시했다. 그들은 황열을 대상으로 엄청난 자금과 오랜 세월에 걸친 노력을 쏟아부었지만 결국 실패했다. 말라리아 박멸 계획 역시 실패로 돌아갔다. 하지만 그 후 천연두를 겨냥했을 때는 대성공을 거두었다. 이유는 무엇일까? 세 가지 질병 사이에는 많고도 복잡한 차이가 있다. 무엇보다 중요한 것은 천연두 바이러스가 보유숙주나 매개체의 몸속에 숨지 않는다는 것이다. 생태학적으로 단순한 것이다. 천연두 바이러스는 오직 인간의 몸속에만 존재하기 때문에 훨씬 박멸하기 쉬웠다. 1998년 세계보건기구와 기타 여러 기관에서 시작한 소아마비 박멸사업 또한 똑같은 이유로 현실적이다. 소아마비는 인수공통감염병이 아니다. 이제 과학자들은 다시 말라리아를 표적으로 삼았다. 2007년 빌 앤 멜린다 게이츠 재단은 말라리아를 근절하기 위한 새로운 장기 계획을 발표했다. 물론 존경스러운 목표이자 담대한 상상력을 필요로 하는 꿈이지만 게이츠 부부와 과학적 조언자들이 플라스모듐 놀레시를 어떻게 다룰 것인지에 대해서는 의구심이 남는다. 보유숙주를 한 마리도 빠짐없이 죽여 없애 기생충을 박멸한다는 것일까? 아니면 숙주들에게 치료약을 투여하여 보르네오 숲 속에 있는 모든 마카크원숭이를 완치시킨다는 것일까?

바로 이것이 인수공통감염병의 건전한 측면이다. 인수공통감염병은 동물과 자연환경의 수호 성인인 아시시의 성 프란치스코처럼 우리 인간이 자연계와 분리할 수 없는 존재라는 사실을 일깨워준다. 사실 '자연계'라는 것은 없다. 그것은 인간이 만들어낸 그릇된 용어에 불과하다. 그냥 세계가 있을 뿐이다. 호모 사피엔스는 에볼라 바이러스, 독감과 에이즈 바이러스, 니파와 헨드라와 사스, 침팬지와 박쥐와 팜시벳, 인도기러기, 그리고 아직 발견되지 않았지만 다음번 대 유행을 일으킬 치명적인 바이러스와 함께 이 세계의 일부일 뿐이다.

인수공통감염병을 근절할 수 없을 거라는 근거를 자세히 말하는 이유는 사람들을 절망에 빠뜨리거나 우울하게 만들려는 것이 아니다. 오싹한 공포를 자아내려는 것도 아니다. 이 책의 목적은 사람들을 근심에 빠뜨리는 것이 아니다. 사람들을 보다 똑똑하게 만들려는 것이다. 이것이야말로 호모 사피엔스가 천막애벌레나 매미나방과 다른 점이다. 우리는 상당히 똑똑해질 수 있다.

시카고에서 이야기를 나누는 동안 그렉 드와이어는 이 점을 지적했다. 그는 앤더슨과 메이, 커맥과 맥켄드릭, 조지 맥도널드, 존 브라운리 등 인간에서 질병 유행을 설명하기 위해 제시된 모든 유명한 수학적 모델을 공부했다. 개인들의 행동이 전파율에 결정적인 영향을 미친다는 사실도 안다. 개인으로서의 인간, 개체로서의 나방이 어떤 행동을 하는지가 R_0에 큰 영향을 미친다는 사실을 잘 안다. 예를 들어, 드와이어는 에이즈 바이러스의 전파가 '인간의 행동에 달려 있다'고 한다. 누가 그런 주장을 반박할 수 있을까? 그것은 입증된 사실이다. 미국의 남성 동성연애자 또는 태국의 성산업 종사자에서 전파율의 변화 양상을 보라. 또한 드와이어는 사스의 전파 양상이 슈퍼전파자에 의해 크게 좌우되는 것 같으며, 그들 주변에 있는 사람들은 물론 그들의 행동 또한 아주 다양하다고 했다. 행동의 다양성을 수학적 생태학자의 용어로 표현하면 '이질성heterogeneity'이 된다. 드와이어의 모델은 인간은 말할 것도 없고, 심지어 숲 속에 사는 곤충들에서 관찰되는 행동의 이질성이 감염병의 전파를 감소시키는 데 매우 중요하다는 사실을 보여준다.

"평균 전파율이 일정하다면 이질성이 조금만 추가되도 전체 감염률이 떨어지는 경향이 있습니다." 건조하게 들릴 것이다. 개인의 노력, 개인의 분별있는 행동, 개인의 선택이 집단을 멸절로 몰고 갈 파국적인 상황을 방지하는 데 엄청난 효과를 발휘한다는 뜻이다. 어떤 매미나방 개체는 나뭇잎을 갉아먹을 때 NPV가 발라진 부분을 피하는 데 다른 개체보다 약간 더 나은 능력을 갖고 태어날 수 있다. 사람 또한 야자나무 수액을 마시거나, 침팬지 고기를 먹거나, 망고 나무 아래 돼지 축사를 짓거나, 맨손으로 말의 기관지를 깨끗하게 해주거나, 입을 막지 않고 기침을 하거나, 몸이 좋지 않은데 비행기를 타거나, 닭과 오리를 같은 닭장 안에서 기르는 일을 스스로 피할 수 있다. 드와이어는 전체 집단에서 이상화된 표준과 다른 것이라면 "아주 조그만 행동도 감염률을 낮출 수 있다"고 했다. 내가 그에게 유사성에 관해 생각해보라고 요청한 뒤 거의 30분 동안이나 열심히 생각한 끝에 내놓은 대답이다.

"매미나방이 서로 다를 가능성은 정말 많죠." 마침내 그가 말을 꺼냈다. "하지만 사람이 서로 다를 가능성이야말로 무궁무진합니다. 특히 행동이 그렇죠. 그래요. 아까 질문으로 돌아가면, 인간이 똑똑하다는 것이 얼마나 중요하냐는 것이었죠. 그거야말로 상황을 완전히 바꾼다고 해야 할 것 같네요. 여기서 다시 그 문제를 더 깊게 생각해봐야겠어요. 전 그게 너무나 중요하다고 생각합니다."

그는 나를 건물 지하실로 데려가 그 연구에 포함된 실험을 잠깐 보여주었다. '지저분한 방'이라고 불리는 방문의 자물쇠를 열고, 배양기를 열더니, 플라스틱 용기를 하나 꺼내 NPV에 감염시킨 매미나방 애벌레들을 보여주었다. 나는 나뭇잎 위에 철퍼덕한다는 것이 정확히 어떤 상태인지 똑똑히 보았다.

115

이웃집 앞에 서 있던 두 그루의 커다란 느릅나무는 이제 한 그루만 남아 있다. 다른 한 그루는 4년 전에 늙은 데다 가뭄과 진드기에 시달려 결국 죽어 버렸다. 수목 전문가가 인부들과 함께 트럭을 몰고 와 가지를 차례차례 자르고 몸통을 토막내어 나무를 없애 버렸다. 슬픈 날이었다. 커피 테이블을 만들 수 있을 정도로 커다란 그루터기조차 없애 버렸다. 땅 속까지 기계로 갈고 위를 잔디로 덮었다. 나무는 사라졌지만 잊히지는 않았다. 이웃 사람 역시 몹시 심란한 모습을 보였다. 하지만 다른 도리가 없었다.

또 한 그루의 커다란 느릅나무는 아직도 우리집 앞길에 넓은 그늘을 드리운 채 서 있다. 허리 높이 정도에서 회갈색 나무껍질을 따라 빙 둘러 어두운 색으로 물이 들어 있다. 풍상의 세월을 겪고도 지워지지 않는 그 자국은 20년 전 천막애벌레를 막기 위해 거품이 이는 접착제를 발랐던 자국이다. 애벌레는 오래 전에 사라졌지만 자국은 마치 화석처럼 그대로 남아 있다.

나는 매일 그 나무를 지나친다. 거의 항상 그 자국이 거기 있다는 데 생각이 미친다. 거의 항상 애벌레들이 엄청난 숫자로 몰려왔다가 사라져 버린 일을 기억한다. 한때 모든 상황이 그들에게 유리했다. 그러다 어떤 사건이 일어났다. 어쩌면 행운이야말로 결정적인 요소인지 모른다. 어쩌면 상황이 중요할지 모른다. 어쩌면 그냥 운명인지도 모른다. 어쩌면 행동일 것이다. 유전학일 수도 있다. 요즘 나는 나무에 생긴 그 자국을 보면서 종종 그렉 드와이어가 했던 말을 떠올린다. 모든 것은 우리에게 달려 있다.

주

I. 창백한 말

28. "바이러스들은 운동기관이 없어요.": Morse (1993), ix.
32. "깊은 혼수상태에서 깨어나지 못한 채": O'Sullivan et al. (1997), 93.
34. "말에서 인간으로 감염되려면 매우 밀접한 접촉이 필요한 것 같다": McCormack et al. (1999), 23.
41. "경제적으로 볼 때 전 세계에서 가장 중요한": Brown (2001), 239.
49. "관점으로 세상을 보더라도": William H. McNeill, in Morse (1993), 33–34.
53. "71.8퍼센트는 야생동물에서 유래한 것이었다": Jones–Engel et al. (2008), 990.

II. 열세 마리의 고릴라

64. "그 침팬지가 지표증례였던 것 같다.": Georges et al. (1999), S70.
85. "생태학적 조사는 매우 제한적으로": Johnson et al. (1978), 272.
86. "이렇게 급작스럽고 폭발적인 유행을 일으킨 신종 급성 바이러스 질병은 없었다": Johnson et al. (1978), 288.
87. "에볼라 바이러스 감염의 증거를 전혀 찾을 수 없었다.": Breman et al. (1999), S139.
94. "자연과 밀접하게 접촉하는 환경이다": Heymann et al. (1980), 372–73.
103. "각 바이러스 균주의 게놈은": Towner et al. (2008), 1.
107. "사람들에게 병을 일으키는 인간 모습을 한 악령": Hewlett and Hewlett (2008), 6.
108. 망자를 애도하면서 마지막으로 '사랑의 손길'을 허용하는: Hewlett and Amola (2003), 1245.
110. "이 병 때문에 모든 사람이 죽어가고 있어요": Hewlett and Hewlett (2008), 75.
110. "마법은 아무 이유없이 사람을 죽이지 않고": Hewlett and Hewlett (2008), 75.
112. "침상에서 침상으로 뛰어다니며 사정없이 환자들을 죽이고": Preston (1994), 68.
112. "사실상 신체의 모든 부분을 바이러스가 집어삼켜": Preston (1994), 72.
112. "'갑자기 변형되고' 내부 장기들은 '감전되어 녹아내린 것처럼' 썩어 흐물흐물해진다": Preston (1994), 75.
113. "마르부르크병 바이러스로 인해 사실상 녹아내렸다": Preston (1994), 293.
113. 혼수상태에 빠져 미동도 하지 않은 채 죽어간 희생자를 묘사하며 '출혈로 온몸의 피가 모두 빠져나갔다': Preston (1994), 184.

113. “핏방울이 눈꺼풀 위로 송글송글 솟아난다”: Preston (1994), 73.

121. “에볼라에 감염시킨 말로 어떤 실험을 했는지는 밝히기 어렵습니다”: Yaderny Kontrol (Nuclear Control) Digest, No. 11, Center for Policy Studies in Russia, Summer 1999.

147. “이 요인들을 모두 고려했을 때, 우리의 결과는”: Walsh et al. (2005), 1950.

148. “따라서 에볼라 유행은”: Leroy et al. (2004), 390.

Ⅲ. 모든 것에는 기원이 있다

163. ‘서서히 불붙는’ 유행병에 대해 몇 가지 흥미로운 사실: Hamer (1906), 733–35.

164. 이를 ‘집단작용원리’라고 한다: Fine (1979), 348.

164. “전염력이 높은 병원체의 획득”: Brownlee (1907), 516.

165. “병원체의 조건”: Brownlee (1907), 517.

165. “완전히 박멸”: Ross (1910), 313.

165. “사건 발생의 이론”: Ross (1916), 206.

166. “수학적 연구가 이루어진 적이 거의 없다”: Ross (1916), 204–5.

175. “이런 소견은 인간의 열대열원충이”: Liu et al. (2010), 424.

175. “고릴라 열대열원충 계통에 속하는 단일 계통”: Liu et al. (2010), 423.

179. “역학에서 가장 중요한 문제 중 하나는”: Kermack and McKendrick (1927), 701.

179. “감염률이 조금만 늘어나도”: Kermack and McKendrick (1927), 721.

181. “필수적인 전파 요인에 아주 작은 변화”: MacDonald (1953), 880.

182. “집단 내에 면역을 갖지 못한 단 한 명의 일차증례가 발생했을 때 그 직접적인 결과로 생긴 감염자 수”: MacDonald (1956), 375.

183. “말라리아 연구 분야는 거의 초토화되었다”: Harrison (1978), 258.

188. “효과는 놀라웠다”: Desowitz (1993), 129.

190. 그를 진찰한 네 명의 의사들은 이렇게 썼다. “이 증례는”: Chin et al. (1965), 865.

201. “숙주전환이 일어날 수 있는 환경을 마련해주고 있을지 모른다”: Cox-Singh and Singh (2008), 408.

Ⅳ. 쥐농장의 저녁 식사

211. “원인을 알 수 없는 중증, 급성 호흡증후군을 치료하기 위해 입원한”: World Health Organization (2006), 257.

211. “지난 주 세계보건기구는”: World Health Organization (2006), 259–60.

213. “지방정부 공무원”으로 알려졌을 뿐이다: Abraham (2007), 30.

214. "'비정형 폐렴'으로 규정했다": Abraham (2007), 34.

215. "집단에서 R0를 예측하면 감염력의 개인차가 상당하다는 사실이 가려질 수 있다.": Lloyd-Smith et al. (2005), 355.

216. "튜브를 삽입하려고 시도할 때마다": Abraham (2007), 37.

226. '이상한 전염병'에 관한 불길한 소문: World Health Organization (2006), 5.

228. "하는 생각이 제일 먼저 떠오르더군요.": Normile (2003), 886.

230. 새로운 코로나바이러스가 사스의 '잠재적 원인'이라고 신중하게 주장하는: Peiris (2003), 1319.

230. 그중 한 사람은 나중에 이렇게 말했다. "우리는 너무 신중했어요": Enserink (2003), 294.

233. "중국 남부 사람들은 항상 지구 상 다른 어떤 민족보다 다양한 동물을 음식으로 즐겼다.": Greenfeld (2006), 10.

234. "동물들은 비좁은 공간에 빽빽하게 채워진 채": Lee et al. (2004), 12.

237. "아직 밝혀지지 않은 또 다른 동물": Guan et al. (2003), 278.

242. "박쥐의 감염성 분비물이 우연한 기회에 면역을 갖추지 못한 중식 동물종과 밀접하게 접촉한 결과": Li et al. (2005), 678.

259. "인류가 정말 운좋게 잘 빠져나온 사건": Weiss and McLean (2004), 1139.

V. 사슴과 앵무새와 옆집 아이

263. 처음 의사들 사이에서 '도축장 열'이라고 불렸던: Sexton (1991), 93.

264. 자신의 몸을 채찍질하는 관습이 유행했던 것이나 성 요한의 불에 버금가는 '대중적 히스테리'라고: The Washington Post, January 26, 1930, 1.

267. "세 명이 엄청난 고통 속에서 사망했다.": Van Rooyen (1955), 4.

267. "1929년은 인간 앵무새병의 원인균에 대한 관심이 다시 일어난 전환점이었다": Van Rooyen (1955), 5.

268. "키가 크고 링컨을 닮은 얼굴이 쭈글쭈글한": De Kruif (1932), 178.

273. "어린 앵무새를 포획한 후": Burnet and MacNamara (1936), 88.

274. "고유한 임상적 실체": Derrick (1937), 281.

274. '여과 가능한 바이러스', 즉 세균을 걸러내도록 제작된 미세한 필터를 통과할 수 있는 아주 작은 병원체: Burnet and Freeman (1937), 299.

274. "가장 중요한 발견들은": Burnet (1967), 1067.

275. "그 순간 Q열을 일으키는 병원체가 무엇인지 확실해졌다.": Burnet (1967), 1068.

275. "명명법의 문제가 제기되었다": Burnet (1967), 1068.

276. "나인 마일 병원체": McDade (1990), 12.
276. "안구에 날카로운 통증": McDade (1990), 16.
277. "Q열만한 병도 없다": Burnet (1967), 1068.
278. "희한한 사건이라면": Burnet (1967), 1068.
279. "비가 한방울도 내리지 않았다": Karagiannis et al. (2009), 1289.
283. 다른 한 곳은 염소가 10마리도 안 되는 '취미형 농장'이었다: Karagiannis et al. (2009), 1286, 1288.
285. 가장 가능성이 높은 감염원은 '바람을 통한 전파': Karagiannis et al. (2009), 1292.
288. '여과성 바이러스': Burnet (1940), 19.
292. "하지만 제가 그 과정을 지켜볼 수 있을지 모르겠군요": Enserink (2010), 266.
294. "전반적으로 너무 바빠서": Burnet (1940), 2-3.
295. "생물학의 현대적 발전을 높이 평가하는 다른 연구자들": Burnet (1940), 3.
295. "기생적 생존방식은 본질적으로 육식동물의 그것과 비슷하다": Burnet (1940), 8.
296. '그러나 기생병원체가 어떤 방법을 통해 숙주에서 숙주로 전파되든': Burnet (1940), 12.
296. "다른 많은 감염병과 마찬가지로 앵무새병도": Burnet (1940), 19.
297. "이 앵무새들도 야생에서 자연 상태로 살도록 내버려둔다면": Burnet (1940), 23.
297. "감염병이란 인간과 기생병원체 사이의 갈등이다": Burnet (1940), 23.
299. '만성 라임병'이라는 병이: Feder et al. (2007), 1422.
299. "신뢰할 만한 생물학적 증거는 없다": IDSA News, Vol. 16, No. 3, Fall 2006, 2.
299. "'라임병후後 증후군'은 또 다른 문제다": IDSA News, Vol. 16, No. 3, Fall 2006, 1.
300. "재정적 이해관계가 있는 개인들이 다양한 의학적 증거와 의견을 배제할 수 있도록 함으로써": Office of the Attorney General of Connecticut, May 1, 2008, 2.
300. "존재한다는 믿을 만한 근거가 없다": IDSA (Infectious Diseases Society of America), April 22, 2010, 2.
302. 이 증후군을 '라임관절염'으로 부르기 시작했다: Steere et al. (1977a), 7.
303. 후에 '라임병'으로 불리게 된: Steere and Malawista (1979), 730.
305. '한물간 질병'으로 더 이상 정부 지원을 받을 수 없으니: Burgdorfer (1986), 934.
306. "그 뒤로는 '나선균 연구 따위는 집어치워'라고 하는": Burgdorfer (1986), 936.
306. 나중에 유쾌하게 회상한 대로 '라임라이트'를: Burgdorfer (1986), 936.
307. "다민 북동부 사슴 익소디드": Ostfeld (2011), 26.
308. "라임병 위험이 사슴 개체수 증가와 밀접한 관계가 있다는": Ostfeld (2011), 22.
308. 어떤 논문은 흰꼬리사슴이 참진드기의 '고유숙주'라고 규정했다: Ostfeld (2011), 22.
309. "어떤 지역에 사슴 개체수가 많을수록": The Dover-Sherborn Press, January 12, 2011.

310. "모든 감염병은 본질적으로 하나의 생태계다": Ostfeld (2011), 4.

311. "그것이 내가 라임병의 생태학에 관심을 갖게 된 계기였다": Ostfeld (2011), x.

312. "지저분하고 어려운 일": Ostfeld (2011), 48.

313. 화학적 및 물리적 신호에 '놀랄 만큼 민감하여': Ostfeld (2011), 23.

314. 기막힌 용어를 만들어냈다. 바로 '탐색' 이다: Ostfeld (2011), 23.

315. 오스트펠드를 비롯한 연구자들이 '보유숙주 전파력'이라고 부르는: Ostfeld (2011), 12.

324. "우리는 작은 조림지를 산책하는 것이": Ostfeld (2011), 9.

324. '모든 생명은 서로 연결되어 있다'는 말이 생태학에서 가장 중심이 되는 진실이라고 믿는 사람들도 있다고: Ostfeld (2011), 6-7.

325. '구체'라는 일종의 낭성: Margulis et al. (2009), 52.

VI. 바이러스라는 문제

332. "담배 모자이크병에 감염된 담뱃잎": Levine (1992), 2.

334. "소위 '여과성 바이러스'라는 병원체에 관한 연구로부터 큰 용기를 얻었다": Zinsser (1934), 63.

334. "세균성 질병에서 관찰되는 것처럼": Zinsser (1934), 64.

336. "한 개의 단백질로 둘러싸인 나쁜 소식": Crawford (2000), 6.

341. 물린 자리 주변이 '아프고, 붉어지고, 약간 부어오른': Sabin and Wright (1934), 116.

342. 'B 바이러스'라고 불렀다: Sabin and Wright (1934), 133.

349. 인간 CeHV-1 감염은 단 한 건도 보고된 바 없다: Engel et al. (2002), 792.

361. '어떤 병을 일으킬지 찾고 있는 바이러스': Weiss (1988), 497.

371. 파스퇴르의 관점에서 가장 '효율적인' 기생체: Ewald (1994), 188-89.

371. "보다 완벽한 상호내성": Zinsser (1934), 61.

371. "일반적으로, 두 가지 생물이 숙주-기생체 관계를 맺는 경우": Burnet (1940), 37.

372. "숙주를 빨리 사망에 이르게 하는 병원체": McNeill (1976), 9.

373. "죽을 때까지 펄쩍펄쩍 뛰어오르며 다른 동물들을 물어뜯었다": ProMED mail post, April 22, 2011.

373. "그의 아내는 이렇게 회상했다. '이 양반이 글쎄 개처럼 짖는 거예요'": ProMED mail post, April 1, 2011.

375. 오스틴은 '열렬한 환경적응론자'였다: Fenner and Ratcliffe (1965), 17.

376. 소위 '역사적인 유행'을 일으켰다: Fenner and Ratcliffe (1965), 276.

379. "실험 결과 모든 야생 균주는": Fenner (1983), 265.

382. 의학적 접근법과 생태학적 접근법을 '한데 엮어': Anderson and May (1979), 361.

383. 의학과 생태학 교과서에 실려 있는 '근거 없는 주장': Anderson and May (1982), 411.

385. 앤더슨과 메이는 이렇게 썼다. '우리의 주된 결론은': Anderson and May (1982), 424.

VII. 날개 달린 숙주

395. '돼지는 바이러스의 흔한 숙주다': New Straits Times, January 7, 1999.

397. '1마일 개기침'이라고 불렀습니다: 그 전문가는 흄 필드였다. 그는 오스트레일리아 TV에서 방송된 〈60분〉과의 인터뷰에서 이렇게 말했다.

410. '죽은 동물을 만진' 행동이 중요한 것 같았다: Montgomery et al. (2008), 1529, Table 2.

411. "더욱 널리 퍼질 위험을 증가시킨다": Gurley et al. (2007), 1036.

415. "나무 주인들은 과일박쥐가": Luby et al. (2006), 1892."

432. "열대우림의 복수": Preston (1994), 289.

441. 박쥐의 면역계는 '설정치'가 달라: Calisher et al. (2006), 536.

441. "우리는 바이러스의 특징을 밝히는 것보다 뉴클레오티드": Calisher et al. (2006), 541.

442. "우리는 그저 인수공통 바이러스 유행에 의한 다음번 대재앙을 기다리는 꼴": Calisher et al. (2006), 540.

442. "자연 상태의 보유숙주는 아직 밝혀지지 않았다": Calisher et al. (2006), 539.

448. "수많은 동굴에 서식하는 박쥐 집단 중 하나일 뿐": Towner et al. (2009), 2.

467. "환자 C에게는 네 살난 딸(환자 B)이 있었는데": Leroy et al. (2009), 5.

468. "수습하던 중에 바이러스에 전염되었을 가능성이": Leroy et al. (2009), 6.

469. "감염된 사람이 몇 명 더 있지만": Leroy et al. (2009), 5.

VIII. 침팬지와 강

483. 숫자가 '놀라울 정도로 낮았다.': Gottlieb et al. (1981), 251.

485. "'면역결핍증후군과 놀랄 만큼 유사한' 하나의 '증후군'": Pitchenik et al. (1983), 277.

485. '아프리카에서 바이러스를 들여와 서구 남성 동성애자 집단에 처음 퍼뜨린' 사람: 예를 들어, Wikipedia, "Gaëtan Dugas," citing Auerbach et al. (1984). 하지만 사실 아우어바크는 이렇게 주장하지 않았다.

486. 허영심이 많았지만 매력적이었으며, 보기에 따라서는 '너무나 멋진': Shilts (1987), 47.

486. "나는 호모들만 걸리는 암에 걸렸어": Shilts (1987), 165.

487. "에이즈의 원인은 알려지지 않았지만": Auerbach et al. (1984), 490.

487. 보다 극적인 울림을 지닌 '환자 제로': Shilts (1987), 23.

488. "죽더라도 고향에 돌아가서 죽는 게 낫겠어": Shilts (1987), 6

491. "기존에 알려진 세균이나 곰팡이, 또는 원충이 에이즈를 일으킬 가능성은 없다": Mon-

tagnier (2000), 42.

494. "전 세계적으로 4,000명": Levy et al. (1984), 840.

494. "우리 데이터가 LAV에 오염되어 얻어졌을 가능성은 없다": Levy et al. (1984), 842.

498. "1985년 당시 에이즈 바이러스가 가장 많이 보고되는": Essex and Kanki (1988), 68.

498. "기전을 진화적으로 발달시켜 온 것이 틀림없다": Essex and Kanki (1988), 68.

499. "SIV가 직접적으로 사람의 에이즈 바이러스가 되었다고 볼 정도로 높지는 않다": Essex and Kanki (1988), 69.

502. 인간 에이즈 바이러스는 원숭이로부터 유래된 것이 아니다: Mulder (1988), 396.

502. 일본 연구팀이 검체를 채취한 '아프리카녹색원숭이'는 '케냐 산': Fukasawa et al. (1988), 457.

505. 검사한 결과, 이 바이러스는 그들 집단에 '토착화'된 것으로 밝혀졌다: Murphey-Corb et al. (1986), 437.

506. "이 결과는 SIV_{sm}이 사육 중인 마카크원숭이와 아프리카 서부에 사는 사람들을 감염시킨 후": Hirsch et al. (1989), 389.

522. '종두 상처'에서 채취한 물질로: Willrich (2011), 181.

524. "에이즈 바이러스의 기원 따위는 오늘날 과학에서 전혀 중요하지 않은 문제요": Quoted in Curtis (1992), 21.

524. "주의를 분산시키고, 아무런 도움이 되지 않을뿐더러 사람들을 혼란스럽게 할 뿐입니다": Curtis (1992), 21.

525. "나일 강의 근원을 둘러싼 논쟁은": Hooper (1999), 4.

532. "진화적으로 분화된 시기와 진화상 경과한 시간이 수십 년에 이른다는 우리의 추정은": Worobey et al. (2008), 663.

534. "가장 설득력 있는 증거": Weiss and Wrangham (1999), 385.

541. "여기서 우리는 HIV-1 M군의 기원이 된 SIV_{cpzPtt} 균주가": Keele at al. (2006), 526.

541. "동물의 혈액과 분비물에 직접 노출된 것": Hahn et al. (2000), 611.

541. "침팬지-인간 전파의 가장 가능성 높은 경로는": Sharp and Hahn (2010), 2492.

543. "한 스웨덴 선교사의 기록에 따르면 브라자빌에는 약 6,000명이 살았고 '선교하기 매우 어려운 지역으로'": Martin (2002), 25.

545. "저위험 유형의 매춘": Pepin (2011), 90.

553. "최근까지 바크웰레 족은 이 의식에 침팬지를 사용했다": 내가 요카도우마의 익명 정보원에게서 얻은 타자기로 작성된 미발표 보고서.

589. "에이즈와 유사한 전세계적인 유행병을 견디고 살아남았다": Cohen (2002), 15.

605. "SIV_{cpz}는 야생 침팬지의 건강, 생식 및 수명에 현저하게 부정적인 영향을 미치는 것으로":

Keele et al. (2009), 515.

608. “콩고에는 모자보건센터, 병원, 간이진료소 등 다양한 의료기관이 있는데”: Beheyt (1953), Pepin (2011), 164.

609. “환자는 너무 많고, 간호 인력이 쓸 수 있는 주사기는 너무 적으므로”: Beheyt (1953), Pepin (2011), 164.

611. “수천 명의 무증상 자유여성들”: Pepin (2011), 161.

616. ‘매우 효과적인 증폭 기전’이 있었다고 생각했다: Pepin (2011), 196.

IX. 모든 것은 우리에게 달려 있다

629. “생태학적 관점에서 대발생이란”: Berryman (1987), 3.

630. “호모 사피엔스가 60억 명을 넘어섰을 때”: Wilson (2002), 86.

632. “지배적인 힘이 작용한다는 것을 의미하는 것 같다”: Myers (1993), 240.

650. “첫 번째 기준이 가장 명확합니다”: Burke (1998), 7.

참고문헌

- Abraham, Thomas. 2007. *Twenty-First Century Plague: The Story of SARS.* Baltimore: The Johns Hopkins University Press.
- AbuBakar, Sazaly, Li-Yen Chang, A. R. Mohd Ali, S. H. Sharifah, Khatijah Yusoff, and Zulkeflie Zamrod. 2004. "Isolation and Molecular Identification of Nipah Virus from Pigs." *Emerging Infectious Diseases,* 10 (12).
- Aguirre, A. Alonso, Richard S. Ostfeld, Gary M. Tabor, Carol House, and Mary C. Pearl, eds. 2002. *Conservation Medicine: Ecological Health in Practice.* Oxford: Oxford University Press.
- Alibek, Ken. 1999. *Biohazard: The Chilling True Story of the Largest Covert Biological Weapons Program in the World—Told from the Inside by the Man Who Ran It.* With Stephen Handelman. New York: Delta/Dell Publishing.
- Anderson, Roy M., and Robert M. May. 1978. "Regulation and Stability of Host-Parasite Population Interactions." *Journal of Animal Ecology,* 47.

  ———. 1979. "Population Biology of Infectious Diseases: Part I." *Nature,* 280.

  ———. 1980. "Infectious Diseases and Populations of Forest Insects." *Science,* 210.

  ———. 1982. "Coevolution of Hosts and Parasites." *Parasitology,* 85.

  ———. 1992. *Infectious Diseases of Humans: Dynamics and Control.* Oxford: Oxford University Press.
- Arricau-Bouvery, Nathalie, and Annie Rodolakis. 2005. "Is Q Fever an Emerging or Re-emerging Zoonosis?" *Veterinary Research,* 36.
- Auerbach, D. M., W. W. Darrow, H. W. Jaffe, and J. W. Curran. 1984. "Cluster of Cases of the Acquired Immune Deficiency Syndrome. Patients Linked by Sexual Contact." *The American Journal of Medicine,* 76 (3).
- Bacon, Rendi Murphree, Kiersten J. Kugeler, and Paul S. Mead. 2008. "Surveillance for Lyme Disease—United States, 1992–2006." *Morbidity and Mortality Weekly Report,* 57.
- Bailes, Elizabeth, Feng Gao, Frederic Biboilet-Ruche, Valerie Courgnaud, Martine Peeters, Preston A. Marx, Beatrice H. Hahn, and Paul M. Sharp. 2003. "Hybrid Origin of SIV in Chimpanzees." *Science,* 300.
- Baize, S., E. M. Leroy, M. C. Georges-Courbot, J. Lansoud-Soukate, P. Debré, S. P. Fisher-Hoch, J. B. McCormick, and A. J. Georges. 1999 "Defective Humoral Responses and Extensive Intravascular Apoptosis are Associated with Fatal Outcome in Ebola Virus-Infected Patients." *Nature Medicine,* 5 (4).

- Barbosa, Pedro, and Jack C. Schultz, eds. 1987. *Insect Outbreaks.* San Diego: Academic Press.
- Barin, F., S. M'Boup, F. Denis, P. Kanki, J. S. Allan, T. H. Lee, and M. Essex. 1985. "Serological Evidence for Virus Related to Simian T-Lymphotropic Retrovirus III in Residents of West Africa." *The Lancet,* 2.
- Barré-Sinoussi, F., J. C. Cherrmann, F. Rey, M. T. Nugeyre, S. Chamaret, J. Gruest, C. Dauguet, et al. 1983. "Isolation of a T-Lymphotropic Retrovirus from a Patient at Risk for Acquired Immune Deficiency Syndrome (AIDS)." *Science,* 220.
- Barré-Sinoussi, Françoise. 2003a. "The Early Years of HIV Research: Integrating Clinical and Basic Research." *Nature Medicine,* 9 (7).

———. 2003b. "Barré-Sinoussi Replies." *Nature Medicine,* 9 (7).

- Barry, John M. 2005. *The Great Influenza: The Epic Story of the Deadliest Plague in History.* New York: Penguin Books.
- Beaudette, F. R., ed. 1955. *Psittacosis: Diagnosis, Epidemiology and Control.* New Brunswick, NJ: Rutgers University Press.
- Beheyt, P. 1953. *"Contribution à l'étude des hepatites en Afrique. L'hépatite épidémique et l'hépatite par inoculation." Annales de la Société Belge de Médicine Tropicale.*
- Bermejo, Magdalena, José Domingo Rodríguez-Teijeiro, Germán Illera, Alex Barroso, Carles Vilà, and Peter D. Walsh. 2006. "Ebola Outbreak Killed 5000 Gorillas." *Science,* 314.
- Bernoulli, Daniel. 2004. "An Attempt at a New Analysis of the Mortality Caused by Smallpox and of the Advantages of Inoculation to Prevent It." Reprinted in *Reviews in Medical Virology,* 14.
- Berryman, Alan A. 1987. "The Theory and Classification of Outbreaks." In *Insect Outbreaks,* ed. P. Barbosa and J. C. Schultz. San Diego: Academic Press.
- Biek, Roman, Peter D. Walsh, Eric M. Leroy, and Leslie A. Real. 2006. "Recent Common Ancestry of Ebola Zaire Virus Found in a Bat Reservoir." *PLoS Pathogens,* 2 (10).
- Blum, L. S., R. Khan, N. Nahar, and R. F. Breiman. 2009. "In-Depth Assessment of an Outbreak of Nipah Encephalitis with Person-to- Person Transmission in Bangladesh: Implications for Prevention and Control Strategies." *American Journal of Tropical Medicine and Hygiene,* 80 (1).
- Boaz, Noel T. 2002. *Evolving Health: The Origins of Illness and How the Modern World Is Making Us Sick.* New York: John Wiley and Sons.
- Boulos, R., N. A. Halsey, E. Holt, A. Ruff, J. R. Brutus, T. C. Quin, M. Adrien, and C. Boulos. 1990. "HIV-1 in Haitian Women 1982–1988." *Journal of Acquired Immune Deficiency Syndromes,* 3.
- Breman, Joel G., Karl M. Johnson, Guido van der Groen, C. Brian Robbins, Mark V. Szczeniowski, Kalisa Ruti, Patrician A. Webb, et al. 1999. "A Search for Ebola Virus in Animals in the Democratic Republic of the Congo and Cameroon: Ecologic, Virologic, and Serologic Surveys, 1979–1980." In

Ebola: The Virus and the Disease, ed. C. J. Peters and J. W. LeDuc. Special issue of *The Journal of Infectious Diseases*, 179 (S1).

- Brown, Corrie. 2001. "Update on Foot-and-Mouth Disease in Swine." *Journal of Swine and Health Production*, 9 (5).
- Brownlee, John. 1907. "Statistical Studies in Immunity: The Theory of an Epidemic." *Proceedings of the Royal Society of Edinburgh*, 26.
- Burgdorfer, W., A. G. Barbour, S. F. Hayes, J. L. Benach, E. Grunwaldt, and J. P. Davis. 1982. "Lyme Disease—A Tick-Borne *Spirochetosis?" Science*, 216.
- Burgdorfer, Willy. 1986. "The Enlarging Spectrum of Tick-Borne *Spirochetoses:* R. R. Parker Memorial Address." *Reviews of Infectious Diseases*, 8 (6).
- Burke, Donald S. 1998. "Evolvability of Emerging Viruses." In *Pathology of Emerging Infections 2*, ed. A. M. Nelson and C. Robert Horsburgh, Jr. Washington: ASM Press.
- Burnet, F. M. 1934. "Psittacosis in Australian Parrots." *The Medical Journal of Australia*, 2.

———. 1940. *Biological Aspects of Infectious Disease*. Cambridge: Cambridge University Press.

- Burnet, F. M., and Mavis Freeman. 1937. "Experimental Studies on the Virus of 'Q' Fever." *The Medical Journal of Australia*, 2.
- Burnet, F. M., and Jean MacNamara. 1936. "Human *Psittacosis* in Australia." *The Medical Journal of Australia*, 2.
- Burnet, MacFarlane. 1967. "Derrick and the Story of Q Fever." *The Medical Journal of Australia*, 2 (24).
- Bwaka, M. A., M. J. Bonnet, P. Calain, R. Colebunders, A. De Roo, Y. Guimard, K. R. Katwiki, et al. 1999. "Ebola Hemorrhagic Fever in Kikwit, Democratic Republic of the Congo: Clinical Observations in 103 Patients." In Ebola: *The Virus and the Disease*, ed. C. J. Peters and J. W. LeDuc. Special issue of *The Journal of Infectious Diseases*, 179 (S1).
- Bygbjerg, I. C. 1983. "AIDS in a Danish Surgeon (Zaire, 1976)." *The Lancet*, 1 (2).
- Caillaud, D., F. Levréro, R. Cristescu, S. Gatti, M. Dewas, M. Douadi, A. Gautier-Hion, et al. 2006. "Gorilla Susceptibility to Ebola Virus: The Cost of Sociality." *Current Biology*, 16 (13).
- Calisher, Charles H., James E. Childs, Hume E. Field, Kathryn V. Holmes, and Tony Schountz. 2006. "Bats: Important Reservoir Hosts of Emerging Viruses." *Clinical Microbiology Reviews*, 19 (3).
- Chen, Hualan, Yanbing Li, Zejun Li, Jianzhong Shi, Kyoko Shinya, Guohua Deng, Qiaoling Qi, et al. 2006. "Properties and Dissemination of H5N1 Viruses Isolated during an Influenza Outbreak in Migratory Waterfowl in Western China." *Journal of Virology*, 80 (12).
- Chin, William, Peter G. Contacos, G. Robert Coatney, and Harry R. Kimball. 1965. "A Naturally Acquired Quotidian-Type Malaria in Man Transferable to Monkeys." *Science*, 149.
- Chitnis, Amit, Diana Rawls, and Jim Moore. 2000. "Origin of HIV Type 1 in Colonial French Equa-

torial Africa?" *AIDS Research and Human Retroviruses,* 16 (1).

- Chua, K. B., W. J. Bellini, P. A. Rota, B. H. Harcourt, A. Tamin, S. K. Lam, T. G. Ksiazek, et al. 2000. "Nipah Virus: A Recently Emergent Deadly Paramyxovirus." *Science,* 288.
- Chua, K. B., B. H. Chua, and C. W. Wang. 2002. "Anthropogenic Deforestation, El Niño and the Emergence of Nipah Virus in Malaysia." *Malaysian Journal of Pathology,* 24 (1).
- Chua, K. B., K. J. Goh, K. T. Wong, A. Kamarulzaman, P. S. Tan, T. G. Ksiazek, S. R. Zaki, et al. 1999. "Fatal Encephalitis due to Nipah among Pig-Farmers." *The Lancet,* 354.
- Chua, K. B., C. L. Koh, P. S. Hooi, K. F. Wee, J. H. Khong, B. H.
- Chua, Y. P. Chan, et al. 2002. "Isolation of Nipah Virus from Malaysian Island Flying-Foxes." *Microbes and Infection,* 4.
- Chua, Kaw Bing. 2002. "Nipah Virus Outbreak in Malaysia." *Journal of Clinical Virology,* 26.

———. 2010. "Risk Factors, Prevention and Communication Strategy During Nipah Virus Outbreak in Malaysia." *Malaysian Journal of Pathology,* 32 (2).

- Chua, Kaw Bing, Gary Crameri, Alex Hyatt, Meng Yu, Mohd Rosli Tompang, Juliana Rosli, Jennifer McEachern, et al. 2007. "A Previously Unknown Reovirus of Bat Origin Is Associated with an Acute Respiratory Disease in Humans." *Proceedings of the National Academy of Sciences,* 104 (27).
- Churchill, Sue. 1998. *Australian Bats.* Sydney: New Holland Publishers.
- Clavel, F., D. Guétard, F. Brun-Vézinet, S. Chamaret, M. A. Rey, M. O. Santos-Ferreira, A. G. Laurent, et al. 1986. "Isolation of a New Human Retrovirus from West African Patients with AIDS." *Science,* 233.
- Coatney, G. Robert, William E. Collins, and Peter G. Contacos. 1971. "The Primate Malarias." Bethesda, Maryland: National Institutes of Health.
- Cohen, Philip. 2002. "Chimps Have Already Conquered AIDS." *New Scientist,* August 24.
- Cohn, Samuel K., Jr. 2003. *The Black Death Transformed: Disease and Culture in Early Renaissance Europe.* London: Arnold.
- Cornejo, Omar E., and Ananias A. Escalante. 2006. "The Origin and Age of *Plasmodium vivax.*" *Trends in Parasitology,* 22 (12).
- Cory, Jenny S., and Judith H. Myers. 2003. "The Ecology and Evolution of Insect Baculoviruses." *Annual Review of Ecology, Evolution, and Systematics,* 34.

———. 2009. "Within and Between Population Variation in Disease Resistance in Cyclic Populations of Western Tent Caterpillars: A Test of the Disease Defence Hypothesis." *Journal of Animal Ecology,* 78.

- Cox-Singh, J., T. M. Davis, K. S. Lee, S. S. Shamsul, A. Matusop, S. Ratnam, H. A. Rahman, et al. 2008. "*Plasmodium knowlesi* Malaria in Humans Is Widely Distributed and Potentially Life Threatening." *Clinical Infectious Diseases*, 46.

- Cox-Singh, Janet, and Balbir Singh. 2008. "Knowlesi Malaria: Newly Emergent and of Public Health Importance?" *Trends in Parasitology*, 24 (9).
- Crawford, Dorothy H. 2000. *The Invisible Enemy: A Natural History of Viruses.* Oxford: Oxford University Press.
- Crewdson, John. 2002. *Science Fictions: A Scientific Mystery, a Massive Coverup, and the Dark Legacy of Robert Gallo.* Boston: Little, Brown.
- Crosby, Alfred W. 1989. *America's Forgotten Pandemic: The Influenza of 1918.* Cambridge: Cambridge University Press.
- Curtis, Tom. 1992. "The Origin of AIDS." *Rolling Stone*, March 19.
- Daniel, M. D., N. L. Letvin, N. W. King, M. Kannagi, P. K. Sehgal, R. D. Hunt, P. J. Kanki, et al. 1985. "Isolation of T-Cell Tropic HTLV-III-like Retrovirus from Macaques." *Science*, 228.
- Daszak, P., A. A. Cunningham, and A. D. Hyatt. 2001. "Anthropogenic Environmental Change and the Emergence of Infectious Diseases in Wildlife." *Acta Tropica*, 78.
- Daszak, Peter, Andrew H. Cunningham, and Alex D. Hyatt. 2000. "Emerging Infectious Diseases of Wildlife–Threats to Biodiversity and Human Health." *Science*, 287.
- Davis, Gordon E., and Herald R. Cox. 1938. "A Filter-Passing Infectious Agent Isolated from Ticks." *Public Health Reports*, 53 (52).
- De Groot, N. G., N. Otting, G. G. Doxiadis, S. S. Balla-Jhagjoorsingh, J. L. Heeney, J. J. van Rood, P. Gagneux, et al. 2002. "Evidence for an Ancient Selective Sweep in the MHC Class I Gene Repertoire of Chimpanzees." *Proceedings of the National Academy of Sciences*, 99 (18).
- De Kruif, Paul. 1932. *Men Against Death.* New York: Harcourt, Brace and Company.
- Derrick, E. H. 1937. "Q Fever, A New Fever Entity: Clinical Features, Diagnosis and Laboratory Investigation." *The Medical Journal of Australia*, 2 (8).
- Desowitz, Robert S. 1993. *The Malaria Capers: More Tales of Parasites, People, Research and Reality.* New York: W. W. Norton.
- Diamond, Jared. 1997. *Guns, Germs, and Steel: The Fates of Human Societies.* New York: W. W. Norton.
- Dobson, Andrew P., and E. Robin Carper. 1996. "Infectious Diseases and Human Population History." *BioScience*, 46 (2).
- Dowdle, W. R., and D. R. Hopkins, eds. 1998. *The Eradication of Infectious Diseases.* New York: John Wiley and Sons.
- Drosten, C., S. Günter, W. Preiser, S. van der Werf, H. R. Brodt, S. Becker, H. Rabenau, et al. 2003. "Identification of a Novel Coronavirus in Patients with Severe Acute Respiratory Syndrome." *New*

England Journal of Medicine, 348 (20).

- Drucker, Ernest, Phillip C. Alcabes, and Preston A. Marx. 2001. "The Injection Century: Massive Unsterile Injections and the Emergence of Human Pathogens." *The Lancet,* 358.
- Duesberg, Peter. 1996. *Inventing the AIDS Virus.* Washington, D.C.: Regnery Publishing.
- Dwyer, Greg. 1991. "The Roles of Density, Stage, and Patchiness in the Transmission of an Insect Virus." *Ecology,* 72 (2).
- Dwyer, Greg, and Joseph S. Elkinton. 1993. "Using Simple Models to Predict Virus Epizootics in Gypsy Moth Populations." *Journal of Animal Ecology,* 62.
- Eaton, Bryan T. 2001. "Introduction to Current Focus on Hendra and Nipah Viruses." *Microbes and Infection,* 3.
- Edlow, Jonathan A. 2003. *Bull's-Eye: Unraveling the Medical Mystery of Lyme Disease.* New Haven: Yale University Press.
- Elderd, B. D., J. Dushoff, and G. Dwyer. 2008. "Host-Pathogen Interactions, Insect Outbreaks, and Natural Selection for Disease Resistance." *The American Naturalist,* 172 (6).
- Elderd, Bret D., Vanja M. Dukic, and Greg Dwyer. 2006. "Uncertainty in Predictions of Disease Spread and Public Health Responses to Bioterrorism and Emerging Diseases." *Proceedings of the National Academy of Sciences,* 103 (42).
- Elkinton, J. S. 1990. "Populations Dynamics of Gypsy Moth in North America." *Annual Reviews of Entomology,* 35.
- Emmerson, A. M., P. M. Hawkey, and S. H. Gillespie. 1997. *Principles and Practice of Clinical Bacteriology.* Chichester and New York: John Wiley and Sons.
- Emond, R. T., B. Evans, E. T. Bowen, and G. Lloyd. 1977. "A Case of Ebola Virus Infection." *British Medical Journal,* 2.
- Engel, Gregory A., Lisa Jones-Engel, Michael A. Schillaci, Komang Gde Suaryana, Artha Putra, Agustin Fuentes, and Richard Henkel. 2002. "Human Exposure to Herpesvirus B-Seropositive Macaques, Bali, Indonesia." *Emerging Infectious Diseases,* 8 (8).
- Engel, Jonathan. 2006. *The Epidemic: A Global History of AIDS.* New York: Smithsonian Books/HarperCollins.
- Enserink, Martin. 2003. "China's Missed Chance." *Science,* 301.

———. 2010. "Questions Abound in Q-Fever Explosion in The Netherlands." *Science,* 327.

- Epstein, Helen. 2007. *The Invisible Cure: Why We Are Losing the Fight against AIDS in Africa.* New York: Picador.
- Epstein, Jonathan H., Vibhu Prakash, Craig S. Smith, Peter Daszak, Amanda B. McLaughlin, Greer Meehan, Hume E. Field, and Andrew A. Cunningham. 2008. "*Henipavirus* Infection in Fruit Bats

(Pteropus giganteus), India." *Emerging Infectious Diseases*, 14 (8).

- Escalante, Ananias A., Omar E. Cornejo, Denise E. Freeland, Amanda C. Poe, Ester Durego, William E. Collins, and Altaf A. Lal. 2005. "A Monkey's Tale: The Origin of Plasmodium vivax as a Human Malaria Parasite." *Proceedings of the National Academy of Sciences*, 102 (6).
- Essex, Max, and Phyllis J. Kanki. 1988. "The Origins of the AIDS Virus." *Scientific American*, 259 (4).
- Essex, Max, Souleymane Mboup, Phyllis J. Kanki, Richard G. Marlink, and Sheila D. Tlou, eds. 2002. *AIDS in Africa.* 2nd ed. New York: Kluwer Academic/Plenum Publishers.
- Ewald, Paul W. 1994. *Evolution of Infectious Disease.* Oxford: Oxford University Press.
- Feder, Henry M., Jr., Barbara J. B. Johnson, Susan O'Connell, Eugene D. Shapiro, Allen C. Steere, Gary P. Wormser, and the Ad Hoc International Lyme Disease Group. 2007. "A Critical Appraisal of Chronic Lyme Disease." *New England Journal of Medicine*, 357 (14).
- Fenner, F. 1983. "Biological Control, as Exemplified by Smallpox Eradication and Myxomatosis." *Proceedings of the Royal Society*, B, 218.
- Fenner, Frank, and F. N. Ratcliffe. 1965. *Myxomatosis.* Cambridge: Cambridge University Press.
- Field, Hume. 2001. "The Natural History of Hendra and Nipha Viruses." *Microbes and Infection*, 3.
- Fields, Bernard N., David M. Knipe, and Peter M. Howley, eds. 1996. *Fundamental Virology.* 3rd ed. Philadelphia: Lippincott Williams & Wilkins.
- Figtree, M., R. Lee, L. Bain, T. Kennedy, S. Mackertich, M. Urban, Q. Cheng, and B. J. Hudson. 2010. "*Plasmodium knowlesi* in Human, Indonesian Borneo." *Emerging Infectious Diseases*, 16 (4).
- Fine, Paul E. M. 1979. "John Brownlee and the Measurement of Infectiousness: An Historical Study in Epidemic Theory." *Journal of the Royal Statistical Society*, A, 142 (P3).
- Formenty, P., C. Boesch, M. Wyers, C. Steiner, F. Donati, F. Dind, F. Walker, and B. Le Guenno. 1999. "Ebola Virus Outbreak among Wild Chimpanzees Living in a Rain Forest of Côte d'Ivoire." In *Ebola: The Virus and the Disease*, ed. C. J. Peters and J. W. LeDuc. Special issue of *The Journal of Infectious Diseases*, 179 (S1).
- Freifeld, A. G., J. Hilliard, J. Southers, M. Murray, B. Savarese, J. M. Schmitt, S. E. Strauss. 1995. "A Controlled Seroprevalence Survey of Primate Handlers for Evidence of Asymptomatic Herpes B Virus Infection." *The Journal of Infectious Diseases*, 171.
- Friedman-Kein, Alvin E. 1981. "Disseminated Kaposi's Sarcoma Syndrome in Young Homosexual Men." *Journal of the American Academy of Dermatology*, 5.
- Fukasawa, M., T. Miura, A. Hasegawa, S. Morikawa, H. Tsujimoto, K. Miki, T. Kitamura, and M. Hayami. 1988. "Sequence of Simian Immunodeficiency Virus from African Green Monkey, A New Member of the HIV/SIV Group." *Nature*, 333.
- Gallo, R. C., S. Z. Salahuddin, M. Popovic, G. M. Shearer, M. Kaplan, B. F. Haynes, T. J. Palker, et al.

1984. "Frequent Detection and Isolation of Cytopathic Retroviruses (HTLV-III) from Patients with AIDS and at Risk for AIDS." *Science,* 224.

- Gallo, R. C., P. S. Sarin, E. P. Gelmann, M. Robert-Guroff, E. Richardson, V. S. Kalyanaraman, D. Mann, et al. 1983. "Isolation of Human T-Cell Leukemia Virus in Acquired Immune Deficiency Syndrome (AIDS)." *Science,* 220.
- Gallo, Robert. 1991. *Virus Hunting: AIDS, Cancer, and the Human Retrovirus: A Story of Scientific Discovery.* New York: Basic Books.
- Gallo, Robert C., and Luc Montagnier. 1988. "AIDS in 1988." *Scientific American,* 259 (4).
- Galvani, Alison P., and Robert M. May. 2005. "Dimensions of Superspreading." *Nature,* 438.
- Gao, F., E. Bailes, D. L. Robertson, Y. Chen, C. M. Rodenburg, S. F. Michael, L. B. Cummins, et al. 1999. "Origin of HIV-1 in the Chimpanzee *Pan troglodytes troglodytes.*" *Nature,* 397.
- Garrett, Laurie. 1994. *The Coming Plague: Newly Emerging Diseases in a World Out of Balance.* New York: Farrar, Straus and Giroux.
- Georges, A. J., E. M. Leroy, A. A. Renaut, C. T. Benissan, R. J. Nabias, M. T. Ngoc, P. I. Obiang, et al. 1999. "Ebola Hemorrhagic Fever Outbreaks in Gabon, 1994–1997: Epidemiologic and Health Control Issues." In *Ebola: The Virus and the Disease,* ed. C. J. Peters and J. W. LeDuc. Special issue of *The Journal of Infectious Diseases,* 179 (S1).
- Gilbert, M. Thomas P., Andrew Rambaud, Gabriela Wlasiuk, Thomas J. Spira, Arthur E. Pitchenik, and Michael Worobey. 2007. "The Emergence of HIV/AIDS in the Americas and Beyond." *Proceedings of the National Academy of Sciences,* 104 (47).
- Giles-Vernick, Tamara. 2002. *Cutting the Vines of the Past: Environmental Histories of the Central African Rain Forest.* Charlottesville: University Press of Virginia.
- Gopalakrishna, G., P. Choo, Y. S. Leo, B. K. Tay, Y. T. Lim, A. S. Khan, and C. C. Tan. 2004. "SARS Transmission and Hospital Containment." *Emerging Infectious Diseases,* 10 (3).
- Gormus, Bobby J., Louis N. Martin, and Gary B. Baskin. 2004. "A Brief History of the Discovery of Natural Simian Immunodeficiency Virus (SIV) Infections in Captive Sooty Mangabey Monkeys." *Frontiers in Bioscience,* 9.
- Gottlieb, M. S., H. M. Shankar, P. T. Fan, A. Saxon, J. D. Weisman, and I. Pozalski. 1981. "*Pneumocystic* Pneumonia—Los Angeles." *Morbidity and Mortality Weekly Report,* June 5.
- Greenfeld, Karl Taro. 2006. *China Syndrome: The True Story of the 21st Century's First Great Epidemic.* New York: HarperCollins Publishers.
- Guan, Y., B. J. Zheng, Y. Q. He, X. L. Liu, Z. X. Zhuang, C. L. Cheung, S. W. Luo, et al. 2003. "Isolation and Characterization of Viruses Related to the SARS Coronavirus from Animals in Southern China." *Science,* 302.

* Gurley, Emily S., Joel M. Montgomery, M. Jahangir Hossain, Michael Bell, Abul Kalam Azad, Mohammad Rafiqul Islam, Mohammad Abdur Rahim Molla, et al. 2007. "Person-to-Person Transmission of Nipah Virus in a Bangladeshi Community." *Emerging Infectious Diseases*, 13 (7).
* Hahn, Beatrice H., George M. Shaw, Kevin M. De Cock, and Paul M. Sharp. 2000. "AIDS as a Zoonosis: Scientific and Public Health Implications." *Science*, 287.
* Halpin, K., P. L. Young, H. E. Field, and J. S. Mackenzie. 2000. "Isolation of Hendra Virus from Pteropid Bats: A Natural Reservoir of Hendra Virus." *Journal of General Virology*, 81.
* Hamer, W. H. 1906. "Epidemic Disease in England—The Evidence of Variability and of Persistency of Type." *The Lancet*, March 17.
* Harcourt, Brian H., Azaibi Tamin, Thomas G. Ksiazek, Pierre E. Rollin, Larry J. Anderson, William J. Bellini, and Paul A. Rota. 2000. "Molecular Characterization of Nipah Virus, a Newly Emergent Paramyxovirus." *Virology*, 271.
* Harms, Robert W. 1981. *River of Wealth, River of Sorrow: The Central Zaire Basin in the Era of the Slave and Ivory Trade, 1500–1891.* New Haven: Yale University Press.
* Harris, Richard L., and Temple W. Williams, Jr. 1985. "Contribution to the Question of Pneumotyphus: A Discussion of the Original Article by J. Ritter in 1880." *Review of Infectious Diseases*, 7 (1).
* Harrison, Gordon. 1978. *Mosquitoes, Malaria and Man: A History of the Hostilities Since 1880.* New York: E. P. Dutton.
* Hawgood, Barbara J. 2008. "Alexandre Yersin (1864–1943): Discoverer of the Plague Bacillus, Explorer and Agronomist." *Journal of Medical Biography*, 16.
* Hay, Simon I. 2004. "The Global Distribution and Population at Risk of Malaria: Past, Present, and Future." *Lancet Infectious Disease*, 4 (6).
* Haydon, D. T., S. Cleaveland, L. H. Taylor, and M. K. Laurenson. 2002. "Identifying Reservoirs of Infection: A Conceptual and Practical Challenge." *Emerging Infectious Diseases*, 8 (12).
* Hemelaar, J., E. Gouws, P. D. Ghys, and S. Osmanov. 2006. "Global and Regional Distribution of HIV-1 Genetic Subtypes and Recombinants in 2004." *AIDS*, 20 (16).
* Hennessey, A. Bennett, and Jessica Rogers. 2008. "A Study of the Bushmeat Trade in Ouesso, Republic of Congo." *Conservation and Society*, 6 (2).
* Henig, Robin Marantz. 1993. *A Dancing Matrix: Voyages along the Viral Frontier.* New York: Alfred A. Knopf.
* Hewlett, B. S., A. Epelboin, B. L. Hewlett, and P. Formenty. 2005. "Medical Anthropology and Ebola in Congo: Cultural Models and Humanistic Care." *Bulletin de la Société Pathologie Exotique*, 98 (3).
* Hewlett, Barry S., and Richard P. Amola. 2003. "Cultural Contexts of Ebola in Northern Uganda." *Emerging Infectious Diseases*, 9 (10).

- Hewlett, Barry S., and Bonnie L. Hewlett. 2008. *Ebola, Culture, and Politics: The Anthropology of an Emerging Disease.* Belmont, CA: Thomson Wadsworth.
- Heymann, D. L., J. S. Weisfeld, P. A. Webb, K. M. Johnson, T. Cairns, and H. Berquist. 1980. "Ebola Hemorrhagic Fever: Tandala, Zaire, 1977–1978." *The Journal of Infectious Diseases,* 142 (3).
- Hirsch, V. M., R. A. Olmsted, M. Murphy-Corb, R. H. Purcell, and P. R. Johnson. 1989. "An African Primate Lentivirus (SIVsm) Closely Related to HIV-2." *Nature,* 339.
- Holmes, Edward C. 2009. *The Evolution and Emergence of RNA Viruses.* Oxford: Oxford University Press.
- Hoong, Chua Mui. 2004. *A Defining Moment: How Singapore Beat SARS.* Singapore: Institute of Policy Studies.
- Hooper, Ed. 1990. *Slim: A Reporter's Own Story of AIDS in East Africa.* London: The Bodley Head.
- Hooper, Edward. 1999. *The River: A Journey to the Source of HIV and AIDS.* Boston: Little, Brown.

———. 2001. "Experimental Oral Polio Vaccines and Acquired Immune Deficiency Syndrome." *Philosophical Transactions of the Royal Society of London,* 356.

- Huff, Jennifer L., and Peter A. Barry. 2003. "B-Virus (*Cercopithecine herpesvirus* 1) Infection in Humans and Macaques: Potential for Zoonotic Disease." *Emerging Infectious Diseases,* 9 (2).
- Huijbregts, Bas, Pawel De Wachter, Louis Sosthene Ndong Obiang, and Marc Ella Akou. 2003. "Ebola and the Decline of Gorilla *Gorilla gorilla* and Chimpanzee *Pan troglodytes* Populations in Minkebe Forest, North-eastern Gabon." Oryx, 37 (4).
- Hsu, Vincent P., Mohammed Jahangir Hossain, Umesh D. Parashar, Mohammed Monsur Ali, Thomas G. Ksiazek, Ivan Kuzmin, Michael Niezgoda, et al. 2004. "Nipah Virus Encephalitis Reemergence, Bangladesh." *Emerging Infectious Diseases,* 10 (12).
- Jiang, Ning, Qiaocheng Chang, Xiaodong Sun, Huijun Lu, Jigang Yin, Zaixing Zhang, Mats Wahlgren, and Qijun Chen. 2010. "Co-Infections with *Plasmodium knowlesi* and Other Malaria Parasites, Myanmar." *Emerging Infectious Diseases,* 16 (9).
- Johara, Mohd Yob, Hume Field, Azmin Mohd Rashdi, Christopher Morrissy, Brenda van der Heide, Paul Rota, Azri bin Adzhar, et al. 2001. "Nipah Virus Infection in Bats (Order *Chiroptera*) in Peninsular Malaysia." *Emerging Infectious Diseases,* 7 (3).
- Johnson, K. M., and Members of the International Commission. 1978. "Ebola Haemorrhagic Fever in Zaire, 1976." *Bulletin of the World Health Organization,* 56.
- Johnson, Karl M. 1999. "Gleanings from the Harvest: Suggestions for Priority Actions against Ebola Virus Epidemics." In *Ebola: The Virus and the Disease,* ed. C. J. Peters and J. W. LeDuc. Special issue of *The Journal of Infectious Diseases,* 179 (S1).

- Johnson, Russell C., George P. Schmid, Fred W. Hyde, A. G. Steigerwalt, and Don J. Brenner. 1984. "*Borrelia burgdorferi* sp. no.: Etiologic Agent of Lyme Disease." *International Journal of Systematic Bacteriology,* 34 (4).
- Jones-Engel, L., G. A. Engel, M. A. Schillaci, A. Rompis, A. Putra, K. G. Suaryana, A. Fuentes, et al. 2005. "Primate-to-Human Retroviral Transmission in Asia." *Emerging Infectious Diseases,* 11 (7).
- Jones-Engel, Lisa, Cynthia C. May, Gregory A. Engel, Katherine A. Steinkraus, Michael A. Schillaci, Agustin Fuentes, Aida Rompis, et al. 2008. "Diverse Contexts of Zoonotic Transmission of Simian Foamy Viruses in Asia." *Emerging Infectious Diseases,* 14 (8).
- Jones-Engel, Lisa, Katherine A. Steinkraus, Shannon M. Murray, Gregory A. Engel, Richard Grant, Nantiya Aggimarangsee, Benjamin P. Y.-H. Lee, et al. 2007. "Sensitive Assays for Simian Foamy Viruses Reveal a High Prevalence of Infection in Commensal, Free-Ranging Asian Monkeys." *Journal of Virology,* 81 (14).
- Jongwutiwes, Somchai, Chaturong Putaporntip, Takuya Iwasaki, Tetsutaro Sata, and Hiroji Kanbara. 2004. "Naturally Acquired *Plasmodium knowlesi* Malaria in Human, Thailand." *Emerging Infectious Diseases,* 10 (12).
- Kanki, P. J., J. Alroy, and M. Essex. 1985. "Isolation of T-Lymphotropic Retrovirus Related to HTLV-III/LAV from Wild-Caught African Green Monkeys." *Science,* 230.
- Kanki, P. J., F. Barin, S. M'Boup, J. S. Allan, J. L. Romet-Lemonne, R. Marlink, M. F. Maclane, et al. 1986. "New Human T-Lymphotropic Retrovirus Related to Simian T-Lymphotropic Virus Type III (STVL-IIIAGM)." *Science,* 232.
- Kanki, P. J., M. F. MacLane, N. W. King, Jr., N. L. Letvin, R. D. Hunt, P. Sehgal, M. D. Daniel, et al. 1985. "Serologic Identification and Characterization of a Macaque T-Lymphotropic Retrovirus Closely Related to HTLV-III." *Science,* 228.
- Kantele, Anu, Hanspeter Marti, Ingrid Felger, Dania Müller, and T. Sakari Jokiranta, et al. 2008. "Monkey Malaria in a European Traveler Returning from Malaysia." *Emerging Infectious Diseases,* 14 (9).
- Kappe, Stefan H. I., Ashley M. Vaughan, Justin A. Boddey, and Alan F. Cowman. 2010. "That Was Then But This Is Now: Malaria Research in the Time of an Eradication Agenda." *Science,* 328.
- Karagiannis, I., G. Morroy, A. Rietveld, A. M. Horrevorts, M. Hamans, P. Francken, and B. Schimmer. 2007. "Q Fever Outbreak in The Netherlands: A Preliminary Report." *Eurosurveillance,* 12 (32).
- Karagiannis, I., B. Schimmer, A. Van Lier, A. Timen, P. Schneeberger, B. Van Rotterdam, A. De Bruin, et al. 2009. "Investigation of a Q Fever Outbreak in a Rural Area of The Netherlands." *Epidemiology and Infection,* 137.
- Karesh, William B. 1999. *Appointment at the Ends of the World: Memoirs of a Wildlife Veterinarian.* New York: Warner Books.

- Karesh, William B., and Robert A. Cook. 2005. "The Animal-Human Link." *Foreign Affairs,* 84 (4).
- Keele, Brandon F., Fran Van Heuverswyn, Yingying Li, Elizabeth Bailes, Jun Takehisa, Mario L. Santiago, Frederic Bibollet-Ruche, et al. 2006. "Chimpanzee Reservoirs of Pandemic and Nonpandemic HIV-1." *Science,* 313.
- Keele, Brandon F., James Holland Jones, Karen A. Terio, Jacob D. Estes, Rebecca S. Rudicell, Michael L. Wilson, Yingying Li, et al. 2009. "Increased Mortality and AIDS-like Immunopathology in Wild Chimpanzees Infected with SIVcpz." *Nature,* 460.
- Kermack, W. O., and A. G. McKendrick. 1927. "A Contribution to the Mathematical Theory of Epidemics." *Proceedings of the Royal Society,* A, 115.
- Kestler, H. W., III, Y. Li, Y. M. Naidu, C. V. Butler, M. F. Ochs, G. Jaenel, N. W. King, et al. 1988. "Comparison of Simian Immunodeficiency Virus Isolates." *Nature,* 331.
- Khan, Naveed Ahmed. 2008. *Microbial Pathogens and Human Disease.* Enfield, New Hampshire: Science Publishers.
- Klenk, H.-D., M. N. Matrosovich, and J. Stech, eds. 2008. *Avian Influenza.* Basel: Karger.
- Knowles, R., and B. M. Das Gupta. 1932. "A Study of Monkey-Malaria and its Experimental Transmission to Man." *The Indian Medical Gazette,* June.
- Koene, R. P. M., B. Schimmer, H. Rensen, M. Biesheuvel, A. De Bruin, A. Lohuis, A. Horrevorts, et al. 2010. "A Q Fever Outbreak in a Psychiatric Care Institution in The Netherlands." *Epidemiology and Infection,* 139 (1).
- Kolata, Gina. 2005. *Flu: The Story of the Great Influenza Pandemic of 1918 and the Search for the Virus that Caused It.* New York: Touchstone/Simon & Schuster.
- Koprowski, Hilary. 2001. "Hypothesis and Facts." *Philosophical Transactions of the Royal Society of London,* 356.
- Korber, B., M. Muldoon, J. Theiler, F. Gao, R. Gupta, A. Lapedes, B. H. Hahn, et al. 2000. "Timing the Ancestor of the HIV-1 Pandemic Strains." *Science,* 288.
- Krief, Sabrina, Ananias A. Escalante, M. Andreina Pacheco, Lawrence Mugisha, Claudine André, Michel Halbwax, Anne Fischer, et al. 2010. "On the Diversity of Malaria Parasites in African Apes and the Origin of *Plasmodium falciparum* from Bonobos." *PLoS Pathogens,* 6 (2).
- Ksiazek, T. G., D. Erdman, C. S. Goldsmith, S. R. Zaki, T. Peret, S. Emery, S. Tong, et al. 2003. "A Novel Coronavirus Associated with Severe Acute Respiratory Syndrome." *New England Journal of Medicine,* 348 (20).
- Kuhn, Jens. 2008. *Filoviruses: A Compendium of 40 Years of Epidemiological, Clinical, and Laboratory Studies.* C. H. Calisher, ed. New York: Springer-Verlag.
- Lahm, S. A., M. Kobila, R. Swanepoel, and R. F. Barnes. 2006. "Morbidity and Mortality of Wild

Animals in Relation to Outbreaks of Ebola Haemorrhagic Fever in Gabon, 1994–2003." *Transactions of the Royal Society of Tropical Medicine and Hygiene*, 101 (1).

- Lau, Susanna K. P., Patrick C. Y. Woo, Kenneth S. M. Li, Yi Huang, Hoi-Wah Tsoi, Beatrice H. L. Wong, Samson S. Y. Wong, et al. 2005. "Severe Acute Respiratory Syndrome Coronavirus-like Virus in Chinese Horseshoe Bats." *Proceedings of the National Academy of Sciences*, 102 (39).
- Lee, K. S., M.W. N. Lau, and B.P.L. Chan. 2004. "Wild Animal Trade Monitoring at Selected Markets in Guangzhou and Shenzhen, South China, 2000–2003." *Kadoorie Farm & Botanic Garden Technical Report* (2).
- Le Guenno, B., P. Formenty, M. Wyers, P. Gounon, F. Walker, and C. Boesch. 1995. "Isolation and Partial Characterisation of a New Strain of Ebola." *The Lancet*, 345 (8960).
- Lepore, Jill. 2009. "It's Spreading." *The New Yorker*, June 1.
- Leroy, E. M., A. Epelboin, V. Mondonge, X. Pourrut, J. P. Gonzalez, J. J. Muyembe-Tamfun, P. Formenty, et al. 2009. "Human Ebola Outbreak Resulting from Direct Exposure to Fruit Bats in Luebo, Democratic Republic of Congo, 2007." *Vector-Borne and Zoonotic Diseases*, 9 (6).
- Leroy, Eric M., Brice Kumulungui, Xavier Pourrut, Pierre Rouquet, Alexandre Hassanin, Philippe Yaba, André Délicat, et al. 2005. "Fruit Bats as Reservoirs of Ebola Virus." *Nature*, 438.
- Leroy, Eric M., Pierre Rouquet, Pierre Formenty, Sandrine Souquière, Annelisa Kilbourne, Jean-Marc Froment, Magdalena Bermejo, et al. 2004. "Multiple Ebola Virus Transmission Events and Rapid Decline of Central African Wildlife." *Science*, 303.
- Letvin, Norman L., Kathryn A. Eaton, Wayne R. Aldrich, Prabhat K. Sehgal, Beverly J. Blake, Stuart F. Schlossman, Norval W. King, and Ronald D. Hunt. 1983. "Acquired Immunodeficiency Syndrome in a Colony of Macaque Monkeys." *Proceedings of the National Academy of Sciences*, 80.
- Levine, Arnold J. 1992. *Viruses*. New York: Scientific American Library.
- Levy, J. A., A. D. Hoffman, S. M. Kramer, J. A. Landis, J. M. Shimabukuro, and L. S. Oshiro. 1984. "Isolation of Lymphocytopathic Retroviruses from San Francisco Patients with AIDS." *Science*, 225.
- Li, Wendong, Zhengli Shi, Meng Yu, Wuze Ren, Craig Smith, Jonathan H. Epstein, Hanzhong Wang, et al. 2005. "Bats Are Natural Reservoirs of SARS-like Coronavirus." *Science*, 310.
- Liang, W., Z. Zhu, J. Guo, Z. Liu, W. Zhou, D. P. Chin, A. Schuchat, et al. 2004. "Severe Acute Respiratory Syndrome, Beijing, 2003." *Emerging Infectious Diseases*, 10 (1).
- Lillie, R. D. 1930. "*Psittacosis:* Rickettsia-like Inclusions in Man and in Experimental Animals." *Public Health Reports*, 45 (15).
- Liu, Weimin, Yingying Li, Gerald H. Learn, Rebecca S. Rudicell, Joel D. Robertson, Brandon F. Keele, Jean-Bosco N. Ndjango, et al. 2010. "Origin of the Human Malaria Parasite *Plasmodium falciparum* in Gorillas." *Nature*, 467.

- Lloyd-Smith, J. O., S. J. Schreiber, P. E. Kopp, and W. M. Getz. 2005. "Superspreading and the Effect of Individual Variation on Disease Emergence." *Nature,* 438.
- LoGiudice, Kathleen, Richard S. Ostfeld, Kenneth A. Schmidt, and Felicia Keesing. 2003. "The Ecology of Infectious Disease: Effects of Host Diversity and Community Composition on Lyme Disease Risk." *Proceedings of the National Academy of Sciences,* 100 (2).
- Luby, Stephen P., M. Jahangir Hossain, Emily S. Gurley, Be-Nazir Ahmed, Shakila Banu, Salah Uddin Khan, Nusrat Homaira, et al. 2009. "Recurrent Zoonotic Transmission of Nipah Virus into Humans, Bangladesh, 2001–2007." *Emerging Infectious Diseases,* 15 (8).
- Luby, Stephen P., Mahmudur Rahman, M. Jahangir Hossain, Lauren S. Blum, M. Mustaq Husain, Emily Gurley, Rasheda Khan, et al. 2006. "Foodborne Transmission of Nipah Virus, Bangladesh." *Emerging Infectious Diseases,* 12 (12).
- Luchavez, J., F. Espino, P. Curameng, R. Espina, D. Bell, P. Chiodini, D. Nolder, et al. 2008. "Human Infections with *Plasmodium knowlesi,* the Philippines." *Emerging Infectious Diseases,* 14 (5).
- MacDonald, G. 1956. "Theory of the Eradication of Malaria." *Bulletin of the World Health Organization,* 15.
- MacDonald, George. 1953. "The Analysis of Malaria Epidemics." *Tropical Diseases Bulletin,* 50 (10).
- Margulis, Lynn, Andrew Maniotis, James MacAllister, John Scythes, Oystein Brorson, John Hall, Wolfgang E. Krumbein, and Michael J. Chapman. 2009. "Spirochete Round Bodies. Syphilis, Lyme Disease & AIDS: Resurgence of 'The Great Imitator?' " *Symbiosis,* 47.
- Marrie, Thomas J., ed. 1990. *Q Fever. Vol. I: The Disease.* Boca Raton: CRC Press.
- Martin, Phyllis M. 2002. *Leisure and Society in Colonial Brazzaville.* Cambridge: Cambridge University Press.
- Martinsen, Ellen S., Susan L. Perkins, and Jos J. Schall. 2008. "A Three-Genome Phylogeny of Malaria Parasites (*Plasmodium* and Closely Related Genera): Evolution of Life-History Traits and Host Switches." *Molecular Phylogenetics and Evolution,* 47.
- Marx, Jean L. 1983. "Human T-Cell Leukemia Virus Linked to AIDS." *Science,* 220.
- Marx, P. A., P. G. Alcabes, and E. Drucker. 2001. "Serial Human Passage of Simian Immunodeficiency Virus by Unsterile Injections and the Emergence of Epidemic Human Immunodeficiency Virus in Africa." *Philosophical Transactions of the Royal Society of London,* 356.
- May, Robert. 2001. "Memorial to Bill Hamilton." *Philosophical Transactions of the Royal Society of London,* 356.
- McCormack, J. G., A. M. Allworth, L. A. Selvey, and P. W. Selleck. 1999. "Transmissibility from Horses to Humans of a Novel Paramyxovius, Equine Morbillivirus (EMV)." *Journal of Infection,* 38.
- McCormick, Joseph B., and Susan Fisher-Hoch. 1996. *Level 4: Virus Hunters of the CDC.* With

Leslie Alan Horvitz. Atlanta: Turner Publishing.

- McCoy, G. W. 1930. "Accidental *Psittacosis* Infection Among the Personnel of the Hygienic Laboratory." *Public Health Reports,* 45 (16).
- McDade, Joseph E. 1990. "Historical Aspects of *Q Fever." In Q Fever. Vol. I: The Disease,* ed. T. Marrie. Boca Raton: CRC Press.
- McKenzie, F. Ellis, and Ebrahim M. Samba. 2004. "The Role of Mathematical Modeling in Evidence-Based Malaria Control." *American Journal of Tropical Medicine and Hygiene,* 71.
- McLean, Angela, Robert May, John Pattison, and Robin Weiss, eds. 2005. *SARS: A Case Study in Emerging Infections.* Oxford: Oxford University Press.
- McNeill, William H. 1976. *Plagues and Peoples.* New York: Anchor Books.
- Meiering, Christopher D., and Maxine L. Linial. 2001. "Historical Perspective of Foamy Virus Epidemiology and Infection." *Clinical Microbiology Reviews,* 14 (1).
- Meyer, K. F., and B. Eddie. 1934. "*Psittacosis* in the Native Australian Budgerigars." *Proceedings of the Society for Experimental Biology & Medicine,* 31.
- Miranda, M. E. 1999. "Epidemiology of Ebola (Subtype Reston) Virus in the Philippines, 1996." In *Ebola: The Virus and the Disease,* ed. C. J. Peters and J. W. LeDuc. Special issue of *The Journal of Infectious Diseases,* 179 (S1).
- Monath, Thomas P. 1999. "Ecology of Marburg and Ebola Viruses: Speculations and Directions for Future Research." In *Ebola: The Virus and the Disease,* ed. C. J. Peters and J. W. LeDuc. Special issue of *The Journal of Infectious Diseases,* 179 (S1).
- Montagnier, Luc. 2000. *Virus: The Co-Discoverer of HIV Tracks Its Rampage and Charts the Future.* Translated from the French by Stephen Sartelli. New York: W. W. Norton.

———. 2003. "Historical Accuracy of HIV Isolation." *Nature Medicine,* 9 (10).

- Montgomery, Joel M., Mohammed J. Hossain, E. Gurley, D. S. Carroll, A. Croisier, E. Bertherat, N. Asgari, et al. 2008. "Risk Factors for Nipah Virus Encephalitis in Bangladesh." *Emerging Infectious Diseases,* 14 (10).
- Moore, Janice. 2002. *Parasites and the Behavior of Animals.* Oxford: Oxford University Press.
- Morse, Stephen S., ed. 1993. *Emerging Virsues.* New York: Oxford University Press.
- Mulder, Carel. 1988. "Human AIDS Virus Not from Monkeys." *Nature,* 333.
- Murphey-Corb, M., L. N. Martin, S. R. Rangan, G. B. Baskin, B. J. Gormus, R. H. Wolf, W. A. Andres, et al. 1986. "Isolation of an HTLV-III-related Retrovirus from Macaques with Simian AIDS and Its Possible Origin in Asymptomatic Mangabeys." *Nature,* 321.
- Murray, K., R. Rogers, L. Selvey, P. Selleck, A. Hyatt, A. Gould, L. Gleeson, et al. 1995. "A Novel Morbillivirus Pneumonia of Horses and its Transmission to Humans." *Emerging Infectious Dis-*

eases, 1 (1).

- Murray, K., P. Selleck, P. Hooper, A. Hyatt, A. Gould, L. Gleeson, H. Westbury, et al. 1995. "A Morbillivirus that Caused Fatal Disease in Horses and Humans." *Science*, 268.
- Myers, Judith H. 1990. "Population Cycles of Western Tent Caterpillars: Experimental Introductions and Synchrony of Fluctuations." *Ecology*, 71 (3).

———. 1993. "Population Outbreaks in Forest Lepidoptera." *American Scientist*, 81.

———. 2000. "Population Fluctuations of the Western Tent Caterpillar in Southwestern British Columbia." *Population Ecology*, 42.

- Nahmias, A. J., J. Weiss, X. Yao, F. Lee, R. Kodsi, M. Schanfield, T. Matthews, et al. 1986. "Evidence for Human Infection with an HTLV III/LAV-like Virus in Central Africa, 1959." *The Lancet*, 1 (8492). Nathanson, Neal, and Rafi Ahmed. 2007. *Viral Pathogenesis and Immunity*. London: Elsevier.
- Neghina, Raul, A. M. Neghina, I. Marincu, and I. Iacobiciu. 2011. "Malaria and the Campaigns Toward its Eradication in Romania, 1923–1963." *Vector-Borne and Zoonotic Diseases*, 11 (2).
- Nelson, Anne Marie, and C. Robert Horsburgh, Jr., eds. 1998. *Pathology of Emerging Infections 2*. Washington: ASM Press.
- Ng, Lee Ching, Eng Eong Ooi, Cheng Chuan Lee, Piao Jarrod Lee, Oong Tek Ng, Sze Wong Pei, Tian Ming Tu, et al. 2008. "Naturally Acquired Human *Plasmodium knowlesi* Infection, Singapore." *Emerging Infectious Diseases*, 14 (5).
- Normile, Dennis. 2003. "Up Close and Personal with SARS." *Science*, 300.

———. 2005. "Researchers Tie Deadly SARS Virus to Bats." *Science*, 309.

- Normile, Dennis, and Martin Enserink. 2003. "Tracking the Roots of a Killer." *Science*, 301.
- Novembre, F. J., M. Saucier, D. C. Anderson, S. A. Klumpp, S. P. O'Neil, C. R. Brown II, C. E. Hart, et al. 1997. "Development of AIDS in a Chimpanzee Infected with Human Immunodeficiency Virus Type 1." *Journal of Virology*, 71 (5).
- Nye, Edwin R., and Mary E. Gibson. 1997. *Ronald Ross: Malariologist and Polymath*. New York: St. Martin's Press. Oldstone, Michael B. A. 1998. *Viruses, Plagues, and History*. New York: Oxford University Press.
- Olsen, S. J., H. L. Chang, T. Y. Cheung, A. F. Tang, T. L. Fisk, S. P. Ooi, H. W. Kuo, et al. 2003. "Transmission of the Severe Acute Respiratory Syndrome on Aircraft." *New England Journal of Medicine*, 349 (25).
- Oshinsky, David M. 2006. *Polio: An American Story*. Oxford: Oxford University Press.
- Ostfeld, Richard S. 2011. *Lyme Disease: The Ecology of a Complex System*. Oxford: Oxford University Press.
- Ostfeld, Richard S., Felicia Keesing, and Valerie T. Eviner, eds. 2008. *Infectious Disease Ecology:*

The Effects of Ecosystems on Disease and of Disease on Ecosystems. Princeton: Princeton University Press.

- O'Sullivan, J. D., A. M. Allworth, D. L. Paterson, T. M. Snow, R. Boots, L. J. Gleeson, A. R. Gould, et al. 1997. "Fatal Encephalitis Due to Novel Paramyxovirus Transmitted from Horses." *The Lancet,* 349 (9045).
- Palmer, Amos E. 1987. "B Virus, *Herpesvirus simiae:* Historical Perspective." *Journal of Medical Primatology,* 16.
- Parashar, U. D., L. M. Sunn, F. Ong, A. W. Mounts, M. T. Arif, T. G. Ksiazek, M. A. Kamaluddin, et al. 2000. "Case-Control Study of Risk Factors for Human Infection with a New Zoonotic Paramyxovirus, Nipah Virus, during a 1998–1999 Outbreak of Severe Encephalitis in Malaysia." *The Journal of Infectious Diseases,* 181.
- Paton, N. I., Y. S. Leo, S. R. Zaki, A. P. Auchus, K. E. Lee, A. E. Ling, S. K. Chew, et al. 1999. "Outbreak of Nipah-virus Infection among Abattoir Workers in Singapore." *The Lancet,* 354 (9186).
- Pattyn, S. R., ed. 1978. *Ebola Virus Haemorrhagic Fever.* Proceedings of an International Colloquium on Ebola Virus Infection and Other Haemorrhagic Fevers held in Antwerp, Belgium, December 6–8, 1977. Amsterdam: Elsevier/North-Holland Biomedical Press.
- Peeters, M., K. Fransen, E. Delaporte, M. Van den Haesevelde, G. M. Gershy-Damet, L. Kestens, G. van der Groen, and P. Piot. 1992. "Isolation and Characterization of a New Chimpanzee Lentivirus (Simian Immunodeficiency Virus Isolate cpz-ant) from a Wild-Captured Chimpanzee." *AIDS,* 6 (5).
- Peeters, M., C. Honoré, T. Huet, L. Bedjabaga, S. Ossari, P. Bussi, R. W. Cooper, and E. Delaporte. 1989. "Isolation and Partial Characterization of an HIV-related Virus Occurring Naturally in Chimpanzees in Gabon." *AIDS,* 3 (10).
- Peiris, J. S., Y. Guan, and K. Y. Yuen. 2004. "Severe Acute Respiratory Syndrome." *Nature Medicine Supplement,* 10 (12).
- Peiris, J. S., W. C. Yu, C. W. Leung, C. Y. Cheung, W. F. Ng, J. M. Nicholls, T. K. Ng, et al. 2004. "Re-emergence of Fatal Human Influenza A Subtype H5N1 Disease." *The Lancet,* 363 (9409).
- Peiris, J. S. M., S. T. Lai, L. L. M. Poon, Y. Guan, L. Y. C. Yam, W. Lim, J. Nicholls, et al. 2003. "Coronavirus as a Possible Cause of Severe Acute Respiratory Syndrome." *The Lancet,* 361 (9366).
- Peiris, J. S. Malik, Menno D. de Jong, and Yi Guan. 2007. "Avian Influenza Virus (H5N1): A Threat to Human Health." *Clinical Microbiology Reviews,* 20 (2).
- Pepin, Jacques. 2011. *The Origins of AIDS.* Cambridge: Cambridge University Press.
- Pepin, Jacques, and Eric H. Frost. 2011. "Reply to Marx et al." *Clinical Infectious Diseases,* Correspondence 52.
- Pepin, Jacques, and Annie-Claude Labbé. 2008. "Noble Goals, Unforeseen Consequences: Control

of Tropical Diseases in Colonial Central Africa and the Iatrogenic Transmission of Blood-borne Diseases." *Tropical Medicine and International Health,* 13 (6).

- Pepin, Jacques, Annie-Claude Labbé, Fleurie Mamadou-Yaya, Pascal Mbélesso, Sylvestre Mbadingaï, Sylvie Deslandes, Marie-Claude Locas, and Eric Frost. 2010. "Iatrogenic Transmission of Human T Cell Lymphotropic Virus Type 1 and Hepatitis C Virus through Parenteral Treatment and Chemoprophylaxis of Sleeping Sickness in Colonial Equatorial Africa." *Clinical Infectious Diseases,* 51.
- Pepin, K. M., S. Lass, J. R. Pulliam, A. F. Read, and J. O. Lloyd-Smith. 2010. "Identifying Genetic Markers of Adaptation for Surveillance of Viral Host Jumps." *Nature,* 8.
- Peters, C. J., and James W. LeDuc, eds. 1999. *Ebola: The Virus and the Disease.* Special issue of *The Journal of Infectious Diseases,* 179 (S1).
- Peters, C. J., and Mark Olshaker. 1997. *Virus Hunter: Thirty Years of Battling Hot Viruses around the World.* New York: Anchor Books.
- Peterson, Dale. 2003. *Eating Apes.* With an afterword and photographs by Karl Ammann. Berkeley: University of California Press.
- Pisani, Elizabeth. 2009. *The Wisdom of Whores: Bureaucrats, Brothels, and the Business of AIDS.* New York: W. W. Norton.
- Pitchenik, Arthur E., Margaret A. Fischl, Gordon M. Dickinson, Daniel M. Becker, Arthur M. Fournier, Mark T. O'Connell, Robert D. Colton, and Thomas J. Spira. 1983. "Opportunistic Infections and Kaposi's Syndrome among Haitians: Evidence of a New Acquired Immunodeficiency State." *Annals of Internal Medicine,* 98 (3).
- Plantier, J. C., M. Leoz, J. E. Dickerson, F. De Oliveira, F. Cordonnier, V. Lemée, F. Damond, et al. 2009. "A New Human Immunodeficiency Virus Derived from Gorillas." *Nature Medicine,* 15.
- Plotkin, Stanley A. 2001. "Untruths and Consequences: The False Hypothesis Linking CHAT Type 1 Polio Vaccination to the Origin of Human Immunodeficiency Virus." *Philosophical Transactions of the Royal Society of London,* 356.
- Plowright, R. K., H. E. Field, C. Smith, A. Divljan, C. Palmer, G. Tabor, P. Daszak, and J. E. Foley. 2008. "Reproduction and Nutritional Stress Are Risk Factors for Hendra Virus Infection in Little Red Flying Foxes *(Pteropus scapulatus).*" *Proceedings of the Royal Society,* B, 275.
- Plowright, Raina K., P. Foley, H. E. Field, A. P. Dobson, J. E. Foley, P. Eby, and P. Daszak. 2011. "Urban Habituation, Ecological Connectivity and Epidemic Dampening: The Emergence of Hendra Virus from Flying Foxes *(Pteropus spp.).*" *Proceedings of the Royal Society,* B, 278.
- Popovic, M., M. G. Sarngadharan, E. Read, and R. C. Gallo. 1984. "Detection, Isolation, and Continuous Production of Cytopathic Retroviruses (HTLV-III) from Patients with AIDS and Pre-AIDS." *Science,* 224.

* Poon, L. L. M., D. K. W. Chu, K. H. Chan, O. K. Wong, T. M. Ellis, Y. H. C. Leung, S. K. P. Lau, et al. 2005. "Identification of a Novel Coronavirus in Bats." *Journal of Virology,* 79 (4).
* Pourrut, X., B. Kumulungui, T. Wittmann, G. Moussavou, A. Délicat, P. Yaba, D. Nkoghe, et al. 2005. "The Natural History of Ebola Virus in Africa." *Microbes and Infection,* 7.
* Poutanen, S. M., D. E. Low, B. Henry, S. Finkelstein, D. Rose, K. Green, R. Tellier, et al. 2003. "Identification of Severe Acute Respiratory Syndrome in Canada." *New England Journal of Medicine,* 348 (20).
* Preston, Richard. 1994. *The Hot Zone.* New York: Random House.
* Price-Smith, Andrew T. 2009. *Contagion and Chaos: Disease, Ecology, and National Security in the Era of Globalization.* Cambridge, MA: The MIT Press.
* Read, Andrew F. 1994. "The Evolution of Virulence." *Trends in Microbiology,* 2 (3).
* Reeves, Jacqueline D., and Robert W. Doms. 2002. "Human Immunodeficiency Virus Type 2." *Journal of General Virology,* 83.
* Reynes, J. M., D. Counor, S. Ong, C. Faure, V. Seng, S. Molia, J. Walston, et al. 2005. "Nipah Virus in Lyle's Flying Foxes, Cambodia." *Emerging Infectious Diseases,* 11 (7).
* Rich, Stephen M., Fabian H. Leendertz, Guang Xu, Matthew LeBreton, Cyrille F. Djoko, Makoah N. Aminake, Eric E. Takang, et al. 2009. "The Origin of Malignant Malaria." *Proceedings of the National Academy of Sciences,* 106 (35).
* Richter, D., A. Spielman, N. Komar, and F. R. Matuschka. 2000. "Competence of American Robins as Reservoir Hosts for Lyme Disease Spirochetes." *Emerging Infectious Diseases,* 6 (2).
* Roest, H. I., J. J. Tilburg, W. van der Hoek, P. Vellema, F. G. van Zijdervelde, C. H. Klaassen, and D. Raoult. 2010. "The Q Fever Epidemic in The Netherlands: History, Onset, Response and Reflection." *Epidemiology and Infection,* 139 (1).
* Roest, H. I., R. C. Ruuls, J. J. Tilburg, M. H. Nabuurs-Franssen, C. H. Klaassen, P. Vellema, R. van den Brom, et al. 2011. "Molecular Epidemiology of *Coxiella burnetii* from Ruminants in Q Fever Outbreak, The Netherlands." *Emerging Infectious Diseases,* 17 (4).
* Ross, Ronald. 1910. *The Prevention of Malaria.* New York: E. P. Dutton.

———. 1916. "An Application of the Theory of Probabilities to the Study of a priori Pathometry." *Proceedings of the Royal Society,* A, 92 (638).

———. 1923. *Memoirs.* London: John Murray.

* Rothman, Kenneth J., and Sander Greenland, eds. 1998. *Modern Epidemiology.* Philadelphia: Lippincott Williams & Wilkins.
* Sabin, Albert B., and Arthur M. Wright. 1934. "Acute Ascending Myelitis Following a Monkey Bite, with the Isolation of a Virus Capable of Reproducing the Disease." *Journal of Experimental Medicine,* 59.

- Salomon, Rachelle, and Robert G. Webster. 2009. "The Influenza Virus Enigma." *Cell,* 136.
- Santiago, Mario L., Friederike Range, Brandon F. Keele, Yingying Li, Elizabeth Bailes, Frederic Bibollet-Ruche, Cecile Fruteau, et al. 2005. "Simian Immunodeficiency Virus Infection in Free-Ranging Sooty Mangabeys *(Cercocebus atys atys)* from the Taï Forest, Côte d'Ivoire: Implications for the Origin of Epidemic Human Immunodeficiency Virus Type 2." *Journal of Virology,* 79 (19).
- Santiago, Mario L., Cynthia M. Rodenburg, Shadrack Kamenya, Frederic Bibollet-Ruche, Feng Gao, Elizabeth Bailes, Sreelatha Meleth, et al. 2002. "SIVcpz in Wild Chimpanzees." *Science,* 295.
- Scrimenti, Rudolph J. 1970. "Erythema Chronicum Migrans." *Archives of Dermatology,* 102.
- Sellers, R. F., and A. J. Forman. 1973. "The Hampshire Epidemic of Foot-and-Mouth Disease, 1967." *Journal of Hygiene,* 71.
- Sellers, R. F., and J. Parker. 1969. "Airborne Excretion of Foot-and-Mouth Disease Virus." *Journal of Hygiene,* 67.
- Selvey, L. A., R. M. Wells, J. G. McCormack, A. J. Ansford, K. Murray, R. J. Rogers, P. S. Lavercombe, et al. 1995. "Infection of Humans and Horses by a Newly Described Morbillivirus." *Medical Journal of Australia,* 162.
- Selvey, Linda, Roscoe Taylor, Antony Arklay, and John Gerrard. 1996. "Screening of Bat Carers for Antibodies to Equine Morbillivirus." *Communicable Diseases,* 20 (22).
- Severo, Richard. 1972. "Impoverished Haitians Sell Plasma for Use in the U.S." *The New York Times,* January 28.
- Sexton, Christopher. 1991. *The Seeds of Time: The Life of Sir Macfarlane Burnet.* Oxford: Oxford University Press.
- Shah, Keerti V. 2004. "Simian Virus 40 and Human Disease." *The Journal of Infectious Diseases,* 190.
- Shah, Keerti, and Neal Nathanson. 1976. "Human Exposure to SV40: Review and Comment." *American Journal of Epidemiology,* 103 (1).
- Sharp, Paul M., and Beatrice H. Hahn. 2010. "The Evolution of HIV-1 and the Origin of AIDS." *Philosophical Transactions of the Royal Society of London,* 365.
- Shilts, Randy. 1987. *And the Band Played On: Politics, People, and the AIDS Epidemic.* New York: St Martin's Griffin.
- Simpson, D. I. H., and the Members of the WHO/International Study Team. 1978. "Ebola Haemorrhagic Fever in Sudan, 1976." *Bulletin of the World Health Organization,* 56 (2).
- Singh, Balbir, Lee Kim Sung, Asmad Matusop, Anand Radhakrishnan, Sunita S. G. Shamsul, Janet Cox-Singh, Alan Thomas, and David J. Conway. 2004. "A Large Focus of Naturally Acquired *Plasmodium knowlesi* Infections in Human Beings." The Lancet, 363 (9414).
- Smith, Davey, and Diana Kuh. 2001. "Commentary: William Ogilvy Kermack and the Childhood

Origins of Adult Health and Disease." *International Journal of Epidemiology,* 30.

- Snow, John 1855. *On the Mode of Communication of Cholera.* London: John Churchill.
- Sompayrac, Lauren. 2002. *How Pathogenic Viruses Work.* Sudbury, MA: Jones and Bartlett Publishers.
- Sorensen, J. H., D. K. Mackay, C. O. Jensen, and A. I. Donaldson. 2000. "An Integrated Model to Predict the Atmospheric Spread of Foot-and-Mouth Disease Virus." *Epidemiology and Infection,* 124.
- Stearns, Jason K. 2011. *Dancing in the Glory of Monsters: The Collapse of the Congo and the Great War of Africa.* New York: PublicAffairs.
- Steere, Allen C. 2001. "Lyme Disease." *New England Journal of Medicine,* 345 (2).
- Steere, Allen C., and Stephen E. Malawista. 1979. "Cases of Lyme Disease in the United States: Locations Correlated with Distribution of *Ixodes dammini.*" *Annals of Internal Medicine,* 91.
- Steere, Allen C., Stephen E. Malawista, John A. Hardin, Shaun Ruddy, Philip W. Askenase, and Warren A. Andiman. 1977a. "Erythema Chronicum Migrans and Lyme Arthritis, The Enlarging Clinical Spectrum." *Annals of Internal Medicine,* 86 (6).
- Steere, Allen C., Stephen E. Malawista, David R. Snydman, Robert E. Shope, Warren A. Andiman, Martin R. Ross, and Francis M. Steele. 1977b. "Lyme Arthritis. An Epidemic of Oligoarticular Arthritis in Children and Adults in Three Connecticut Communities." *Arthritis and Rheumatism,* 20 (1).
- Stepan, Nancy Leys. 2011. *Eradication: Ridding the World of Diseases Forever?* London: Reaktion Books.
- Strauss, James H., and Ellen G. Strauss. 2002. *Viruses and Human Disease.* San Diego: Academic Press.
- Sureau, Pierre H. 1989. "Firsthand Clinical Observations of Hemorrhagic Manifestations in Ebola Hemorrhagic Fever in Zaire." *Reviews of Infectious Diseases,* 11 (S4).
- Switzer, William M. 2005. "Ancient Co-Speciation of Simian Foamy Viruses and Primates." *Nature,* 434.
- Taylor, Barbara S., Magdalena E. Sobieszczyk, Francine E. McCutchan, and Scott M. Hammer. 2008. "The Challenge of HIV-1 Subtype Diversity." *New England Journal of Medicine,* 358 (15).
- Timen, Aura, Marion P. G. Koopmans, Ann C. T. M. Vossen, Gerard J. J. van Doornum, Stephan Gunther, Franchette Van den Berkmortel, Kees M. Verduin, et al. 2009. "Response to Imported Case of Marburg Hemorrhagic Fever, The Netherlands." *Emerging Infectious Diseases,* 15 (8).
- Towner, Jonathan S., Brian S. Amman, Tara K. Sealy, Serena A. Reeder Carroll, James A. Comer, Alan Kemp, Robert Swanepoel, et al. 2009. "Isolation of Genetically Diverse Marburg Viruses from Egyptian Fruit Bats." *PLoS Pathogens,* 5 (7).
- Towner, Jonathan S., Tara K. Sealy, Marina L. Khristova, César G. Albariño, Sean Conlan, Serena A. Reeder, Phenix-Lan Quan, et al. 2008. "Newly Discovered Ebola Virus Associated with Hemorrhagic Fever Outbreak in Uganda." *PLoS Pathogens,* 4 (11).
- Tu, Changchun, Gary Crameri, Xiangang Kong, Jinding Chen, Yanwei Sun, Meng Yu, Hua Xiang, et

al. 2004. "Antibodies to SARS Coronavirus in Civets." *Emerging Infectious Diseases,* 10 (12). Tutin, C. E. G., and M. Fernandez. 1984. "Nationwide Census of Gorilla *(Gorilla g. gorilla)* and Chimpanzee *(Pan t. troglodytes)* Populations in Gabon." *American Journal of Primatology,* 6.

- Van den Brom, R., and P. Vellema. 2009. "Q Fever Outbreaks in Small Ruminants and People in The Netherlands." *Small Ruminant Research,* 86.
- Van der Hoek, W., F. Dijkstra, B. Schimmer, P. M. Schneeberger, P. Vellema, C. Wijkmans, R. ter Schegget, et al. "Q Fever in The Netherlands: An Update on the Epidemiology and Control Measures." *Eurosurveillance,* 15.
- Van Rooyen, G. E. 1955. "The Early History of Psittacosis." In *Psittacosis: Diagnosis, Epidemiology and Control,* ed. F. R. Beaudette. New Brunswick, NJ: Rutgers University Press. Uppal, P. K. 2000. "Emergence of Nipah Virus in Malaysia." *Annals of the New York Academy of Sciences,* 916.
- Varia, Monali, Samantha Wilson, Shelly Sarwal, Allison McGeer, Effie Gournis, Elena Galanis, Bonnie Henry, et al. 2003. "Investigation of a Nosocomial Outbreak of Severe Acute Respiratory Syndrome (SARS) in Toronto, Canada." *Canadian Medical Association Journal,* 169 (4).
- Volberding, Paul A., Merle A. Sande, Joep Lange, Warner C. Greene, and Joel E. Gallant, eds. 2008. *Global HIV/AIDS Medicine.* Philadelphia: Saunders Elsevier.
- Voyles, Bruce A. 2002. *The Biology of Viruses.* Boston: McGraw-Hill.
- Wacharapluesadee, Supaporn, Boonlert Lumlertdacha, Kalyanee Boongird, Sawai Wanghongsa, Lawan Chanhome, Pierrie Rollin, Patrick Stockton, et al. 2005. "Bat Nipah Virus, Thailand." *Emerging Infectious Diseases,* 11 (12).
- Walsh, Peter D., Roman Biek, and Leslie A. Real. 2005. "Wave-Like Spread of Ebola Zaire." *PLoS Biology,* 3 (11).
- Walsh, Peter D., Thomas Breuer, Crickette Sanz, David Morgan, and Diane Doran-Sheehy. 2007. "Potential for Ebola TransmissionBetween Gorilla and Chimpanzee Social Groups." *The American Naturalist,* 169 (5).
- Walters, Marc Jerome. 2003. *Six Modern Plagues: And How We Are Causing Them.* Washington: Island Press/Shearwater Books.
- Wamala, Joseph F., Luswa Lukwago, Mugagga Malimbo, Patrick Nguku, Zabulon Yoti, Monica Musenero, Jackson Amone, et al. 2010. "Ebola Hemorrhagic Fever Associated with Novel Virus Strain, Uganda, 2007–2008." *Emerging Infectious Diseases,* 16 (7).
- Waters, A. P., D. G. Higgins, and T. F. McCutchan. 1991. "*Plasmodium falciparum* Appears to Have Arisen as a Result of Lateral Transfer Between Avian and Human Hosts." *Proceedings of the National Academy of Sciences,* 88.
- Webster, Robert G. 1998. "Influenza: An Emerging Disease." *Emerging Infectious Diseases,* 4 (3).

———. 2004. "Wet Markets—a Continuing Source of Severe Acute Respiratory Syndrome and Influenza?" *The Lancet,* 363 (9404).

———. 2010. "William Graeme Laver, 3 June 1929–26 September 2008." *Biographical Memoirs of the Fellows of the Royal Society,* 56.

◆ Weeks, Benjamin S., and I. Edward Alcamo. 2006. *AIDS: The Biological Basis.* Sudbury, MA: Jones and Bartlett.

◆ Weigler, Benjamin J. 1992. "Biology of B Virus in Macaque and Human Hosts: A Review." *Clinical Infectious Diseases,* 14.

◆ Weiss, Robin A. 1988. "A Virus in Search of a Disease." *Nature,* 333.

———. 2001. "The Leeuwenhoek Lecture 2001. Animal Origins of Human Infectious Disease." *Philosophical Transactions of the Royal Society of London,* B, 356.

◆ Weiss, Robin A., and Jonathan L. Heeney. 2009. "An Ill Wind for Wild Chimps?" *Nature,* 460.

◆ Weiss, Robin A., and Angela R. McLean. 2004. "What Have We Learnt from SARS?" *Philosophical Transactions of the Royal Society of London,* B, 359.

◆ Weiss, Robin A., and Richard W. Wrangham. 1999. "From PAN to Pandemic." *Nature,* 397.

◆ Wertheim, Joel O., and Michael Worobey. 2009. "Dating the Age of the SIV Lineages that Gave Rise to HIV-1 and HIV-2." *PLoS Computational Biology,* 5 (5).

◆ White, N. J. 2008. "*Plasmodium knowlesi:* The Fifth Human Malaria Parasite." *Clinical Infectious Diseases,* 46.

◆ Williams, Jim C., and Herbert A. Thompson. 1991. *Q Fever: The Biology of* Coxiella burnetii. Boca Raton: CRC Press.

◆ Willrich, Michael. 2011. *Pox: An American History.* New York: Penguin.

◆ Wills, Christopher. 1996. *Yellow Fever, Black Goddess: The Coevolution of People and Plagues.* New York: Basic Books.

◆ Wilson, Edward O. 2002. "The Bottleneck." *Scientific American,* February.

◆ Wolf, R. H., B. J. Gormus, L. N. Martin, G. B. Baskin, G. P. Walsh, W. M. Meyers, and C. H. Binford. 1985. "Experimental Leprosy in Three Species of Monkeys." *Science,* 227.

◆ Wolfe, Nathan. 2011. *The Viral Storm: The Dawn of a New Pandemic Age.* New York: Times Books/Henry Holt.

◆ Wolfe, Nathan D., Claire Panosian Dunavan, and Jared Diamond. 2004. "Origins of Major Human Infectious Diseases." *Nature,* 447.

◆ Wolfe, Nathan D., William M. Switzer, Jean K. Carr, Vinod B. Bhullar, Vedapuri Shanmugam, Ubald Tamoufe, A. Tassy Prosser, et al. 2004. "Naturally Acquired Simian Retrovirus Infections in Central African Hunters." *The Lancet,* 363 (9413).

- Woolhouse, Mark E. J. 2002. "Population Biology of Emerging and Reemerging Pathogens." *Trends in Microbiology,* 10 (10, Suppl.).
- Worboys, Michael. 2000. *Spreading Germs: Disease Theories and Medical Practice in Britain, 1865–1900.* Cambridge: Cambridge University Press.
- World Health Organization. 2006. *SARS: How a Global Pandemic Was Stopped.* Geneva: World Health Organization.
- Worobey, Michael. 2008. "The Origins and Diversification of HIV." In *Global HIV/AIDS Medicine,* ed. P. A. Volberding, M. A. Sande, J. Lange, W. C. Greene, and J. E. Gallant. Philadelphia: Saunders Elsevier.
- Worobey, Michael, Marlea Gemmel, Dirk E. Teuwen, Tamara Haselkorn, Kevin Kuntsman, Michael Bunce, Jean-Jacques Muyembe, et al. 2008. "Direct Evidence of Extensive Diversity of HIV-1 in Kinshasa by 1960." *Nature,* 455.
- Wrong, Michela. 2001. *In the Footsteps of Mr. Kurtz: Living on the Brink of Disaster in Mobutu's Congo.* New York: HarperCollins.
- Xu, Rui-Heng, Jian-Feng He, Guo-Wen Peng, De-Wen Yu, Hui-Min Luo, Wei-Sheng Lin, Peng Lin, et al. 2004. "Epidemiologic Clues to SARS Origin in China." *Emerging Infectious Diseases,* 10 (6).
- Yates, Terry L., James N. Mills, Cheryl A. Parmenter, Thomas G. Ksiazek, Robert R. Parmenter, John R. Vande Castle, Charles H. Calisher, et al. 2002. "The Ecology and Evolutionary History of an Emergent Disease: Hantavirus Pulmonary Syndrome." *BioScience,* 52 (11).
- Young, P., H. Field, and K. Halpin. 1996. "Identification of Likely Natural Hosts for Equine Morbillivirus." *Communicable Diseases Intelligence,* 20 (22).
- Zhong, N. S., B. J. Zheng, Y. M. Li, L. L. M. Poon, Z. H. Xie, K. H. Chan, P. H. Li, et al. 2003. "Epidemiology and Cause of Severe Acute Respiratory Syndrome (SARS) in Guangdong, People's Republic of China, in February, 2003." *The Lancet,* 362 (9393).
- Zhu, Tuofu, and David D. Ho. 1995. "Was HIV Present in 1959?" *Nature,* 374.
- Zhu, Tuofu, Bette T. Korber, Andre J. Nahmias, Edward Hooper, Paul M. Sharp, and David D. Ho. 1998. "An African HIV-1 Sequence from 1959 and Implications for the Origin of the Epidemic." *Nature,* 391.
- Zimmer, Carl. 2011. *A Planet of Viruses.* Chicago: The University of Chicago Press.
- Zinsser, Hans. 1934. *Rats, Lice and History.* Reprint edition (undated), New York: Black Dog & Leventhal Publishers.

색인

안톤 판 레이우엔훅(Anton van Leeuwenhoek) • 329
알랭 온드지(Alain Ondzie) • 80, 111, 151
알렉상드르 예르생(Alexandre Yersin) • 655
알렉세이 흐무라(Aleksei Chmura) • 243, 244, 258, 260, 418, 652
알렌 스티어(Allen C. Steere) • 302, 303, 305
알버트 새빈(Albert B. Sabin) • 25, 342, 343, 523
알엔에이레이터(RNAlater) • 536, 537, 602
알퐁스 라브랑(Alphonse Laveran) • 158, 159
앤더슨 맥켄드릭(Anderson. G. McKendrick) • 176, 177, 179, 180, 182, 296, 381, 462, 657
앨런 베리먼(Alan A. Berryman) • 629, 630
앨빈 프리드먼-키엔(Alvin E. Friedman-Kien) • 484
앵무새병 264, 266, 267, 269-273, 293, 296-298
앵무새병 리케차(Rickettsia psittaci) • 269, 270, 272
야생동물 보전협회(Wildlife Conservation Society) • 76, 80, 81
야토병(野兎病) • 276
에드워드 윌슨(Edward O. Wilson) • 526, 630
에드워드 홈스(Edward C. Holmes) • 385-387, 398
에드워드 후퍼(Edward Hooper) • 525, 526, 610
에릭 르로이(Eric M. Leroy) • 64, 140-145, 148, 149, 152, 466-470, 507
에밀리 걸리(Emily Gurley) • 472
에볼라 바이러스 • 64, 67, 80, 82, 85, 87, 90-92, 94, 99, 102, 103, 105, 106, 111, 113, 116, 118, 120, 125-127, 132, 142, 336, 368, 382, 394, 443, 465, 561, 657
에볼라 RNA • 132, 442
에볼라-레스턴 • 95, 96, 98
에볼라-분디부교 • 102, 103, 105
에볼라-수단 • 93, 94, 97, 99
에볼라-자이르 • 93-95, 97-99, 103, 112, 122, 142, 144-146, 149, 150, 377, 466
에볼라-코트디부아르 • 97, 100
에볼라-필리핀 • 96
에스터 목(Esther Mok) • 218-220, 223-225
에이즈 관련 레트로바이러스(AIDS-associated retrovirus, ARV) • 494
에이즈 바이러스 • 23, 46, 48, 50, 81, 174, 336, 338, 361, 367, 369, 372-374, 388, 431, 488, 489, 496-502, 507, 510-515, 521, 525, 526, 527, 531, 534, 539, 540, 542, 545, 555, 562, 563, 587, 588, 597, 609, 610, 612, 616, 619, 620, 649, 657
에이즈(AIDS) • 4, 6, 7, 14, 23, 50, 175, 204, 344, 364, 374, 452, 479, 483, 485-487, 489, 491-495, 497, 498, 500, 503, 505, 510, 512-514, 516, 520, 524-526, 533, 535, 538, 540, 541, 588, 589, 596, 597, 603, 605, 606, 610, 614, 617, 618, 649, 650
에코헬스 얼라이언스(EcoHealth Alliance) • 243, 418, 652
엘 티푸 네그로(El Tifu Negro) • 45
엘리자베스 론스도르프(Elizabeth Lonsdorf) • 603, 605
여과성 바이러스 • 288, 333, 334
여키즈 국립 영장류연구소(Yerkes National Primate Research Center) • 344
열대열원충(Plasmodium falciparum) • 169, 171-175, 182, 184, 185, 192, 194, 205
영국 위험병원체 자문위원회(Britain's Advisory Committee on Dangerous Pathogens) • 345
영양체(營養體, trophozoite) • 168, 197
오르토믹소바이러스 • 650
오스트레일리아 박쥐광견병 바이러스(Australian bat lyssavirus) • 394
오피르 드로리(Ofir Drori) • 547, 551
외젠 자모(Eugène Jamot) • 608, 609
우는과일박쥐(Epoinops franqueti) • 467
운동접합체(運動接合體, ookinete) • 169
원숭이 두창 • 23, 25, 48, 86, 393, 633
원숭이 면역결핍바이러스(simian immunodeficiency virus, SIV) • 497, 505, 506
원숭이거품 바이러스(simian foamy virus, SFV) • 27, 360-363, 431
월터 리드(Walter Reed) • 333
웨스턴 블롯(Western blot) • 594
웨스트나일 • 27, 46, 338, 367, 387, 395, 434
웨스트나일 바이러스 • 288, 648
웨스트나일열(West Nile fever) • 23
윌리엄 그레이엄 레이버(William Graeme Laver) • 640-642
윌리엄 맥닐(William H. McNeill) • 49, 372
윌리엄 브레브너(William Brebner) • 341-343, 348

윌리엄 오길비 커맥(William Ogilvy Kermack) • 176, 177, 179, 180, 182, 296, 381, 462, 657
윌리엄 헤슬틴(William Haseltine) • 524
윌리엄(빌리) 커레쉬(William Karesh) • 76, 78-81, 109, 111, 116, 117, 150, 592
유두종 바이러스 • 338
의용곤충학(醫用昆蟲學) • 304
이리도바이러스 • 338
이안 리프킨(Ian Lipkin) • 652
이집트과일박쥐(Rousettus aegypticus) • 445, 447, 468
이집트숲모기(Aedes aegypti) • 25, 26, 51
이환율 • 41, 484, 490, 618
익소디즈 담미니(Ixodes dammini) • 307
익소디즈 스카풀라리스(Ixodes scapularis) • 303, 307, 311, 312, 317
인간 T세포 림프구 친화성 바이러스(human T-cell lymphotrophic virus) • 492
인간 T세포 백혈병 바이러스(human T-cell leukemia virus, HTLV) • 492, 493
인간유래 인수공통감염증(anthroponosis) • 81, 504
인도날여우박쥐 • 415
인수공통감염병(zoonosis) • 4, 6, 7, 14, 23-27, 41, 45, 52-54, 76, 101, 153, 159, 167, 170, 176, 190, 199, 205, 227, 235, 238, 263, 266, 270, 271, 276, 287, 294, 325, 334, 341, 374, 394, 397, 402, 404, 478, 479, 495, 506, 507, 541, 625, 632, 639, 640, 649, 651, 653, 655, 656, 657
임계집단크기(critical community size, CCS) • 160, 161, 171, 439
자연숙주 • 26, 590
자유꼬리박쥐(free-tailed bat) • 440
자유여성 • 544, 611, 612, 615
자카리 동모(Zacharie Dongmo) • 550-552
자크 페팽(Jacques Pepin) • 607, 609-611, 614, 616-618
작은긴날개박쥐(Miniopterus pusillus) • 240
작은날여우박쥐(Pteropus hypomelanus) • 406
작은붉은날여우박쥐 • 36, 461, 464
장-마리 카봉고(Jean-Marie M. Kabongo) • 517-519, 530, 532
장미십자회(La Rose Croix) • 109
적혈구응집소(hemagglutinin) • 639, 642, 643
제닛 콕스-싱(Janet Cox-Singh) • 190, 194, 197-202, 204
제시 브루너(Jesse Brunner) • 319, 320, 323
제이 레비(Jay A. Levy) • 494, 495
제인 구달(Jane Goodall) • 536, 592-596, 599, 600, 605
제인 라파엘(Jane Raphael) • 601, 602
제임스 차일즈(James E. Childs) • 437
제프리 플랫(Geoffrey S. Platt) • 119, 120
조 다우한(Joe Dowhan) • 303
조너던 타우너(Jonathan S. Towner) • 103, 443-448, 450, 457-459, 465, 468
조너스 소크(Jonas Salk) • 25,343, 523
조류독감 • 7, 23, 46, 226-228, 471, 644-648
조셉 고린스타인(Joseph B. Gorinstein) • 617, 618
조셉 맥코맥(Joseph McCormack) • 33
조엘 몽고메리(Joel M. Montgomery) • 409, 410, 412
조우 주오펭(Zhou Zhuofeng) • 214, 215
조지 맥도널드(George MacDonald) • 180-184, 215, 381, 657
조지 맥코이(George W. McCoy) • 268, 269
존 브라운리(John Brownlee) • 164-166, 176
존 크루드슨(John Crewdson) • 495
종간전파(spillover) • 51, 52, 72, 81, 90, 92, 98-101, 103, 136, 141, 143, 148, 170-173, 175, 226, 227, 242, 258, 263, 340, 348, 363, 393, 404, 407, 408, 411, 415, 418, 430-433, 460, 462, 469, 483, 500, 502, 507, 512, 513, 521, 532-534, 540, 542, 564, 589, 606, 633, 651, 652, 655
종말숙주(dead-end host) • 100, 317, 358
종양세포 생물학 연구실(Laboratory of Tumor Cell Biology) • 492
종충(種蟲, sporozoite) • 168, 169, 172, 203
주디스 마이어스(Judith H. Myers) • 632, 633
주머니쥐 • 31, 34, 36, 310, 313, 321, 323, 324
중국 대나무쥐(Rhizomys sinensis) • 255
중복 PCR(nested PCR) • 198
중앙아프리카침팬지(Pan troglodytes troglodytes) • 534, 537, 541, 589
중증급성호흡증후군(severe acute respiratory syndrom, SARS) • 211, 215
중합효소연쇄반응(polymerase chain reaction, PCR) • 132

쥐폐포자충(Pneumocystis carinii) • 483, 488, 497, 513
증폭장치 • 40, 43
지표증례 • 31, 64, 219
짐 데스몬드(Jim Desmond) • 426
찰스 암스트롱(Charles Armstrong) • 268, 269
찰스 캘리셔(Charles H. Calisher) • 434, 436-438, 441, 442
참진드기 • 265, 303, 307, 308
천막애벌레(tent caterpillar) • 625-628, 631-633, 657, 659
천연두 • 4, 23-25, 95, 107, 125, 162, 165, 170, 330, 333, 334, 364, 522, 563, 656
체체파리 • 27, 568, 607, 611
치쿤구니야(Chikungunya) • 97
카포시 육종 • 484-486, 489
칼 존슨(Karl Johnson) • 46, 84-87, 90, 93, 114-117, 434
캄팔라(Kampala) • 104
캐런 테리오(Karen Terio) • 602-605
캐스린 홈스(Kathryn V. Holmes) • 435
캘리포니아 솔나방(Malacosoma californicum) 626
캡시드(capsid) • 336, 337
케리생태연구소(Cary Institute of Ecosystem Studies) • 310
케이트 존스(Kate E. Jones) • 52, 54
켈리 워필드(Kelly L. Warfield) • 123-127, 129-136, 456, 538
코로나바이러스 • 229-231, 236, 237, 239-241, 251, 258, 338, 435, 436, 650
콜레라 • 159, 163, 164, 166, 170, 282, 298, 331, 478, 479
콜로라도 대학 보건과학연구소(University of Colorado Health Sciences Center) • 435
크리스토프 보쉬(Christophe Boesch) • 96
크림-콩고 출혈열 • 115, 345
큰날여우박쥐 • 406
큰저녁쥐(Calomys callosus) • 84
큰흰코원숭이(Cercopithecus nictitans) • 573, 590
클라미도필라 시타키(Chlamydophila psittaci) • 297, 298
클러스탈(Clustal) • 539, 540
키아시누르 삼림병(Kyasanur forest disease) • 23, 394
탄저병 • 23, 119, 125, 331, 655
탄탈루스원숭이(Chlorocebus tantalus) • 503
탄톡셍(Tan Tock Seng) 병원 • 218-221, 223, 225
토니 숀츠(Tony Schountz) • 436, 437, 441
톡소카라증(Toxocariasis) • 27
톰 길버트(Tom Gilbert) • 618-620
투오푸 주(Tuofu Zhu) • 514, 515
트리파노소마 브루세이(Trypanosoma brucei) • 607
트리파르사미드(tryparsamide) • 607
특수병원체부(SPB, 미국 질병관리본부 산하 기관) • 84, 114, 443, 652
티오만(Tioman) • 161, 394
파라믹소바이러스 • 20, 31, 35, 161, 399, 650
파종성 혈관내 응고(DIC) • 116, 132
펭 가오(Feng Gao) • 534-536
평형상태 • 297, 340
폭스바이러스 • 338, 376
폴 추아(Paul Chua) • 398, 399, 401, 406, 407, 418
폴-루이 시몽(Paul-Louis Simond) • 655
푸말라열(Puumala) • 23
프랑수아즈 바레시누시(Françoise Barré-Sinoussi) • 495
프랑스빌 국제의학연구소(Centre Internationale de Recherches Médicales de Franceville, CIRMF) • 64, 69, 71, 74, 81, 140, 143, 507
프랭크 페너(Frank Fenner) • 377-380, 385, 434
프레스턴 막스(Preston Marx) • 610
플라비바이러스(flavivirus) • 395, 397
플라스모듐 갈리나세움(Plasmodium gallinaceum) • 171
플라스모듐 놀레시(Plasmodium knowlesi) • 185-190, 194-205, 479, 610, 656
플라스모듐 라이케노위(Plasmodium reichenowi) • 171-173
피에르 롤린(Pierre Rollin) • 114-116
피코르나바이러스 • 41
피터 메더워(Peter Medawar) • 336, 339
피터 헐버트(Peter Hurlbert) • 19
필로바이러스(filovirus) • 85, 143, 338, 442, 447, 451
필리스 칸키(Phyllis Kanki) • 496-501

한센병 • 503-506, 607, 708
한스 진서(Hans Zinsser) • 333, 334, 371, 378
한타바이러스 • 20, 23, 97, 227, 387, 393, 434-436
할렘 브룬틀란(Gro Harlem Brundtland) • 211
해머(W. H. Hamer) • 163, 164, 180
핵다각체병 바이러스(nuclear polyhedrosis virus, NPV) • 632, 633
핸슨 은지포르티(Hanson Njiforti) • 550
헤럴드 콕스(Herald Cox) • 276, 277, 289
헤르페스 B • 340, 342-349, 356-360, 362, 393
헤르페스바이러스 • 340, 342, 348
헤모 캐리비언(Hemo Caribbean) • 617, 618
헤파드나바이러스 • 338
헨드라 바이러스 • 13, 29-34, 37, 38, 40, 44, 45, 58, 141, 336, 399, 400, 405, 415, 461, 463, 464, 471, 633
헨드릭-얀 로스트(Hendrik-Jan Roest) • 288-292
혈장분리교환술(plasmapheresis) • 617, 618
혈청유병률(seroprevalence) • 37, 38, 40
호주 박쥐 리사바이러스(Australian bat lyssavirus) • 461
환경개발연구소(Institut de Recherche pour le Dévelopement) • 509
황열 • 23, 25-27, 51, 97, 166, 298, 329, 333, 334, 338, 367, 387, 393, 395, 656
회색머리날여우박쥐 • 37
후천성 면역결핍 증후군(Acquired Immune Deficiency Syndrome, AIDS) • 490
후천성 지역사회 면역결핍증 • 490
흄 필드(Hume Field) • 29-31, 34-36, 54, 241, 400-402, 404, 405, 406, 437, 461
흑사병 • 10, 50, 125, 164, 166, 227, 298, 305, 364, 372, 401, 625, 629, 655
흰꼬리사슴(Odocoileus virginianus) • 307, 308, 314, 317, 324
힐러리 코프로우스키(Hilary Koprowski) • 523, 525-527

제1판을 내며

2015년 메르스라는 전염병이 돌았습니다. 병원들이 속절없이 무너지고 국가가 마비상태에 빠졌습니다. 그 기막힌 사태를 보면서 뭔가 도움이 되는 책을 내야겠다고 생각했습니다. 직접 메르스를 다룬 책은 찾을 수 없었지만, 글로벌화된 세계에서 국가적, 또는 전 세계적으로 발생하는 유행병에 관한 책은 많았습니다. 전염병의 역사보다는 현재 상황에 초점을 맞추고 앞으로의 전망을 제시하는 책을 찾다가 발견한 책이 《인수공통-모든 전염병의 열쇠》입니다.

뉴욕타임스 베스트셀러에 올랐던 유명한 과학저술가 데이비드 콰먼의 이 책은 전염병을 이해하는 데 인수공통감염이라는 개념이 가장 중요하다는 사실을 설득력 있게 설명합니다. 생태학과 진화라는 두 가지 축을 중심으로 인간이 동물과 평화롭게 공존하는 방법을 모색해야 전 세계적 유행병이라는 위협에서 벗어날 수 있음을 역설합니다. 주제는 무겁게 가슴에 얹히지만 책은 모험소설이나 추리소설만큼 재미있습니다. 무시무시한 바이러스들, 비참한 에볼라, 사스의 압도적인 전염력, 멸종 위기 동물을 함부로 사냥하고 별미로 즐기는 인간의 무분별함과 탐욕, 종간장벽을 뛰어넘는 병원체의 변화무쌍함, 말라리아의 숨은 역사, 진실을 밝히기 위해 모든 것을 던지는 의사와 학자들, 에이즈의 기원에 얽힌 파란만장한 모험 등 각 장마다 손에 땀을 쥐는 과학적 모험이 펼쳐집니다.

그 아슬아슬한 모험을 함께 하며 우리가 마주한 위기, 인간과 뭇 생명들의 공존, 우리의 바람직한 존재 양식을 느끼고 돌이켜 생각해 볼 지적 체험의 세계로 여러분을 초대합니다.

저희는 환경을 보호하고 책 크기를 줄이기 위해 참고문헌 목록을 전자 형태로 제공하고자 합니다. 저희 홈페이지 www.smbookpub.com을 방문하셔서 참고문헌 목록을 내려받으실 수 있습니다.

2017년 가을 꿈꿀자유 사람들

제2판을 내며

제1판을 낸 지 2년 만에 2판을 냅니다. '쇄'가 아니라 '판'이라고 한 까닭은 용어들을 많이 바로잡았기 때문입니다. 가장 크게 도와주신 분은 국립생태원에 계시는 김영준 박사님입니다. '야생조류 유리창 충돌 방지 모임'을 이끌며 이 문제에 사회적인 관심을 환기시키고 실질적인 변화를 이끌어내신 것으로 유명한 김 박사님은 출간 당시부터 이 책에 많은 관심과 지지를 보내주셨습니다. 그리고 무려 108쪽에 걸쳐 수백 가지 용어를 꼼꼼하게 검토하여 전문적인 지식에서 우러난 제안을 해주셨습니다. 덕분에 2판은 1판보다 크게 나아질 수 있었습니다. 특히 방글라데시 현지어에 가장 가까운 발음을 수록할 수 있었던 것은 전적으로 젊은 시절 자원봉사를 하며 그곳 문화와 언어를 직접 접한 경험과 현지 인맥을 동원하여 단어 하나하나를 세심하게 추적해주신 김 박사님 덕분입니다.

역자의 은사님으로 결정적인 실수를 지적해주신 최용 전 서울의대 교수님과 〈살아있는 라틴어〉라는 사이트를 통해 많은 분들과 지식을 나누며 라틴어 학명에 관해 귀중한 통찰을 들려주신 이민철 선생님께도 큰 빚을 졌습니다. 여러 군데에서 좋은 제안을 해주신 남윤상 선생님, 주사기 개발 연도의 오류를 지적해주신 한상율 선생님께도 감사 말씀을 전합니다.

2판은 형식상으로도 크게 달라졌습니다. 글씨를 키워 가독성을 높이고 양장을 하여 방대한 내용에 걸맞은 물성을 갖추었습니다. 모델을 제시해주시고 기꺼이 벤치마킹을 허락해주신 알마 출판사의 안지미 대표님과 관계자들께 깊이 감사드립니다.

그간 해외에서는 에볼라의 창궐과 백신 개발, 말라리아 백신 연구, 최근 중국 우한의 사스 유사 호흡기질환의 유행과 빠른 전파, 야생박쥐의 연관성, 호주 전역을 휩쓴 화재와 날여우박쥐의 멸종 위기 등 생태적 위기와 유행병의 발발이 있었습니다. 국내에서도 구제역이나 조류독감 등 익숙한 전염병과 함께 야생 진드기에 의한 중증 열성혈소판감소증후군이 매년 여름 되풀이되고, 아프리카돼지열병에 의해 광범위한 피해가 발생하는 등 예상치 못한 사건들이 줄을 잇고 있습니다. 이런 사건들이 생길 때마다 저희는 이 책을 펼쳤습니다. 그리고 항상 깊은 통찰과 깨달음, 그리고 작지만 소중한 위안을 얻었습니다. 출판의 어려움이 날로 더해지는 이때 저희처럼 작은 출판사의 책이 2판을 내게 된 것은 밝은 눈으로 이 책의 미덕과 가치를 알아봐주신 독자들이 계셨기 때문입니다. 그분들, 그리고 미래의 독자들과 함께 이 기쁨을 나누고 싶습니다.

2020년 1월 꿈꿀자유 사람들

제3판을 내며

인류가 코로나바이러스 팬데믹이라는 엄청난 재난을 맞으면서, 이 책 《인수공통 모든 전염병의 열쇠》가 전 세계적으로 주목받았습니다. 국내에서도 인간-동물-병원체-환경을 하나의 맥락으로 파악해야 하며, "모든 것이 우리에게 달려 있다"는 메시지가 많은 분들의 공감을 얻으며, 출간 4년 만에 판매부수가 1만부를 넘겼습니다. 저희처럼 작은 출판사로서는 결코 사소한 일이 아닙니다. 모두 아낌없는 지지와 성원을 보내주신 독자 여러분의 덕입니다.

제3판은 내용을 다시 한번 전반적으로 손보고, 독자들의 의견을 반영했습니다. 역자의 친우인 신경과 전문의 박지욱 원장이 몇 군데 오탈자를 지적하면서 "인도의무대"에 대한 역사적 사실을 고찰하고, "나병"과 "한센병"이란 병명에 관해 중요한 의견을 내주었습니다. 인터넷 서점에 뛰어난 서평을 올려 주신 김민수 님께서도 오탈자를 찾아주시고, 깊이 생각해볼 점을 여럿 제안해주셨습니다. 강푸른 님께서는 매춘/창녀/성매매에 대해 저희가 미처 생각지 못했던 점을 깨우쳐주셨습니다. 책의 판매가 순조로워 독자들의 귀한 의견을 반영하고, 더 좋은 책으로 가꿔갈 기회를 맞게 되어 행복합니다.

저자 데이비드 콰먼이 "지리라는 직선성에 인간적이고 예술적인 손길을 부여했다"고 평한 대프니 길럼Daphne Gillam의 '작품' 여섯 점을 수록한 것도 큰 기쁨입니다. 손으로 그린 이 지도들은 코믹하고 친근한 필치로 묘사된 동물 그림과 함께 내용을 입체적으로 이해하는 데 도움이 될 것입니다.

《인수공통 모든 전염병의 열쇠》는 학계에서도 많은 주목을 받았습니다. 그간 홈페이지를 통해 주와 참고문헌을 제공해왔지만, 책에 수록해달라는 요청이 끊이지 않았습니다. 이번 판부터는 책에 통합해 관련 정보를 보다 쉽게 찾아볼 수 있게 했습니다. 아울러 소소한 즐거움을 위해 표지를 약간 바꿨습니다.

이 책이 전하는 지식과 통찰은 앞으로 더욱 중요해질 것입니다. 인간이 이미 저질러 놓은 일이 너무 많기 때문입니다. 지금 바로 우리의 실수를 깨닫고 모든 생명이 함께 사는 생활방식을 추구한다고 해도 현재의 위기에서 벗어나는 데는 적잖은 시간이 걸립니다. 인류가 올바른 방향을 찾고 그리로 나아갈 수 있기를, 그래서 언젠가는 이 책이 필요 없어지는 날이 오기를 간절히 바랍니다.

2022년 9월 꿈꿀자유 사람들

지은이 데이비드 콰먼 David Quammen

《내셔널 지오그래픽》의 고정 필진으로 미국을 대표하는 과학저술가. 전 세계의 정글과 늪지, 고산지대와 외딴 섬을 누비며 생태학, 자연사, 질병, 진화 등이 접목된 독특하고 흥미로운 기사와 책을 쓴다. 자연사 저술 분야에 수여하는 존 버로스 메달을 받은《도도의 노래》를 비롯하여 10권이 넘는 논픽션과 소설을 발표했다. 다양한 잡지에 수준 높은 과학 기사를 기고하여 전미 잡지상을 세 차례나 받았고, 풍부한 문학성을 인정받아 미국 문예 아카데미의 문학상을 받기도 했다.

옮긴이 강병철

서울대학교 의과대학을 졸업하고 같은 대학에서 소아과 전문의가 되었다. 현재 캐나다 밴쿠버에 거주하며 번역가이자 출판인으로 살고 있다. 도서출판 꿈꿀자유 서울의학서적의 대표다. 《툭하면 아픈 아이, 흔들리지 않고 키우기》, 《성소수자》(공저), 《서민과 닥터 강이 똑똑한 처방전을 드립니다》(공저)를 썼고, 《자폐의 거의 모든 역사》, 《사랑하는 사람이 정신질환을 앓고 있을 때》, 《뉴로트라이브》, 《암 치료의 혁신, 면역항암제가 온다》, 《아무도 죽지 않는 세상》, 《치명적 동반자, 미생물》 등을 우리말로 옮겼다. 《자폐의 거의 모든 역사》로 제62회 한국출판문화상 번역 부문, 《인수공통 모든 전염병의 열쇠》로 제4회 롯데출판문화대상 번역 부문을 수상했다.

인수공통 모든 전염병의 열쇠

1판 1쇄 발행 2017년 10월 1일
3판 1쇄 발행 2022년 11월 1일

지은이 데이비드 콰먼
옮긴이 강병철
발행인 원경란
편집 양현숙
디자인 노지혜
펴낸곳 꿈꿀자유 서울의학서적
주소 제주특별자치도 제주시 국기로 14 105-203
전화 편집부 010-5715-1155 | 마케팅부 070-8226-1678 | 팩스 0505-302-1678
이메일 smbookpub@gmail.com
등록 2012. 05. 01 제 2012-000016호

ISBN 979-11-87313-55-7 (03510)

* 이 책은 꿈꿀자유 서울의학서적이 저작권자와의 계약에 따라 발행한 것이므로 출판사의 서면 허락없이는 어떠한 형태나 수단으로도 이 책의 내용을 이용할 수 없습니다.

* 잘못된 책은 구입하신 서점에서 바꾸어드립니다.

* 값은 표지에 있습니다.